临床外科麻醉实践与疼痛诊疗

主编 王 飞 蔡武胜 刘艳芳 宋吉玲
徐 刚 王西建 孙 兵 张明芳

中国海洋大学出版社
·青岛·

图书在版编目（CIP）数据

临床外科麻醉实践与疼痛诊疗 / 王飞等主编.

青岛：中国海洋大学出版社，2024.8. -- ISBN 978-7 -5670-3972-8

Ⅰ．R614；R441.1

中国国家版本馆CIP数据核字第2024VH7003号

Clinical Surgical Anesthesia Practice and Pain Diagnosis and Treatment

出版发行	中国海洋大学出版社		
社　　址	青岛市香港东路23号	邮政编码	266071
出 版 人	刘文菁		
网　　址	http://pub.ouc.edu.cn		
电子信箱	369839221@qq.com		
订购电话	0532-82032573（传真）		
责任编辑	韩玉堂　李　燕	电　　话	0532-85902349
印　　制	日照报业印刷有限公司		
版　　次	2024年8月第1版		
印　　次	2024年8月第1次印刷		
成品尺寸	185 mm×260 mm		
印　　张	34		
字　　数	864千		
印　　数	1～1000		
定　　价	198.00元		

发现印装质量问题，请致电0633-8221365，由印刷厂负责调换。

前 言

FOREWORD

在现代医学实践中,外科手术麻醉与疼痛管理是确保手术安全和提升患者生活质量的关键环节。随着科技的进步和医疗理念的不断演变,外科手术的范围和复杂性正在不断扩展,对麻醉技术和疼痛管理的要求也日益增加。一名合格的麻醉专业临床医师需要熟悉和掌握各种麻醉和疼痛治疗的新技术、新方法,以更好地应对患者的需求,为患者提供安全和有效的医疗服务。为使麻醉科医务人员能够掌握各种手术麻醉技术和疼痛治疗方法,本书编者将理论与实际相结合,对临床常用麻醉和镇痛方法进行汇总,编写了这本《临床外科麻醉实践与疼痛诊疗》。

本书旨在反映最新医学进展和临床实践创新,为读者呈现当今外科麻醉与疼痛诊疗领域的前沿技术和最佳实践。本书不仅涵盖了外科麻醉的基础理论和各种手术操作中的麻醉技术选择与应用,还详细介绍了疼痛的机制、评估方法及多种治疗策略,包括药物治疗、介入治疗及非药物治疗等方面。本书不仅强调理论知识的深入理解,更重视其在实际工作中的应用。通过临床案例的讨论和专家实战经验的分享,临床医师将能够更好地掌握复杂手术中的麻醉管理技巧,有效应对患者的疼痛问题,提高手术安全性和治疗效果。

鉴于麻醉学与疼痛学发展日新月异,加之编者水平有限,本书难免存在不足之处,诚请广大读者不吝赐教,以便及时修正。

《临床外科麻醉实践与疼痛诊疗》编委会

2024 年 7 月

目录

CONTENTS

麻 醉 篇

疼 痛 篇

麻 醉 篇

第一章　临床麻醉基础

第一节　脏器功能评估

一、心血管系统功能的评估

对于心肌缺血、充血性心力衰竭、心脏瓣膜病变、心律失常、高血压等方面的评估尤为重要。

(一)冠心病

(1)对于冠心病患者术前需要明确的主要问题:心肌受损的面积和程度、心肌缺血的诱发阈值、心室功能、粥样斑块稳定程度。

(2)不稳定心绞痛患者围术期心肌梗死的风险明显增加。

(3)心肌梗死 6 周内是梗死心肌的恢复期,6 周后再次心肌梗死决定于冠状动脉的稳定性。如果没有心肌缺血的症状,择期手术可考虑在心肌梗死 6 周后进行。

(4)对于非恶性或非急症手术,建议在心肌梗死后 6 个月再进行手术,可显著降低再次发生心肌梗死的风险。

(5)经皮冠状动脉腔内球囊成形术(简称 PTCA)后,治疗部位的血管恢复需要 1 周,而再狭窄一般在 6～8 周发生,所以在接受 PTCA 术 1 周后、6～8 周接受手术比较合适。

(6)冠状动脉支架置入后 2 周内容易发生血栓,8 周后容易发生再狭窄,支架内再狭窄一般发生在介入治疗后 8～12 个月。因此,冠状动脉支架置入术后 2～8 周期间,或 1 年后行非心脏手术比较安全。

(二)心力衰竭

术前可以通过以下主要指标来评估心脏功能情况。

(1)运动耐量:代谢当量。

(2)典型心力衰竭症状:肺水肿、夜间阵发性呼吸困难、外周水肿、双肺啰音、第三心音、X 线显示肺血管再分布等。

(3)药物治疗效果。

(4)超声心动图(简称 UCG)显示的射血分数、心脏扩大程度和肺动脉压力等。

心力衰竭的发生说明患者心脏疾病到了失代偿的程度,围术期严重心血管事件的发生率显著升高,死亡率也显著升高。

(三)心脏瓣膜病变

(1)UCG 显示的瓣膜狭窄或反流程度、是否发生相关临床症状、是否引起心力衰竭和肺动脉高压是判断心脏瓣膜病变的重要因素。

(2)心脏瓣膜患者常并发心力衰竭、房颤、心房血栓等。

(3)接受过机械瓣膜置换者长期服用抗凝药物如华法林,应考虑其对凝血功能的影响,必要时改用短效抗凝药物如低分子肝素。

(四)心律失常

(1)心律失常对麻醉和手术耐受性的影响决定于其发生频率、性质及是否影响循环,必要时进行 Holter 动态监测。

(2)室性心律失常如果没有症状,即不影响循环,则不显著增加围术期的心脏风险。

(3)室上性心动过速可能显著增加心肌耗氧量,加重心肌缺血,术前需要进行治疗。

(五)高血压

(1)对于高血压患者应了解高血压对其心脏、血管、脑、肾脏等靶器官的损害程度(如脑血管意外的发生,心肌肥厚、心律失常或心力衰竭,以及肾动脉狭窄、肾衰竭等)。

(2)某些降压药物(如苯磺酸氨氯地平、利血平)与麻醉药物协同作用可导致顽固性低血压,对升压药反应差,应引起重视。

(3)对于其他类的降压药物可考虑继续服用至术日清晨,以降低术前焦虑和插管引起的心血管反应。

(4)术前高血压如果是 3 级以下[收缩压低于 24.0 kPa(180 mmHg),舒张压低于 14.7 kPa(110 mmHg)],且无严重靶器官损害,则不显著增加围术期的心脏风险。

(5)高血压 3 级及以上的患者,接受择期手术时,术前应先控制血压。比较保守的标准是收缩压高于 21.3 kPa(160 mmHg),舒张压高于 13.3 kPa(100 mmHg)时推迟择期手术。

二、呼吸系统功能的评估

对呼吸功能的评估可以通过运动耐量、氧饱和度、肺功能检查和血气检查等进行分析。对于哮喘、严重慢性阻塞性肺疾病(chronic obstructive pulmonary diseases,COPD)和阻塞性睡眠呼吸暂停低通气综合征(obstructive sleep apnea hypopnea syndrome,OSAHS)患者的呼吸系统应进行重点评估。术前加强呼吸功能的优化:①禁烟至少 8 周;②治疗气道阻塞(COPD 和哮喘患者);③治疗呼吸道感染,必要时延期手术;④呼吸锻炼。

(一)哮喘患者

判断哮喘患者的病情主要通过下列因素。

(1)是否曾因哮喘发作住院。

(2)目前双肺听诊是否存在哮鸣音。

(3)哮喘发作时对药物的反应性。

(4)是否使用激素。

(5)是否合并肺部感染或心血管病变。

围术期多种刺激都可能诱发哮喘的发作,如精神紧张、寒冷、环境变化、各种穿刺、气管插管、

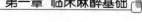

拔管以及术后疼痛等。对于哮喘没有得到控制的患者(双肺明显哮鸣音)或频繁发作哮喘的患者,在外科情况允许的条件下,应首先接受内科治疗,改善肺功能,然后再接受手术。

（二）COPD 患者

(1)肺功能中正常人第 1 秒中呼气量 FEV_1(%)和 FEV_1/用力肺活量(简称 FVC)均有助了解 COPD 的严重程度。

(2)COPD 患者常合并心血管疾病(肺心病),应结合起来分析。

（三）OSAHS 患者

OSAHS 患者应预计有困难气道的可能。

三、内分泌系统功能的评估

(1)对糖尿病患者应了解当前用药方案和血糖控制情况,空腹血糖应控制于 7.77 mmol/L 以内,餐后 2 h 血糖应低于 11.1 mmol/L。

(2)控制不佳的甲亢患者有发生围术期甲亢危象的可能,死亡率很高,术前应了解甲亢控制情况。甲状腺的肿大可能压迫气管或使气管移位,应结合体检、是否存在憋气症状以及气管像进行气道评估。

(3)嗜铬细胞瘤患者术前准备十分重要,应通过以下主要指标评估术前准备是否充分:①头痛、冷汗和心悸"三联征"的发作是否有显著减少;②血压和心率是否得到有效控制;③直立性低血压症状是否有减轻;④体重是否增长;⑤血细胞比容是否降低;⑥是否出现鼻塞症状。

四、其他脏器功能

(1)肝脏功能:蛋白异常和肝脏功能异常将影响药代动力学,导致麻醉药物起效时间和作用时间的变化。

(2)肾脏功能:肾脏功能的异常也会导致药物代谢特点的变化,应根据肾脏功能的损害程度选择用药和剂量。同时应注意电解质平衡和液体管理。

(3)神经系统:神经系统功能障碍和有相关病史的患者围术期发生心血管意外和认知功能障碍的风险显著增加。术前应仔细记录神经系统障碍情况,麻醉恢复后进行比较。

(4)对于有强直性脊柱炎、颈椎病、外伤患者应了解颈部活动情况和张口度。

（刘明明）

第二节　麻　醉　选　择

麻醉方法的选择,根据手术病种、手术方法、患者的病情或年龄的不同,其麻醉方式的选择有所不同。

一、病情与麻醉选择

凡体格健壮、重要器官无明显疾病,几乎所有的麻醉方法都可以适应。凡体格基本健康,但合并程度较轻的器官疾病者,只要在术前将其全身情况和器官功能适当改善,也不存在麻醉选择问题。凡合并有重要的全身性或器官病变的手术患者,除在麻醉前尽可能改善全身情况外,麻醉的选择首先重视安全,选择对全身影响最轻、麻醉者最熟悉的麻醉方法。如果病情严重达垂危程度,但又必需施行手术治疗时,在改善全身情况的同时,应选择对全身影响最小的麻醉方法。如局麻、神经阻滞;如果选择全麻,必须施行浅麻醉;如果选择椎管内麻醉,必须小量、分次使用局麻药。

二、手术要求与麻醉选择

麻醉的主要任务是在保证患者安全的前提下,满足镇静、镇痛、肌肉松弛和消除内脏牵拉反应等手术要求。根据手术部位不同,选择不同麻醉,如颅脑手术选用全麻、局麻或强化局麻;上肢手术选择臂丛神经阻滞麻醉;胸腔内手术选用气管内插管全麻。腹腔或盆腔手术选用椎管内麻醉或全麻等。根据肌肉松弛要求程度不同,麻醉选择不同,如腹腔、盆腔手术,某些大关节矫形或脱臼复位,都需要良好的肌肉松弛,可选择臂丛阻滞、椎管内麻醉或全麻并用肌肉松弛药。根据手术时间的长短选择不同的麻醉,如短于 1 h 的手术,可选用局麻、单次脊麻、氯胺酮静脉麻醉等。长于 1 h 的手术,可选用连续硬膜外麻醉,长效局麻药的神经阻滞,或气管插管全麻等。根据手术创伤和刺激性大小、出血多少选择麻醉,如对复杂而创伤性极大或易出血的手术,应选择全麻,而不宜选择容易引起血压下降的椎管内麻醉。

目前,许多医院将局麻或椎管内麻醉与全身麻醉联合应用进行联合麻醉,取长补短,利用各种麻醉方法的优点,使患者受益,尽量减少一些药物对身体的危害,减少麻醉后并发症,促进患者尽快地康复。

(刘明明)

第三节 体液管理

一、与体液相关的基础知识

(一)正常液体分布

(1)体液占总体重的 45%～65%,成年男性约占 60%,女性约占 55%,计算单位为 L。

(2)体液分布:细胞内液占体重 40%;细胞外液占体重 20%(5% 为血管内液,15% 为组织间液)。

(3)功能性细胞外液(18%):血管内液和紧靠毛细血管和淋巴管的组织间液。

(4)非功能性细胞外液(2%):非功能性细胞外液又称第三间隙。手术创伤和外科疾病可导致其大量增加。第一间隙为组织间液,第二间隙指血浆。

(二)血浆渗透压

正常情况下,血浆总渗透压为 280～290 mOsm/L。其中胶体渗透压仅占一小部分,但它是决定毛细血管与组织间隙间液体移动的重要因素。液体的这种移动遵循 Starling 定律,即液体渗出量与毛细血管、组织间隙的静水压和胶体渗透压相关。

（三）液体平衡的调节

液体平衡调节的主要器官是肾脏，并受神经和内分泌反应的影响。抗利尿激素分泌与细胞外液渗透压变化相关联，通过肾远曲小管和集合管使机体水分保持动态平衡。

二、术前体液变化评估

（一）禁食水缺失量

根据禁食水时间和生理需要量估计（表1-1）。

表 1-1　每天生理维持量的计算

体重	液体容量（mL/kg）	速度
1～10 kg	100	4 mL/（kg·h）
10～20 kg	50	加 2 mL/（kg·h）
以后每个 10 kg	20	加 1 mL/（kg·h）

例如，一体质量为70 kg的患者，禁食8 h后液体缺失量计算公式如下：

$$液体缺失量 = (4×10+2×10+1×50)mL/h×8\ h = 880\ mL$$

（二）术前非正常体液丢失

如呕吐、腹泻、利尿、体腔引流、发热、出汗等。术前体液的丢失应在麻醉前或麻醉初期给予补充，所用液体采用与丢失液近似的体液成分。

（三）术前高容量状态

高容量状态的表现为组织水肿、高血压和心血管功能不全等。心脏病患者术前可能会存在不同程度的心功能不全，围术期的许多因素均可能导致严重的心功能不全。肝硬化患者门静脉压力增加，肝脏合成蛋白减少，有效血容量减少，促使醛固酮继发分泌过多导致水钠潴留，主要积聚于腹腔形成腹水。

（四）术前低容量状态

（1）经胃肠道液体丢失：常见原因为呕吐、腹泻及胃肠减压，常伴随混合型酸碱紊乱和低血钾。

（2）第三间隙体液积聚：常见于严重肠梗阻、出血坏死性胰腺炎、腹膜炎、严重挤压伤等。体液积聚在胸腹腔、皮下组织等处，表现为血容量不足。

（3）水摄入减少：术前存在的慢性充血性心力衰竭导致的肺和胃肠道淤血，影响食欲，水摄入减少。

（五）液体状态的监测

（1）动脉压测量：低血容量时动脉压降低，伴脉搏加快。

（2）中心静脉压监测：需与动脉压相结合进行综合判断。

（3）尿量监测：成人每天尿量＜500 mL为少尿，＞2400 mL为多尿。判断尿量时应排除应激或肾脏因素。

（4）血细胞比容和血红蛋白。

三、术前液体治疗

与麻醉相比，手术创伤导致的体液变化更明显，如术前存在机体体液的异常，则术中可能会进一步加剧。因此,术前应尽可能调整体液状态。然而,术前血容量和细胞外液的定量评估有很大困难,更多的是根据相关的病史、体征和检查进行综合分析。术前补液的主要目的是补充有效循环血容量,纠正休克、水电解质紊乱、特别是要调整机体脱水和细胞外液的容量不足。

首先应考虑补充功能性的细胞外液的缺失,选择以乳酸钠林格注射液为主的晶体液。其次从保证和维持容量的角度考虑,再选择输注贺斯、万汶、血定安等胶体液。晶胶比一般为(1～3):1。必要时应输注红细胞、血浆等血液制品,以保证组织氧供和维持正常的凝血功能。

四、常用液体种类

(一)晶体液

1.乳酸钠林格

电解质浓度与细胞外液(简称 ECF)相似,Na^+ 浓度低于生理盐水,故形成渗透压比生理盐水低。乳酸钠经肝代谢产生的 HCO_3^- 可缓冲酸性物质。作用为降低血液黏稠度、稀释血液、利于微循环灌注、扩容、纠正酸中毒、保护肾功能。常用晶体液的组成成分见表1-2。

表 1-2 各种晶体液的组成成分

	5%葡萄糖	0.9%生理盐水	乳酸林格液	勃脉力
钠(mmol/L)		154	130	140
钾(mmol/L)			4	5
氯(mmol/L)		154	109	98
钙(mmol/L)			1.5	
葡萄糖(g/d)	5			23
乳酸盐(mmol/L)			28	
碳酸氢根(mmol/L)				50
渗透压(mOsmol/L)	253	308	273	294
镁(mmol/L)				1.5
乙酸根(mmol/L)				13.5

2.勃脉力 A

勃脉力 A 的电解质含量、pH 和渗透压更接近血浆,可有效补充功能性细胞外液。氯离子浓度低于生理盐水和乳酸林格液,大量使用不会导致高氯酸中毒。所含的乙酸根和葡萄糖酸根作为抗酸缓冲物质,避免了肝肾功能不良时大量使用乳酸林格液导致的血浆乳酸根浓度增加。适合术中液体治疗、失血性休克液体复苏及代谢性酸中毒的防治。

3.生理盐水

(1)优点:等渗等张;不含缓冲剂和其他电解质,对脑外伤、代谢性碱中毒或低钠血症患者,较乳酸林格液优越;不含钾,适合高钾患者。

(2)缺点:氯离子含量超过 ECF。主要补充 ECF 丢失和扩容。

4.高张盐溶液

钠离子浓度250～1 200 mmol/L,特点为较小容量获得较好复苏效果,减轻组织水肿。常用制剂为3%、5%、7.5%和高张复方乳酸钠溶液。输入量根据血浆钠缺失量而定,速度50 mmol/h以下,过量可引起细胞内脱水,细胞外液增加,增加循环负担。

5.5％葡萄糖溶液

特点：不含电解质、等渗。

健康成年人4 h内中小手术可不输葡萄糖，超过4 h中大手术可补充25～50 g葡萄糖。主要用于纠正高钠血症和因胰岛素治疗导致的血糖偏低。

（二）胶体液

1.清蛋白

清蛋白属天然血液制品。5％清蛋白接近生理胶体渗透压，适于血浆蛋白丢失患者。25％清蛋白多用于脑水肿、新生儿及低血容量并有组织间隙水肿患者，与强利尿剂合用效果较好。

2.羟乙基淀粉

（1）贺斯（简称HES）：6％HES（200 000/0.5）为中分子量低取代级羟乙基淀粉。用于血液稀释和扩容，在血浆清蛋白＞3 g/dL时，可替代清蛋白，维持胶体渗透压。为避免干扰凝血机制，建议每天用量控制在2 500 mL。

（2）万汶：相对分子质量为130 000，取代级为0.4。每天使用量50 mL/kg。

3.明胶溶液

（1）琥珀明胶：平均分子量为35 000，血管内停留时间2～3 h。主要经肾小球滤过排除。不引起血小板聚集，对凝血系统无明显影响。

（2）尿联明胶：平均相对分子质量为35 000，扩容能力与琥珀明胶相似，但钙浓度较高，心脏手术中应用需注意。

（宋吉玲）

第二章　静　脉　麻　醉

第一节　静脉麻醉方法

直接将麻醉药注入静脉内而发生全身麻醉作用称为静脉麻醉。早在 19 世纪末法国人静脉注射水合氯醛取得麻醉效果，但真正开始推广还始于速效巴比妥类药的出现，也只有六七十年时间。多因麻醉诱导及苏醒迅速而舒适，易为患者所接受；由于静脉麻醉药入血后不能及时消除，控制困难，难以满足复杂、长时间手术的要求，所以单一静脉麻醉只能适用于简单体表手术麻醉诱导、心律转复及门诊患者的处置等。但高效镇静、镇痛、安定类药及肌肉松弛药的出现，均可辅助静脉麻醉药进行复合麻醉，以满足各种复杂手术，使静脉麻醉的应用日益扩大。近年来，新型静脉麻醉药丙泊酚的出现，由于其显效快，消除迅速，又无蓄积作用，有利于麻醉控制，接近吸入麻醉效应，更扩大了静脉麻醉的适应范围。

一、静脉麻醉方法

(一)硫喷妥钠静脉麻醉

1.适应证

临床上广泛用于复合麻醉。常配合肌肉松弛药做静脉快速诱导进行气管插管术，也可配合吸入麻醉诱导，以降低脑压或眼压。单独应用只适于不需肌肉松弛的小手术。静脉滴入多用于辅助局部麻醉或硬膜外阻滞麻醉。

由于迅速使咬肌松弛，导致舌后坠，易引起或加重呼吸困难，对麻醉后气道可能有阻塞的患者，如颈部肿瘤压迫气道、颈胸粘连、咽喉壁脓肿及开口困难等，禁忌使用。为了避免激发喉痉挛，对口咽部或盆腔、肛门、阴道、尿道内手术，在无气管插管时，也应避免应用此药。此外，对呼吸、循环功能障碍的患者，如肺水肿、心力衰竭及严重休克的患者，也不宜应用。严重肝、肾功能障碍的患者要慎重应用。对巴比妥类药有过敏史和支气管喘息的患者，可加重哮喘发作，应禁忌。

2.实施方法

(1)单次注入法：是把一定量的硫喷妥钠，经静脉一次注入的方法，可使患者在短时间内意识消失,并使某些反射与呼吸受到一时性抑制,多与肌肉松弛药并用行气管插管术。

(2)分次注入法:是经静脉间断分次注药的方法,即单纯用硫喷妥钠麻醉进行手术。当术者将手术准备工作完成后,开始静脉穿刺,用2.5%硫喷妥钠溶液先缓缓注入4～5 mL,待患者意识消失(睫毛反射消失)时,再缓缓注入同等剂量,密切观察呼吸情况。切皮时患者有反应,如手指屈曲活动或肌肉张力增加时,再追加首次剂量的1/3～2/3量。总剂量应在1.0～1.5 g,最多不超过2 g。否则将引起术后清醒延迟。该法多用于短时间(30 min以内)的手术,如脓肿切开或清创等不需肌肉松弛的小手术。由于硫喷妥钠早期使下颌关节松弛,容易发生舌后坠现象,所以麻醉前应垫高患者肩部,使头部后仰。由于喉反射较为敏感,一般禁用口咽通气管。当需要短时间肌肉松弛时,如关节脱位手法复位,可并用加拉碘铵20～40 mg溶于2.5%硫喷妥钠溶液10 mL内,缓慢注入后,再准备2.5%硫喷妥钠溶液10 mL,根据入睡程度适量增加,这样肌肉松弛药作用集中,硫喷妥钠也不易过量,效果满意。加拉碘铵对呼吸抑制虽差,但用量较大时(成人达80 mg),也可使呼吸抑制,应予注意。

3.注意事项

硫喷妥钠静脉麻醉时,其深、浅变化较为迅速,应严密观察,以免发生意外。常见的意外为呼吸抑制,主要决定于注射速度。所以麻醉时应准备麻醉机,以便进行人工呼吸或辅助呼吸。对心血管功能不良者可引起血流动力学改变,可使用小浓度(1.25%)、小剂量缓慢注入或改用其他静脉麻醉药。

虽然麻醉过程极平稳,但偶尔可出现反流或舌后坠造成窒息,所以,麻醉中头部不应垫枕头。此麻醉本身不会产生喉痉挛,但却使副交感神经处于敏感状态,一旦给以局部或远隔部位如直肠刺激,可造成严重喉痉挛导致窒息,应高度警惕。如药液漏至皮下,可引起局部皮肤坏死,一旦发生药液外漏时,应迅速用1%普鲁卡因溶液10 mL进行局部浸润,并做热敷,使局部血管扩张,加速药液吸收,以免皮肤坏死。如误注入动脉内,可造成动脉痉挛和肢体缺血性挛缩或坏死,临床表现为剧烈疼痛,注射的肢体末梢苍白、发冷,应立即停止注药,改用2%普鲁卡因溶液5 mL动脉注入,并做臂神经丛阻滞等。

(二)羟丁酸钠静脉麻醉

1.适应证

临床上可与吸入或其他静脉麻醉药进行复合麻醉,适用于大部分需要全身麻醉的手术。因其对循环、呼吸干扰较小,更适合小儿或体弱及休克患者的麻醉。单独应用镇痛效果太差,常需辅以硫喷妥钠基础麻醉或给一定剂量的哌替啶或吩噻嗪类药强化麻醉。也可与局部麻醉或硬膜外麻醉复合应用。对精神过度紧张的患者,还可在入手术室前给药,达到基础麻醉的效果。近年来,还用于重危患者或心脏病患者手术的麻醉诱导。更适宜于气管插管困难不能用肌肉松弛药,并需保持自主呼吸的患者麻醉插管。用表面麻醉配合羟丁酸钠,既可松弛咬肌,又能避免患者插管痛苦。如患者嗜酒已显示乙醇慢性中毒、肌肉不时抽搐、癫痫患者及原因不明的惊厥患者,皆为禁忌。恶性高血压、心动徐缓、低钾血症、完全性房室传导阻滞或左束支传导阻滞的患者应慎用。

2.实施方法

麻醉前用药多选用哌替啶1～2 mg/kg及阿托品0.5 mg肌内注射。羟丁酸钠首次用量成人0.06～0.08 g/kg,小儿0.1～0.125 g/kg,缓慢滴注后5 min左右患者逐渐入睡,10 min左右进入睡眠状态,睫毛及角膜反射消失,瞳孔不大,眼球固定,下颌松弛,咽喉反射抑制,如配合气管黏膜表面麻醉,可顺利进行气管插管。麻醉后 20～30 min,血压中度升高,脉搏稍缓。由于羟丁酸钠镇痛作用微弱,疼痛刺激偶尔可引起心律失常或锥体外系反应,因此,羟丁酸钠在临床上已很少单独应用,宜与麻醉性镇痛药或氯胺酮等复合应用才能产生满意的麻醉效果。

羟丁酸钠一次用药可维持 60 min 左右,再次用药量为首次剂量的 1/2。一般在首次用药后 1 h 左右补充为宜。如待苏醒后再予补充,需加大剂量,且易出现躁动。长时间手术可以多次反复给药,很少出现耐药现象,最大用量以不超过 10 g 为宜。

3.注意事项

起效较慢,剂量过大或注射过快,可出现屏气、呕吐、手指不自主活动和肌肉抽动现象,多可自动消失。必要时用硫喷妥钠静脉注射。也可出现呼吸抑制,需行辅助呼吸或控制呼吸。

(三)氯胺酮静脉麻醉

1.适应证

氯胺酮静脉麻醉用于各种短暂的体表手术,如烧伤创面处置、骨折复位、脓肿切开、外伤或战伤的清创及各种诊断性检查,如心血管、脑血管、泌尿系统造影等操作,尤其适合于小儿麻醉。也可作为局麻、区域性麻醉的辅助用药,以达到完全镇痛。近年来,国内已广泛用氯胺酮、地西泮、肌肉松弛药进行复合麻醉,扩大了临床各科手术的适应证,而且不受年龄限制。还可用于心血管功能不全、休克及小儿等患者。未经控制的高血压、颅内高压患者,胸或腹主动脉瘤、不稳定性心绞痛或新近发生的心肌梗死、心力衰竭、颅内肿瘤或出血、精神分裂症等患者,均为禁忌。又因氯胺酮保持咽喉反射、增强肌张力,所以在口腔、咽喉、气管手术时应慎用。

2.实施方法

麻醉前需用东莨菪碱抑制分泌,用地西泮或氟哌利多减少麻醉后精神异常。根据给药方式不同,可分为下列两种方法。

(1)单次注入法:除小儿可应用肌内注射外,一般多采用静脉注射,平均剂量为 0.5～3 mg/kg,30～90 s 显效,维持 5～15 min。肌内注射平均剂量为 4～10 mg/kg,经 3～5 min 入睡,维持 10～20 min,镇痛效果可达 20～40 min,多次追加时,剂量有递减趋势。用药后先出现脉搏增快,继而血压上升,即为进入外科麻醉期的体征,有时出现无意识的活动,肌张力增强,常与手术操作无关。

(2)连续静脉滴注法:单次注入诱导后,用 0.1% 浓度的氯胺酮溶液静脉滴注维持,滴速为 2～5 mg/(kg·h),适合不需肌肉松弛的手术。氯胺酮总量不宜超过 20 mg/kg,手术结束前提前停药,以免苏醒延迟。

3.注意事项

(1)术前饱食患者,仍有发生误吸的可能,应予重视。

(2)麻醉中有时出现一过性呼吸抑制,也为剂量过大所致,在重症、衰弱患者较为多见。偶尔出现喉痉挛现象,给予氧气吸入及停止刺激即可缓解。

(3)单独应用氯胺酮,苏醒时常有精神异常兴奋现象,甚至有狂喊、躁动、呕吐或幻觉、噩梦等现象。因此,麻醉前并用适量巴比妥类、氟哌利多、吗啡或丙嗪类药,多能减轻精神异常,地西泮对减少噩梦的发生率有效。同时术后应避免机械刺激,保持安静也很重要。苏醒前偶尔有舌后坠及喉痉挛现象,均应妥善安置体位,保持气道通畅。

(四)丙泊酚静脉麻醉

丙泊酚是一种新型速效静脉麻醉药,作用快,维持时间短,恢复迅速平稳,易于控制,使静脉麻醉扩大了使用范围。

1.适应证

丙泊酚用药后起效快,苏醒迅速且无困倦感,定向能力可不受影响,故适于非住院患者手术。也可用于 2 h 以上的较长时间麻醉。丙泊酚可使颅内压、眼压下降,术后很少发生恶心、呕吐。抑制咽喉部位反射,可减轻喉部手术操作时的不良反应,且使声带处于外展位。其保护性反射在停药后可很快恢复。随着人们对丙泊酚研究的日益深入,应用领域越来越广泛。

丙泊酚用于心脏手术具有很好的效果。多采用连续静脉滴注,给药逐步达到麻醉所需深度,且多与麻醉性镇痛药合用。并且丙泊酚可降低脑的等电位,对脑的保护作用更优于硫喷妥钠。对心肌收缩性的影响也较后者为少。但尽量避免单次快速注射。

丙泊酚用于小儿麻醉中是安全有效的。但也有研究表明,小儿注药部位疼痛发生率很高,占 20%～25%。选用肘部大静脉给药能明显减少这一不良反应。

颅脑手术麻醉,丙泊酚可有效地降低颅内压、脑代谢及脑血流,并可保持脑灌注量。丙泊酚还用于 ICU 的危重患者。对需长时间机械呼吸支持治疗的气管插管患者具有良好镇静效应。长时间滴注很少蓄积,停药后不像咪达唑仑延续镇静而是很快清醒,必要时可迅速唤醒患者。

在危重患者应用丙泊酚可降低代谢和需氧量及增加混合静脉血氧饱和度。高动力型患者可减少扩血管药的使用。由于镇痛效果差,常需与阿片类镇痛药配伍用。恶心、呕吐患者用 10 mg 丙泊酚会显著好转。孕妇及产妇禁用。

2.实施方法

(1)麻醉诱导:静脉注射丙泊酚 2.5 mg/kg,于 30 s 内推入,患者呼吸急促;78%出现呼吸暂停。2 mg/kg 于 40 s 内推入,呼吸暂停明显低于上述报道,故芬太尼 5 μg/kg 静脉注射后再静脉注射丙泊酚0.8～1.2 mg/kg效果更好。同时丙泊酚对心血管系统有一定抑制作用,表现为血压下降、心率减慢,但能维持正常范围。丙泊酚对心率、动脉压的影响比等效剂量的硫喷妥钠弱,但作用强于硫喷妥钠,能有效抑制插管时的应激反应。

(2)麻醉维持:丙泊酚维持麻醉滴注开始量 140～200 μg/(kg·min);10 min 后 100～140 μg/(kg·min);2 h 后80～120 μg/(kg·min);手术结束前5～10 min 停药。如用于心脏手术,则用芬太尼 20 μg/kg 诱导后,以 6 mg/(kg·h)输入丙泊酚,10 min 后减为 3 mg/(kg·h)维持。丙泊酚的血脑平衡时间短,更便于随手术刺激的强弱随时调整镇静强度。如果整个手术过程都需要镇静,可用丙泊酚持续滴入。而当术中需患者清醒与其合作或病情需要精确控制镇静深度时,随时停药或减量,可迅速唤醒患者。这是其他镇静药所不能比拟的优点。

(3)镇静维持:在 ICU 用于镇静时开始 5 min 滴注 5 μg/(kg·min);每 5～10 min 逐渐增加5～10 μg/(kg·min)直至达到镇静的目的。维持轻度镇静的滴速为 25～50 μg/(kg·min);深度镇静为 50～75 μg/(kg·min)。

(4)复合麻醉:丙泊酚问世以来已用于全凭静脉麻醉。如将丙泊酚与氯胺酮合用于全凭静脉麻醉,发现此种配伍能提供稳定的血流动力学状态。并且患者不伴有噩梦及异常行为发生,认为丙泊酚能有效地减少氯胺酮的不良反应。此二药用于全凭静脉麻醉是一种较理想的结合。

3.注意事项

虽然丙泊酚有许多优点,但应强调它有较强的呼吸抑制作用。因此,对使用丙泊酚的患者应进行 SpO_2 监测,并由麻醉医师使用。另外,丙泊酚不应和任何治疗性药物或液体混用,可混于5%葡萄糖溶液中行静脉滴注。在清醒状态下做静脉注射时,为减轻注射部位疼痛,可于溶液中加入1%利多卡因溶液1～2 mL。

(五)依托咪酯静脉麻醉

适应证:当患者有心血管疾病、反应性气道疾病、颅高压或合并多种疾病要求选用不良反应较少或对机体有利的诱导药物时,最适合选择依托咪酯,具有血流动力学稳定性。其主要用于危重患者的麻醉。诱导剂量0.2～0.3 mg/kg,可用到0.6 mg/kg,既无组胺释放,又不影响血流动力学和冠状动脉灌注压。对心脏外科冠脉搭桥手术、瓣膜置换手术与冠心病患者、心复律患者、神经外科手术、外伤患者体液容量状态不确定时,可用依托咪酯诱导。依托咪酯持续输注时,血流动力学稳定,可维持自主通气。

(六)咪达唑仑静脉麻醉

咪达唑仑是常用的苯二氮䓬受体激动剂。可用于术前镇静用药,以及区域麻醉或局部麻醉术中镇静和术后应用。其优点是抗焦虑、遗忘和提高局麻药致惊厥阈值。但咪达唑仑更适于麻醉诱导,用量0.2 mg/kg,老年患者咪达唑仑剂量宜小,要降低20%以上。若与阿片类药物和(或)吸入性麻醉药合用时,先0.05～0.15 mg/kg诱导,再以0.25～1 mg/kg速度持续输注。足以使患者产生睡眠和遗忘作用,而且术毕可唤醒。注意事项:咪达唑仑主要问题是呼吸抑制,用于镇静或麻醉诱导时,可能发生术后遗忘及镇静过深或时间过长,可用氟马西尼拮抗。

(七)右旋美托咪定

右旋美托咪定是高度选择性的α_2受体激动剂,具有镇静、催眠和镇痛作用。右旋美托咪定目前被批准用于术后短时间(<24 h)镇静。它主要作用于蓝斑的α_2受体,对呼吸影响小。右旋美托咪定对血压有双相作用:血药浓度较低时,平均血压降低;血药浓度较高时,血压则升高。心率和心排血量呈剂量依赖性降低。镇静时先给予负荷剂量2.5～6.0 μg/kg(超过10 min),然后以0.1～1 μg/(kg·min)输注。

(八)阿片类静脉麻醉

自20世纪中叶大剂量吗啡静脉麻醉用于临床心脏手术以来,阿片类静脉麻醉引起普遍的重视。特别是对心血管抑制极轻,镇痛效能显著,非常适宜于严重心功能不全患者的心脏手术。20世纪末新型强效合成麻醉性镇痛药芬太尼静脉麻醉用于心脏手术,由于不良反应较吗啡少,且国内已能生产,迅速得以推广。近年来,又有不少新型强效麻醉性镇痛药也已陆续用于静脉麻醉。阿片类静脉麻醉由于肌肉紧张,术中又可能知晓及术后不遗忘,临床上多复合肌肉松弛药及镇静安定药,实际上也是静脉复合麻醉。有时也可复合吸入麻醉,明显地降低吸入麻醉药的MAC。

1.吗啡静脉麻醉

吗啡静脉麻醉主要指大剂量吗啡(0.5～3.0 mg/kg)静脉注入进行麻醉。突出的优点为对心肌抑制较轻,术中及术后镇痛效果很强,抑制呼吸效应,便于控制呼吸或应用呼吸机。其缺点除了一般性阿片类静脉麻醉的缺点外,静脉注入过快,剂量大于1 mg/kg容易出现周围血管阻力下降及释放组胺引起血压下降,虽持续时间不长,但对个别心功能不全患者可能引起危险,需及时输液或用缩血管药。注入过快也可能兴奋迷走神经,出现心动过缓,需用阿托品拮抗。另一个突出的缺点为剂量过大(多见于1.5 mg/kg以上),注射后偶尔出现周围血管收缩,血压剧升,可能为代偿反应,促使去甲肾上腺素释放。并且不能用追加吗啡剂量以降低血压,必须用恩氟烷或七氟烷吸入、静脉注射氯丙嗪或扩血管药来拮抗。此外,吗啡剂量超过3 mg/kg,常使术后引起暂时性精神失常、消化道功能紊乱及尿潴留等,所以,近年来已逐渐为芬太尼静脉麻醉所代替。

2.芬太尼静脉麻醉

大剂量芬太尼静脉注入对血流动力学的影响多与剂量及心脏功能有关。睡眠剂量个体差异很大,常需要 6～40 μg/kg,一般动脉压、肺动脉压及心排血量均不改变,术后 3～6 h 即可苏醒。超过 3 mg 可使心率变慢,但只轻度降低心排血量、血压、体血管阻力及增加每搏输出量。缺血性心脏病患者给予 20 μg/kg 时可使平均压轻度下降。芬太尼 5 μg/kg 静脉注射后再注射地西泮10 mg 可引起血压显著下降,主要是由于降低体血管阻力所引起,特别是对心脏病患者更明显。同样,在芬太尼静脉麻醉后再给 N₂O 吸入,也可显著减少心排血量及增加体血管阻力、肺血管阻力及心率。并且其机制不明,应予注意。总之,单纯芬太尼静脉注入对血流动力学影响不大,也不释放组胺及产生扩血管作用,更不抑制心肌。还能降低心肌耗氧量。血浆中消除半衰期及维持时间也比吗啡短,遗忘作用及抗应激作用也比吗啡强,如全麻诱导时气管插管引起心动过速及高血压反应的发生率也远较吗啡为少。所以,近年来已取代吗啡麻醉。由于麻醉时间不但决定于芬太尼的药代动力学,而且决定于剂量、注药次数及与其他药的相互作用,如辅用咪达唑仑可增强及延长芬太尼抑制呼吸的时间,因此,麻醉设计时根据不同的病情及手术方法确定剂量及复合用药。

(1)适应证:与吗啡静脉麻醉适应证相类似。

(2)实施方法:①基本方法以 40～100 μg/kg 静脉注射诱导,注入半量后即给泮库溴铵 0.08～0.12 mg/kg,然后将余下芬太尼注入,进行气管插管。术中如出现瞳孔稍有变大、结膜或颜面充血、流泪、皱眉、微动或轻度血压上升、心排血量增加等麻醉变浅改变时,应随时追加芬太尼及肌肉松弛药。肌肉松弛药也可用加拉碘铵或维库溴铵代替泮库溴铵。该法最适于体外循环下心内手术,特别对心功能不全的患者术后又需要用呼吸机辅助呼吸者。②芬太尼复合神经安定药静脉麻醉,一般芬太尼剂量可以显著减少,如先用咪达唑仑 2 mg 静脉注射,再用芬太尼 10～30 μg/kg 及琥珀胆碱或泮库溴铵静脉注射,进行气管插管,术中随时追加1/3～1/2剂量或吸入七氟烷、异氟烷。如心功能良好,成人可用 2.5% 硫喷妥钠溶液 5～10 mL 代替咪达唑仑静脉注射。心功能不全者应以羟丁酸钠 40～60 mg/kg 代替地西泮。③辅助其他全身麻醉,早在 20 世纪中叶已有 N₂O 全身麻醉时补充静脉注射芬太尼的报道,目前广泛应用的吸入麻醉药如氟烷、七氟烷等镇痛效果稍差,更常辅用小剂量芬太尼 0.1～0.2 mg 静脉注射。各种静脉复合麻醉也常补充芬太尼0.1～0.3 mg。由于对呼吸抑制程度个体差异很大,所以术中应注意呼吸管理,术后也应注意呼吸恢复情况。

3.阿芬太尼静脉麻醉

阿芬太尼能够迅速穿透脑组织,所以,阿芬太尼在血浆中的浓度比舒芬太尼和芬太尼稍高即可达到血浆和中枢神经系统的平衡。这种特性可以解释在应用镇静—催眠药前或与其同时应用,小剂量阿芬太尼 10～30 μg/kg 静脉注射有效。阿芬太尼 25～50 μg/kg 静脉注射和较小睡眠剂量的镇静-催眠药配伍用,常可有效预防喉镜检查及气管插管时明显的血流动力学刺激。对于短小手术,可通过阿芬太尼0.5～2.0 μg/(kg·min)输注或间断单次静脉注射 5～10 μg/kg 补充应用。在同时应用强效吸入麻醉药的平衡麻醉中,相对较低的血浆阿芬太尼浓度可降低异氟烷 MAC 50%。为避免残余的呼吸抑制作用,在手术结束前 15～30 min,应减少阿芬太尼的输注或重复给药剂量。

4.舒芬太尼静脉麻醉

诱导更为迅速,在术中和术后能减轻或消除高血压发作、降低左心室每搏做功、增加心排血量且血流动力学更稳定。舒芬太尼诱导剂量 $2\sim20$ μg/kg，可单次给药或在 $2\sim10$ min 输注。在大剂量用法中，舒芬太尼的总剂量为 $15\sim30$ μg/kg。麻醉诱导期间大剂量阿片类药引起肌肉强直，可导致面罩通气困难。这表明用舒芬太尼 3 μg/kg 行麻醉诱导期间的通气困难是由于声门或声门以上的呼吸道关闭所致。

同时补充应用的药物可显著影响对舒芬太尼的需要。如对于行冠状动脉手术的患者，丙泊酚诱导剂量 (1.5 ± 1) mg/kg 和总维持量 (32 ± 12) mg/kg 可减少舒芬太尼诱导剂量 (0.4 ± 0.2) μg/kg 和总维持量 (32 ± 12) mg/kg。依托咪酯和阿片类药联合应用能提供满意的麻醉效果，且血流动力学波动较小。应用舒芬太尼 $0.5\sim1.0$ μg/kg 和依托咪酯 $0.1\sim0.2$ mg/kg 行麻醉诱导能保持血流动力学稳定性。在平衡麻醉中，用舒芬太尼 $1.0\sim2.0$ μg/(kg·h) 持续输注维持麻醉，既保持了阿片类药麻醉的优点，又避免了术后阿片作用的延长。

5.瑞芬太尼静脉麻醉

瑞芬太尼作用时间很短，为了维持阿片类药作用，应该在初始单次给药之前或即刻，即开始输注 $0.1\sim1.0$ μg/(kg·min)。可有效抑制自主神经、血流动力学及躯体对伤害性刺激的反应。瑞芬太尼麻醉后苏醒迅速，无不适，最具可预测性。

瑞芬太尼的应用使苏醒迅速且无术后呼吸抑制。以 (0.1 ± 0.05) μg/(kg·min) 的速度输注，自主呼吸及反应性可恢复且其镇痛作用可维持 $10\sim15$ min。一项随机、双盲、安慰剂对照研究证实，在局部麻醉下进行手术的门诊患者，瑞芬太尼以 $0.05\sim0.1$ μg/(kg·min) 持续输注，同时单次给予咪达唑仑 2 mg，可产生有效的镇静及镇痛作用。在开颅术中以瑞芬太尼 (1 μg/kg) 静脉注射后继续以维持量 0.5 μg/(kg·min) 输注，复合丙泊酚及 66% 氧化亚氮应用，可提供满意的麻醉效果及稳定的血流动力学且术后可迅速拔管。在瑞芬太尼麻醉苏醒期，应考虑到在麻醉苏醒前或即刻应用替代性镇痛治疗。有报道用瑞芬太尼麻醉做腹部大手术，围术期应用吗啡 0.15 mg/kg 或 0.25 mg/kg 静脉注射，或芬太尼 0.15 mg，并不能立即完全控制术后疼痛。氯胺酮 0.15 mg/kg 静脉注射，维持 2 μg/(kg·min) 的应用，可以减少腹部手术中瑞芬太尼及术后吗啡的应用且不增加不良反应的发生。

小剂量瑞芬太尼输注缓解术后疼痛也已取得成功。在腹部或胸部手术，应用丙泊酚 75 μg/(kg·min) 和瑞芬太尼 $0.5\sim1.0$ μg/(kg·min) 行全身麻醉后，持续输注瑞芬太尼 0.05 μg/(kg·min) 或 0.1 μg/(kg·min)，可提供充分的术后镇痛。

二、静脉复合麻醉

任何一种静脉麻醉药很难达到全身麻醉的基本要求，即神志消失、镇痛完全、肌肉松弛及抑制神经反射，且不少静脉麻醉药常有蓄积作用，不能用于长时间手术，会刺激血管引起疼痛及形成血栓，甚至还可出现变态反应。但近年来静脉麻醉用药还出现了不少具有高选择性的强效镇痛药、速效催眠药、新型肌肉松弛药及各种抑制神经反射的神经阻滞药、神经节阻滞药，均可使麻醉者有可能充分利用各药的长处，减少其剂量，以补不足之处。这种同时或先后使用多种全麻药和辅助用药的方法统称为复合麻醉，也有称平衡麻醉或互补麻醉。所有麻醉用药全经静脉径路者，也可称为全凭静脉复合麻醉。

(一)静脉复合麻醉药的选择及配方

静脉复合麻醉需要经静脉应用多种静脉麻醉药及辅助用药。静脉麻醉药进入静脉，不易迅速清除。停药后不像吸入麻醉药可经气道排出或迅速洗出。因此，应选择短效、易排泄、无蓄积的静脉麻醉药,同时满足全麻四要素的基本原则。静脉复合麻醉的配方应该因人而异。要尽量少用混合溶液滴注,以避免因不同药代动力学的麻醉药出现不同的效应,致消失时间不同,从而使调节困难,容易混淆体征。或者持续滴注一种药物,再分次给其他药物较易控制。一旦出现不易解释的生命体征改变,首先,应停止静脉麻醉用药,必要时可改吸入麻醉,以明确原因,便于处理。

(二)静脉复合麻醉深度的掌握

静脉复合麻醉的麻醉深度已很难按常用的全麻分期体征进行判断。需根据药代动力学、药效动力学及剂量,结合意识、疼痛、肌松及血流动力反应分别调整相关用药。首先要熟悉各药的最低有效滴速(简称MIR),即此滴速可使半数受试者对疼痛刺激有运动反应。切忌单纯加大肌肉松弛药剂量,掩盖疼痛反应及恢复知晓。并可因手术产生过度应激反应,使患者遭受极大痛苦。这种情况已屡见不鲜,应从中吸取教训。还要避免大量应用有蓄积作用的麻醉药,如长期应用硫喷妥钠或地西泮可使患者术后数天不醒。所以,麻醉者必须具备丰富的全麻经验及深知用药的作用时间。

(三)静脉麻醉过程中的管理

静脉复合麻醉处理得当,对机体影响极小,但麻醉管理常不比吸入麻醉简单,处理不当,同样引起较严重并发症。首先应用套管针穿刺静脉并保持静脉径路通畅。持续滴注时更应保持滴速稳定并避免输液过多。此外,应密切注意气道通畅及呼吸管理,并遵循吸入麻醉时应注意的事项。几种麻醉药复合应用还应注意交互作用。需依赖于麻醉者的经验、过硬的技术及扎实的基本功。

(四)神经安定镇痛麻醉及强化麻醉

神经安定镇痛麻醉也是复合麻醉。法国学者拉波里提出一种麻醉方法,不但阻断大脑皮质,而且阻断某些外来侵袭引起的机体应激反应,如自主神经及内分泌引起的反应,并称为"神经节阻滞"或"神经阻滞",配合人工低温曾称为"人工冬眠",主要应用以吩噻嗪类为主的"神经阻滞剂",即冬眠合剂。临床麻醉时并用神经阻滞剂,可增强大脑皮质及自主神经的抑制,所以称为强化麻醉。由于吩噻嗪类药对机体的作用机制过于广泛,对血流动力学影响又较大,常混淆临床体征及增加麻醉与麻醉后处理的困难。Janssen提出神经安定镇痛术概念,并用于临床麻醉,也称神经安定麻醉。主要用神经安定药及强效镇痛药合剂,使患者处于精神淡漠和无痛状态,20世纪中叶开始应用依诺伐(即氟哌利多、芬太尼合剂),迅速得以推广,也属于静脉复合麻醉范畴。

1.强化麻醉

主要应用吩噻嗪类药增强麻醉效应,使全麻诱导平稳,局麻患者舒适。

(1)适应证:强化麻醉多适于精神紧张而施行局部麻醉的患者,尤其对甲状腺功能亢进症和颅脑手术时可降低代谢,还有促进降温的优点。应用东莨菪碱麻醉或氧化亚氮麻醉时,常采用强化麻醉,以增强其麻醉效果。

(2)实施方法:主要用药为氯丙嗪 1 mg/kg 或冬眠合剂 1 号(M_1)即氯丙嗪 50 mg、异丙嗪50 mg及哌替啶 100 mg(6 mL),也有用二氢麦角毒碱 0.9 mg 代替氯丙嗪,称冬眠合剂 2 号(M_2)。此外,还有乙酰丙嗪、二乙嗪等代替氯丙嗪者。一般多在麻醉前 1 h 肌内注射或入手术室后麻醉前将合剂或氯丙嗪置于 5%葡萄糖溶液 250 mL 中快速滴入或分次从滴壶内输入。然后再进行各种麻醉。

(3)注意事项:①强化麻醉常使全麻患者术后苏醒迟缓,而且意识清醒后保护性反射又不能同时恢复。一旦出现呕吐,可能误吸而造成窒息的危险。此外,强化麻醉后过早地翻动患者,容易引起直立性低血压,都增加麻醉后护理的困难,也是近年来应用逐渐减少的原因。②由于强化麻醉后周围血管扩张,头部受压过久,易产生麻醉后头部包块,即局部水肿,继而脱发。因此,术中、术后应不断变换头部位置,并对受压处给以按摩。③强化麻醉中氯丙嗪等用量,应不超过2 mg/kg。如麻醉失败或麻醉效果不确实时,应及时地改换麻醉方法,切不可盲目增加冬眠合剂用量而增加术后并发症或意外。④椎管内及硬膜外麻醉和腹腔神经丛阻滞时并用氯丙嗪等合剂,可使血压明显下降,偶尔遇到升压困难者,可造成死亡。主要由于氯丙嗪、乙酰丙嗪等具有抗肾上腺素作用,脊椎及硬膜外麻醉或腹腔神经丛阻滞可使交感神经阻滞,二者并用后一旦血压剧降,有可能使肾上腺素类药无效而出现意外。为安全起见,椎管内及硬膜外麻醉时禁用氯丙嗪等药。

2.神经安定麻醉

基本上类似强化麻醉,是增强麻醉效应的辅助措施,并能减少术后的恶心、呕吐等不适反应。

(1)适应证:类似强化麻醉,更常作为复合麻醉中重要辅助用药,偶尔也可用于创伤或烧伤换药时的镇痛措施。有帕金森病(震颤麻痹症)、癫痫史者及甲状腺功能低下患者等禁用。

(2)实施方法:麻醉时肌内注射或静脉注射神经安定类药及强效镇痛药,目前最常用的前者为氟哌利多 0.1～0.2 mg/kg 或咪达唑仑 0.1～0.2 mg/kg,后者为芬太尼 0.1～0.2 mg 或喷他佐辛(镇痛新)30～60 mg。也有用氟哌利多芬太尼合剂依诺伐,但复合麻醉中应用仍根据需要以分开静脉注射为合理,因为氟哌利多作用时间长,而芬太尼作用时间较短。

(3)注意事项:芬太尼注入速度过快,偶尔出现胸腹壁肌肉僵硬引起呼吸抑制,则需用琥珀胆碱配合控制呼吸拮抗之。氟哌利多用量过大时,偶尔出现锥体外系反应,可经静脉注入异丙嗪10 mg 或氯丙嗪5～10 mg即可制止,必要时可重复给予。术后适当应用哌替啶,常可起到预防作用。

术后出现呼吸抑制或呼吸暂停,多为芬太尼用量过多,可用纳洛酮 0.2 mg 静脉注入即可解除。

三、靶控输注静脉麻醉

近年来,随着计算机技术的飞速发展和在临床医学中的广泛应用,麻醉技术也朝着更加安全、可靠,易于管理,可控精确的目标发展。靶控输注(target controlled infusion,TCI)静脉麻醉就是"数字化麻醉管理"的典型代表。靶控输注的发展使静脉麻醉更加方便,易于控制。

(一)TCI 的概念及基本原理

TCI 是指将计算机与输液泵相连,根据以群体药代—药效动力学参数编制的软件,通过直接控制"靶部位"——血浆或效应室的麻醉药物浓度,从而控制及调节麻醉深度的静脉输注方法。TCI 与传统用药方法最大的不同是不再以剂量为调整目标,而是直接调整靶浓度,使麻醉医师能像使用吸入麻醉药挥发器那样任意调节静脉麻醉药血药浓度成为可能。

TCI 的基本原理即 BET 方案根据药物的三室模型原理,为了迅速并准确维持拟达到的血药浓度,必须给予负荷剂量,同时持续输注从中央室消除的药物剂量,并且加上向外周室转运的药物剂量,这就是著名的 BET 输注方案。很显然,如果按照上述 BET 给药模式来计算非常复杂,只能通过计算机模拟。计算机控制的药物输注能够成功地达到相对稳定的靶浓度,麻醉医师可以根据临床反应来增加或降低靶浓度。

（二）TCI系统的组成及分类

完整的TCI系统主要有以下几个组成部分。①药动学参数：已经证明正确的药物模型以及药动学参数；②控制单位：计算药物输注速度，如控制输注泵的软件和微处理器；③连接系统：用于控制单位和输注泵连接的设备；④用户界面：用于患者数据和靶控浓度（血浆或效应室浓度）的输入。

目前，大多数TCI系统仍处于临床试验阶段，主要原因在于，这些输注设备对输注药物没有进行统一的标准化设置。此外，提供TCI的输液泵种类和安全功能也有待进一步研究。由Kenny等设计的Diprefusor系统是首个面市的TCI系统，它是将计算机及其控制软件整合到输液泵的中央处理器，该系统结构紧凑、使用方便、可靠性高。但是，该系统仍具有一些缺陷：只能用于丙泊酚，不能用于15岁以下儿童，且只有一个适于年轻健康成年人的参数可以设定。

根据靶控部位的不同可以将TCI分为血浆TCI和效应室TCI两种模式。而根据是否依赖机体反馈信息还可将TCI系统分为开放环路系统和闭合环路系统。

血浆TCI模式是以药物的血浆浓度为靶控目标的输注方法，开始给予一定的负荷量，当血浆计算浓度达到预定的靶浓度时即维持在这一浓度。效应室浓度随之逐渐升高，将迟滞一定时间（相对于血浆浓度）后最终与血浆浓度平衡一致。这种方法适合于平衡时间较短的药物，同时也适合于年老体弱的患者，因其负荷量较小，循环波动较小。而对于平衡时间长的药物则会导致诱导缓慢。

效应室TCI模式则是以药物的效应室浓度为靶控目标的输注方法，给予负荷量后暂时停止输注，当血浆浓度与效应室浓度达到平衡一致时再开始维持输注。与血浆靶控相比，使用同一药物时平衡时间短、诱导快，负荷量较大而使循环波动较大。因此适合于年轻体健的患者。开放环路TCI是无反馈装置的靶控，仅由麻醉医师根据临床需要和患者生命体征的变化来设定和调节靶浓度。

闭合环路TCI则通过一定反馈系统自动调节靶控装置，根据反馈指标的变化自动调整输注剂量和速度。这样就提供了个体化的麻醉深度，克服了个体间在药代学和药效学上的差异，靶控目标换成了患者的药效反应而不是药物的浓度，最大限度地做到了按需给药，从而避免了药物过量或不足以及观察者的偏倚。例如，通过脑电双频谱指数（bispectral index，BIS）指标来反馈调控丙泊酚的TCI，是目前比较成熟的方法之一。在使用闭合环路TCI时要注意反馈指标是否真实、准确，不可盲目相信单一指标而忽略综合评估，避免由于干扰因素造成麻醉深度不当。

（三）TCI技术的临床应用

与传统的静脉麻醉技术相比，TCI有以下优点：①操作简单，易于控制、调整麻醉深度，安全、可靠；理论上能精确显示麻醉药物的血中或效应器（大脑）部位的浓度。②提供平稳的麻醉，对循环和呼吸的良好控制，降低了麻醉意外和并发症。③能预知患者的苏醒时间，降低术中知晓和麻醉后苏醒延迟的发生率。

鉴于TCI的给药模式，最适合应用起效时间和消退时间均很短的药物，即$T_{1/2}keO$和$T_{1/2}CS$值较小的药物。$T_{1/2}keO$是指恒速给药时，血浆和效应室浓度达平衡的时间（效应室药物浓度达到血浆浓度50%所需的时间），其意义是可以决定起效快慢。如果持续输注（或停止输注）5个$T_{1/2}keO$，可以认为效应室的药物浓度达到稳态（或药物基本消除）。

时量相关半衰期($T_{1/2}CS$)是指维持某恒定血药浓度一定时间(血药浓度达稳态后)停止输注后,血药浓度(作用部位药物浓度)下降50%所需的时间。它不是定值,而是随输注剂量、时间的变化而变化。其意义是可以预测停药后的血药浓度。采用这两个参数较短的药物才能达到诱导、恢复都十分迅速的目的,又利于在麻醉过程中根据需要迅速调节麻醉深度,真正体现出 TCI 的特点。

目前临床使用的麻醉药物中,以瑞芬太尼和丙泊酚的药代动力学特性最为适合。其他药物如咪达唑仑、依托咪酯、舒芬太尼、阿芬太尼、芬太尼也可以用于 TCI,但其效果不如前二者。至于肌肉松弛药,由于其药效与血浆浓度关系并不密切,而且药代动力学并非典型的三室模型,因此,目前不主张使用 TCI 模式,而以肌松监测反馈调控输注模式为宜。

TCI 适用的手术种类:TCI 技术可以应用于目前大多数手术的临床麻醉。TCI 的特点是起效快、维持平稳且可控性好、恢复迅速彻底,因此更加适用于时间短而刺激强度大且变化迅速的手术,如支撑喉镜下手术、眼科手术、口腔科手术、腹腔镜检查及手术、气管镜检查及手术、胃镜检查、肠镜检查、胆管镜手术、门诊日间手术等。

TCI 临床应用的注意事项:①选择适合的患者和手术。②尽量选择 $T_{1/2}keO$ 和 $T_{1/2}CS$ 小的药物。③要结合患者的具体情况选择 TCI 模式(血浆靶控或效应室靶控)。④手术过程中不要以单一靶浓度维持,而应根据手术刺激强度和患者的反应来及时调节靶控浓度。⑤一定要从麻醉开始就使用靶控输注,而不要中途加用靶控输注(由于靶控输注有负荷量)。⑥靶控装置具有自动补偿功能(即换药后可以自动补充换药期间的药量),不需要手动追加或增大靶浓度。⑦手术结束前根据手术进程和药物的 $T_{1/2}CS$ 选择停止输注的时机,不宜过早。⑧注意静脉通路的通畅和注射泵的工作状态,一旦静脉阻塞或注射泵有故障,患者会发生术中知晓。

(四)TCI 系统性能的评估

计算机预期浓度与实际血药浓度的一致性反映了 TCI 系统的性能。影响系统性能的因素如下。

1.系统硬件

主要指输液泵的准确性。目前临床上大多数输液泵的机电化设计已经比较完善,因此来源于系统硬件的误差率很小。

2.系统软件

主要指药代动力学模型数学化的精度。因为药代模型涉及极为烦琐的运算,运用计算机模拟运算则可以大大提高精确度,而且目前迅猛发展的计算机处理器已经完全可以精确到位。

3.药代动力学的变异性

这是影响 TCI 系统准确性的最主要来源。包括两个部分,一是所选择的药代模型本身有其局限性,表现为所使用的药代模型(如开放型三室模型)并不能说明药物在机体中的药代学特征,即使运用个体的药代学参数也不能对浓度进行准确的估计。虽然三室模型是 TCI 系统应用最为广泛的药代模型,但是也有其应用的局限性。如模型假设药物进入房室内即均匀分布,而事实上并非如此。个体的生物学变异性或患者生理状态的不同均能改变药代学特性,从而导致模型对浓度预测值的误差。二是 TCI 系统的药代参数只是对群体的平均估计,与个体实际的药代参数之间有着相当的差距。目前已证实生物学的差异性使 TCI 系统的误差不可能低于20%。

由于缺少静脉麻醉药物浓度的快速测定方式,缺乏广泛接受的针对不同性别、年龄及生理状态的国人的药代模型和药代参数,以及缺乏对静脉麻醉药及阿片类药物敏感而可靠的药效学监测指标,目前的 TCI 仍有诸多不足之处。但其实现了麻醉药由经验用药到定量化用药的跨越,从而提高了麻醉质量及麻醉用药的安全性和合理性。随着计算机辅助麻醉的理论基础及相关知识的发展和进一步完善,TCI 的临床应用范围必将越来越广。

(宋吉玲)

第二节 麻 醉 诱 导

一、静脉麻醉诱导剂量的计算

静脉麻醉诱导剂量或称负荷剂量(loading dose)计算公式:dose＝CT×Vpeak effect,其中 CT 是效应部位的靶浓度,具体由麻醉医师根据临床经验在一定范围内选定(表 2-1 和表 2-2)。Vpeak effect 为峰效应时的分布容积,其计算公式:Vpeak effect/V_1＝Cp'initial/Cp'peak effect。V_1 为中央室分布容积;Cp'initial 为最初血浆药物浓度;Cp'peak effect 为峰效应时血浆药物浓度。

表 2-1　丙泊酚诱导和维持麻醉所需血药浓度

项目	浓度窗(μg/mL)
诱导和插管	
未用麻醉前药	6～9
用麻醉前药	3～4.5
维持	
合用氧化亚氮	2～5,3～7
合用阿片类药	2～4,4～7
合用氧	6～9,8～16
恢复满意通气	1～2
镇静	0.1～1.5,1～2

表 2-2　芬太尼类药维持麻醉所需血药浓度(ng/mL)

项目	芬太尼	阿芬太尼	苏芬太尼
诱导和插管			
合用硫喷妥钠	3～5	250～400	0.4～0.6
合用氧化亚氮	8～10	400～750	0.8～1.2
维持			
合用氧化亚氮和挥发性麻醉药	1.5～4	100～300	0.25～0.5
合用氧化亚氮	1.5～10	100～750	1.25～10
合用氧	15～60	1 000～4 000	2～8,10～60
恢复满意通气	1.5	125	0.25

计算静脉诱导剂量公式中之所以选用 Vpeak effect（峰效应时的分布容积），是因为从三室模型出发，如果选用 V_1（中央室分布容积），在药物达到效应室之前已发生再分布和排除，以致计算出的药物剂量偏低。图 2-1 显示单次注射芬太尼、阿芬太尼和苏芬太尼后，达峰效应时血浆药物浓度与最初血浆药物浓度的关系。前者分别为后者的 17%、37%、20%。

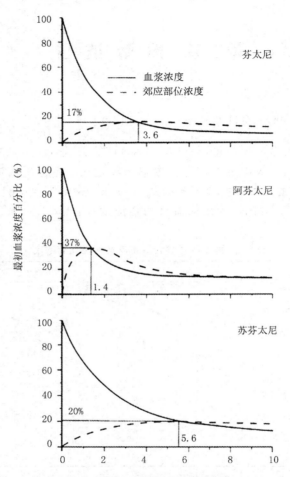

图 2-1　芬太尼、阿芬太尼和苏芬太尼注射后血浆浓度与效应部位浓度的关系

由于在临床浓度范围内，这一比率是恒定的，因此根据上述公式很容易计算出 Vpeak effect（表 2-3）。

表 2-3　单次给药后药物的峰效应分布容积和达峰时间

药物	峰效应分布容积 $V_{peak\ effect}$（L）	达峰效应时间（min）
丙泊酚	24	2.0
芬太尼	75	3.6
阿芬太尼	5.9	1.4
苏芬太尼	89	5.6
雷米芬太尼	17	1.6

根据表 2-3 看出,芬太尼的 Vpeak effect 是 75 L,假如要达到 4.0 ng/mL 的芬太尼效应室浓度,根据公式计算出的芬太尼剂量=4 ng/mL×75 L=300 μg,而达峰效应时间为 3.6 min。如果要达到 5 μg/mL 的丙泊酚效应室浓度,计算出的丙泊酚剂量=5 μg/mL×24 L=120 mg,达峰效应时间为 2 min。

二、丙泊酚 TCI 静脉诱导的应用

TCI 静脉诱导操作十分简便,麻醉医师主要是确定一个适宜患者个体的靶浓度。表 2-1 和表 2-2 提供了丙泊酚和芬太尼类药物的麻醉诱导靶浓度的参考数据。但实际应用时主要还是依靠麻醉医师的临床经验来确定。

据一个多中心的临床报道,丙泊酚 TCI 诱导与人工诱导进行比较。562 例患者,年龄 18～85 岁,来自 29 个医疗中心。以对口头指令反应丧失为意识消失的指征。人工诱导组采用注射泵以 1 200 mL/h 的速度注射丙泊酚。TCI 诱导组,血浆靶浓度根据麻醉医师经验来选择。结果 TCI 组平均靶浓度为 5.7 μg/mL(2.5～12.0 μg/mL)。意识消失时丙泊酚用量为 1.69 ± 0.50 mg/kg,明显低于人工诱导组的丙泊酚用量,2.31 ± 0.75 mg/kg($P<0.01$)。意识消失时间,TCI 诱导组为 71 ± 54 s,高于人工诱导组(61 ± 31 s,$P<0.05$)。患者麻醉前 ASA 分级不同明显影响 TCI 靶浓度(表 2-4)。

表 2-4 患者 ASA 分级与 TCI 丙泊酚诱导靶浓度

分级	TCI 血浆浓度(μg/mL)
平均	5.7(2.5～12)
ASA Ⅰ	6.07
ASA Ⅱ	5.08
ASA Ⅲ	4.46

丙泊酚 TCI 静脉诱导意识消失所需的时间长短与所选的靶浓度有关。来自国内的经验,将丙泊酚诱导靶浓度分别设置为 4 μg/mL、5 μg/mL、6 μg/mL 三组,在与咪达唑仑(0.02 mg/kg)和芬太尼(2 μg/kg)联合诱导下,意识消失所需时间随所设靶浓度的增高而减少(表 2-5)。意识消失时三组患者的效应室浓度都尚未达到预定靶浓度,均<3 μg/mL。而丙泊酚的用量三组大体相近,BIS 也均降至 60 左右。3 min 后行气管插管,此时三组效应室浓度已接近该组的预设靶浓度,BIS 也降至 45 左右。尽管三组效应室浓度不同,但是三组均无气管插管的心血管反应(血压、心率)。

表 2-5 TCI 丙泊酚诱导时各参数变化

	分级	时间(s)	血浆浓度(μg/mL)	效应室浓度(μg/mL)	BIS	剂量(mg)
意识消失	Ⅰ组	45.8 ± 12.99	4 ± 0	2.4 ± 0.51	60 ± 9.33	93 ± 15.5
	Ⅱ组	40.3 ± 4.98	5 ± 0	2.4 ± 0.57	64 ± 7.27	76 ± 12.0
	Ⅲ组	37.8 ± 8.33	6 ± 0	2.7 ± 0.78	64 ± 7.00	88 ± 14.1

续表

	分级	时间(s)	血浆浓度 ($\mu g/mL$)	效应室浓度 ($\mu g/mL$)	BIS	剂量(mg)
全麻插管	Ⅰ组	180	4±0	3.4±0.11	45±12.4	139±13.6
	Ⅱ组	180	5±0	4.3±0.08	46±8.3	129±10.5
	Ⅲ组	180	6±0	5.2±0.39	46±4.56	133±12.8

三、静脉麻醉联合诱导

联合诱导是两种或多种不同麻醉药物联合应用,以达到作用相加或协同的目的,从而可以减少麻醉药各自的用量,减轻可能产生的不良反应。例如,巴比妥类药物硫喷妥钠与苯二氮䓬类药物咪达唑仑联合诱导可以产生明显的协同作用。因为二者共同作用于 GABA 受体(图 2-2)。因此在应用联合诱导时,TCI 丙泊酚的靶浓度应适当降低。

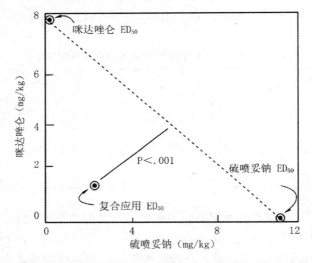

图 2-2 咪达唑仑(M)与硫喷妥钠(T)联合用药对消除意识的半数有效量(ED_{50})的影响

用咪达唑仑 0.02 mg/kg 与丙泊酚联合诱导,此量仅相当于咪达唑仑产生意识消失 ED_{50} 的 1/10。咪达唑仑联合诱导较单纯用丙泊酚诱导明显减少意识消失时的丙泊酚用量(两药呈协同作用,表 2-6)。而用阿芬太尼 0.02 mg/kg 与丙泊酚联合诱导,虽然也减少丙泊酚用量,但两药呈相加作用(表 2-7)。如将咪达唑仑0.02 mg/kg、阿芬太尼 0.02 mg/kg 与丙泊酚联合诱导,可将丙泊酚诱导意识消失的用量平均减少86%。

表 2-6 咪达唑仑与丙泊酚联合诱导的协同作用

意识消失	丙泊酚诱导用量(mg/kg)			
	盐水	咪达唑仑	变化	
ED_{50}	1.07	0.74	+45%	P<0.01
ED_{90}	1.88	1.03	+82%	P<0.01

表 2-7　阿芬太尼与丙泊酚联合诱导的相加作用

意识消失	丙泊酚诱导用量（mg/kg）			
	盐水	阿芬太尼	变化	
ED_{50}	1.10	0.92	+20%	NS
ED_{90}	1.62	1.24	+30%	NS

咪达唑仑与丙泊酚联合诱导的协同作用随咪达唑仑剂量的增加而加强（表 2-8）。表中以意识消失作为观察指标，可以看出，随着咪达唑仑剂量的增加，丙泊酚诱导量呈剂量相关的递减。咪达唑仑不同剂量间（0.02 mg/kg、0.04 mg/kg 和 0.06 mg/kg）存在显著性差异。

表 2-8　不同剂量咪达唑仑与丙泊酚联合诱导

咪达唑仑剂量（mg/kg）	丙泊酚用量（mg/kg）			
	意识消失		BIS50	
0	1.51±0.32		3.09±0.45	
0.02	0.65±0.17	↓58%	1.90±0.31	↓39%
0.04	0.53±0.12	↓65%	1.53±0.31	↓50%
0.06	0.29±0.12	↓81%	1.48±0.28	↓52%

（陈克令）

第三节　麻醉维持

一、静脉麻醉维持期间给药速率的计算

理论上静脉麻醉维持给药速率应等于药物从体内的总清除率（Cls）乘以血浆浓度。为了维持一个稳定的靶浓度（C_T），给药速率应与药物从体内排除的速率相等，具体公式如下。

$$静脉麻醉维持的给药速率 = C_T \times Cls$$

此计算公式概念浅显易懂，但它不适用于多室模型的静脉麻醉药长时间持续输注时的药代动力学特征。图 2-3 可以看出药物的吸收和消除在以血液为代表的中央室，而药物的分布在1 个或多个假定的周边室，消除和分布是同时进行的，且随着给药时间的延长，药物从中央室分布到周边室的量逐渐减少，其给药量也应随之减少，即以指数衰减形式输注给药。

$$维持给药速率 = C_T \times V_1 \times (k_{10} + k_{12}e^{-k21t} + k_{13}e^{-k31t})$$

临床医师显然不会用此公式去计算给药速度，但有依据此公式提供的计算好的给药模式。例如，维持 1.5 ng/mL 芬太尼血药浓度，给药速率可按下列步骤：最初 15 min 速率为 4.5 $\mu g/(kg \cdot h)$；15～30 min 速率为 3.6 $\mu g/(kg \cdot h)$；30～60 min 速率为 2.7 $\mu g/(kg \cdot h)$；60～120 min 速率为 2.1 $\mu g/(kg \cdot h)$。尽管此模式也可提供较精确的血药浓度，但显然不如 TCI 系统计算机控制给药速率来得更为方便。

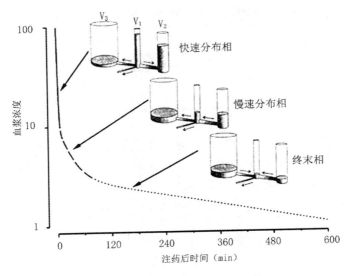

图 2-3 单次注药后三室模型的血浆浓度变化

在快速分布相,药物从中央室(V_1)向快速周边室(V_2)、慢速周边室和体外转运。在慢速分布相,药物从 V_2 向 V_1,以及从 V_1 向 V_3 和体外转运。在终末相,药物从 V_2 和 V_3 向 V_1 转运,从 V_1 排出体外

二、静脉麻醉维持期间靶浓度的调节

(一)手术伤害性刺激对 TCI 靶浓度的影响

手术的伤害性刺激程度在手术中并非一成不变的,不同程度的伤害性刺激,如气管插管、切皮等,所需的血浆靶浓度也不同(图 2-4)。TCI 系统只能帮助你计算和快速达到你所选定的靶浓度,术中伤害性刺激的变化、患者的反应性变化,都要麻醉医师随时观察,及时调整靶浓度。表 2-9 列出手术中不同条件下常用静脉麻醉药所需的血浆浓度范围。应该注意的是,提前预防性地改变靶浓度来对抗伤害性刺激,比伤害性刺激后机体出现反应才处理要平稳得多,对机体的干扰和影响也小得多。

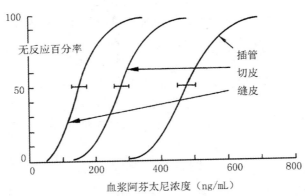

图 2-4 气管插管、切皮和缝皮时所需血浆阿芬太尼浓度

表 2-9 外科手术时所需麻醉药血浆浓度

药物	切皮	大手术	小手术	自主呼吸	清醒	镇痛或镇静
阿芬太尼 (ng/mL)	200～300	250～450	100～300	<200～250	—	50～100
芬太尼 (ng/mL)	3～6	4～8	2～5	<1～2	—	1～2
苏芬太尼 (ng/mL)	1～3	2～5	1～3	<0.2	—	0.02～0.2
雷米芬太尼 (ng/mL)	4～8	4～8	2～4	<1～3	—	1～2
丙泊酚 (μg/mL)	2～6	2.5～7.5	2～6	—	0.8～1.8	1.0～3.0
依托咪酯 (ng/mL)	400～600	500～1 000	300～600	—	200～350	100～300
氯胺酮 (μg/mL)	—		1～2	—		0.1～1.0
咪达唑仑 (μg/mL)	—	50～250 (与阿片类药合用)	50～250 (与阿片类药合用)	—	150～200, 20～70 (与阿片类药合用)	40～100

(二)TCI 系统如何降低靶浓度

TCI 系统提高靶浓度比较好实现,计算机根据药代动力学原理,计算出给药模式和泵速,很快可以达到麻醉医师预期设置的靶浓度。然而用 TCI 系统降低靶浓度,计算机所能做的工作就是停泵,然后完全依赖该药在体内的重新分布与代谢。根据药代动力学参数,计算出何时下降到麻醉医师预期设置的靶浓度,再重新开启注射泵维持该靶浓度。这方面,TCI 不如吸入麻醉可以人工干预,通过加快药物从呼吸道的排除,来降低吸入麻醉药的靶浓度。

药物在体内下降的快慢过去认为主要取决于药物消除半衰期的长短。理论上,一般经过4～5个半衰期,体内的药物基本排除(表 2-10)。目前又提出一个新的概念药物持续输注后半衰期。

表 2-10 药物消除半衰期

半衰期数量	药物剩余(%)	药物排除(%)
0	100	0
1	50	50
2	25	75
3	12.5	87.5
4	6.25	93.75

(三)药物持续输注后半衰期

药物持续输注后半衰期是指维持恒定血药浓度一定时间后停止输注,中央室的药物浓度下降50%所需的时间。其意义在于它不同于药物消除半衰期($t_{1/2\beta}$)。研究表明,某些具有较长的

$t_{1/2\beta}$的药物可以具有较短的持续输注后半衰期。例如,苏芬太尼的 $t_{1/2\beta}$ 比阿芬太尼要长,但如持续输注 8 h,停止输注后,苏芬太尼较阿芬太尼恢复要快,即持续输注后半衰期要短(图 2-5),反之亦然。图 2-6 可以看出常用的静脉麻醉药的持续输注后半衰期随输注时间的延长而变化。芬太尼和硫喷妥钠明显不适于长时间输注。

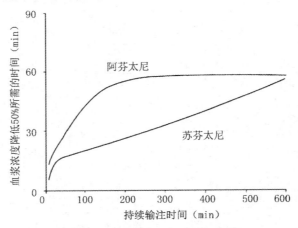

图 2-5　阿芬太尼和苏芬太尼持续输注后半衰期比较

三、麻醉性镇痛药的应用

镇痛是全麻中重要组分,也是全凭静脉麻醉中的重要成分。TCI 静脉麻醉中同样需要应用麻醉性镇痛药和肌肉松弛药。表 2-1 可以看出麻醉中是否复合用麻醉性镇痛药,对 TCI 丙泊酚靶浓度影响很大。至于麻醉性镇痛药的用法,可以根据经验和临床需要单次或分次注射,也可以持续输注。目前已有 TCI 系统应用麻醉性镇痛药的方法。

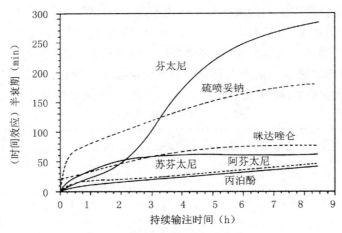

图 2-6　药物持续输注后半衰期

(一)适用于 TCI 系统的理想镇痛药应具备的条件

(1)在血与效应室之间的转运非常迅速。

(2)停药后药物浓度迅速下降。

(3)达到患者清醒和不抑制呼吸的水平。

(二)阿片类药持续输注较间断给药的益处

(1)减少总用药量。

(2)血流动力学稳定。

(3)减少不良反应。

(4)减少追加。

(5)意识恢复迅速。

(三)雷米芬太尼是近年阿片类药药理学上的新发展

雷米芬太尼有独特的代谢机制——被非特异性的水解酶持续水解,因此其恢复几乎不受持续输入时间的影响。图2-7可以看出,雷米芬太尼持续输入长达10 h,其持续输注后半衰期始终不变,在长时间输注后恢复方面,它较其他几个阿片类药有很大优势。雷米芬太尼镇痛效能不减,术后无呼吸抑制之虑。相反,由于代谢过于迅速,停药后镇痛作用很快消失,没有术后镇痛作用成为其缺点。

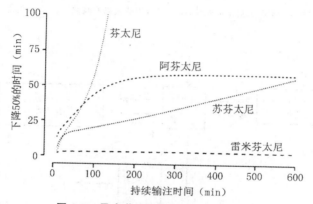

图2-7 雷米芬太尼持续输注后半衰期

四、效应部位的浓度

TCI以血浆药物浓度为指标,而效应部位(室)药物浓度不等于血浆药物浓度,常常有一个滞后现象。图2-8以脑电边界频率作为效应部位药物作用的指标,可以看出效应部位的反应曲线明显滞后于血浆药物浓度变化曲线。TCI应以效应部位浓度为目标,而目前又无法测定效应部位的药物浓度,因此引出 k_{e0} 和 $t_{1/2}k_{e0}$ 的概念。

(一)k_{e0}

k为一级速率常数,表示单位时间内药物的转运量与现有量之间的比值,例如 k＝0.1/h,表示剩余药量中每小时有10%被转运。从图2-9可以看出,e表示效应室;0表示体外。k_{e0} 本应是药物从效应室转运至体外的一级速率常数。而目前通常用来表示药物从效应室转运至中央室的速率常数,即反映药物在中央室和效应室之间的平衡速度。药物的 k_{e0} 越大,平衡的时间越短。例如,丙泊酚 k_{e0} 为 0.239/min,是芬太尼 k_{e0} 0.105/min 的两倍,丙泊酚效应室达峰时间也几乎是芬太尼的两倍。

(二)$t_{1/2}k_{e0}$

维持一个稳态血药浓度时,效应室(生物相)浓度达到血浆浓度50%时所需的时间为 $t_{1/2}k_{e0}$。可用 $0.693/k_{e0}$ 来计算。

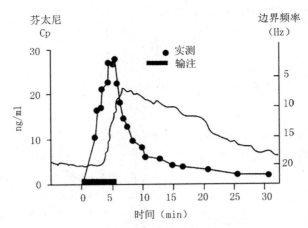

图 2-8　脑电图边界频率

反映效应室芬太尼浓度变化,明显滞后于芬太尼血浆浓度(Cp)的变化

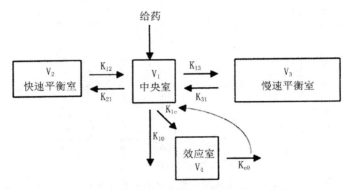

图 2-9　药物在中央室和效应室之间的平衡

从表 2-11 可以看出原则上药物的 k_{e0} 越大, $t_{1/2} k_{e0}$ 越小,效应室平衡的时间越快。例如,阿芬太尼 k_{e0} 较大,达峰效应时间不到 1 min,达峰时单次剂量的阿芬太尼约 60% 再分布和排出体外。而芬太尼,达峰效应时间要 4 min,达峰时 80% 以上的药物(单次注射)已再分布和排出体外。图 2-10可以看出,药物的 $t_{1/2} k_{e0}$ 越小,药物效应室达峰时间越短,效应室浓度占血浆浓度的比值也越高。

表 2-11　静脉麻醉药单次给药后 k_{e0} 和 $t_{1/2} k_{e0}$

药物	K_{e0}(分钟)	$t_{1/2} k_{e0}$(分钟)	效应室达峰效应时间(分钟)
阿芬太尼	1.41	0.96	1.0
雷米芬太尼	1.14	0.76	1.2
依托咪酯		1.5	2
丙泊酚	0.238	2.4	2.2
苏芬太尼	0.227	3.05	4.8
咪达唑仑		4	2.8
芬太尼	0.147	4.7	3.8

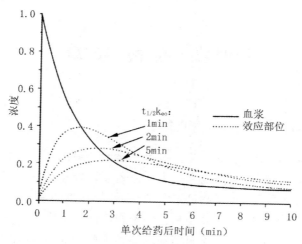

图 2-10 $t_{1/2}k_{e0}$ 对效应室浓度的影响

注:实线表示注药后血浆浓度变化,虚线表示不同 $t_{1/2}k_{e0}$ 的药物在效应部位浓度的变化

五、静脉麻醉中知晓

麻醉中知晓的问题有关章节会详细介绍。本节仅涉及静脉麻醉中知晓的某些特殊性问题。麻醉中知晓包括外显记忆和内隐记忆,一般来说,麻醉下记忆的丧失是呈剂量相关的。表 2-12 可以看出,患者术中的记忆功能随着麻醉药剂量的增加逐渐下降。

表 2-12　丙泊酚镇静与记忆功能

丙泊酚剂量	外显记忆保存
8 $\mu g/(kg \cdot min)$	88%
17 $\mu g/(kg \cdot min)$	86%
33 $\mu g/(kg \cdot min)$	65%
67 $\mu g/(kg \cdot min)$	18%

镇静浓度的丙泊酚尚不能完全消除外显记忆,更不能消除内隐记忆。文献报道,丙泊酚输注速率达 110 $\mu g/(kg \cdot min)$,患者意识消失。但有学者报道,一组患者用丙泊酚 110 $\mu g/(kg \cdot min)$ 复合硬膜外阻滞维持麻醉,根据患者脑电 BIS 的反应,分成 BIS<60 组和 BIS>60 组。两组的 BIS 有显著性差异(72 ± 10.51 与 56 ± 11.86,$P<0.05$),但是无论是 BIS 大于还是小于 60,两组患者麻醉中的内隐记忆都存在。业界已证实,临床认为满意的静脉麻醉,BIS 维持在 60~40,大脑处理听信息的过程仍可发生。大脑仍能接受听刺激,并在一个相当复杂的水平处理这些听信息。即临床满意的麻醉下仍可存在某些形式的记忆,特别是内隐记忆。新近功能型脑成像技术已开始揭示内隐记忆的解剖学基础和证据。

然而记忆只能靠术后调查才能发现。如何在麻醉中确保患者没有记忆、没有知晓,目前一个重要的发现就是中潜伏期听觉诱发电位与麻醉下内隐记忆之间的联系。AEPI 可以作为麻醉下内隐记忆的一个监测指标,它比 BIS 在反映意识的转变和有无记忆方面要更加精确。

(张　鑫)

第四节　麻　醉　恢　复

一、药代动力学特性对麻醉恢复的影响

药物持续输入停止后,药物浓度的下降比负荷剂量给药后的下降要慢。这与输入时间的长短有关。输入时间越长,停止输入后药物在血中效应室衰减得就越慢。这一现象的发生是因为随着输入时间的延长,大的周边室里药物已渐渐地充满,导致周边室和中央室浓度梯度减少,停药后药物由中央室向周边室分布减慢,当中央室的药物浓度小于周边室的药物浓度时,药物将反向流动。输入时间更长的话,周边室和中央室最终达到平衡,此时继续输入将不会再增加停止输入后药物浓度的衰减变慢的情况,硫喷妥钠就是一个例子。从图 2-11 可以看出,由于硫喷妥钠的清除速率很慢,甚至较短时间的输注后,血中药物浓度从适当麻醉深度恢复过来也要很长时间。前文提到持续输注后半衰期的概念,硫喷妥钠属于有较长的持续输注后半衰期的药物,显然不适合用于静脉麻醉的维持,更不适用于 TCI。而丙泊酚(图 2-12)、雷米芬太尼有优越的药代动力学特点,长时间持续输入停药后恢复十分迅速。

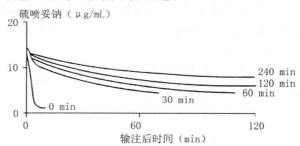

图 2-11　TCI 系统输入靶浓度(15 μg/mL)的硫喷妥钠持续不同时间,停药前后血药浓度的恢复

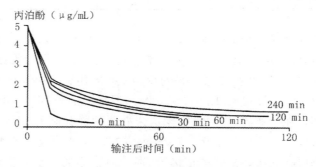

图 2-12　TCI 系统输入靶浓度(5 μg/mL)的丙泊酚持续不同时间,停药前后血药浓度的恢复

二、根据药代动力学预测麻醉恢复

(一)TCI 技术计算药物浓度的下降

TCI 系统根据药代动力学原理可以快速正确地调控血浆中麻醉药和镇痛药的靶浓度,计算

并显示效应室的浓度变化。停药后 TCI 系统仍可以继续计算和显示血浆和效应室浓度的下降情况。根据临床经验和药物的治疗窗,可以准确地了解到患者的血药浓度是否已达到清醒或镇静水平。

(二)药代动力学和药效学模型预测麻醉药物的恢复时间

利用药代动力学和药效学模型,可以预测效应室药物浓度从麻醉状态降至苏醒可以拔除气管导管的时间。苏芬太尼在麻醉恢复期达到满意通气水平的血药浓度为 0.25 ng/mL。如果术中维持苏芬太尼血药浓度为 0.5 ng/mL,持续 2 h。停药后,从图 2-12 苏芬太尼恢复曲线上可以看出,持续输入 120 min,停药后血浆药物浓度下降 50% 大约需要 30 min,也就是说,30 min 后血浆苏芬太尼浓度将从 0.5 ng/mL 降至 0.25 ng/mL,达到了恢复满意通气的水平,可以拔除气管内导管。

(陈克令)

第三章　椎管内麻醉

第一节　蛛网膜下腔阻滞

一、阻滞特点

蛛网膜下腔中由于有脑脊液间隙的存在,局麻药注入后立即与脑脊液混合并扩散,再加蛛网膜下腔中的神经根无鞘膜包括,局麻药很易与之结合并产生麻醉作用。这些特点决定着蛛网膜下腔阻滞的性能及其临床表现。

二、适应证和禁忌证

一种麻醉方法的适应证和禁忌证都存在相对性,蛛网膜下腔阻滞也不例外。在选用时,除参考其固有的适应与禁忌外,还应根据麻醉医师自己的技术水平、患者的全身情况及手术要求等条件来决定。

(一)适应证

1.下腹部手术

下腹部手术,如阑尾切除术、疝修补术。

2.肛门及会阴部手术

肛门及会阴部手术如痔切除术、肛瘘切除术、直肠息肉摘除术、前庭大腺囊肿摘除术、阴茎及睾丸切除术等。

3.盆腔手术

盆腔手术包括一些妇产科及泌尿外科手术,如子宫及附件切除术、膀胱手术、下尿道手术及开放性前列腺切除术等。

4.下肢手术

下肢手术包括下肢骨、血管、截肢及皮肤移植手术,止痛效果可比硬膜外阻滞更完全且可避免止血带不适。

(二)禁忌证

(1)精神病、严重神经症以及小儿等不能合作的患者。

（2）严重低血容量的患者：该类患者在脊麻发生作用后，可能发生血压骤降甚至心搏骤停，故术前访视患者时，应切实重视失血、脱水及营养不良等有关情况，特别是应衡量血容量状态，并仔细检查，以防意外。

（3）凝血功能异常的患者：凝血功能异常者，穿刺部位易出血，导致血肿形成及蛛网膜下腔出血，重者可致截瘫。

（4）穿刺部位有感染的患者：穿刺部位有炎症或感染者，脊麻有可能将致病菌带入蛛网膜下腔引起急性脑脊膜炎的危险。

（5）中枢神经系统疾病，特别是脊髓或脊神经根病变者，麻醉后有可能后遗长期麻痹，疑有颅内高压患者也应列为禁忌。

（6）脊椎外伤或有严重腰背痛病史者，禁用脊麻。脊椎畸形者，使解剖结构异常，也应慎用脊麻。

三、穿刺技术

（一）穿刺前准备

1.麻醉前用药

麻醉前用药量不宜过大，应让患者保持清醒状态，以利于进行阻滞平面的调节。常于麻醉前1 h肌内注射苯巴比妥钠0.1 g（成人量），阿托品或东莨菪碱可不用或少用，以免患者术中口干不适。除非患者术前疼痛难忍，麻醉前不必使用吗啡或哌替啶等镇痛药。氯丙嗪或氟哌利多等药不宜应用，以免导致患者意识模糊和血压剧降。

2.麻醉用具

蛛网膜下腔阻滞应准备的用具有：20G和22G以下的蛛网膜下腔阻滞穿刺针各一根，1 mL和5 mL注射器各一副，25G和22G注射针头各1枚，消毒钳1把，无菌单4块或孔巾1块，40 mL药杯两只，小砂轮1枚，棉球数只，纱布数块。集中在一起包成脊麻穿刺包，用高压蒸气消毒备用。目前还有一次性脊麻穿刺包市售可供选择。在准备过程中，认真检查穿刺针与针芯是否相符，有无破损，与注射器衔接是否紧密。对各种用药的浓度、剂量必须认真核对，并把手术台调节到需要的位置。准备好给氧装置、人工通气器械及其他急救用品，以备紧急使用。

（二）穿刺体位

蛛网膜下腔穿刺体位，一般可取侧位或坐位，以前者最常用（图3-1）。

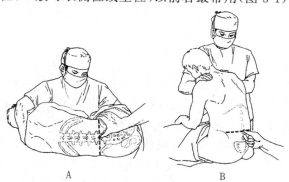

图3-1　脊麻穿刺体位

A.侧卧位；B.坐位

1.侧位

取左侧或右侧卧位,两手抱膝,大腿贴近腹壁。头尽量向胸部屈曲,使腰背部向后弓成弧形,棘突间隙张开,便于穿刺。背部与床面垂直,平齐手术台边沿。采用重比重液时,手术侧置于下方,采用轻比重液时,手术侧置于上方。

2.坐位

臀部与手术台边沿相齐,两足踏于凳上,两手置膝,头下垂,使腰背部向后弓出。这种体位需有助手协助,以扶持患者保持体位不变。如果患者于坐位下出现头晕或血压变化等症状,应立即平卧,经处理后改用侧卧位穿刺。鞍区麻醉一般需要取坐位。

(三)穿刺部位和消毒范围

蛛网膜下腔常选用 $L_{3\sim4}$ 棘突间隙,此处的蛛网膜下腔最宽,脊髓于此也已形成终丝,故无伤及脊髓之虞。确定穿刺点的方法是:取两侧髂嵴的最高点做连线,与脊柱相交处,即为第4腰椎或 $L_{3\sim4}$ 棘突间隙。如果该间隙较窄,可上移或下移一个间隙作穿刺点。穿刺前须严格消毒皮肤,消毒范围应上至肩胛下角,下至尾椎,两侧至腋后线。消毒后穿刺点处需铺孔巾或无菌单。

(四)穿刺方法

穿刺点用 0.5％～1％普鲁卡因做皮内、皮下和棘间韧带逐层浸润。常用的蛛网膜下腔穿刺术有以下两种。

1.直入法

用左手拇、示两指固定穿刺点皮肤。将穿刺针在棘突间隙中点,与患者背部垂直,针尖稍向头侧作缓慢刺入,并仔细体会针尖处的阻力变化。当针尖过黄韧带时,有阻力突然消失的落空感觉,继续推进常有第二个落空感觉,提示已穿破硬膜与蛛网膜而进入蛛网膜下腔。如果进针较快,常将黄韧带和硬膜一并刺穿,则往往只有一次落空的感觉。

2.旁入法

于棘突间隙中点旁开 1.5 cm 处做局部浸润。穿刺针与皮肤呈 75°,进针方向对准棘突间孔刺入,经黄韧带及硬脊膜而达蛛网膜下腔。本法可避开棘上及棘间韧带,特别适用于韧带钙化的老年患者或脊椎畸形或棘突间隙不清楚的肥胖患者。

针尖进入蛛网膜下腔后,拔出针芯即有脑脊液流出,如未见流出可旋转针干 180°或用注射器缓慢抽吸。经上述处理仍无脑脊液流出者,应重新穿刺。穿刺时如遇骨质,应改变进针方向,避免损伤骨质。经 3～5 次穿刺而仍未能成功者,应改换间隙另行穿刺。

四、常用药物

(一)局麻药

蛛网膜下腔阻滞较常用的局麻药有普鲁卡因、丁卡因、丁哌卡因、地布卡因和利多卡因。其作用时间取决于脂溶性及蛋白结合力。上述药物的作用时间从短至长依次为普鲁卡因、利多卡因、丁哌卡因、丁卡因及地布卡因。所以短时间的手术可选择普鲁卡因,中等时间的手术(如疝修补术及下肢截肢术)常选择利多卡因,而长时间的手术(膝或髋关节置换术及下肢血管手术)可用丁哌卡因、丁卡因及地布卡因。普鲁卡因成人用量为 100～150 mg,常用浓度为 5％,麻醉起效时间为 1～5 min,维持时间仅 45～90 min。利多卡因一般用量为 100 mg,最高剂量为 120 mg,常用浓度为 2％～3％,起效时间为 1～3 min,维持时间为75～150 min。丁哌卡因常用剂量为 8～12 mg,最多不超过 20 mg,一般用 0.5％～0.75％浓度,起效时间需 5～10 min,可维持 2～

2.5 h。丁卡因常用剂量为 10～15 mg,常用浓度为 0.33％,起效缓慢,需5～20 min,麻醉平面有时不易控制,维持时间为 2～3 h,丁卡因容易被弱碱中和沉淀,使麻醉作用减弱,须注意。地布卡因常用剂量为 5～10 mg,常用浓度为 0.3％,起效时间可长达10～30 min,使麻醉平面不易如期固定,另一缺点是毒性大,即使是一般剂量,也应注意其不良反应,故用于蛛网膜下腔阻滞存在顾虑。

(二)血管收缩药

血管收缩药可减少局麻药的血管吸收,使更多的局麻药物浸润至神经中,从而使麻醉时间延长。常用的血管收缩药有麻黄碱、肾上腺素及去氧肾上腺素。常用麻黄碱(1：1 000)200～500 μg(0.2～0.5 mL)或去氧肾上腺素(1：100)2～5 mg(0.2～0.5 mL)加入局麻药中。但目前有学者认为,血管收缩药能否延长局麻药的作用时间,与局麻药的种类有关。利多卡因、丁卡因可使脊髓及硬膜外血管扩张、血流增加,把血管收缩药加入至利多卡因或丁卡因中,可使已经扩张的血管收缩,因而能延长作用时间,而丁哌卡因使脊髓及硬膜外血管收缩,药液中加入血管收缩药并不能延长其作用时间。麻黄碱、去氧肾上腺素作用于脊髓背根神经元 α 受体,也有一定的镇痛作用,与其延长麻醉作用时间也有关。因血管收缩药用量小,不致引起脊髓缺血,故常规与局麻药合用。

(三)药物的配制

除了血管收缩药外,尚需加入一些溶剂,以配成重比重液、等比重液或轻比重液以利药物的弥散和分布。重比重液其比重大于脑脊液,容易下沉,扩散与体位有关,常通过加 5％葡萄糖溶液制成,重比重液是临床上应用最多的脊麻液。轻比重液其比重小于脑脊液,但由于轻比重液阻滞平面调节较难掌握,可能导致阻滞平面过高,目前已很少采用。5％普鲁卡因重比重液配制方法为:普鲁卡因 150 mg 溶解于 5％葡萄糖液 2.7 mL,再加 0.1％肾上腺素 0.3 mL。利多卡因重比重液常用 2％利多卡因 60～100 mg,加入 5％葡萄糖液 0.5 mL 及 0.1％肾上腺素 0.25 mL 混匀后即可应用。丁卡因重比重液常用 1％丁卡因、10％葡萄糖液及 3％麻黄碱各 1 mL 配制而成。丁哌卡因重比重液取 0.5％丁哌卡因 2 mL 或 0.75％丁哌卡因 2 mL,加 10％葡萄糖 0.8 mL 及 0.1％肾上腺素 0.2 mL 配制而成。

五、麻醉前准备

(1)术前至少 6 h 禁食。

(2)保持精神安定,必要时给予适量的镇静药或安眠药,如地西泮、哌替啶或吗啡等。

(3)为了增进术前药的效果,术前药中常给予东莨菪碱。

(4)严格各项无菌操作和灭菌处理是杜绝蛛网膜下阻滞后神经系统后遗症的最有效措施。

六、影响局麻药在蛛网膜下腔扩散的因素

(一)穿刺部位

一般首选 $L_{3～4}$ 间隙穿刺,此间隙正位于(患者侧卧时)脊柱的最高点。若用重比重液,高位阻滞时可选用 $L_{2～3}$ 间隙,低位阻滞时可选用 $L_{4～5}$ 间隙。

(二)穿刺针内径及针端斜口方向

注射速率相同时,内径越小,扩散越广。斜口向头则向头侧扩散广,反之亦然。

（三）注药速率

注药速率过快或采用脑脊液回抽后注药可引起脑脊液湍流,则麻醉平面扩散越广。

（四）局麻药容积与剂量

局麻药容积和剂量（浓度）越大,则阻滞范围越广。

（五）局麻药比重

重比重液,药物流向低处,轻比重液,药物流向高处。

（六）患者脊柱的长度

局麻药剂量相同时,脊柱越长的患者阻滞平面相对较低。

（七）腹内压增加

妊娠、肥胖、腹水或腹部肿瘤,均可增加下腔静脉丛的血流量,并导致局麻药扩散更广。

（八）脑脊液压力和患者年龄

脑脊液压力偏低和老年患者易于呈现较高平面的阻滞。

七、蛛网膜下腔阻滞的管理

局麻药注入蛛网膜下腔的最初 20 min 是阻滞平面、呼吸、循环功能最易发生改变且有时改变极其急剧的时期,因此,在此时期中必须加强监测和管理。

（一）循环系统

阻滞平面超过 T_4 以上常出现血压下降、心率减慢,多数人在注药 15～30 min 出现,应加快输液速度,立即静脉滴注血管收缩药麻黄素 15～30 mg 即可使血压回升,对心率缓慢患者给予阿托品 0.3～0.5 mg 以降低迷走神经张力。

（二）呼吸系统

麻醉平面过高,可引起肋间肌麻痹,表现为胸式呼吸微弱,腹式呼吸增强,严重时患者潮气量减少,咳嗽无力,甚至发绀,应迅速吸氧,进行辅助呼吸,直至肋间肌运动能力恢复。

（三）恶心、呕吐

恶心、呕吐多因血压下降引起脑缺氧,或因麻醉后胃肠蠕动亢进外加手术牵拉内脏引起,应对症处理如吸氧、使用升压药,镇吐药甲氧氯普胺等。

（四）手术完毕后

待阻滞平面消退至 T_6 以下方可送返。

（张　　鑫）

第二节　硬膜外阻滞

一、阻滞特点

（1）硬膜外阻滞具有截段性,即麻醉作用集中于身躯的某一截段内而不像蛛网膜下阻滞时下半身必然被阻滞。其原因如下。①硬膜外间隙无脑脊液,有蜂窝状组织充填其中,对局麻药液起着制约作用,使局麻药较易聚于某一截段之内。②这些蜂窝状组织和硬膜外间隙中复杂的血管、结缔组织等解剖结构也制约着药液与神经组织的接触。

(2)对患者重要生理功能,尤其血流动力学影响较蛛网膜下阻滞轻微。

(3)硬膜外阻滞的神经阻滞顺序与蛛网膜下阻滞相同,即始于交感神经,以下的顺序为温度感觉、疼痛感觉、触觉、肌肉运动、压力感觉,最后是本体感觉。

二、适应证和禁忌证

(一)适应证

1.外科手术

因硬膜外穿刺上至颈段、下至腰段,所以通过给药可阻滞这些脊神经所支配的相应区域,理论上讲,硬膜外阻滞可用于除头部以外的任何手术。但从安全角度考虑,硬膜外阻滞主要用于腹部及其以下的手术,包括泌尿、妇产及下肢手术。颈部、上肢及胸部虽可应用,但管理复杂。此外,凡适用于蛛网膜下腔阻滞的手术,同样可采用硬膜外阻滞麻醉。

2.镇痛

产科镇痛、术后镇痛及一些慢性疼痛的镇痛常用硬膜外阻滞。

(二)禁忌证

1.低血容量

由于失血、血浆或体液丢失,导致低血容量,机体常常通过全身血管收缩来代偿以维持正常的血压,一旦给予硬膜外阻滞,其交感阻滞作用使血管扩张,迅速导致严重的低血压。

2.穿刺部位感染

穿刺部位感染可能使感染播散。

3.菌血症

菌血症可能导致硬膜外脓肿。

4.低凝状态

低凝状态容易引起硬膜外腔出血、硬膜外腔血肿。

三、穿刺技术

(一)穿刺前准备

硬膜外阻滞的局麻药用量较大,为预防中毒反应,麻醉前可给予巴比妥类或苯二氮䓬类药物;对阻滞平面高、范围大或迷走神经兴奋型患者,应同时加用阿托品,以防心率减慢,术前有剧烈疼痛者适量使用镇痛药。

硬膜外穿刺用具:连续硬膜外穿刺针及硬膜外导管各一根,15G 粗注射针头 1 枚(供穿刺皮肤用)、内径小的玻璃接管一个以观察硬膜外负压、5 mL 和 20 mL 注射器各 1 副、50 mL 的药杯2 只以盛局麻药、无菌单 2 块、纱布钳1把、纱布及棉球数个,以上物品用包扎布包好,进行高压蒸气灭菌。目前,有硬膜外穿刺包供一次性使用。此外,为了防治全脊麻,须备好气管插管装置,给氧设备及其他急救用品。

(二)穿刺体位及穿刺部位

穿刺体位有侧卧位及坐位两种,临床上主要采用侧卧位,具体要求与蛛网膜阻滞法相同。穿刺点应根据手术部位选定,一般取支配手术范围中央的相应棘突间隙。通常上肢穿刺点在 $T_{3\sim4}$ 棘突间隙,上腹部手术在 $T_{8\sim10}$ 棘突间隙,中腹部手术在 $T_{9\sim11}$ 棘突间隙,下腹部手术在 $T_{12}\sim L_2$

棘突间隙,下肢手术在 $L_{3\sim4}$ 棘突间隙,会阴部手术在 $L_{4\sim5}$ 间隙,也可用骶管麻醉。确定棘突间隙,一般参考体表解剖标志。如颈部明显突出的棘突,为颈下棘突;两侧肩胛冈连线交于 T_3 棘突;两侧肩胛下角连线交于 T_7 棘突;两侧髂嵴最高点连线交于 L_4 棘突或 $L_{3\sim4}$ 棘突间隙。

(三)穿刺方法

硬膜外间隙穿刺术有直入法和旁入法两种。颈椎、胸椎上段及腰椎的棘突相互平行,多主张用直入法;胸椎的中下段棘突呈叠瓦状,间隙狭窄,穿刺困难时可用旁入法。老年人棘上韧带钙化、脊柱弯曲受限制者,一般宜用旁入法。直入法、旁入法的穿刺手法同蛛网膜下腔阻滞的穿刺手法,穿刺的组织层次也与脊麻时一样,如穿透黄韧带有阻力骤失感,即提示已进入硬膜外间隙。

穿刺针到达黄韧带后,根据阻力的突然消失、负压的出现以及无脑脊液流出等现象,即可判断穿刺针已进入硬膜外间隙。临床上一般穿刺到黄韧带时,阻力增大有韧感,此时可将针芯取下,用一湿润的空注射器与穿刺针衔接,当推动注射器芯时即感到有弹回的阻力感(图 3-2),此后边进针边推动注射器芯试探阻力,一旦突破黄韧带则阻力消失,犹如落空感,同时注液毫无阻力,表示针尖已进入硬膜外间隙。临床上也常用负压法来判断硬膜外间隙,即抵达黄韧带后,拔出针芯,于针尾置一滴液体(悬滴法)或于针尾置一盛有液体的玻璃接管(玻璃法),当针尖穿透黄韧带而进入硬膜外间隙时,悬滴(或管内液体)被吸入,此种负压现象于颈胸段穿刺时比腰段清楚。除上述两项指标外,临床上还有多种辅助试验方法,用以确定硬膜外间隙,包括抽吸试验(硬膜外间隙抽吸无脑脊液)、正压气囊试验(正压气囊进入硬膜外间隙而塌陷)及置管试验(在硬膜外间隙置管无阻力)。试验用药也可初步判断是否在硬膜外间隙。

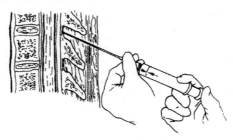

图 3-2 用注射器试探阻力

确定针尖已进入硬膜外间隙后,即可经针蒂插入硬膜外导管。插管时应先测量皮肤至硬膜外间隙的距离,然后即行置管,导管再进入硬膜外腔 3~5 cm,然后边拔针边固定导管,直至将针退出皮肤,在拔针过程中不要随意改变针尖的斜口方向,以防斜口割断导管。针拔出后,调整导管在硬膜外的长度,然后在导管尾端接上注射器,注入少许生理盐水,如无阻力,并回吸无血或脑脊液,即可固定导管。置管过程中如患者出现肢体异物感或弹跳,提示导管已偏于一侧而刺激脊神经根,为避免脊神经损害,应将穿刺针与导管一并拔出,重新穿刺置管。如需将导管退出重插时,须将导管与穿刺针一并拔出。如导管内有全血流出,经冲洗无效后,应考虑另换间隙穿刺。

四、常用药物

用于硬膜外阻滞的局麻药应该具备弥散性强、穿透性强、毒性小,且起效时间短,维持时间长等特点。目前常用的局麻药有利多卡因、丁卡因及丁哌卡因。利多卡因作用快,5~12 min 即可发挥作用,在组织内浸透扩散能力强,所以阻滞完善,效果好,常用 1%～2% 浓度,作用持续时间为 1.5 h,成年人 1 次最大用量为 400 mg。丁卡因常用浓度为 0.25%～0.33%,10～15 min 起效,维持时间达 3～4 h,1 次最大用量为 60 mg。丁哌卡因常用浓度为 0.5%～0.75%,4～10 min 起效,可维持 4～6 h,但肌肉松弛效果只有 0.75% 溶液才满意。

罗哌卡因是第一个纯镜像体长效酰胺类局麻药。用等量的罗哌卡因和丁哌卡因于硬膜外阻滞所产生的感觉神经阻滞是近似的,而对运动神经的阻滞前者则不仅起效慢、强度差且有效时间也短。所以在外科手术时为了增强对运动神经的阻滞作用,增加浓度但不能超过 1%,总剂量可用至 150～200 mg,10～20 min 起效,持续时间为 4～6 h。鉴于罗哌卡因的这种明显的感觉-运动阻滞分离特点,临床上常用罗哌卡因硬膜外阻滞作术后镇痛及无痛分娩。常用浓度为 0.2%,总剂量可用 12～28 mg/h。

局麻药中常加用肾上腺素,以减慢其吸收,延长作用时间。肾上腺素的浓度,应以达到局部轻度血管收缩而无明显全身反应为原则。一般浓度为 1∶200 000,即 20 mL 药液中可加 0.1% 肾上腺素 0.1 mL,高血压患者应酌减。

决定硬膜外阻滞范围的最主要因素是药物的容量,而决定阻滞深度及作用持续时间的主要因素则是药物的浓度。根据穿刺部位和手术要求的不同,应对局麻药的浓度作不同的选择。以利多卡因为例,用于颈胸部手术,以 1%～1.3% 为宜,浓度过高可引起膈肌麻痹;用于腹部手术,为达到腹肌松弛的要求,需用 1.5%～2% 浓度。此外,浓度的选择与患者全身情况有关,健壮患者所需的浓度宜偏高,虚弱或年老患者,浓度要偏低。

为了取长补短,临床上常将长效和短效局麻药配成混合液,以达到起效快而维持时间长的目的,常用的配伍是 1% 利多卡因和 0.15% 丁卡因混合液,内加肾上腺素 1∶200 000。

穿刺置管成功后,即应注入试验剂量 3～5 mL,目的在排除误入蛛网膜下腔的可能;此外,从试验剂量所出现的阻滞范围及血压波动幅度,可了解患者对药物的耐受性以指导继续用药的剂量。观察 5～10 min,如无蛛网膜下腔阻滞征象,可每隔 5 min 注入 3～5 mL 麻药,直至阻滞范围满足手术要求为止;也可根据临床经验一次性注入预定量,用药的总和即首次总量,也称初量,一般需 15～20 mL,之后每 40～60 min 给予 5～10 mL 或追加首次用量的 1/3～1/2,直至手术结束。

五、麻醉前准备

与蛛网膜下阻滞者相同。

六、影响硬膜外阻滞平面的因素

(一)局麻药的容积和剂量

局麻药的容积和剂量是决定麻醉范围的主要因素,局麻药容量和剂量越大,硬膜外阻滞平面范围越广。

(二)局麻药注射速度

注射速度越快,阻滞范围越广,但阻滞不全的发生率增加。

(三)导管的位置和方向

导管向头侧插管时,药物易向头侧扩散,向尾侧插管,则多向尾侧扩散。如果导管偏向一侧,可能出现单侧麻醉。

(四)年龄

老年人硬膜外间隙小,椎间孔狭窄,阻滞范围容易扩大,用药量须减少 20%,婴幼儿硬膜外间隙小,药物易向头侧扩散,所需药量应减少。

(五)妊娠

妊娠期间,由于激素的影响,使神经对局麻药的作用更敏感,加之下腔静脉受压,增加了硬膜外间隙静脉丛的血流量,从而使硬膜外间隙容积减少,所以药物容易扩散,用药量需减少 30%。

(六)肥胖

肥胖患者可能由于硬膜外间隙内脂肪组织增加,使硬膜外间隙的容量减少,以致等容量的局麻药扩散范围较正常人增加,其所需药量减少。

七、硬膜外麻醉期间的管理

(一)急救用具准备

硬膜外阻滞一旦发生全脊麻,常导致呼吸、循环骤停。因此,在硬膜外麻醉实施前必须准备气管插管器械,给氧装置及其他急救药品,以备紧急使用。

(二)建立输液通道

在穿刺、置管成功后,首先要建立输液通路后再给局麻药,以防发生意外时,可立即通过静脉给予抢救治疗。

(三)试验剂量

开放静脉后,注入局麻药液 3~5 mL,观察 5 min 后,测试麻醉平面,排除全脊麻征象后,分次追加局麻药液直至达到手术要求范围,一般首次总量 8~12 mL。

(四)维持剂量

根据初次总量及药物的不同,决定术中追加剂量及间隔时间,一般用量为首次量的 1/3~1/2,间隔 40~90 min。

(五)循环监测

血压下降多发生于胸段硬膜外阻滞,由于内脏交感神经阻滞,导致腹内血管扩张,回心血量减少引起血压下降,同时副交感神经相对亢进,可出现心动过缓,应先做输液补充血容量,同时静脉滴注麻黄素 15~30 mg,血压一般可回升,心动过缓患者,可同时给予阿托品 0.3~0.5 mg。

(六)呼吸监测

颈部及上胸部硬膜外阻滞时,由于肋间肌和膈肌不同程度麻痹,可出现呼吸抑制,因此,要使用低浓度、小剂量麻醉药,以减轻胸段运动神经阻滞,防止发生呼吸抑制。下胸段及腰段硬膜外阻滞时,如果用药量过大,也可引起阻滞平面过高,发生呼吸抑制。术中可给予低流量面罩吸氧,对于严重呼吸困难者,应使用人工辅助呼吸。

(七)恶心、呕吐

硬膜外阻滞不能有效克服内脏牵拉反应,患者常出现恶心、呕吐、烦躁不安现象,首先可给予适当的镇静药如哌替啶 50 mg、氟哌利多 1~2.5 mg 静脉注入,如无效,可请手术医师施行迷走神经和腹腔神经丛封闭,必要时可改全麻。

(张庆喜)

第三节 骶管阻滞

一、阻滞特点

骶管的容积成人约为 25 mL,麻醉药液必须将骶管充满方足以使所有骶神经都受到阻滞。

二、适应证

骶管阻滞主要适应于肛门、直肠、会阴及尿道(包括膀胱镜检查)等手术,尤其用于体质衰弱的患者。

三、穿刺技术

(一)穿刺体位及穿刺部位

骶裂孔和骶角是骶管穿刺点的重要解剖标志。定位方法:先摸清尾骨尖,沿中线向头方向摸至 4 cm 处(成人),可触及一个有弹性的凹陷,即为骶裂孔,在孔的两旁可触到蚕豆大的骨质隆起,为骶角。两骶角连线的中点,即为穿刺点(图 3-3)。髂后上棘连线在第 2 骶椎平面,是硬脊膜囊的终止部位,骶管穿刺针如果越过此连线,即有误穿蛛网膜下腔而发生全脊麻的危险。

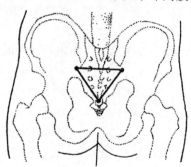

图 3-3 骶裂孔与髂后上棘的关系及硬膜囊终点的部位

(二)穿刺方法

骶管穿刺术可取侧卧位或俯卧位。侧卧位时,腰背应尽量向后弓曲,双膝屈向腹部。俯卧位时,髋部需垫厚枕以抬高骨盆,暴露骶部。于骶裂孔中心做皮内小丘,将穿刺针垂直刺进皮肤,当刺到骶尾韧带时有弹韧感觉,稍进针有阻力消失感觉。此时将针干向尾侧方向倾倒,与皮肤呈 $30°\sim45°$,顺势推进 2 cm,即可到达骶管腔。接上注射器,抽吸无脑脊液,注射生理盐水和空气全无阻力,也无皮肤隆起,证实针尖确在骶管腔内,即可注入试验剂量,观察无蛛网膜下腔阻滞现象后,可分次注入其药液。

骶管穿刺成功的关键,在于掌握好穿刺针的方向。如果针与皮肤角度过小,即针体过度放平,针尖可在骶管的后壁受阻;若角度过大,针尖常可触及骶管前壁。穿刺如遇骨质,不宜用暴力,应退针少许,调整针体倾斜度后再进针,以免引起剧痛和损伤骶管静脉丛。

骶管有丰富的静脉丛,除容易穿刺损伤出血外,对麻药的吸收也快,故较易引起轻重不等的毒性反应。此外,当抽吸有较多回血时,应放弃骶管阻滞,改用腰部硬膜外阻滞。约有 20% 正常人的骶管呈解剖学异常,骶裂孔畸形或闭锁者占 10%,如发现有异常,不应选用骶管阻滞。鉴于传统的骶管阻滞法,针的方向不好准确把握,难免阻滞失败。近年来对国人的骶骨进行解剖学研究,发现自 S_4 至 S_2 均可裂开,故可采用较容易的穿刺方法,与腰部硬膜外阻滞法相同,在 S_2 平面以下先摸清骶裂孔,穿刺针自中线垂直进针,易进入骶裂孔。改进的穿刺方法失败率减少,并发症发生率也降低。

四、常用药物

成人常用 1.6% 利多卡因加 0.2% 丁卡因混合液总量 25～30 mL 或 0.5% 丁哌卡因。

(张明芳)

第四节　联　合　麻　醉

一、硬膜外和蛛网膜下腔联合麻醉

(一)适应证
主要适用于膈平面以下的手术,以下腹部、下肢、盆腔及会阴部手术效果较好且经常使用。

(二)操作方法
患者侧卧位,取 $L_{2\sim3}$ 间隙常规消毒,铺无菌巾,用国产 Tuohy 氏针直入法做硬膜外穿刺,证实在硬膜外间隙后,拔出针芯,取美国 BD 公司 25 号 Whitacye 铅笔头样圆锥形尖腰穿针,经硬膜外穿刺作蛛网膜下腔穿刺,穿破硬脊膜时有较明显的突破感,拔出腰穿针针芯经 10～20 s 可见脑脊液流出。用左手示指、中指分别放在 Tuohy 针及腰穿针一侧,拇指在另一侧固定穿刺针,不使其移位,右手注入麻醉药(0.75% 丁哌卡因 2 mL、25% 葡萄糖 0.5 mL、3% 麻黄素 0.5 mL,合计 3 mL),酌情注入 2.5～3 mL,注药速度为 30～45 s,拔出腰穿针,向头或尾端置入硬膜外导管,再拔出硬膜外针,妥善处理硬膜外导管,平卧后调解好腰麻阻滞平面,一般阻滞平面达 T_6。当术中患者感牵拉不适,肌肉稍紧,鼓肠等提示脊麻作用开始消退,应给予硬膜外注药,先注入试验量 3～5 mL,以防硬膜外导管误入蛛网膜下腔,再根据阻滞平面注入首次量。

(三)优、缺点
联合椎管内麻醉具有腰麻和硬膜外麻醉的双重特点,脊麻具有起效时间快、阻滞效果完善、肌肉松弛彻底等优点,而硬膜外置管可提供长时间手术麻醉及术后镇痛。其不足之处是脊麻失败率高,硬膜外间隙注药或导管置入可能误入蛛网膜下腔。

(四)注意事项
蛛网膜下腔注药后,再经硬膜外间隙导管注药,注药量通常比单纯硬膜外阻滞时要少,意味着腰麻硬膜外联合阻滞时硬膜外间隙注药后阻滞平面易于扩散。这可能与局麻药经硬膜上的穿刺孔进入蛛网膜下腔以及硬膜外间隙压力改变后加速了局麻药在蛛网膜下腔的扩散。因此,为防止脊麻硬膜外联合阻滞时阻滞平面过广,导致循环呼吸严重抑制,蛛网膜下腔注药后经硬膜外间隙导管注药的剂量应仔细确定,分次注入所需要的剂量或采用持续输注(4~6 mL/h)的方法可能更好。

二、硬膜外阻滞与全身麻醉联合应用

(一)适应证

凡是能够在单纯硬膜外阻滞下完成的手术,如腹部手术、下肢手术和盆腔手术,均为其适应证。一些不能单独在硬膜外阻滞下完成的手术,若胸腔内手术等,则可以在全身麻醉的基础上,配合术中、术后的硬膜外麻醉和硬膜外镇痛,不仅能够满足手术的需要,而且取得了良好的效果。

(二)禁忌证

绝对禁忌证同硬膜外阻滞。相对禁忌证则包括各种短小手术,不必采用复杂的硬膜外阻滞联合全麻。

(三)实施原则

(1)硬膜外阻滞和全身麻醉联合使用时应符合全麻的基本要素。

(2)硬膜外穿刺点的选择和硬膜外阻滞平面的调节,应尽量满足外科手术镇痛的基本要求。

(3)应注意硬膜外阻滞和全身麻醉之间的配合,既要充分发挥硬膜外阻滞的作用,又要避免硬膜外局麻药过量,造成阻滞平面广泛,引起严重的循环紊乱。

(4)硬膜外阻滞和全身麻醉的配合及药物的使用必须做到个体化,并在术中随时调整。

(四)优缺点

1.优点

(1)由于全身麻醉和硬膜外阻滞的协同作用,因而全麻药和硬膜外局麻药的用量均明显减少。

(2)具有较完善的局部镇痛和肌松作用,减轻手术对患者的刺激,减少了麻醉知晓的发生,有效地抑制了手术所致的应激反应。

(3)患者苏醒迅速和完全,苏醒时无疼痛,因而比较舒适。避免单纯全麻时经常出现的高血压和烦躁、躁动。

(4)硬膜外阻滞促使肠管收缩,有利于手术野的显露。

(5)良好的硬膜外镇痛,有利于术后早期活动,减少术后并发症。

(6)在血管外科手术时,有利于维持术中血流动力学稳定。

(7)有利于术后呼吸功能的维护。

(8)术中维持心肌氧供需平衡,对冠状动脉粥样硬化性心脏病患者有利。

2.缺点

(1)操作比较费时,有增加创伤和发生硬膜外阻滞并发症的可能。

(2)诱导期间虽然高血压的发生率减低,但如果全麻诱导前硬膜外局麻药用量掌握不当,则全麻诱导期间低血压的发生机会增加。

(3)麻醉期间液体用量增加,有造成水钠潴留的可能。

(4)如硬膜外阻滞和全身麻醉的配合不当,或术中过度追求"浅全麻",则患者有发生术中知晓的可能。

(张庆喜)

第四章　局部麻醉与神经阻滞

第一节　局部浸润麻醉

沿手术切口线分层注射局麻药,阻滞组织中的神经末梢,称为局部浸润麻醉。

一、常用局麻药

根据手术时间长短,选择应用于局部浸润麻醉的局麻药,可采用短时效(普鲁卡因或氯普鲁卡因);中等时效(利多卡因、甲哌卡因或丙胺卡因)或长时效局麻药(布比卡因或依替卡因)。表 4-1简介各时效局麻药使用的浓度、最大剂量和作用持续时间。

表 4-1　局部浸润麻醉常用局麻药

药物	普通溶液			含肾上腺素溶液	
	浓度(%)	最大剂量(mg)	作用时效(分钟)	最大剂量(mg)	作用时效(分钟)
短时效药物:					
普鲁卡因	0.5～1.0	800	15～30	1 000	30～60
氯普鲁卡因	1.0～2.0	800	15～30	1 000	30～90
中时效药物:					
利多卡因	0.5～1.0	300	30～60	500	120～360
甲哌卡因	0.5～1.0	300	45～90	500	120～360
丙胺卡因	0.5～1.0	500	30～90	300	120～360
长时效药物:					
布比卡因	0.25～0.5	175	120～240	225	180～410
依替卡因	0.5～1.0	300	120～180	400	180～410

二、操作方法

取 24～25G 皮内注射针,针头斜面紧贴皮肤,进入皮内以后推注局麻药液,造成白色的橘皮样皮丘,然后取 22G 长 10 cm 穿刺针经皮丘刺入,分层注药,若需浸润远方组织,穿刺针应由上次已浸润过的部位刺入,以减少穿刺疼痛。注射局麻药液时应加压,使其在组织内形成张力性浸润,与神经末梢广泛接触,以增强麻醉效果(见图 4-1)。

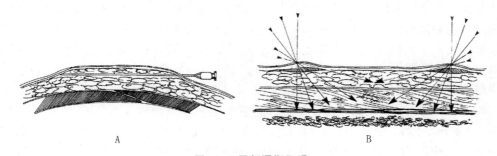

图 4-1 局部浸润阻滞

A.皮下浸润;B.穿刺针多次深入皮下、肌肉、筋膜和浆膜层浸润

三、注意事项

(1)注入局麻药要深入至下层组织,逐层浸润,膜面、肌膜下和骨膜等处神经末梢分布最多,且常有粗大神经通过,局麻药液量应加大,必要时可提高浓度。肌纤维痛觉神经末梢少,只要少量局麻药便可产生一定的肌肉松弛作用。

(2)穿刺针进针应缓慢,改变穿刺针方向时,应先退针至皮下,避免针干弯曲或折断。

(3)每次注药前应抽吸,以防局麻药液注入血管内。局麻药液注毕后须等待 4~5 min,使局麻药作用完善,不应随即切开组织致使药液外溢而影响效果。

(4)每次注药量不要超过极量,以防局麻药毒性反应。

(5)感染及癌肿部位不宜用局部浸润麻醉。

(刘艳芳)

第二节 表面麻醉

将渗透作用强的局麻药与局部黏膜接触,使其透过黏膜而阻滞浅表神经末梢所产生的无痛状态,称为表面麻醉。

表面麻醉使用的局麻药,难以达到上皮下的痛觉感受器,仅能解除黏膜产生的不适,因此表面麻醉只能对刺激来源于上皮组织时才有效。黏膜细胞的指状突起与邻近细胞交错形成功能性表面,局麻药容易经黏膜吸收,皮肤细胞排列较密,外层角化,吸收缓慢而且吸收量少,故表面麻醉只能在黏膜上进行。但一种复合表面麻醉配方 EMLA 为 5％利多卡因和 5％丙胺卡因盐基混合剂,皮肤穿透力较强,可用于皮肤表面,可以减轻经皮肤静脉穿刺和置管的疼痛,也可用于植皮,但镇痛完善需 45~60 min。

一、表面麻醉药

目前应用于表面麻醉的局麻药分两类:羟基化合物和胺类。

临床上应用的羟基化合物类表面麻醉药是芳香族和酯类环族醇,为苯甲醇、苯酚、间苯二酚和薄荷醇等,制成洗剂、含漱液、乳剂、软膏和铵剂,与其他药物伍用于皮肤病、口腔、肛管等治疗,与本节表面麻醉用于手术、检查和治疗性操作镇痛的目的并不一致。

本节讨论的胺类表面麻醉药,分为酯类和酰胺类。酯类中有可卡因、盐酸己卡因、苯佐卡因、对氨基苯甲酸酯和高水溶性的丁卡因。酰胺类包括地布卡因和利多卡因。另外尚有既不含酯亦不含酰胺的达克罗宁和盐酸普莫卡因,达克罗宁为安全的可溶性表面麻醉药,刺激性很强,注射后引起组织坏死,只能作表面麻醉用。

混合制剂 TAC 可通过划伤皮肤而发挥作用,由 0.5% 丁卡因,10%～11.8% 可卡因,加入含 1∶200 000 肾上腺素组成,在美国广泛用于儿童皮肤划伤须缝合时表面麻醉,成人最大使用安全剂量为 3～4 mL/kg,儿童为 0.05 mL/kg。TAC 不能透过完整皮肤,但能迅速被黏膜所吸收而出现毒性反应。为避免毒性反应及成瘾性,研究不含可卡因的替代表面麻醉剂,发现丁卡因-去氧肾上腺素的制剂与 TAC 一样可有效用于皮肤划伤。

表面麻醉用的局麻药较多,但常见表面麻醉药主要有以下几种(表 4-2)。

表 4-2　常见的表面麻醉药

局麻药	浓度	剂型	使用部位
利多卡因	2%～4%	溶液	口咽、鼻、气管及支气管
	2%	凝胶	尿道
	2.5%～5%	软膏	皮肤、黏膜、直肠
	10%	栓剂	直肠
	10%	气雾剂	牙龈黏膜
丁卡因	0.5%	软膏	鼻、气管、支气管
	0.25%～1%	溶液	眼
	0.25%	溶液	
EMLA	2.5%	乳剂	皮肤
TAC	0.5%丁卡因、11.8%可卡因及 1∶200 000 肾上腺素	溶液	皮肤

二、操作方法

(一)眼科手术

角膜的末梢神经接近表面,结合膜囊可存局麻药 1～2 滴,为理想的给药途径。具体方法为患者平卧,滴入 0.25% 丁卡因 2 滴,令患者闭眼,每 2 分钟重复滴药 1 次,3～5 次即可。麻醉作用持续 30 min,可重复应用。

(二)鼻腔手术

鼻腔感觉神经来自三叉神经的眼支,它分出鼻睫状神经支配鼻中隔前 1/3;筛前神经到鼻侧壁;蝶腭神经节分出后鼻神经和鼻腭神经到鼻腔后 1/3 的黏膜。筛前神经及鼻神经进入鼻腔后都位于黏膜之下,可被表面麻醉所阻滞。

方法:用小块棉布先浸入 1∶1 000 肾上腺素中,挤干后再浸入 2%～4% 利多卡因或 0.5%～

1%丁卡因中,挤去多余局麻药,然后将棉片填贴于鼻甲与鼻中隔之间约 3 min。在上鼻甲前庭与鼻中隔之间再填贴第二块局麻药棉片,待 10 min 后取出,即可行鼻息肉摘除,鼻甲及鼻中隔手术。

(三)咽喉、气管及支气管表面麻醉

声襞上方的喉部黏膜,喉后方黏膜及会厌下部的黏膜,最易诱发强烈的咳嗽反射。喉上神经侧支穿过甲状舌骨膜,先进入梨状隐窝外侧壁,最后分布于梨状隐窝前壁内侧黏膜上,故梨状隐窝处施用表面麻醉即可使喉反射迟钝。

软腭、腭扁桃体及舌后部易引起呕吐反射,此处可以使用喷雾表面麻醉,但应控制局麻药用量,还应告诫患者不要吞下局麻药,以免吸收后发生毒性反应。咽喉及声带处手术,施行喉上神经内侧支阻滞的方法是用弯喉钳夹浸入局麻药的棉片,慢慢伸入喉侧壁,将棉片按入扁桃体后梨状隐窝的侧壁及前壁 1 min,恶心反射即可减轻,可行食管镜或胃镜检查。

咽喉及气管内喷雾法是施行气管镜、支气管镜检查,或施行气管及支气管插管术的表面麻醉方法。先令患者张口,对咽部喷雾 3～4 下,2～3 min 患者咽部出现麻木感,将患者舌体拉出,向咽喉部黏膜喷雾 3～4 下,间隔 2～3 min,重复 2～3 次。最后用喉镜显露声门,于患者吸气时对准声门喷雾,每次 3～4 下,间隔 3～4 min,重复 2～3 次,即可行气管镜检或插管。

另一简单方法是在患者平卧头后仰时,在环状软骨与甲状软骨间的环甲膜做标记。用 22G 3.5 cm 针垂直刺入环甲膜,注入 2%利多卡因 2～3 mL 或 0.5%丁卡因 2～4 mL。穿刺及注射局麻药时嘱患者屏气、不咳嗽、吞咽或讲话,注射完毕鼓励患者咳嗽,使药液分布均匀。2～5 min 气管上部、咽及喉下部便出现局麻作用。

(四)注意事项

(1)浸渍局麻药的棉片填敷于黏膜表面之前,应先挤去多余的药液,以防吸收过多产生毒性反应。填敷棉片应在头灯或喉镜下进行,以利于正确安置。

(2)不同部位的黏膜吸收局麻药的速度不同。一般说来在大片黏膜上应用高浓度及大剂量局麻药易出现毒性反应,重者足以致命。根据 Adriani 及 Campbell 的研究,黏膜吸收局麻药的速度与静脉注射相等,尤以气管及支气管喷雾法,局麻药吸收最快,故应严格控制剂量,否则大量局麻药吸收后可抑制心肌,患者迅速虚脱,因此事先应备妥复苏用具及药品。

(3)表面麻醉前须注射阿托品,使黏膜干燥,避免唾液或分泌物妨碍局麻药与黏膜的接触。

(4)涂抹于气管导管外壁的局麻药软膏最好用水溶性的,应注意其麻醉起效时间至少需 1 min,所以不能期望气管导管一经插入便能防止呛咳,于清醒插管前,仍须先行咽、喉及气管黏膜的喷雾表面麻醉。

(陈克令)

第三节　颈神经丛阻滞

一、药物及药物配制

由于颈部供血丰富,颈神经丛阻滞较其他部位神经阻滞持续时间短,因此在局麻药安全剂量

范围内选用中效或长效局麻药。采用两种局麻药混合液以求达到起效迅速,维持时间长,如1%利多卡因与0.15%丁卡因混合液,1%利多卡因与0.25%丁哌卡因混合液。颈深神经丛阻滞常采用较高浓度局麻药,如1.5%利多卡因或0.5%丁哌卡因,以取得较好的运动阻滞。也可在局麻药中加用1:200 000肾上腺素,延长作用时间。

二、适应证

颈浅神经丛阻滞可用于锁骨上颈部表浅手术,而颈部较深手术,如甲状腺手术、颈动脉内膜剥脱术等,尚需行颈深神经丛阻滞。但由于颈部尚有后4对脑神经支配,故单纯行颈神经丛阻滞效果不完善,可用辅助药物以减轻疼痛。

三、体表标志

第6颈椎横突结节是颈椎横突中最突出者,位于环状软骨水平,可以扪及。由乳突尖至第6颈椎横突作一连线,在此连线上乳突下约1.5 cm为第2颈椎横突,第2颈椎横下约3 cm为第4颈横突,位于颈外静脉与胸锁乳突肌后缘交叉点附近,第3颈椎横突位于颈2、4横突之间。

四、操作步骤

(一)颈深神经丛阻滞

(1)患者仰卧去枕,头偏向对侧,分别在第2、3、4颈椎横突处做标记,常规消毒皮肤后在横突标记处做皮丘。

(2)先从第4颈椎横突开始,用22G长3.5 cm穿刺针从颈椎侧面经皮丘垂直穿刺,方向轻微偏尾侧以避免损伤椎动脉、椎静脉,若遇有坚实骨质感而进针深度为2～3 cm表明已触及横突,此时患者有酸胀感,回抽无血或脑脊液,即可注入3～4 mL局麻药。

(3)以同样方法在第2、第3颈椎横突面上各注3～4 mL局麻药,若手术不涉及颈上部和颌下部可不阻滞第2颈神经。

(二)颈浅神经丛阻滞

(1)于第4颈椎横突处做标记,或采取颈外静脉与胸锁乳头肌后缘交点,常规消毒后在标记处做皮丘。

(2)由标记处垂直刺入皮肤,缓慢进针,遇一刺破纸样落空感后表明针尖已穿过颈阔肌,将局麻药注射至颈阔肌和皮下,也可在颈阔肌表面向横突、锁骨和颈前方做浸润注射,以阻滞颈浅丛各分支,一般每侧药量10 mL左右。

(三)肌间沟阻滞法

在甲状软骨上缘平面,扪及胸锁乳突肌外侧缘,手指下滑至前斜角肌上缘,再向外即可摸及前中斜角肌的肌间沟。穿刺针由肌间沟垂直刺入,方向略向后向下,遇异物感即可停止进针,若无异物感,调整方向再行探刺,但穿刺方向不宜超过横突水平。出现异物感后回抽无血或脑脊液即可注入局麻药,为促使药液向上扩散而阻滞颈神经丛,可采取头低位或压迫穿刺针下方的肌间沟。

(刘艳芳)

第四节 臂神经丛阻滞

一、药物及药物配制

1％～1.5％利多卡因可提供3～4 h麻醉,若手术时间长,丁哌卡因或罗哌卡因可提供4～8 h麻醉,若加用1：200 000肾上腺素,麻醉时间可延长至8～12 h。臂丛阻滞药物不必用太高浓度,而较大容量(40～50 mL)便于药物鞘内扩散,50 mL 1％利多卡因或0.5％丁哌卡因是成人可用最大量。

二、经颈路臂丛阻滞法

(1)体位:仰卧去枕,头偏向对侧,手贴体旁。

(2)定位:令患者抬头,暴露胸锁乳突肌,在锁骨上4 cm及胸锁乳突肌外缘2 cm交叉点,为穿刺点。经此穿刺点垂直皮肤刺入即可探及异物感,若未出现异物感,则调整方向在该穿刺点四周环外半径为0.5 cm范围内可探到异物感。

(3)探及异物感,回抽无血即可注入30 mL局麻药。注药后患者可诉整个上肢发麻、无力,麻醉范围包括肩及肱骨上段区。

(4)优缺点。①优点:易于掌握;小容量药液可阻滞上臂及肩部;异物感表浅,不易出现中毒反应;不会出现气胸;不会引起硬膜外及蛛网膜下腔阻滞;颈下部手术也可应用。②缺点:尺神经有时阻滞起效延迟;不宜同时双侧阻滞;可出现一过性Horner综合征;少数患者可出现膈神经阻滞。

三、肌间沟阻滞法

(一)体位

仰卧去枕,头偏向对侧,手臂贴体旁,手尽量下垂以暴露颈部。

(二)定位

颈神经丛肌间沟阻滞法关键是要找到前、中斜角肌间的肌间沟,肌间沟上窄下宽,沿沟向下,于锁骨上约1 cm处可触及细条横向走行肌肉,即肩胛舌骨肌。该肌与前、中斜角肌共同构成一个三角;该三角靠肩胛舌骨肌处即为穿刺点。遇有肥胖颈短肩胛舌骨肌不清楚,可以锁骨上2 cm的肌间沟为穿刺点或经环状软骨水平线与肌间沟交点为穿刺点。若沿沟下摸,在锁骨上窝触及锁骨下动脉搏动,并向间沟内深压,患者诉手臂麻木、酸胀或异物感,进一步证实定位无误。

(三)操作

常规消毒,穿刺点处做皮丘,以3～4 cm的22G穿刺针垂直刺入,略向脚侧推进,直至出现异物感或触及横突为止,回抽无血和脑脊液,注入25～30 mL局麻药。注药时压迫穿刺点上部肌间沟,可促使药液向下扩散,则尺神经阻滞可较完善。

（四）优、缺点

1.优点

易于掌握，对肥胖或不合作小儿也适用；上臂、肩部及桡侧阻滞好；高位阻滞不会引起气胸。

2.缺点

尺神经阻滞起效慢，有时需增加药液容量才被阻滞；有误入蛛网膜下腔或硬膜外间隙的危险；有损伤椎动脉可能；不宜同时双侧阻滞，以免双侧膈神经或喉返神经被阻滞。

四、锁骨上臂丛阻滞法

（一）传统锁骨上阻滞法

1.定位

仰卧位患侧肩下垫一薄枕，头偏向对侧，上肢紧贴体旁并尽量下垂，锁骨中点上方 1～1.5 cm 处即穿刺点。

2.操作

穿刺针刺入皮肤后水平进针直到上肢出现异物感或触及第 1 肋骨，然后穿刺针沿第 1 肋骨骨面前后移动寻找异物感，出现异物感后回抽无血、气体，即可注入 20 mL 局麻药。由于臂丛在此处神经干最粗大，故阻滞完善但起效慢。

3.优、缺点

定位简单，但血胸、气胸发生率高。

（二）锁骨下血管旁阻滞法

该法为 Winnie 根据臂丛鞘解剖对传统锁骨上入路的改进。Winnie 认为传统锁骨上入路经锁骨中点上 1 cm 进针，在第 1 肋面上寻找异物感，容易产生气胸（发生率可达 1%）；传统方法针刺方向为向内、向脚端及向后，从臂丛鞘的解剖关系分析也不尽合理，因为锁骨下血管旁间隙在第 1 肋上方为一个扁三角腔，传统方法进针正好经过该腔最狭窄处，注射过程中只轻微移动，便会使穿刺针脱出鞘外，使局麻药阻滞膈神经、迷走神经及喉返神经；传统方法利用穿刺针沿第 1 肋不同部位寻找异物感也不合理，因为臂丛神经干是上下重叠越过第 1 肋，并不是水平排列在第 1 肋面上。

1.定位

体位同传统方法，摸及前中斜角肌间隙向下移动于锁骨上窝处可及锁骨下动脉搏动。

2.操作

从锁骨下动脉搏动点外侧朝下肢方向直刺，方向不向内也不向后，沿中斜角肌内侧缘缓慢推进可体会到刺破臂丛鞘感觉并可探及异物感。若无异物感，可调整方向，使针稍偏内偏后，即针刺方向偏向对侧足跟，常易获异物感。回抽无血或气体即可注药。

3.优、缺点

可以较小剂量局麻药取得较高水平臂丛阻滞；并有上肢外展困难者穿刺中不必移动上肢；误注入血管可能性小；不致发生误入硬膜外间隙或蛛网膜下腔。但该方法仍有气胸可能，不能同时进行双侧阻滞，穿刺时若无异物感，失败率可高达 15%。

（三）铅锤法

该法是根据臂神经丛经过第 1 肋时位于锁骨下动脉后上方及肺尖上方，这样经锁骨上方向垂直于水平面穿刺，往往在触及第 1 肋或肺尖前先探及异物感。体位同传统锁骨上入路，以锁骨上胸锁乳突肌外侧缘为穿刺点,垂直缓慢刺入,即可找到异物感,因形成铅锤重力线故得名。若未探及异物感,可调整方向,偏头侧约 20°刺入,仍无异物感可将穿刺针偏脚侧约 20°刺入探及异物感;若未探及异物感而触及第 1 肋,则可用传统锁骨上径路。

五、锁骨下臂丛阻滞法

(一)体位

仰卧去枕,头偏向对侧,阻滞侧上肢外展 90°。

(二)定位

第 6 颈椎横突结节与腋动脉连线代表臂神经丛在锁骨下部的走向,此连线多经过锁骨中点附近。

(三)操作

以锁骨中点下缘 2.5 cm 为穿刺点,用长为 10 cm 的 22G 穿刺针往穿刺点刺入,然后沿臂丛神经走向,向外、向后,稍向脚侧刺入,直至探及异物感或用神经刺激仪定位。穿刺深度与患者体形及针方向有关。若体形瘦小且穿刺针与皮肤角度大,深度为 2.5～3 cm;若身材高大肥胖或穿刺针角度小,深度可达10 cm。一旦定位准确,回抽无血,可注入局麻药 25～30 mL,也可放置留置针或导管行连续阻滞。

六、腋路臂丛阻滞法

(一)体位

仰卧头偏向对侧,阻滞侧上肢外展 90°,肘屈曲,前臂外旋,手背贴床且靠近头部作行军礼状,以充分暴露腋窝。

(二)定位

先在腋窝触摸腋动脉搏动,再沿动脉上行摸到胸大肌下缘动脉搏动消失处,略向下取动脉搏动最高点作穿刺点。

(三)操作

取长为 4.5 cm 的 22G 穿刺针在腋动脉搏动最高点与动脉呈 10°～20°夹角刺入皮肤,然后缓慢进针直至出现刺破鞘膜的落空感。松开持针手指,针随动脉搏动而摆动,即认为针已入腋鞘内。此时患者若有异物感可更明确,但不必强求异物感。注射器回抽无血后可注入 30～35 mL局麻药。若穿刺针刺入动脉,此时可继续进针穿过动脉后壁直至回吸无血,注入局麻药 20～40 mL,每注入 5 mL 应回抽 1 次。该法易致血管痉挛及血肿形成。

经腋路阻滞时肌皮神经和肋间臂神经常不能阻滞。故在上述注药完毕后改变穿刺针方向,使针头位于腋动脉上方并与皮肤垂直进针,直至触及肱骨,然后针尖向上移动 30°,呈扇形注入局麻药 5 mL,以阻滞喙肱肌内的肌皮神经;或注药时应用橡胶止血带扎于腋鞘的远端,加以压迫,然后注入较大容量局麻药(40 mL),注药完毕后立即收回上肢,以利局麻药上行扩散,即使如此,仍有 25％肌皮神经阻滞不完善。将 5 mL 局麻药注入腋动脉下方腋窝下缘皮下即可阻滞肋间臂神经,该神经阻滞对成功应用止血带是至关重要的。

(四)成功标志

(1)针随腋动脉搏动而摆动。

(2)回抽无血。

（3）注药后呈梭形扩散。

（4）患者诉上肢发麻。

（5）上肢尤其前臂不能抬起。

（6）皮肤表面血管扩张。

（五）优、缺点

1.优点

位置表浅，动脉搏动明显，易于阻滞；不会引起气胸；不会阻滞膈神经、迷走神经、喉返神经；无误入硬膜外间隙或蛛网膜下腔危险；三角肌以下手术较好；可放入留置针或导管行连续阻滞。

2.缺点

上肢不能外展、骨折无法移动或腋窝有感染、肿瘤的患者不能应用本法；局麻药毒性反应发生率较其他入路高，可达 $1\%\sim10\%$；不可进行双侧同时阻滞；个别病例可产生动静脉瘘。

（王　飞）

第五节　躯干神经阻滞

一、肋间神经阻滞

（一）后路肋间神经阻滞

（1）体位：一侧阻滞可采用侧卧位，阻滞侧在上；双侧阻滞宜选俯卧位，前胸处垫枕，双下肢垂于手术台边或举臂抱头。

（2）定位：距脊柱中线旁开 8 cm 处作与脊柱平行的直线，在此线上摸清肋骨，在肋骨接近下缘处做皮丘。

（3）操作：取长为 3 cm 的 22G 穿刺针由皮丘直刺肋骨骨面，并注入 0.5 mL 局麻药。然后将穿刺针沿肋骨面向肋骨下缘移动，使针尖滑过肋骨下缘，再入针0.2～0.3 cm 即穿过肋间肌，此时有落空感，令患者屏气，回抽无血和气体后注入局麻药3～4 mL。

（4）按手术所需阻滞相应肋间神经，胸壁手术需阻滞双侧 T6～T12 肋间神经，若须开胸手术，尚须行腹腔神经节阻滞。

（二）腋中线肋间神经阻滞

腋中线肋间神经阻滞主要适用于不能侧卧或俯卧患者，具体操作同后路。

二、胸膜腔麻醉

（一）体位

侧卧位，阻滞侧在上。

（二）定位

先摸清第 7、第 8 肋，在第 7 肋下缘找到肋角，定位于第 11 肋上缘的肋角处，距中线 7～8 cm。

（三）操作

由上述标记处刺入皮肤,与皮肤呈 40°,刺向中线略朝向第 7 肋下缘,缓慢进针,刺破肋间肌群到达肋间内膜及胸内筋膜时有微弱阻力,稍用力有突破感,停止进针,固定针身,拔出针芯,接 5 mL 注射器,内装 2 mL 生理盐水,稍稍深入则穿破壁胸膜进入胸膜腔,此时可出现注射器内液面自行下降。固定针与注射器,注药时无阻力,进一步确证在胸膜腔,可注入局麻药 20～30 mL。

（四）连续胸膜腔阻滞

采用 18G 硬膜外穿刺针,操作方法同上,到达胸膜腔后,置入硬膜外导管入胸膜腔 5～8 cm,置管过程中尽量减少空气进入胸膜腔。

三、椎旁神经阻滞

（一）胸部椎旁阻滞

1.定位

标记出需要阻滞神经根的上一椎体棘突,在此棘突上缘旁开 3 cm 做皮丘。

2.操作

以长为 10 cm 的 22G 穿刺针经皮丘垂直刺向肋骨或横突,待针尖遇骨质感后,将针干向头侧倾斜 45°,即向内向下推进。可以将带空气的注射器接于针尾,若有阻力消失感则表明已突破韧带进入椎旁间隙,回抽无血、液体及气体即可注入局麻药 5～8 mL。

（二）腰部椎旁阻滞

1.定位

标记出需阻滞神经根棘突,平棘突上缘旁开 3～4 cm 处做皮丘。

2.操作

取长为 10 cm 的 22G 穿刺针由皮丘刺入,偏向头侧 10°～30°,进针 2.5～3.5 cm 可触及横突,此时退至皮下,穿刺针稍向尾侧刺入(较前方向更垂直于皮肤),进针深度较触横突深度深1～2 cm 即达椎旁间隙,抽吸无血或液体即可注入局麻药 5～10 mL。

四、阴部神经阻滞

（一）经会阴阻滞

取截石位,摸及坐骨结节的内侧缘做皮丘。取长为 8～12 cm 的 22G 穿刺针,在坐骨结节后内缘进针,刺入 2.5 cm 注入局麻药 5 mL,再前进直抵达坐骨直肠窝注局麻药 10 mL。

（二）经阴道阻滞

手指伸入阴道摸出坐骨棘及骶棘韧带,以两者交界处为穿刺目标。穿刺针沿手指外侧刺进阴道黏膜,抵达坐骨棘,注入局麻药 2～3 mL。再将针向内侧,在坐骨棘后向前刺过韧带达其后面的疏松组织,注入局麻药 8～10 mL。

（三）阴部神经阻滞的并发症

针刺入直肠;血肿形成;大量局麻药误入血管内引起毒性反应。

（杨晓燕）

第六节　上肢神经阻滞

一、尺神经阻滞

(一)肘部尺神经阻滞

1.标志

前臂屈曲 90°,在尺神经沟内可扪及尺神经,按压尺神经患者多有异物感。

2.操作

在尺神经沟下缘相当于尺神经部位做皮丘,取 23G 穿刺针刺入皮肤,针保持于神经干平行,沿沟向心推进,遇异物感后即可注入局麻药 5～10 mL。

(二)腕部尺神经阻滞

1.定位

从尺骨茎突水平横过画一直线,相当于第 2 腕横纹,此线于尺侧腕屈肌桡侧交点即为穿刺点,患者掌心向上收缩屈腕肌时该肌腹部最明显。

2.操作

在上述穿刺点做皮丘,取 23G 穿刺针垂直刺入出现异物感即可注入局麻药 5 mL,若无异物感,在肌腱尺侧穿刺,或向尺侧腕屈肌深面注药,但不能注入肌腱内。

二、正中神经阻滞

(一)肘部正中神经阻滞

1.标志

肘部正中神经在肱二头肌筋膜之下,肱骨内髁与二头肌腱内侧之中点穿过肘窝。肱骨内、外上髁之间画一横线,该线与肱动脉交叉点的内侧0.7 cm处即正中神经所在部位,相当于肱二头肌腱的外缘与内上髁间的中点,在此处做皮丘。

2.操作

取 22G 穿刺针经皮丘垂直刺入,直至出现异物感,或做扇形穿刺以探及异物感,出现异物感后即可注入局麻药 5 mL。

(二)腕部正中神经阻滞

1.标志

腕部桡骨茎突平面横过腕关节画一连线,横线上桡侧腕屈肌腱和掌长肌腱之间即为穿刺点,握拳屈腕时,该二肌腱更清楚。

2.操作

取 22G 穿刺针经穿刺点垂直刺入,进针穿过前臂深筋膜,继续进针约 0.5 cm,即出现异物感,并放射至桡侧,注局麻药 5 mL。

三、桡神经阻滞

(一)肘部桡神经阻滞

1.标志

在肱骨内、外上髁做一连线,该横线上肱二头肌腱外侧的处即为穿刺点。

2.操作

取 23G 穿刺针经穿刺点垂直刺入,刺向肱骨,寻找异物感,必要时行扇形穿刺,以寻找异物感,探及异物感即可注入局麻药 5 mL。

(二)腕部桡神经阻滞

腕部桡神经并非一支,分支细而多,可在桡骨茎突前端做皮下浸润,并向掌面及背面分别注药,在腕部形成半环状浸润即可。

四、肌皮神经阻滞

肘部肌皮神经阻滞:利用桡神经阻滞与桡神经阻滞完毕后,将穿刺针稍向外拔出,刺向肱二头肌腱与肱桡肌之间,注入局麻药 10 mL。

五、指间神经阻滞

(一)操作

在指间以 25G 穿刺针刺入手指根部,靠近骨膜缘边抽边注,缓慢注药 2～3 mL。一般针由手指侧部穿入再逐步进入近手掌部,注药由近掌部到手背部,在穿刺时避免感觉异常,因感觉异常是神经受压表现。药液中禁止加用肾上腺素,为防止血管收缩导致缺血。

(二)应用指征

可用手指手术或单个手指再造术,也可用于臂丛阻滞不全时的辅助阻滞。一般需 10～15 min 阻滞完善。

（杨晓燕）

第五章 无痛诊疗技术

第一节 无痛胸腔镜的麻醉

一、概述

胸膜疾病和胸腔积液是临床上的多发疾病,特别是结核性胸膜炎引起的胸腔积液与肿瘤胸膜转移引起的胸腔积液更是数不胜数,传统的诊断由于其技术上的局限,只能通过反复抽取积液进行检验分析及结合影像学判断,由于很难得到细胞学等病理诊断,胸膜疾病和胸腔积液的真正原因得不到确诊,往往拖延了疾病的诊断及治疗。内科胸腔镜手术的引入,为胸膜疾病和胸腔积液患者带来了光明和希望。内科胸腔镜是一项有创性操作技术,主要用于经无创方法不能确诊的胸腔积液患者的诊治,只需在患者的胸壁切开 1.2～1.5 cm 的皮肤切口,利用胸腔镜在直视下对胸膜(脏层、壁层)的病灶进行直接活检,阳性率高,痛苦小,费用低,对于肺胸膜疾病的诊断具有很重要的实际意义。内、外科胸腔镜各有其不同的适应证。内科胸腔镜主要用于诊断,同时也可以进行部分胸腔内治疗。

内科胸腔镜操作过程。①选择穿刺点。胸腔镜操作的前提条件是有足够的胸腔空间,如果没有足够的胸腔空间,则需要在胸腔镜操作前或当时在 X 线引导下建立人工气胸来制造一个安全的穿刺空间,以避免损伤肺。超声定位可替代内科胸腔镜前的人工气胸。操作时,患者通常取健侧卧位,切口选择在患侧腋部胸壁第 4～8 肋间,尤以第 6～7 肋间最常用。②局部麻醉。穿刺点处给予 1% 利多卡因 5～20 mL 局部麻醉,再用静脉麻醉药物麻醉,并进行心电、血压和血氧饱和度监测,保持患者自主呼吸良好。③做切口、置入胸腔镜和观察胸腔。在穿刺点做 9 mm 的切口,钝性剥离皮下各层至胸膜,置入穿刺套管,将胸腔镜经套管送入胸腔,按照内、前、上、后、侧、下的顺序观察脏层、壁层、膈面胸膜和切口周围胸膜,并对可疑病变进行活检。如遇到胸腔粘连,可采用电凝或电切进行粘连带的松解,但需注意出血。需行胸膜固定术的恶性积液或复发性良性积液,常用 3～5 g 消毒的干滑石粉,通过硬质或可弯曲的带吸引器的雾化装置均匀喷入胸腔。对于气胸患者,2～3 g 滑石粉即可,术后需要留置胸腔闭式引流管进行负压吸引。④操作完成后,经穿刺套管置入胸腔闭式引流管,术后行 X 线检查了解置管位置及胸腔变化。

内科胸腔镜的常见并发症包括良性心律失常、轻度高血压或低氧血症,但这些并发症通过吸氧几乎都能完全纠正。活检后出血者,多数可自行止血;对于相对微小的持续性出血,可以采用电凝止血。相对少见但严重的并发症是血管损伤造成的出血,这也是引起死亡的主要原因,需要紧急开胸手术止血,多项研究显示,这一并发症极为罕见。活检后气胸、支气管胸膜瘘少见,选择安全的穿刺点和小心操作可避免这一并发症。人工气胸造成的最严重的并发症是空气或气体栓塞,发生率<0.1%。由于胸腔与大气相通,等量的气体会很快从胸壁穿刺套管中进入胸腔,使肺部不能完全复张,胸腔置管时间延长。出现脓胸时,胸腔引流时间明显延长,甚至需要外科治疗。此外,皮下气肿、滑石粉胸膜固定术后发热、切口局部感染、切口皮肤感觉异常和肿瘤胸部种植转移均有可能发生。对于胸膜间皮瘤患者,胸腔镜手术后 10~12 d 可进行局部放射治疗(简称放疗),以预防穿刺点肿瘤种植。总之,内科胸腔镜是一项安全的有创性检查,其并发症发生率报道不同,但严重并发症少见。

二、适应证

检查过程的刺激可能产生危险的患者,以及不能配合检查或对检查焦虑恐惧的患者。

三、禁忌证

一般情况下,极度衰弱的患者,心、肺、肝、肾等重要器官严重功能不全的患者;预计静脉全身麻醉后可能有中重度上呼吸道梗阻并有困难气道史的患者为绝对禁忌;妊娠和哺乳期妇女及无人陪护的门诊患者为相对禁忌。

四、麻醉评估

接受内科胸腔镜检查的患者有 90% 是胸腔积液原因不明需要协助诊断的,而胸腔积液对肺功能有一定的影响。故麻醉评估时,除了对与麻醉相关的全身情况和重要器官功能进行检查评估外,还要详细了解肺功能情况来评估麻醉风险。

五、麻醉准备和麻醉方法

(一)麻醉准备
检查前禁饮 4 h,禁食 6 h。

(二)麻醉方法
传统内科胸腔镜都是在局部麻醉下进行,人工气胸造成的呼吸困难感可能使患者恐惧焦虑,造成心率和血压剧烈波动,甚至诱发心血管疾病发作。无痛胸腔镜能够让患者在睡眠中舒适地接受检查,越来越受到患者和呼吸内科医师的欢迎。

1.丙泊酚复合芬太尼麻醉

(1)方法一:芬太尼 1~2 μg/kg 静脉推注,30 s 后缓慢推注丙泊酚 1.5~2.5 mg/kg。待患者入睡、睫毛反射消失、呼吸平稳后开始进镜检查,必要时追加丙泊酚 0.3~0.5 mg/kg。

(2)方法二:丙泊酚 2~2.5 mg/kg 静脉注射,待患者入睡后,静脉持续输注丙泊酚 2~10 mg/(kg·h),必要时追加丙泊酚 0.3~0.5 mg/kg,手术结束前停药。

(3)方法三:单次静脉注射芬太尼 1 μg/kg,复合丙泊酚靶控输注,血浆靶浓度设为 4~6 pg/mL,待丙泊酚血浆靶浓度达到 4.5 pg/mL 后开始进镜检查。如果检查过程中患者有体动,可提高靶浓度 1 pg/mL 或者静脉单次追加 0.5 mg/kg,检查结束前停药。

2.丙泊酚复合舒芬太尼麻醉

舒芬太尼 0.2～0.3 μg/kg 静脉缓慢推注,30 s 后缓慢推注丙泊酚 1.0～2.0 mg/kg。待患者入睡、睫毛反射消失、呼吸平稳后开始检查,必要时追加丙泊酚 20～30 毫克/次。

3.丙泊酚复合瑞芬太尼麻醉

(1)方法一:静脉缓慢注射瑞芬太尼 0.6～0.8 pg/kg,接着缓慢推注丙泊酚 1.0～2.0 mg/kg,待患者入睡、睫毛反射消失、呼吸平稳后开始手术,必要时可追加瑞芬太尼 20～30 pg 或者丙泊酚 20～30 毫克/次。

(2)方法二:瑞芬太尼 1.0 μg/kg 缓慢静脉注射,持续 60 s,随后静脉注射丙泊酚 1.0 mg/kg,待患者入睡、睫毛反射消失、呼吸平稳后开始手术,以瑞芬太尼 0.1 μg/(kg · min)或丙泊酚 3 mg/(kg · h)持续输注维持麻醉,必要时追加丙泊酚 20～30 毫克/次。

(3)方法三:丙泊酚靶控输注,设定血浆靶浓度 3～4 pg/mL;复合瑞芬太尼靶控输注,设定血浆靶浓度为 2～3 ng/mL。待患者入睡、睫毛反射消失、呼吸平稳后开始手术。如果手术过程中患者有体动,可提高丙泊酚靶浓度 0.5～1 μg/mL 或者静脉单次追加丙泊酚 20～30 毫克/次,手术结束前停药。

患者入室后开放静脉通路,中流量鼻导管吸氧,连续监测心电图、心率、血压、脉搏氧饱和度。检查前以芬太尼 1 μg/kg 静脉缓慢注射,1 min 后以丙泊酚血浆靶依度 3～6 μg/mL 靶控输注作为麻醉诱导,成功入镜后减至诱导浓度的 1/2 维持,以对操作无体动反应来调节麻醉深度,必要时每次增减 0.5 μg/mL 以加深或减浅麻醉。术毕出镜时停药。麻醉诱导时采用面罩给氧,视呼吸情况给予手控辅助通气。麻醉中如收缩压低于 10.7 kPa(80 mmHg)或下降大于基础值的 30%,予麻黄碱 5～15 mg 静脉注射;若每分钟心率低于 55 次,则给予阿托品 0.25～0.5 mg 静脉注射。检查结束后给予面罩中流量吸氧,继续监测生命体征至患者完全清醒。

六、并发症的预防和处理

(一)低氧血症

由于人工气胸引起患者通气量不足,全身麻醉以后呼吸代偿受到一定的抑制,无痛胸腔镜检查患者可能出现低氧血症。检查过程可采用面罩大流量吸氧,严密监测患者呼吸情况,一旦出现 SpO_2 下降,可采用辅助呼吸,必要时气管插管辅助呼吸。

(二)心律失常

胸腔操作时,可能会刺激主动脉或心脏造成心律失常。心律失常一般为良性,停止操作后可恢复正常。故操作应轻柔,避免刺激心脏和动脉。一旦发生心律失常,马上停止操作。情况无改善者应终止检查,对症处理,做好心肺支持的准备。

(三)血压下降

丙泊酚可使外周血管阻力下降、心肌抑制、心排血量减少及抑制压力感受器对低血压的反应而引起血压下降。丙泊酚对循环功能的抑制呈剂量依赖性,并与注射速度呈正相关,因此,应适当控制注射速度。如检查中患者血压比基础血压降低 30%,可静脉注射麻黄素 5～10 mg。

七、离室标准

患者接受无痛胸腔镜检查后可送往观察室或麻醉复苏室复苏,待患者神志完全清醒、定向力恢复、肌张力正常、生命体征平稳、呼吸循环稳定、呼吸空气 $SpO_2 > 96\%$ 或不低于术前,可转送患者回病房继续观察。

(刘明明)

第二节 无痛胆道镜的麻醉

一、概述

胆道镜及胆道镜技术在临床上广泛应用,已经成为肝内外胆道疾病最重要的微创诊断和治疗方法之一。胆道镜根据其应用分为经口胆道镜和标准胆道镜,标准胆道镜包括诊断型和治疗型。纤维胆道镜有光学性或电子性两种,目前普遍使用的是光学纤维镜。电子胆道镜的最大优势是视野清楚,尤其是电子经口胆道镜。根据胆道镜的入路途径,可以将胆道镜及其技术分为经口胆道镜技术、经手术切口胆道镜技术、经腹腔镜入路胆道镜技术、经瘘道胆道镜技术、经皮经肝胆道镜技术和经皮腹腔/实质性脏器坏死腔内镜技术六种类型。

在早期,胆道镜技术主要用于术中探查和术后经 T 管探查取出胆道残留结石。随着技术的不断发展,其适应范围越来越广泛。目前,除早先的适应证外,其适应证还包括胆总管巨大结石、Mirizzi 综合征、胆肠吻合口狭窄伴肝内胆管结石-梗阻性黄疸、肝内胆管结石、胆管癌、肝移植术后胆道并发症。

二、适应证

评估检查过程的刺激对其可能产生危险的患者;不能配合检查的患者;对检查焦虑恐惧的患者;要求对检查过程完全无感觉的患者。

三、禁忌证

一般情况极度衰竭的患者;心、肺、肝、肾等重要器官严重功能不全的患者;预计静脉全身麻醉后可能有中、重度上呼吸道梗阻并有困难气道史的患者为绝对禁忌。妊娠和哺乳期妇女;无人陪护的门诊患者为相对禁忌。

四、麻醉评估

(1)了解病史,询问病情。

(2)体格检查:麻醉前要针对与麻醉实施有密切关系的全身情况和器官部位进行重点复查。

(3)查看相关实验室检查资料,必要时可要求患者进行更进一步的检查。

(4)根据病史、体格检查和有关实验室检查评估麻醉风险,做好详细麻醉计划和麻醉准备。

五、麻醉准备和麻醉方法

(一)麻醉准备

术前禁食 6 h,禁饮 8 h。

(二)麻醉方法

行胆道手术的患者基本都是采用气管内插管复合全身麻醉,术中胆道镜探查无特殊的麻醉处理,需要严密监测心率,及时发现处理因胆心反射引起的心率减慢。术后经 T 管瘘道行胆道镜检查或取石的患者,可采用静脉全身麻醉。现介绍几种无痛胆道镜检查的麻醉方法。

1.丙泊酚麻醉

(1)单次静脉推注:丙泊酚 1～2 mg/kg 静脉缓慢(30 s)推注,待患者入睡、睫毛反射消失、呼吸平稳后开始进镜检查,如检查时间较长,出现睫毛反射或超过 10 min 者,可以追加丙泊酚 0.3～0.5 mg/kg。

(2)微量泵持续输注:丙泊酚 1～2 mg/kg 静脉缓慢注射,待患者入睡后静脉持续输注丙泊酚 2～10 mg/(kg·h),根据患者反应增减输注速度,待检查结束退镜时停药。

(3)靶控输注麻醉:检查时,将患者的年龄、身高、体重输入 TCI 系统,设定丙泊酚血浆靶浓度为 3～5 μg/mL,检查过程中患者有体动,可提高靶浓度 0.5～1 μg/mL 或者静脉单次追加丙泊酚 0.5 mg/kg,检查结束退镜时停药。

2.丙泊酚复合芬太尼麻醉

(1)方法一:芬太尼 1 μg/kg 静脉推注,30 s 后缓慢推注丙泊酚 2.0～2.5 mg/kg,待患者入睡、睫毛反射消失、呼吸平稳后开始进镜检查,必要时追加丙泊酚 0.3～0.5 mg/kg。

(2)方法二:单次静脉注射芬太尼 1 μg/kg,复合丙泊酚靶控输注,血浆靶浓度设为 3～4 μg/mL。如检查过程中患者有体动,可提高靶浓度 0.5～1 μg/mL 或者静脉单次追加 0.5 mg/kg。检查结束退镜时停药。

3.丙泊酚复合舒芬太尼麻醉

(1)方法一:舒芬太尼 0.1～0.2 μg/kg 静脉推注,30 s 后缓慢推注丙泊酚 1.0～2.0 mg/kg,待患者入睡、睫毛反射消失、呼吸平稳后开始进镜检查,必要时追加丙泊酚 0.3～0.5 mg/kg。

(2)方法二:单次静脉注射舒芬太尼 0.1～0.2 pg/kg,复合丙泊酚靶控输注,血浆靶浓度设为 $(3～4)×10^{-12}$/mL,如检查过程中患者有体动,可提高靶浓度 0.5～1 μg/mL 或者静脉单次追加丙泊酚 0.5 mg/kg。检查结束退镜时停药。

4.丙泊酚复合瑞芬太尼麻醉

(1)方法一:静脉缓慢注射瑞芬太尼 0.4～0.6 μg/kg,接着缓慢推注丙泊酚 1.0～2.0 mg/kg,必要时可追加瑞芬太尼 20～30 μg 或者丙泊酚 0.3～0.5 mg/kg。

(2)方法二:丙泊酚靶控输注,设定血浆靶浓度 3～4 μg/mL,复合瑞芬太尼靶控输注,设定血浆靶浓度为 2～3 ng/mL。如检查过程中患者有体动,可提高丙泊酚靶浓度 1～2 μg/mL 或者静脉单次追加丙泊酚 0.5 mg/kg。检查结束退镜时停药。

六、并发症的预防及处理

(一)呼吸抑制

麻醉药物如丙泊酚静脉注射速度过快时,可发生呼吸抑制甚至暂停。而且芬太尼、瑞芬太尼和丙泊酚均有呼吸抑制的不良反应,使用时要注意适当减少用量,缓慢推注,避免严重呼吸抑制的发生。术中需要密切注意患者的呼吸和脉搏氧饱和度。如发现患者有呼吸抑制,应吸氧并采用面罩手控辅助呼吸,待患者呼吸恢复正常,氧饱和度回升至 95% 再继续鼻导管或面罩吸氧。如患者持续呼吸抑制,应停用麻醉药物,吸氧并面罩手控辅助呼吸,必要时可气管插管或插入喉罩辅助呼吸至患者呼吸恢复正常。麻醉后如出现舌根后坠可轻托下颌,或置入鼻、咽通气管和口咽通气管保持上呼吸道通畅。

(二)血压下降

丙泊酚可使外周血管阻力下降、心肌抑制、心排血量减少及抑制压力感受器对低血压的反应从而引起血压下降。丙泊酚对循环功能的抑制呈剂量依赖性,并与注射速度呈正相关,因此,应适当控制注射速度。如检查中患者血压比基础血压降低30%,可静脉注射麻黄碱5～10 mg。

(三)心律失常

胆道镜置入胆管时,有可能引起胆心反射、心率减慢。有报道术中胆道镜检查时心脏骤停。术前可应用山莨菪碱静脉注射或肌内注射,术中操作内镜动作要轻巧,避免过多刺激。注意心电图变化,严重心律失常应立即停止操作,对症处理。若出现心率减慢至55次/分钟,不合并血压降低的,给予静脉注射阿托品0.2～0.25 mg,如合并血压下降,则给予静脉注射麻黄碱5～10 mg。

(四)恶心、呕吐

胆道镜置入有可能引起迷走神经兴奋,发生恶心、呕吐。一旦发生呕吐,马上推患者至侧卧位,由负压吸引吸干净呕吐物,可静脉注射止呕药如托烷司琼2 mg。

(五)反流误吸

胆道镜冲洗时可能使冲洗液反流入胃,量过多时容易引起反流误吸。患者在静脉全麻的情况下喉头反射迟钝,不一定能观察到呛咳的动作,麻醉医师需要特别注意。患者在检查过程中如出现呛咳和反流,应推患者至侧卧位,立即使用吸引器吸出反流液体。如血氧饱和度下降,常规处理后不能回升,应果断行气管插管,机械控制呼吸,并予肺泡灌洗,防止出现吸入性化学性肺炎。

七、离室标准

患者接受无痛胆道镜检查后可送往观察室或麻醉后恢复室复苏,待患者神志完全清醒、定向力恢复、肌张力正常、生命体征平稳、呼吸循环稳定、呼吸空气 $SpO_2 > 96\%$ 或不低于术前,可转送患者回病房继续观察。

(杨晓燕)

第三节　无痛膀胱镜的麻醉

一、概述

膀胱镜检查是临床应用最早的内窥镜检查之一,是泌尿外科医师诊断和随访膀胱及输尿管疾病最直接、最确切的手段。它主要用于无痛性血尿、尿路结石的检查和膀胱癌术后随访。膀胱镜的外形与尿道探子相似,由电镜鞘、检查窥镜、输尿管插管窥镜以及镜芯四部分构成,并附有电灼器、剪开器和活组织检查钳等附件。近年来膀胱镜的照明系统有了改变。备有冷光源箱,经反向的强冷光通过光学纤维导光束,传送到膀胱内部,替代膀胱镜鞘前端的灯泡照明,其有照明良好、显示清晰、调光随意等优点。通过膀胱镜可对膀胱、尿道及上尿路疾病进行一系列深入检查而准确诊断。可确定血尿的原因及出血部位,确定膀胱肿瘤部位及确切大小,确诊膀胱异物或结石等。通过输尿管插管窥镜,可向输尿管插入细长的输尿管导管至肾盂,分别搜集尿液进行常规检查和培养;静脉注入靛胭脂溶液,观察两侧输尿管的排蓝时间,可以分别估计两侧肾功能;经导管向肾盂或输尿管注入 12.5% 碘化钠造影剂,进行逆行肾盂造影术,可以了解肾、肾盂和输尿管的情况。膀胱镜技术不仅用于尿路疾病的诊断,也可以治疗尿路疾病,如膀胱镜电灼术、活检术、压力碎石术、输尿管口剪开术、输尿管下端结石取出术等多种手术。其治疗具有微创、疼痛轻、恢复快、并发症少等优点。近年问世的软性膀胱镜是一种对尿道损伤更小、更安全舒适的膀胱镜检查方法,镜身仅有筷子粗细,而且可以根据尿道情况随意弯曲,直视下操作。检查时患者不用摆出难受的特殊体位,仅仅普通的平卧位即可完成,更适用于行动不便的老年患者。因为其在膀胱内可以弯曲,因此,检查视野更广泛,不会像硬性膀胱镜受到检查视野的影响而漏诊。

膀胱镜检查是一种侵入性操作,需要将周径为 1.7～2.3 cm 的金属镜鞘经尿道口置入膀胱。检查时会因为镜鞘摩擦尿道而产生疼痛和出血。患者因为疼痛产生会阴部肌肉收缩更会增加检查难度、延长检查时间、加重损伤,往往在检查后仍会有 12～48 h 的疼痛和血尿,所受痛苦巨大,严重者可诱发心脑血管意外。许多患者因为对此项检在恐惧而拒绝检查,使许多能早期发现的肿瘤肆意生长,以致错过了最佳治疗时机。

无痛膀胱镜是指在做膀胱镜检查前,先由医师对患者实施麻醉,使患者在舒适的睡眠中接受检查。检查完毕后 1～2 min 即可完全苏醒,检查后患者仅有轻微的排尿不适,特别适合老年患者和膀胱癌术后需长期多次进行膀胱镜检查的患者。无痛膀胱镜检查的优点:①无痛检查的全过程患者无尿道疼痛及恐惧感等任何痛苦的感觉,在睡眠中完成检查。②安全由于检查过程无痛苦,不会造成反射性的恶心、呕吐、大汗、血压下降等并发症,一些身体状况较差的患者也可耐受检查,全程有麻醉医师监护生命安全。③保证诊疗质量,患者肌肉完全放松,检查者心情轻松。便于术者充分了解膀胱、尿道情况,认真仔细进行治疗,减少漏诊和保证治疗质量。④检查时间短,不会因为患者挣扎面暂停检查或手术,缩短检查时间。⑤术后并发症少,患者完全放松,配合治疗,不会出现因挣扎而导致对尿道黏膜的损伤,术后反应轻,术后患者仅有少量血尿或轻微的排尿不适。

二、适应证

(1)估计检查时间较长,或者可能在膀胱镜辅助下手术却不能耐受检查,检查过程的刺激对其可能产生危险的患者。

(2)不能配合检查的患者,如小儿或老年人。

(3)膀胱癌术后需长期多次进行膀胱镜检查的患者。

(4)对检查焦虑恐惧的患者。

(5)要求对检查过程完全无感觉的患者。

三、禁忌证

除合并重要器官严重疾病的患者,如哮喘急性发作,呼吸衰竭不能平卧者;心绞痛未控制,近期发生(3～6 个月)急性心肌梗死、严重心律失常、严重心脏瓣膜病患者;严重肝、肾功能不全等患者外,无痛膀胱镜基本无禁忌证。以下情况需谨慎处理:①肥胖症伴有呼吸、循环系统症状的患者;②妊娠和哺乳期妇女;③无人陪护的门诊患者;④预计麻醉后可能有中重度上呼吸道梗阻并有困难气道史的患者选择静脉全身麻醉时需慎重;⑤凝血功能障碍的患者禁忌椎管内穿刺。

四、麻醉评估

需要膀胱镜检查的患者年龄偏大,绝大部分合并泌尿系统的疾病,有可能影响肾功能。且膀胱镜检查或手术需要液体膨胀膀胱,长时间可能吸收大量液体进入循环系统,对中老年患者的心功能是一种考验。术前需要麻醉医师详细评估其麻醉风险,依据病史和体格检查可得到比较可靠的信息评估麻醉风险。有需要时,麻醉医师可以要求患者进行相关实验室检查,以更准确地评估风险。

(一)肾小球滤过功能

肾小球滤过功能(GFR)是临床上了解肾功能的重要指标之一。肾小球滤过与许多代谢产物排泄有重要关系,肾病过程中,或多或少都会影响肾小球的形态或功能,从而导致代谢产物滤过减少并在血中潴留,严重时可产生许多临床症状。GFR 正常水平与最大峰值间的差距称为肾储备力,但 GFR 并不完全与肾损害程度相平行,应结合其他指标加以综合判断。

(二)肾血流量

肾血流量包括肾血流量(RBF)及肾血浆流量(RPF)。临床上一般不作为常规检查要求,但也是肾功能的一个重要指标,特别是通过 RPF 与 GFR 测定,可以计算出滤过分数,这对了解许多生理和病理生理情况有重要意义。在肾血管病变、肾小管病变或对氨基马尿酸在肾小管上皮转运受干扰时,有效肾血浆流量均下降,心脏功能不良时,有效肾血浆流量也会下降。

(三)滤过分数

滤过分数是指肾小球滤过率与肾血浆流量的比值,通常该值用百分比(%)来表示。滤过分数与有效滤过压及肾小球毛细血管对水的通透性有关。

(四)血尿素氮/血肌酐

肾功能正常时,血尿素氮/血肌酐通常为 10/1。当血尿素氮>8.9 mmol/L 时,即可诊断为氮质血症。当发生氮质血症且血尿素氮/血肌酐增高时,常说明此氮质血症是肾前因素引起。氮质血症伴血尿素氮/血肌酐下降时,多为肾本身实质性病变所致。

五、麻醉准备

(1)膀胱镜检查前:排光膀胱内尿液。

(2)常规麻醉前准备:禁饮清水 2 h,禁食 6 h。

(3)体位:采用膀胱截石位作为检查体位。

六、膀胱镜辅助手术麻醉

传统的膀胱镜是以利多卡因、丁卡因等局部麻醉药注入尿道做表面麻醉,麻醉效果经常不尽如人意。无痛膀胱镜检查可以使患者在睡眠中舒适地完成检查,减少因疼痛造成的心血管并发症。无痛膀胱镜检查可以采用静脉全身麻醉或者深度镇静的方法完成。膀胱镜辅助手术时,根据手术难易选择椎管内麻醉或全麻。椎管内麻醉包括脊椎麻醉(脊麻)、硬膜外麻醉或骶管阻滞。一般较短的手术,全麻可采用静脉麻醉,异丙酚和芬太尼或瑞芬太尼联合应用效果确切,术后苏醒迅速。较长时间的手术可行气管内插管或喉罩全身麻醉,术中静脉或吸入麻醉维持,应用肌肉松弛药有助于防止患者体动造成膀胱穿孔等并发症。

(一)静脉麻醉

静脉麻醉主要用于无痛膀胱镜检查和短小膀胱镜辅助手术时。丙泊酚是新型的静脉麻醉药物,起效迅速,苏醒快,镇静作用强,无镇痛作用。使用芬太尼、舒芬太尼和瑞芬太尼等短效镇痛药,可以消除镜鞘摩擦尿道和膨胀膀胱产生的疼痛,使麻醉效果更好,从而减少丙泊酚用量,不良反应更少。2%利多卡因 2 mL 加入 1%丙泊酚 20 mL 中静脉注射,可以减少丙泊酚的注射痛。

1.单纯丙泊酚麻醉

(1)方法一:单次静脉输注。丙泊酚 2.5～3 mg/kg 诱导剂量,20～50 s 匀速静脉推注(3 mg/s),待患者入睡、睫毛反射消失、呼吸平稳后开始进镜检查,如检查时间延长,可以追加丙泊酚 20～30 毫克/次。

(2)方法二:微泵持续输注。静脉持续泵注比单次静脉注射更容易维持血药浓度的稳定,且呼吸循环抑制的发生率也比较低。检查前丙泊酚 2～2.5 mg/kg 静脉注射(3 mg/s),待患者入睡后静脉持续输注丙泊酚 2～10 mg/(kg·h),睫毛反射消失、呼吸平稳开始进镜检查,手术结束前停药。

(3)方法三:靶控输注。TCI 可使血液或血浆药物浓度快速达到所设定的目标浓度,避免了诱导的时候血流动力学剧烈波动,维持麻醉时可以根据临床需要随时调节靶浓度,显示出计算的血药浓度,并自动补偿中断的药物输注,迅速达到预期靶浓度。还可预测患者清醒时间,并且能很好地控制麻醉深度,使麻醉过程平稳,减少循环和呼吸波动,使麻醉处于最佳状态。停药后患者可迅速清醒。检查前将患者年龄、身高、体重输入 TCI 系统,设定丙泊酚血浆靶浓度为 4～5 μg/mL,手术结束前 1～2 min 停药。如手术过程中患者有体动,可提高靶浓度 0.5～1 μg/mL 或者静脉单次追加 0.5 mg/kg。

2.丙泊酚复合芬太尼麻醉

芬太尼为阿片类镇痛药,镇痛效价高,单次小剂量静脉注射作用时间短,对呼吸抑制轻,不抑制心血管系统。术前采用芬太尼 0.5～1 μg/kg 静脉推注,2 min 后缓慢推注丙泊酚 1.5～2.5 mg/kg,待患者入睡、睫毛反射消失、呼吸平稳后开始手术,必要时追加丙泊酚 20～30 毫克/次。

3.丙泊酚复合舒芬太尼麻醉

舒芬太尼是芬太尼家族中镇痛作用最强的阿片类药物,单次静脉注射达峰时间和半衰期短,呼吸抑制轻,血流动力学稳定性好,在组织中无明显蓄积现象。术前采用舒芬太尼 0.1～0.2 μg/kg 静脉缓慢推注,1 min 后缓慢推注丙泊酚 1.0～2.0 mg/kg。待患者入睡、睫毛反射消失、呼吸平稳后开始手术,必要时追加丙泊酚 20～30 毫克/次。

4.丙泊酚复合瑞芬太尼麻醉

瑞芬太尼是一种新型 μ 受体激动药,镇痛作用强,代谢不依赖肝肾,起效迅速、作用时间短、消除快,重复用药无蓄积作用,非常适合门诊手术麻醉。瑞芬太尼的呼吸抑制作用较强,与静脉注射的速度相关,复合丙泊酚时呼吸抑制更明显。两者复合用药时在降低血压方面也较为明显。麻醉诱导时应注意缓慢注射,必须要密切监测患者的呼吸和血压,出现情况及时处理。

(1)方法一:静脉缓慢注射瑞芬太尼 0.4～0.6 pg/kg,接着缓慢推注丙泊酚 1.0～2.0 mg/kg,待患者入睡、睫毛反射消失、呼吸平稳后开始手术,必要时可追加丙泊酚 20～30 毫克/次。

(2)方法二:缓慢静脉注射瑞芬太尼 0.5 μg/kg,持续 60 s,随后静脉注射丙泊酚 2.0 mg/kg。待患者入睡、睫毛反射消失、呼吸平稳后开始手术,以丙泊酚 5～8 mg/(kg·h)持续输注维持麻醉至检查结束退镜前停止用药,必要时追加丙泊酚 20～30 毫克/次。

（3）方法三：丙泊酚靶控输注，设定血浆靶浓度 $3\sim4$ $\mu g/mL$，复合瑞芬太尼靶控输注，设定血浆靶浓度为 $2\sim3$ ng/mL。待患者入睡、睫毛反射消失、呼吸平稳后开始手术。如手术过程中患者有动作，可提高丙泊酚靶浓度 $1\sim2$ $\mu g/mL$ 或者静脉单次追加丙泊酚 $20\sim30$ 毫克/次。手术结束退镜前停止用药。

（二）椎管内麻醉

椎管内麻醉主要用于需时较长的膀胱镜辅助下膀胱手术，如膀胱取石术、膀胱息肉切除、膀胱镜下前列腺电切术等。

1.硬膜外麻醉

患者麻醉前开放静脉通路，输注胶体液 $300\sim500$ mL。选择 $L_{2\sim3}$ 椎间隙穿刺，向骶管方向置入硬膜外导管 3 cm。回抽无血及脑脊液，硬膜外腔注入 2% 利多卡因或 1.73% 碳酸利多卡因 3 mL 作为试验剂量，5 min 后无局麻药中毒或全脊麻，给予 2% 利多卡因或 0.5% 罗哌卡因 $13\sim15$ mL 作为诱导剂量，维持麻醉平面在 T_8 至 S_5。麻醉效果满意后行膀胱镜手术。有需要可于硬膜外腔追加 2% 利多卡因或 0.5% 罗哌卡因 $3\sim5$ mL。

2.蛛网膜下腔麻醉

患者麻醉前开放静脉通路，输注胶体液 $300\sim500$ mL。

（1）方法一：选择 $L_{3\sim4}$ 椎间隙进行蛛网膜下腔穿刺，见脑脊液回流顺畅，缓慢注射 0.5% 丁哌卡因 $10\sim12.5$ mg，维持麻醉平面在 T_8 至 S_5。麻醉效果满意后行膀胱镜手术。

（2）方法二：选择使用腰硬联合穿刺包，选择 $L_{3\sim4}$ 椎间隙行常规硬膜外穿刺后，置入腰麻针见脑脊液回流顺畅，缓慢注射 0.5% 丁哌卡因 $7.5\sim10$ mg，退出腰麻针并向头端置入硬膜外导管，在硬膜外腔留置 3 cm，回抽无血无脑脊液予以固定。维持麻醉平面在 T_8 至 S_6。麻醉效果满意后行膀胱镜手术。必要时硬膜外腔追加 2% 利多卡因或 0.5% 罗哌卡因 $3\sim5$ mL。

3.骶管麻醉

患者麻醉前开放静脉通路，输注胶体液 $300\sim500$ mL。常规骶裂孔穿刺后，回抽无血、无脑脊液，缓慢注入 1.5% 利多卡因或者 0.5% 罗哌卡因 $20\sim25$ mL，$3\sim5$ min 注完，注药期间多次与患者交流，注意患者有无出现不良反应。注药完毕后嘱患者取截石位平卧，麻醉效果满意后行膀胱镜手术。联合静脉麻醉效果更好，可以减少静脉用药量，安全舒适。

七、无痛膀胱镜麻醉

（一）无痛膀胱镜检查

患者入室后采用平卧位卧于检查床上，双腿分开。开放静脉通路，6% 羟乙基淀粉 500 mL 静脉滴注。中流量鼻导管吸氧，连续监测心电图、心率、血压、脉搏氧饱和度。检查前以芬太尼 1 $\mu g/kg$ 静脉推注，2 min 后缓慢推注丙泊酚 2 mg/kg，在 $20\sim50$ s 推注完毕，待患者入睡、睫毛反射消失、呼吸平稳后开始进镜检查。麻醉诱导时采用鼻导管给氧，视呼吸情况给予手控辅助通气。$SpO_2<90\%$ 时采用面罩供氧手控辅助呼吸，SpO_2 恢复到 95% 以上后继续鼻导管或面罩吸氧。平均血压下降大于基础血压 30% 时或心率低于 55 次/分钟时，给予麻黄碱 5 毫克/次静脉注射。患者体动明显、平均血压高于基础血压 4.0 kPa（30 mmHg）或心率快于 120 次/分钟时，每次给予丙泊酚 0.5 mg/kg 静脉匀速推注。心电图示心律失常应马上结束检查，对症处理。检查结束后继续监测和吸入纯氧，保证充足的呼吸道通畅和氧气供应，直至患者清醒。患者在检查结束后 5 min 左右清醒，对检查过程无任何记忆，苏醒后心情愉快，30 min 左右离院。

(二)无痛膀胱镜镇静

在充分表面麻醉的基础上,先静脉泵注负荷剂量(0.5~1.0 pg/kg)的右美托咪啶,再持续泵注维持镇静状态,检查前给予 1~5 μg 舒芬太尼,基本保持患者清醒、自主呼吸、无痛苦状态。

(三)无痛膀胱镜辅助下手术麻醉

患者麻醉前开放静脉通路,6%羟乙基淀粉 500 mL 静脉滴注。中流量鼻导管或面罩吸氧,连续监测心电图、心率、血压、脉搏氧饱和度。使用腰硬联合穿刺包,选择 $L_{3~4}$ 椎间隙进行常规硬膜外穿刺后,置入腰麻针见脑脊液回流顺畅,缓慢注射 0.5%丁哌卡因 7.5~10 mg,退出腰麻针并向头端置入硬膜外导管,在硬膜外腔留置 3 cm,回抽无血、无脑脊液后予以固定。维持麻醉平面在 T_8 至 S_5,麻醉效果满意后行膀胱镜手术,必要时于硬膜外腔追加 2%利多卡因或 0.5%罗哌卡因 3~5 mL。平均血压下降大于基础血压 30%或低于 10.7 kPa(80 mmHg)时,给予麻黄碱 5 毫克/次静脉注射,心率低于 55 次/分钟伴血压明显降低时,给予麻黄碱 5~10 毫克/次静脉注射,心率低于 55 次/分钟不伴血压明显降低时,给予阿托品 0.1~0.25 毫克/次静脉注射。术后根据手术种类(如膀胱镜辅助下前列腺电切术)和患者的意愿留置术后患者自控镇痛泵。

八、并发症的预防及处理

(一)低氧血症

麻醉药物如丙泊酚、芬太尼、瑞芬太尼等对呼吸有明显的抑制作用,可抑制患者对二氧化碳的通气反应,静脉注射速度快时可发生呼吸暂停。部分患者麻醉诱导后会出现舌根后坠,影响患者的呼吸。采用椎管内麻醉的患者,有可能因麻醉平面过高而影响呼吸动作。这些都是可能导致低氧血症的原因。

对出现舌根后坠的患者可轻轻托起下颌,使其呼吸道通畅。芬太尼、瑞芬太尼和丙泊酚使用要注意适当减少用量,缓慢推注,避免严重呼吸抑制的发生。椎管内麻醉时,局麻药物用量要适宜,推注不要过多过快,尤其对于老年患者,可分次少量推注椎管内用药,仔细测试麻醉平面,以免造成麻醉平面过高引起呼吸抑制。术中需要密切注意患者的呼吸和脉搏氧饱和度。如发现患者有呼吸抑制,应立即吸氧并采用面罩手控辅助呼吸,呼吸抑制多为一过性,待患者呼吸恢复正常,氧饱和度回升至 95%再继续采用面罩或鼻导管吸氧。如患者持续呼吸抑制,应停用麻醉药物,吸氧并面罩手控辅助呼吸,必要时可气管插管或插入喉罩辅助呼吸至患者呼吸恢复正常。

(二)血压下降

丙泊酚可使外周血管阻力下降、心肌抑制、心排血量减少及抑制压力感受器对低血压的反应,从而引起血压下降。采用椎管内麻醉的患者,有可能因麻醉平面过广、血管扩张及血液回流减少而造成血压下降。丙泊酚对循环功能的抑制呈剂量依赖性,并与注射速度呈正相关,因此,应适当控制注射速度。椎管内麻醉时,局麻药物推注不要过多过快,以免造成麻醉平面过广引起血压下降。如检查中患者血压比基础血压降低 30%,可静脉注射麻黄碱 5~10 mg。

(三)心律失常

膨胀膀胱和牵拉输尿管可能引起迷走神经兴奋,患者出现心率减慢,严重的可引起以心动过缓、心律失常、血压下降、面色苍白、大汗淋漓、头晕及胸闷等表现,严重时可危及患者生命安全。接受无痛膀胱镜检查的患者处于麻醉状态,伤害刺激的传入被阻断,大大减少了心律失常的出现。另外,手术操作动作要轻柔,避免过多刺激。麻醉中要密切注意心率变化,如出现心率减慢至 55 次/分钟,不合并血压降低的给予静脉注射阿托品 0.2～0.25 mg,如合并血压下降给予静脉注射麻黄碱 5～10 mg。必要时停止手术,给予肾上腺素,并做好心肺复苏的准备。

(四)水中毒

膀胱镜应用大量灌流液时,液体被吸收入血液循环,可导致血容量过多及低钠血症,严重者表现为急性左心衰竭和肺水肿。为预防其发生,术中应采取有效低压灌流,控制手术时间。一旦发生水中毒,应立即停止手术,给予吸氧、利尿剂及纠正各种电解质失调等。必要时立即改气管内插管全身麻醉,正压控制呼吸,对症处理。

(五)恶心、呕吐

牵拉输尿管或大量液体吸收入血都可能造成恶心、呕吐。丙泊酚有内在的止呕作用,发生恶心、呕吐的概率较其他静脉药小。一旦发生恶心,可静脉注射止呕药如托烷司琼 2 mg。

(六)反流误吸

患者检查前均禁饮禁食,可以减少手术中出现反流误吸的概率。患者在静脉余麻的情况下,喉头反射迟钝,不一定能观察到呛咳的动作,麻醉医师需要特别注意。患者在检查过程中如出现呛咳和反流,应把患者推至侧卧位甚至半俯卧位,立即使用吸引器吸出胃液。如血氧饱和度下降,常规处理后不能回升,应果断行气管插管,机械控制呼吸,并予肺泡灌洗,防止出现吸入性化学性肺炎。

(七)误入蛛网膜下腔

硬膜外阻滞的局麻药误入蛛网膜下腔,可能导致阻滞平面异常升高或全脊麻。全脊麻的主要特征是注药后迅速发展的广泛的感觉和运动神经阻滞,出现低血压、呼吸抑制甚至呼吸停止。随着低血压及缺氧,患者可能很快意识不清、昏迷。全脊麻的处理原则是维持患者循环及呼吸功能。患者神志消失,应行气管插管人工通气,加速输液以及滴注血管收缩药升高血压。若能维持循环功能稳定,30 min 后患者可清醒。全脊麻持续时间与使用的局麻药有关,利多卡因可持续 1～1.5 h,而丁哌卡因持续 1.5～3.0 h。尽管全脊麻会影响患者的生命安全,但只要诊断和处理及时,大多数患者均能恢复。预防措施包括硬膜外小心穿刺,避免穿破硬膜,一旦穿破硬膜,最好改换其他麻醉方法,如全麻或神经阻滞。强调注入全量局麻药前先注入试验剂量,观察 5～10 min 有无脊麻表现,改变体位后若需再次注药也应再次注入试验剂量,首次试验剂量不应大于 3～5 mL。麻醉中若患者发生躁动可能使导管移位而刺入蛛网膜下腔。

(张建勋)

第四节　无痛宫腔镜的麻醉

一、概述

纤维宫腔镜检查采用膨宫介质扩张宫腔,通过纤维导光束和透镜将冷光源经宫腔镜导入宫腔内,直视下观察宫颈管、宫颈内口、子宫内膜及输卵管开口,可以针对病变组织直观准确取材并送病理检查,同时也可在直视下行宫腔内的手术治疗。宫腔镜手术可诊断和治疗多种疾病,如妇女的功能失调性子宫出血、黏膜下肌瘤、子宫内膜息肉、宫内节育环和流产后胚胎组织残留等。

经宫腔镜治疗后不仅使原来靠传统方法需切除子宫的患者避免了开腹手术,同时还可保留子宫,对伴有出血性疾病的患者(如血小板减少症、血友病及白血病等患者)进行宫腔镜手术也是安全的。另外,宫腔镜还可对幼女及未婚女性进行阴道及宫腔检查,及时准确地发现该处的异常并进行相应治疗,同时还可保护处女膜的完整,减轻患者痛苦。宫腔镜检查也可用于不孕原因的诊断,矫正子宫畸形,在必要时还可用于早期子宫内膜癌的诊断。对于大部分适应于进行诊断性刮宫的患者,先行宫腔镜检查明确病灶部位后再作活组织检查或刮宫更为合理、有效。

宫腔镜常用于:①常见子宫出血,包括月经过多、月经过频、经期过长、不规则子宫出血等;②不孕症和反复自然流产,在男女双方全面系统评估的基础上,探查宫腔内病因并予以矫正;③B超、子宫输卵管碘油造影或诊断性刮宫(诊刮)检查提示有异常或可疑者,可经宫腔镜检查确诊、核实或排除;④有子宫腔内粘连或宫腔内异物残留者,后者包括胎儿骨片等;⑤疑有子宫内膜癌及其癌前病变者,应用宫腔镜检查、定位活检结合组织病理学评估,有助于早期诊断和及时处理;⑥替代传统的治疗方法,如宫腔镜下子宫内膜息肉切除手术;⑦术后随访。

目前临床上广泛应用的宫腔镜为电视宫腔镜,经摄像装置把宫腔内图像直接显示在电视屏幕上观看,使宫腔镜检查更方便直观。用于进行检查的诊断性宫腔镜按其构造分为纤维宫腔镜及硬性宫腔镜两种。临床使用的纤维宫腔镜插入端外径有 2.9 mm、3.1 mm、4.9 mm 等不同规格;硬性宫腔镜鞘管外径有 4.5 mm、5.5 mm、7.0 mm、8.0 mm 等不同规格,在鞘管上设有操作孔,可以插入微型器械进行宫腔内的操作及输卵管插管治疗。与硬性宫腔镜相比,纤维宫腔镜管径细,尖端又可弯曲,不仅适合子宫在解剖学上的前倾前屈或后倾后屈位置,对于未生育或绝经期妇女也更容易插入宫腔内。另外,也便于通过幼女或未婚成年妇女的处女膜处,进入阴道而窥视宫颈,有时还可通过宫颈管进入宫腔,进行宫腔镜检查。用于宫腔镜检查的膨宫介质有 3 类:低黏度膨宫介质、高黏度膨宫介质和 CO_2 气体。①低黏度膨宫介质:低黏度膨宫介质又分为电解质和非电解质介质两类。低黏电解质介质,尤其是含 Na^+ 的液体,是宫腔镜下非电手术操作中最常用的液体膨宫介质。②高黏度膨宫介质:右旋糖酐-40 的衍生物,是分子量为 70 000 的 32% 葡萄糖溶液与 10% 葡萄糖液的混合物,该溶液不含电解质离子,清亮、透明,作为膨宫介质可提供极为清晰的观察视野;与低黏度液体相比,由于其较为黏稠,术中使用量较少,而且不易与血液融合,尤其适合于子宫出血患者。缺点是价格昂贵,清洗困难,用完后需用热水浸泡,以免积垢于管壁或镜面,使用极为麻烦和不便。此外,还有发生过敏的报道。③CO_2 气体:一种极好的膨富介质,尤其在诊断性宫腔镜或不需要实施宫腔内操作时,气体介质膨官视野相对较大,清晰度高。但是可以引起气泡或黏液增多,不适宜于出血患者。另外,使用不当,还有引起 CO、气腹或气栓的可能。

二、适应证

(1)未生育的年轻妇女或绝经后的妇女,宫颈管较紧,进行宫腔镜检查时需扩张宫颈口的可能性大,疼痛较剧烈,也容易引起人流综合征,做无痛宫腔镜可避免患者的痛苦。

(2)对检查异常恐惧焦虑的患者。

(3)流产术流产不全或多次人工流产术后行宫腔镜下再次手术的患者。

(4)合并其他内科疾病,评估不能耐受检查刺激的患者。

三、禁忌证

(一)相对禁忌证

(1)肥胖症伴有呼吸、循环系统症状的患者。

(2)预计麻醉后可能有中重度上呼吸道梗阻的患者。

(3)无人陪护的门诊患者。

(4)妊娠和哺乳期妇女。

(二)绝对禁忌证

(1)合并重要器官严重疾病的患者:哮喘急性发作,呼吸衰竭不能平卧者;心绞痛未控制,近期(3~6个月)急性心肌梗死,严重心律失常,严重心脏瓣膜病;严重肝、肾功能不全等。

(2)预计麻醉后可能有重度上呼吸道梗阻并有困难气道史的患者。

四、麻醉评估

接受宫腔镜检查的患者年龄跨度比较大,为保证患者安全和减少术后并发症,对接受无痛宫腔镜检查的患者麻醉前进行充分评估非常必要,可减少术中不良事件的发生。拟行宫腔镜检查的患者,很多感觉焦虑、紧张。麻醉医师除了常规进行麻醉前评估外,还要对患者的心理状态进行评估。对焦虑的患者可口头安慰,必要时应用术前药物。

五、麻醉准备

(1)宫腔镜手术前准备除特殊情况外,一般月经干净后 5 d 检查。对不规则出血的患者在止血后任何时期都可进行检查,必要时给予抗生素预防感染。

(2)麻醉前常规准备。

(3)检查体位:膀胱截石位。

六、麻醉方法

目前临床用于诊断的宫腔检查镜直径为 3.1~7.0 mm,其中 3.1~5.5 mm 的检查镜最为常用。检查一般需时 5~10 min,需要在宫腔镜下进行取环、内膜息肉电切、清宫等治疗的需时延长。子宫主要由骨盆神经丛支配,除了交感和副交感神经外,还有丰富的感觉神经,感觉神经在宫颈口处尤为丰富。宫腔镜检查操作造成阴道扩张、宫颈扩张和膨胀子宫引起的子宫收缩,除了可以引起强烈疼痛外,还会引起迷走(副交感)神经反射性兴奋,导致冠状动脉痉挛、心脏传导阻滞、心率减慢、血压下降,从而产生一系列的影响,出现主要表现为心动过缓、心律失常、血压下降、面色苍白、大汗淋漓、头晕、胸闷等的人流综合征,严重时可危及患者生命安全。未经产妇或绝经后子宫萎缩者疼痛更为剧烈,患者的焦虑和紧张会加重这种疼痛的影响。无痛宫腔镜检查可采用静脉全身麻醉,宫腔镜手术时根据手术难易选择椎管内麻醉或全麻。椎管内麻醉包括脊麻、硬膜外麻醉或骶管阻滞。一般较短的手术,可采用静脉麻醉进行全麻,异丙酚和芬太尼或瑞芬太尼联合应用效果确切,术后苏醒迅速。较长时间的手术可行气管内插管或喉罩全身麻醉,术中静脉或吸入麻醉维持,应用肌肉松弛药有助于防止患者体动造成子宫穿孔等并发症。

常用的麻醉方法包括以下几点。

(一)静脉全身麻醉

1.丙泊酚静脉麻醉

丙泊酚是新型的静脉麻醉药物,起效迅速,苏醒快,镇静作用强,对循环和呼吸系统有轻微抑制作用,缓慢推注可减轻抑制作用。丙泊酚给药方法有单次静脉注射、微量泵持续推注和靶控输注 3 种。丙泊酚无镇痛作用,需要大剂量使用才能消除手术给患者带来的疼痛,随着剂量的增加,不良反应随之增加。合用芬太尼、舒芬太尼和瑞芬太尼等短效镇痛药可以消除包括钳夹宫颈、扩张宫颈和膨胀子宫带来的疼痛,使麻醉效果更好,从而减少丙泊酚用量,不良反应更少。开放比较粗的静脉和减慢静脉注射速度可以减少丙泊酚的注射痛。

(1)单纯丙泊酚麻醉。方法一:丙泊酚 $2.5 \sim 3$ mg/kg 诱导剂量,$20 \sim 50$ s 匀速静脉推注,待患者入睡,睫毛反射消失,呼吸平稳后开始进镜检查,如手术时间延长,可以每次追加丙泊酚 $20 \sim 30$ mg。方法二:丙泊酚 $2 \sim 2.5$ mg/kg 静脉注射,待患者入睡后静脉持续输注丙泊酚 $2 \sim 10$ mg/(kg·h),手术结束前停药。静脉持续泵注比单次静脉注射更容易维持血药浓度的稳定,且呼吸循环抑制的发病率也比较低。方法三:手术前将患者的年龄、身高、体重输入靶控输注系统,设定丙泊酚血浆靶浓度为 $5 \sim 6$ μg/mL,手术结束前 $1 \sim 2$ min 停药。如手术过程中患者有体动,可提高靶浓度 $1 \sim 2$ μg/mL 或者静脉单次追加 0.5 mg/kg。使用靶控输注技术,可使血液或血浆药物浓度快速达到所设定的目标浓度,并可根据需要随时调整给药,避免诱导的时候血流动力学剧烈波动,而且维持麻醉时可以根据临床需要进行调节靶浓度,显示出计算的血药浓度,并自动补偿中断的药物输注,迅速达到预期靶浓度。还可预测患者清醒时间,并且能很好地控制麻醉深度,使麻醉过程平稳,减少循环和呼吸波动,使麻醉处于最佳状态,停药后患者可迅速清醒。

(2)丙泊酚复合芬太尼麻醉:芬太尼为阿片类镇痛药,镇痛效价高,单次小剂量静脉注射作用时间短,对呼吸抑制轻,不抑制心血管系统。术前采用芬太尼 1 μg/kg 静脉推注,30 s 后缓慢推注丙泊酚 $1.5 \sim 2.5$ mg/kg,待患者入睡、睫毛反射消失、呼吸平稳后开始手术,必要时每次追加丙泊酚 $20 \sim 30$ mg。

(3)丙泊酚复合舒芬太尼麻醉:舒芬太尼是芬太尼家族中镇痛作用最强的阿片类药物,呼吸抑制轻,血流动力学稳定性好,在组织中无明显蓄积现象。单次静脉注射后药物作用达峰时间为 5.6 min,半衰期为 3 min。术前采用舒芬太尼 $0.2 \sim 0.3$ μg/kg 静脉缓慢推注,30 s 后缓慢推注丙泊酚 $1 \sim 2$ mg/kg,待患者入睡、睫毛反射消失、呼吸平稳后开始手术,必要时每次追加丙泊酚 $20 \sim 30$ mg。

(4)丙泊酚复合瑞芬太尼麻醉:瑞芬太尼是一种新型 μ 受体激动药,镇痛作用强,代谢不依赖肝肾功能,起效迅速,作用时间短,消除快,重复用药无蓄积作用,非常适用于门诊手术麻醉。方法一:静脉缓慢注射瑞芬太尼 $0.6 \sim 0.8$ μg/kg,接着缓慢推注丙泊酚 $1 \sim 2$ mg/kg,待患者入睡、睫毛反射消失、呼吸平稳后开始手术,必要时每次追加瑞芬太尼 $20 \sim 30$ μg 或者丙泊酚 $20 \sim 30$ mg。方法二:瑞芬太尼 1 μg/kg 缓慢静脉注射持续 60 s,随后静脉注射丙泊酚 1 mg/kg,以瑞芬太尼 0.1 μg/(kg·min)或丙泊酚 3 mg/(kg·h)持续输注维持麻醉至负压吸引结束用药,待患者入睡、睫毛反射消失、呼吸平稳后开始手术,必要时每次追加丙泊酚 $20 \sim 30$ mg。方法三:丙泊酚靶控输注,设定血浆靶浓度 $3 \sim 4$ μg/mL,复合瑞芬太尼靶控输注,设定血浆靶浓度为 $2 \sim 3$ ng/mL。待患者入睡、睫毛反射消失、呼吸平稳后开始手术。如手术过程中患者有体动,可提高丙泊酚靶浓度 $1 \sim 2$ μg/mL 或者静脉单次追加丙泊酚 $20 \sim 30$ mg。手术结束前停药。瑞芬太尼的呼吸抑制作用较强,与静脉注射的速度相关,复合丙泊酚时呼吸抑制更明显。两者复合用药时在降低血压方面也较为明显。麻醉诱导时应注意缓慢注射,必须要密切监测患者的呼吸和血压,出现情况及时处理。

(5)丙泊酚复合氯诺昔康麻醉:氯诺昔康是一种新型非甾体抗炎药,能减少前列腺素的合成和提高体内 5-羟色胺和内啡肽的浓度,降低中枢对疼痛的敏感性而达到中枢性镇痛作用,无循环和呼吸抑制作用。氯诺昔康复合丙泊酚可以减少丙泊酚用量,还可以减轻人流术后的疼痛。手术前静脉注射氯诺昔康 8 mg,丙泊酚 2.0~2.5 mg/kg 缓慢推注,待患者入睡、睫毛反射消失、呼吸平稳后开始手术。如手术过程中患者有体动,可静脉单次追加丙泊酚 20~30 mg。

(6)丙泊酚复合氟比洛芬酯麻醉:氟比洛芬酯是一种新型静脉注射用脂微球非甾体抗炎药,可以靶向性地聚集在手术切口、损伤血管和炎症部位而增强药效,脂微球结构还可以缩短药物起效时间并控制药物释放,使药效延长。复合丙泊酚用于无痛人流术的麻醉,可以减少丙泊酚用量,减轻呼吸抑制等不良反应,还可以作为人流术的术后镇痛。术前静脉注射氟比洛芬酯 1 mg/kg,10 min 后缓慢静脉注射丙泊酚 2.0~2.5 mg/kg,待患者入睡、睫毛反射消失、呼吸平稳后开始手术。如手术过程中患者有体动,可静脉单次追加丙泊酚 20~30 mg。

2.芬太尼复合咪达唑仑麻醉

咪达唑仑是苯二氮草类药,具有良好的镇静和顺行性遗忘作用。检查前芬太尼 1~1.5 μg/kg 稀释后缓慢静脉注射,2 min 后给予咪达唑仑 0.1 mg/kg 稀释后缓慢静脉注射,待患者入睡、睫毛反射消失、呼吸平稳后开始手术。咪达唑仑与丙泊酚相比起效时间和达峰时间较迟,代谢较慢,可造成中枢性呼吸抑制,可能会造成离院时间延迟。临床上已逐渐被丙泊酚代替。

3.依托咪酯麻醉

依托咪酯是短效静脉麻醉药,起效快、作用时间短、对呼吸和循环影响小、清醒迅速完全、无镇痛作用,不良反应有抽搐、恶心、呕吐和注射部位疼痛等。复合短效阿片类镇痛药,使麻醉效果更好,也可对抗依托咪酯的不良反应。方法一:依托咪酯 0.3~0.5 mg/kg 缓慢静脉注射,待患者入睡、睫毛反射消失、呼吸平稳后开始手术,必要时追加 0.1 mg/kg。方法二:芬太尼 1.0~1.5 μg/kg 缓慢静脉注射,随后依托咪酯 0.2~0.4 mg/kg 缓慢静脉注射,患者入睡、睫毛反射消失、呼吸平稳后开始手术,必要时追加 0.1 mg/kg。

(二)吸入全身麻醉

吸入全身麻醉是利用气体通过呼吸道进入体内而起到麻醉作用。吸入麻醉药具有麻醉效能强和易于调控麻醉深度的优点,门诊检查采用吸入全身麻醉可以避免患者忍受穿刺的疼痛。但麻醉气体吸入至产生麻醉效果需要一段时间,不如静脉全身麻醉起效迅速,还可能造成检查室内麻醉气体污染。可考虑给患者插入喉罩连接麻醉机行吸入全身麻醉,既保证患者安全也可避免麻醉气体污染检查室。

七氟醚是一种新型吸入麻醉药,诱导和苏醒迅速,镇痛作用强大,无刺激气味,对呼吸循环抑制轻。检查前使用专用的挥发罐都以半开放式吸入浓度为 6%~8% 的七氟醚和大流量氧气(5 L/min)诱导,待患者意识消失后改用半紧闭模式吸入 2%~3% 的七氟醚和中流量氧气(3 L/min)维持麻醉,检查结束前停止吸入七氟醚并吸入大流量氧气(5~6 L/min)把吸入麻醉药排出。

(三)椎管内麻醉

椎管内麻醉是将局麻药注入椎管内的不同腔隙,使脊神经所支配的相应区域产生麻醉作用,包括蛛网膜下腔阻滞麻醉(腰麻)和硬膜外阻滞麻醉两种方法,后者还包括骶管阻滞。宫腔镜辅助下治疗,如子宫内膜息肉、子宫黏膜下肌瘤切除等,患者需要麻醉的时间比较长,可以选择进行椎管内麻醉。椎管内麻醉效果确切,可以提供稳定而长时间的麻醉作用,对呼吸循环系统的影响小,术后还可以有一段时间的镇痛作用。宫腔镜手术刺激主要由 T_{10} 以下神经传导,宫颈刺激主要由低神经传导。硬膜外和蛛网膜麻醉可选择 $L_{2\sim3}$ 椎间隙穿刺,维持麻醉平面在 T_8 以下。椎管内麻醉穿刺是有创操作,可增加麻醉并发症的发生风险。而且术前麻醉准备时间较长,术后麻醉平面消退、下肢恢复活动需要时间也较长,可能造成离院时间延迟。故穿刺操作时需谨慎细致,避免麻醉并发症的出现。选择短效局麻药,使患者术后尽快恢复。以下介绍几种椎管内麻醉的用药方法。

1.硬膜外麻醉

患者麻醉前开放静脉通路,输注胶体液 $300\sim500$ mL。选择 $L_{2\sim3}$ 椎间隙穿刺,向骶管方向置入硬膜外导管 3 cm。回抽无血及脑脊液,硬膜外腔注入 2％利多卡因或 1.73％碳酸利多卡因 3 mL 作为试验剂量,5 min 后无局麻药中毒或全脊麻,给予 2％利多卡因或 1.73％碳酸利多卡因 $13\sim15$ mL 作为诱导剂量,维持麻醉平面在 $T_8\sim S_5$。麻醉效果满意后行宫腔镜手术。有需要可硬膜外腔追加 2％利多卡因或 1.73％碳酸利多卡因 $3\sim5$ mL。

2.脊椎麻醉

患者麻醉前开放静脉通路,输注胶体液 $300\sim500$ mL。方法一:选择 $L_{3\sim4}$ 椎间隙进行蛛网膜下腔穿刺,见脑脊液回流畅顺,缓慢注射 0.5％丁哌卡因(丁哌卡因)$10.0\sim12.5$ mg,维持麻醉平面在 $T_8\sim S_5$ 麻醉效果满意后行宫腔镜手术。也有学者提出使用 0.3％罗哌卡因 2 mL 进行脊椎麻醉,但近年来对罗哌卡因用于脊椎麻醉仍有争议,建议慎重使用。方法二:选择使用腰硬联合穿刺包,选择 $L_{3\sim4}$ 椎间隙行常规硬膜外穿刺后,置入腰麻针见脑脊液回流畅顺,缓慢注射 0.5％丁哌卡因 $7.5\sim10$ mg,退出腰麻针并向头端置入硬膜外导管,在硬膜外腔留置 3 cm,回抽无血、无脑脊液后予以固定。维持麻醉平面在 $T_8\sim S_5$。麻醉效果满意后行宫腔镜手术。必要时于硬膜外腔追加 2％利多卡因 $3\sim5$ mL。

3.骶管麻醉

患者麻醉前开放静脉通路,输注胶体液 $300\sim500$ mL。常规骶裂孔穿刺后,回抽无血、无脑脊液,缓慢注入 1.5％利多卡因(1 420 万单位肾上腺素)$15\sim20$ mL,$3\sim5$ min 注完,注药期间多次与患者交流,注意患者有无出现不良反应。注药完毕后嘱患者截石位平卧,麻醉效果满意后行宫腔镜手术。

患者入室后采用膀胱截石位卧于检查床上。开放静脉通路,中流量鼻导管吸氧,连续监测心电图、心率、血压、脉搏血氧饱和度。检查前静脉单次注射气诺昔康 8 mg,以丙泊酚 $2\sim3$ mg/kg 在 $20\sim50$ s 匀速静脉推注,待患者入睡、睫毛反射消失、呼吸平稳后开始进镜检查,如检查时间较长,出现睫毛反射或超过 5 min 者,可以追加丙泊酚 $0.3\sim0.5$ mg/kg。麻醉诱导时采用鼻导管给氧,视呼吸情况给予手控辅助通气。检查中血氧饱和度<90％时采用面罩供氧手控辅助呼吸,血氧饱和度恢复到 90％以上后继续鼻导管或面罩吸氧。平均血压下降大于基础血压 30％时或心率低于 55 次/分钟时每次给予麻黄素 5 mg 静脉注射。患者体动明显、平均血压高于基础血压 4.0 kPa(30 mmHg)或心率高于 120 次/分钟时每次给予丙泊酚 0.5 mg/kg 推注。心电图示心律失常马上结束检查,对症处理。检查结束后应继续监测和吸入纯氧,保证呼吸道通畅和充足的氧供,直至患者清醒。患者在检查结束后 5 min 左右清醒,对检查过程无任何记忆,苏醒后心情愉快,30 min 左右离院。

宫腔镜检查的疼痛除了检查过程中膨胀子宫、宫颈和阴道引起的疼痛外,检查后由于受刺激的子宫持续宫缩反应也会引起患者的下腹胀痛,严重的时候情况如同痛经,可能诱发患者迷走神经兴奋心率减慢、血压下降甚至晕厥。所以行无痛宫腔镜检查麻醉,除了术中镇痛外,还应给予患者术后镇痛药物,让患者真正远离痛苦,轻松进行检查,检查后愉快回家。非甾体抗炎药无疑是这种宫缩疼痛的最佳镇痛药物,无呼吸系统和循环系统抑制作用,无头晕、恶心、呕吐等不良反应。除了氯诺昔康外,氟比洛芬酯和帕瑞昔布钠也可以作为宫腔镜检查术后镇痛的选择。

七、并发症预防及处理

(一)呼吸抑制

无痛宫腔镜诊疗有时会出现轻度低氧血症,可能原因为麻醉药物对呼吸有明显的抑制作用,可抑制患者对二氧化碳的通气反应,静脉注射时可发生呼吸暂停。一般为一过性,操作开始后的刺激会使患者的呼吸恢复或略微增快。芬太尼、瑞芬太尼和丙泊酚均有呼吸抑制的不良反应,合用时要注意适当减少用量,缓慢推注,避免严重呼吸抑制的发生。术中需要密切注意患者的呼吸和脉搏血氧饱和度。如发现患者有呼吸抑制,应立即吸氧并采用面罩手控辅助呼吸,呼吸抑制多为一过性,待患者呼吸恢复正常,血氧饱和度回升至95%再继续采用面罩或鼻导管吸氧。如患者持续呼吸抑制,应停用麻醉药物,吸氧并面罩手控辅助呼吸,必要时可气管插管或插入喉罩辅助呼吸至患者呼吸恢复正常。

(二)舌后坠

部分患者麻醉诱导后会出现舌根后坠,影响患者的呼吸。可轻轻托起患者的下颌,使患者呼吸道通畅。

(三)血压下降

丙泊酚可使外周血管阻力下降、心肌抑制、心排血量减少及抑制压力感受器对低血压的反应从而引起血压下降。丙泊酚对循环功能的抑制呈剂量依赖性,并与注射速度呈正相关,因此应适当控制注射速度。如检查中患者血压比基础血压降低30%,可静脉注射麻黄素5~10 mg。

(四)人流综合征

宫腔镜诊疗操作扩张阴道、宫颈和膨胀子宫时,可能引起迷走神经兴奋,患者出现心率减慢,严重的可引起以心动过缓、心律失常、血压下降、面色苍白、大汗淋漓、头晕、胸闷等为主要表现的人流综合征,严重时可危及患者生命安全。手术时患者紧张、焦虑都有可能诱发和加重人流综合征。接受无痛宫腔镜诊疗的患者,处于麻醉状态,伤害刺激的传入被阻断,大大减少了人流综合征的出现。另外,宫腔镜操作动作要轻柔,避免过多刺激。麻醉中要密切注意心率变化,如出现心率减慢至55次/分钟,不合并血压降低的给予静脉注射阿托品0.20~0.25 mg,如合并血压下降的给予静脉注射麻黄素5~10 mg。必要时停止手术,静脉注射肾上腺素,并做好心肺复苏的准备。

(五)气栓或水中毒

应用二氧化碳气体作为膨宫介质,有发生气栓的危险。一旦出现气急、胸闷、呛咳等症状,应立即停止操作,并给予吸氧并对症处理,维持呼吸和循环功能稳定。宫腔镜应用大量灌流液时,液体被吸收入血液循环,可导致血容量过多及低钠血症,严重者表现为急性左心衰竭和肺水肿。为预防其发生,术中应采取有效低压灌流,控制手术时间。一旦发生水中毒,应立即停止手术,给予吸氧、利尿剂,纠正低钠等电解质失调。

(六)恶心、呕吐

术后恶心、呕吐可使患者恢复延迟甚至必须在门诊留观。丙泊酚有内在的镇呕作用,发生恶心、呕吐的概率较小。一旦发生恶心可静脉注射止呕药如托烷司琼 2 mg。

(七)反流误吸

患者检查前均禁饮禁食,可以减少手术中出现反流误吸的概率。患者在静脉全麻的情况下,喉头反射迟钝,不一定能观察到呛咳的动作,麻醉医师需要特别注意。患者在检查过程中如出现呛咳和反流,应把患者推至侧卧位甚至半俯卧位,立即使用吸引器吸出胃液。如血氧饱和度下降,常规处理后不能回升,应果断行气管插管机械控制呼吸,并予肺泡灌洗,防止出现吸入性化学性肺炎。

(顾　佳)

第六章　神经外科麻醉

第一节　颅脑创伤手术的麻醉

一、颅脑创伤患者的临床特征

颅脑创伤通常发生在青少年、年轻人和 75 岁以上的老年人,在所有年龄组,男性遭受重度颅脑创伤的发生率是女性的两倍以上。

按照创伤发生时间,创伤性颅脑损伤可分为原发性颅脑损伤和继发性颅脑损伤。原发性颅脑损伤是创伤即刻发生,对颅骨和脑组织的机械撞击和加速减速挤压引起的颅骨骨折和颅内组织损伤,主要有脑震荡、弥散性轴索损伤、脑挫裂伤和原发性脑干损伤等。继发性颅脑损伤发生于创伤后数分钟、数小时或几天后,表现为起源于原发性颅脑损伤的一系列复杂过程,主要有脑缺血、缺氧、脑水肿和颅内血肿。颅内血肿按照来源和部位又分为硬脑膜外血肿、硬脑膜下血肿和脑内血肿等,加重损伤的因素还包括缺氧、高碳酸血症、低血压、贫血和高糖血症,这些因素大多是可以预防的。如果创伤后数小时或数天出现癫痫、感染和败血症可进一步加重脑损伤,必须及时防治。

硬脑膜外血肿通常是由车祸引起,原发性创伤撕裂脑膜中动、静脉或硬脑膜窦,可导致患者昏迷。受损血管发生痉挛和血栓时出血停止,患者可重新恢复意识,在接下来的几小时内血管再次出血,特别是动脉出血时,患者病情可迅速恶化,应立即开始治疗,常需紧急清除颅内血肿。静脉出血性硬脑膜外血肿发展相对比较缓慢。

急性硬脑膜下血肿的临床表现差异较大,轻者无明显表现,重者出现昏迷、偏瘫、去大脑状态和瞳孔放大,也可有中间清醒期。虽然硬脑膜下血肿的最常见原因是创伤,但是亦可源于凝血功能障碍、动脉瘤和肿瘤。如果 72 h 内患者出现症状称为急性,3～15 d 患者出现症状为亚急性,2 周后患者出现症状为慢性。亚急性或慢性硬脑膜下血肿大多见于 50 岁以上患者,有可能无头部创伤史。这些患者临床上表现为局部脑功能障碍、意识障碍或器质性脑综合征,急性硬脑膜外血肿多伴有颅内压(intracranial pressure,ICP)升高。在血肿清除前后需要积极治疗以纠正 ICP 升高以及控制脑水肿和肿胀。

脑内血肿患者轻者无明显症状，重者可深度昏迷，大的孤立性血肿应及时清除。新鲜出血引起延迟性神经功能障碍者也应清除，但有可能预后不佳。根据脑损伤的程度，脑内血肿患者需要积极治疗以控制颅内高压和脑水肿。撞击伤和对冲伤通常导致脑挫伤和脑出血，一般不需要切除挫伤脑组织，但偶尔会切除挫伤的额叶或颞叶脑组织，以控制脑水肿和预防脑疝。

创伤性颅脑损伤患者的典型表现为颅内血肿形成、脑血管自主调节功能障碍、ICP升高和脑血流（cerebral blood flow，CBF）降低。创伤局部CBF降低可导致脑细胞缺血缺氧，引起细胞毒性脑水肿，而创伤性颅脑损伤又常常伴有不同程度的血-脑屏障（BBB）破坏，并发血管源性脑水肿。由于颅腔是一个几乎封闭的结构，颅内血肿和脑水肿形成均可导致ICP升高，这时机体会启动代偿机制抑制ICP的增加，初期以减少颅内脑脊液（CSF）容量为主，后期全脑CBF进一步降低，形成缺血-脑水肿恶性循环，最终导致脑疝的发生。

创伤性颅脑损伤患者的预后与入院时格拉斯哥昏迷评分（GCS）、脑CT扫描表现、年龄、循环呼吸功能状态、继发性颅脑损伤的救治等因素有关。重度脑创伤（GCS≤8）患者的死亡率可达33%，轻度（GCS 13～15）和中度（GCS 9～12）脑创伤患者大约50%可遗留残疾和认知功能障碍。

颅脑损伤的全身性影响是多种多样的，可使治疗复杂化，包括心肺［（例如气道阻塞、低氧血症、休克、急性呼吸窘迫综合征（acute respiratory distress syndrome，ARDS）、神经源性肺水肿、心电图改变）、血液（弥散性血管内凝血）、内分泌（垂体功能障碍、尿崩症、抗利尿激素异常分泌综合征）、代谢（非酮症高渗性糖尿病昏迷）和胃肠道（应激性溃疡、出血）。

由于出血、呕吐和脱水利尿治疗等，绝大多数创伤性颅脑损伤患者伴有不同程度的低血容量，但临床上患者大多表现为高血压，是机体为了维持CBF的代偿性反应，高血压反应又可引起反射性心动过缓。当创伤累及心血管运动中枢时可出现各种心律失常，当心电图出现高P波、P-R间期和Q-T间期延长以及深U波、S-T段和T波改变、严重室性期前收缩或传导阻滞时，提示患者预后不良。

吸入性肺炎、液体超负荷和创伤相关的ARDS是颅脑创伤患者肺功能障碍的常见原因，也可出现突发性肺水肿。神经源性肺水肿主要表现为肺循环显著充血、肺泡内出血和蛋白水肿液，特点是发病迅速，与下丘脑病变、α肾上腺素能受体阻滞剂和中枢神经抑制密切相关。目前认为，神经源性肺水肿是由创伤后ICP增高造成交感神经强烈兴奋所致。针对心源性肺水肿的传统治疗方法常常对此无效，结果往往是致命的，其治疗包括药物或手术解除颅内高压、呼吸支持和液体管理等。

颅脑创伤患者可能存在有凝血功能异常，重度颅脑创伤和缺氧性脑损伤后有发生弥散性血管内凝血的报道，可能是由脑组织凝血活酶释放进入循环血液所致。治疗潜在性疾病通常可使凝血功能障碍自然恢复，偶尔需要输入冷沉淀、新鲜冷冻血浆、浓缩血小板和全血。

垂体前叶功能不全是颅脑创伤后的一个罕见并发症，创伤后尿崩症可引起延迟性垂体前叶激素障碍并需要进行替代治疗。颅脑创伤后更易出现垂体后叶功能障碍，颅面部创伤和颅底骨折后患者可出现尿崩症，临床表现为多尿、烦渴、高钠血症、高渗透压和尿液稀释，创伤后尿崩症通常是一过性的，治疗主要基于液体治疗。如果患者不能维持体液平衡，可补充外源性血管升压素。抗利尿激素异常分泌综合征（syndrome of inappropriate antidiuretic hormone secretion，SIADH）与低钠血症、血浆和细胞外液低渗透压、肾脏钠排泄和尿渗透压大于血浆渗透压等相关，患者出现水中毒表现（如厌食、恶心、呕吐、烦躁、性格改变、神经系统异常等）。这种综合征通常是出现于伤后 3~15 d,如果治疗得当病程一般不超过 15 d,治疗包括限制液体,可考虑输入高渗盐水。

许多因素可导致颅脑创伤患者容易发生非酮症高渗性糖尿病昏迷,如类固醇激素的应用、长期甘露醇治疗、高渗性鼻饲、苯妥英钠和液体摄入不足。非酮症高渗性糖尿病昏迷的诊断标准是:高糖血症、尿糖、无酮症、血浆渗透压高于 330 mOsm/kg、脱水和中枢神经系统功能障碍等。低血容量和压力过高直接威胁患者的生命。高糖血症通常对小剂量胰岛素的反应良好,对于患有 Ⅱ 型糖尿病或有肾功能损害的老年患者可间断应用呋塞米预防脑水肿。

美国急诊医学会发表的院前急救管理指南,现已被院前急救人员和急诊医师广泛接受为治疗标准。目前主张在事故现场和救护车内就应开始急救治疗,根据美国颅脑创伤基金会对颅脑创伤的院前治疗指南,急救人员应遵循颅脑创伤救助指南,优先开始初级复苏(气道、呼吸和循环)、评估和治疗,维持呼吸道和血压。在转运患者之前,急救人员应进行合理评估和采取各种措施稳定病情,对于重度创伤患者建议直接运送至具有放射学检查条件和实施开颅手术的医院,最好能在创伤后 2~4 h 进行颅内血肿清除术。

轻度创伤性颅脑损伤患者大多迅速恢复且不会遗留后遗症。如果无意识丧失史、无恶心或遗忘、神经学检查正常、帽状腱膜下肿胀较轻,患者可在其他人监护下回家观察。中度颅脑创伤患者一般可遵从指令,但可出现病情迅速恶化,应留院密切观察。重度颅脑创伤患者需要充分的心肺方面的生命支持,大多需要手术治疗。

脑实质的原发性损伤或生物力学创伤包括脑震荡、挫裂伤和血肿。必须指出,并非所有的严重颅脑创伤患者均需要手术治疗。虽然患者可能不需要手术处理的创伤,但是大多数患者均有脑水肿和脑挫伤,突发脑阻塞或充血可引起弥漫性脑肿胀。原发性损伤 24 h 后脑白质可出现细胞外间隙水肿。弥漫性脑水肿的非手术治疗包括过度通气、应用甘露醇或呋塞米、巴比妥类药物和 ICP 监测等。

凹陷性颅骨骨折以及急性硬脑膜外、硬脑膜下和脑内血肿通常需要开颅手术治疗。慢性硬脑膜下血肿常常采用颅骨钻孔引流术。凹陷性颅骨骨折给予复位并在 24 h 内清创,以尽量减少感染的风险。在急诊室不要处理碎骨片和贯穿物,因为它们可引起静脉窦或硬脑膜窦填塞。

二、创伤性颅脑损伤手术的麻醉

创伤性颅脑损伤患者的麻醉处理原则是迅速恢复心肺和代谢功能、维持脑灌注压(CPP)和脑氧合、降低 ICP 和脑水肿、避免继发性脑损伤,并提供满意的手术条件。

(一)麻醉前评估

对创伤性颅脑损伤患者的诊治要争分夺秒,应在最短的时间内对患者的创伤程度、呼吸和循环状态进行快速评估,包括既往病史、受伤过程和时间、最后进食水时间、意识障碍的程度和持续时间、ICP 情况以及是否并发颈椎、颌面部和肋骨骨折以及内脏器官出血等。通过已有的辅助检查,如头颅 CT 扫描、MRI 检查、胸部 X 片、血常规、出凝血时间、血生化、电解质和动脉血气分析等迅速了解患者的一般状态并制订麻醉方案。

(二)呼吸管理

大多数轻、中度创伤性颅脑损伤患者的呼吸功能仍可维持稳定,无须实施紧急气管插管,应尽早给予面罩高流量吸氧,并密切观察,待麻醉诱导后进行气管插管。GCS≤8 分的创伤性颅脑损伤患者,应立即实施气管插管以保护呼吸道通畅、防止误吸、保证足够的通气,避免缺氧、低碳酸血症和高碳酸血症,不必等麻醉诱导后才进行气管插管。虽然气管插管可导致 ICP 进一步升高,但此时控制呼吸道和改善通气更为重要,不可因为顾虑对 ICP 的影响而延误。

气管插管前必须认真评估重度颅脑创伤患者的神经功能状态和合并伤情况。大约 2% 入院时诊断为闭合性头部创伤的患者合并有颈椎骨折,而 GCS≤8 分的患者合并颈椎骨折的发生率可高达 10%,侧位 X 线检查对颈椎骨折的漏诊率可达 20%,因此推荐同时摄前后位和齿状突位的颈椎 X 线片,据报道可使颈椎骨折的漏诊率降低至 7%。对此类患者进行气管插管有导致颈段脊髓损伤的风险,因此除非影像学检查以及明确排除颈椎损伤,否则在气管插管过程中所有患者均应进行颈椎保护。虽然临床上常常推荐对饱胃、颈椎损伤和预计困难气道患者采用光导纤维支气管镜引导清醒气管插管,但是创伤性颅脑损伤患者通常不能合作而难以实行。

在怀疑颅底骨折、严重面部骨折和出血素质时,要避免实施经鼻气管插管。出现中耳腔出血、CSF 耳漏、乳突和眼周瘀斑时应强烈怀疑颅底骨折,颅底骨折时经鼻气管插管有可能将污染物直接带入脑组织,甚至导致脑损伤,因此应尽量避免。目前认为,颅脑创伤患者应以经口气管插管为主,气管插管时由助手用双手固定患者头部于正中位,保持枕部不离开床面可维持头颈部不过度后仰,颈部下方放置颈托也有助于保护颈椎。必须指出,颈椎固定可增加喉镜显露和气管插管操作的难度,而创伤性颅脑损伤患者对缺氧的耐受性很差,必须事先准备好应对困难气管插管的措施,如训练有素的助手和各种气管插管设备等,紧急时应迅速实施气管切开。

对于颅脑创伤患者,应保证 PaO_2 在 8.0 kPa(60 mmHg)以上,对于合并肺挫伤、误吸或神经源性肺水肿的患者,需要采用呼气末正压通气(PEEP)来维持满意的氧合,但应尽量避免过高的 PEEP,因为胸膜腔内压升高可影响脑静脉回流和增加 ICP。

一般认为过度通气可通过收缩脑血管和减少脑血容量而达到降低 ICP 的目的,并且通过过度机械通气使动脉血二氧化碳分压($PaCO_2$)维持在 3.3～4.0 kPa(25～30 mmHg)曾经一度是颅脑创伤患者救治的常规,但是近年来其临床应用价值受到了人们的广泛质疑。临床研究表明,颅脑创伤患者在伤后 24 h 内处于脑缺血状态,对于此类患者,过度通气可进一步减少 CBF 和加重脑缺血,所以美国颅脑创伤基金会指出:在创伤性颅脑损伤后的 5 d 内,尤其是重度颅脑创伤患者,最初 24 h 内不进行预防性过度通气[$PaCO_2$≤4.7 kPa(35 mmHg)]。在难治性 ICP 升高患者应用过度通气控制 ICP 时,$PaCO_2$ 应维持在 4.0～4.7 kPa(30～35 mmHg),以降低脑缺血的相关风险。另外,过度通气的缩血管效应持续时间短暂,研究发现其降低 CBF 的效应仅能维持6～18 h,所以不应常规长期应用。目前的指南建议,在过度通气时应连续监测颈静脉球血氧饱和度或 CBF 指导治疗,而且不要使 $PaCO_2$ 降低至 3.3 kPa(25 mmHg)以下。对于创伤性颅脑损伤患者是否采用过度通气,应综合 ICP 和脑松弛等方面进行综合考虑,并且应尽量短时间使用。当患者临床情况不再需要或已有脑缺血的表现时,应将 $PaCO_2$ 恢复至正常水平,但是 $PaCO_2$ 恢复至正常水平也应逐步进行,因为快速升高 $PaCO_2$ 同样可影响生理。

(三)循环管理

控制呼吸道后应立即采取相关措施稳定心血管系统功能。颅脑创伤患者,尤其是年轻人,常常表现为高血压、心动过速和心排血量增加,还可出现心电图异常和致命性心律失常。颅脑创伤后肾上腺素血浆水平剧烈升高可能是导致高循环动力学反应和心电改变的主要原因,可静脉应用拉贝洛尔和艾司洛尔控制高血压和心动过速。

在一些颅脑创伤患者,严重 ICP 升高可导致高血压和心动过缓,称为 Cushing 三联征,在循环系统方面表现为高血压和心动过缓,是机体为了维持脑灌注的重要保护性反射(CPP =

MAP－ICP），所以此时不可盲目地将血压降低至正常水平,因为如果 ICP 升高患者伴有低血压必然严重影响脑灌注。如果心率不低于 45 次/分钟,一般无须处理;如果应用抗胆碱药物治疗心动过缓,宜选用格隆溴胺,而阿托品则可通过 BBB 导致中枢抗胆碱综合征,患者表现为烦躁、精神错乱和梦幻,甚至可出现惊厥和昏迷,应避免用于创伤性颅脑损伤患者。

创伤性颅脑损伤患者出现心动过速和持续低血压大多提示伴有其他部位出血,应采取进行输液和输血治疗,必要时应用血管活性药物。

创伤性颅脑损伤早期 CBF 大多明显降低,然后在 24～48 h 逐渐升高。创伤性颅脑损伤后脑组织对低血压和缺氧十分敏感,并且多项研究表明轻度低血压即可对患者的转归产生明显不良影响。所以,目前认为对创伤性颅脑损伤患者应给予积极的血压支持治疗。

正常人的平均动脉压（MAP）在 6.7～20.0 kPa（50～150 mmHg）范围波动时,通过脑血管自主调节功能可使 CBF 保持恒定,而创伤性颅脑损伤患者的这一调节机制则可受到不同程度的破坏。研究表明,大约 1/3 的创伤性颅脑损伤患者的 CBF 被动地随 CPP 同步改变,所以此时维持 CPP 至少在 8.0 kPa（60 mmHg）以上对改善 CBF 十分重要［小儿推荐维持 CPP 在 6.0 kPa（45 mmHg）以上］。

对于无高血压病史的创伤性颅脑损伤患者,为了保证 CPP＞8.0 kPa（60 mmHg）,在颅骨瓣打开前应维持 MAP 至少在 10.7～12.0 kPa（80～90 mmHg）以上。必须注意,血压过高则可增加心肌负担和颅内出血的风险,应给予降压治疗,但一定要小剂量分次进行,以防低血压的发生。手术减压后（打开颅骨瓣或剪开硬脑膜）ICP 降低至零,此时 CPP＝MAP,同时脑干压迫缓解,Cushing 反射消失,很多患者可表现为血压突然降低和心率增快,在此期应维持 MAP 高于 8.0～9.3 kPa（60～70 mmHg）,可通过使用血管收缩药和加快输液提升血压。由于颅骨瓣打开后血压降低的程度很难预料,所以不提倡预先预防性应用升压药物。在关颅期一般需要将 MAP 维持在 9.3～10.7 kPa（70～80 mmHg）以上。

（四）液体治疗

常规开颅手术大多提倡适当限制输液,以减少脑水含量和提供脑松弛。但是,该原则不适用于创伤性颅脑损伤患者。创伤性颅脑损伤患者常常伴有不同程度的低血容量,并且被代偿性高血压状态所掩盖,所以此时液体治疗不能仅以血压为指导,还要观察尿量和中心静脉压（CVP）等的变化,患者常常需要输入大量的液体,尤其是伴有其他部位出血时。

液体复苏时的顾虑是加重脑水肿,动物实验证实血浆总渗透压是影响脑水肿形成的关键因素。当血浆渗透压降低时,无论是正常的还是异常的脑组织均可发生水肿,这主要是因为钠离子不能通过 BBB。输入低于血浆钠离子浓度的含钠液会使水进入脑组织,增加脑水含量。因此,与 0.9％氯化钠溶液相比,0.45％氯化钠溶液和乳酸钠林格液更易引起脑水肿。使用大量等渗晶体液进行液体复苏可引起胶体渗透压降低,导致外周组织水肿。然而,在此方面脑和其他组织的表现明显不同,动物实验发现,在正常脑组织和某些脑创伤模型中,即使血浆胶体渗透压大幅度降低也不会引起脑水肿。由于 BBB 的独特结构,胶体渗透压对脑水移动的影响小于体液总渗透压。

在围术期应特别注意避免血浆渗透压降低,以防加重脑水肿。0.9％氯化钠溶液属轻度高渗液（308 mOsm/L）,适用于神经外科手术中的液体治疗,但大量使用可引起高氯性酸中毒。虽然乳酸钠林格液可避免高氯性酸中毒的发生,但是它属于低渗液（273 mOsm/L）,大量使用可引起血浆渗透压降低,所以在需要大量输液的情况下,可混合应用上述两种液体,并在手术中定期监测血浆渗透压和电解质作为指导。

关于创伤性颅脑损伤患者手术中晶体液和胶体液的选择一直存在有争议。一项随机对照研究曾经比较了在重症颅脑创伤患者应用 4％清蛋白和 0.9％氯化钠溶液的治疗效果,结果发现 0.9％氯化钠溶液组患者的预后明显优于清蛋白组,提示在重度颅脑创伤患者的液体复苏方面, 0.9％氯化钠溶液优于清蛋白。目前认为,对于出血量不大的患者无须输入胶体液,但需要大量输液时应考虑适当应用胶体液。胶体液可选择清蛋白、明胶和羟乙基淀粉等,前两种有引起变态反应的风险,而后者大量使用时可影响凝血功能,要注意创伤性颅脑损伤本身即可引发凝血功能异常。对于低血容量的颅脑创伤患者来讲,新鲜全血才是最佳的胶体液。

甘露醇和呋塞米均可用来降低脑组织细胞外液容量,甘露醇起效快且效果强,目前临床上通常是将其作为脑脱水治疗的首选,临床常用剂量是 0.25～1.0 g/kg。但是,对于 BBB 破坏严重的患者,使用甘露醇则有加重脑水肿的顾虑。因此,如果应用甘露醇后 ICP 明显降低或能够提供脑松弛,可考虑继续应用;如果无效或血浆渗透压已超过 320 mOsm/L,则不推荐继续使用。

近年来高渗盐水(3％或 7.5％)用于创伤性颅脑损伤患者的治疗效果引起了人们的广泛的兴趣,尤其是在多发创伤患者的急救方面。高渗盐水可降低 ICP 和升高血压,还可改善局部 CBF, 对颅脑创伤患者的低容量复苏极为有用。另外,高渗盐水对脑组织可产生与其他高渗溶液(如甘露醇)相似的渗透性脱水作用。但是,一项随机对照研究结果显示,与传统液体复苏方法相比,高渗盐水并无显著改善患者预后的作用。在某些情况下,如难治性 ICP 升高、需要提供脑松弛和维持血管内容量,高渗盐水可能优于其他脱水利尿药。长期使用高渗盐水的顾虑是血浆渗透压升高所致的生理紊乱,如意识障碍和惊厥等,需要进一步的研究以确定其量-效关系和安全性。

高糖血症与颅脑创伤患者的不良神经系统预后密切相关,所以应尽量避免单纯使用含糖溶液。

围术期应将颅脑创伤患者的血细胞比容维持在 30％以上,不足时应输入浓缩红细胞。闭合性颅脑创伤患者手术中可进行自体血液回收。小儿的血容量较小,单纯的帽状腱膜下血肿和头皮撕裂即可引起相对大量的失血,必须注意维持有效的循环血容量。

(五)手术中监测

1.常规监测

除 ECG、袖带血压、脉搏血氧饱和度、PETCO$_2$、体温和尿量等常规监测之外,还应定期进行血气、血细胞比容、电解质、血糖、血浆渗透压和凝血功能检查。但必须注意的是,尽早实施开颅手术对创伤性颅脑损伤患者至关重要,所以建立监测手段应以不延误手术治疗为原则。

原则上讲,急诊创伤性颅脑损伤手术患者均应进行有创动脉压监测,但是建议在麻醉诱导后进行。手术中需要大量快速输液的患者,应考虑进行深静脉穿刺置管,此时股静脉穿刺具有成功率高且不影响手术医师头部操作的优点,缺点是无法进行准确的 CVP 监测,而且增加下肢深静脉血栓的发生率,在这些方面颈内静脉和锁骨下静脉置管优于股静脉,但可影响手术医师的头部消毒,在实际工作中应根据具体情况综合考虑。

2.特殊监测

(1)脑电图(electroencephalogram,EEG):CBF 和脑氧饱和度显著降低均可导致 EEG 活动抑制和特征性改变,是诊断脑缺血的敏感指标。但是,麻醉医师必须知道,大多数麻醉药物均能呈剂量依赖性抑制 EEG,并且低温亦可通过降低脑代谢使 EEG 频率减慢。

（2）CBF 监测：大多数监测绝对 CBF 的方法均不适宜在手术中应用，临床上常用的经颅多普勒超声（transcranial Doppler，TCD）技术是监测相对 CBF 的方法，可连续无创性测量 Willis 动脉环大血管的血流速度，测量 CBF 的相对改变。另外，根据 TCD 的波形，还可定性评估 ICP、CPP、脑血流自动调节和脑血管对 CO_2 的反应性。

（3）ICP 监测：监测方法包括脑室切开术、蛛网膜下腔螺栓法、硬脑膜外探头和纤维光束脑实质内监测法等，其中纤维光束脑实质内监测法亦可同时监测脑温。

（4）体感诱发电位（sensoryevoked potentials，SEPs）：缺血缺氧可引起诱发电位的传导抑制，由于可监测到皮质下缺血，所以理论上 SEPs 较 EEG 有优势。低温和麻醉药物亦可影响皮质诱发电位，但是与 EEG 不同的是，SEPs 对静脉麻醉药的耐受性较强。

（5）脑组织氧合：将微电极置于脑实质内可监测创伤性颅脑损伤患者脑组织氧分压，有助于评估脑供氧和脑耗氧平衡，缺点是仅能反映局部而不是全脑的氧合水平。

（6）颈静脉球氧饱和度（$SjvO_2$）监测：正如上述，组织氧合监测仅可提供脑组织局部信息，而 $SjvO_2$ 监测可连续或间断评估全脑的氧供和氧耗平衡，有助于诊断手术中脑血流灌注不足和过度通气所致的脑缺血，目前在许多神经重症治疗中心已经成为常规。

（六）麻醉实施

1.麻醉诱导

所有颅脑创伤患者均应视为饱胃，虽然清醒气管插管是最安全的气道管理方法，但是在清醒、不合作和挣扎患者实施较为困难。事实上，对于颅脑创伤患者，最简单、快捷的气管插管方法是首先预吸氧，然后进行快速麻醉诱导，麻醉诱导中必须保持环状软骨压迫和头部处于正中位。

根据颅脑创伤患者的心血管状况，几乎所有的静脉麻醉药均可用于麻醉诱导，如丙泊酚、硫喷妥钠、依托咪酯或咪达唑仑等。麻醉诱导的原则是快速建立气道、维持循环稳定和避免呛咳的方式，临床上常用快速麻醉诱导气管插管。首先给患者吸入 100% 氧气数分钟，静脉注射镇静催眠药物后立即给予气管插管剂量的肌肉松弛药，饱食患者不可进行加压通气，待自主呼吸停止即可实施气管插管操作。除非明确排除颈椎损伤，否则气管插管中应保持头部处于正中位，助手持续环状软骨压迫直到确认气管导管位置正确并套囊充气。

伴有低血容量的颅脑创伤患者应用丙泊酚实施麻醉诱导可引起明显的低血压，可选用依托咪酯或咪达唑仑；循环功能衰竭患者可不应用任何镇静催眠药物，置入喉镜前 90 s 静脉注射利多卡因 1.5 mg/kg 可减轻气管插管引起的 ICP 升高。

虽然琥珀胆碱可引起 ICP 升高，但是程度较轻且持续时间短暂，在需要提供快速肌肉松弛时仍不失为一个较好的选择。传统观点认为琥珀胆碱引起的肌颤可升高胃内压和增加反流的概率，但实际上其增加食管下段括约肌张力的作用更强，并不明显增加误吸的发生率。

颅脑创伤患者紧急气管插管时肌肉松弛药的选择一直是存在争议的问题，琥珀胆碱可增加 ICP，然而在急性呼吸道阻塞、饱胃、需要气管插管后进行神经学检查的患者，快速起效和清除的琥珀胆碱的有益作用要超过短暂 ICP 升高带来的风险。

苄异喹啉类非去极化肌肉松弛药（如阿曲库铵）等可引起组胺释放，导致脑血管扩张，引起 CBF 和 ICP 升高，而全身血管扩张又可导致 MAP 和 CPP 降低，所以不主张应用于创伤性颅脑损伤患者。甾体类非去极化肌肉松弛药对 CBF 和 ICP 无直接影响，适用于创伤性颅脑损伤患者，但是泮库溴铵的解迷走作用可使血压升高和心率增快，用于脑血流自动调节机制损害的患者可明显增加 CBF 和 ICP，应谨慎。维库溴铵和罗库溴铵几乎不引起组胺释放，对血流动力学、CBF、CMRO$_2$ 和 ICP 均无直接影响，尤其后者是目前临床上起效最快的非去极化肌肉松弛药，静脉注射 1.0 mg/kg 后大约 60 s 即可达到满意的气管插管条件，尤其适用于琥珀胆碱禁忌时的快速麻醉诱导气管插管。

2.麻醉维持和管理

麻醉维持的原则是不增加 ICP、CMRO$_2$ 和 CBF，维持合理的血压和 CPP，提供脑松弛。除氯胺酮之外，静脉麻醉药均可收缩脑血管，而所有的吸入性麻醉药则均可引起不同程度的脑血管扩张和 ICP 升高。因此，当 ICP 明显升高和脑松弛不良时，宜采用静脉麻醉方法。如果选用吸入麻醉药，浓度宜低于 1MAC。另外，气颅和气胸患者应避免使用氧化亚氮。

临床用量的阿片类药物对 ICP、CBF 和 CMRO$_2$ 影响较小，可提供满意的镇痛作用并降低吸入麻醉药的用量，对于手术后需要保留气管插管的患者，阿片类药物的剂量可适当增大。头皮神经阻滞或手术切口局部麻醉药浸润阻滞有助于减轻手术刺激引起的血压和 ICP 突然增高，避免不必要的深麻醉。

血糖浓度宜维持在 80～150 mg/dL，高于 200 mg/dL 时应积极处理。应定期监测血浆渗透压并将其控制在 320 mOsm/L 以下。常规应用抗酸药物预防应激性溃疡。创伤性颅脑损伤患者手术后有可能出现惊厥，如果无禁忌证，可考虑在手术中预防性应用抗惊厥药物，如苯妥英钠。

既往曾经将大剂量糖皮质激素应用于创伤性颅脑损伤患者，以期减轻脑水肿。之前发表的一项有关重度颅脑创伤后使用糖皮质激素的国际性随机、安慰剂对照研究，观察了 10 008 例成年颅脑创伤患者早期静脉输注 48 h 甲泼尼龙对预后的影响，结果显示糖皮质激素组伤后 2 周内的死亡率和致残率均显著高于对照组，由此得出结论不再常规推荐糖皮质激素用于颅脑创伤的治疗。

颅脑创伤患者液体复苏的目标是维持血浆渗透压和循环血容量、避免胶体渗透压明显降低，应尽可能防治低血压，并维持 CPP 在 8.0 kPa(60 mmHg)以上。目前推荐应用等渗晶体液恢复血容量，应避免输入含糖液体。动物和人体实验均提示高糖血症不利于缺血脑组织的转归。失血量大时应输入新鲜全血，血细胞比容至少应维持在 30%～33%，以保证满意的氧供。

如果病情需要，可放置 ICP 监测探头，以指导液体复苏和预防 ICP 剧烈升高，降低 ICP 对改善 CPP 十分重要。

脑肿胀或手术部位脑膨出可影响手术操作，这可能是由于患者体位不当、合并对侧血肿、静脉回流障碍和脑室出血引起的急性脑积水等因素引起，应及时给予相应的处理。

3.麻醉恢复期管理

手术前意识清楚和手术过程顺利的患者，手术后可考虑早期拔管，并且拔管期应避免剧烈呛咳和循环功能波动。手术前意识障碍的患者，手术后宜保留气管导管，待呼吸循环状态良好、意识恢复时再考虑拔管。为了抑制保留气管导管所致的呛咳反射，在手术结束后可追加应用小剂量的镇静药物和阿片类药物。由于高血压、咳嗽或气管导管引起的屏气均可能引起颅内手术区出血，所以应尽量避免，可选用拉贝洛尔或艾司洛尔控制高血压，巴比妥类药物有助于患者镇静。创伤程度重，预计需要长时间机械呼吸支持的患者，应及时实施气管切开术。

（徐　刚）

第二节 颅内血管病变手术的麻醉

一、颅内血管病变的病理及临床表现

颅内血管病变包括高血压动脉粥样硬化性脑出血、颅内动脉瘤、颅内血管畸形等。多数患者是因突发出血而就诊，平时没有症状，或头痛的症状被忽略，因此起病较急，多数需行急诊手术。

(一)高血压动脉粥样硬化性脑出血

高血压动脉粥样硬化性脑出血在临床上最常见，尤其是随着社会的老龄化和饮食结构的改变，其发生率有增加的趋势。高血压和动脉粥样硬化互为因果，互相影响。高血压患者的颅内血管壁由于长期受到高压力的冲击而发生损伤，损伤的部位在修复过程中，有的恢复良好，有的会发生脂类沉积，沉积的脂类物质可形成斑块，此处的血管壁弹性降低，脆性加大，在突然受到更大的血流冲击力的情况下，血管壁即破裂发生出血。比如剧烈运动、情绪激动、饮酒等因素，可使患者突然头痛、恶心、呕吐、意识障碍，严重者很快深昏迷，四肢瘫痪，眼球固定，瞳孔针尖样，高热，病情迅速恶化，数小时内死亡。特别是饮酒后，易误认为醉酒，颅脑 CT 可帮助确诊。

(二)颅内动脉瘤

颅内动脉瘤是由于脑血管发育异常而产生的脑血管瘤样突起，好发于颅底动脉及其临近动脉的主干上，常在动脉分支处呈囊状突出。颅内动脉瘤的病因可能是先天性动脉发育异常或缺陷、动脉粥样硬化、感染、创伤等，形成动脉瘤的一个共同因素是血流动力学的冲击因素，致使薄弱的血管壁呈现瘤样突起。临床上颅内动脉瘤在破裂前常无症状或仅有局灶症状，表现为一过性轻微头痛；破裂后症状严重，出现突发的、非常剧烈的头痛，常被误诊为流感、脑膜炎、颈椎间盘突出、偏头痛、心脏病及诈病等。患者可有不同程度的意识障碍，部分患者就诊时可能完全缓解，患者是否有过突发性剧烈头痛的病史常常是确诊的重要线索。颅内动脉造影可确诊。

Hunt 和 Hess 将颅内动脉瘤患者按照手术的危险性分成五级。①Ⅰ级：无症状，或轻微头痛及轻度颈强直。②Ⅱ级：中度及重度头痛，颈强直，除有神经麻痹外，无其他神经功能缺失。③Ⅲ级：嗜睡，意识模糊，或轻微的灶性神经功能缺失。④Ⅳ级：神志不清，中度至重度偏瘫，可能有早期的去大脑强直及自主神经功能障碍。⑤Ⅴ级：深昏迷，去大脑强直，濒死状态。

若有严重的全身疾病，如高血压、糖尿病、严重动脉粥样硬化、慢性肺部疾病及动脉造影上有严重血管痉挛者，要降一级。

(三)颅内血管畸形

颅内血管畸形是指脑血管发育障碍引起的脑局部血管数量和结构异常，并对正常的脑血流产生影响，可分为动静脉畸形、毛细血管扩张症、静脉畸形、海绵状血管畸形。临床上最常见的是动静脉畸形。脑动静脉畸形是一种在胎儿期形成的先天性脑血管发育异常，无明显家族史。其病理特点是非肿瘤性的血管异常，具有粗大、扩张、扭曲的输入及输出血管，病理性血管可呈蔓状缠结且动静脉分流循环速度很快，供养动脉常常扩张并延长，近端及远端动脉袢均为迂曲状。动静脉畸形的症状体征可来自以下情况：①正常神经组织受压，脑积水，脑、蛛网膜下腔、脑室出血；②缺血及出血性损害导致头痛、抽搐；③占位导致的神经功能缺失；④静脉压升高使颅内压增高；

⑤"盗血"引起神经功能缺失;⑥临床表现各不相同,有头痛、癫痫、精神异常、失语、共济失调等。还有一个罕见的症状,即三叉神经痛。

二、麻醉处理要点

(一)术前准备及麻醉前用药

1.术前准备

麻醉医师应尽快了解病史,特别是抗高血压药的服用情况。此类患者为急诊患者,病情虽有轻重之分,但对意识障碍不严重的患者不能掉以轻心,这类患者很容易激动和烦躁,致使病情加重,影响治疗效果。所以无论患者意识如何,只要有躁动倾向,一定要给予适度的镇静,并密切监护。

2.麻醉前用药

根据病情可在手术室内麻醉前 5 min 静脉推注抗胆碱药。若在做相应检查时已用镇静药,此时不必再用。

(二)术中监测

术中监测见颅脑外伤患者麻醉处理要点中的术中监测,此不再赘述。

(三)麻醉方法

颅内血管病变手术目前几乎都在显微镜下进行,要求手术野稳定清晰,所以应选择气管内插管全身麻醉,因挥发性麻醉药对脑血管影响大,故多选择静脉全身麻醉。麻醉诱导用药为丙泊酚、咪达唑仑、依托咪酯、羟丁酸钠、芬太尼、舒芬尼、雷米芬太尼、维库溴铵、哌库溴铵等。不管选择哪几种药,都要力求诱导平稳,维持脑灌注压稳定。

(四)麻醉维持

麻醉维持药物的选择应以能更好地满足下列要求为前提:理想的脑灌注压,防止脑缺氧和脑水肿,使脑组织很好地松弛;为减轻脑压板对脑组织的压迫,在分离和夹闭动脉瘤时应控制血压,以降低跨壁压。由于没有任何一种药物可达上述要求,所以要联合用药,作用互补,以取得最佳效果。在应用静脉麻醉药的同时辅以小流量的异氟烷,可更好地进行控制性降压。维持用药可以静脉持续泵入丙泊酚,也可持续泵入咪达唑仑,镇痛药和肌肉松弛药可间断注射。镇痛药可用吗啡、芬太尼、舒芬太尼等,肌肉松弛药可选用长效哌库溴铵或中效维库溴铵。

(五)术中管理

颅内血管病变的患者术中管理非常重要,术中合理地调控血压、心率,维持血流动力学稳定,可减轻脑损害,有利于患者神经功能的恢复,合理地利用心血管活性药物,尤其对心血管并发症的患者更要因人而异,用药一定要个体化。一般常用的心血管活性药物有艾司洛尔、硝酸异山梨酯、氨力农、硝酸甘油、硝普钠。容量管理也很重要,术中应根据液体需要量、失血量、尿量,以及 CVP 和肺毛细血管楔压(PCWP)及时补液和输血,特别是在动脉瘤夹闭后应快速扩容,进行血液稀释,维持血细胞比容在正常低限范围内(0.30~0.35)。羟乙基淀粉用量超过 500 mL 时为相对禁忌,因为有可能干扰止血功能引起颅内出血。

(六)麻醉恢复期管理

麻醉恢复期应根据术前患者的一般情况和手术的情况决定是否拔除气管导管。若术前患者一般情况良好,且手术顺利,可在患者自主呼吸恢复满意后拔管,完全清醒后送回病房观察。若术前一般情况较差,意识有障碍,手术难度较大,时间长,应带管将患者送监护室,借助呼吸机支持,待麻醉自然消除后拔管。

三、麻醉注意事项

对高血压动脉粥样硬化性脑出血的患者,应了解既往史,这类患者一般都有不同程度的心肌供血不足,血压、心率的剧烈波动变化可使心肌缺血加重,严重者发生心肌梗死,所以麻醉诱导时应避免使用心肌抑制药物。

颅内动脉瘤和血管畸形的患者麻醉诱导非常关键,特别是已经有颅内出血的患者,麻醉诱导期间可再出血或出血加重,甚至可引发动脉瘤破裂,故麻醉诱导要把喉镜置入和气管内插管刺激降到最低。但麻醉也不宜过深,对颅内压正常的患者,血压可降低至基础血压的30%~35%,对已有颅内压增高的患者,血压降低有加重脑缺血的危险,一定要引起重视。

颅内动脉瘤患者术中都要求控制性降压,应该注意,为维持合理的脑灌注,在切开硬脑膜前不需降压过低。术中在监护状态下于动脉瘤夹闭前开始行控制性降压。选择对脑血流、脑代谢及颅内压影响小的降压方法。在控制性降压的过程中应该注意以下几点:硝普钠虽然可以快速控制高血压,但可使容量血管扩张而增加脑血容量,并使颅内压升高;硝酸甘油同样可使容量血管扩张而增加脑血容量,比硝普钠引起的颅内压增高还要明显且严重,因而要避免应用这两种药物。钙通道阻滞药尼卡地平、尼莫地平可增加局部脑血流,对心肌抑制轻,术中可快速控制高血压,停降压后无反跳现象,并有预防术后心脑血管痉挛的作用,可作为首选。

颅内血管畸形的患者术中要严格控制血压波动,低血压加重损害病变周围的脑组织(长期低灌注血管麻痹),切除术后可发生正常灌注压恢复综合征(出血、水肿、高颅内压),而高血压又可加重其损害。因此,术后血压仍须控制在适当范围,不宜立即停止降压药。

颅内血管手术由于出血和术中对血管的刺激,术后极易发生局部脑血管痉挛,血流减慢,术中应避免使用止血药,以免在血管痉挛后发生脑血栓,影响神经功能的恢复。

注意防止动脉瘤夹闭后的血管痉挛,通过高血压[平均动脉压(MAP)13.3 kPa(100 mmHg)]、高血容量、血液稀释来增加脑血流,关键是要在轻度脑缺血进展为脑梗死之前实施,术野使用罂粟碱可扩张痉挛的血管,如果手术需要临时钳夹动脉瘤时,为改善其供血区域的侧支循环,国外常静脉注射去氧肾上腺素。

(顾　佳)

第三节　癫痫手术的麻醉

一、概述

世界卫生组织(WHO)对癫痫的定义:癫痫是多种病因导致的具有发作性症状的脑病。一般分为原发性癫痫和继发性癫痫。原发性癫痫是指无大脑结构或代谢异常,但有遗传因素的癫痫;继发性癫痫是由脑疾病或损伤,如创伤、肿瘤、脑炎、脑血管病或缺血缺氧等引起的以癫痫为主要症状的疾病。

药物治疗仍然是癫痫患者的主要治疗手段,只有在药物治疗无效或不能耐受药物不良反应的局限性病灶患者,才是神经外科手术治疗的适应证。癫痫的神经外科手术治疗主要分为三种:癫痫灶切除术;癫痫放电传导通路阻断术;提高癫痫放电阈值的手术。癫痫外科手术也可根据是否需要脑电图(EEG)监测和电刺激分为需要 EEG 监测和电刺激、仅需要 EEG 监测和不需要 EEG 监测三种类型。手术中需要 EEG 监测和电刺激的手术主要是感觉、运动区的癫痫灶切除术和前颞叶切除术;手术中仅需要 EEG 监测的手术包括非功能区的单纯癫痫灶切除术、选择性海马杏仁核切除术、多处软脑膜下横切术;手术中不需要 EEG 监测的手术包括大脑半球切除术、胼胝体切开术、Forel 核毁损术和增强癫痫放电的手术(包括迷走神经刺激术、小脑刺激术、脑移植术等)。另外,为了配合癫痫的神经外科手术治疗,更加准确地定位癫痫灶,也常常在正式手术前 1~2 d 进行相关皮质电极植入术,以进行 24 h 皮质视频脑电生理监测。

自 Victor Horsley 首次成功应用氯仿麻醉为 3 例癫痫患者实施局部皮质病灶切除术以来,随着麻醉药物、监测手段和生物医学工程技术的不断进展,癫痫手术患者的麻醉处理日臻完善,目前已能顺利完成几乎所有癫痫患者的麻醉。

癫痫手术一般是采用全身麻醉,其优点是患者舒适、不动,循环呼吸系统监测完善,可控制颅内压(ICP),并可同时应用诱发电位监测或是手术中唤醒麻醉技术,以观察和保护患者的感觉、运动功能。另外,全身麻醉也适用于小儿癫痫患者。

只有颅内电极植入术、立体定向手术、迷走神经刺激术、小脑刺激术等创伤小、时间短的手术可采用局部麻醉技术,亦称清醒镇静/神经安定镇痛麻醉。另外,切除功能区(尤其是语言功能区)占位病变引发的癫痫病灶,可采用手术中唤醒麻醉,又称为麻醉-清醒-麻醉技术。

二、麻醉药物与癫痫患者的脑电活动

所有的全身麻醉药和部分局部麻醉药均可对脑电活动产生影响。随着浓度变化,大多数全身麻醉药均可诱发 EEG 频率、波幅和波形的改变。一般来讲,麻醉药物可产生一种可逆的与意识障碍病理状态极为相似的电生理学改变,不同麻醉药物所致的 EEG 改变特征不尽相同,而癫痫患者的发病机制在某种意义上也是基于神经结构的异常脑电信号改变。因此,探讨麻醉药物与癫痫患者 EEG 变化之间的关系是一件十分复杂的工作。

(一)全身麻醉药对脑电图影响的规律性

全身麻醉药对 EEG 活动的影响各异,但是随着麻醉深度增强,EEG 的变化还是有其规律可循。一般来讲,随着麻醉深度增强,脑电活动呈慢波化,波幅加大。清醒时 EEG 是以 α 波为主,给药后迅速出现快波期(因目前大多采用多种药物联合快速麻醉诱导,此期持续时间短暂,常不宜捕获),接着 EEG 振幅增加,节律明显变慢,α 波和 β 波频率减少,δ 波频数增加,θ 波变化不明显,此期为适合手术的临床麻醉期;随着麻醉加深,脑电活动可出现爆发性抑制,直至完全停止活动。

(二)麻醉药物对脑电图影响的特异性

不同麻醉药物对中枢神经系统的影响各异,即使是相同种类的麻醉药物其对 EEG 的影响也存在一定的差异,加之中枢神经系统的高度复杂性,而目前采用的监测手段 EEG 又相对粗糙,使得麻醉药物对中枢神经系统的影响变得错综复杂,这里仅是提供经典药物对脑电活动的基本影响,至于具体患者、具体药物应用、手术中和手术后引发的脑电活动改变以及这些改变是否具有临床意义或者是否需要处理均需根据具体情况进行分析判断。

1.吸入麻醉药

吸入麻醉药呈剂量依赖性抑制脑电活动,临床少见低剂量兴奋期。临床常见吸入性麻醉药对脑电活动的影响特点如下。

(1)安氟烷:惊厥性棘波是安氟烷深度麻醉的特征性改变,较高浓度(3%～3.5%)的安氟烷甚至可导致阵挛性抽搐,所以癫痫患者麻醉时应慎用安氟烷。

(2)异氟烷:不诱发惊厥样棘波活动,是癫痫灶切除患者常用的麻醉维持用药。在低浓度异氟烷麻醉时可出现广泛的 β 波,1.5 MAC 时产生突发性脑电活动抑制,超过 2 MAC 时出现等电位 EEG。癫痫患者在异氟烷麻醉下,手术中皮质 EEG 棘波的频率明显低于手术前,但当手术中皮质 EEG 棘波的频率大于 1 次/分钟时,仍可较好地反映清醒状态下皮质 EEG 棘波出现的频率。另外,据报道异氟烷可用于控制癫痫持续状态。在临床上,1.0～1.3 MAC 的异氟烷可较好地用于癫痫患者的麻醉维持。

(3)七氟烷:七氟烷适用于成年人和小儿麻醉诱导,虽然可导致癫痫样 EEG 改变,但明显弱于安氟烷。有研究发现,0.7～1.3 MAC 的七氟烷可安全应用于癫痫患者的麻醉维持。

(4)地氟烷:地氟烷无致癫痫作用,在浓度超过 1.25 MAC 时可对 EEG 产生明显的抑制作用,并且地氟烷已成功用于癫痫持续状态的治疗。与七氟烷不同,快速增高地氟烷浓度并不导致癫痫样 EEG 改变。

(5)氧化亚氮:吸入 50%～70%氧化亚氮-氧不诱发 EEG 的明显改变,仅导致 α 波节律消除,出现以 β 波为主的快波脑电活动,伴随有 θ 波出现;吸入浓度达 80%时,出现高波幅慢波活动。一般认为,氧化亚氮作为麻醉维持用药对癫痫患者的棘波活动几无影响。但是,将 50%的氧化亚氮与 1.5 MAC 的七氟烷复合用于癫痫手术患者的麻醉时,癫痫患者 EEG 棘波的频率低于单纯应用 1.5 MAC 的七氟烷时。

2.静脉麻醉药

(1)巴比妥类药物:由于巴比妥类药物的不良反应较大,目前大多数药物已不再用于镇静和催眠。但是,在临床麻醉中,一些超短效巴比妥类药物如硫喷妥钠仍在应用,长效巴比妥类药物仍应用于癫痫的治疗。应用巴比妥类药物后,正常的 α 波常被快速的 β 波替代,进一步增大剂量可出现 δ 波,随后出现突发的抑制和电静止。低浓度时硫喷妥钠具有一定的致癫痫作用,可使癫痫患者产生突发性快棘波,大剂量时则具有抗癫痫作用。硫喷妥钠和苯巴比妥钠均可用于治疗手术后癫痫和癫痫持续状态,但不改变远期疗效。

(2)丙泊酚:丙泊酚麻醉诱导对 EEG 的影响存在剂量相关性,低浓度时 β 波增多,此后可出现高频率的 δ 波和突发性抑制。丙泊酚具有起效快、作用时间短、解痉镇静的抗癫痫效应。在癫痫患者,抑制 EEG 棘慢波出现所需的丙泊酚血浆浓度为 6.3 μg/mL,此时可出现 EEG 的爆发性抑制。当慢速静脉注射丙泊酚产生镇静作用时,EEG 的常见表现是 β 波活动增多,低剂量丙泊酚对癫痫和非癫痫患者均具有一定的致癫痫性,可激发癫痫波,并可用于手术中癫痫灶的定位。丙泊酚可有效用于对地西泮治疗无效的癫痫持续状态。在国内一些医院,丙泊酚是癫痫手术患者麻醉维持的主要静脉麻醉药之一。

(3)依托咪酯:依托咪酯是一种超短效的咪唑酯类镇静药物,麻醉中 60%～87%的患者可出现神经兴奋症状,并可出现癫痫棘波或症状,在癫痫患者可诱发癫痫样 EEG 改变和症状,可用于手术中癫痫灶的定位。对于有癫痫病史的患者,应用依托咪酯则要谨慎,只有在大剂量时依托咪酯才具有抗癫痫作用。

(4)苯二氮䓬类药物:苯二氮䓬类药物是用于抗癫痫活动的主要药物之一,特别是地西泮类药物应用最多,目前尚未见其在麻醉中或麻醉后出现癫痫。地西泮是通过抑制癫痫灶放电电位向皮质扩散,不能消除癫痫灶的放电。皮质脑电(ECG)监测发现,地西泮用量为 0.5 mg/kg 时,未见对癫痫灶电位具有抑制作用。地西泮能够抑制癫痫灶电位向皮质广泛扩散,有助于癫痫灶定位和确定切除范围。咪达唑仑具有抗癫痫作用,持续静脉输注可有效应用于控制癫痫持续状态。

(5)阿片类药物:阿片类药物对 EEG 的影响呈剂量依赖性,大剂量可导致癫痫发作或 EEG 出现棘波。在应用阿片类药物进行麻醉诱导的患者,60%可出现癫痫样 EEG 改变,其中 40%有明显的 EEG 异常,深部脑电获得在给药后 2 min 时最容易发生改变。所以,在癫痫患者用阿片类药物需要慎重。10 μg/kg 的芬太尼和 50 μg/kg 的阿芬太尼均能诱发明显的癫痫样脑电活动,尤其是海马部位。单次静脉注射雷米芬太尼 2.5 μg/kg 亦可诱发明显的 EEG 棘波活动,所以三种阿片类药物均可用于帮助手术中癫痫灶的定位。但是,目前尚不清楚阿片类药物致癫痫作用的机制,也不清楚所诱发的棘波是否代表癫痫灶活动。

(6)氯胺酮:一般认为,氯胺酮作为非竞争性 NMDA 受体相关性通道阻滞剂,可激发癫痫波,可用于手术中癫痫灶的定位。氯胺酮具有一定的脑保护作用,能够减少癫痫发作相关的脑损害。但是,由于氯胺酮可使中枢神经系统兴奋,有时甚至可发生肢体阵发性强直性痉挛或全身惊厥,所以用于癫痫手术患者麻醉诱导时应配伍用咪达唑仑,以避免出现癫痫大发作。氯胺酮本身具有明显的抗癫痫作用,可用于癫痫持续状态的治疗。

3.局部麻醉药

局部麻醉药对 EEG 具有双向影响,血浆浓度低时利多卡因具有抗癫痫作用,但在高浓度时则有兴奋作用,甚至可诱发癫痫发作,但诱发癫痫常常是发生在超过中毒剂量时,而且首先出现抽搐等中枢神经兴奋症状。因此,手术中进行皮质脑电生理监测时应尽可能避免应用大剂量的局部麻醉药。

4.肌肉松弛药

一般认为神经肌肉阻滞对癫痫活动无明显影响。手术中不应用电刺激的患者可持续应用肌肉松弛药,但需要电刺激的患者在癫痫灶切除或通路切断前最好是应用中、短效肌肉松弛药,保证需要刺激时患者拇内收肌肌力可迅速恢复到正常的90%。大部分非去极化肌肉松弛药与抗癫痫药物之间具有拮抗作用,在长期接受药物治疗的癫痫患者中,非去极化肌肉松弛药的作用时间可缩短一半,这是因为大部分抗癫痫药物均是肝脏药酶诱导剂,从而加快非去极化肌肉松弛药的代谢。同时,癫痫手术中常用的类固醇药物也可缩短肌肉松弛药的作用时间。

(三)诱发电位与麻醉

一般来讲,癫痫病灶切除术较少应用诱发电位监测,如果手术中需要应用诱发电位监测(如运动区功能监测,手术中唤醒麻醉监测),则需注意影响诱发电位监测的相关因素。

(四)手术中癫痫灶定位

1.麻醉药物对癫痫灶定位的影响

(1)已经证实,在较低吸入浓度(1 MAC 左右)时,吸入麻醉药异氟烷、七氟烷和地氟烷对癫痫灶定位无影响。

(2)静脉麻醉药物:丙泊酚、依托咪酯和阿片类药物在临床剂量对癫痫灶定位影响较小。

(3)临床用量的局部麻醉药对癫痫灶定位影响较小。

（4）肌肉松弛药对癫痫灶定位无影响。

（5）氯胺酮禁用于癫痫灶定位患者。

2.皮质 EEG 描记

剪开硬脑膜后，将电极直接放置在可能的癫痫灶及其邻近的皮质部位描记 EEG，还可将微电极插入皮质或海马或杏仁核放置深部电极。

3.药物诱发癫痫灶描记

如果皮质脑电描记不能确定癫痫灶，可应用小剂量药物诱发的方法，如美索比妥 10～50 mg、硫喷妥钠 25～50 mg、丙泊酚 10～20 mg 或依托咪酯 2～4 mg。如果患者已经全身麻醉，可给予阿芬太尼 20～50 μg/kg 或安氟烷。

三、麻醉前准备

（一）癫痫患者施非癫痫灶治疗手术

1.麻醉前准备

癫痫并非手术禁忌证，当患有其他疾病需要手术治疗时，麻醉选择基本同于非癫痫患者，但手术前应特别重视抗癫痫药物治疗和手术前评估。

2.麻醉方法的选择

根据非癫痫治疗手术需要选择麻醉方法，但必须备好抗癫痫发作的药物。

（二）癫痫患者施癫痫治疗手术

1.麻醉前准备

（1）全身一般情况的评估按常规外科手术准备。

（2）需要特殊注意的问题：①与癫痫相关的精神疾病。②应用的抗癫痫药物类型、时间、用量及相关不良反应情况。长期服用抗癫痫药物的患者可能有药物性肝脏损害、骨髓抑制（粒细胞减少或再生障碍性贫血）及皮疹、嗜睡等不良反应。控制癫痫的长效药物应在手术前一周开始逐渐减量或停药，此期间可选用短效抗癫痫药物（如咪达唑仑、丙泊酚或硫喷妥钠等）预防或控制癫痫发作。应用药物控制癫痫应特别注意剂量，以癫痫控制而无明显呼吸抑制为准。长时间应用抗癫痫药物可能存在凝血功能异常，较多见的是应用丙戊酸钠可能存在纤维蛋白原降低。③对手术中需要进行脑电生理监测的患者，除了个别癫痫发作十分频繁者，手术前一天应停用任何具有抗癫痫作用的长效镇静药物，至少于手术前 48 h 停用抗癫痫药物。④除非抢救性急诊手术，对手术当日麻醉前癫痫发作的患者，应延期手术。⑤注意患者癫痫发作的特征。⑥手术前脑电生理监测。⑦癫痫患者的精神状态，如焦虑等。⑧患者知情和配合，如手术中可能需要短时清醒，但是该过程短暂而无痛。

（3）手术前用药：①一般不需要特殊手术前用药。②高度紧张患者可应用小剂量的镇静或镇痛药物，如咪达唑仑（0.3 mg）、芬太尼（0.05 mg）、盐酸戊乙奎醚（0.02 mg/kg）或东莨菪碱（0.3 mg）等。虽然有人认为手术前应用苯二氮䓬类药物可影响手术中脑电生理监测的结果，但是有学者的经验小剂量咪达唑仑对脑电生理监测无明显影响。③不宜应用大剂量的氯丙嗪或阿托品等，因为其可诱发异常 EEG。④推荐手术前应用糖皮质激素，如地塞米松 10 mg 或甲泼尼龙 80 mg。⑤如果患者手术前出现癫痫发作，首选药物为苯巴比妥、苯妥英钠和地西泮，如苯巴比妥 130 mg 静脉注射（速度＜100 mg/min）。

2.麻醉选择

根据手术特点和患者的具体情况综合考虑。

四、癫痫手术的麻醉

(一)全身麻醉

1.基本原则

根据手术特性、手术中是否应用脑电生理监测和诱发电位监测以及患者的特点,可选用吸入麻醉、静脉麻醉和静吸复合麻醉。麻醉管理和监测的基本原则:①避免应用可诱发癫痫的药物;②适当增加麻醉药物用量;③长时间手术应考虑给予抗癫痫药物;④过度通气可诱发癫痫发作,除非手术需要,应尽量予以避免;⑤由于麻醉药物和手术中生理状态改变可影响抗惊厥药物的血浆浓度,手术后有发生癫痫的可能。

2.全身麻醉的实施

(1)麻醉诱导和气管插管:癫痫手术患者的麻醉诱导大多采用复合用药的方法,基本同普通神经外科手术患者,但应适量降低影响脑电生理监测药物的用量(如苯二氮䓬类药物),常用的药物组合是镇静催眠药物、减轻气管插管心血管反应的药物和肌肉松弛药。气管插管操作应迅速轻柔,防止血压升高和心率增快。必要时可考虑应用纤维光导喉镜实施气管插管。较大手术应进行中心静脉置管和动脉置管监测;手术中出血较多者应充分备血和准备手术中自体血液回收装置。

(2)麻醉维持:麻醉维持可选择吸入麻醉、静脉麻醉或者静吸复合麻醉方式。已经证明,应用0.7～1.3 MAC七氟烷/异氟烷实施吸入麻醉是安全的,并且对脑电生理监测影响较小;丙泊酚和瑞芬太尼/芬太尼/舒芬太尼组合的全凭静脉麻醉(TIVA)是安全有效的麻醉维持方法,并且对脑电生理监测的影响小;而静吸复合麻醉则可综合两者的优势。手术中进行硬脑膜外或皮质脑电(ECoG)监测时应适当降低麻醉药物浓度。长期应用抗癫痫药物的患者可能需要增加阿片类药物的用量。手术中适量应用肌肉松弛药,以中短效非去极化肌肉松弛药为主,可酌情减量或延长追加时间。但是,必须注意,因为患者长期应用抗癫痫药物,对肌肉松弛药具有一定的拮抗作用,在浅麻醉状态下患者可能因不能耐受气管导管而出现肌肉紧张或呛咳,有导致手术失败或使患者受到伤害的可能。因此,麻醉科医师应了解常规剂量肌肉松弛药的作用时间在此类患者可明显缩短或效应明显减弱。如果需要依靠肌肉松弛药来预防肌肉强直,则应增加肌肉松弛药剂量,同时应用神经肌肉传递功能监测确定患者的肌肉松弛状态。

如果手术中需要进行诱发电位监测,要适当降低麻醉药物浓度,适时停用肌肉松弛药。在等待残余肌肉松弛作用恢复或应用肌肉松弛药拮抗药期间,需严密观察患者并适当增大阿片类药物用量。手术中MRI检查需要特殊仪器,应注意防护。

手术开始前,如果采用唤醒麻醉技术,需进行耳颞神经、枕神经、颞浅神经、框上神经和滑车神经阻滞;手术切皮部位常规局部浸润阻滞;药物常用0.5%～1.0%罗哌卡因。另外,剪开硬脑膜前,对硬脑膜区实施局部麻醉也至关重要。

根据相关统计资料,癫痫病灶切除术患者手术中的平均出血量约为821 mL,除非肿瘤继发癫痫,手术中自体血常可全程回收。但是,由于目前手术入路和手术技巧的提高,手术中出血量有减少的趋势。

有临床研究证明,除非应用特殊抗癫痫药物或患者处于癫痫临床发作,BIS监测基本上可反映患者的麻醉深度。

手术中癫痫大发作大多是与应用皮质电刺激有关,手术中电刺激前预防性应用小剂量巴比妥类药物(如硫喷妥钠)、咪达唑仑或丙泊酚具有良好的效果;手术后癫痫发作与血液中抗癫痫药物水平改变有关,据报道癫痫患者手术后的血浆药物浓度可明显降低,所以手术后立即应用抗癫痫药物并及时监测血浆药物浓度具有重要意义。应用药物控制癫痫发作时,如果发生呼吸抑制,应立即气管插管给氧和人工呼吸,出现循环功能抑制时应酌情应用血管活性药物。

(3)麻醉苏醒:TIVA 麻醉的苏醒快而平稳,有利于神经功能的观察,如果无特殊要求,可在手术室内拔管,指征同其他神经外科手术,但应注意避免过度呛咳和诱发癫痫发作。手术近结束缝合硬脑膜时,可适当应用抗呕吐药物(如昂丹斯琼),必要时可追加小剂量中长效镇痛药物(如芬太尼、曲马多、凯纷等),以避免停用短效镇痛药物而引起的躁动。手术中应用肌肉松弛药的患者,手术结束时应给予适量的拮抗药,应避免为恢复自主呼吸而减少通气量,导致体内二氧化碳(CO_2)过度蓄积。手术后送患者入麻醉恢复室观察,强烈建议采用患者自控静脉镇痛方式进行手术后镇痛。

(二)手术中唤醒麻醉

手术中唤醒麻醉又称麻醉-清醒-麻醉技术,是在局部麻醉基础上发展而来,需要特殊注意的问题如下。

(1)在开颅和关颅期间采用全身麻醉,控制或不控制通气,采用吸入麻醉或静脉麻醉。

(2)采用喉罩通气道或气管插管控制气道。

(3)手术中神经功能检测时,患者完全清醒,拔出气道辅助设备。

(4)切除肿瘤后,重新开始全身麻醉,置入气道辅助设备。但是,如果患者的头部固定,重新置入气道辅助设备的难度增加。

(5)大多联合应用丙泊酚和瑞芬太尼维持麻醉。

(6)BIS 监测对唤醒麻醉非常有帮助,BIS 值 70 以上常可唤醒。

(三)局部麻醉

局部麻醉即清醒镇静/神经安定镇痛麻醉,麻醉管理的基本原则如下。

(1)手术前患者良好的心理准备,并且手术医师、麻醉科医师和手术室护士均与患者进行良好的沟通。

(2)进入手术室后常规监测和吸氧。

(3)注意患者体位舒适。

(4)手术开始前进行耳颞神经、枕神经、颞浅神经、框上神经和滑车神经阻滞;手术切皮部位常规局部浸润阻滞;局部麻醉药常用 0.5%～1% 罗哌卡因。

(5)手术中尽量减少输液,并避免输入含糖液体,导尿并非常规。

(6)采用短效静脉麻醉药复合阿片类药物,如静脉输注丙泊酚[$25\sim100\ \mu g/(kg\cdot min)$]和瑞芬太尼[$0.012\,5\ \mu g/(kg\cdot min)$]。

(7)严密观察患者的呼吸和循环功能。

(8)必要时给予抗呕吐药物(如昂丹斯琼)和镇静镇痛药物(如右旋美托咪啶)。

(9)手术过程的非药物治疗手段包括经常安慰患者、间断地允许患者活动、事先告知下一步可能出现的噪声或疼痛等。

(10)后备计划,如果患者不能继续合作或是出现颅内出血或癫痫持续发作等,则可选用喉罩通气道或气管插管麻醉等方案。

(11)手术接近结束时可应用苯二氮䓬类药物,以提供镇静和遗忘作用。

(王西建)

第四节　帕金森病手术的麻醉

一、术前准备

术前充分评估患者的病情,包括步态异常、颈部强直和吞咽困难。了解抗帕金森病药物使用情况,如美多巴或苯海索应继续服用至术前。

二、监测

除一般监测外,帕金森病患者长时间大手术应做动脉穿刺置管测压和颈内静脉置管测定中心静脉压,定期动脉血气分析。使用左旋多巴的患者应重点监测心电图,积极防治心律失常。由于帕金森患者体温调节异常,容易发生低体温,故长时间大手术应监测体温,注意保温。

三、全身麻醉诱导

帕金森患者全身麻醉诱导的应注意:①评估有无颈部强直和困难气道,采取应对措施。②帕金森病患者常有吞咽功能障碍,易引起反流误吸,严格术前禁食,快速顺序诱导。③常用静脉麻醉药、麻醉性镇痛药、非去极化肌肉松弛药及吸入麻醉药均可用于帕金森患者。④避免应用诱发和加重帕金森病症状的药物,如麻黄碱、氟哌利多、甲氧氯普胺、氟哌啶醇、利舍平、氯胺酮、氯丙嗪等药物。

四、麻醉管理

长时间外科手术中,由于治疗药物左旋多巴的半衰期极短(1～3 h),为了使患者在围术期保持体内稳定的左旋多巴药物浓度,在术中可通过鼻饲加倍剂量的美多巴或苯海索,并维持至术后2 d。

术毕拔管前应确保肌肉松弛药作用已完全消失。拔管时应注意防治呕吐和误吸。避免使用新斯的明,因其使乙酰胆碱积聚,从而加重帕金森病。术后应尽快恢复服用抗帕金森病药物。

(王西建)

第五节　垂体腺瘤手术的麻醉

下丘脑、鞍区的肿瘤因独特的解剖毗邻和病理特点有别于其他颅内占位性病变,该区域神经外科手术的麻醉管理,也有一定的特殊性。垂体腺瘤、颅咽管瘤、拉克囊肿、鞍区脑膜瘤、下丘脑胶质瘤等均是鞍区常见的颅内占位性病变。由于神经内分泌中枢、水盐代谢中枢和体温调节中枢密集于此,所以鞍区手术操作,包括手术牵拉、双极电凝和冷却滴水的温度刺激及手术期间脑组织长时间暴露等均是影响手术后预后的直接因素,根据影响的程度不同,患者可不同程度地出现水肿压迫症状、手术后电解质的紊乱和手术后体温异常等情况。因此,该区域肿瘤切除手术的麻醉管理,根据肿瘤性质的不同而各异。

就垂体腺瘤而言,尽管我们通常将其单一的一种疾病来讨论其临床麻醉问题,但要明确的是,垂体腺瘤包括很多种类型,每一类型分泌不同的内分泌激素,表现出不同的临床症候群,每一类型的垂体腺瘤各有其病理生理特点。因此,对于任何一种类型的垂体腺瘤,我们都应该"因型制宜",为每一类型的垂体腺瘤实施"量体裁衣"式的麻醉管理方法。

一、垂体的解剖特点

垂体位于颅中窝底蝶鞍内,呈横椭圆形,垂体被鞍膈分为鞍膈上部和鞍膈下部。我国成年人垂体的平均宽度为 14.1 mm、长度为 10.18 mm、高度为 5.11 mm。垂体表面包以由硬脑膜构成的被囊,通过垂体柄与丘脑下部相连。

垂体分腺垂体和神经垂体两部分,腺垂体包括远侧部、结节部和中间部,神经垂体包括神经部、漏斗部和正中隆起。神经垂体含有与神经胶质细胞相似的垂体细胞和从丘脑下部神经细胞发出的神经纤维。一般是将结节部和远侧部合称为垂体前叶,中间部和神经部合称为垂体后叶,漏斗干和正中隆起合称为漏斗。垂体柄是在鞍隔上部,大多呈向前下方斜行,位于下丘脑漏斗和垂体之间,由腺垂体的结节部和神经垂体的漏斗共同组成,类似圆柱形,正常垂体柄自上而下由粗变细,直径小于 4 mm,内含下丘脑垂体束,将下丘脑的视上核和室旁核分泌的抗利尿激素和催产素直接输送到神经垂体储存,垂体柄受损可导致垂体功能低下和尿崩症等垂体横断综合征。在垂体腺瘤手术中,或多或少总要影响到垂体后叶,这可以引起手术后垂体后叶素分泌不足,也是手术后尿量增多的主要原因。

垂体是由门静脉系和门外动脉系双重供血,与激素输送和神经内分泌功能调节密切相关。垂体动脉包括垂体上动脉和垂体下动脉。垂体上动脉由 Willis 环发出,垂体下动脉是由颈内动脉海绵窦段发出或起自颈内动脉脑膜垂体干,分内、外支,主要分布在垂体后叶和垂体柄下部,入垂体后与对侧垂体下动脉相吻合。垂体上、下动脉之间亦有吻合。在经蝶入路垂体腺瘤切除手术中,对鞍旁海绵窦区膜性结构的解剖学认识是手术成功的关键,海绵窦内有颈内动脉通过,如果伤及海绵窦段的颈内动脉,后果将不堪设想。

垂体门静脉是下丘脑分泌的调节垂体激素的各种释放因子和抑制因子到达垂体远侧部的直接通道。垂体门静脉是指正中隆起和漏斗干区域的毛细血管网汇集而成的若干小静脉,其下行至垂体远侧部,按其行程分为长门静脉和短门静脉;而后在垂体远侧部其再次形成毛细血管网。第二次毛细血管网汇集才形成垂体静脉。在向腺垂体输送下丘脑调节因子并接受垂体前叶分泌的激素后,血管丛汇集到垂体输出静脉,并回流入海绵窦。

二、垂体腺瘤的病理生理特点

垂体前叶大约占垂体的 75%,主要由几类腺上皮细胞构成,它们分泌特殊的激素,以维持机体的繁育、哺乳、生长代谢及甲状腺和肾上腺功能。垂体前叶嗜酸性粒细胞分泌生长激素、催乳素;嗜碱性细胞分泌促肾上腺皮质激素、促黑激素、促甲状腺激素、促黄体激素和促卵泡激素;嫌色细胞无内分泌功能。垂体后叶不具有内分泌功能，而是储存激素的场所，包括抗利尿激素和催产素。垂体腺增生是由于人的内分泌环境改变，如青春期、怀孕等刺激垂体腺体生长，是可逆性改变。

垂体腺瘤的发病机制有两种假说：下丘脑假说和垂体假说。前者认为，垂体腺瘤是控制垂体前叶功能的下丘脑功能紊乱或正常生理调节机制缺失所致；后者则认为是垂体自身细胞发生改变的结果。目前认为，垂体腺瘤发展可以分为两个阶段：首先垂体细胞发生突变，然后在内外因素作用下突变的细胞异常增殖，发展成垂体腺瘤。可以用单克隆细胞异常增殖来解释。目前还未找到垂体腺瘤真正的发病机制。

垂体腺瘤按照分泌激素类型可分为高功能垂体腺瘤和无功能垂体腺瘤，高功能垂体腺瘤又包括生长激素型垂体腺瘤、催乳素型垂体腺瘤、皮质激素型垂体腺瘤、生殖激素型垂体腺瘤、甲状腺素型垂体腺瘤。但要知道，有相当部分的垂体腺瘤分泌两种或两种以上种类的激素，有报道：68％的生长激素型垂体腺瘤同时分泌生长激素和催乳素，仅 32％只分泌生长激素；而 97％的催乳素型垂体腺瘤只单纯分泌催乳素，不复合分泌其他激素。所以，我们目前的定义只是相对的，通常是选取分泌水平占相对优势的激素类型为临床诊断依据。

通常认为垂体腺瘤是良性颅内占位性病变，易复发，但垂体瘤也有恶性，如垂体后叶细胞瘤，非常少见。

三、垂体腺瘤的新分类法

垂体腺瘤的分类方法目前有很多种，都有其临床价值。在垂体腺瘤大小的诊断标准中，Hardy 提出直径 10 mm 以下者为微垂体腺瘤、10 mm 以上者为大垂体腺瘤。Grote 提出直径超过 40 mm 者为巨大垂体腺瘤，并普遍被人们所接受。

多年来普遍接受的分类法是将垂体腺瘤分为两大类：功能性垂体腺瘤和无功能性垂体腺瘤，前者可有颅内占位病变的症状和神经内分泌功能改变，后者仅有颅内占位病变的症状。

随着检验学诊断水平的进步，在垂体腺瘤手术前的临床诊断分类中，通常是根据血清免疫组化的结果、临床表现和神经影像学进行综合诊断分类。相当比例的垂体腺瘤均表现为一种或几种激素异常分泌增多。在垂体腺瘤手术后的临床诊断分类中，通常是根据病理检查结果进行分类，按细胞的组织学染色情况可分为嗜酸性粒细胞、嗜碱性粒细胞、嫌色细胞，分别对应相应类型的垂体腺瘤诊断。

四、垂体腺瘤的临床特征

垂体腺瘤是常见的颅内肿瘤之一，占颅内肿瘤的 8％～15％，现通常认为在 10％左右，发病率仅次于胶质瘤和脑膜瘤，占颅内肿瘤的第三位。男、女性之比为 1∶2，成年人多发，青春期前发病者罕见。

垂体腺瘤的临床表现不能一概而论，在垂体腺瘤早期，常因肿瘤较小患者可无任何颅内占位症状，仅仅出现内分泌功能紊乱的症状，从而容易被患者所忽视。随着瘤体的增大，内分泌功能改变症状更加明显，主要表现为三大症状：①垂体本身受压的症状，造成其他垂体促激素分泌减少和相应周围靶腺体萎缩，表现为生殖功能低下、继发性甲状腺功能减退和（或）继发性肾上腺皮质功能低下等。②垂体周围组织受压的症状，主要是压迫视交叉，患者可能存在颅内高压，主要表现为视力减退、视野缺损和眼底改变等。另外，还可因肿瘤生长到鞍外压迫颈内动脉和 Willis

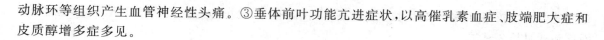

动脉环等组织产生血管神经性头痛。③垂体前叶功能亢进症状,以高催乳素血症、肢端肥大症和皮质醇增多症多见。

五、垂体腺瘤患者的麻醉处理

虽然垂体腺瘤患者内分泌功能紊乱所致的独特表现(如库欣病和肢端肥大症)很容易被发现,但是满意的麻醉处理常常需要是以对每位患者的内分泌功能紊乱及其复杂的病理生理改变的充分理解为前提。所有患者均需要进行全面、认真的手术前评估;虽然有很多麻醉方案可供选择,但是麻醉药物的最终选择应该根据每位患者的具体情况而做出必要的调整(个体化)。

(一)催乳素型垂体腺瘤患者的麻醉处理

1.临床表现

催乳素型垂体腺瘤最为常见,占所有垂体腺瘤的50%以上。高催乳素血症是最常见的下丘脑-垂体紊乱表现。65%的催乳素型垂体腺瘤是小催乳素瘤,发生于女性,其余35%的垂体腺瘤男女均可发生。除鞍区神经占位压迫症状之外,男性表现为性功能减退,女性表现为"溢乳-闭经-不育"三联征。

2.麻醉处理

催乳素型垂体腺瘤患者,由于相关激素合成或分泌不足,可导致不同程度的代谢异常和有关脏器功能障碍,应激水平相对低下,对手术和麻醉的耐受性差。因此,手术前应补充糖皮质激素,以提高机体对药物的反应性。麻醉诱导和维持可适当减少镇静、镇痛药物的剂量,手术中亦可补充应用糖皮质激素。有学者曾遇到过一例顽固性低血压患者,麻醉诱导后出现低血压、手术中低血压对血管活性药物几无反应,后尝试追加甲强龙获得明显改善。另外,催乳素型垂体腺瘤患者的麻醉苏醒期也较其他类型垂体腺瘤患者长。

(二)生长激素型垂体腺瘤患者的麻醉处理

1.临床表现

生长激素型垂体腺瘤起病隐匿,逐渐出现手足增大、鼻唇增大增厚、皮肤粗厚、皮质骨增厚、下颌骨增长等特有面容,从症状出现到最终确诊,一般为6～7年,初次就诊的原因通常是腕管综合征或出现视野缺损。随着病程延长,患者均伴有不同程度的血压增高、心律失常、左心室肥厚、瓣膜关闭不全等心血管系统改变,手术后激素水平可逐步恢复正常,但心脏的器质性改变常常不可逆转。

2.困难气道问题

手术前访视应充分评估患者的气道,准备困难气道处理的相关措施。由于舌体肥厚、会厌宽垂,还有下颌骨过度增长,导致咬合不正、颅骨变形,即使应用最大号喉镜片也不能充分推开舌体,并且全部插入喉镜片提起会厌亦较困难,因此常常发生声门显露困难。国外的一项回顾性研究显示,在746例经蝶入路垂体腺瘤患者中,有28例发生了困难气道问题,占3.8%,困难气道发生率并不比普通外科手术患者高。但是,在垂体腺瘤患者中,生长激素型垂体腺瘤患者困难气道的发生率三倍于其他类型垂体腺瘤患者。生长激素型垂体腺瘤患者困难气道的发生与性别、肿瘤大小无关。

3.麻醉处理

应激反应主要由交感神经-肾上腺髓质系统和下丘脑-垂体-肾上腺皮质系统参与,可见垂体是应激反应的重要环节。有学者认为,生长激素型垂体腺瘤患者的麻醉诱导和麻醉维持对镇静、镇痛的要求均较高,可能与高生长激素血症、高代谢有关,也可能与骨质增厚导致外科有创操作困难和耗时长久有关。

4.血糖问题

因垂体占位病变造成中枢性内分泌激素分泌异常,患者可出现糖尿病的临床表现。也有人认为垂体瘤性高糖血症是由抗激素因子所致。糖代谢紊乱是影响神经功能恢复的重要因素,高糖血症可加重乳酸酸中毒,造成脑组织的继发性损害。因此,手术中需要动态监测患者的血糖水平,必要时应用胰岛素进行干预,以促进手术中脑保护和手术后脑功能的恢复。

(三)皮质激素垂体腺瘤患者的麻醉处理

1.临床表现

皮质激素垂体腺瘤患者的典型表现是皮质醇增多症,是由腺垂体的促皮质激素腺瘤引起皮质醇增多的一种表现形式,患病比率男、女性之比为 1∶5,女性主要是集中在孕产期年龄阶段,大于 7 岁的小儿如果出现皮质醇增多症,则大多是由垂体瘤所致。反之,小于 7 岁的小儿如果出现皮质醇增多症,则大多提示肾上腺肿瘤。Haevey Cushing 首次报道皮质醇增多症,并揭示此类患者大约 80% 是由于垂体促肾上腺皮质激素(adrenocorticotropic hormone,ACTH)分泌增多所致,其余 20% 是异位存在 ACTH 分泌功能的肿瘤所致,如燕麦细胞癌、支气管肿瘤、胰岛细胞瘤、嗜铬细胞瘤。

2.麻醉处理

皮质激素垂体腺瘤患者与生长激素型垂体腺瘤患者的麻醉处理基本一致,但此类患者的应激反应更剧烈,需要增强麻醉深度,并辅以尼莫地平、艾司洛尔等维护循环系统稳定。手术中将应激反应控制在一定程度内、保证内环境稳定、减少内分泌并发症和避免过强过久应激反应导致机体损伤是麻醉处理的重点所在。

3.血糖问题

手术中需要动态监测患者的血糖水平,将血糖水平控制在 12 mmol/L 以内,加深麻醉以削弱手术操作所致的强烈应激反应,降低交感神经-下丘脑-肾上腺轴的反应,使糖异生减少,抑制无氧酵解增强导致乳酸生成过多;逆转应激状态下机体胰岛素受体敏感性降低,减弱血糖水平升高的趋势,稳定机体糖代谢,以利于手术后脑功能的恢复。

六、麻醉对垂体前叶内分泌功能的影响

(一)麻醉对生长激素的影响

生长激素受控于生长激素释放激素与生长激素释放抑制激素,参与人体的糖、脂肪、蛋白质代谢和应激反应,血中半衰期为 15～20 min。许多临床资料表明,吸入麻醉对生长激素分泌的影响不明显。Agnila 在动物试验中解释了这一现象,在吸入麻醉下生长抑素通过阻断生长激素释放激素的暂时升高,抑制生长激素的释放,停止吸入麻醉后,这种抑制作用消失,生长激素释放恢复正常。

有学者等在垂体腺瘤患者发现,非垂体区手术患者在停止吸入七氟烷 15 min 后生长激素迅速升高;虽然催乳素型垂体腺瘤患者的生长激素水平也升高,但幅度小于无垂体区病变的患者,说明无垂体区病变患者的生长激素应激水平高于垂体病变患者。有学者等发现,在全身麻醉下,正常颅内压(ICP)患者清除病灶时与慢性颅内高压患者同一时间点比较,正常 ICP 患者的生长激素水平明显高于慢性颅内高压患者。上述临床观察表明,麻醉对生长激素的分泌有一定影响,

但对垂体区病变及慢性颅内高压患者的影响大于非垂体区病变及无 ICP 增高的患者。

(二)麻醉对催乳素的影响

既往临床研究表明,麻醉和手术均可引起催乳素的增高。有学者比较观察了非垂体区病变与垂体区病变患者麻醉和手术中不同时间点的催乳素变化,发现非垂体病变颅内手术患者的催乳素升高幅度明显大于垂体区病变患者($P<0.05$)。有学者等亦报告,麻醉后慢性颅内高压患者的催乳素升高幅度明显低于正常 ICP 患者。从而进一步说明,在麻醉及手术等应激状态下,催乳素水平可明显升高,并且 ICP 正常患者的催乳素升高幅度大于慢性颅内高压患者,非垂体病变患者的催乳素升高程度亦大于垂体区病变患者。

(三)麻醉对促肾上腺皮质激素和皮质醇的影响

通常下丘脑的促肾上腺皮质激素释放激素(CRH)和垂体的 ACTH 及肾上腺皮质分泌的皮质醇之间存在长和短负反馈作用,三者之间相互协调,使机体的下丘脑-垂体-肾上腺皮质轴处于相对动态平衡。下丘脑-垂体-肾上腺皮质轴与应激反应最为密切,当机体受到侵袭时,刺激通过上行性传导纤维至脑和下丘脑,引起交感神经兴奋,使肾上腺释放肾上腺素,后者作用于垂体前叶,促进其分泌 ACTH,ACTH 又促使肾上腺皮质分泌肾上腺皮质激素,以促进周身各器官的功能与代谢,以适应应激状态之需要。麻醉与手术可引起不同程度的应激反应。

垂体腺瘤患者的手术前皮质醇水平常常是处于正常线或低于正常,并有神志淡漠少语等表现。经应用糖皮质激素(如地塞米松)进行替代治疗后,精神状态可有所好转。

手术前患者忧虑不安、疼痛和失眠等可通过大脑-下丘脑-垂体-肾上腺皮质轴的反馈作用使血浆皮质醇浓度升高,给予硝西泮 0.2 mg 或地西泮 0.2 mg 等使患者镇静则可使皮质醇血浆浓度与手术前一天相仿或降低;咪达唑仑不抑制肾上腺皮质功能;吗啡抑制下丘脑 CRH 分泌,能影响垂体 ACTH 分泌。

观察各种吸入麻醉药对血浆皮质醇浓度的影响发现,以纯氧加 0.5~1.0 MAC 的氟烷、安氟烷或异氟烷吸入麻醉时,血中皮质醇均降低;与氧化亚氮合用则血中皮质醇升高。这些结果提示,目前常用的吸入麻醉药对肾上腺皮质功能均具有抑制作用。有学者等在安氟烷或异氟烷麻醉期间发现,正常 ICP 患者麻醉后各观察时间点,血皮质醇水平逐渐升高,而慢性 ICP 增高患者不仅手术前的血浆 ATCH 水平明显低于正常 ICP 患者,而且麻醉后血皮质醇水平明显降低,两组比较麻醉前后各时期的血浆皮质醇水平均有明显差别,说明慢性颅内高压患者的血浆皮质醇应激能力低于正常人。

有研究发现,常用的肌肉松弛药对肾上腺皮质激素的分泌无影响。然而一些常用的静脉麻醉药如硫喷妥钠、依托咪酯、大剂量芬太尼则对皮质醇或 ACTH 具有抑制作用。

(四)麻醉对甲状腺激素的影响

通常认为,生理状态下是通过下丘脑促甲状腺激素释放激素(TRH)-垂体促甲状腺激素(TSH)-甲状腺(T_3、T_4)轴的反馈作用调节机体的代谢过程。但是,70%以上的 TRH 是存在于大脑的非下丘脑区,许多脑干运动核和脊髓运动神经元,甚至胃肠道也存在 TRH,所以有人认为 TRH 可能具有某种神经递质作用,例如,对去甲肾上腺素、多巴胺、5-羟色胺的兴奋和抑制作用。Teba 等在狗失血性休克模型实验中发现,应用 TRH 治疗可明显增高平均动脉压、心排血量和外周血管阻力,但机体氧耗量无变化;同时 β-内啡肽的水平明显增高加。另有研究发现,TRH 可增加失血性、神经性和内毒素性休克的血压和生存率。虽然大鼠注射硫喷妥钠 30 min 后 TSH 含量降低,但是人体却未发现硫喷妥钠全身麻醉对 TSH 分泌和血中水平具有明显影响。

目前大多数人认为,吸入麻醉药氟烷、安氟烷和异氟烷均可使血清 T_4 水平升高,但是并不增加甲状腺的 T_4 分泌,说明增多的 T_4 可能是从周围组织内尤甚从肝脏动员转移而来。有研究发现,全身麻醉下实施胸腔手术期间 T_3 明显降低,rT_3 在手术后第 1 d 明显升高,TSH、T_4 无明显改变。有学者等发现,在安(异)氟烷静吸复合麻醉中,正常 ICP 患者开颅后 TSH 明显增高,而慢性颅内高压患者的手术前 TSH 值明显低于正常 ICP 患者。另外,麻醉后各观察时间点的 TSH 也明显低于正常 ICP 患者。目前尚未见到有关 TSH 型垂体腺瘤的报道。

上述临床资料说明,非垂体区病变患者的应激水平高于垂体病变者,ICP 正常患者的应激水平高于慢性颅内高压患者。麻醉与手术刺激对垂体前叶细胞的内分泌功能具有较大影响。

七、垂体腺瘤患者的气道管理

(一)垂体腺瘤患者气道的特点

一般来讲,各种垂体腺瘤手术患者均可应用快速麻醉诱导气管插管方式。但是有两种情况需要特别注意:一是皮质醇增高型垂体腺瘤,二是生长激素型垂体腺瘤。其中生长激素型垂体腺瘤更应该注意。

皮质醇增高型垂体腺瘤的患者常常出现满月脸等皮质醇增多的表现,患者较肥胖和面部较大可导致面罩通气困难。

生长激素型垂体腺瘤患者可出现肢端肥大症的表现。由于生长激素持续分泌过多,可导致骨、软组织和内脏过度生长,头颅、面容宽大,下颌突出延长,咬合不良等;舌、咽、软腭、悬雍垂和声带肥厚可引起睡眠呼吸暂停综合征,并易导致高血压而产生心脏、胃肠道和肾脏疾病。

肢端肥大症患者麻醉诱导时,可因肥厚的舌体和咽喉组织等松弛、塌陷而导致呼吸道梗阻。呼吸道管理较为困难,其病残率和病死率要比非肢端肥大症增加 3 倍。此类患者麻醉诱导时面罩通气和气管插管操作均十分困难,面罩通气的漏气发生率高,常常必须双手紧扣面罩、置入口咽通气道和加大氧流量才可勉强维持通气,少部分患者甚至可因严重呼吸道梗阻而发生面罩通气困难。

由于肢端肥大症患者的气道解剖结构异常和中枢因素,手术后容易发生睡眠呼吸暂停综合征,所以手术结束后必须彻底清除气道分泌物,并且拔管后更应仔细观察和监护,尤其是呼吸道分泌物情况和咽喉部水肿程度。

(二)手术前气道评估

垂体腺瘤患者麻醉前,需要通过病史复习、体格检查和影像学进行严格的气道评估,以识别患者围术期发生面罩通气和气管插管困难的危险。

1.原则

根据美国麻醉医师协会制定的《困难气道管理实用规则》对于手术前已预知的困难气道患者,特别强调在镇静处理、气道局部麻醉和保留自主呼吸的状态下实施气管插管;在全身麻醉且无自主呼吸的患者发生困难气管插管时,应在面罩通气保证满意气体交换的前提下,选用各种可用的气管插管技术。对于严重困难气道患者,如果气管插管失败且面罩通气无效,应及时采用紧急肺通气技术,如经气管喷射通气、喉罩通气道(LMA)和联合导气管等。

2.清醒气管插管技术

对于手术前评估预计存在困难气道的患者,大多数麻醉医师主张在镇静和气道局部麻醉下进行气管插管。原则上,无气管插管成功把握者不得轻易进行全身麻醉诱导,安全的处理是保持患者清醒和自主呼吸,妥善完成气管插管后再实施全身麻醉。

(1)采取清醒气管插管的原因:虽然清醒气管插管较为费时,患者也不易接受。但对于已知的困难气道患者,采用清醒气管插管有以下三个理由:①清醒患者能较好地维持自然气道的通畅。②清醒患者能维持足够的肌肉张力,使上气道组织相互独立,便于识别,如舌根、会厌、喉、咽后壁等。而在应用全身麻醉和肌肉松弛药后,肌张力下降,上气道组织结构塌陷,如舌后坠,不利于对声门的识别和面罩通气中气道的开放。③由于清醒患者可以满意维持气道和自主呼吸,所以能够给麻醉医师提供足够的操作时间和机会,减轻其心理负担,并减少因忙乱所致不当处理情况的发生。

(2)患者的准备:清醒气管插管成功的关键条件就是准备工作充分,以使患者安静合作,喉头对刺激无反应。适当的准备工作包括患者的心理准备、完善的气道局部麻醉、应用抑制气道分泌的药物和适量的镇静药物等。

(3)常备器械:麻醉科应有一个困难气道处理专用器械箱或推车,每天常规检查一次,以确保在紧急情况下随时可能使用。其器械项目参考如下:①面罩和简易呼吸器。②各种类型和型号的喉镜,包括直形喉镜、弯形喉镜或特殊形式的硬式直接喉镜,每种喉镜至少配有大、中、小三种喉镜片。③各种类型和型号的通气道,包括口咽和鼻咽通气道、光导纤维支气管镜(FOB)引导气管插管专用通气道等。④各种型号的气管导管。⑤各种气管插管引导器,如可进行喷射通气的空心引导芯、弹性橡胶引导芯、光索等,这些器械有助于控制气管导管前端的方向。⑥FOB。⑦逆行引导气管插管所需的器械。⑧紧急情况下进行紧急通气所需的设施,如LMA、经气管喷射呼吸器、联合导气管等。⑨紧急气管切开器械。

(4)气管插管方法的选择:清醒气管插管的方法很多,其选择可根据麻醉科医师对各种气管插管技术的熟练程度、现有仪器设备及患者的具体情况而定。

(三)全身麻醉气管插管技术

如果患者不合作或拒绝清醒气管插管,而且可以应用面罩进行满意的肺通气,则可进行全身麻醉诱导。

1.手术前准备

一般手术前准备和气管插管准备同清醒气管插管,但在预计为喉显露和气管插管极度困难的患者,应准备FOB、应急气道、经气管高频喷射通气装置等。

2.麻醉用药原则

(1)对于预测重度困难气管插管的患者(Ⅳ级喉显露)和需要应用FOB引导气管插管的患者,主要采用全凭静脉麻醉和吸入麻醉。使麻醉深度达到吞咽反射消失,而自主呼吸不受明显的影响,必要时停止麻醉后患者可很快清醒。

(2)对于无面罩通气困难、喉显露为Ⅱ、Ⅲ级的困难气管插管患者,可在满意预氧后进行常规麻醉诱导,于完全肌肉松弛状态下进行气管插管操作。如果气管插管失败或困难气管插管的程度比预计的严重,应采用面罩给氧3~5 min,待自主呼吸恢复,改吸入麻醉或丙泊酚全凭静脉麻醉进行气管插管。

3.常用的气管插管方法

(1)直接喉镜:在所有的气管插管技术中,直接喉镜是麻醉医师最为熟悉的方法,但对清醒患者的刺激较大,需要对患者进行良好的准备,包括良好的局部麻醉,充分的镇痛镇静,大小合使的喉镜片。由于肢端肥大症患者的下颌骨变长,尤其是在男性患者往往需要选择大号喉镜;肢端肥大症患者的舌体较大,常常影响操作者的视野,应当尽量将舌体挡于口腔一侧。当声门显露不佳时,如呈Ⅱ级或Ⅲ级喉显露时,可由助手在颈部进行喉外部压迫操作,大多可使直接喉镜视野有不同程度的改善。对于直接喉镜仅能显露部分喉结构或完全不能显露喉结构的患者,需要在气管导管内放置插管芯,以使气管导管维持预应用的固定形状,在高位喉头患者时,常需将插管芯和气管导管塑形成 J 形或鱼钩状。

在插入直接喉镜后,对于喉显露Ⅱ级和Ⅲ级(可见杓状软骨或会厌)的困难气管插管患者,可将带有插管芯并已满意塑形的气管导管前端置于会厌下,在中线位置向上、向前盲探声门,待呼吸气流声出现(完全肌肉松弛患者可用轻压胸廓法听呼吸气流声),即可向前进一步推送气管导管,以使气管导管顺利滑入声门。

(2)光索引导气管插管技术:大量临床应用表明,在常规气管插管操作中,光索至少与采用直接喉镜一样有效;在操作熟练应用的情况下,光索较直接喉镜更好、更准确和更易被患者耐受。在选择合适光索芯的情况下,其可用于所有年龄患者的气管插管操作。在困难气管插管患者,可将光索与 FOB、插管型喉罩通气道和直接喉镜等联合应用。目前光索引导气管插管已被 ASA 推荐作为直接喉镜气管插管失败但面罩通气满意患者控制气道的第一选择。

(3)FOB 引导气管插管技术:在清醒患者实施 FOB 引导经口气管插管时,可在患者口腔内放置专用的通气道,以防止患者咬伤 FOB 镜干。然后,将气管导管插入专用通气道内,直至其前端位于通气道的中下 1/3 处;通过气管导管插入 FOB,直至看到声门;然后将 FOB 插入气管内,并沿镜干推送气管导管直至其前端到达隆突上 2~3 cm 处。

在全身麻醉患者实施 FOB 引导经口气管插管时,可使用内镜操作专用面罩供给 100% 的氧。通过面罩的自封性隔膜将 FOB 插入气管插管专用通气道;面罩放在患者面部以通常方式维持呼吸。当 FOB 进入气管内时,沿 FOB 将气管导管经面罩的自封性隔膜孔推送入气管内,在气管导管到达合适位置后,退出 FOB,然后在口唇周围握持气管导管,移去内镜操作专用面罩。

在 FOB 插管的过程中,可让助手辅助将患者的下颌提起以增加咽部的空间有助于插管成功概率。在 FOB 成功地置入气管后,可能会出现气管导管置入困难,可以将气管导管连同镜体逆时针旋转 90°,常常可解决这一问题。

(4)逆行引导气管插管技术:该技术是利用穿刺针作环甲膜穿刺,然后将引导管和(或)丝经穿刺针向头侧插入气道内,使引导管和(或)丝逆行通过声门抵达口腔或鼻咽腔,将它们从口牵出,然后将气管导管套在引导管和(或)丝外,借此做引导,沿其将气管导管经过声门而插入气管内。但是此法的创伤较大不易常规使用。

(5)特殊喉镜气管插管技术:目前已有多种设计用于困难气管插管的特殊喉镜,常用的有视可尼硬质光导纤维喉和可视喉镜等。

硬质光导纤维喉镜:包括 Shikani、Levitan 和 Bonfils 等,能通过目镜观察声门,结合了光索和 FOB 的优点,具有操作简便和快捷可视的优点,设计的主要目的是处理困难气管插管。气管插管前,将适当型号的气管导管套在其镜干上并用导管固定器固定。气管插管时,操作者站在患者头端,采用左手提起下颌,右手持视可尼并从中线将镜体即气管导管插入,沿舌体表面推进并通过目镜寻找会厌和声门等解剖结构,在清楚显露声门后,将气管导管前端置入声门并插入气管内。

视频喉镜:近年来视频喉镜在气道管理中的应用逐渐广泛。其主要优点:①喉部显露更加容易。由于视频喉镜的摄像头是位于镜片前端,可直接将镜片前端的组织结构通过光导纤维传递至外接的显示器上,而不必自口腔外观看咽喉深部的组织结构,拉近了观察喉部的距离和避免了直接喉镜前端的盲区,从而使喉部显露更加容易。②可改善喉部显露分级。在困难气道患者,其达到的喉部显露分级可较直接喉镜降低Ⅰ~Ⅱ级。另外,在应用视频喉镜显露喉部时,联合应用喉外部压迫操作可进一步改善喉部显露分级。③操作简单易学。由于视频喉镜的操作技术基本上同直接喉镜,因此所有能够熟练应用直接喉镜的麻醉医师均能应用此项技术,而不需进行特殊训练。④气管插管损伤小。由于视频喉镜镜片的独特设计,所以可明显降低显露喉部所需的上提用力。据知,降低喉镜的上提用力可减少对患者口、咽部结构的损伤。

与FOB相比,应用视频喉镜进行气管插管时的突出优点:①操作技术简单且属于直视操作;②对气管导管的类型没有限制;③较少受口腔和咽部血液、分泌物的影响;④插入气管导管时一般不会发生声门上受阻的情况,而在FOB引导气管插管时则十分容易发生该问题,尤其是在所选择的气管导管型号与FOB镜干的直径相差悬殊的情况下。

(四)手术中和手术后气道管理

无论是经额开颅(因额窦开放)还是经蝶手术,手术中均有血液流入口腔的可能。另外,经蝶手术后伤口渗液亦有流入口腔的可能。所以,气管插管后必须将气管导管套囊满意充气,以防止血液和液体流入气管内,减少手术后呼吸道并发症的发生。

麻醉维持方法可直接影响拔管期的气道安全,所以麻醉药物的选择一定有利于手术后气道管理。目标是手术后患者迅速苏醒、减少躁动和循环波动,以及尽早获得良好的拔管条件等。根据经验,应用丙泊酚维持麻醉是最佳的选择,如果使用吸入麻醉,手术结束前要提前停用转换为静脉输注丙泊酚维持。

手术结束后,必须将患者口腔内的分泌物完全吸除干净,待通气量接近于手术前水平、$P_{ET}CO_2<6.0 \text{ kPa}(45 \text{ mmHg})$、$SpO_2>95\%$、肌力恢复、完全清醒且吞咽反射后方可拔除气管导管。

(五)特别提示

(1)对于实施经蝶垂体瘤切除术的患者,手术前访视除一般常规之外,一定要告知患者手术将添堵鼻孔,手术后只能用口呼吸,必要时可让患者提前练习。另外,还应告知患者,手术后清醒时咽喉部留置导管,还有尿管,需要配合。这样,患者清醒后在医护人员提示下一般能够配合,很少躁动;同时也能很好地张口呼吸,避免因不能适应张口而出现缺氧和二氧化碳蓄积。

(2)无论麻醉技术多么完美(事实上也并非如此),均无法解决手术后气道不通畅的问题,而且存在分泌物和血液流入咽喉部的危险。个别出现鞍隔硬脑膜破损的患者,血液和空气亦可进入颅腔,患者手术后的清醒程度可能受到影响,因不适躁动耗氧量增加,镇静药物的安全剂量难以掌握。内分泌功能改变及变化程度难以预料,苏醒延迟、通气不足、拔管后嗜睡时有发生。因此,在手术后清醒拔管后数小时内,气道问题仍然是危及患者安全的重要因素。必须在麻醉恢复室或ICU严密观察,常规监测SpO_2、心电图、动脉血气和电解质。

(3)垂体瘤切除术患者的气道管理不能被简单地理解为肢端肥大症所致困难气道的处理,还涉及内分泌功能低下影响意识水平、手术后延迟性舌后坠、心脏肥大有发生心功能衰竭危险等。

总之,麻醉医师对神经外科知识的了解、及时正确的判断力、合理应用各种技术,比掌握各种气管插管技术本身更为重要。

(王西建)

第六节　幕上肿瘤手术的麻醉

　　幕上肿瘤主要是指小脑幕以上所有脑组织中生长的肿瘤,包含范围广泛,肿瘤性质繁杂,更因累及多个功能区而具有其独特的病理生理学特性。其不同的病种和病变位置,临床症状多样,对麻醉的配合与要求也有所不同。本节阐述幕上肿瘤手术患者麻醉处理的相关问题。

一、解剖学和生理学特点

(一)幕上肿瘤的解剖学定位及其临床表现

　　位于小脑幕以上的肿瘤称为幕上肿瘤,包括颅前窝、颅中窝、大脑半球、鞍区、侧脑室及第三脑室的肿瘤,幕上肿瘤以额叶和颞叶者居多。其临床表现为颅内压(ICP)增高和肿瘤的定位体征。临床上常见的幕上肿瘤部位如下。

　　1.额叶肿瘤

　　额叶肿瘤发生率居幕上肿瘤的首位。临床表现是以精神症状为主,主要表现为记忆力减退、性格改变、定向力差、进行性痴呆、欣快、易激动等;大多有强握反射(抓住物体即握紧不放)和摸索征(有寻衣摸床现象)。可有癫痫发作,一般为大发作。如果肿瘤是位于主侧半球额下回后部(布罗卡区),可出现运动性失语(能理解他人语言而自己却不能用语言表达);肿瘤累及中央前回可导致对侧肢体不同程度的瘫痪,并可有局灶性癫痫发作;累及旁中央小叶可出现双下肢运动感觉障碍及大小便障碍。

　　2.顶叶肿瘤

　　单纯顶叶肿瘤的症状是以感觉障碍为主,主要表现为皮质感觉(如体形觉、重量觉等)的障碍,对侧半身浅感觉减退。可出现感觉性局限性癫痫。主侧半球肿瘤还可产生失读、失写、失算、失用症。

　　3.颞叶肿瘤

　　肿瘤累及颞叶前端内侧尤其是海马沟回时,常有精神运动性癫痫发作。累及主侧半球颞上回则可有感觉性失语。肿瘤累及视放射可出现幻视及视野障碍,表现为对侧同向偏盲和1/4象限盲。

　　4.枕叶肿瘤

　　枕叶肿瘤主要表现为视觉障碍,出现对侧同向偏盲,有时出现幻视。

　　5.丘脑肿瘤

　　丘脑肿瘤局部症状是以感觉障碍为主。病变对侧感觉障碍,以深感觉障碍最为明显,肢体轻瘫,半身自发性疼痛;病变侧感觉障碍性肢体共济失调,有舞蹈样动作或手足徐动症,被称为丘脑综合征(德热林-鲁西二氏综合征)。如果肿瘤向内发展则精神障碍较为明显,肿瘤向外发展影响内囊则出现"三偏"征(对侧偏瘫、对侧偏身感觉障碍、对侧同向偏盲)。

　　6.脑室肿瘤

　　侧脑室肿瘤可因堵塞室间孔,影响脑脊液(CSF)循环而早期引起颅内高压症。如果压迫大脑半球邻近结构可表现相应的症状、体征;第三脑室前部肿瘤常引起视力、视野、内分泌及代谢的改变;第三脑室后部肿瘤常压迫中脑而引起上视不能等;第四脑室肿瘤则表现为阵发性颅内高压(布隆斯区征,突然转动头部时出现间歇性头晕、眩晕、呕吐及视力障碍)及强迫头位(患者自己感到头部保持在某个位置时症状如头痛便减轻)等。

7.蝶鞍区肿瘤

蝶鞍区肿瘤主要导致内分泌症状和视觉症状,垂体腺瘤是其主要代表。根据不同类型的肿瘤分别产生巨人症、肢端肥大症、泌乳闭经、肾上腺皮质功能亢进、肥胖、性功能低下等。如果压迫视交叉即产生视野改变,最典型的是双颞侧偏盲、视力下降。位于鞍上的颅咽管瘤则表现为发育迟缓及其他内分泌功能减退,水、电解质平衡紊乱,因肿瘤压迫也可引起视力下降、视野障碍等。

8.中央区肿瘤

中央区肿瘤是指中央前回、中央后回区的肿瘤,临床表现为运动障碍,病变对侧上、下肢不同程度的瘫痪,温、痛、触觉障碍,局限性癫痫等。

(二)幕上肿瘤的性质

幕上肿瘤有原发和继发之分。原发性幕上肿瘤可源于颅内各种组织,如脑膜、脑血管、脑神经、体及胚胎残余组织等。其以胶质瘤最多、脑膜瘤次之,再次为垂体腺瘤、神经纤维瘤、脑血管畸形等。继发性幕上肿瘤以恶性肿瘤脑转移最为多见。

1.神经胶质瘤

神经胶质瘤是起源于脑部胶质细胞的恶性肿瘤,占脑部原发性肿瘤的30%~40%,是成年人最常见的原发性神经系统肿瘤,主要发生在大脑半球,偶见于脊髓。小脑和脑干的神经胶质瘤多见于小儿,其症状表现取决于侵犯的部位。

2.脑膜瘤

脑膜瘤占颅内肿瘤的15%,好发于中年人,起源于蛛网膜细胞。良性、生长缓慢、分化良好且有完整包膜将脑组织剥离,界线明确,较少浸润周围脑组织,自颅底至大脑镰均可能发生。最常发生在矢状窦旁,其次为蝶骨翼、鞍旁、嗅沟、小脑脑桥角,有少数出现在脑室内。脑膜瘤具有促进相邻颅骨的成骨作用,可表现为骨肥厚的情形。另外,脑膜瘤血管丰富,血液供应大多是来自脑膜上血管。

3.转移癌

大约70%的转移性脑肿瘤是经血液扩散而来,并且大都为多发性肿块。转移癌的主要来源是肺、乳房、黑色素瘤,其次为消化道、肾脏、甲状腺的肿瘤等。好发位置是大脑或小脑的皮髓质交界处。MRI检查可见周边水肿和中心坏死,3%~14%的脑部转移癌可有出血的表现。

4.淋巴瘤

发生在脑部的原发性恶性淋巴瘤为非霍奇金肉瘤,呈高度细胞浸润且生长快速,常为多发性,好发位置是额叶、顶叶深部、基底神经核及视丘下。大多发生在肿瘤化学治疗(简称化疗)后免疫功能低下或器官移植后接受免疫抑制剂治疗的患者或者是艾滋病患者。根据肿瘤的位置、大小及数量来决定是否进行手术切除。脑部原发性恶性淋巴瘤通常对放疗反应良好,肾上腺皮质激素和化疗也被广泛采用。

MRI检查:由于肿瘤细胞成分多而间质液少,所以全部脉冲序列均表现为等或稍低信号,应特别注意与T_2加权相图像上其他低信号肿瘤相鉴别,包括脑膜瘤和原始神经外胚层肿瘤(如神经母细胞瘤、髓母细胞瘤、室管膜细胞瘤和松果体母细胞瘤等)。脑部原发性恶性淋巴瘤可累及深部中央灰质团,呈多灶性病变者还应与转移瘤相鉴别。

(三)幕上肿瘤对颅内压的影响

幕上肿瘤可导致颅腔内动力学改变。在最初病变较小、肿瘤生长缓慢时,颅腔内容积增加可通过 CSF 的回流和邻近的脑内静脉收缩进行代偿,从而阻止 ICP 升高。当病变继续扩大,代偿机制耗竭,肿瘤体积增加将导致 ICP 急剧升高。脑室受压到临界点后,患者表现为肿瘤很大,但是神经系统功能受损较轻,ICP 升高和脑组织中线结构移位。如果肿瘤继续增大,ICP 显著增加,则发展为肿瘤中心组织坏死出血和广泛的脑组织水肿。在这样的颅腔顺应性条件下,动脉压轻度增高即可引起脑血流(CBF)显著增加,进而引起颅腔内容积和 ICP 显著增加。当 ICP 增高达到临界点时,颅内容积继续有小量增加,ICP 将迅速增高。如果进行 ICP 监测,压力达到 $6.67\sim13.3$ kPa 时,则出现高原波,高原波反复出现,持续时间长,即为临床征象。

ICP 升高可对脑组织产生两种危害即脑缺血和脑疝。脑灌注压(CPP)等于平均动脉压(MAP)减 ICP。如果 ICP 升高大于 MAP 的增加,CPP 降低,进而引起脑缺血。ICP 升高的第二个重要效应就是导致脑疝。脑疝可分为:①大脑镰下疝,幕上大脑半球肿瘤可产生大脑镰下疝,扣带回移过中线,可造成楔形坏死。胼周动脉也可受压移位,严重者可发生供应区脑梗死。②小脑幕切迹疝,即颞叶内侧沟回通过小脑幕切迹向颅后窝移位疝出。同侧动眼神经受压麻痹、瞳孔散大和光反应消失。中脑的大脑脚受压产生对侧偏瘫。有时对侧大脑脚压迫于小脑幕边缘或者岩骨尖,产生同侧偏瘫。脉络膜后动脉和大脑后动脉也可受压引起缺血性坏死。最后压迫脑干可产生向下轴性移位,导致中脑和脑桥上部梗死出血,患者表现为昏迷、血压升高、脉搏缓慢、呼吸深而不规则,并可出现去大脑强直;最后呼吸停止、血压降低、心搏停止而死亡。③枕骨大孔疝,小脑幕下颅后窝肿瘤可导致枕骨大孔疝,小脑扁桃体向下移位疝出枕大孔。严重时延髓腹侧压迫于枕大孔前缘;幕上肿瘤也可伴发枕大孔疝,导致延髓缺血,患者表现为昏迷、血压升高、脉搏缓慢而有力、呼吸深而不规则,随后呼吸停止、血压降低、脉速而弱、终致死亡。

二、手术前评估和手术前准备

(一)手术前评估

患者的手术前评估与其他患者相类似,需要额外注意的是与神经外科医师一起进行神经系统的评估。根据患者的神经功能、一般情况、手术方式制订麻醉计划。

1.手术前神经功能评估

神经功能评估的主要目的是估计 ICP 升高的程度、颅内顺应性和 CBF 自动调节能力损害的程度,以明确在脑缺血和神经损害发生前 ICP 和 CBF 的稳态自动调节能力储存的多少。目的是评估已经存在的永久性和可恢复神经损害各有多少。与神经外科医师一起,详细了解患者的病史、体格检查和相关的影像学检查。了解手术中将采用的体位、手术入路和手术计划,进行手术前讨论。

2.患者的一般状况

幕上肿瘤手术患者的一般状况尚可。既往有心血管系统病史的患者,应特别注意防治。高血压患者需要注意血压的维持。幕上肿瘤切除术(脑膜瘤或海绵状血管瘤)出血较多,尤其涉及大血管时,手术前评估和准备尤为重要。呼吸系统:40%的脑转移瘤是来自肺(原发性肿瘤、肺部肿瘤放疗和化疗后)。其他:长期使用肾上腺皮质激素治疗的患者,手术前需要注意肾上腺皮质激素补充治疗。患者的凝血功能必须正常,手术前停用阿司匹林不少于 7 d,氯吡格雷不短于 10 d。

(二)手术前准备

1.控制颅内高压、减轻脑水肿

对于手术前存在ICP急剧增高和脑疝危象的患者,需采取紧急脱水治疗,如快速静脉滴注20%甘露醇、利尿药物和肾上腺皮质激素等,以缓解颅内高压和脑水肿。

2.改善患者的一般状态

因长期ICP增高、频繁呕吐、不能进食而出现脱水和电解质紊乱的患者,手术前应同时采取降低ICP、静脉高营养和纠正电解质紊乱等措施,待全身状况改善3~5 d和病情稳定后再实施开颅手术。由于中枢介导的内分泌紊乱,如垂体肿瘤合并血糖增高、颅咽管瘤合并尿崩症等,应根据病情进行必要的对症处理。

3.控制并预防癫痫

对于手术前出现癫痫的患者,需要应用抗癫痫药物和镇静药物控制癫痫发作,常用地西泮10~20 mg或丙戊酸钠800 mg缓慢静脉注射,也可配合冬眠合剂。颞叶或其他部位的脑肿瘤有导致癫痫的可能,但是如果患者无症状,可在手术前2 d常规口服预防性抗癫痫药物。对癫痫持续状态可静脉应用2.5%硫喷妥钠或德巴金缓慢静脉滴注以缓解发作,并推迟手术1~2 d。

4.制定麻醉方案

对于幕上肿瘤手术患者,手术前制定麻醉方案的要点如下:①维持血流动力学和CPP稳定;②避免增加ICP的技术和药物;③建立满意的血管通路,以便进行监测和必要时应用血管活性药物或其他;④必要的监测,包括颅外监测(心血管系统的监测)和颅内监测(局部和整体环境的监测);⑤良好的手术环境,创造清晰的手术野,配合手术中神经生理监测,必要时进行手术中唤醒;⑥决定麻醉方式:根据肿瘤的特点和手术要求决定麻醉方法;功能区肿瘤必要时采用手术中唤醒开颅手术。

三、麻醉方法及实施

(一)麻醉前准备

1.手术前用药

手术前持续应用肾上腺皮质激素治疗(垂体轴抑制患者)或其他常规用药(抗癫痫药、抗高血压药或其他心血管系统用药)。常规在手术间内应用麻醉前药物,静脉滴注麻醉性镇静药或镇痛药物,并静脉应用咪达唑仑0.05 mg/kg。根据患者的心率应用抗胆碱能药物,如阿托品0.5 mg或盐酸戊乙奎醚0.02 mg/kg。

2.开放血管通路

开放两条或两条以上的超大的血管通路,必要时进行中心静脉穿刺。

(1)中心静脉穿刺:可选用股静脉或颈内静脉。在肿瘤巨大、预计有大量出血危险的患者,可开放两条中心静脉。注意体位对静脉血液回流的影响,保持静脉通路通畅。尤其是体位对颈内静脉回流的影响,上头架后必须观察其血液回流情况,因为颈内静脉回流受阻可升高ICP。

(2)动脉穿刺:可选用足背动脉或桡动脉穿刺。在肿瘤巨大、预计有大量出血危险的患者要首选桡动脉。一方面手术中可进行血气分析,以监测$PaCO_2$(过度通气)、血糖浓度、血钾浓度和血红蛋白浓度等指标;另一方面可进行有创动脉压监测,时时监测血流动力学波动。

(3)颈内静脉血氧饱和度监测:使用光导纤维导管血氧饱和度仪可间断或持续监测脑部氧供(SaO_2-SvO_2),以判断全脑血流灌注是否充分(假设$CMRO_2$恒定不变)。

3.监测

(1)心血管系统：监测心电图；有创动脉压和 CVP；脉搏氧饱和度(SpO_2)。必要时放置 Swan-Ganz 导管监测肺毛细血管嵌压(PCWP)、心排血量和每搏心排血量，并连续测定混合静脉血氧饱和度(S_vO_2)、$PETCO_2$(反映 $PaCO_2$ 的变化趋势，发现静脉气栓)；使用经食管电热调节器监测体温，适当控制体温，必要时进行控制性低温(大约 35 ℃)。插入导尿管。

(2)神经肌肉传递功能监测：不要在偏瘫侧肢体进行神经肌肉传递功能监测。在神经生理监测需要控制肌肉松弛药的使用时，需要进行 TOF 监测，以保持神经肌肉传递功能。

(3)呼出气体监测：包括吸入氧浓度(FiO_2)、呼出气 CO_2 曲线图、血气分析等监测，有助于手术中对呼吸功能的连续、全面和综合观察，为早期识别和及时处理各种呼吸功能异常提供保障。

(4)麻醉深度监测：吸入全身麻醉时，监测吸入麻醉药的呼气末浓度和 MAC。BIS 监测在神经电生理监测时尤为重要，既可避免由麻醉过浅所致的手术中知晓，又可避免麻醉过深而影响神经电生理监测的敏感性。听觉诱发电位也有利于对麻醉深度的判断。此外，熵和小波指数等新型麻醉深度测定方法的使用，也可为麻醉深度的判断提供借鉴。

(5)颅内环境和脑功能：颈内静脉血氧饱和度监测可了解脑供氧；诱发电位有利于监测特定中枢神经系统传导通路的完整性；脑组织氧分压监测($btPO_2$)可了解脑缺血高危区域局部组织氧供是否充分；手术中超声监测 CBF、肿瘤血供及其确切位置；手术中 EEG 监测有助于发现麻醉患者全脑或局部脑缺血、缺氧的发生，并且是观察大脑癫痫放电的最好方法，而且能为手术切除癫痫病灶进行定位。

(二)麻醉诱导

1.目标

(1)控制通气(早期适度过度通气)。

(2)控制性低血压/抑制交感神经兴奋(避免知晓、充分镇痛和维持适当的麻醉深度)。

(3)保持最佳体位(对 ICP-容量曲线影响最小，确保脑静脉回流通畅)。

通过注意上述细节，改善患者的颅腔内压力-容积曲线的状态，保证充足的 CPP，防止麻醉诱导期间 ICP 明显升高。

2.麻醉药物的选择

对于神经外科手术患者，麻醉药物的选择原则上应符合以下标准：①麻醉诱导深度快、半衰期短；②镇静、镇痛作用强，手术中无知晓；③不增加 ICP 和脑代谢；④不影响 CBF 及其对 CO_2 的反应(CBF-CO_2 应答反应)；⑤不影响血-脑屏障功能，无神经毒性作用；⑥临床剂量对呼吸抑制轻；⑦停药后苏醒迅速、无兴奋和手术后精神症状；⑧无残余作用。目前尚无完全符合上述标准的药物，因此需采用联合用药，以扬长避短。同时需要注意满意的通气、合适的体位安置和合理的血压调控等，以尽量达到上述标准。

3.推荐的麻醉诱导方案

麻醉诱导方案的选择应以不增加 ICP 和保持血流动力学稳定为前提。

4.体位

上头钉时疼痛刺激最强。充分镇痛(如单次静脉注射芬太尼 1～3 $\mu g/kg$ 或舒芬太尼 0.1～0.2 $\mu g/kg$ 或瑞芬太尼 0.25～0.50 $\mu g/kg$)、加深麻醉(如单次静脉注射丙泊酚 0.5 mg/kg)和局部麻醉浸润(0.5% 罗哌卡因)可有效抑制血流动力学波动。固定好气管导管，以防止意外性气管导管脱出或因气管导管活动而引起气道损伤。保护双眼，以防角膜损伤。

轻度头高位以利于颅内静脉回流;膝部屈曲可减轻对背部的牵拉。避免头颈部过度屈曲/牵拉(确保下颌与最近的骨性标志间距大于2横指)。过度牵拉头部易诱发四肢轻瘫、面部和口咽部严重水肿等,导致手术后拔管延迟(快速拔管几乎不可能)。如果头部侧放,应将对侧肩部用楔形或圆柱状物垫高,以预防臂丛神经牵拉伤。侧卧位、坐位和俯卧位手术均有特殊的注意事项。基本原则是避免一切潜在受压点受压,防止外周动脉、周围神经受压,保证气道通畅。

(三)麻醉维持

1.目标

(1)维持血流动力学和CPP稳定,避免升高ICP。

(2)通过降低$CMRO_2$和CBF来降低脑部张力,将颅内环境维持在理想状态,进行神经保护。

(3)避免中枢神经系统觉醒,维持足够的麻醉深度。

(4)配合神经电生理监测,避免麻醉过深影响监测敏感度。

(5)维持正常的体温。避免低温带来的寒战、感染、心肌受损等不良反应。

2.推荐的麻醉维持方案

(1)吸入全身麻醉:吸入全身麻醉不仅操作简单、适用范围广和成功率高,而且可控性强和苏醒快速。适用于"简单"手术(不伴有脑缺血、ICP增高或脑水肿等问题)。麻醉维持早期进行轻度控制性通气;吸入麻醉药的吸浓度<1.5 MAC;避免联合应用氧化亚氮(N_2O)(脑刺激作用增强)。在进行神经电生理监测时,吸入麻醉药的浓度不宜过高,有资料证明,吸入七氟烷<0.5 MAC时,对皮质体感诱发电位监测的影响轻微。因此,在需要监测皮质体感诱发电位的情况下,可进行静脉麻醉复合少量的吸入麻醉药。

(2)静脉麻醉:全身静脉麻醉可控性强、麻醉维持平稳、能够保护CBF-$CMRO_2$耦联、降低CBF和ICP以及减轻脑水肿,所以适用范围广泛。常用靶控输注(TCI)方法,药物选择以超短效药物(丙泊酚、瑞芬太尼)居多。但是,静脉麻醉的个体差异较大和操作麻烦,个别患者可发生苏醒延迟或自主呼吸恢复障碍,不可预见性强。对于手术中需要神经电生理监测的手术,与吸入全身麻醉复合应用效果更佳。

3.麻醉期间的管理

(1)切开硬脑膜前应做到适当的脑松弛方法:①充分供氧;②调整体位以利于颅内静脉回流;③维持肌肉松弛和麻醉深度适当;④过度通气使$PaCO_2$维持在3.3~4.0 kPa(25~30 mmHg);⑤必要时可在开颅前半小时静脉应用甘露醇1~2 g/kg,或加用呋塞米10~20 mg。一般可做到脑松弛和ICP降低。

(2)硬脑膜切开后可适当减少用药量,并在手术结束前1~2 h停止使用长效麻醉性镇痛药,以利于手术结束后患者尽快清醒和防止手术后通气不足。吸入麻醉药异氟烷应先于七氟烷和地氟烷停止吸入。

(3)手术中间断应用非去极化肌肉松弛药,以防止患者出现体动,特别是在全凭静脉麻醉时为然。对上位神经元损伤的患者和软瘫患者,应避免肌肉松弛药应用过量。应用抗癫痫药物(如苯妥英钠)的患者对非去极化肌肉松弛药可能呈现拮抗,应酌情增大用药剂量或调整用药频率。

(4)手术中机械通气参数的设定:潮气量8~12 mL/kg,每分通气量100 mL/kg,呼吸次数成年人每分钟为10~12次,保持$PETCO_2$在4.7 kPa(35 mmHg)左右。适当的过度通气有助于幕上肿瘤手术患者的手术后恢复。

（5）苏醒应迅速；不出现屏气或呛咳；控制恢复期高血压，常用药物有拉贝洛尔、艾司洛尔、尼莫地平、佩尔地平等，以降低颅内出血的危险。肌肉松弛药拮抗药应在撤离头架和头部包扎完毕后使用。待患者自主呼吸满意恢复，吸空气后 SpO_2 不低于 98%，呼之睁眼，能点头示意后，方可送回病房或 PACU 或 ICU。

4.抗生素预防感染

在头皮切开前，静脉滴注苯唑西林或二代头孢菌素。对于长时间手术的患者，手术中可再次预防性应用抗生素。瘤腔较大或手术中出血较多的患者，需要放置脑室内引流或瘤腔内引流，有利于血性引流液的排出。

5.液体治疗和血液保护

液体治疗可达到血流动力学和 CPP 稳定的目的，在此前提下可为手术提供适当的脑松弛。但是，对于神经外科手术患者，手术中输液必须从血-脑屏障功能角度进行专门的考虑。①水能够自由通过血-脑屏障，因此血管内输水可增加脑组织含水量和升高 ICP。等渗葡萄糖液代谢后可留下水分，在神经外科手术中应尽量避免使用。②大多数离子包括钠离子一般均不能透过血-脑屏障，其决定因素主要是血清总渗透浓度（在总血清渗透浓度中，胶体渗透压仅占一小部分，大约为 1 mmol/L）。维持高于正常的血清渗透浓度能降低脑组织含水量，输入大量低渗晶体液则可增加脑组织含水量。③物质通过血-脑屏障的细胞运转过程取决于其分子质量，按浓度梯度由高向低运转。因此，大分子物质很难通过血-脑屏障，如清蛋白对脑组织细胞外液的效应影响很小。④一旦血-脑屏障受到损害（如低氧、头部外伤或肿瘤），则大分子物质可进入脑组织，结果是等渗胶体液和晶体液均可对脑水肿的形成和 ICP 产生同等的影响。因此，幕上肿瘤切除患者手术中液体管理的目标：维持正常的血容量、血管张力和血糖；Hct 保持在大约 30%；轻度高渗，手术结束时总血清渗透浓度 < 320 mOsm/L。

手术中应避免输注含糖溶液，可选择乳酸林格液（低渗）或 6% 羟乙基淀粉。预计大量出血的患者手术中可进行血液回收，并且在良性肿瘤患者可将回收的血液回输。必要时手术前还可进行自体采血和手术中回输。根据具体的手术中出血量来决定异体红细胞和异体血浆的输入，维持凝血功能和 Hct。

（四）麻醉苏醒

1.目标

维持颅内或颅外稳态；预防脑出血，有效控制其诱因，如咳嗽、颅内吸引、呼吸对抗和血压升高等。苏醒期患者应表现安静、合作和能够服从指令。回顾性研究证实，影响手术后并发症的主要因素包括肿瘤严重程度评分（肿瘤位置、大小、中线移位程度）、手术中失血量和输液量、手术时间超过 7 h 和手术后通气。因此，呼吸恢复和手术中维持情况对麻醉苏醒期尤为重要。

2.快速苏醒的条件

对于手术前意识状态良好、心血管系统稳定、体温正常、氧合良好、手术范围不大、无重要脑组织的损伤、不涉及后组脑神经（Ⅸ-Ⅻ）的颅后窝手术和非巨大动静脉畸形切除（避免手术后恶性水肿）的患者，手术后可进行快速苏醒。

3.苏醒前的准备和判断

在持续应用超短效镇痛药物（如瑞芬太尼）或吸入麻醉药时，停药前需要注意镇痛药物的衔接。在手术结束前可追加应用长效镇痛药物，如芬太尼或舒芬太尼或曲马多，待患者呼吸和保护性反射恢复后，拔出气管导管，连接手术后镇痛泵。

4.完善的手术后镇痛处理

对于神经外科手术患者,手术后镇痛处理尤为重要,其对于避免躁动和减轻患者痛苦具有非常重要的意义。可选择多模式镇痛方式,以阿片类药物为主,根据患者一般状态和不同手术部位,可采用不同的药物配方。推荐的配方:①镇痛药物(芬太尼或舒芬太尼)+止吐药物(恩丹司琼);②镇痛药物(芬太尼或舒芬太尼)+非甾类抗炎药物(氟比洛芬酯)+止吐药(恩丹司琼);③镇痛药物(芬太尼或舒芬太尼)+曲马多+止吐药(恩丹司琼)。

5.神经功能评估

进行一系列简单的基础性评估,包括四肢运动、瞳孔大小和对光反应、能否理解简单的词语并遵循指令,对时间和空间的定位等。

(五)小结

对于幕上肿瘤切除术的患者,麻醉的主要目标如下。

(1)维持正常的血容量和血管张力、正常的血糖浓度、轻度高氧和低碳酸血症、轻度高渗。进而维持非受损区脑组织的稳态平衡,保心血管系统稳定,实施有效的神经保护。

(2)维持健全的 CBF 自动调节功能,保存脑血管对 CO_2 的反应性。

(3)提供和维持一个"松弛的脑",具体方法:①降低 $CMRO_2$、CBF 和 CBV;②适度过度通气,维持 $PaCO_2 \approx 4.7\ kPa(35\ mmHg)$;③严格控制 CPP;④CSF 引流;⑤应用静脉麻醉药;⑥渗透性治疗。

(4)手术后早期拔管,以便于早期和持续性神经功能评估,促进并发症的及时诊断和治疗。

四、脑室镜手术的麻醉

微创外科学在医学领域兴起后,随着影像学、手术显微镜、神经导航、神经内镜、神经监测和手术器械等的发展与进步,神经外科也开始由显微神经外科阶段步入了微创神经外科(minimally invasive neurosurgery,MIN)阶段,并逐渐成为当代神经外科发展的主流。微创神经外科手术的概念是:在诊断和治疗神经外科疾病时以最小创伤的操作,最大限度地恢复患者的神经解剖、生理功能和心理功能,最大限度地为患者解决病痛,尽量减少医源性损伤和手术并发症。

脑室镜技术是微创神经外科领域的重要组成部分,在非交通性脑积水和脑室内病变治疗方面的应用越来越广泛。手术医师通过颅骨钻孔应用硬质或可曲内镜进入脑室或病变内部进行手术操作,主要适用于梗阻性脑积水的三脑室底部造瘘、内镜辅助的脑室分流、颅内囊性病变的穿刺抽吸及有分隔的慢性硬脑膜下血肿的清除、脑内血肿清除引流、脑脓肿冲洗引流和内镜辅助的显微外科手术等。

脑积水是神经外科的常见疾病,传统的治疗方法是行脑室-腹腔分流术,但创伤较大,部分患者可发生分流管损坏和堵塞等,往往达不到永久治愈的目的,而通过脑室镜手术在第三脑室底部造口,打通第三脑室和小脑幕下蛛网膜下腔,恢复患者的正常生理解剖结构,使梗阻的 CSF 重新流通,达到治愈的目的。此手术的主要特点是创伤小、手术后恢复快和成功率高达 90%。

与常规手术相比,脑室镜手术的最大优点是避免了开颅手术对脑组织的暴露、切开和牵拉,从而可明显减少对脑组织的损伤,并且治疗效果确切。但是脑室镜也有其固有的缺点,出血可明显影响其可见度,所以手术中应尽量损伤脑血管。另外,目前常用脑室镜的止血设备不尽完善,出现大出血大多需紧急开颅止血。

(一)手术前准备

实施脑室镜手术患者的手术前准备同其他神经外科手术患者,并应需注意脑积水未满意纠正患者可能伴有 ICP 增高的症状,如呕吐、头痛和意识改变等;长期呕吐的患者可能存在严重脱水或电解质紊乱,手术前应尽量予以纠正。手术前应用镇静药物需慎重,最好避免使用。

(二)手术中管理

麻醉的具体目标是手术中制动和保持心血管系统稳定;手术后快速苏醒,以便进行神经功能评定。尽管颅骨钻孔在局部麻醉或满意镇静下也可完成,但是为了保证手术中制动最好还是选择全身麻醉。据报道,大约 15% 的脑室镜手术后患者出现苏醒延迟,所以应尽量避免应用苯二氮䓬类药物和其他长效镇静药物。部分患者可能在手术前已进行了脑室-腹腔分流术,在进行上腔静脉穿刺时一定要注意避开分流管。N_2O 有使脑室内气泡扩大的危险,应避免使用。

为了获得良好的手术视野,脑室镜手术中需要经内镜进行连续脑室内灌注清除血液和组织,最常用的灌注液为乳酸林格液和生理盐水,后者有引起发热和头痛等炎症反应的报道,灌注液体的种类和用量可影响 CSF 的成分,尤其是长时间手术,可能与手术后神经功能障碍有关。应预先将灌注液加温至 37 ℃,以预防大量液体灌入引起的脑温度降低。有研究发现,内镜内压过高与手术后患者苏醒延迟和手术后并发症有关,所以手术中应注意保持灌入液体和引流液体的平衡,以防过度灌注引起 ICP 急剧升高和脑循环障碍。由于距中心脑血管中枢较近,手术中容易发生心律失常、高血压和心动过缓,大多属自限性,暂停手术后即可缓解。另外,快速灌注可扩张第三脑室,导致脑组织移位和激动下丘脑的某些神经核引起急性循环功能衰竭,甚至心搏停止,所以必须准备好复苏药品,如阿托品和肾上腺素。如果手术中损伤基底动脉引起大出血,通过脑室镜很难止血,有引起死亡的报道,应立即转为开颅手术。

(三)手术后管理

多中心研究发现,脑室镜手术的死亡率仅为 0～1%,但手术中和手术后并发症的发生率为 5%～30%。尽管属于微创手术,脑室镜手术后也必须严密监测。暂时性神经功能障碍是最常见的手术后并发症,发生率可高达 38%,主要表现为苏醒延迟、高钾血症、精神错乱、瞳孔功能障碍、偏瘫和记忆丧失等。有婴幼儿内镜手术后数小时内发生呼吸停止的报道,故应进行呼吸监测。

研究发现,脑室镜手术后患者易发生尿崩症和下丘脑功能障碍,所以手术后应常规进行血电解质监测。晚期并发症(如脑膜炎和脑室炎)可显著增加患者的病死率,应注意预防和及时处理。

（徐　刚）

第七章 胸外科麻醉

第一节 食管手术的麻醉

食管起自颈部环状软骨水平,终止于第11或第12胸椎,直径约为2 cm,长为25 cm。在颈部位于气管后,进胸后微向左侧移位,在主动脉弓水平又回到正中,在弓下再次向左移位并通过膈肌。行程中有三个狭窄,分别位于颈部环状软骨水平、邻近左侧支气管水平与穿过膈肌水平。食管外科将食管人为地分为三段。即环状软骨水平至进胸腔积液平($C_6 \sim T_1$)为颈段食管,胸廓内部分($T_{1 \sim 10}$)为胸段食管,膈肌水平以下为腹段食管。

食管手术的麻醉应考虑患者的病理生理、并存的疾病与手术性质。大部分食管手术操作复杂。术前反流误吸造成呼吸功能受损伤、食管疾病本身影响进食造成营养不良。食管疾病常伴吞咽困难与胃食管反流,因而气道保护是食管手术麻醉应考虑的重点。

一、麻醉前评估

食管手术术前访视中应注意的问题主要有以下三方面:食管反流、肺功能与营养状况。

(一)食管反流

食管功能障碍易引起反流,长期的反流易导致慢性误吸。对有误吸可能的患者应进行肺功能评价并进行合理治疗。反流的主要症状有胃灼热、胸骨后疼痛或不适。对反流的患者麻醉时应进行气道保护。行快速诱导时应采用环状软骨压迫的手法,或采用清醒插管。麻醉诱导时采用半坐位也有一定帮助。

(二)肺功能

食管疾病引起反流误吸的患者多存在肺功能障碍。恶性食管疾病的患者常有长期吸烟史。对这些患者应行胸部X线检查、肺功能检查与血气分析了解肺功能状况。术前应行胸部理疗、抗生素治疗、支气管扩张药治疗,必要时可使用激素改善肺功能。

(三)营养状况

食管疾病因吞咽困难导致摄入减少,加上恶性疾病的消耗,患者有不同程度的营养不良。营养不良对术后恢复不利,因此术前应改善患者的营养状况。

二、术前用药

食管手术术前药的使用原则与一般全身麻醉术前药的使用原则相同。由于反流误吸的可能增加，这类患者术前镇静药的用量应酌情减量。由于手术刺激造成分泌的增加，抗胆碱药（阿托品 0.4 mg 或胃肠宁 0.2 mg 肌内注射）的使用非常必要。为防止误吸还应使用抗酸药（西咪替丁或雷尼替丁）与胃动力药。

三、监测

手术需要的监测水平主要根据患者病情、手术范围、手术方式及手术中发生意外的可能性大小确定。麻醉医师的经验也是决定监测水平的影响因素。常规监测心电图、血压与血氧饱和度。应建立可靠的静脉通道。对需要长时间单肺通气的患者与术中术后需要严密观察心血管功能的患者应行有创血压监测。液体出入量大及手术对纵隔影响明显的应考虑中心静脉置管。

四、内镜食管手术的麻醉

大部分食管手术术前需要接受胃镜检查明确病变的位置与范围。在食管狭窄病例，胃镜检查还能起到扩张性治疗的作用。

电子胃镜诊断性检查的麻醉并不复杂，大多数病例仅在表面麻醉下接受胃镜检查。由于患者存在一定程度的吞咽困难，胃镜检查中镇静药的使用应谨慎。使用镇静药一定要保留患者的气道保护性反射。

对不能配合表面麻醉的患者与行普通胃镜检查的患者多实施全身麻醉。选择较细的气管导管固定于一侧口角一般不妨碍胃镜检查。根据气管插管的难易程度可选择清醒插管与静脉快速诱导插管。麻醉维持可采用吸入麻醉、静脉麻醉或静脉吸入复合麻醉，为保证患者制动，可采用中短效肌肉松弛药。手术结束后拮抗肌肉松弛药，待患者完全清醒后拔管。

胃镜检查术后疼痛很轻，术后镇痛的意义不大。对反流明显的患者应采用半坐位。

在病情严重不能耐受手术的患者，为解决吞咽问题可采用食管支架技术。食管支架的放置不需开胸，一般在胃镜辅助下放置。食管异物的取出同样多在胃镜辅助下实施，不需开胸。

五、开胸食管手术的麻醉

食管手术采用的手术入路较多，腹段食管手术仅通过腹部正中切口即可，麻醉原则与腹部手术麻醉相同。大部分食管手术为胸段食管手术，需要开胸，部分手术甚至需要颈胸腹部联合切口（如 IvorLewis 手术）。由于左侧主动脉的干扰，食管手术多采用右侧开胸。为创造理想的手术野，减轻对肺的损伤，麻醉一般采用单肺通气。

对一些肺功能差不能耐受开胸的患者可采用颈部与腹部联合切口的术式。经颈部与膈肌食管裂孔游离食管并切除。但此术式游离食管时对后纵隔的刺激可导致明显的循环功能抑制，游离食管还可能造成气管撕裂，因此临床上应用较少。

食管切除后一般以胃代替。在胃不能与食管吻合的情况下需要与空肠或结肠吻合，使手术难度增加，手术切口自然需要开胸与开腹联合。空肠一般用于游离移植，需要显微外科参与。代结肠的位置可以在皮下,胸骨后或胸内肺门前后。

开胸食管手术的麻醉一般采用全身麻醉。应根据手术范围与患者病情选择使用麻醉药。范围大的手术还可考虑胸部硬膜外麻醉辅助全身麻醉及用于术后镇痛。

麻醉诱导应充分考虑误吸的可能,做好预防措施。为方便手术操作,开胸手术应尽量使用隔离通气技术。

手术中麻醉医师应了解外科医师的操作可能带来的影响,并与外科医师保持密切交流。手术操作可能导致双腔管或支气管堵塞囊位置改变影响通气,对纵隔的牵拉与压迫可导致循环功能的剧烈变化。手术中遇到上述情况,麻醉医师应及时提醒外科医师,双方协作尽快解决问题。

手术近结束时应留置胃管,胃管通过食管吻合口时应轻柔,位置确定后应妥善固定,避免移动造成吻合口创伤。留置胃管的目的在于胃肠减压,保护吻合口。

六、麻醉恢复

由于存在误吸的可能,拔管应在患者吞咽、咳嗽反射恢复,完全清醒时进行。因此,拔管前应拮抗肌肉松弛药,有良好的术后镇痛。

拔管时机的选择需考虑患者病情与手术范围。术前一般情况好,接受内镜检查、憩室切除等短小手术的患者多在术后早期拔管。气管食管瘘手术后气道需要一段时间的支持,因此拔管较晚。为促进呼吸功能恢复,拔管前应有良好镇痛。

对于不能短时间内拔管的患者应考虑将双腔管换为单腔管。换管一般在手术室进行,换管要求一定的麻醉深度。采用交换管芯的方法较简便,一些交换管芯还能进行喷射通气。有条件时亦可在气管镜帮助下换管。

七、术后并发症

食管手术后并发症主要来自三方面,术前疾病引起的并发症、麻醉相关的并发症与手术相关的并发症。

(一)术前疾病引起的并发症
术前因反流误吸造成肺部感染、继发性哮喘使肺功能降低的患者术后拔管困难。营养不良的患者肌力恢复慢易造成术后脱机困难。

(二)麻醉相关的并发症
麻醉相关的并发症主要为麻醉诱导与拔管后的误吸。应掌握严格的拔管指征。拔管时患者应清醒,能排除分泌物,有良好的镇痛作用。拔管时采用半坐位利于引流,可减少误吸的发生。术后疼痛影响分泌物排除造成局部肺不张、肺炎时可能需要再次插管进行呼吸支持。

(三)手术相关的并发症
手术相关的并发症与手术方式有关。术后吻合口瘢痕形成可导致食管狭窄,可采用扩张治疗。胃镜检查可能导致食管穿孔,食管穿孔引起纵隔炎可能危及患者生命,应禁食禁水并静脉注射抗生素治疗,必要时行食管部分切除。食管切除手术的术后并发症还包括吻合口漏。

(张 鑫)

第二节　气管手术的麻醉

气管、支气管与隆突部位的疾病经常需要手术治疗。这些部位手术的麻醉有一定特殊性,麻醉医师必须了解该部位疾病的病理生理与手术特点,以制订麻醉计划。本节不包括气管切开手术的麻醉。

气管手术麻醉中应用的通气方式可总结为以下 5 种:①经口气管插管至病变气管近端维持通气。该法适于短小气管手术。由于气管导管的存在,吻合气管时手术难度增加。插入气管导管时对病变的创伤可能导致呼吸道急性梗阻。②间断喷射通气。经口插入细气管导管或手术中放置通气导管至远端气管或支气管行喷射通气。该法利于手术操作,但远端通气导管易被肺内分泌物阻塞,喷射通气还可能造成气压伤。③高频正压通气。该法与间断喷射通气类似。④体外循环。由于需要全身抗凝,可能导致肺内出血,现基本不用。⑤手术中外科医师协作在远端气管或支气管插入带套囊的气管导管维持通气。该法目前应用最普遍。

一、气管疾病

先天性疾病、肿物、创伤与感染是气管疾病的常见病因。先天性疾病包括气管发育不全、狭窄、闭锁与软骨软化。肿物包括原发肿物与转移肿物。原发肿物以鳞状细胞癌、囊腺癌与腺癌多见;转移肿物多来自肺癌、食管癌、乳腺癌及头颈部肿瘤。创伤包括意外创伤与医源性创伤。气管穿通伤与颈胸部顿挫伤可损伤气管,气管插管与气管切开也可造成气管损伤。气管手术中居首位的病因是气管插管后的气管狭窄,气管肿物次之。

二、近端气管手术的麻醉

近端气管切除重建手术一般采用颈部切口与胸部正中切口。由于手术操作使气管周围支持组织松弛,在气管插管未通过气管病变的情况下可能引起气道完全梗阻。麻醉诱导插管后静脉吸入复合维持麻醉。暴露病变气管后向下分离,切开气管前 10 min 停用氧化亚氮。于气管前贯穿气管全层缝一支持线,缝支持线时气管导管套囊应放气以防损伤。在气管切口下 2 cm 处穿结扎线,切开气管后外科医师将手术台上准备好的钢丝强化气管导管插入远端气管。连接麻醉机维持麻醉与通气。病变气管切除后,以缝合线牵拉两气管断端,麻醉医师通过患者头颈部俯屈可帮助两气管断端接近。如果切除气管长,两气管断端不能接近,应行喉松解使气管断端接近。气管断端采用间断缝合,所有缝合线就位后彻底吸引气管内的血液与分泌物,快速拔出远端气管的气管导管,同时将原经口气管插管管口越过吻合口,麻醉与通气改此途径维持。缝合线打结后应检查是否漏气。气管导管交换中应防止气管导管进入一侧支气管。

手术结束待患者完全清醒后拔除气管导管。由于手术室条件好,气管导管最好在手术室拔除。吻合口水肿较常见,因而拔管前应准备纤维气管镜与其他再插管的物品。拔管后气道通畅,病情稳定后应送入 ICU 继续严密观察。ICU 应做好再插管的准备。为减轻吻合口张力,患者应保持头俯屈体位。

三、远端气管与隆突手术的麻醉

靠近隆突部位的气管切除与隆突成形术一般采用右侧开胸入路,必要时行左侧单肺通气。麻醉的一般原则与近端气管手术相同。手术中通气可以采用全程单肺通气与部分单肺通气。全程单肺通气采用单腔气管导管或双腔管行支气管插管。部分单肺通气则需要手术中交换气管导管,即开始行双肺通气,暴露病变气管后手术台上行支气管插管后单肺通气。病变切除吻合口缝合线就位后拔除支气管插管,同时将主气管内的气管导管向下送入支气管,吻合完毕再将气管导管退回主气管内。手术结束后拮抗肌肉松弛药,待自主呼吸良好,患者清醒后在手术室拔管。拔管时同样应准备纤维支气管镜等再插管的设备。

四、术后恢复

气管手术后患者应在 ICU 接受密切监护。进入 ICU 后最好行胸部 X 线检查以排除气胸。患者应保持头俯屈的体位减轻吻合口张力。面罩吸入湿化的高浓度氧气。隆突手术影响分泌物排出,必要时可使用纤维支气管镜辅助排痰。术后吻合口水肿可引起呼吸道梗阻,严重时需要再插管。由于体位的影响,ICU 插管最好使用纤维支气管镜。术后保留气管导管的患者应注意气管导管的套囊不应放置于吻合口水平。需要长时间呼吸支持的患者可考虑气管切开。

靠近喉部位的气管手术后易出现喉水肿,表现为呼吸困难、喘鸣与声嘶。治疗可采用改变体位(坐位)、限制液体、雾化吸入肾上腺素等措施,喉水肿严重时需要再插管。

术后疼痛治疗的方案应根据手术方式、患者痛阈与术前肺功能确定。近端气管手术的术后镇痛可采用镇痛药静脉注射、肌内注射以及患者自控给药的方式。远端气管与隆突手术的术后镇痛可选择硬膜外镇痛、胸膜内镇痛、肋间神经阻滞镇痛与患者自控镇痛等方式。

患者在 ICU 过夜,病情稳定后可返回病房。

(张　鑫)

第三节　支气管镜与纵隔镜手术的麻醉

一、支气管镜手术的麻醉

支气管镜在肺疾病的诊断治疗中有重要意义。从硬支气管镜到纤维支气管镜,支气管镜的应用范围不断扩大。支气管镜目前主要用于气管支气管异物取出、肺内引流、大咯血的治疗、气道与肺肿物的诊断与治疗。

(一)适应证

从适应证看,硬支气管镜与纤维支气管镜并无区别,但临床上支气管镜的选择受很多因素控制。如设备条件、医师的经验、使用安全性与患者舒适度等。纤维支气管镜具有检查范围广、创伤小等优点,但在一些治疗性操作中使用受限。因此,纤维支气管镜主要用于诊断性检查,而硬支气管镜主要用于治疗性操作。

（二）术前考虑

术前药的使用应考虑患者一般情况、手术类型、使用的支气管镜类型以及麻醉方式。使用术前药的主要目的在于缓解焦虑、提高痛阈、减少分泌与抑制反射。常用的术前药为阿片类药、镇静安定药与抗胆碱药。

（三）麻醉方式选择

麻醉方式的选择应根据选用的支气管镜类型、拟行手术、患者一般情况与患者要求综合考虑。可选择的麻醉方式包括局部麻醉与全身麻醉。

1.局部麻醉

局部麻醉主要用于一般情况较好可配合的患者，手术操作较简单，手术时间一般较短。通过局部麻醉药雾化吸入与喷雾，对整个呼吸道施行表面麻醉。环甲膜穿刺注射局部麻醉药是声门下呼吸道表面麻醉的有效方式。舌咽神经阻滞与喉上神经阻滞对缓解声门上刺激有效，是较好的辅助措施。辅助神经阻滞时应防止误吸。使用局部麻醉还应注意局部麻醉药过敏，防止局部麻醉药过量中毒。

2.全身麻醉

全身麻醉是支气管镜手术主要的麻醉方式。硬支气管镜手术对镇静、镇痛与肌松要求高，一般均选择全身麻醉。麻醉药的选择应考虑患者一般情况与手术类型。目前主张使用短效药物，保证术后迅速恢复。

3.麻醉诱导

麻醉诱导可采用吸入诱导，也可采用静脉诱导。麻醉维持的方式多根据支气管镜通气方式确定。硬支气管镜可使用的通气方式包括自主呼吸、正压通气与无呼吸氧合。自主呼吸主要用于异物取出。无呼吸氧合维持时间短，现很少使用。正压通气是硬支气管镜主要的通气方式，包括间断正压通气、喷射通气、高频喷射通气等形式。纤维支气管镜在无气管插管的情况下均采用自主呼吸。有气管插管的情况下可依靠一些辅助设备控制呼吸。在可以控制呼吸的情况下一般采用静脉吸入复合麻醉维持，静脉注射中短效肌肉松弛药创造安静的手术野。手术中保留自主呼吸时可采用静脉维持或静脉吸入复合维持。

（四）常见并发症

支气管镜手术的并发症涉及手术并发症与麻醉并发症。硬支气管镜可造成途径组织的创伤，包括牙齿、口咽黏膜、喉及支气管。组织活检后可引起出血。麻醉相关的并发症包括通气不足与麻醉过浅带来的并发症。通气不足表现为低氧血症与高碳酸血症，可通过辅助呼吸纠正。麻醉过浅时手术刺激可诱发心律失常与血压波动，应加深麻醉消除。

二、纵隔镜手术的麻醉

纵隔镜最早用于肺癌分级中纵隔淋巴结活检，以确定手术切除的可能性。后来逐渐用于纵隔上部淋巴结活检、纵隔肿物活检与后纵隔肿瘤的手术。虽然计算机断层扫描（CT）与磁共振成像（MRI）能发现纵隔内异常的肿物与淋巴结，但诊断的敏感性与特异性均不及纵隔镜。纵隔镜常与支气管镜检查结合用于治疗方案的确定。气管明显移位、上腔静脉综合征、大血管动脉瘤、前纵隔肿物的患者不宜行纵隔镜手术。

（一）适应证

胸骨上切迹切口入路的纵隔镜手术又称颈部纵隔镜手术，主要用于上纵隔病变的诊断治疗。

胸骨左缘第 2 肋间切口与胸骨旁纵切口入路的纵隔镜手术又称前纵隔镜手术,主要用于前纵隔、肺门、上腔静脉区域病变的诊断治疗。

(二)麻醉方式选择

纵隔镜手术可采用的麻醉方法包括局部麻醉与全身麻醉。麻醉方法的选择考虑手术医师的习惯、患者意愿及患者病情。由于纵隔镜手术潜在大出血的可能,选用全身麻醉更可靠。

纵隔镜手术的麻醉并无特殊,但应强调纵隔肿物对动脉、静脉与气管可能造成的压迫。对气管的压迫可能造成气管移位,麻醉诱导前应充分估计控制气道与气管插管的难度,必要时可采用清醒插管。纵隔肿物对大血管的压迫可能导致麻醉诱导与正压通气时循环功能的恶化,可考虑采用自主呼吸或改变患者体位的方法防止低血压。

(三)注意事项

术前药并无特殊要求。入手术室后开放一条静脉通道(16～18G),手术中遇有明显出血时可再开放一条静脉通道。常规监测血压、心电图与血氧饱和度。麻醉诱导与维持的方法很多,以静脉快速诱导、静脉吸入复合维持的麻醉方法较常用。由于手术操作接近大血管、气管等重要解剖部位,麻醉中应创造安静的手术野,使用肌肉松弛药是一种理想的选择。由于手术时间短,应选用中短效的肌肉松弛药如阿曲库铵与维库溴铵。手术可能带来上纵隔与气管等部位的刺激,因此要有足够的麻醉深度防止呛咳。

(四)常见并发症

纵隔镜手术的并发症并不多见,包括出血、气胸、神经损伤、食管损伤与气体栓塞。活检中对大血管的创伤可导致危及生命的严重出血。静脉出血可采用直接压迫与填塞压迫的方法止血。动脉出血则需紧急手术止血。胸膜创伤可导致气胸,出现气胸应行胸腔引流。操作中可能损伤喉返神经与膈神经,出现后应对症处理。

(张　鑫)

第四节　肺隔离技术的麻醉

肺隔离技术在胸外科麻醉中具有里程碑的意义,该技术的出现使胸外科手术取得长足进步。

一、肺隔离的指征

肺隔离技术的应用范围广泛,从为胸内手术操作创造理想的手术野到严重肺内出血的急症抢救,都需要应用肺隔离技术。通常把肺隔离的应用指征笼统地分为相对指征与绝对指征。肺隔离的相对指征指为方便手术操作而采用肺隔离的情况,包括全肺切除、肺叶切除、肺楔形切除、支气管手术、食管手术等。肺隔离的绝对指征是需要保证通气,防止健肺感染等情况,包括湿肺、大咯血、支气管胸膜瘘、单侧支气管肺灌洗等。但这种分法并不理想,实际应用中很多相对指征会演变为绝对指征。如手术中意外发生导致必须使用肺隔离技术时相对指征就成为绝对指征。

最初应用肺隔离技术的主要目的是保护健肺,但目前肺隔离技术应用的主要目的在于方便手术操作,因此,不仅肺手术需要肺隔离,胸内其他器官的手术也需要肺隔离。

二、肺隔离的禁忌证

肺隔离并无绝对禁忌,但临床实践中有些情况不宜使用肺隔离技术。如存在主动脉瘤时插入双腔管可造成动脉瘤的直接压迫,前纵隔肿物存在时插入双腔管可造成肺动脉的压迫。理论上,插入双腔管时误吸的可能增加,因此,饱胃患者应谨慎使用双腔插管。

三、肺隔离的方法

临床上使用的肺隔离方法很多,包括双腔管、Univent 管、支气管堵塞、单腔支气管插管等。各种技术有各自的优缺点,应根据患者病情与手术需要分别选用。

(一)双腔管

Carlens 发明的双腔管使肺隔离技术获得飞跃。20 世纪 50 年代末,Robertshaw 对 Carlens 双腔管进行改进,发明了右侧支气管插管。20 世纪 80 年代,聚氯乙烯导管代替了橡胶导管。制造技术的改进逐渐扩大了双腔管的用途,但双腔管至今仍存在一些缺陷,如定位困难需支气管镜辅助定位,右侧支气管插管易移位。

由于双腔管横截面呈卵圆形,不宜以直径反映其规格。目前以双腔管周长与相同周长单腔管的尺寸表示双腔管的规格。临床上女性身高为 160 cm 以下者选择 35F 双腔管,身高为 160 cm 以上者选择 37F 双腔管。男性身高为 170 cm 以下者选择 39F 双腔管,身高为 170 cm 以上者选择 41F 双腔管。除身高外,选择双腔管还应考虑患者体形。

1.插管方法

双腔管的插管方法与气管内插管方法基本相同。检查套囊后先将导管充分润滑,喉镜暴露声门后支气管斜口向上插入声门,支气管套囊经过声门后左侧双腔管逆时针旋转 90°,右侧双腔管顺时针旋转 90°,推进导管至预计深度插管即初步成功。一般身高为 170 cm 的成人患者导管尖端距门齿 29 cm,身高每增、减 10 cm 插管深度相应增、减 1 cm。聚氯乙烯导管与橡胶导管的设计不同,推进导管时不宜以遇到阻力为插管初步成功,聚氯乙烯导管推进中遇到阻力时可能造成肺叶、肺段支气管插管或支气管损伤。插管初步成功后应明确导管位置。

2.位置确定

常用快速确定双腔管位置的方法包括听诊与支气管镜检查。听诊分三阶段进行。第一步确定气管导管的位置(图 7-1 A)。即双肺通气时将主气管内套囊适当充气,听诊双肺均有呼吸音。若双肺呼吸音不一致,气道阻力大,表明双腔管插入过深,应后退 2～3 cm。第二步确定支气管导管的位置(图 7-1 B)。夹闭气管腔接口并使气管腔通大气,将支气管套囊充气,听诊确认单肺通气。开放气管腔接口行双肺通气,听诊双肺呼吸音清晰。第三步确定隔离效果(图 7-1 C)。分别钳夹气管腔与支气管腔接口,听诊单肺呼吸音确定隔离效果。听诊法可快速诊断双腔管位置不良,但不能发现肺叶支气管堵塞的情况。支气管镜是确定双腔管位置最可靠的方法。患者体位改变后应重复上述步骤重新核对双腔管位置。

右侧双腔管插管易成功,左侧双腔管插管中易出现进入右支气管的情况。遇到这种情况后先将套囊放气,导管后退至距门齿 20 cm 处,将患者头右转 90°同时将双腔管逆时针旋转 90°再向下推进导管,导管易进入左侧支气管。左侧双腔管进入右侧支气管后的另一种处理方法是夹闭主气管通气,控制呼吸并后退导管,见到双侧胸廓起伏后将患者头向右侧旋转,导管同时逆时针旋转推进易使左侧双腔管进入左支气管。在上述方法不能奏效的情况下应使用支气管镜引导插管。

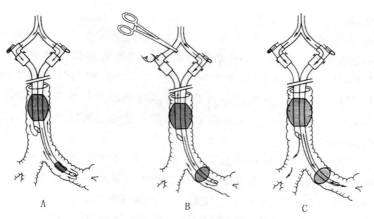

图 7-1　双腔管位置的确定

（1）左侧双腔管：左侧双腔管常见的有 Rusch、Mallinckrodt、Sheridan 三种，主要区别在于套囊。Rusch 与 Mallinckrodt 管的套囊内压低于 Sheridan 管的套囊内压。这些导管行肺隔离时的套囊内压较低，在 1.5～2.0 kPa（15～20 cmH$_2$O）。套囊内容量 2～3 mL 即可完成隔离，套囊内容量超过 3 mL 才能完成隔离时应调整双腔管位置。左侧双腔管可能进入左肺上叶或下叶的叶支气管，通过支气管镜检查可排除这种可能。

（2）右侧双腔管：右侧双腔管常见的也有 Rusch、Mallinckrodt、Sheridan 三种，主要区别在于套囊设计。三种导管的共同特点是支气管套囊后导管侧壁有一侧孔，用于右上肺通气。右侧双腔管行肺隔离时套囊内压较高，4.0～4.9 kPa（40～49 cmH$_2$O），但低于 Univent 管的套囊内压。右侧双腔管插入过深易导致右上肺不张。

3.独特优势

与其他肺隔离技术相比，双腔管具有以下优点。①利于对双肺进行吸引、通气，易行支气管镜检查。②肺隔离有效。双腔管的缺陷在于解剖变异时固定的导管设计不能发挥良好的隔离作用。

（二）Univent 管

Univent 管是一单腔导管，导管前开一侧孔，其间通过一直径为 2 mm 的支气管堵塞器，支气管堵塞器可在导管腔内前后移动。Univent 管的插管方法与普通单腔气管导管相同，暴露声门后，导管送入声门，导管尖端过声门后再将支气管堵塞器继续送入支气管，左侧支气管堵塞时将导管逆时针旋转 90°，右侧支气管堵塞时将导管顺时针旋转 90°，导管插入深度与普通气管导管相同。确认双肺呼吸音后插入支气管镜，在支气管镜辅助下将支气管堵塞器送入相应的支气管内，套囊充气后听诊确定肺隔离效果。支气管堵塞器套囊不充气时即施行双肺通气。为防止堵塞器移位，在改变患者体位前可将堵塞器插入支气管较深的部位。支气管堵塞器导管较硬，有时送入支气管较困难，以进入左支气管时为甚，可将堵塞器退回气管导管腔内，在支气管镜帮助下将气管导管送入支气管，将堵塞器送入支气管后再将气管导管退回主气管即可。

Univent 管的优点在于术后保留导管方便，双肺单肺通气转换方便，能用于小儿。但该管的支气管堵塞器套囊属高容量高压套囊。堵塞器导管硬，因此有穿破支气管的可能。在不需要肺隔离的情况下意外对堵塞器套囊充气可造成急性气道梗阻。Univent 管的应用范围广泛，但与双腔管相比仍有隔离效果不稳定之嫌。

(三)支气管堵塞

支气管堵塞法系将支气管堵塞囊通过单腔气管导管送入支气管实现肺隔离的一种技术。由于手术操作的影响,尤其是在右侧支气管堵塞时易发生堵塞囊移位。堵塞囊移位不仅造成隔离失败,严重时可堵塞主气管与通气肺支气管造成窒息。支气管堵塞时非通气肺的萎陷需要气体缓慢吸收或手术医师挤压完成。支气管堵塞适于手术方案改变需要紧急肺隔离而双腔管插入困难的情况。支气管堵塞法隔离肺的主要缺陷在于不能对非通气肺进行正压通气、吸引等操作。

(四)支气管内插管

支气管内插管是最早应用的肺隔离技术,该方法将单腔气管导管通过一定手法送入支气管达到肺隔离的目的。右侧支气管内插管较容易,左侧支气管插管在患者头右转 90°的情况下较易成功。支气管镜辅助下插管成功率高。右侧支气管插管易堵塞右上肺叶支气管。与支气管堵塞相似,这种肺隔离技术对非通气肺的控制有限。费用低是该技术的突出优点。

四、隔离通气(单肺通气)临床应用中的问题

单肺通气使手术肺萎陷,不仅利于明确病变范围,创造安静的手术野,还利于减轻非切除部分肺的创伤。但单肺通气易因氧合不良造成低氧血症。

(一)单肺通气时导致低氧血症的原因

单肺通气时氧合不良的主要原因包括隔离技术机械性因素、通气肺本身的病变及双肺的通气血流比失调。

隔离技术机械性因素包括双腔管或支气管插管位置不良影响通气,通气道被血液、分泌物或组织碎屑堵塞影响通气,通过调整插管位置与清理通气道可很快纠正这种通气不良。慢性肺疾病在单肺通气时气道内气体分布不均衡增加,小气道过早闭合易导致通气不良。单肺通气引起低氧血症的最主要原因是双肺的通气血流比失衡。影响因素包括体位、全身麻醉、开胸以及低氧性肺血管收缩。

1.体位、全身麻醉与开胸的影响

清醒状态下侧卧位时,膈肌较低部位向胸腔弯曲明显,能更有效收缩。同时,胸膜腔压力梯度的改变也使下肺通气比上肺通气好。肺血受重力影响向下肺分布较多。由于上肺通气与血流均下降,下肺通气与血流均增加,因此,双肺的通气血流比变化不大。

麻醉后侧卧位时,肺血分布的模式依然是下肺占优势。但肺通气的模式与清醒时相反,上肺通气比下肺通气好。所以,麻醉后侧卧位时上肺通气好但血流不足,下肺通气不良但血流灌注良好,肺通气血流比的改变必然影响肺通气。

开胸后肺萎陷,肺泡通气明显减少,但开胸侧肺血流并未相应减少,造成开胸侧肺通气不足而血流灌注良好的情况,通气血流比的降低造成肺内分流。麻醉后非开胸侧肺受腹腔内容物、纵隔、重力的影响通气不良,而血流灌注相对较多,同样造成通气血流比的降低出现肺内分流。肺内分流使动脉血氧分压下降出现低氧血症。

2.缺氧性肺血管收缩

缺氧性肺血管收缩是肺泡氧分压下降后肺血管阻力增加的一种保护性反应。表现为缺氧区域血流减少与肺动脉阻力的升高,使血流向通气良好的区域分布。缺氧性肺血管收缩使通气血流比失调缓解,肺内分流减少,因而低氧血症得到改善。单肺通气时缺氧性肺血管收缩在减少萎陷肺血流中起重要作用。

缺氧性肺血管收缩受生理因素、疾病状态与药物的影响。影响肺血管的因素同样影响肺血管收缩。充血性心力衰竭、二尖瓣疾病、急慢性肺损伤等均可影响缺氧性肺血管收缩。钙离子通道阻断剂、硝酸盐类、硝普钠、β_2受体激动支气管扩张剂、一氧化氮与吸入麻醉药均可抑制缺氧性肺血管收缩。缺氧性肺血管收缩抑制后低氧血症表现明显。

(二)单肺通气的管理

针对单肺通气时发生低氧血症的原因,单肺通气时采用以下措施可减少低氧血症的发生。

(1)单肺通气应维持足够的潮气量和较快的呼吸频率。为保证通气肺的完全膨胀,减少通气血流比值失调,单肺通气时潮气量应接近双肺通气时的潮气量,呼吸频率与双肺通气时的频率相同。

(2)提高吸入氧气浓度,甚至吸入纯氧可提高通气侧肺动脉血氧分压使肺血管扩张,通气侧肺血流增加不仅降低通气血流比值失调,还有利于更多地接受非通气侧肺因缺氧性肺血管收缩而转移过来的血流。

(3)对萎陷肺采用间断膨胀、高频通气或低压 PEEP 的方法可增加功能残气量,增加动脉氧合。

(4)充分的肌松使下侧肺与胸壁顺应性增大,防止通气侧肺的肺内压、气道压过高而减少血流。

(5)保持通气侧肺导管管腔和气道通畅,有分泌物、血液与组织碎屑时应及时清除。

(6)避免使用影响缺氧性肺血管收缩的血管活性药物。

对上述方法不能奏效的低氧血症采用纯氧短暂双肺通气可迅速纠正低氧血症。

五、肺隔离的并发症

肺隔离的主要并发症是气道创伤。防止气道创伤的主要措施为插管前详细的气道评估、选择适宜规格的导管、减小肺隔离时套囊内注气容量、仅在需要隔离时才对套囊充气、避免使用氧化亚氮及插管时轻柔操作。

(张　鑫)

第五节　肺动脉内膜剥脱手术的麻醉

肺动脉内膜剥脱手术是治疗慢性栓塞性肺动脉高压的最有效手段。慢性栓塞性肺动脉高压是由于肺动脉内反复栓塞和血栓形成而造成的肺动脉高压[平均肺动脉压≥3.3 kPa(25 mmHg)]。可由急性肺动脉栓塞演变而成,也可因下肢静脉血栓等反复栓塞肺动脉所致。

一、病理生理

(1)慢性肺栓塞导致右心室压力负荷增加,右心室显著扩张、肥厚,右心室收缩功能减低。

(2)右心室扩大造成三尖瓣瓣环扩大,三尖瓣反流,有效右心室输出量减少。

(3)扩张的右心室使室间隔左移,致使左心室舒张功能受损,左心排血量减低。

二、手术方法及潜在问题

(1)肺动脉血栓内膜剥脱术在深低温间断停循环下进行。在血栓起始部位的肺动脉内膜和中层之间剥离到亚肺段水平。

（2）手术可引起再灌注肺损伤、神经系统并发症和反应性肺动脉高压。

三、麻醉处理

麻醉处理的基本原则是维护右心功能、改善肺的气体交换和氧合功能、降低肺动脉压力及肺血管阻力、避免增加肺动脉压及损害右心功能的因素。同时注意脑及肺保护。

（1）麻醉诱导及维持：以依托咪酯、咪哒唑仑、芬太尼和哌库溴胺复合诱导，应特别注意药物对循环的影响。以大剂量芬太尼，辅以低浓度吸入麻醉药维持麻醉。

（2）监测：常规 ECG、桡动脉压及中心静脉压。大部分情况下需要放置 Swan-Ganz 导管，监测肺动脉压、连续心排血量（CCO）和混合静脉血氧饱和度（SvO_2）等，以便更全面地观察患者的血流动力学指标及氧代谢情况。TEE 在术中可用以评价右心功能。

（3）体外循环预充：以胶体液（血浆和血浆代用品）为主。手术需要在深低温停循环或深低温低流量下完成。

（4）由于患者术前就有右心功能不全，术中尤其是停体外循环后一般需使用正性肌力药。多巴酚丁胺在增加心排血量的同时能增加混合静脉血氧含量，降低肺血管阻力，改善酸中毒而不增加肺动脉压，故为首选。常用多巴酚丁胺 $3\sim10~\mu g/(kg \cdot min)$ 静脉输注。

（5）联合使用肺血管扩张药，降低肺动脉压，改善右心后负荷。PGE_1 $0.3\sim2~\mu g/(kg \cdot min)$ 或硝酸甘油 $0.5\sim2~\mu g/(kg \cdot min)$ 持续泵入，可较好降低肺动脉压而对血压影响较小。吸入一氧化氮 $(20\sim40)\times10^{-6}$ 可有效降低肺动脉压，而不影响血压。

（6）积极纠正缺氧和酸中毒，术中适当过度通气，维持 $PaCO_2$ 小于 4.7 kPa（35 mmHg）。

（7）脑保护：肺动脉栓塞范围广泛者，需要在深低温低流量或深低温停循环下施行手术，易导致脑损伤。建议尽量缩短停循环或低流量时间，停循环的时间不宜过长，以 20～25 min 为宜。恢复流量灌注期间使静脉血氧饱和度达 75% 以上。转流中给予甲泼尼龙、硫喷妥钠、利多卡因或丙泊酚等药物，可能有一定的脑保护作用。

（8）肺保护措施：①限制液体入量，体外循环预充液中增加胶体含量，复温时超滤和利尿，停机后输入血浆或人清蛋白。②机械呼吸时用 PEEP。严重肺出血的患者，有时机械呼吸难以适应机体气体交换和氧合的需要，须改用手控通气。手控通气时采取大潮气量，高气道压[$4.0\sim5.0$ kPa（40～50 cmH_2O）]，在吸气末停顿，以增加吸气时间使气体较好氧合和交换。术后机械呼吸应使 $SaO_2>95\%$，$PaCO_2<4.7$ kPa（35 mmHg）。早期需吸入高浓度氧（80%～100%），同时给予 PEEP $0.5\sim1.0$ kPa（5～10 cmH_2O）。③必要时纤维支气管镜吸引。

（张　鑫）

第六节　体外循环麻醉

体外循环指将血液从上下腔静脉或右心房引流出来，经氧合器完成气体交换，进行氧合与排除 CO_2，再将氧合好的血液泵入动脉的人工循环。在体外循环下可以阻断心脏与大血管血流，切开心脏及大血管，进行心血管直视手术。体外循环自 1953 年成功应用于临床以来，已广泛应用于各种心血管手术、心肺移植、介入支持治疗、中毒抢救等方面。

一、基本装置

体外循环基本装置包括灌注泵、氧合器与变温器、回流室、过滤器、超滤器等。其基本原理是未氧合的静脉血通过上下腔静脉插管或右房管从上下腔静脉或右心房以重力引流的方式至静脉回流室，经滚压泵或离心泵抽吸进入变温器与氧合器（变温器一般和氧合器制作成一个整体），完成气体交换和血液变温，氧合后的血液经动脉滤器滤除栓子，经动脉管道与动脉插管进入人体动脉，完成人工血液循环。

（一）灌注泵

灌注泵包括滚压泵和离心泵，一般以滚压泵为主，为体外循环的动力部件，相当于人工心脏的作用，驱动引出体外的静脉血液单向循环至体内动脉系统。常用的滚压泵由泵头和泵管组成，泵头的转子松紧适度地挤压泵管驱使血液单向流动，其流量即人工心排血量＝每分钟转头的转速×每转泵管的排空容积。滚压泵的主要缺点是容易引起血液的挤压破坏。离心泵的最大优点是减少血液成分破坏和大量空气栓塞的危险，可较长时间转流，其工作原理是由旋转磁场驱动泵头中的磁性椎体旋转，依靠离心力驱动血流沿椎体表面流动。

（二）氧合器

氧合器包括鼓泡式氧合器和膜式氧合器（简称膜肺）。氧合器一般与变温器制作成一个整体，起到血液氧合、排除 CO_2 的气体交换与血液降温或复温作用，相当于人工肺。鼓泡式氧合器将氧气发散成微小气泡，在氧合室内与血液充分混合成微小血泡，血液与氧气直接接触完成氧合，同时进行血液变温，再经过特制的祛泡装置成为含氧丰富的动脉血流入储血器。其特点是结构简单、氧合性能好和价格低，缺点是由于血、气直接接触，易引起血液蛋白变性，血细胞破坏。目前临床上一般使用膜式氧合器。膜式氧合器通过特制的高分子薄膜或中空纤维管分隔血液与氧气，依靠薄膜或纤维管壁对气体的弥散作用完成对血液的气体交换，进行血液氧合，排除 CO_2，同时完成变温过程。膜式氧合器中的血、气不直接接触，无须祛泡过程，对血液破坏少，性能优于鼓泡氧合器，临床上已几乎完全取代鼓泡式氧合器。

（三）过滤器

体外循环中会产生许多栓子，包括血栓、气栓、组织碎片、赘生物、滑石粉、小线头等。体外循环动、静脉系统均安装有过滤器，静脉系统过滤器主要对库血、心内外吸引来的血液以及预充液体进行过滤，动脉过滤器一般置于灌注泵之后，作为体外循环的最后一道安全屏障，可以显著减少心血管手术的脑部及全身栓塞并发症。

（四）超滤器

体外循环常用超滤器来排除多余的水分或进行血液浓缩。超滤器一般由聚丙烯树脂或醋酸纤维素膜组成半透膜，入血口接体外循环动脉端，出血口接体外循环静脉端，由于半透膜两端存在静水压差，从而产生超滤液。婴幼儿手术一般采用改良超滤，为一种在体外循环结束后仍可以进行超滤的方法。其方法为血液通过动脉插管引出，经过超滤器超滤后，最终回流入右心房；或血液经滚压泵从下腔静脉引出，经过超滤器超滤后回流入上腔静脉。

二、机器预充及稀释度

转流前，体外循环的部分管道必须使用液体或血液充满，包括静脉引流管、氧合器、灌注泵管以及动脉管道等,充分排除管道内气体,防止气体栓塞,这部分液体及血液即预充液,这一过程叫机器预充。预充液的量除了与体外循环管道的粗细、长短有关外,还与氧合器的类型、型号有关,氧合器贮血器内最低安全液面所需的液体量是预充液的主要部分。

可作为预充的液体有 5%葡萄糖、生理盐水、乳酸林格液等晶体液和血浆、清蛋白、胶体羟甲淀粉、库血或自体血等。取何种液体和预充多少量,按患者的年龄、体重、术前血红蛋白浓度、预计的血液稀释度而定。多采用中度稀释,使患者转流后血细胞比容达到 20%~25%,或血红蛋白达到 70~80 g/L。血液稀释不仅可以节约用血,降低血液黏滞度,改善微循环,增进组织灌注,而且可以减少血细胞破坏、血栓形成及全身栓塞症状,降低脑血管并发症的发生率。成人一般完全采用晶胶体液混合预充即可,小儿一般需要一定比例的晶胶体液与血液混合预充,以避免血液过度稀释。

三、体外循环环路

体外循环环路如图 7-2 所示。

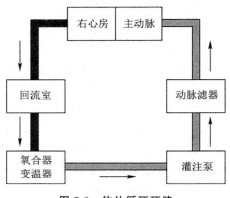

图 7-2　体外循环环路

四、监测

体外循环中应密切监测灌注流量、灌注压力与动脉压力、中心静脉压力、鼻咽温度与直肠温度、尿量、血液平面、动脉血气、电解质及酸碱平衡、胶体渗透压、肝素抗凝等。

(一)生理指标的监测

1.动脉压力

动脉压力是反映血容量、有效灌注流量和血管阻力三者关系的一个指标,与组织灌注密切相关。在体外循环中,平均动脉压一般维持在 6.7~10.7 kPa(50~80 mmHg),高龄、高血压、糖尿病、颈动脉狭窄等患者应维持较高的动脉压力,婴幼儿及儿童一般维持在 4.0~9.3 kPa(30~70 mmHg)。转机中,动脉压力过高可加重溶血或脑出血,可采用加深麻醉、扩张外周血管等处理;动脉压力过低时,应增加灌注流量、停用扩血管药或使用缩血管药物如去氧肾上腺素处理。

2.中心静脉压

在体外循环中,由于落差虹吸效应,静脉引流通畅时,中心静脉压一般为零或负值。如果中心静脉压增加,如上腔静脉插管过深可以导致脑静脉回流不畅致脑水肿,下腔静脉插管过深可以导致肝静脉或下半身静脉回流不畅,导致腹腔脏器水肿。

3.温度

一般监测鼻咽温度与直肠温度,也可以监测鼓膜、膀胱等部位的温度。鼻咽温近似脑温,直肠温近似中心温度。体外循环一般需要将机体降至适当温度,以降低组织代谢率。机体代谢与体温直接相关,体温每下降 7 ℃,组织代谢率下降 50%。临床一般将低温分为浅低温(28 ℃~32 ℃)、深低温(20 ℃~27 ℃)与超深低温(11 ℃~20 ℃)。

4.尿量

体外循环要求尿量一般 >1 mL/(kg·h)。转机时间过长,血细胞溶解破坏可致血红蛋白尿,尿液呈淡红色至棕褐色,需要用碳酸氢钠碱化尿液,以防肾小管堵塞。

(二)灌注指标的监测

1.灌注流量

灌注流量即人工心排血量,成人高流量为 >2.4 L/(min·m²),中流量为 1.8~2.4 L/(min·m²),低流量为 <1.8 L/(min·m²);也可按体重计算,<50 mL/(kg·min)为低流量,>80 mL/(kg·min)为高流量。婴幼儿高流量可达 3.5 L/(min·m²)或 150~200 mL/(kg·min),而成人很少超过 3.0 L/(min·m²)或 100 mL/(kg·min)。

2.泵压

泵压指动脉供血管路的压力,一般主泵压应 <26.7 kPa(200 mmHg)为宜,成人的停搏液灌注管路压力为 32.0 kPa(240 mmHg)左右,儿童为 20.0 kPa(150 mmHg)左右。应注意转中泵压突然增加,一般与主动脉插管位置不当或插入主动脉夹层、动脉管路扭曲有关,应及时处理,避免泵管破裂发生危险。

3.氧合器血平面

氧合器血平面反映体内容量平衡,应特别注意氧合器血平面排空致空气栓塞。

4.肝素抗凝与鱼精蛋白拮抗

体外循环一般需要使用肝素 3 mg/kg 静脉注射抗凝,使激活全血凝固时间 >480 s。转中由于肝素代谢,应定时检测激活全血凝固时间,维持其在 480 s 以上。体外循环结束后,应使用鱼精蛋白中和肝素,用量一般为肝素总量的 1.0~1.5 倍,使激活全血凝固时间回复至基础值水平。体外循环后,将氧合器和管道内剩余血回输时也需用鱼精蛋白 3~5 mg/100 mL 拮抗。

5.血气酸碱电解质分析

在体外循环中,应维持血气酸碱电解质均在正常范围,避免缺氧、代谢性酸中毒、高钾血症或低钾血症、低钙与低镁等的发生。注意血糖、乳酸水平的变化,如果乳酸水平持续增高,说明体外循环中组织灌注不充分,应积极调整。静脉氧饱和度应维持在 70%~80%。

五、体外循环基本方法

体外循环一般根据手术部位及手术种类采用相应的体外循环方法,包括完全体外循环与部分体外循环。①完全体外循环指患者的心脏及肺完全停止工作,患者完全依靠体外循环提供气体交换与血液循环灌注,包括浅低温体外循环、深低温停循环或深低温低流量体外循环以及常温体外循环。②部分体外循环指在体外循环辅助下维持患者自主心跳,维持自主循环、患者的自主循环与体外循环同时并存的一种状态。常见于体外循环主动脉阻断前、主动脉开放后至停机前的一段时间,称为并行循环,也可在体外循环不阻断主动脉维持心脏自主跳动下进行房间隔缺损修补、动脉导管未闭结扎等手术。部分体外循环还包括左心转流等。

（一）浅低温体外循环

浅低温体外循环为最常用的体外循环方式,体外循环中鼻咽温维持在 28 ℃~32 ℃,适用于大多数心血管手术。成人灌注流量为 50~80 mL/(kg·min),维持动脉压力在 6.7~10.7 kPa (50~80 mmHg),血红蛋白稀释至 60~80 g/L,10~15 kg 儿童的灌注流量一般为 125 mL/(kg·min),15~30 kg 儿童为 100 mL/(kg·min),35~50 kg 儿童为 75~80 mL/(kg·min),小儿灌注压力可稍低于成人,血细胞比容维持在 25% 左右,停机时血细胞比容达到 30% 左右。体外循环中一般使用 α 稳态管理,不必向体外循环中吹入 CO_2,即 pH 稳态管理。心脏停搏液采用晶体停搏液或含血停搏液,根据手术种类以及医院习惯具体使用。

（二）深低温停循环或深低温低流量体外循环

许多手术需要在无血流条件下进行,则需要深低温停循环,一般包括新生儿和婴幼儿复杂心内畸形、成人主动脉弓部手术以及胸主动脉手术。体外循环中一般将鼻咽温慢慢降至 20 ℃~22 ℃,然后停止体外循环。应注意停止循环期间重要脏器(如脑、脊髓、肾脏)功能的保护,如头部重点低温,放置冰帽,脊髓蛛网膜下腔穿刺脑脊液引流,静脉注射甲泼尼龙 15 mg/kg,降温、复温均匀等。小儿深低温停循环时间一般不超过 60 min,成人不超过 45 min。为缩短停循环时间,减少术中重要脏器损伤,在深低温停循环时,成人常同时采用右锁骨下动脉或腋动脉插管低流量选择性脑灌注,以及下半身通过股动脉插管分别灌注的方法。

（三）常温体外循环

常温体外循环时,需维持患者体温接近正常。由于没有低温保护作用,常温体外循环需要维持较高的灌注流量与灌注压力,以满足机体代谢需要。其主要优点是能减少低温对凝血系统的影响,减少机体缺血再灌注损伤等。

（四）左心转流

左心转流适合胸主动脉瘤手术,或左心功能不全时行左室辅助左心减压等。维持患者自主心跳,上半身血流由患者自主循环供应,下半身血流由体外循环供应,经左房插管→回流室→动脉泵→变温器→动脉滤器→股动脉。由于左房血为氧合血,故一般不用氧合器。肝素用量为 3 mg/kg。

六、体外循环及麻醉处理

体外循环中应维持患者全身灌注满意,维持血气、酸碱、电解质及渗透平衡。一般在心包切开后静脉注射肝素 3 mg/kg,使激活全血凝固时间达到 480 s 以上才能开始转机。由于体外循环预充液对麻醉药物浓度具有稀释作用,体外循环开始前应加深麻醉,一般在转机前给予地西泮 0.2 mg/kg 或咪达唑仑 0.1 mg/kg,芬太尼 10~20 μg/kg,非去极化肌肉松弛药如维库溴铵 0.2 mg/kg 等。体外循环中可以经体外循环回路给予吸入麻醉药维持麻醉。转中一般维持平均动脉压在 6.7~10.7 kPa(50~80 mmHg),高龄、高血压、糖尿病、颈动脉狭窄等患者应维持较高的动脉压力,婴幼儿及儿童一般维持平均动脉压在 4.0~8.0 kPa(30~60 mmHg)。转机中动脉压力过高可加重溶血或脑出血,可采用加深麻醉、扩张外周血管等方法处理,动脉压力过低可增加灌注流量,停用扩血管药或使用缩血管药物如去氧肾上腺素处理。心脏复跳后,辅助循环时间一般为主动脉阻断时间的 1/5~1/3。辅助足够时间后,待动脉灌注流量减至 15~20 mL/(kg·min),心脏前负荷适度,心肌收缩有力,心电图基本恢复正常或术前状态,鼻咽温度为 37 ℃,直肠温度为 36 ℃,末梢温暖,血红蛋白浓度>80 g/L,血气、酸碱、电解质正常,即可缓慢停机。当自主循环满意,拔除上下腔插管或右房管、左心引流管,术野无明显出血后,使用1.0～1.5倍肝素量的鱼精蛋白中和肝素,拔除主动脉插管。

七、体外循环的并发症

(一)中枢神经系统损伤

中枢神经系统损伤包括脑梗死、脑缺氧,术后认知功能障碍,脊髓缺血致截瘫、偏瘫等,与体外循环中栓子、脑灌注压力、流量异常,深低温停循环脊髓缺血缺氧再灌注损伤有关。

(二)肺损伤

肺损伤包括体外循环后肺不张、灌注肺、膈神经与膈肌功能受损,与体外循环中肺萎陷导致肺泡表面活性物质合成减少、手术刺激压迫肺脏、体外循环中各种炎性因子激活、膈神经损伤及膈肌功能下降有关。

(三)肾损伤

肾损伤包括体外循环后急性肾功能不全或肾衰竭、需要透析治疗等,与体外循环中灌注压过低、术后低心排血量等有关。

(四)消化系统并发症

消化系统并发症包括应激性溃疡、肠出血、肝功能障碍等,与体外循环中灌注压力过低、消化系统缺血缺氧有关。

(五)凝血功能障碍

凝血功能障碍与体外循环激活凝血、纤溶系统,导致红细胞、血小板与凝血因子大量破坏消耗有关,临床表现为术中术后出血增加。

(刘艳芳)

第八章　普外科麻醉

第一节　甲状腺手术的麻醉

一、甲状腺手术麻醉的影响

(一)对呼吸功能的影响

巨大甲状腺及甲状腺肿瘤可向后方压迫气管或侵犯气管致呼吸道部分阻塞,使插管困难,另外,由于麻醉后颈部肌肉失去对肿瘤的牵拉和承托作用,会进一步加重气管的压迫症状。因此,对术前有气道受压的患者,麻醉前应做好充分准备。

甲状腺手术操作时,会不同程度地牵拉、压迫气管,从而影响正常的通气功能,同时也可能诱发喉痉挛和气管痉挛。喉痉挛和气管痉挛是正常声门闭合及气管的过度反应,去除刺激后可持续较长时间,甚至延续至术后。对于行气管内插管的患者,甲状腺手术的操作会引起气管与气管导管之间的反复摩擦,易损伤气道黏膜,影响患者的术后恢复,甚至引起喉头及气管水肿而危及生命。由于手术部位的原因,为给术者提供足够的术野和保证术野的无菌,麻醉医师通常距患者的头部较远,并且患者的头部被消毒布巾覆盖,给麻醉医师对患者面色、呼吸状况、呼吸通路的连接情况观察造成不便,不易发现患者呼吸系统的异常情况。

(二)对循环功能的影响

甲状腺血供丰富,有甲状腺动脉系统、静脉系统,它们与颈动脉系统、颈静脉系统互相交织,形成丰富的颈部血管网,加上颈部术野小,显露较困难,因此,术中出血的概率大增。对于有颈部手术史的患者,颈部炎症水肿致组织粘连,正常解剖结构遭到破坏,在行甲状腺手术时,尤其是行颈部侧方淋巴结清扫时,易损伤颈总动脉和颈内静脉,造成大出血。颈部静脉系统的压力较低,损伤后有吸入空气造成气体栓塞的危险。

颈动脉分叉处有颈总动脉窦,是机体调节循环功能稳定的压力感受器,在甲状腺癌手术清扫Ⅱ区淋巴结时,手术操作若刺激该部位,则可导致严重的反射性心血管反应,出现血压急剧下降和心动过缓,甚至心搏骤停。尤其是老年人、动脉硬化的患者,这种现象更容易发生。

(三)甲状腺功能对机体的影响

甲状腺功能的异常对手术麻醉的影响很大。甲状腺功能亢进患者常常呈高代谢症状,并且长期在高水平甲状腺激素的刺激下,患者的心血管功能也有不同程度的损伤。如果术前甲亢症状控制不佳,术中、术后易出现甲状腺功能亢进危象和严重的心血管功能紊乱。而对于甲状腺功能减退的患者,机体的代谢水平低下,心血管方面常表现为心排血量减少,心动过缓、压力感受器反射减弱等。此类患者对麻醉药物非常敏感,对手术和麻醉的耐受性减低。

(四)颈部神经损伤或阻滞后的影响

颈部是许多重要神经通过的径路,甲状腺手术牵扯激惹到这些神经,易导致声门和心血管功能的改变。颈交感神经节阻滞或损伤可导致霍纳综合征;喉上神经损伤可导致声音低沉、饮水呛咳;一侧喉返神经损伤可导致声音嘶哑,双侧喉返神经损伤则可导致呼吸困难;膈神经受刺激可诱发严重的膈肌痉挛;副神经受损可导致患者抬上臂困难。手术过程中应注意避免这些不良反应的发生。

二、一般甲状腺手术的麻醉

(一)麻醉前准备

1.病情估计

充分了解病变的局部情况及全身状况,制订合适的麻醉方案。甲状腺手术的对象多为功能正常的良性甲状腺肿瘤或甲状腺癌,病情估计最重要的是准确判断肿瘤大小,手术方式、部位和范围,巨大甲状腺肿或瘤体、胸骨后甲状腺肿有无压迫气管、食管,肿瘤有无侵犯气管、食管、神经和血管,患者有无气管偏移、呼吸障碍、吞咽困难、声音嘶哑、饮水呛咳等不适症状。

2.相关处理

甲状腺手术前应常规行胸部 X 线片、气管软化试验和喉镜检查,以了解声门闭合情况及气管和食管位置,明确有无声带损伤、气道受压及受压程度。必要时行 CT 检查,以明确巨大甲状腺肿或瘤体、胸骨后甲状腺肿累及范围。另外,对于术前考虑甲状腺癌(尤其是怀疑颈部淋巴结转移)的患者,必要时行颈部 CT 增强或 MRI 增强检测,以明确淋巴结转移部位及手术范围。有甲状腺功能异常的患者,应给予系统的内科治疗,改善甲状腺功能,充分术前准备。对于患有其他系统疾病的患者,如心电图或心脏彩超检查提示心功能异常、肺部感染、凝血功能异常、肾功能异常等患者,应联合相应科室及麻醉科,积极治疗,共同制订术前、术中及术后的管理方案,将手术风险降到最低。

3.术前用药

麻醉前用药(即术前用药)是手术麻醉前的常规措施,其主要目的:①解除焦虑,使患者充分镇静和产生遗忘;②稳定血流动力学内环境;③降低误吸风险;④提高痛阈,加强镇痛;⑤抑制呼吸道腺体分泌活动;⑥防止术后恶心、呕吐。

根据疾病的性质、患者的全身状况及麻醉方法考虑术前用药。如患者术前精神紧张、焦虑,可适当给予地西泮类药物,但如果患者存在呼吸功能障碍,则应尽量避免使用呼吸抑制药;高血压、冠心病患者,一旦血压进一步升高或心率增快可加重心脏负担,术前应酌情给予降压药物及减慢心率的药物;肺部感染的患者,术前抗感染治疗;咳嗽、咳痰、痰量较多的患者,可给予抗胆碱能药,减少呼吸道分泌物、松弛支气管平滑肌;凝血功能异常者,查明原因并治疗,必要时输注血小板或凝血因子;基础代谢率控制不理想的甲亢患者,常常需要使用较大剂量的镇静药,注意避免应用阿托品以免加快心率,可改用东莨菪碱或盐酸戊乙奎醚注射液(长托宁);甲减患者对麻醉药敏感性增强,有时小剂量的镇静或镇痛药即可引起严重的呼吸循环功能抑制,因此应减量或不用。全身麻醉的患者,应尽可能选择术前用药,以增强麻醉效果,减少术中麻醉并发症的发生。

(二)麻醉选择

1.麻醉方法

甲状腺手术可视情况选择局部浸润麻醉、颈丛神经阻滞、颈部硬膜外麻醉和全身麻醉。体积不大的甲状腺良性肿瘤切除术,可在局部浸润麻醉或颈丛神经阻滞麻醉下顺利进行。颈部硬膜外麻醉尽管也能取得较好的麻醉效果,但风险极大,最好不采用。对于甲状腺癌切除伴颈部淋巴结清扫、瘤体巨大压迫气管或侵犯气管壁、胸骨后甲状腺肿、气管软化试验阳性、术前伴有呼吸道压迫症状、小儿甲状腺肿、手术体位难以耐受者、患者高度紧张或手术范围广、手术时间长等情况,则应选择气管内插管全身麻醉,这是目前甲状腺手术最常用的麻醉方式。气道受压严重及插管困难,给药后不能保持气道通畅的情况则应考虑清醒气管内插管。麻醉方法的选择可根据实际情况灵活运用,既可以采用单种麻醉方法,也可以联合麻醉(如颈丛阻滞+局麻,局麻+颈丛阻滞辅以少量静脉麻醉药)。但无论如何选择,前提必须是在必要时能迅速实施呼吸管理和循环支持。

2.麻醉药物

临床上颈丛神经阻滞、颈部硬膜外麻醉常采用 $1\%\sim1.5\%$ 利多卡因、$0.25\%\sim0.5\%$ 布比卡因或罗哌卡因,给药剂量要严格控制在安全剂量范围内。全身麻醉可选用吸入麻醉药和丙泊酚、咪达唑仑等静脉麻醉药物。

(三)麻醉管理

1.管理原则

(1)保证呼吸道通畅,防止气管压迫和呕吐误吸。

(2)充分的镇痛和镇静,避免不良神经性反射。

(3)维持循环系统稳定。

(4)防止喉痉挛及支气管痉挛。

(5)严密监测机体重要参数,维持生命体征稳定。

2.术中麻醉管理

(1)监测:严密监测血压、心率、心律、SpO_2、心电图、潮气量、呼吸道内压、呼气末 CO_2 分压、尿量等的改变,同时还要注意患者面色及体温的变化。

(2)术中管理:局麻、颈丛神经阻滞的患者,术中可适量辅以镇痛、镇静药物,以减轻或消除分离牵拉甲状腺组织所引起的患者不适反应或牵拉痛,避免手术刺激颈动脉窦,诱发血压下降、心动过缓等反射。颈丛神经阻滞麻醉持续时间有限,对于时间长的手术,术中麻醉作用减弱或消失时需要补充局麻或重复颈丛神经阻滞。气管内插管的患者可选择静脉-吸入复合麻醉,可以取得较理想的麻醉效果。维持足够的麻醉深度和肌松程度是预防喉痉挛发生的关键,一旦术中出现喉痉挛应立即去除刺激因素,给予面罩纯氧正压呼吸。

3.术后麻醉管理

(1)监测:重点监测呼吸功能,同时密切观察血压、脉搏和体温变化,持续监测 SpO_2,尤其是气管内插管的患者,术后拔除气管导管时应注意有无局部出血、水肿、气管塌陷、喉头水肿和舌后坠等容易导致呼吸困难的现象。另外,手术造成的双侧喉返神经麻痹或者损伤、颈部血肿形成也可以导致气道受阻,引起呼吸困难。

(2)术后处理:甲状腺手术创面出血或水肿、声带麻痹、气管软化塌陷、喉头水肿、喉痉挛、呼吸道分泌物堵塞等都可以引起急、慢性呼吸困难,应作出准确判断,有针对性地采取预防及救治措施。床旁常规准备气管插管和气管切开等急救装置。术后拔管时,要准确判断有无气管塌陷,一旦发现,应立即重新气管插管,必要时进行气管切开。气道分泌物过多所致的呼吸障碍,应及时吸出痰液,必要时给予抑制腺体分泌的药物。对于声带麻痹引起的呼吸困难,则需进行气管切开。

三、甲状腺功能亢进症手术的麻醉

甲状腺素的主要生理功能是促进细胞的氧化过程,增进机体的代谢。当甲状腺素分泌过多时即导致甲状腺功能亢进症(简称"甲亢"),甲亢患者可出现代谢和交感神经系统兴奋性增高表现,主要症状表现:①基础代谢率增高,如食欲亢进、畏热、消瘦、多汗等;②高动力循环反应,如心率增快、血压增高、脉压增大,病情加重时可出现房颤及心力衰竭等;③机体对甲状腺素的敏感性增加。

(一)术前准备

甲亢患者的术前准备极为重要,需要根据患者体征、精神状态、心率、心律、基础代谢率、体重、实验室检查和治疗情况进行详细的术前评估,除遇到危及患者生命安全的情况,未经充分治疗的患者不应该接受急诊手术。

甲亢患者需重点解决以下两个问题。

1.控制甲状腺素在正常水平

可先用硫脲类药物,降低甲状腺素的合成。待甲亢症状基本得到控制后,开始口服碘剂,使甲状腺缩小变硬、血管数减少,以便手术操作,并减少术中出血量。碘剂宜在术前2周开始服用,不宜久用,因为碘剂只是抑制甲状腺素的释放,并不抑制其合成,一旦停服碘剂后,储存在甲状腺滤泡内的甲状腺素大量释放,甲亢症状可重新出现,甚至更加严重。因此,非手术患者不要服用碘剂,碘剂也不宜久用,否则会加重病情。

2.控制心血管症状

心率过快的患者可口服利血平或普萘洛尔、降压药,以控制好心率和血压。心力衰竭患者可使用强心苷控制症状。

经积极治疗后,甲亢患者临床症状消失,情绪稳定、睡眠良好、体重增加、心率不高于90次/分钟、基础代谢率小于20%、血液中甲状腺激素降至正常水平,可以手术。对必须接受急诊手术但甲亢症状又未控制好的患者,可口服β受体阻滞剂降低心率后再进行手术。

(二)麻醉选择

根据病情需要和患者要求综合考虑最佳麻醉方法。麻醉方法:全身麻醉、颈部硬膜外麻醉、神经阻滞。目前常用的方法是在气管插管下实施全身麻醉。术中应维持满意的麻醉深度,以防止手术刺激诱发的过度应激反应,同时避免使用刺激交感神经系统的药物。

1.全身麻醉

甲亢患者在气管插管下全身麻醉较为安全,患者术中也较为舒适,同时也适用于术前甲亢控制不理想、患者病情不稳定、甲状腺体积较大或气管受压患者。目前喉罩下全身麻醉在甲亢患者手术中的应用也在不断增加。麻醉诱导期间困难插管的发生率为5%~8%,因此气管插管前需做好处理困难插管的准备。术中可应用吸入麻醉药,如恩氟烷、异氟烷、七氟烷、地氟烷、N_2O等;也可用复合静脉麻醉药,如丙泊酚、阿片类镇痛药、咪达唑仑等。麻醉中应避免使用增强交感神经系统活性的药物,如氯胺酮和泮库溴铵等。全身麻醉易控制麻醉深度,有益于呼吸循环的调控。但全身麻醉下不易及时发现喉返神经的损伤。

2.颈部硬膜外麻醉

此种麻醉镇痛效果良好,同时也阻滞了交感系统,因此有益于预防甲状腺危象的发生。同时麻醉中可适当使用少量的镇痛药,如芬太尼、哌替啶、氟哌利多等,可缓解手术中的牵拉不适,但剂量不可太大,过度镇静会引起呼吸抑制,加上呼吸管理不便,容易使患者窒息。

3.颈丛神经阻滞麻醉

由于患者精神紧张,情绪不稳定,容易诱发甲状腺危象,因此局部浸润麻醉目前很少应用。颈丛阻滞效果较局部浸润麻醉好,必要时可补充局麻或重新阻滞,局麻药中一般不加肾上腺素,以防吸收入血后出现明显循环反应,但进行一侧颈深、浅丛阻滞加另一侧颈浅丛阻滞麻醉,仍难以克服上述缺点。当出现阻滞不全时,临时改全身麻醉时往往操作不便,应慎重选择。

无论是颈部硬膜外麻醉、局部浸润麻醉,还是颈丛阻滞麻醉,均需要复合应用静脉麻醉药以稳定患者情绪。同时常规吸氧,必要时面罩辅助呼吸。术中常规监测心率、血压、血氧饱和度、体温、呼吸情况及患者的意识,尤其是对呼吸的监测,术中监测的目的是早期发现甲状腺危象的发生。对于体温异常升高的人,可降低体温。若心率加快或心律异常时可考虑使用β受体阻滞剂或利多卡因。突眼症状明显的患者因麻醉后眼睑闭合不全容易发生角膜干燥或溃疡,术中需注意保护。另外,还应选择对交感神经活性影响小的肌肉松弛药。泮库溴铵会加快心率,产生类似交感神经兴奋的作用,因此要慎用。

(三)并发症的防治

甲亢患者术后常见的并发症是甲状腺危象。甲状腺危象的发生多与术前准备不够、甲亢症状术前未得到很好的控制及手术应激有关,是甲亢术后最严重的并发症之一。因此,术前需进行充分药物准备,使甲状腺功能恢复正常,是防治关键,术中还控制好麻醉的深浅度,确保麻醉过程平稳,降低应激反应。甲状腺危象主要表现为不安、烦躁、谵妄、高热、心率加快、呕吐、腹泻等。这是因甲状腺素过度释放,引起爆发性甲状腺素能兴奋现象,在很短时间内可发展至昏迷、休克,甚至死亡,死亡率为 20%~30%,一旦发生,需紧急处理。处理方法:①应用肾上腺素能阻滞剂,如利血平;②控制心血管症状,如β受体阻滞剂或钙通道阻滞剂;③碘剂,碘剂可有效降低血液中甲状腺素的水平;④降温,可用物理降温,如酒精擦浴、退热剂、冬眠药物等综合方法,并可用丹曲林,其可选择性抑制钙离子进入肌质网,可有效控制恶性高热;⑤应用大剂量糖皮质激素,如氢化可的松,以拮抗过多的甲状腺素的反应;⑥镇静,如异丙嗪、氟哌利多等;⑦补充液体、能量、电解质、吸氧等。

四、甲状腺功能减退症手术的麻醉

与甲亢相反,当甲状腺素分泌不足时即导致甲状腺功能减退症(简称"甲减"),甲减患者可出现代谢和交感神经系统兴奋性降低表现。主要症状:①基础代谢率降低,如食欲减退、畏冷、体重增加、情绪低落等;②低动力循环反应,如心动过缓、心排血量降低等;③出现非凹陷性水肿,如双下肢的黏液性水肿。

(一)术前准备

甲减患者术前应至少口服左甲状腺素片 10 d,血液中甲状腺激素处于正常水平,才能够进行手术。

(二)麻醉选择

甲减患者如果没有明显的禁忌证,并在手术类型允许的情况下,可考虑局麻或神经阻滞麻醉。

采用全身麻醉的患者对麻醉药物的耐受力差,术后恢复时间长,循环系统不稳定,对麻醉剂和镇静剂较为敏感,因此不管是术前还是麻醉中用药,药物剂量均应偏小,术前也应避免镇静。

(三)麻醉管理

麻醉中需要注意给患者保暖,密切监测心功能的改变,防止充血性心力衰竭的发生。待患者清醒且体温恢复正常后再拔除气管插管比较安全。

（姜辰光）

第二节　甲状旁腺手术的麻醉

一、甲状旁腺的解剖特点

甲状旁腺一般有两对,但也常有副腺。一般情况下,80%的甲状旁腺位于正常的、较为隐蔽的位置,上一对甲状旁腺位于甲状腺侧叶后缘中点以上至上 1/4 与下 3/4 交界处;下一对位于甲状腺侧叶的下 1/3 段,均在甲状腺固有囊与筋膜鞘之间。甲状旁腺的血液供应一般来自甲状腺下动脉。甲状旁腺主要由大量的主细胞、少量的嗜酸性粒细胞和基质所构成。主细胞分泌甲状旁腺素。嗜酸性粒细胞可能是老化的主细胞,正常情况下无分泌功能。甲状旁腺分泌甲状旁腺素,其生理作用是调节体内钙、磷代谢,与甲状腺滤泡旁细胞分泌的降钙素共同维持体内钙磷平衡。

二、甲状旁腺疾病的病理生理特点

甲状旁腺功能:①促进近侧肾小管对钙的重吸收,使尿钙减少,血钙增加。②抑制近侧肾小管对磷的吸收,使尿磷增加,血磷减少。③促进破骨细胞的脱钙作用,使磷酸钠自骨基质释放,提高血钙和血磷的浓度。④促使维生素 D 的羟化作用,生成具有活性的 25-羟维生素 D_3,后者促进肠道对食物中钙的吸收。血钙过低刺激甲状旁腺素的合成和释放,使血钙上升,血钙过高抑制甲状旁腺素的合成和释放使血钙向骨骼转移,降低血钙。上述作用使正常人的血钙维持在正常范围。正常人的血钙与血磷间呈相反的关系,血钙高则血磷低,血钙与血磷的乘积恒定,维持在 35～40。甲旁亢时血钙常超过 0.7 mmol/L(12 mg/dL),血磷多降至 0.2 mmol/L(3 mg/dL),血中碱性磷酸酶增高;尿中钙排出量显著增高,每 24 h 可超过 20 mg。据此可以明确诊断。

原发性甲状旁腺功能亢进症是全身性内分泌疾病。原发性甲状旁腺功能亢进者要积极手术治疗,而继发性甲状旁腺功能亢进的原因可以消除,亢进可消退,因此甲状旁腺不需要切除。至于由长期肾功能不全所致继发性甲状旁腺功能亢进是否需要手术主要取决于甲状旁腺功能亢进的程度。麻醉医师应重点了解甲状旁腺功能亢进症是否损害重要脏器的功能和导致内环境紊乱。甲状旁腺功能亢进致甲状旁腺激素分泌过多,甲状旁腺激素正常值为 20～90 ng/L。钙离子动员进入血液循环,引起血钙升高(血钙正常值为 2～2.6 mmol/L)。同时,导致广泛骨质脱钙,骨基质分解,黏蛋白、羟脯氨酸等代谢产物从尿排泄增多,形成尿结石或肾钙盐沉着症,加以继发感染等因素,肾功能常严重损害。此外,肾小管对无机磷再吸收减少,尿磷排出增加,血磷降低。如果肾功能完好,尿钙排泄量随之增加而使血钙下降,但持续增多的甲状旁腺激素引起的尿路结石可导致肾功能不全,甚至肾衰竭。甲状旁腺功能亢进引起的消化系统疾病可导致水电解质紊乱和酸碱失衡。高钙血症还可致心律失常,甚至心力衰竭等。因此,应针对具体病情做好充分的麻醉前准备,并根据手术范围的大小选择合适的麻醉方法。同时加强术中监测,防止并发症。

三、甲状旁腺手术特点

需要手术的甲状旁腺疾病主要是甲状旁腺功能亢进和肿瘤,后者也常合并有甲状旁腺功能亢进。甲状旁腺腺瘤或增生切除术要仔细探查,紧靠甲状腺固有囊清理并完整保留固有囊外侧叶上下端附近的脂肪组织和疏松结缔组织,防止损伤喉返神经。

四、甲状旁腺手术的麻醉管理

(一)术前准备

首先是维持有效循环血容量和纠正电解质紊乱。有慢性高钙血症的患者要评估肾功能、心脏功能和中枢神经系统有无异常。当血清钙离子浓度超过 0.8 mmol/L(15 mg/dL)时为高钙危象,需紧急处理。因为血钙增高可能引起心律失常。可通过扩充容量和利尿降低血清钙的浓度。在治疗高钙血症时,术前还要注意低磷血症的矫正。血清磷酸盐水平过低使心肌收缩力下降可导致心力衰竭、骨骼肌无力、溶血和血小板功能异常。轻度低磷血症血磷(0.8~0.3 mmol/L)可不作特殊处理,增加富含磷的食物即可。对严重的低磷血症患者需要更为积极的治疗方法,即静脉输入帕米膦酸二钠或依替膦酸二钠,使血磷水平维持在 1.0~1.3 mmol/L。通常每天的补磷量为 33~100 mmol/L,并在补磷时应密切监测血磷浓度的变化,随时调整补磷量,以免出现高磷血症或继发性软组织钙化。对于甲状旁腺功能亢进伴有骨质疏松患者,在气管插管时头颈过度后伸可能发生椎体压缩,在搬运过程中也可能并发骨折。

(二)麻醉选择

全面了解高钙血症的临床表现对麻醉选择具有重要意义。随着钙水平的升高,引起认知功能缺陷从记忆丧失到神志不清,甚至昏迷。其他的症状和体征包括便秘、胃酸过度分泌、溃疡症状、多尿及肾结石。一般选用全身麻醉,也可根据患者全身状况进行颈丛神经阻滞麻醉。

(三)麻醉处理

麻醉和手术前应全面检查重要脏器的功能和确定肿瘤与周围组织特别是气管的关系,正确判断和处理气管梗阻。麻醉期间除常规全麻监测外,主要是维持电解质平衡,尤其是血钙的监测。术前有心、肾功能不全及神经肌肉兴奋性改变的患者,术中肌肉松弛药的使用,应高度重视。可选择阿曲库铵或减少用药剂量。

(四)术后处理

术后并发症:喉返神经损伤、出血或完全性甲状旁腺功能减退。单侧喉返神经损伤的典型表现是声音嘶哑,一般不需要治疗。双侧喉返神经损伤很少见,可能导致窒息,需要立即行气管插管。成功的甲状旁腺切除术后血钙下降。术前有明显代谢性骨骼疾病的患者在切除了甲状旁腺体后常会发生饥饿骨骼综合征,出现低钙血症,这是骨骼快速再矿物化的结果。血清钙的最低点多发生在术后 3~7 d,临床上可反复出现口唇麻木和手足抽搐等低钙血症状。所以,应密切监测血清钙、镁和磷的水平,直到平稳。常规治疗是补充维生素 D 和钙通道阻滞剂,但效果有限。对于已有代谢性骨骼疾病,需切除甲状旁腺的患者,近年来有学者提出术前 1~2 d 服用帕米膦酸治疗,可明显改善术后低钙血症状,仅少部分患者需行补钙处理。

(刘艳芳)

第三节 腹部手术的麻醉

一、腹部手术的麻醉特点

(一)腹腔内脏的神经支配

腹腔内脏器官受交感神经和副交感神经双重支配,内脏痛和牵拉反应与这些神经分布有密切关系。

1.交感神经

内脏大神经起自脊髓胸 4~10 节段,终止于腹腔动脉根部的腹腔节,部分纤维终止于主动脉肾节和肾上腺髓质。内脏小神经起自脊髓 T_{10}~T_{12} 节段,终止于主动脉肾节。内脏最小神经起自胸 12 节段,与交感神经干一并进入腹腔,终止于主动脉肾节。由腹腔神经节、主动脉肾节等发出的节后纤维分布至肝、胆、胰、脾、肾等实质器官和结肠脾曲以上的肠管。腰交感干由 4~5 对腰节组成,节上的分支有腰内脏神经,终止于腹主动脉丛及肠系膜丛等处,其节后纤维分布于结肠脾曲以下的肠管和盆腔脏器,部分纤维随血管分布至下肢。盆腔神经丛来自骶 2~3 骶节和尾节所发出的纤维。

2.副交感神经

中枢位于脑干的副交感神经核及骶部 2~4 节段灰质的副交感核。迷走神经的腹腔支参与肝丛、胃丛、脾丛、胰丛、肾丛及肠系膜上下神经丛的组成,各丛分别沿同名血管分支达相应脏器。结肠脾曲以下肠管和盆腔脏器受骶 2~4 副交感节前纤维组成的直肠丛、膀胱丛、前列腺丛、子宫阴道丛等支配。

3.重要腹腔内脏的神经支配

重要腹腔内脏的神经支配见表 8-1。在结肠脾曲以上肠管和肝、胆、胰、脾等手术时,椎管内麻醉要阻滞内脏神经交感神经支,阻滞平面应达 T_4~L_1,但迷走神经支不可能被椎管内麻醉所阻滞。为消除牵拉结肠脾曲以上肠胃等内脏的反应,可辅用内脏神经局麻药局部封闭。结肠脾曲以下肠管和盆腔脏器的手术,阻滞平面达 T_8~S_4,交感神经和副交感神经可同时被阻滞。

表 8-1 重要腹腔内脏的神经支配

器官	神经	沿内脏神经的传入路径	节前纤维
胃、小肠、横结肠	交感	腹腔丛→内脏大、小神经→T_6~L_1 脊髓后角	T_6~L_1 脊髓侧角
	副交感	迷走神经→延髓束核	迷走神经背核
降结肠、直肠	交感	腰内脏神经和交感干骶部分支,到达 L_1~L_2 脊髓后角	T_{12}~L_3 脊髓侧角
	副交感	肠系膜下丛,盆丛→盆内脏神经→S_2~S_4 脊髓后角	S_2~S_4 副交感核

137

器官	神经	沿内脏神经的传入路径	节前纤维
肝、胆、胰	交感	腹腔丛→内脏大、小神经→T_4～T_{10}脊髓后角	T_4～T_{10}脊髓侧角
	副交感	迷走神经→延髓束核	迷走神经背核

(二)腹部手术特点和麻醉要求

(1)腹部外科主要为腹腔消化系统疾病的手术。消化道主要功能是消化、吸收、代谢;清除有毒物质;参与机体免疫功能;分泌多种激素调节消化系统和全身生理功能。因此,消化器官疾病必然导致相应的生理功能紊乱及全身营养状态恶化。

(2)胃肠道每天分泌大量消化液,含有相当数量电解质,一旦发生肠道蠕动异常或肠梗阻,消化液将在胃肠道内潴留;或因呕吐、腹泻等,导致大量体液丢失,细胞内、外液的水和电解质锐减,酸碱平衡紊乱。

(3)消化道肿瘤、溃疡或食管胃底静脉曲张,可继发大出血。除表现呕血、便血外,胃肠道可潴留大量血液,失血量难以估计。麻醉前应根据血红蛋白、尿量、尿比重、血压、心率、脉压、中心静脉压等指标补充血容量和细胞外液量,并做好大量输血的准备。

(4)胆道疾病多伴有感染、阻塞性黄疸和肝损害。麻醉时应注意肝肾功能的维护,出凝血异常及自主神经功能紊乱的防治。

(5)急腹症如胃肠道穿孔,急性胆囊炎,化脓性胆管炎,胆汁性腹膜炎及肝、脾、肠破裂等,病情危重,需急诊手术。急腹症手术麻醉的危险性、意外以及并发症的发生率,均比择期手术高。应尽可能在术前短时间内对病情做出全面估计和准备。

(6)严重腹胀、大量腹水、巨大腹内肿瘤患者,当术中排出大量腹水、搬动和摘除巨大肿瘤时,腹内压容易骤然下降而发生血流动力学及呼吸的明显变化。

(7)腹内手术中牵拉内脏容易发生恶心、呕吐。呕吐或反流误吸是腹部手术麻醉常见的死亡原因。胃液、血液、胆汁、肠内容物都有被误吸的可能。会导致急性呼吸道梗阻、吸入性肺炎或肺不张、误吸综合征和急性肺损伤等严重后果。

(8)良好的肌肉松弛是腹部手术麻醉的重要条件。

(三)腹部手术常用的麻醉方法

腹部手术患者具有年龄范围广,病情轻重不一、并存疾病不同等特点,故对麻醉方法与麻醉药物的选择,需根据患者全身状况,重要脏器损害程度,手术部位和时间长短,麻醉设备条件以及麻醉医师技术的熟练程度作综合考虑。

1.局部麻醉

局部麻醉适用于短小手术及严重休克患者。可用的局麻方法有局部浸润麻醉,区域阻滞麻醉和肋间神经阻滞麻醉。腹腔内手术中还应常规施行肠系膜根部和腹腔神经丛封闭。本法安全,对机体生理影响小,但阻滞不易完善,肌松不满意,术野显露差,故使用上有局限性。

2.脊麻

脊麻适用于下腹部及肛门会阴部手术。脊麻后尿潴留发生率较高,且禁忌证较多,故基本已被硬膜外阻滞所取代。

3.连续硬膜外阻滞

连续硬膜外阻滞为腹部手术常用的麻醉方法之一。该法痛觉阻滞完善;腹肌松弛满意;对呼吸、循环、肝、肾功能影响小;因交感神经被部分阻滞,肠管收缩,手术野显露较好;麻醉作用不受手术时间限制,并可用于术后止痛,故是较理想的麻醉方法,但内脏牵拉反应较重,为其不足。

4.全身麻醉

随着麻醉设备条件的改善,全身麻醉在腹部手术的选用日益增加,特别是某些上腹部手术,如全胃切除、腹腔镜手术、右半肝切除术、胸腹联合切口手术及休克患者手术,均适于选用全身麻醉。由于患者情况不同,重要器官损害程度及代偿能力的差异,麻醉药物选择与组合应因人而异。目前常用方法有静吸复合全麻、神经安定镇痛复合麻醉、硬膜外阻滞与全麻复合麻醉等。麻醉诱导方式需根据患者有无饱胃及气管插管难易程度而定。急症饱胃者(如进食,上消化道出血,肠梗阻等),为防止胃内容误吸,可选用清醒表麻插管。有肝损害者或3个月内曾用过氟烷麻醉者,应禁用氟烷。胆道疾病术前慎用吗啡类镇痛药。

二、胃肠道手术的麻醉

(一)麻醉前准备

(1)胃肠道疾病,特别是恶性肿瘤患者,术前多有营养不良、贫血、低蛋白血症、浮肿、电解质异常和肾功能损害。麻醉前应尽力予以调整,以提高患者对手术、麻醉的耐受性,减少术后并发症。

(2)消化道溃疡和肿瘤出血患者多并存贫血,如为择期手术,血红蛋白应纠正到100 g/L以上,血浆总蛋白到60 g/L以上,必要时应给予小量多次输血或补充清蛋白。

(3)消化道疾病发生呕吐、腹泻或肠内容物潴留,最易发生水、电解质及酸碱平衡紊乱,出现脱水、血液浓缩、低钾血症,上消化道疾病易出现低氯血症及代谢性碱中毒;下消化道疾病可并发低钾血症及代谢性酸中毒等。长期呕吐伴有手足抽搐者,术前术中应适当补充钙和镁。

(4)为避免麻醉中呕吐、误吸及有利于术后肠功能恢复,对幽门梗阻的患者术前应常规洗胃;胃肠道手术宜常规行胃肠减压。

(5)麻醉前用药需根据麻醉方式和病情而定。对饱胃及可能呕吐者,应避免用药量过大,以保持患者的意识和反射。

(二)麻醉处理

1.胃十二指肠手术

硬膜外阻滞可经 $T_8 \sim T_9$ 或 $T_9 \sim T_{10}$ 间隙穿刺,向头侧置管,阻滞平面以 $T_4 \sim L_1$ 为宜。为清除内脏牵拉反应,进腹前可适量给予氟芬或杜氟合剂,或哌替啶及东莨菪碱。上腹部手术的阻滞平面不宜超过 T_3,否则胸式呼吸被抑制,膈肌代偿性活动增强,可影响手术操作。此时,如再使用较大量镇痛镇静药,可显著影响呼吸功能而发生缺氧和二氧化碳蓄积,甚至发生意外。因此,麻醉中除应严格控制阻滞平面外,应加强呼吸监测和管理。腹部手术选用全麻时,宜选择麻醉诱导快,肌松良好,清醒快的麻醉药物。肌肉松弛药的选择及用药时间应合理掌握,需保证进腹探查、深部操作、冲洗腹腔及缝合腹膜时有足够的肌肉松弛,注意药物间的相互协同作用,加强呼吸、循环、尿量、体液等变化和维护水、电解质,酸碱平衡的管理。

2.结肠手术

右半结肠切除术选用连续硬膜外阻滞时,可选 $T_{11} \sim T_{12}$ 间隙穿刺,向头侧置管,阻滞平面控制在 $T_6 \sim L_2$。左半结肠切除术可选 $T_{12} \sim L_1$ 间隙穿刺,向头侧置管,阻滞平面需达 $T_6 \sim S_4$。进腹探查前宜先给予适量辅助药,以控制内脏牵拉反应。选择全麻使用肌肉松弛药时,应注意与链霉素、新霉素、卡那霉素或多黏菌素等的协同不良反应(如呼吸延迟恢复)。结肠手术前常需多次清洁洗肠,故应注意血容量和血钾的变化。严重低钾血症可导致心律失常,术前数小时应复查血钾,麻醉中需有心电图监测。

3.直肠癌根治术的麻醉

手术需取截石位。经腹会阴联合切口,选用连续硬膜外阻滞时宜用双管法。一点取 T_{12}～L_1 间隙穿刺,向头置管;另一点经 L_3～L_4 间隙穿刺,向尾置管。先经低位管给药以阻滞骶神经,再经高位管给药,使阻滞平面达 T_6～S_4,麻醉中适量应用辅助药即可满足手术要求。麻醉中应注意体位改变对呼吸、循环的影响,游离乙状结肠时多需采用头低位,以利于显露盆腔,此时应注意呼吸通气情况,并常规面罩吸氧。术中出血可能较多,要随时计算出血量,并给予及时补偿。

(三)麻醉后注意事项

(1)腹部手术结束,需待患者各项生命体征稳定后方可送回术后恢复室或病房;麻醉医师须亲自检查呼吸、血压、脉搏、四肢末梢温度颜色及苏醒程度,向主管手术医师和值班护士交代清楚后,方可离开患者。

(2)患者尚未完全清醒或循环、呼吸功能尚未稳定时,应加强对呼吸、血压、中心静脉压、脉搏、尿量、体温、意识、皮肤颜色、温度等监测,并给予相应处理。术后应常规给予氧治疗,以预防术后低氧血症。

(3)麻醉手术后应立即进行血常规、红细胞比积、电解质、血气分析等检查,并依检查结果给予相应处理。

(4)持续静脉补液,手术当天的输液量(包括术中量),成人为 3 500～4 000 mL,如术中有额外出血和体液丢失,应依出量予以补充调整。热量供应于成人大手术后为 209.2 kJ/(kg·d)[50 kcal/(kg·d)];小手术后为 167.4 kJ/(kg·d)[40 kcal/(kg·d)]。术前营养差的患者,术后应给予肠道外高营养治疗。

(5)术后可能发生出血、呕吐、呃逆、尿潴留和肺部并发症,须予以重视和防治。

三、胆囊、胆道疾病手术

(一)麻醉前准备

(1)重点应检查心、肺、肝、肾功能。对并存疾病特别是高血压病、冠心病、肺部感染、肝功能损害、糖尿病等应给予全面的内科治疗。

(2)胆囊、胆道疾病多伴有感染;胆道梗阻多有阻塞性黄疸及肝功能损害,麻醉前都要给予消炎、利胆和保肝治疗。阻塞性黄疸可导致胆盐、胆固醇代谢异常,维生素 K 吸收障碍,致使维生素 K 参与合成的凝血因子减少,发生出凝血异常,凝血酶原时间延长。麻醉前应给维生素 K 治疗,使凝血酶原时间恢复正常。

(3)血清胆红素升高者,在腹部外科多为阻塞性黄疸,术前应加强保肝治疗,术中术后应加强肝肾功能维护,预防肝肾综合征的发生。

(4)阻塞性黄疸的患者,自主神经功能失调,表现为迷走神经张力增高,心动过缓。麻醉手术时更易发生心律失常和低血压,麻醉前应常规给予阿托品。

(5)胆囊、胆道疾病患者常有水、电解质,酸碱平衡紊乱,营养不良,贫血,低蛋白血症等继发性病理生理改变,麻醉前均应作全面纠正。

（二）麻醉选择及处理

（1）胆囊、胆道手术可选择全身麻醉、硬膜外阻滞或全麻加硬膜外阻滞下进行。硬膜外阻滞可经 $T_8 \sim T_9$ 肿或 $T_9 \sim T_{10}$ 间隙穿刺，向头侧置管，阻滞平面控制在 $T_4 \sim T_{12}$。胆囊、胆道部位迷走神经分布密集，且有膈神经分支参与，在游离胆囊床、胆囊颈和探查胆总管时，可发生胆-心反射和迷走-迷走反射。患者不仅出现牵拉痛，而且可引起反射性冠状动脉痉挛，心肌缺血导致心律失常，血压下降。应采取预防措施，如局部神经封闭，应用哌替啶及阿托品或依诺伐等。吗啡、芬太尼可引起胆总管括约肌和十二指肠乳头部痉挛，而促使胆道内压上升达 2.9 kPa（300 mmH$_2$O）或更高，持续 $15 \sim 30$ min，且不能被阿托品解除，故麻醉前应禁用。阿托品可使胆囊、胆总管括约肌松弛，麻醉前可使用。胆道手术可促使纤溶酶活性增强，纤维蛋白溶解而发生异常出血。术中应观察出凝血变化，遇有异常渗血，应及时检查纤维蛋白原、血小板，并给予抗纤溶药物或纤维蛋白原处理。

（2）阻塞性黄疸常伴肝损害，应禁用对肝肾有损害的药物，如氟烷、甲氧氟烷、大剂量吗啡等。恩氟烷、异氟烷、七氟烷或脱氟烷也有一过性肝损害的报道。麻醉手术中因凝血因子合成障碍，毛细血管脆性增加，也促使术中渗血增多。但经部分临床观察，不同麻醉方法对肝功能正常组与异常组的凝血因子，未见有异常变化。

（3）胆道外科患者病情与体质差异极大，肥胖体形者逐年增多，麻醉选择与处理的难度也各异。

（三）麻醉后注意事项

（1）术后应密切监测血压、脉搏、呼吸、尿量、尿比重，持续鼻导管吸氧，直至病情稳定。按时检查血红蛋白，红细胞比积及血电解质，动脉血气分析，根据检查结果给予调整治疗。

（2）术后继续保肝、保肾治疗，预防肝肾综合征。

（3）对老年人、肥胖患者及并存气管、肺部疾病者，应防治肺部并发症。

（4）胆总管引流的患者，应计算每天胆汁引流量，注意水、电解质补充及酸碱平衡。

（5）危重患者和感染中毒性休克未脱离危险期者，麻醉后应送术后恢复室或 ICU 进行严密监护治疗，直至脱离危险期。

四、脾脏手术

（一）麻醉前准备

（1）脾脏是人体血液储存和调节器官，有清除和调节血细胞，及产生自身免疫抗体的功能。原发性或继发性脾功能亢进需行手术者，多有脾大，红细胞、白细胞、血小板减少和骨髓造血细胞增生。麻醉医师应在麻醉前全面了解病史及各种检查结果，估计可能出现的问题，做好相应准备。

（2）严重贫血，尤其是溶血性贫血者，应输新鲜血。有肝损害、低蛋白血症者，应给予保肝及多种氨基酸治疗。有血小板减少、出凝血时间及凝血酶原时间延长者，应小量多次输新鲜血或浓缩血小板，并辅以维生素 K 治疗。待贫血基本纠正、肝功能改善、出血时间及凝血酶原时间恢复正常后再行手术。

（3）原发性脾功能亢进者除有严重出血倾向外，大都已长期服用肾上腺皮质激素和 ACTH。麻醉前除应继续服用外，尚需检查肾上腺皮质功能代偿情况。

（4）有粒细胞缺乏症者常有反复感染史，术前应积极防治。

（5）外伤性脾破裂除应积极治疗出血性休克外，应注意有无肋骨骨折、胸部挫伤、左肾破裂及颅脑损伤等并存损伤，以防因漏诊而发生意外。

（二）麻醉选择与处理

（1）无明显出血倾向及出凝血时间、凝血酶原时间已恢复正常者，可选用连续硬膜外阻滞。麻醉操作应轻柔，避免硬膜外间隙出血。凡有明显出血者，应弃用硬膜外阻滞。选择全麻时需根据有无肝损害而定，可用静脉复合或吸入麻醉。气管插管操作要轻巧，防止因咽喉及气管黏膜损伤而导致血肿或出血。

（2）麻醉手术处理的难度主要取决于脾周围粘连的严重程度。游离脾脏、搬动脾脏、结扎脾蒂等操作，手术刺激较大，有发生意外大出血的可能，麻醉医师应提前防治内脏牵拉反应并做好大量输血准备。巨大脾脏内储血较多，有时可达全身血容量的 20%，故麻醉中禁忌脾内注射肾上腺素，以免发生回心血量骤增而导致心力衰竭危险。

（3）麻醉处理中要密切注意出血、渗血情况，维持有效循环血量。渗血较多时，应依情使用止血药和成分输血。

（4）麻醉前曾服用激素的患者，围术期应继续给予维持量，以防肾上腺皮质功能急性代偿不全。

（三）麻醉后注意事项

（1）麻醉后当天应严密监测血压、脉搏、呼吸和血红蛋白、红细胞比积的变化，严防内出血和大量渗血，注意观察膈下引流管出血量、继续补充血容量。

（2）加强抗感染治疗。已服用激素者，应继续给维持量。

五、门脉高压症手术

（一）门脉高压症主要病理生理特点

门静脉系统是腹腔脏器与肝脏毛细血管网之间的静脉系统。当门静脉的压力因各种病因而高于 2.5 kPa（25 cmH$_2$O）时，可表现一系列临床症状，统称门脉高压症。其主要病理生理改变如下。①肝硬化及肝损害。②高动力型血流动力学改变：容量负荷及心脏负荷增加，动静脉血氧分压差降低，肺内动静脉短路和门、体静脉间分流。③出凝血功能改变：有出血倾向和凝血障碍。原因为纤维蛋白原缺乏、血小板减少、凝血酶原时间延长、第Ⅴ因子缺乏、血浆纤溶蛋白活性增强。④低蛋白血症：腹水、电解质紊乱、钠和水潴留、低钾血症。⑤脾功能亢进。⑥氮质血症、少尿、稀释性低钠、代谢性酸中毒和肝肾综合征。

（二）手术适应证的选择

门脉高压症手术麻醉的适应证主要取决于肝损害程度、腹水程度、食管静脉曲张及有无出血或出血倾向。为做好手术前准备和估计，降低死亡率，可将门脉高压症的肝功能情况归纳为 3 级，见表 8-2。Ⅲ级肝功能者不适于手术麻醉，应力求纠正到Ⅰ或Ⅱ级。Ⅰ、Ⅱ级术后死亡率约为 5%，Ⅲ级者死亡率甚高。

有学者指出，门脉高压症麻醉危险性增加的界限：黄疸指数大于 40 U；血清胆红素大于 20.5 μmol/L；血浆总蛋白量小于 50 g/L；清蛋白小于 25 g/L；A/G 小于 0.8；GPT、GOT 大于 100 U；磺溴酞钠（BSP）潴留试验大于 15%；吲哚氰绿（ICG）消失率小于 0.08。为探讨肝细胞功能的储备能力，糖耐量曲线试验有一定价值，90～120 min 值如果高于 60 min 值者，提示肝细胞储备力明显低下，麻醉手术死亡率极高。

表 8-2　门脉高压症肝功能分级

项目	肝功能分级		
	Ⅰ级	Ⅱ级	Ⅲ级
胆红素(μmol/L)*	<20.5	20.5~34.2	>34.2
血清蛋白(g/L)	≥35	26~34	≤25
凝血酶原时间超过对照值(min)	1~3	4~6	>6
转氨酶			
金氏法(U)	<100	100~200	>200
赖氏法(U)	<40	40~80	>80
腹水	（－）	少量,易控制	大量,不易控制
肝性脑病	（－）	（－）	（＋）

注：* μmol÷17.1=mg/dL。

近年来多以综合性检查结果来判断门脉高压症的预后,详见表 8-3。这种分类为麻醉临床提供科学依据。

表 8-3　门脉高压症的预后判断分类

项目	预后分类			
	Ⅰ	Ⅱ	Ⅲ	Ⅳ
有效肝血流量(mL/min)	>600	600~400	400~300	<300
肝内短路率(%)	<15	15~30	30~40	>40
肝静脉血氨法(μg/dL)	<65	65~80	80~100	>100
BSP 潴留率(%)	<10	10~30	30~35	>35
ICG 消失率	>0.01	0.1~0.08	0.08~0.04	<0.04
术后生存率(%)	91.5	79.4	51	14.3

（三）麻醉前准备

门脉高压症多有程度不同的肝损害。肝脏为三大代谢和多种药物代谢、解毒的器官,麻醉前应重点针对其主要病理生理改变,做好改善肝功能、出血倾向及全身状态的准备。

（1）增加肝糖原,修复肝功能,减少蛋白分解代谢:给高糖、高热量、适量蛋白质及低脂肪饮食,总热量应为 125.5~146.4 kJ(30~35 kcal/kg)。必要时可静脉滴注葡萄糖胰岛素溶液。对无肝性脑病者可静脉滴注相当于 0.18 g 蛋白/(kg·d)的合成氨基酸。脂肪应限量在 50 g/d 以内。为改善肝细胞功能,还需用多种维生素,如每天 B 族维生素 6~12 片口服或 4 mg 肌内注射;维生素 B_6 50~100 mg;维生素 B_{12} 50~100 μg;维生素 C 3 g 静脉滴注。

（2）有出血倾向者可给予维生素 K 等止血药,以纠正出凝血时间和凝血酶原时间。如是肝细胞合成第 Ⅴ 因子功能低下所致,麻醉前应输新鲜血或血浆。

（3）腹水直接反映肝损害的严重程度,大量腹水还直接影响呼吸、循环和肾功能,应在纠正低蛋白血症的基础上,采用利尿、补钾措施,并限制入水量。有大量腹水的患者,麻醉前应多次小量放出腹水,并输用新鲜血或血浆,但禁忌一次大量放腹水,以防发生休克及低盐综合征或肝昏迷。

（4）凡伴有水、电解质、酸碱平衡紊乱者,麻醉前应逐步纠正。

（四）麻醉选择与处理

肝脏是多种麻醉药代谢的主要场所,而多数麻醉药都可使肝血流量减少。麻醉选择与处理的主要原则是选用其最小有效剂量,使血压维持在 10.7 kPa（80 mmHg）以上,否则肝脏将丧失自动调节能力,并可加重肝细胞损害。

（1）麻醉前用药:大量应用阿托品或东莨菪碱可使肝血流量减少,一般剂量时则无影响。镇静镇痛药均在肝内代谢,门脉高压症时分解代谢延迟,可导致药效增强、作用时间延长,故应减量或避免使用。

（2）麻醉药:氧化亚氮在无缺氧的情况下,对肝脏无直接影响。氟烷使肝血流量下降约30%,部分患者术后可有 GPT 与 BSP 一过性升高,因此原有肝损害或疑有肝炎者宜禁用。恩氟烷是否存在肝损害,尚未定论,但用药后 1 周内 GPT 可上升至 100 U 以上,故最好避免使用。异氟烷、七氟烷在体内降解少,对肝功能影响轻微,可考虑选用。肝损害时血浆蛋白量减少,应用巴比妥类药时,因分解代谢减缓,使血内游离成分增加,药效增强,但睡眠量巴比妥类对肝脏尚无影响。氟哌利多、芬太尼虽在肝内代谢,但麻醉常用量尚不致发生肝损害,可用于门脉高压症手术的麻醉,但对严重肝损害者应酌情减量。氯胺酮、咪达唑仑、哌替啶则均可选用。

（3）肝硬化患者的胆碱酯酶活性减弱,使用琥珀胆碱时,其作用可增强,易发生呼吸延迟恢复;应用潘库溴铵时可无影响。正常人筒箭毒碱可经肾和胆汁排泄,门脉高压症患者经胆汁排出减少,故禁忌大量使用箭毒类药。

（4）酯类局麻药由血浆胆碱酯酶分解,酰胺类局麻药都在肝内代谢。由于血浆内胆碱酯酶均来自肝脏,肝硬化患者应用局麻药可因其分解延缓,易于蓄积,故禁忌大量使用。

综合上述特点,门脉高压症分流手术的麻醉可选用下列方法之一:①硬膜外阻滞辅以依诺伐。②依诺伐、氧化亚氮、氧、肌肉松弛药复合麻醉。③氯胺酮、咪达唑仑、氧化亚氮、氧、肌肉松弛药复合麻醉。④异氟烷、芬太尼、氧化亚氮、氧、肌肉松弛药复合麻醉。

（五）麻醉处理要点

（1）维持有效循环血量:通过 EKG、血压、脉搏、SpO_2、中心静脉压、尿量等的监测,维持出入量平衡,避免血容量不足或过多,预防低血压和右心功能不全,维护肾功能。输液时不可大量使用乳酸钠林格液或生理盐水,否则钠负荷增加可导致间质性肺水肿;伴肾功能损害者尤需避免。此外,麻醉中可通过血气分析和电解质检查,及时纠正水、电解质和酸碱失衡;如有可能,宜测定血浆及尿渗透浓度,有指导价值。

（2）保持血浆蛋白量:低蛋白血症患者麻醉时应将清蛋白提高到 25 g/L 以上,不足时应补充清蛋白,以维持血浆胶体渗透压和预防间质水肿。

（3）维护血液氧输送能力:须保持血容量、每搏输出量、红细胞比积、血红蛋白及氧离解曲线的正常。心功能正常者,为保持有效循环血量,宜使红细胞比积保持在 30% 左右,以降低血液黏滞度,保证最佳组织灌流。为确保氧的输送能力,对贫血者可输浓缩红细胞。

（4）补充凝血因子:麻醉前有出血倾向者,应输用新鲜血或血小板。缺乏由维生素 K 合成的凝血因子者,可输给新鲜血浆。麻醉中一旦发生异常出血,应即时查各项凝血功能,作针对性处理。

（5）处理大量出血:门脉高压分流术中,出血量在 2 000 mL 以上者,并非少见,可采用血液回收与成分输血,适量给予血浆代用品。输血、输液时应注意补充细胞外液、纠正代谢性酸中毒、充分供氧及适量补钙。

（6）保证镇痛完善，避免应激反应。

六、急腹症患者

急症手术中以急腹症最常见。据统计，急诊麻醉中急腹症约占 82.6%。其特点是发病急、病情重、饱胃患者比例大，继发感染或出血性休克者多，麻醉前准备时间紧，难以做到全面检查和充分准备。麻醉危险性、意外发生率及麻醉手术后并发症均较择期手术高。

（一）麻醉前准备

（1）麻醉医师必须抓紧时间进行术前访视，重点掌握全身状况、神智、体温、循环、呼吸、肝及肾功能；追问既往病史，麻醉手术史、药物过敏史、禁食或禁饮时间。根据检查，选定麻醉方法和药物，做好意外防治措施。

（2）对并存血容量不足、脱水、血液浓缩、电解质及酸碱失衡或伴严重合并疾病以及继发病理生理改变者，根据血常规、红细胞比积、出凝血时间、血型、心电图、X 线检查，血气分析、血清电解质，尿常规、尿糖、尿酮体等的检查结果，进行重点处理或纠正。

（3）对休克患者必须施行综合治疗，待休克改善后再行麻醉。但有时由于病情发展迅速，应考虑在治疗休克的同时进行紧急麻醉和手术。治疗休克应重点针对脱水、血浓缩或血容量不足进行纠正，以改善微循环和维持血压。术前要备足全血，以便于麻醉中进一步补足血容量。纠正电解质与酸碱失衡、血压维持在 10.7 kPa(80 mmHg)以上，红细胞比积在 30% 以上，重要脏器的血流灌注和肾功能尚可维持、对大量出血患者。应尽快手术以免延误手术时机。

（4）饱胃、肠梗阻、消化道穿孔、出血或弥漫性腹膜炎患者，麻醉前必须进行有效的胃肠减压。

（5）剧烈疼痛、恐惧和躁动不安必然促使儿茶酚胺释放，加重微循环障碍，促进休克发展，故麻醉前应给一定的术前药，但剂量应以不影响呼吸、循环，保持意识存在为准。

（二）麻醉选择及处理

1.胃、十二指肠溃疡穿孔

除应激性溃疡穿孔外，多有长期溃疡病史及营养不良等变化。腹膜炎患者常伴剧烈腹痛和脱水，部分患者可继发中毒性休克。在综合治疗休克取得初步纠正的基础上，可慎用硬膜外阻滞，但需小量分次用药，严格控制阻滞平面。麻醉中继续纠正脱水、血浓缩和代谢性酸中毒，防治内脏牵拉反应。对严重营养不良、低蛋白血症或贫血者，术前宜适量补血或血浆。麻醉后重点预防肺部并发症。

2.上消化道大出血

食管静脉曲张破裂、胃肠肿瘤或溃疡及出血性胃炎，经内科治疗 48 h 仍难以控制出血者，常需紧急手术。麻醉前多有程度不同的出血性休克、严重贫血、低蛋白血症、肝功能不全及代谢性酸中毒等。术前均需抗休克综合治疗，待休克初步纠正后可选用全身麻醉或连续硬膜外阻滞。麻醉中应根据血压、脉搏、脉压、尿量、中心静脉压、血气分析、心电图等监测情况，维护有效循环血容量，保持血压在 12.0 kPa(90 mmHg)以上，维持呼吸功能，避免缺氧和二氧化碳蓄积，纠正酸碱失衡。使尿量在 30 mL/h 以上。

对出血性休克或持续严重出血的患者，宜选用气管内插管浅全麻。为预防误吸，应施行表面麻醉清醒气管内插管。麻醉维持可选用对心肌和循环抑制轻的依托咪酯、γ-羟丁酸钠、氯胺酮、咪达唑仑、芬太尼、氧化亚氮及肌肉松弛药等。有肝、肾损害者注意维护肝、肾功能。

3.急性肠梗阻或肠坏死

无继发中毒性休克的患者,可选用连续硬膜外阻滞。有严重脱水、电解质、酸碱失衡、腹胀、呼吸急促、血压下降、心率增快的休克患者,以选择气管内插管全麻为安全。麻醉诱导及维持过程中应强调预防呕吐物反流误吸;继续进行抗休克综合治疗,维护心、肺、肾功能,预防呼吸困难综合征、心力衰竭和肾衰竭。输血输液时,应掌握剂量与速度,胶体与晶体比例,以维持生理需要的血红蛋白与红细胞比积。麻醉后需待患者完全清醒,呼吸交换正常、循环稳定、血气分析正常,方停止呼吸治疗。

4.急性坏死性胰腺炎

循环呼吸功能稳定者,可选用连续硬膜外阻滞。已发生休克经综合治疗无效者,应选用对心血管系统和肝肾功能无损害的全身麻醉。麻醉中应针对病理生理特点进行处理:①因呕吐、肠麻痹、出血、体液外渗往往并存严重血容量不足,水、电解质紊乱,应加以纠正。②胰腺酶可将脂肪分解成脂肪酸,与血中钙离子起皂化作用,因此患者可发生低钙血症,需加以治疗。③胰腺在缺血、缺氧情况下可分泌心肌抑制因子(如低分子肽类物质),因此抑制心肌收缩力,甚至发生循环衰竭,应注意预治。④胰腺炎继发腹膜炎,致使大量蛋白液渗入腹腔,不仅影响膈肌活动、且使血浆渗透压降低、容易诱发肺间质水肿,呼吸功能减退,甚至发生急性呼吸困难综合征(ARDS)。麻醉中应在血流动力学指标监测下,输入血浆代用品、血浆和全血以恢复有效循环血量,纠正电解质紊乱及低钙血症,同时给予激素和抗生素治疗。此外,应注意呼吸管理,维护肝功能,防治ARDS和肾功能不全。

七、类癌综合征

(一)类癌综合征主要病理生理特点

(1)见于胃肠道、胆、胰、甲状腺、肺、支气管、前纵隔、卵巢、睾丸等部位,发生率占类癌患者的18%。

(2)其病理生理改变主要由于色氨酸代谢紊乱,分泌5-羟色胺、缓激肽、组胺等血管活性物质所造成。类癌综合征患者在麻醉中易促使神经节阻滞药的作用增强,致血压下降、支气管痉挛、高血糖、肠蠕动亢进。5-羟色胺可通过血-脑屏障对中枢产生抑制作用,使麻醉苏醒延迟。缓激肽可引起严重血管扩张、毛细血管通透性增加和血压下降。

(3)临床表现:皮肤潮红、毛细血管扩张,以面部、颈和胸部明显,多次发作后肤色呈发绀状;眼结膜有毛细血管扩张和水肿;血压下降,极度乏力;腹泻呈水样及脂肪样大便,每天多达20~30次,可导致营养不良、水、电解质失衡;心内膜、心包膜、胸膜、腹膜纤维组织增生,出现三尖瓣、肺动脉瓣狭窄或关闭不全,最终发生心力衰竭、严重支气管痉挛可导致窒息。

(二)麻醉前准备

(1)对疑有类癌综合征的患者要全面检查。对原发病灶部位、肝损害及其程度和心功能代偿情况等作为重点检查和全面估价。

(2)手术前应对综合征发作的患者试用5-羟色胺拮抗剂(如 nozinam),缓激肽拮抗剂(如抑肽酶,trasylol),以及类固醇等进行试探性治疗,找出有效治疗药物和剂量。以供麻醉处理时参考使用。

(3)改善全身状况和营养不良,纠正水、电解质失衡。手术前禁用含有大量色氨酸的饮料和食物(如茶、酒、脂肪及某些蔬菜);禁忌挤压肿瘤以防诱发综合征的发作。

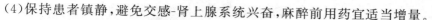

（4）保持患者镇静,避免交感-肾上腺系统兴奋,麻醉前用药宜适当增量。

（三）麻醉选择和处理

（1）吗啡、硫喷妥钠、右旋糖酐、多黏菌素 B 等,可增加肠色素颗粒细胞膜的通透性,或泵作用发生改变而促使 5-羟色胺分泌增加,故应禁用。

（2）琥珀胆碱的去极化作用,可增高腹内压;筒箭毒碱的神经节阻滞和组胺释放作用,可诱发血压严重波动和支气管痉挛,故应慎用。

（3）因类癌分泌的活性物质,直接作用于神经末梢与靶细胞的交接处,由此引起类癌综合征的发作,各种麻醉包括局麻、神经阻滞、脊麻或硬膜外阻滞中都会同样发作。因此在麻醉管理中应提高警惕,尽量避免导致血压下降和呼吸抑制的各种影响因素。

（4）神经安定药、抗组胺药可降低肠色素颗粒细胞膜的通透性,并阻滞 5-羟色胺、组胺的作用,故类癌综合征手术可选用神经安定镇痛麻醉或静脉复合麻醉,肌肉松弛药中可选用潘库溴铵或维库溴铵等无组胺释放作用的药物。

（5）麻醉力求平稳,诱导期避免各种应激反应和儿茶酚胺释放因素,控制适当的麻醉深度。手术挤压肿瘤、变动体位、缺氧、二氧化碳蓄积、低血压等因素都会促使类癌的活性物质（5-羟色胺及缓激肽）分泌增加,应严密监护。选用气管内插管,有利于供氧和维持呼吸道通畅,一旦出现支气管痉挛,可立即施行正压辅助呼吸,故适用于类癌手术患者的麻醉。

（6）麻醉中一旦发生缓激肽危象而导致严重低血压时,应禁用儿茶酚胺类药,后者可增加缓激肽的合成,低血压可更加严重。必要时应选用甲氧明、间羟胺或高血压素。最好选用 5-羟色胺、缓激肽和组胺的拮抗药及激素;补足有效循环血量;纠正水、电解质及酸碱失衡。对并存心肌、心瓣膜损害的类癌患者,应注意防止增加右心负荷,正确掌握输血、输液速度与总量,注意尿量,预防心力衰竭。

八、肝脏手术的麻醉

（一）麻醉对肝血流及肝氧供氧耗的影响

1.麻醉对肝血流的影响

手术与肝功能的关系关键在于麻醉用药、麻醉技术和手术操作对肝血流量（LBF）的影响,肝脏本身调节血管运动的作用甚微。肝血流量的变化取决于:①体循环的动脉压（肝动脉压）;②内脏血管阻力（门静脉压）;③中心静脉压（肝静脉压）。麻醉和手术对这三者都可能有影响,从而使肝血流减少。健康人在麻醉和手术中,肝血流虽减少,但不致引起肝脏缺氧、乏氧代谢或对肝功能产生远期影响。可是,对 LBF 已经受损害的肝硬化患者,这种医源性 LBF 减少极为有害。LBF 的减少可以解释潜伏期或已罹病毒性肝炎患者为何全麻后会发生暴发性肝坏死。所以在肝脏手术或肝病患者的非肝脏手术中,应尽量保持 LBF 的稳定。

几乎所有的麻醉药都对肝脏产生一定的影响,只是影响程度轻重不等而已。氧化亚氮-氧麻醉时,肝血流量无明显改变。乙醚麻醉时,有引起肝血流减少的报告,但也有一些实验结果提示肝血流量不变,甚至有所增加。其他吸入麻醉药几乎都使肝血流量不同程度地减少。氟烷使肝动脉血流和门静脉血流均显著减少。Gelman 认为氟烷使总肝血流减少是继发于氟烷心排血量（CO）和平均动脉压（MAP）的抑制所致。但是有研究证明,氟烷使肝动脉血流的下降程度超过 MAP 和 CO 的下降程度,同时证明氟烷可使肝动脉阻力增加,肝内血管阻力升高,肝微循环血流减少,血流速度缓慢。另外,对氟烷麻醉患者进行肝动脉造影发现,肝动脉血管床明显收缩,说明氟烷所致肝血流下降,除继发于 MAP、CO 下降外,还与增加肝循环阻力有关。有关安氟烷对肝血流影响的研究不及氟烷广泛。一般认为安氟烷稍优于氟烷。安氟烷可通过门脉前血管的直接扩张作用而使门脉血流减少。对肝动脉血流的影响,结果不一。有报道肝动脉血流于浅麻醉时无改变,深麻醉时则减少。异氟烷对血流动力学影响的研究显示其血管扩张作用明显。异氟烷对门静脉前血管床和肝动脉均有扩张作用,从而使门脉血流减少,肝动脉血流增加,二者互补的结果使总肝血流相对稳定。七氟烷的血流动力效应类似异氟烷。有报告 1.5 MAC 七氟烷可使犬肝动脉及门脉血流分别减少 25% 和 27%。

静脉注射硫喷妥钠,安泰酮和依托咪酯均可使总肝血流下降。大剂量静脉注射可能是通过循环的过度抑制而降低肝血流,而较低剂量则可能通过对肝动脉和肠系膜动脉的直接收缩而降低肝血流。其他巴比妥类静脉麻醉药仅在深麻醉时因动脉压下降而使供肝血流减少。氯胺酮具有心血管兴奋作用,而使肝血流量增加。神经安定镇痛麻醉时,循环功能相对稳定,肝血流无显著改变。

局麻药用于脊麻和硬膜外阻滞时,对肝血流的影响与阻滞平面有关,并随外周动脉压下降而减少达 23%~33%。有报道感觉平面在胸 4 以下,肝血流约下降 20%;高于胸 4 则下降较显著。Kennedy 等观察到硬膜外阻滞时,肝血流量的改变因局麻药中是否含有肾上腺素而异。使用不含肾上腺素的 2% 利多卡因,阻滞平面达胸 5 时,肝血流量减少 26%,他们认为这是由于血中利多卡因(2~3 mg/L)引起内脏血管阻力增加的结果。而当使用含肾上腺素(1:20 万)的 2% 利多卡因时,由于吸收入血液循环中肾上腺素的作用,心排血量增加,内脏血管阻力减少,肝血流量维持在对照水平;30 min 后,肝血流量随平均动脉压下降而减少 23%。各种麻醉停止使用后 1~2 h 间,肝血流量恢复到麻醉前水平。

2.麻醉对肝氧供、氧耗的影响

麻醉对肝氧供的影响,也是通过影响肝血流量和影响门脉前组织摄氧两条途径。

有关吸入麻醉药对肝氧供的影响的研究表明,氟烷显著减少肝氧供。1.5 MAC 氟烷麻醉后,肝氧供减少 50% 左右。氟烷对门脉前组织的氧耗无明显影响,而肝氧耗减少。氧供耗比无明显改变或轻度下降。对氟烷麻醉时肝氧耗减少的原因及意义有不同解释。有人认为,肝氧耗受氧供制约,供氧减少后,氧耗自然下降,以免肝细胞缺氧,属机体的保护性反应。也有人认为肝氧耗量下降与氟烷对肝细胞器结构和功能的损害有关。安氟烷麻醉时肝氧供较氟烷略好,肝氧耗无改变或轻度减少。异氟烷麻醉时,肝氧供最佳,肝氧耗量保持不变,甚至增加。因此,有人认为不能排除异氟烷麻醉引起缺氧性肝损害的可能性。七氟烷使氧供耗指标改变的意义以肝氧耗量最重要,因其反映肝细胞活动情况。异氟烷和七氟烷不抑制肝细胞氧耗,说明两药对肝细胞内呼吸及代谢影响不大。吸入麻醉药对肝血流动力,氧供、氧耗的影响,以氟烷最强,安氟烷次之,异氟烷和七氟烷较小。临床遇肝功能减退患者需行麻醉时,以选择对肝血流动力,氧供耗影响较小的药物为好。

在外科应激期间,由异氟烷引起平均动脉压即使下降 30%,也不会引起明显的肝脏氧供的下降。而在猪由氟烷所致同样程度的动脉压下降却在外科应激(开胸术、剖腹术、大创面的外科手术)条件下引起肝氧供及氧供耗比的下降,应用猪模型行芬太尼麻醉,可以维持肝氧供于基础水平,而肝氧耗则高于异氟烷及氟烷麻醉。所以,芬太尼麻醉时肝氧供耗比相对较高。氟烷则低于异氟烷及芬太尼麻醉。芬太尼麻醉时肝氧供耗比升高的机理还不明确,可能由于外科应激条件下,肝内代谢增强,而引起肝氧需增加有关。这种氧需增加(随氧供增加)并不被芬太尼麻醉所阻断,而明显被异氟烷及氟烷所减弱。

3.外科应激与肝功能

外科操作会干扰机体的内在平衡,有时还相当严重,如引起肝脏循环及功能的变化。众所周知,外科应激会引起循环内儿茶酚胺、皮质激素、生长激素、抗利尿激素升高及肾素血管紧张素与醛固酮系统的激活。但有关应激对患者机能影响的研究却较少。许多研究均证明剖腹术本身即可引起肠肝血流减少。虽未对这种应激反应的发生机制作直接的研究,但是,由于内脏的牵拉及各种外科操作可能起了重要的作用;当然对应激的一般生物学反应也是重要的。例如,剖腹术可引起肠系膜血管收缩,胃肠血流减少,如作垂体切除则无上述现象。外科应激往往导致一些激素及其他一些物质的释放,包括儿茶酚胺、肾素血管紧张素、加压素,这些物质均能干扰内脏循环。这些激素升高常持续术后数小时甚至数天。

有一项研究表明,经苯巴比妥预处理(酶诱导)后的大鼠在氟烷麻醉下行单纯剖腹术或剖腹后行肝动脉结扎术,发生了肝坏死。而在同样的条件下,只行氟烷麻醉,而未行剖腹术的大鼠则未发生肝坏死。这一研究表明,在这种特定的实验条件下,剖腹术可使肝氧供下降到足以引起肝坏死的程度。实际上不值得大惊小怪的是肝脏对缺氧是极度敏感的。

在一些慢性肝疾病的患者,当氧含氧量低于 9 mL/dL 时,几乎均发生了肝损害,而心肌及脑损害却不明显。无论是实验室还是临床的资料均证明,即使是在同种麻醉维持条件下,这种肝脏氧供减少对围术期肝功能来说是极其有害的。所以有人给它取了一个专有名词“缺血性肝炎”,即使轻度肝氧供下降,也能引起相对中度的肝损害。肝血流下降所致的肝功能损害主要表现为肝酶的升高。这种升高的程度取决于外科手术的类型及大小而不是取决于何种麻醉方法。例如,在同样的麻醉条件下,小的外科手术很少见到肝酶的升高。其他的研究也证明术后肝功能障碍主要的决定因素是外科手术本身,而不是选择何种麻醉方法。所以,外科手术,尤其是剖腹手术,会影响到肝功能,但通常不至于引起严重后果,而对于进行性肝病患者来说,剖腹术会引起极高的术后死亡率。19 世纪 60 年代有报道,急性肝炎患者行剖腹术术后急性死亡率为 10%～11%。近 20 年来这种情况没有明显的改善。

正如前述,所有的麻醉药,尤其是吸入麻醉药,均有不同程度降低总肝血流的作用,并有剂量依赖性,在此基础上再行外科手术,肝血流会进一步下降,其与手术类型有关,一些周围的小手术对肝血流影响较小,一些大手术尤其是上腹部手术则可明显降低肝血流。这些资料表明,在手术与麻醉的复合因素中,麻醉起到了协同的作用;在不同的麻醉条件下,即使是同种的外科手术也会引起不同程度肝循环改变。所以,这种麻醉的协同作用在对肝循环干预及术后肝功能的改变方面在临床上比麻醉本身的作用更为重要。这就为我们提出这样一个问题,对一个同样的外科手术,应该选择对肝循环及肝功能影响最小的麻醉药物及麻醉方法。

(二)麻醉药物与肝功能的影响

1.吸入麻醉药与肝功能

氟烷最初应用于临床的时候被认为是一种非常安全的药物,最初的动物研究认为氟烷几乎没有什么肝脏毒性,早期的临床研究也支持这种观点。但报告了第一例吸入氟烷麻醉后引起的肝坏死。5 年之中全世界就报告了 350 例“氟烷性肝炎”的病历。目前氟烷已较少使用,临床上可以粗略地把氟烷肝毒性分成两型。一种是麻醉后约有 20% 的患者引起轻度的肝功能紊乱,临床上以 AST、ALT、GST 等肝酶增高为主要表现,为Ⅰ型氟烷性肝炎,可能与氟烷的还原代谢过程中产生自由基性质的中间产物激发的脂质过氧化作用有关,所谓代谢激活学说。更严重的是有 1/(35 000~40 000)例氟烷麻醉患者术后会引起暴发性肝坏死,临床上表现为高热,黄疸和严重的转氨酶升高,即 Ⅱ 型氟烷性肝炎,可能与氟烷的氧化代谢产生的三氟乙酰乙酸(TFAA)为半抗原的自身免疫反应有关,所谓免疫学说,约 75％的病例无法控制病情而死亡。氟烷性肝炎的诊断标准:①麻醉后 3 星期内出现不明原因的发热、黄疸;②术前无肝病史;③排除其他肝毒性原因(肝脓肿、术中低血压、病毒性肝炎、巨细胞病毒及 Epstein-Baer 病毒感染);④用酶联免疫吸附法(ELISA)检测到血清中抗 TFA 抗体。

现广泛使用的安氟烷、异氟烷等其他卤类吸入麻醉药与氟烷相比,虽然肝毒性的发生率有明显下降,但并未完全根除,而且这类药物与氟烷有相似的发病机制。安氟烷、异氟烷等卤类吸入麻醉药在肝脏内只有氧化代谢途径,形成的肝损害类似于 Ⅱ 型氟烷性肝炎。为了开发新的麻醉药并预见其肝毒性的类似性,更为了预防和杜绝肝毒性的发生,以氟烷为代表研究肝毒性的机理,仍有其重要的意义。由于吸入麻醉药肝毒性临床表现的复杂性,以及各派研究者所使用的动物模型、研究方法与途径的不同,形成了许多解释肝毒性机制的观点。最主要的有代谢激活学说、免疫学说和钙平衡失衡学说。国内有学者等在氟烷性肝炎上述 3 种机制的基础上进一步研究了氟烷等吸入麻醉药对肝细胞线粒体的影响。他们发现:①在临床剂量下,氟烷等吸入麻醉药对以琥珀酸为底物的线粒体呼吸影响很小,大剂量下均可抑制线粒体Ⅲ态呼吸速率,对线粒体氧化磷酸化效率影响最大;②氟烷有电子传递链抑制剂的作用,可明显抑制 NADH-Cyt.C 还原酶;③氟烷也是一个解偶联剂,对线粒体的跨膜电位有降低作用。这些发现丰富了氟烷性肝炎的理论体系。氟烷对肝线粒体功能的直接作用及氟烷致肝细胞质游离钙升高对肝线粒体功能的间接作用,又使氟烷性肝炎得以进一步发展。

安氟烷、异氟烷和地氟烷等卤类吸入麻醉药在体内只有氧化代谢途径,它们都是通过肝脏内 P450 2E1 同工酶代谢,在体内的代谢率低于氟烷,分别为 2.4％、0.2％、0.02％。这些卤类吸入麻醉药在 P450 2E1 同工酶中氧化代谢也生成类似于氟烷代谢中间产物的物质,同样可以结合肝细胞内的某些蛋白,在一定条件下可以激发机体的免疫反应。只不过由于这些卤类吸入麻醉药在体内代谢率低,在一般情况下其中间产物结合的奥古蛋白可能达不到刺激机体免疫应答所需的阈值浓度。但对于一些高敏患者来说,可能吸入很少的卤类麻醉药就会引起肝损害。

安氟烷、异氟烷和地氟烷等卤类吸入麻醉药,与氟烷有相似的结构,其肝毒性虽然减少,但仍不能排除。吸入这些麻醉药引起肝毒性的患者以前不少都吸入过氟烷,因此二者可能有非常密切的联系。免疫学实验证实了安氟烷、异氟烷代谢过程中都能产生与 TFA 蛋白类似的共价化合物,这些共价化合物能被氟烷性肝炎患者的血浆识别,因此可以提出这样一个解释:个体吸入氟烷诱导免疫应答,再次吸入其他卤类吸入麻醉药后产生了"交叉致敏"现象,即以前形成的抗体能够与现在生成的"非我"物质发生免疫反应,最终引起肝损害。单独吸入安氟烷、异氟烷等不易引起肝毒性,因为代谢形成的结合蛋白属于"非我"蛋白,与自身蛋白竞争 APC 的 MHC Ⅱ型受体,再由 APC 把抗原提呈给 T 细胞,诱导免疫应答。氟烷的体内代谢率为 20％,安氟烷为 2.4％,异氟烷只有 0.2％,地氟烷甚至少至 0.02％,很小的肝内代谢率生成很少的结合蛋白,这些抗原的浓度达不到可以引起免疫应答的水平。Njoku 的研究在相同条件下氟烷、安氟烷、异氟烷、地氟烷生成的酰化奥古蛋白与卤类吸入麻醉药的体内代谢程度成正比,有力地支持了这一理论。

氟烷性肝炎患者大多数发生于再次接受氟烷麻醉术后,甚至有 28 年后再次使用氟烷麻醉,术后死于急性肝衰竭。而其他的卤类吸入麻醉药引起的肝毒性以前也吸入过氟烷。Martin 报道过唯一一起最新的卤类吸入麻醉药地氟烷引起的肝毒性,患者在 19 年前和 13 年前两次接受过氟烷麻醉。安氟烷、异氟烷也有类似的报道。这些事实可能支持另外一个推论:TFA 蛋白在诱导机体免疫应答过程中生成了一部分的记忆淋巴细胞,即形成了免疫记忆。这种免疫记忆长期存在,这些记忆细胞下次接触特异性抗原后就能迅速增殖分化,发挥免疫效应。因此,虽然儿科患者氟烷麻醉后肝损害的发生率比成人少 20 倍,但是仍有专家建议儿童手术时尽量避免使用氟烷麻醉,以减少以后再使用卤类吸入麻醉药时可能引起的肝毒性作用。

七氟烷的代谢产物为六氟异丙醇,其在人体内生成率极低,且与葡萄糖醛酸结合后失活,生成的葡萄糖醛酸化合物-六氟异丙醇几乎无毒性。七氟烷的代谢产物没有三氟乙酰乙酸(TFA)生成,后者与氟烷性肝损害有关。因此,七氟烷几乎没有肝毒性。

2.静脉麻醉药与肝功能

静脉麻醉药以及鸦片类药物对肝脏的作用还没被深入研究。在狗的研究中发现,乙托咪酯静脉持续点滴可有时间依赖性肝动脉血流下降。但是,这些变化可能继发于其对全身血流动力学影响所致,乙托咪酯及安泰酮可剂量依赖性地降低心排量及平均动脉压。但也有报道认为,乙托咪酯及安泰酮在不影响心排量及平均动脉压的剂量范围即有降低肝动脉血流的作用。这些结果在离体灌注肝模型也有同样发现。在这些实验中发现,在灌注液中加入安泰酮及氯胺酮均有肝动脉血管的收缩作用。Thomson 等发现这两种药物在低流量输注时均可增加肝动脉及肠系膜血管阻力。在高流量输注时可发现继发于全身血流动力学的抑制而减少肝动脉血流。

在应用乙托咪酯、丙泊酚、硫喷妥钠、咪达唑仑及安泰酮麻醉下进行小手术后未发现有肝功能试验的异常,而氯胺酮麻醉时则发现血清中肝酶升高。而在同样上述药物麻醉下行大手术后则可发现血浆中肝酶的明显升高。Sear 在其静脉麻醉药肝毒性一文中指出所有催眠类静脉麻醉药(可能除硫喷妥钠及氯胺酮)行单纯静脉输注后,均在普通肝功能试验中发现有轻度血浆肝酶的升高。

鸦片类药物均能使 Oddi 括约肌痉挛而使胆道内压升高及剧烈腹痛。而在术中胆道造影中未能证实这一结果。一般认为应用鸦片类药物发生 Oddi 括约肌痉挛的发生率将近 3%。在等效剂量下,芬太尼及吗啡增加胆管内压的作用最强,而盐酸哌替啶及喷他佐辛则此作用较弱。Nalbuphine 则无 Oddi 氏括约肌痉挛作用。

有关进行性肝病患者应用咪达唑仑的药代动力学研究各家研究报道结果各异。有一研究证明在肝硬化患者该药的清除半衰期是降低的,而另一研究则证明影响较小。单次剂量芬太尼及丙泊酚在肝病患者与正常肝功患者之间其药代动力学无差异,仅清除半衰期略有差异。这一结果提示在进行性肝病患者重复多次应用该类药物后,其药物清除速率减慢,有增加药理作用之虑。另外,由于与蛋白结合比例减少特别是在内源性结合抑制剂胆红素蓄积时,由于游离药物增加,而使药理作用增强。在进行性肝病患者应用咪达唑仑时药理作用增强就属这样的情况。

就硫喷妥钠而言,在肝硬化患者其总血浆清除率及表观分布容积不变,所以其清除半衰期不延长。硫喷妥钠清除不依赖于肝脏的血流。但是,由于非结合游离药物浓度增加,所以单次剂量应用该药显示较强的药理作用,增加麻醉清除的不良反应的发生。

肝硬化患者芬太尼的清除率显著低于对照组。总的表观分布容积不变,由于血浆清除率降低,其清除半衰期延长。肝硬化患者阿芬太尼游离药物比例增高,故其药物作用加强,持续时间延长。

有关肝病患者吗啡的药代动力学研究多有矛盾。例如,Patuardhan 等研究发现肝病患者与健康志愿者之间吗啡药代动力学无甚差异,并指出"有些患者对吗啡的中枢作用特别敏感不是由于吗啡清除缓慢或吗啡对中枢受体亲和力增加所致"。但 Maziot 等研究发现,肝病患者与健康志愿者相比,吗啡及其代谢产物的清除半衰期是延长的。

鸦片类药物及其他静脉麻醉药均不影响肝功能、肝血流及肝氧供。以血清内肝细胞内酶活力升高为评价指标的肝功能试验表明外科应激比麻醉药的选择更为重要。不同的麻醉药物对肝脏氧供需平衡的影响是不同的。这就提出这样一个问题,即多大剂量的药物预防外科应激比较合适,换句话说,重要的是要知道是否麻醉药物与外科应激有协同引起术后肝功能障碍的作用。

麻醉药物能减慢许多其他药物的清除,主要是通过降低肝细胞代谢及分泌药物或减少肝脏的血流而起作用。例如,氟烷显著降低咪达唑仑和丙泊酚的肝脏清除,氟烷麻醉时,利多卡因的清除率显著降低,而安氟烷及氟烷对氨茶碱的清除影响不大。有关氟烷减慢其他药物清除的报道很多。

3.肌肉松弛药与肝功能

肌肉松弛药的药代动力学一般属开放二室模型。开始时血药浓度迅速降低,系由于肌肉松弛药分布于血液、细胞外液以及与神经肌肉接头的受体相结合所造成,即分布相。然后血药浓度缓慢降低,则是药物在体内排泄、代谢以及被神经肌肉接头再摄取所造成,即消除相。

严重肝脏病变患者影响大多数药物代谢动力学特性的主要因素是表观分布容积增加。门静脉高压、低蛋白血症和水钠潴留使患者细胞外液增加,可能是表观分布容积变大的原因,尤其对于水溶性药物如肌肉松弛药更是如此。最终的结果是,患者似对常规插管剂量的肌肉松弛药物产生一定的抵抗作用,为此必须增加剂量才能获得和正常人同样效果的神经肌肉阻滞,这样的后果又是药物从体内消除的时间延长,导致肌松恢复延迟或不良反应增加。

另外,肝脏疾病本身也可影响肌肉松弛药的消除。对泮库溴铵和维库溴铵来说,这一影响的主要原因就是其在肝脏代谢。研究发现,静脉注射后肝脏中聚集了 $10\% \sim 20\%$ 的泮库溴铵、40% 的维库溴铵的药物原形和代谢产物。肝脏疾病患者血浆胆盐浓度升高,使肝脏摄取药物的能力降低,从而导致药物的消除减慢,作用时间延长,恢复延迟。同样,有关罗库溴铵的研究也说明其药物分布容积增大,起效和消除均减慢,作用时间延长。

然而,对于阿曲库铵和顺式阿曲库铵,由于其不依赖于脏器而进行消除的独特方式,肝脏疾病似乎不影响它们的临床作用时间。而且从理论上说,分布在中央室和外周室的阿曲库铵、顺式阿曲库铵能同时消除,如果分布容积增大,则其从中央室的清除速率应该加快。有两个研究结果证明了这一点。但是,药物的作用时间并没有相应缩短。

在那些严重肝病的患者,由于肝脏合成酶能力的降低,血浆中的乙酰胆碱酯酶活性下降。这样,一些依靠其分解而消除的肌肉松弛药的清除速率减慢,临床作用时间延长。如美维松的清除率在肝硬化患者降低了 50%,而作用时间延长了 3 倍。

(1)肝功能障碍对肌肉松弛药药效的影响:临床研究表明,严重肝硬化患者需要更大的剂量的筒箭毒碱和潘库溴铵才能达到普通患者相同程度的肌松。第一,这是因为筒箭毒碱和潘库溴铵在肝硬化患者往往有较大的分布容积,故需较大一些的剂量才能达到相同的药效。第二,该类患者有较高浓度的 γ-球蛋白,与球蛋白结合的筒箭毒碱和潘库溴铵增多,游离药物相对较少,也会使有效药物减低。第三,严重肝病时,血浆胆碱酯酶水平降低,以致神经肌肉接头处的乙酰胆碱浓度升高,结果对筒箭毒不敏感。

(2)肝功能障碍对肌肉松弛药药代的影响:肝功能障碍对多数肌肉松弛药的代谢有明显影

响,尤其是以肝脏作为代谢主要部位的药物。①影响药物生物转化:所有在肝脏内转化的药物作用时间可延长。对氨基类固醇类肌肉松弛药的代谢去羟基作用会明显减弱,从而影响此类药物的代谢速度。由于一些肌肉松弛药的代谢需在肝脏进行生物学转化,在肝功能出现障碍时这些药物的消除减慢,所有在肝脏内转化的药物作用时间可延长。肝硬化和阻塞性黄疸患者的肝细胞细胞色素 3A4 家族活性和含量都有明显下降。约有 12% 的维库溴铵清除通过转化为 3-去乙酰维库溴铵,30%~40% 原形通过胆汁分泌。维库溴铵也通过肾脏排泄。②影响药物从胆汁中排泄:肝硬化及阻塞性黄疸的患者胆汁分泌速度明显减慢,尤其是阻塞性黄疸。对于主要从胆汁分泌的肌肉松弛药,其消除时间可有明显延长;部分从胆汁中分泌的药物,其代谢也有一定延长。如罗库溴铵等在肝功能障碍时,其作用有一定延长。有研究表明,胆管结扎大鼠罗库溴铵作用时效延长1倍。③影响依赖血浆胆碱酯酶代谢肌肉松弛药的消除:肝脏是血浆胆碱酯酶合成的主要场所。严重肝病时,血浆胆碱酯酶水平降低,以致神经肌肉接头处的乙酰胆碱浓度升高,大大延长琥珀胆碱的作用时间;同时米库氯铵的时效也大大延长。Cook 等和 Heed-Papson 等观察到肝硬化和肝衰竭患者血浆胆碱酯酶活性明显低于正常水平;米库氯铵的药代学参数显示肝硬化患者 T1 恢复到 75% 和 TOFr 恢复到 0.7 的时间比正常肝功能正常者分别延长 85.8% 和 58.1%;肝衰竭患者 T1 恢复到 25% 时间为肝功能正常患者的3.06倍,显示肝功能越差,米库氯铵的神经肌肉阻滞作用越长。

虽然肝功能障碍对阿曲库铵代谢水平并无明显影响,但由于其代谢产物之一的 N-甲基四氢罂粟碱能自由通过血-脑屏障并且具有中枢兴奋作用,而且其在体内需要通过肝肾消除,并且半衰期较其母体长,伴有肝脏病症的患者使用阿曲库铵时 N-甲基四氢罂粟碱浓度可能升高。但目前尚未有术中 N-甲基四氢罂粟碱引起的不良反应报告。ICU 内合并肝功能障碍的患者如长期输注阿曲库铵应警惕阿曲库铵代谢产物引起的不良反应。肝功能障碍时水电解质紊乱、低蛋白血症影响肌肉松弛药的代谢:肝功能障碍常可产生腹水和水肿、低蛋白血症、电解质紊乱,而这些对肌肉松弛药的代谢可产生复杂的影响。低蛋白质血症时,应用与蛋白质结合的肌肉松弛药,有药理活性的部分增多,可能发生"意外的"药物敏感性增强。肝硬化、门脉高压可使肝血流减少,药物的代谢和清除可减慢。

(三)术前肝功能的估价

肝脏的功能十分复杂,虽然检查肝功能的试验很多,但事实上没有反映全部肝功能的试验,而且,对于具体的患者来说,需要做哪些试验,应当有针对性地进行合理选择。

肝功能试验的临床价值:①协助诊断各种肝病,了解其肝损害程度、转归和预后;②辅助鉴别黄疸的性质和病因;③测知全身性疾病对肝脏的侵犯或影响;④了解各种工业毒品、药物、物理因素对肝脏的损害;⑤判断各种中西药物、针灸等对肝病的疗效;⑥肝胆系患者术前评估肝功能做好术前准备。

现有肝功能试验的不足:①肝脏有较丰富的储备功能和代偿能力;②肝脏的功能是多方面的,每一种肝功能试验只能反映某一侧面;③肝功能试验大都是非特异性的,其他非肝脏疾病也可引起异常反应;④肝功能试验的结果可受操作方法、仪器、试剂、pH、温度以及操作者的责任和技术熟练程度等多种因素的影响。

因此,肝功能试验的解释必须与临床密切结合,如片面地或孤立地根据肝功能试验做出诊断,常可能造成错误或偏差。

1.常规肝功能试验

(1)蛋白质代谢的试验:肝脏是人体新陈代谢最重要的脏器,它几乎参与各方面的蛋白质代谢,肝能合成大部分血浆蛋白、酶蛋白及凝血因子,血浆蛋白与肝内蛋白经常处于动态平衡状态,检测血浆蛋白可以作为观察肝功能的一种试验。

血浆蛋白的测定临床上常用的有化学法和电泳法两大类,前者可测出总蛋白、清蛋白和球蛋白的量,后者可将球蛋白区分为 α、β、γ 几种。大多数肝病患者,血浆蛋白均可有一定程度的量和质的改变。

正常成人人血清蛋白为 $35\sim55$ g/L,前清蛋白 $280\sim350$ mg/L,球蛋白为 $20\sim30$ g/L,白/球蛋白比例($1.5\sim2.5$):1,若将血清做蛋白电泳,则清蛋白占 $54\%\sim61\%$,α_1 球蛋白 $4\%\sim6\%$,α_2 球蛋白 $7\%\sim9\%$,β 球蛋白 $10\%\sim13\%$,γ 球蛋白 $17\%\sim22\%$。

肝病患者测定血清总蛋白,主要用于判断机体的营养状态,因为病毒性肝炎早期,清蛋白降低与球蛋白升高相等,总蛋白正常,而营养不良者清蛋白与球蛋白均降低。有人报道肝硬化者如总蛋白在 6 g 以下者 5 年生存率低于 20%;在 6 g 以上者 5 年生存率为 54.8%。

肝脏病时,人血清蛋白发生改变比较慢,有人报道即使清蛋白产生完全停止,8 d 后血内清蛋白浓度仅降低 25%,因此清蛋白测定不能反映急性期肝病的情况,测定清蛋白的主要价值在于观察肝实质的贮备功能及追踪治疗效果,治疗后清蛋白回升是治疗有效的最好指标。

肝胆疾病时 γ-球蛋白增多主要由于:肝内炎症反应,在组织学上有浆细胞浸润;自身免疫反应,自身抗体形成过多;肠道内吸收过多的抗原,刺激形成过多的抗体;血浆清蛋白降低,γ-球蛋白相对增加。

(2)胆红素代谢的试验:正常人血清内总胆红素浓度为 $3.4\sim18.8$ μmol/L($0.2\sim1.1$ mg/dL)。血清总胆红素测定的价值在于了解有无黄疸、黄疸的程度及动态演变,肝胆疾病中胆红素浓度明显升高反映有严重的肝细胞损害。如同时测定 1 min 胆红素(正常值 $0\sim3.4$ μmol/L)有助于判断:①在非结合胆红素升高的疾病时,1 min 胆红素基本正常,1 min 胆红素与总胆红素比值为 20% 以下。②血清 1 min 胆红素增高,大于 6.8 μmol/L 而总胆红素正常,可见于病毒性肝炎黄疸前期或无黄疸型肝炎,代偿性肝硬化、胆道部分阻塞或肝癌。③肝细胞性黄疸 1 min 胆红素占总红素的 $40\%\sim60\%$,阻塞性黄疸 1 min 胆红素占总胆红素的 60% 以上。

各种试验中,血浆蛋白,特别是清蛋白含量,是比较敏感的数据,清蛋白降低越多,肝脏损害越严重。胆红素的代谢在肝损害时影响也很明显。目前 Child 肝功能分级(表 8-4)仍被广泛用于评估肝功能损害的程度。评分 $5\sim7$ 分为 A 级,手术风险小;$8\sim9$ 分为 B 级;手术有一定风险;$10\sim15$ 分为 C 级,手术风险大。

表 8-4　肝病严重程度的 Child 分级

检查项目	异常程度评分		
	1	2	3
肝性脑病	无	轻度	中度以上
腹水	无	少量,易以控制	中等量,难控制
胆红素(μmol/L)	$17.1\sim34.2$	$34.2\sim51.3$	>51.3
清蛋白(g/L)	35	$28\sim35$	<28
凝血酶原延长时间(g)	$1\sim4$	$4\sim6$	>6

（2）肝脏和酶：肝脏是人体的重要代谢器官，含酶特别丰富，其酶蛋白占肝脏总蛋白的2/3左右。在病理情况下肝脏的酶含量常有改变，并且可反映在血液内酶浓度的变化，临床上可根据血清内酶活力的增高或减少来了解肝脏病变的性质和程度，辅助诊断肝胆系疾病。

反映肝细胞损害为主的酶类：①肝细胞损害时酶活力增高，如谷丙转氨酶、谷草转氨酶、异柠檬酸脱氢酶、乳酸脱氢酶、山梨醇脱氢酶、谷氨酸脱氢酶、鸟氨酸氨基甲酰转氨酶、精氨琥珀酸裂解酶、精氨酸酶醛缩酶、1-磷酸果糖醛缩酶、鸟嘌呤酶。奎宁氧化酶、葡萄糖醛酸磷苷酶。②肝细胞损害酶活力降低，如胆碱酯酶、卵磷脂胆固醇转酰基酶。

反映胆汁淤积为主的酶类：胆汁淤积（或肝内占位）时酶活力增强；碱性磷酸酶、5-核苷酸酶、Y-谷氨酰转氨酶、亮氨酸氨肽酶。

反映肝内纤维组织增生的酶：单胺氧化酶、普氨酸羟化酶。

2.定量肝功能试验

肝脏的生化功能测定在肝病的诊断中具有重要的地位。但是，目前临床上常用的肝功能试验，仅是筛选性的，定性的或半定量的，一般只能测知肝脏有无疾病，以及对于推断肝脏病变的性质有一定的价值。然而，这些肝功能试验并不能定量地反映肝细胞损害的程度，也不能反映有功能肝细胞总数或反映肝血流的减少或分流情况。近年来根据肝脏对药物、染料、半乳糖或色氨酸清除的原理，设计了几种肝脏清除功能试验，可以较定量地估计肝细胞或吞噬细胞损害的程度。

（1）染料排泄试验：肝脏是人体的重要排泄器官之一，许多内源性物质如胆汁酸、胆红素、胆固醇等，以及外源性物质如药物、毒物、染料等，在肝内进行适当代谢后，可以由肝细胞排泄至胆汁。在肝细胞损害时，上述物质的排泄功能减退，据此原理，外源性地给予人工色素（染料），来测定肝脏排泄能力的改变，可作为有价值的肝功能试验之一。①磺溴酞钠（BSP）：几乎完全由肝脏清除和排泄，其他组织处理BSP的能力很小。由此可见，BSP在血液内的清除受到有效肝血流量、肝细胞功能（摄取、结合和排泄功能）和胆道系统畅通的程度这几种因素的影响。BSP试验是一种比较灵敏的功能试验，可间接地推测有效肝细胞总数，了解肝脏的储备功能。临床上常用的是BSP排泄试验（每千克体重注射5 mg），测定30 min或45 min时的滞留率。正常值为静脉注射BSP 5 mg/kg，45 min的滞留率为0%～6%，如超过8%有临床意义。②吲哚氰绿试验：吲哚氰绿（ICG）是一种阴离子染料，在血浆中与清蛋白及α-脂蛋白结合，能迅速被肝脏摄取而清除，在肝内不与其他物质结合，以胆汁排泄。ICG为肝脏高摄取物质，其清除率可反映有效肝血流量。一般采用静脉注射0.5 mg/kg，于10 min时测定滞留率，正常值为7.83%＋4.31%，正常上限为12.2%。如给予较大剂量（5 mg/kg）可增加本试验的灵敏度，并可反映有功能的肝细胞数。ICG试验的临床应用价值大致与BSP试验相同，但较之更安全更灵敏。

（2）药物代谢：肝脏是药物进行代谢最重要的器官，近年来根据肝脏清除药物的原理，设计了几种肝脏功能试验，可以较定量估计肝脏损害的程度和有功能肝细胞的总数。

肝脏对药物的清除率（ClH）即单位时间内有多少量血浆所含的药物被肝脏所清除，它主要取决于流经肝脏的血流量（Q）与肝脏的内在清除力（Cll）即单位时间内肝脏本身代谢药物的能力。

肝内在清除力很高时，即Cll＞Q，公式内分母之Q可略而不计，简化公式：ClH＝Q，肝脏的清除率基本上反映药物进入肝脏的速度，血流的变化即对清除产生较大的影响。相反，肝内在清除力很低时，即Q＞Cll，公式中分母之Cll可略而不计，该公式即简化为ClH＝Cll，肝脏的清除基本上与肝血流无关。

根据上述原理,一些高摄取率的物质被用于测定肝血流量,如吲哚氰绿,利多卡因,硝酸甘油等,而摄取率低的物质如氨基比林,安替比林,半乳糖,咖啡因等,则用于定量测定肝细胞的代谢功能。

(3)MEGX 试验:单乙基二甲苯甘氨酸(MEGX)为利多卡因的代谢产物,MEGX 试验正是基于利多卡因向 MEGX 的转变,反映肝血流和肝细胞代谢活性。方法:2 min 内静脉注射利多卡因 1 mg/kg,注药前 15 min 抽血查 MEGX 浓度。Ollerich 等报道正常人 MEGX 浓度范围为 34~110 μg/L,平均为 72 μg/L。死亡组 MEGX 平均浓度为 23 μg/L,差异非常显著。由于 MEGX 试验具有灵敏、准确、快速、定量、重现性好、特异性高等优点,被认为明显优于 ICG 试验及咖啡因清除试验和 Child 分级。故该试验已广泛应用于肝移植领域,预测肝病及其他危重患者的预后、围术期评价肝功能、评估内脏血流、指导利多卡因的个体化用药。

3.其他肝功能试验

除了上述重要的肝功能试验外,还有反映肝脏糖代谢功能改变的血糖,葡萄糖耐量试验,半乳糖耐量试验等。反映肝脏脂肪代谢功能的血清胆固醇和胆固醇酯、甘油三酯、脂蛋白电泳等。反映肝脏解毒功能的马尿酸试验、百浪多息试验等。反映其他代谢功能的血清胆汁酸、各种凝血因子、血清甲状腺激素、血清维生素 B_{12}、维生素 A、血清铜和铁的测定。反映肝脏血流动力学改变的肝脏血流量测定、肝静脉和脾内压测定等。

综上所述现在临床使用的肝功能试验种类繁多,每一个试验都从一个侧面反映肝脏某一方面的功能。要全面地了解肝脏的功能状况,必须进行多因素的综合分析,但是也不能面面俱到,要有的放矢地选择。一般先作几种筛选试验,再做进一步肝功能试验,然后配合影像及病理病原学诊断进行综合判断。近年来定量肝功能试验如染料排泄试验及药物代谢试验的发展,可以较定量地估计肝损害的程度及有功能肝细胞的总数。

无论肝脏手术还是肝病患者的非肝脏手术,由于肝功能状态都会直接或间接地影响绝大多数麻醉药分布代谢与排泄,另外许多麻醉药也会直接或间接地影响肝脏各方面的功能,甚至还会造成肝损害,所以麻醉前、麻醉中、麻醉后肝功能的动态监测尤其重要。

(四)普通肝脏疾病手术的麻醉

1.术前准备

肝脏是人体内最大的实质性脏器,它有非常重要和复杂的生理功能。肝病及其本身的继发病,如门静脉高压症等需手术治疗时,特别是广泛肝切除术合并有肝硬化或需剖胸的患者,手术较复杂,创伤大,出血也多,术前必须有充分的准备,要安排足够时间改善患者的全身情况和肝功能。即使是急症手术,在病情允许的条件下,也应力争准备得完善一些。肝功能不全的患者进行手术治疗,通常有两种情况:一是患有与肝病无关的一些疾病,如急性阑尾炎、创伤、胃肠道穿孔等,如一时难以进行较好的术前准备,应尽量采用对肝无害的麻醉药和麻醉方法,其次是肝脏疾病本身的继发病需行手术治疗,则应积极进行以"保肝"为主的术前准备:①加强营养,给予高蛋白、高碳水化合物,低脂肪饮食,口服多种维生素。因胃食欲缺乏,进食少者,必要时可经静脉途径补充,以求改善肝功能。糖的补充,不仅供给热量,还可增加糖原贮备,有利于防止糖原异生和减少体内蛋白质的消耗。②改善凝血功能。如维生素 K_3 口服,紧急情况下可以静脉注射维生素 K_1,其作用时间快,效果好,是多种凝血因子的必需原料。③血浆蛋白低者,尤应予以足够重视,如总蛋白低于 45 g/L,清蛋白低于 25 g/L 或白、球蛋白比例倒置,术前准备要积极,必要时应输适量血浆或清蛋白。④贫血患者,必要时可多次少量输血,争取血红蛋白高于 120 g/L 以上,红细胞在 $3 \times 10^{12}/L$(300万/mm³)以上,血清总蛋白60 g/L,清蛋白在30 g/L以上。⑤对有腹水的患者,应采用中西医结合治疗,待腹水消退后稳定两周再进行手术治疗。必要时于术前24～48 h间行腹腔穿刺,放出适量的腹水,以改善呼吸功能,但量不宜过多,要根据患者具体情况。一般一次量不超过3 000 mL为原则。⑥术前1～2 d,给予广谱抗生素治疗,以抑制肠道细菌,减少术后感染。⑦根据手术切除范围,备好术中用血。一般镇静、镇痛药均经肝脏代谢降解,麻醉前用药量宜小。苯巴比妥钠、地西泮、异丙嗪、氟哌利多等均可使用。对个别情况差或处于肝性脑病前期的患者,术前仅给阿托品或东莨菪碱即可。

2.肝脏手术的麻醉实施

选用麻醉药和方法需要了解:①所患肝脏疾病;②肝脏在药物解毒中的作用;③药物对肝脏的影响。麻醉者必须亲自了解肝病类型,肝细胞损害程度及其他可使手术复杂的因素,特别是那些促进出血的因素。不同的麻醉方法各有其优、缺点,选用时应根据手术的类型,结合患者肝功能不全等具体情况做全面考虑。药物的选用应选择直接对肝脏毒性和血流的影响较小的药物,要了解施给麻醉药的技术和术中对患者的管理往往比个别药物的选择尤为重要,如术前用药、术中供氧、补充血容量、纠正酸中毒、维持循环稳定等。

(1)连续硬膜外阻滞:连续硬膜外阻滞适于许多肝脏外科的手术。除非患者情况极为严重或需要开胸手术外,包括门腔静脉吻合术,肝叶切除术,几乎都可在硬膜外阻滞下进行。即使开胸右半肝切除术和肝脏移植术亦可在气管内全麻辅以硬膜外阻滞下进行,它能使肌肉有良好的松弛,减少全麻用药量,在无血压下降的情况下,对肝脏功能无明显影响。但要注意凝血机制不良时防止硬膜外血肿。

(2)全身麻醉:氟烷麻醉后有极少量的病例可出现肝功能损害,所以,对吸入麻醉药能否用于肝脏手术一直存在争议。现在的观点认为,吸入全麻药用于肝脏手术或肝病非肝脏手术不应列为禁忌。一方面现在临床使用的恩氟烷、异氟烷、七氟烷和地氟烷在体内代谢极少,肝毒性作用很小。研究表明,实验性四氯化碳肝硬化大鼠使用氟烷后,未见比对照组有更严重的后果发生。但对中年肥胖妇女在首次应用氟烷后发生原因不明发热、黄疸,或在短期内(28 d)使用过氟烷的患者,以及有活动性肝炎及严重肝衰竭者,以避免使用氟烷为好。

近年来,静脉复合或全凭静脉麻醉日益受到重视,可应用于长时间的各种手术,使静脉全麻的适应范围显著扩大,成为全身麻醉的两种主要方法之一。其突出优点在于此法诱导快,麻醉过程平稳,无手术室空气污染的考虑,苏醒也较快,是一种较好的麻醉方法。丙泊酚是新的快速、短效静脉麻醉药,除催眠性能外,适当深度短时间可达镇痛,丙泊酚非但无明显肝损害作用,由于其为一外源性抗氧化剂,据报道其对肝缺血再灌注损害还有一定的保护作用,故用该药作为肝脏手术全凭静脉麻醉的主药尤为合适,术中辅助应用麻醉性镇痛药及肌肉松弛药能达到术中满意的止痛肌松效果。丙泊酚用量为全麻诱导1～2 mg/kg静脉注射,麻醉维持每分钟50～150 μg/kg静脉滴注,镇痛每分钟25～75 μg/kg静脉滴注。主要值得重视的问题是对心血管的抑制,尤其是在初次应用时,对年老体弱者更应注意减量和缓慢静脉注射。

(3)硬膜外阻滞复合全麻:近年来较多采用持续硬膜外麻醉复合气管内吸入全麻于肝胆手术的麻醉。在胸8～9行硬膜外穿刺,向上置管3.5 cm,先用2%利多卡因5 mL作为试验剂量,再在短时间内加入0.5%丁哌卡因8～12 mL,以后每间隔1～1.5 h加0.5%丁哌卡因5～8 mL。硬膜外麻醉成功后即在静脉注射地西泮5～10 mg、芬氟合剂1单位、2.5%硫喷妥钠或者1.5～2 mg/kg丙泊酚及琥珀胆碱100 mg后行气管内插管,术中以恩氟烷醚或异氟烷或七氟烷维持麻醉。这种麻醉方法我们认为至少有几个优点:①因丁哌卡因浓度较高肌松作用相当好,术中几乎不加肌肉松弛药;②避免单纯硬膜外阻滞麻醉过浅出现肌松差及明显的牵拉反应或由于硬膜外阻滞麻醉过深引起的明显呼吸抑制;③避免单纯全麻术中使用较多肌肉松弛药引起延迟性呼吸抑制及麻醉终止时患者因伤口疼痛引起的躁动;④方便术后止痛,利于患者恢复。所以我们认为此种方法为非常安全又具有很好肌松及止痛效果的理想麻醉方法。

但在具体作用中应注意:①年老体弱及年幼儿童丁哌卡因必须减量或降低浓度;②因丁哌卡因心脏毒性大,冠心病、心肌炎及心律失常者慎用;③丁哌卡因主要在肝脏代谢,肝功能差的患者用药间隔时间需延长;④尤其应加强血流动力学的监测,防止低血压及心率减慢。

3.术中管理

虽然行肝叶切除的患者大都存在肝硬化的基础,但临床肝功能检验一般均在正常范围,术前凝血功能、肝代谢功能以及麻醉药物与其他药物的药代动力学状态也接近正常。因此,术中管理的焦点主要是维持血流动力学的稳定、尽可能维持有效的肝血流以保持较好的肝氧供氧耗比、保护支持肝脏的代谢。

由于肝叶切除术中血流动力学及液体平衡往往波动显著,所以对这些患者应有较充分的术前准备和良好的术中监测。动脉导管可用来监测动脉压和采集动脉血样,中心静脉压、肺动脉压、心排血量、尿量监测对血容量和心功能评估均是有益的,同时体温和神经肌肉阻滞程度也可监测。心前区多普勒可监测有无空气栓塞。

大号静脉穿刺针是必要的,中心静脉置管以备大量输血输液及 CVP 监测。另外,应备好快速输液系统,准备充足的血源包括新鲜冰冻血等、血小板和冷沉淀物,恶性肿瘤不用自体血回输,除非在危及生命的紧急情况,因回收血可能会含有恶性肿瘤细胞。但也有报道,在某些肿瘤手术中,自体血回输是安全的。

术中血流动力学稳定主要靠血管中有效血容量来维持。血容量受术中失血和大血管阻断与开放的影响。术中失血量是不定的,有时失血量可能达血容量的 20 倍之多,尤其是在有高度血管化的肿瘤如巨大海绵状血管瘤的患者或以前有腹部手术史的患者,有人研究快速阻断门静脉和肝动脉,由于全身血管阻力增加,虽然心充盈压和心排血量在一定程度上有所下降,但动脉压仍升高。即使血管阻断持续 1 h,阻断开放后,血流动力学仍迅速恢复正常,并不出现心血管受抑制的表现。

术中液体的管理包括输注晶体液、胶体液(清蛋白或羟乙基淀粉及胶原等)和血制品。当急性失血时,晶体液能快速有效地储存血管内容量和补充组织间液缺失,且价格较胶体低廉。但晶体液输注过多会导致周围性水肿而致伤口愈合及营养物质运输不良和出现肺水肿。胶体液在避免低蛋白血症发生的周围性水肿中更常用。尽管输注清蛋白可显著增加淋巴回流而很好地防止肺水肿,但当这种机制失代偿或毛细血管膜通透性发生改变,导致液体渗透至肺间质从而不可避免地发生肺水肿。由于 Starling 机制中许多其他因素如毛细血管通透性、静水压、肺间质胶体渗透压都不确定或由于大量出血和液体潴留发生显著变化,从而使病情判断进一步复杂。怎样维持足够的胶体渗透压和肺动脉楔压,以防止肺水肿尚无定论。在液体潴留的早期,肺和外围毛细血管通透性可能并不发生改变。但当脓毒血症等并发症发生时,会出现弥漫性毛细血管渗漏。因此,在早期可输注清蛋白以降低周围性水肿和肺水肿的程度,同时避免发生长期术后低蛋白血症。

大量输血可导致其他病生改变。由于低钙血症而导致心肌抑制是输注大量含枸橼酸盐的一个主要问题。在肝功能正常时,输血速度不超过 30 mL/(kg·h),维持足够的循环容量下,钙离子可在正常范围内。即使无肝功能不全的患者,输血速度超过 30 mL/(kg·h)时,也会发生低钙血症。但当输血减慢时,钙离子水平在 10 min 内即可恢复正常。但当患者清除枸橼酸盐能力不全时(肝功能差、低温、尿量少),与肝功能不全患者一样,易于发生枸橼酸盐中毒。由于肝灌注和肝功能在围术期会显著下降、输血速度也会长时间超过 30 mL/(kg·min),术中应经常监测钙离子水平,并适当补充氯化钙或葡萄糖酸钙。

大量输血的另一个严重的并发症是凝血功能的改变,大多以稀释性血小板减少为原因。凝血改变的程度取决于术前血小板的数量、失血量和血小板的功能。临床上显著的血小板减少症见于输血量达血容量的 1.5 倍以上的患者。常输注血小板以维持血小板数量在 $50×10^9/L$ 以上,但实验室测定血小板数量需时较长,限制了它的使用,并且不可能反映血小板的功能。血栓弹力图(TEG)已运用于肝脏移植手术及其他较大手术包括肝切除中用以快速分析凝血功能。这项技术还能可靠地指导是否需要输注血小板、凝血因子(新鲜冰冻血浆和冷沉淀物)或 α-氨基己酸等干预治疗。

通过输注温热液体以减少术中低体温在快速输血中是有益的,术中应备加热器和快速输血装置。术中应避免高频通气,在确保可避免显著减少肝血流的情况下可使用 PEEP,尿量、肾功能和酸碱平衡也应维持在正常范围内。

4.术后处理

(1)肝脏手术后除按腹部大手术麻醉后处理外,应密切观察患者的心、肺、肾、肝情况以及其他病情变化,注意血压、脉率、呼吸、体温、心电图、血液生化和尿的变化。术后 2～3 d 内禁食,胃肠减压,以防止肠胀气,增加肝细胞的供氧量。

(2)继续使用广谱抗生素以防感染。

(3)术后每天给以 200～250 g 葡萄糖,即静脉输给 10% 葡萄糖液 2 000 mL 和 5% 葡萄糖盐水 500～1 000 mL,每 100 g 葡萄糖加入维生素 C 500 mg 和胰岛素 16～20 单位,必要时补充适量氯化钾。根据液体出入量与血液生化的变化,调整水、电解质与酸碱平衡。

(4)每天肌内或静脉注射维生素 K_3 20～40 mg,以改善凝血机制。每天还应给予维生素 B_1 100 mg。

(5)对切除半肝以上或合并肝硬化者,除术后积极加强保肝治疗外,在术后 2 周内应给予适量的血浆或清蛋白,特别是术后 5～7 d,每天除输给大量葡萄糖和维生素外,还应补给 200～300 mL 血浆或 5～10 g 清蛋白,以后根据情况补给。除血浆或清蛋白外,最好还应补给少量新鲜血。术后 24 h 内给氧气吸入。此外,对这类患者在术后 3～5 d,每天给予氢化可的松 100～200 mg,这样既有利于肝脏修复和再生,也有利于患者恢复。

(6)保持腹腔引流通畅。肝切除后,手术创面和肝断面往往有少量渗出,腹腔引流处可能有血性液体(或染有胆汁)积存。因此,应常规采用双套管负压持续吸引或间断冲洗吸引,此法不仅可以将腹腔内积液完全吸出,而且可以观察术后有无出血、胆瘘或感染等,以便及时发现,及时处理。引流管一般可在术后 3～5 d 拔除,经胸手术后,胸腔引流管一般可在术后 24～48 h 拔除,但拔出前应检查胸腔内是否有积液,如果积液量多时,应设法将其完全排净后再拔除引流管。

(7)术后适当给予镇痛药,但应尽量避免使用对肝脏有损害的药物(如巴比妥类或冬眠药物等)。如应用硬膜外 PCA 镇痛更为理想。对有出血倾向或渗出多时,应密切观察病情变化,并给予大量维生素 K 及其他出血药物。对有可能发生肝性脑病的患者还必须给去氨药物。

(8)术后鼓励和帮助患者咳嗽,防止肺部并发症。鼓励患者早期活动,促使血脉流通,加快康复。

(9)为防止应急性胃黏膜损伤,一般常规使用法莫替丁 20 mg,每天 1 次。

(10)术后 8～10 d 拆除皮肤切口缝线,术后定期复查肝功能,并对出院患者进行定期随访。肝癌患者手术后还要进行抗癌治疗。

总之,无论肝脏病患者的肝脏手术或肝病患者的非肝脏手术在麻醉与围术期管理中遵循如下原则:①做好充分的术前准备,尽一切可能纠正机体的内环境紊乱;②术中减少一切不必要的用药,以减轻肝脏的解毒负担;③选用对肝脏血流代谢等影响最小的麻醉药;④术中力求血流动力学平稳,减轻肝脏的缺血再灌注损伤;⑤围术期除加强生理监测外,更应注意动态监测生化及凝血功能;⑥保肝治疗应贯穿于术前、术中及术后始终。

(五)肝硬化患者的麻醉

肝硬化是一种较常见的有各种不同病因导致的慢性、进展性、弥漫性肝病。它是针对慢性肝损伤做出的持续性创伤愈合反应的结果。引起慢性肝损伤的病因很多,包括毒素(如乙醇)、病毒性肝炎、胆汁淤积、代谢障碍等。肝硬化的临床表现差异很大,可由无症状到肝衰竭,主要决定于内在肝病的性质和轻重,还与纤维变性的程度有关。临床征候可分为肝细胞功能障碍如黄疸、凝血功能异常和肝正常结构被破坏导致胃食管静脉曲张与腹水。

肝硬化是各种肝损害的共同终末阶段。从病史发展看,它是肝脏正常结构被破坏,肝细胞变性、坏死、而再生结节、假小叶和肝纤维结缔组织弥漫性增生,导致肝纤维化,使肝变形变硬的结果。

肝纤维化增加了血流通过肝脏的阻力,导致门静脉压的升高和肝功能减退。

发病年龄集中在 20～50 岁,临床发病率为 1‰～4‰,男性多于女性。引起肝硬化的原因很多,不同国家和地区肝硬化的原因不尽相同。欧美国家以乙醇性肝硬化较多,我国以病毒性肝炎引起的肝硬化常见,占我国肝硬化病因的 40%～65%,其中最常见的是乙型肝炎。

1.诊断和预后

肝活检是确诊肝硬化、鉴定病因和评估瘢痕形成程度的确切手段。肝硬化预后一般以 Pugh 修订的 Child-Turcotle 分类法确定(表 8-5)。

表 8-5　门静脉高压患者肝功能分级标准

检查项目	分级标准		
	Ⅰ	Ⅱ	Ⅲ
血清胆红素(μmol/L)	<21	21～36	>36
血清蛋白(g/L)	≥35	26～34	≤25
凝血酶原时间延长(s)	1～3	4～6	>6
SGPT(金氏单位)	<100	100～200	>200
SGPT(赖氏单位)	<40	40～80	>80
腹水	无	少量,易控制	大量,不易控制
肝性脑病	无	无	有

2.症状和体征

肝硬化起病隐匿,进展缓慢,由于肝脏有较强的代偿功能,所以在肝硬化发生后一段时间甚至数年内可无明显症状和体征。临床上肝硬化可分为代偿期和失代偿期。

(1)代偿期：症状不明显，可有食欲缺乏、消化不良、腹胀、恶心、乏力、消瘦等。

(2)失代偿期：上述症状加重并出现水肿、腹水、黄疸、发热、肝昏迷、无尿等。体征：面色灰暗，皮肤、巩膜黄疸，蜘蛛痣，肝掌，男性乳房发育、压痛、脾大等。失代偿期可出现肝功能障碍和门脉高压表现。

3.特殊类型肝硬化

特殊类型肝硬化包括乙醇性肝硬化，坏死后肝硬化，原发性胆汁性肝硬化，非乙醇性脂肪肝，遗传与代谢疾病，如血色素沉着症，Wilson病，α_1-抗胰蛋白酶缺乏症，半乳糖血症和酪氨酸代谢紊乱症。

(1)乙醇性肝病：乙醇性肝病包括脂肪肝、乙醇性肝炎和乙醇性肝硬化，虽然大量饮酒发生肝大和脂肪聚集的大有人在，但发生乙醇性肝炎或肝硬化的比较少见，引起上述疾病与如下因素有关。①饮酒时间和量：致肝硬化所需平均总饮酒量约为乙醇80 g/d,持续20年。影响病变发展是饮酒总量，而与乙醇性饮料类型及饮用方法无关。②性别：饮酒量相当，女性比男性更易发展为肝硬化。③乙型或丙型肝炎感染：同时伴有任何类型的肝病，都可加快疾病发展。④遗传因素和营养状态：乙醇中毒的遗传因素已被肯定。此外，在嗜酒者中存在蛋白热量性营养不良极为常见。不仅与摄入不足，还与营养代谢失常有关。

脂肪肝伴有中至重度肝大是饮酒造成肝可逆性损伤的结果，肝功能化验一般正常。乙醇性肝炎可有食欲缺乏、发热、肝大和黄疸等，一般须饮酒数周至数月才会发生。如有慢性肝病迹象，如蜘蛛痣、肝掌及腹水等则提示潜在肝硬化。肝功检查：特征为AST、ALT增高，但小于500 U/L,AST与ALT比值等于1～2。凝血酶原时间延长，人血清蛋白浓度减低，提示伴有肝硬化。

戒酒是治疗关键。戒酒后脂肪肝可在4～6周完全消失。营养支持对此病有效，激素、丙硫尿嘧啶等临床效果尚需确定。

(2)坏死后肝硬化：引起坏死后肝硬化的病因很多，最常见的病因是慢性病毒性肝炎和自身免疫性肝炎。主要临床特征为女性高发，血清γ-球蛋白浓度增高。坏死后肝硬化发病比较隐匿，看似临床静止期，而疾病仍在进展，死亡原因主要是消化道出血和肝衰竭。其肝癌发病率为10％～15％。治疗以支持和对症治疗为主，类固醇可用于自身免疫性肝炎患者。

(3)原发性胆汁性肝硬化：原发性胆汁性肝硬化，为一免疫性疾病，病因不明，特征为肝内胆管进行性破坏和有抗线粒体抗体存在。女性多于男性（10：1）。患者常伴有其他自体免疫病如干燥综合征,CREST综合征,类风湿性关节炎,甲状腺炎,恶性贫血,肾小管性酸中毒等。主要临床表现有疲惫、瘙痒，还可有其他自体免疫病的症状如眼、嘴干及关节炎等。5～10年可出现黄疸,疾病发展至肝硬化、门脉高压、肝衰竭,此病常并发骨质疏松,可发生骨痛和自发性骨折。血清中抗线粒体抗体（AMA）阳性可确诊。治疗：熊去氧胆酸(ursodexycholicacid,UDCA)可延缓该病的进展。考来烯胺可缓解瘙痒症状，合并有脂溶性维生素吸收障碍者可加用脂溶性维生素。

(4)非乙醇性脂肪肝：非乙醇性脂肪肝是由于肝内脂肪蓄积而引起肝硬化。女性，合并肥胖、高血脂、糖尿病者多见。肝大明显，但肝功能损害轻微。虽然该病常由糖尿病控制不良和体重速降时发病，但肝功能损害的机制尚不清楚。疾病发展是渐进性的，除控制体重之外别无他法。

(5)血色素沉着症（病）：血色素病为常染色体隐性遗传病，以肝、心、胰、肾上腺和关节等处大量铁离子沉积引起铁负荷过重为特征。铁积累是进行性的，出生时开始，但40岁以前很少发病，女性起病更晚，因为女性可从经血中失铁。症状变异较大，可有腹痛，查体可见皮肤表面青铜色斑,肝大,脾大等。疾病进展可出现门脉高压,10%～20%患者发生肝癌。实验室检测:转铁蛋白饱和度和铁蛋白增高。但是这些参数影响因素比较多,确诊尚根据肝活检并对肝总铁进行定量评估。主要治疗方法是静脉放血去除体内多余铁离子。此方法可防止和矫治肝纤维化,对肝硬化者可延长寿命。

(6)肝豆状核变性:肝豆状核变性也称 Wilson 病。多见于青少年,其主要病理变化为双侧脑基底核变性和肝硬化。临床上中枢神经症状为精神障碍和锥体外系症状。

(7)半乳糖血症:半乳糖血症为婴幼儿和少年疾病。由于红细胞内缺乏半乳糖-1-磷酸-尿苷酰转换酶,致大量半乳糖-1-磷酸和半乳糖堆积在肝细胞内,使肝损害和肝硬化。临床表现为呕吐、腹泻、黄疸、腹水、白内障、智力迟钝、半乳糖血症、半乳糖尿和氨基酸尿。

(8)酪氨酸代谢紊乱症或称酪氨酸血症:酪氨酸代谢紊乱症是由于酪氨酸代谢紊乱引发。血、尿中酪氨酸浓度增高、肝硬化、佝偻病、多发性肾小管回吸收缺陷。

4.肝硬化的并发症

肝硬化进展和加重,特别是乙醇性肝硬化患者都会出现各种肝内、肝外的并发症,最终肝衰竭。如门静脉高压、腹水、肝肾综合征、低氧血症、低血糖症、十二指肠溃疡、胆石症、免疫功能下降、肝性脑病、肝细胞癌等。

(1)门静脉高压:门静脉无瓣膜,其压力通过流入的血量和流出阻力形成并维持。门静脉血流阻力增加,常是门静脉高压症的始动因素。按阻力增加的部位,可将门静脉高压症分为肝前、肝内和肝后三型。肝内型又可分为窦前、窦后和窦型。肝炎后肝硬化是引起肝窦和窦后阻塞性门静脉高压症的常见病因。由于增生的纤维束和再生的肝细胞结节挤压肝小叶内的肝窦,使其变窄,闭塞,导致门静脉血流受阻,其次是位于肝小叶间汇管区的肝动脉小分支和门静脉小分支之间的静脉交通支,平时不开放,而在肝窦受压和阻塞时大量开放,以致压力高的肝动脉血流直接注入压力较低的门静脉小分支,加重门静脉内压力。门静脉高压可产生脾大、脾功能亢进、交通支扩张、腹水等。

临床表现:主要有脾大,脾功能亢进,呕血,黑便,腹水及非特异性全身症状如疲乏,嗜睡,厌食等。

实验室检查。①血常规:全血细胞减少,以白细胞和血小板最为明显。②肝功能:血浆清蛋白降低而球蛋白增高,白、球蛋白比例倒置,凝血酶原时间延长。

治疗:主要是预防和控制食管胃底曲张静脉破裂出血,根据病情采用药物、内镜、介入放射学和外科手术的综合治疗措施。①对有黄疸,大量腹水,肝功能严重受损者发生大出血尽量采用输血,注射垂体加压素以及应用三腔管压迫止血等非手术疗法。②建立静脉通道,扩充血容量,严密监测患者生命体征,但要避免过量扩容使门静脉压力反跳引起再出血。③药物止血:主要应用内脏血管收缩药,常用药物有垂体后叶素,三甘氨酰赖氨酸加压素和生长抑素等药物。血管升压素 20 U 溶于 5%葡萄糖 200 mL 内,20 min 内滴注完。如合用酚妥拉明或硝酸酯类药物可提高疗效,预防不良反应。生长抑素类目前认为是首选药物但价格昂贵,首次剂量 250 μg 静脉冲击,以后 250 μg/h 维持,连续 3～5 d。④内镜治疗:经内镜将硬化剂注射到曲张静脉腔内使其闭塞和黏膜下硬化以防止再出血。⑤三腔管压迫止血。⑥经颈静脉肝内门体分流术。

对于无黄疸,没有明显腹水的患者,发生大出血者,应争取时间准备手术。手术治疗分为两类:一类通过各种不同的分流手术,来降低门静脉压力;另一类是阻断门奇静脉间的反常血流达到止血目的。

（2）腹水：慢性肝损伤时，多种因素可导致腹水形成，如肝窦高压，低蛋白血症，肾脏对钠的回收增加，内脏小动脉扩张促进钠与游离水潴留等。治疗以限制膳食钠量（$40\sim60$ mmol/d）和应用利尿剂。螺内酯应由 $50\sim100$ mg/d 开始以后用到 400 mg/d。使无末梢水肿者每天体重减低 $0.5\sim0.75$ kg，如有末梢水肿者，体重减低更快甚安全。呋塞米可以替代螺内酯，也可与其合用。常规疗法无效者可采用治疗性腹腔穿刺放液和门腔静脉分流。腹腔穿刺放液有末梢水肿者每次可放 $4\sim6$ L。无水肿者，每抽腹水 1 L，给清蛋白 $6\sim8$ g 输注，可以降低肾功不全和低钠血症的发生。反复穿刺放液，发生如细菌性腹膜炎的风险增高。

（3）自发性细菌性腹膜炎：自发性细菌性腹膜炎是末期肝病的并发症。合并此症者 2 年生存率 $<50\%$。发病机制仍未定论，但与肠壁对细胞通透性的改变，肝脾巨噬细胞清理门脉菌血症能力减低以及大量腹水有利于细菌生长等情况有关。常见病原菌为大肠埃希菌，肺炎球菌，克雷伯菌和厌氧菌等。临床表现为发热和脓毒征象，原来稳定的肝功能代偿破坏，有新的脑病和氨血症发生。抗生素治疗效果应由腹水穿刺验证。

（4）肝肾综合征：也称功能性肾衰竭，随同严重肝病出现的肾衰竭，而肾本身无异常改变。其病因不详，但患者皆有肾血流、皮质灌注及肾小球滤过率的减低。循环中缩血管剂内皮素-1 水平的增高，可能起到重要作用。肝硬化患者如无血管内容量缺失，而尿钠排出极低（<10 mmol/L）尿量减少，即可诊断。

（5）肝性脑病：肝性脑病是定义不很明确的神经病变，在某些通常由肝脏代谢（解毒）的产物进入体循环时发生，是可逆性病变。神经症候从人格改变至运动功能和意识障碍不一。临床表现和治疗决定于肝性脑病是急性还是慢性肝衰竭诱发。主要治疗目标/途径如下。①肠：减少可能毒素的发生和吸收，乳果糖是一种不可吸收性双糖，可酸化肠内容物，减少氨吸收入血。肠道吸收差的抗生素改变肠菌群，使细菌产生的氨物质减少，从而减少氨的入血。②改善肝功能。③防止可能毒素进入脑内。④矫治异常神经活动，氟马西尼对肝性脑病患者的意识状态有暂时改善作用。

（6）营养不良：几乎所有肝硬化患者都存在蛋白-热量型营养不良。由此可导致患者水钠潴留，免疫反应低下，肝功能恢复延迟。因此对重症患者要进行肠外营养支持疗法。

（7）体循环系统的影响：肝硬化通常伴有高动力性循环，其特点是心排血量增加。这推论是由于舒血管物质如胰高血糖素增加静脉回心血量，继发贫血而致的血液黏滞度下降，动静脉短路增加所致。相反，乙醇性肝硬化患者常表现为心肌病，以充血性心力衰竭为特征。此外患者常存在巨幼细胞性贫血，主要由于乙醇对叶酸的拮抗作用。血小板减少，纤维蛋白降解产物堆积，预示 DIC 和肝脏清除这些物质的能力降低。

（8）低氧血症：尽管由于胺类物质蓄积引起过度通气，肝硬化患者 PaO_2 常在 $8.0\sim9.3$ kPa（$60\sim70$ mmHg）。这可能是由于腹水引起腹压过高影响膈肌运动，以及门静脉高压时存在的肺内右向左分流所致。

5.肝硬化患者的麻醉处理

肝硬化后期有 $5\%\sim10\%$ 的患者要经历手术治疗。主要目的是预防和控制食管胃底曲张静脉破裂出血和肝移植。肝脏是体内最大的器官，有着极其复杂的生理生化功能，肝硬化患者肝功能障碍的病理生理变化是全身性的和多方面的。因此麻醉前除了要了解肝功能的损害程度并对肝储备功能充分评估和有针对性的术前准备外，还要了解肝功能障碍时麻醉药物体内过程的改变，以及麻醉药物和操作对肝功能的影响。

(1)术前肝功能评估:肝功能十分复杂,肝功能实验检查也比较多,但仍不能反映全部肝功能。目前认为血浆蛋白特别是清蛋白含量以及胆红素是比较敏感的指标。一般采取这两种实验,并结合临床表现,作为术前评估肝损害的程度指标(表 8-6)。

表 8-6 肝损害程度的估计

项目	轻度损害	中度损害	重度损害
血清胆红素	$<34.2\ \mu mol/L$	$34.2\sim51.3\ \mu mol/L$	$>51.3\ \mu mol/L$
人血清蛋白	$>35\ g/L$	$30\sim35\ g/L$	$<30\ g/L$
腹水	无	易控制	不易控制
神经症状	无	轻度	昏迷前期
营养状态	好	尚好	差,消瘦
手术危险性	小	中	大

(2)术前准备:肝功能不全的患者进行手术治疗,包括两种情况。一是与肝病无关的一些疾病,其次是肝脏疾病本身的继发病需行手术治疗。除一般的术前准备外,要进行保肝为主的术前准备,包括:①加强营养,给予高蛋白,高碳水化合物,低脂肪饮食,口服多种维生素。②改善凝血功能,术前口服或静脉滴注维生素 K。③纠正低蛋白血症,如总蛋白<45 g/L,清蛋白<25 g/L 或白、球蛋白比例倒置,术前给予适量血浆或清蛋白。④纠正贫血,对贫血患者可少量多次输血,使血红蛋白>120 g/L。⑤治疗腹水,待腹水消退后稳定 2 周再进行手术。必要时术前 24~48 h内放腹水,以改善呼吸功能,量是根据患者具体情况一般每次不超过 3 000 mL。⑥抗生素治疗,术前 1~2 d 应用,抑制肠道细菌,减少术后感染。⑦麻醉前用药,一般镇静,镇痛药量宜小。苯巴比妥钠、地西泮、异丙嗪、氟哌利多均可应用。对个别情况差或肝性脑病前期的患者,术前仅给阿托品和东莨菪碱即可。

(3)麻醉选择:麻醉方法各有优、缺点,选用时可根据手术方式,肝功能具体情况,麻醉药物及方法对肝脏的影响情况而定。一般有连续硬膜外阻滞、全身麻醉、全身麻醉复合硬膜外阻滞3 种。①连续硬膜外麻醉适于多种肝脏外科手术及肝病外的手术。其肌松良好,减少药物对肝脏的影响,在无低血压情况下对肝脏无明显影响。但凝血机制不良者禁用。②全身麻醉,吸入麻醉药用于肝脏手术一直存在争议。除氟烷外,异氟烷、七氟烷、地氟烷在体内代谢极低,目前尚无临床证据证实存在术后肝损伤,因此不应列为禁忌。目前静脉复合或全凭静脉麻醉受到重视,其中尤以丙泊酚,因其是一种外源性抗氧化剂,对肝缺血再灌注损害有一定的保护作用,适合肝脏手术麻醉,但术中辅助应用的麻醉性镇痛药和肌肉松弛药要考虑肝脏对其代谢的影响。③全身麻醉复合硬膜外阻滞取其二者优点,有良好的镇痛肌松作用,又避免全麻药物对肝脏的影响,且便于术后镇痛,有利患者恢复。

(4)术中管理:维持血流动力学稳定,维持良好的肝血流以保持肝氧供耗比正常,保护支持肝脏的代谢。①术中检测:动脉测压、中心静脉压、肺动脉压、$SaPO_2$、尿量、血气分析等。②维持良好通气,防止低氧血症,肝硬化患者存在不同程度动脉氧饱和度下降,主要由于肺内分流,腹水引起低位肺区通气血流比例失调。③维持血流动力学稳定,即可维持有效肝血流。慢性肝病患者肝内血流由于门静脉阻力升高而减少,肝内血流和肝细胞氧合更依赖于肝动脉的供应,因此术中血流动力学的变化将直接影响肝的氧供。④术中输液及输血的管理。术中可输注晶体液,胶体液和血制品。输注速度要根据尿量、中心静脉压及肺动脉楔压监测来调节。⑤肝硬化患者可并发低血糖症,特别是乙醇中毒性肝硬化者术中根据血糖变化输注葡萄糖液。此外,肝功不全患者对枸橼酸代谢能力下降;大量快速输血时易发生枸橼酸中毒,术中应监测钙离子浓度,适当补充氯化钙或葡萄糖酸钙。同时大量输血加重凝血功能的改变要加以监测。

(5)术后管理:加强生理功能监测,维持重要器官功能正常;预防感染;静脉营养支持;保肝治疗,防止术后肝衰竭。

(6)麻醉与围术期处理:对于肝胆系统疾病的患者,全麻行序贯快速诱导十分必要。因为肝硬化进展期患者腹水存在和腹内压增大以及胃肠运动减弱均使误吸危险增加。对该类患者须考虑使胃内容和酸度减少的术前用药。典型的用药为 H_2 受体拮抗剂,胃肠动力药(甲氧氯普胺或西沙必利),适用于术前无消化道梗阻的肝胆系统疾病患者。另外,血常规和营养状况也要做出仔细的评估。因为此类患者常常有贫血和凝血功能障碍。由于,肝脏合成凝血因子功能受损或因吸收功能不良或抗生素使用使维生素 K 缺乏而导致 PT 延长,所以术前应进行补充维生素 K 的治疗。可于术前 24～48 h,每天一次皮下注射维生素 K 10 mg 以纠正 PT 延长。营养不良性低蛋白血症能够改变麻醉药蛋白结合率,使液体渗出到血管外间隙,伤口愈合不良,术后合并症增加。所以有必要行营养补充。

建立中心静脉插管通路既可测定中心静脉压,又可用于给药。动脉直接测压有利于肝功能不良患者血压监测和抽取血标本。而肺动脉置入漂浮导管可考虑针对肝功能严重受损的患者,因其病理生理学类似脓毒血症状态,血管张力低下致体循环压力降低和高动力性心排量。肺动脉置管有利于确定低血压原因,指导容量替代治疗和血管活性药物支持性治疗。此外,肺动脉置管对于合并急性胆囊炎和急性胰腺炎的危重患者对呼吸衰竭和肾衰竭的处理也是有用的。而进行经食管心脏超声监测对于凝血功能异常和食管静脉曲张患者应列为禁忌。此外,介入性术中监测对于术后 ICU 监测和治疗也是值得的。如治疗低血容量、脓毒症导致的呼吸衰竭、肾衰竭或肝肾综合征,以及凝血病。

经鼻或经口置入胃管对于食管静脉曲张患者必须小心地操作,以免引起曲张的血管出血。有的临床研究认为,食管静脉曲张麻醉的患者下胃管后并未增加出血并发症,如果胃管对于胃内减压或经管给药确实必要的,则应该是可行的。

局部麻醉可导致出血或血肿,一般认为是禁忌的。但如果肝功代偿尚好,化验检查指标在可接受的范围,也可谨慎使用。

麻醉生理最基本的目标是维持术中肝脏血液灌注,通过对心排量、血容量、血压、氧合和通气的支持来实现。避免低血压、低血氧、低碳酸血症对肝脏的缺血性损害。

有关麻醉用药选择正是基于以上目标和相应的药代与药效动力学基础。苯二氮类可作为术前镇静用药,但要注意该类药如咪达唑仑具有较高的蛋白结合率,用于此低蛋白血症患者其游离成分会增加。另一点是循环中内生 γ-氨基丁酸受体兴奋剂存在于肝硬化脑病患者血中,可使这些患者对苯二氮类药更敏感。而且该类药为有氧代谢,对肝功能不全者作用时间延长。

阿片类用于肝功能不良患者也要谨慎,因作用时间可能延长。枸橼酸芬太尼和舒芬太尼单次给药未见药代动力学改变。但盐酸阿芬太尼、盐酸哌替啶和吗啡清除下降。盐酸瑞芬太尼即使长时间使用于严重肝衰竭患者,也不会造成蓄积。阿片类偶尔导致 Oddi 括约肌痉挛,这对于胆管梗阻患者可能造成问题。如发生痉挛可用纳洛酮或胰高血糖素逆转。而用硫酸阿托品或硝酸甘油则成功率较低。滴定法给药是肝病患者给药原则。

吸入麻醉药异氟烷和七氟烷可能最适合于肝功能不良患者,损害肝血流的危险最低,与对围术期肝功能实验检验和临床结果相一致。氟烷影响肝脏血流应避免使用。氧化亚氮于动物实验研究证实中度减少门脉和肝血流,且在长时间手术中,氧化亚氮致小肠扩张,故在严重肝功能异常者不用。一般肝病患者使用未见不良反应。

肌肉松弛药的选择应依据其代谢清除途径。维库溴铵、罗库溴铵均在肝内代谢清除,肝功不良患者慎用。而阿曲库铵和顺式阿曲库铵降解不依赖肝脏,可安全使用。

术中还应检测化验检查项目,包括血糖、血钙、血细胞比容、PT、PTT、血小板计数、纤维蛋白原、D-二聚体,当长时间手术或有出血或怀疑DIC,更是必要的。体温监测和保温措施的实施对于肝病患者也很重要,因低温损害凝血功能。

（姜辰光）

第九章　骨　科　麻　醉

第一节　手足手术的麻醉

一、手外科手术麻醉

手外科常用的麻醉方法有许多种,总体上可以分为局部麻醉和全身麻醉两大类。

(一)局部麻醉

局部麻醉是手外科常用的麻醉方法,与全身麻醉相比,局部麻醉对机体的生理活动如新陈代谢、呼吸系统、循环系统以及主要器官如心、肝脏、肾脏的影响都比较小,这对于有严重心血管系统疾病、呼吸系统疾病和肾脏疾病的患者来说非常重要,这类患者对全麻耐受性比较差,属于全麻高危患者,但他们可以耐受局部麻醉,经受上肢的手术,只要审慎地处理,在大多数情况下不会出现严重的后果。

局部麻醉的方法有臂丛神经阻滞、周围神经阻滞和上肢静脉内麻醉等。

1.臂丛神经阻滞麻醉

(1)锁骨上入路:经锁骨上入路施行臂丛神经阻滞,方法是从锁骨上在第 1 肋骨附近臂丛神经周围注射麻醉药。为提高成功率并降低并发症的发生率,以后学者对这种方法进行了许多改良。最常用的经典锁骨上阻滞法由 Bonica 和 Moore 描述,该方法是从锁骨中点上 0.5 cm 处进针,找到第 1 肋骨,沿第 1 肋骨从前斜角肌外缘向中斜角肌前缘移动针头,当出现异感时,注入8～10 mL 局部麻醉药。可以寻找不同神经的异感,以便获得满意的麻醉效果。该方法的优点是麻醉效果好,起效快,不良反应小,并发症少,适用于大多数上肢手术。施行锁骨上阻滞麻醉,患侧手臂放置在身体侧方,不用移动,这对于上肢有伤痛的患者有好处。锁骨上阻滞麻醉辅以其他麻醉,适用于上臂上部和肩部的手术。缺点则是可能出现气胸、膈神经阻滞、霍纳综合征等并发症。

气胸:锁骨上阻滞麻醉进针不能超过第 1 肋骨。由于锁骨的中点经常不与第 1 肋骨对应,针尖刺破肺尖会造成气胸,发生率为 0.5%～6%。最初的症状是患者主诉胸部疼痛,尤其是在深呼吸时加重。由于气胸通常需要 6～12 h 出现,所以一开始,物理检查和(或)在 X 线片上无异常表现。治疗气胸的方法是吸氧、镇痛。气胸小于 20％，不需要胸腔闭式引流，肺部能够重新膨胀；气胸大于 20％，需要胸腔闭式引流，从胸膜腔吸出空气，对患者进行监护，直到在 X 线平片证实肺部重新膨胀为止。

膈神经阻滞：由于药物弥散到前斜角肌的前面，造成膈神经麻痹，发生率为 40％～60％。患者主诉呼吸困难，但是仍然能够扩张胸廓，症状由来自横膈的神经传入冲动减少所致。可以通过拍 X 线片证实，分别在深吸气和深呼气时拍片，观察膈肌的位置。一侧膈神经阻滞通常不需要特殊治疗，随着麻醉药物作用消退，症状会自然消失。

霍纳综合征：局麻药弥散，阻滞颈交感神经链，引起霍纳综合征，发生率为 70％～90％，表现为上睑下垂、瞳孔缩小、同侧面部无汗。麻药作用消退后，症状自然消失，不需要治疗。必要时可以用去氧肾上腺素治疗眼部的症状。

（2）血管周围臂丛神经阻滞麻醉：这种方法的解剖基础是从颈椎横突到腋窝以远数厘米存在一个筋膜鞘，其中包含臂丛神经根和上臂的主要神经分支。可以从不同的部位把局部麻醉药注入该筋膜鞘中，注入麻药的容量决定麻醉的范围。只需要注射 1 针。这种方法提高了臂丛神经阻滞的安全性，降低了并发症的风险。有三个注射部位可供选择：斜角肌间、锁骨下动脉周围和腋窝。

斜角肌间阻滞麻醉：斜角肌间隙位于肺尖和锁骨下动脉的上方，前、中斜角肌之间。施行斜角肌间阻滞，患者采用仰卧位，头稍微转向对侧。先让患者主动抬头，突显胸锁乳突肌。麻醉师把示指和中指放在胸锁乳突肌锁骨头后缘的后面，然后让患者放松头部。此时麻醉师的手指位于前斜角肌的上面。向后外方向轻轻移动示、中指，可找到斜角肌间沟。在环状软骨水平，即第 6 颈椎横突水平，从示、中指之间进针，进针方向与颈部侧面垂直，针尖稍微偏向下方。慢慢进入，直到出现异感就推药；或者先把针尖抵到颈椎横突，接着从前向后移动针头找异感，一出现异感就推药。注射 20 mL 麻醉药能够阻滞臂丛和颈丛下部。尺神经有可能麻醉不完全。注射 40 mL 能够完全阻滞臂丛和颈丛。施行肩部手术时，可采用这种麻醉方法。在施行麻醉时，如果能找到放射到肩部的异感，则麻醉效果会更满意。

斜角肌间阻滞麻醉的优点是操作简单，尤其适合肥胖的患者。用较少的麻醉药就能够获得较好的上臂和肩部的麻醉效果，适用于上臂和肩部的手术。由于进针点位置比较高，可以避免引起气胸。对上肢感染或恶性肿瘤患者，因为进针点高于颈部淋巴结的位置，可以避免感染和肿瘤的播散，所以适合采用这种麻醉方法。缺点是对尺神经阻滞不全，甚至完全没有效果。补救的办法是增加麻醉药物的容量，或者在肘部封闭尺神经。有报道把药物注射到蛛网膜下腔、硬脊膜外腔、椎动脉内等并发症。在麻醉时，进针方向稍微偏向下方，就能够避免这些并发症的发生。反射性交感神经萎缩非常少见。膈神经阻滞是由于把药物注射到前斜角肌前面或者药物向头侧弥散阻滞 $C_{3\sim5}$ 而引起。单侧膈神经阻滞降低肺功能，因此，对侧膈肌麻痹的患者不能用这种麻醉方法。

锁骨下动脉周围间隙臂丛阻滞麻醉：锁骨下动脉周围间隙位于前、中斜角肌之间。斜角肌间沟的定位方法与上面介绍的相同，找到斜角肌间沟后，手指向下移动，触及锁骨下动脉搏动后，从锁骨下动脉后缘进针，针尖方向朝尾侧。如果没有触及锁骨下动脉搏动，就沿中斜角肌前面进针。臂丛神经位于中斜角肌的前面，针头碰到臂丛神经干诱发异感。在大多数情况下，首先会遇到臂丛中干。如果没有遇到臂丛神经，针头就抵到第 1 肋骨，接着沿第 1 肋骨找异感，一出现异感就注射 20～40 mL 麻药。

该方法的优点是操作简单,麻药用量少,起效快。不会出现把药物注射到蛛网膜下腔、硬脊膜外腔、椎动脉内等并发症。缺点是有以下并发症:①膈神经阻滞,非常罕见,发生率低于2%,一般不需要特殊处理;②喉返神经阻滞引起声音嘶哑,发生率低于1%,只发生在右侧,原因是右侧的喉返神经绕过锁骨下动脉,而左侧的喉返神经绕过主动脉弓;③发生气胸,非常罕见,是由于进针太靠内侧或者外侧,刺破肺尖所致,所以在进针的时候,要沿着中斜角肌向下。

腋部臂丛神经阻滞麻醉:由于腋动、静脉和臂丛神经的位置表浅,所以操作比较简单。该方法是手外科最常用的麻醉方法。在实施腋部臂丛神经阻滞麻醉时,患者上臂置于外展外旋位。下面介绍常用的几种方法。

腋动脉穿刺法:在腋部,上肢的多个主要神经位于腋动脉的周围,所以有些麻醉师有意用针头穿刺腋动脉,当有回血后,慢慢地边退注射器边回吸,直到没有血液被抽出,这时针尖已退到血管外面,但仍在筋膜鞘内。注入40~50 mL局麻药。另一种方法是先穿刺腋动脉,当有回血后,慢慢地边前进边回吸注射器,直到没有血液被抽出,这时表明针尖在血管外面,但仍在筋膜鞘内。稳住注射器,注入局麻药。注射完毕后拔出注射器,用手指压迫注射部位,防止出现血肿。若血液流出血管,不仅可稀释麻药,而且可水解麻药,从而影响麻醉效果。有的麻醉师喜欢先穿出腋动脉向深部注射一半麻药,然后向后退出腋动脉再注射另一半麻药,这样可以缩短起效时间。

腋动脉周围找异感法:针头沿腋动脉上缘切线方向进入腋鞘,针尖略微偏向头侧,有利于避开腋静脉。分别在腋动脉上面和下面找异感,异感一出现,就注射10~20 mL麻药,总共用30~40 mL。尺神经和正中神经的异感容易找到,而桡神经由于位于腋动脉的后方,其异感不容易找到。找异感有可能损伤神经。注射完毕后,用手指压迫注射点远侧,有助于麻药在腋鞘内向近侧弥散。上臂内收能够减轻肱骨头对腋鞘的压迫,也有助于麻药在腋鞘内向近侧弥散。可以用神经异感、动脉穿刺、电刺激、突破感等方法判断针头是否在腋鞘内。

腋部臂丛神经阻滞麻醉的优点是:既简单又安全,几乎不会造成气胸、膈神经麻痹、星状神经节阻滞、麻药误入蛛网膜下腔、硬脊膜外腔或脊椎动脉等并发症,适应证比较广泛,适用于双侧臂丛神经阻滞或有肺气肿的患者、儿童患者、不太合作的患者以及门诊患者等。缺点是:如果患者肩部不能被动外展,就不能用这种方法。通常所用麻药剂量比肌间沟麻醉用量大。在麻药使用剂量较小的情况下,肌皮神经得不到阻滞,这时可以在位于腋动脉上方的喙肱肌腹内单独注射5 mL麻药以阻滞肌皮神经。有报道腋动脉或腋静脉由于受到穿刺,引起上肢的血供不全或者回流障碍,虽然这种情况非常罕见,但应该特别注意。

腋动脉周围广泛浸润法:这种方法不用刻意找腋鞘和神经,而是用麻药把皮肤与肱骨之间腋动脉周围的组织广泛浸润。在体表标志不明显,并且其他方法不适用的情况下,可用这种方法。Thompson和Rorie认为腋鞘内有纤维隔,限制麻药的弥散,主张用广泛浸润法。用长为1.5 cm的25号针头在腋动脉上、下分别注射10 mL麻药,每次改变针头的方向。如果出现异感,就注射3 mL麻药。初次注射后,如果麻醉效果不好,还可以在腋动脉上方或者下方重复注射1次。有学者不同意这种看法,认为没有纤维隔,或者即使有纤维隔,其阻隔作用也是有限的,否则,怎么解释1针注射法麻醉成功率这样高呢?该方法的优点是用少量的麻药就能够获得好的效果,降低麻药的毒性作用;缺点是对桡神经的阻滞效果比较差。

在进行各个部位的臂丛神经阻滞麻醉时,使用神经电刺激仪可以对各个神经进行准确定位。用神经电刺激仪时,根据哪个肌肉收缩,判断是相应的哪个神经受到刺激。这种方法的优点是:不必穿刺腋动脉,以免形成局部血肿。在不同的部位,如斜方肌间沟、锁骨上、腋窝使用神经电刺激仪,效果都不错。在臂丛神经鞘内留置插管,可以连续或者多次给药,还可用于术后镇痛。插管时,感觉到突破感,寻找神经异感或者用电刺激仪定位,以确认导管放置在正确的位置。

2.周围神经阻滞麻醉

(1)肘部周围神经阻滞麻醉:在肘关节周围可以对尺神经、正中神经、桡神经、前臂内侧和外侧皮神经进行封闭。在临床上,单纯应用肘部周围神经阻滞并不多。原因是同时封闭多个神经,所用麻药的容量不比臂丛神经阻滞所用的少,且患者不能耐受上臂止血带痛,所以一般只在臂丛神经阻滞不全的情况下作为补充使用。比如用肌间沟阻滞麻醉不容易封闭尺神经,可以在肘部封闭尺神经。①尺神经阻滞:在肱骨内上髁后尺神经沟内触及尺神经,在局部注射 5 mL 麻药。注意针尖不要刺入尺神经,避免损伤神经。②正中神经阻滞:在肘关节稍上方正中神经位于肱动脉的后内侧。在肘横纹略上方从肱动脉的内侧进针,找到正中神经异感后,注入 5～10 mL 麻药。③桡神经阻滞:在肱骨外上髁上方 3～4 cm,桡神经紧靠肱骨下端。针头穿过外侧肌间隔,找到桡神经异感后,注入 5～10 mL 麻药。④前臂内侧和外侧皮神经阻滞:在肘部皮下环行注射麻药,可以封闭前臂内侧皮神经和外侧皮神经。

(2)腕部周围神经阻滞麻醉:腕部周围的神经阻滞在手外科很常用,操作简单,术中能够保留手指的主动活动。可以对正中神经、尺神经、桡神经进行封闭。①正中神经阻滞:正中神经在腕部位于掌长肌和桡侧腕屈肌肌腱之间。腕部正中神经的阻滞方法如下:在近侧腕掌侧横纹从掌长肌和桡侧腕屈肌肌腱之间入针。如果掌长肌缺如,就从桡侧腕屈肌肌腱尺侧进针。找到异感后,注入 5 mL 麻药。注意把麻药注射在神经周围而非神经内。另一种方法把麻药注入腕管,阻滞正中神经。操作方法如下:从掌长肌肌腱尺侧进针,腕关节轻微背伸,针头方向朝向腕管,稍微偏向桡侧,如果未引出异感,就稍微退回针头,改变方向后重新往腕管深处进针,注射 5～7 mL麻药。如果针头在腕管内,注射时,操作者放在腕管远侧的另外一只手的示、中指可以觉察到膨胀感。②尺神经阻滞:尺神经的背侧皮支在腕部以近发出,在腕部尺神经邻近尺侧腕屈肌肌腱桡侧,尺动脉位于尺神经的桡侧。在腕部封闭尺神经,从尺侧屈腕肌肌腱桡侧进针,出现异感后,注射 5 mL 麻药,接着在进针点与腕背中点之间皮下注射 5 mL 麻药,可封闭尺神经背侧皮支。③桡神经浅支阻滞:桡神经浅支在桡骨茎突水平分成多个终末皮支。在桡动脉桡侧与腕背中点之间皮下注射 5～7 mL 局麻药可以封闭桡神经浅支。

(3)指神经阻滞麻醉:每个手指感觉由四个神经支支配,即背侧两支、掌侧两支。①指根环行阻滞:顾名思义就是在指根的皮下环行注射局麻药,这种方法有可能造成手指的坏死,现在要避免使用。②掌侧入路:在远侧手横纹近侧屈指肌腱上方皮肤内注射一个皮丘,在肌腱两侧的神经血管束周围分别注射 2～3 mL 麻药。这种方法简单,效果良好,缺点是由于手掌皮肤痛觉神经纤维丰富,操作时患者感觉特别疼痛。③背侧入路:在手指蹼稍近侧伸指肌腱侧方注射一个皮丘,然后在伸指肌腱腱帽浅层注射1 mL 麻药,以阻滞手指背侧神经,然后向掌侧慢慢进针,直到隔着掌侧皮肤能够摸到针尖为止,注射 1 mL 麻药,以阻滞掌侧指神经。退回针头,改变方向,从伸指肌腱上面横过,到达手指对侧,在皮内注射麻药形成一个皮丘,退出针头,从手指对侧的皮丘进针,一直到掌侧皮下,注射1 mL 麻药,完成麻醉。相比之下,经背侧入路麻醉时,患者的疼痛较轻。④屈指肌腱鞘管内麻醉:在屈指肌腱鞘管内注射 2 mL 麻药,能够获得良好的效果。方法是在远侧手掌横纹或者掌指横纹处垂直皮肤进针,抵达指骨后,边退注射器边轻轻注射,当感觉注射的阻力明显减小,停止倒退,稳住注射器,这时针尖在肌腱与鞘管之间,注射 2 mL 麻药即可。这种麻醉方法简单,不会误伤指神经血管束,只需注射 1 针,麻药用量较少,起效快,尤其适合儿童。缺点是:偶尔手指背侧的麻醉效果不完全,需要在手指背侧补加麻药。⑤手指掌侧皮下麻醉:在掌指纹中点稍远处进针,在手指掌侧皮下注射 2～3 mL 麻药,只需要注射 1 针,其效果与鞘管内麻醉相同。优点和缺点与鞘管内麻醉相似,但操作更简单。

神经损伤是各种局部神经阻滞麻醉的并发症之一。与神经损伤有关的严重的持续时间长的并发症非常罕见。偶尔术后出现疼痛性异感。这种症状有时自发出现,有的在神经受到压迫时或者当手臂外展时出现。在大多数情况下,疼痛性异感在数周或数月后消失。有个别报道症状持续 1 年以上。造成神经损伤的原因有很多。其中一个重要原因是注射针头直接损伤神经所致。选择短斜针尖的针头(45°),能够有效地降低这种并发症的发生。

(4)局部浸润麻醉:局部浸润麻醉适合小面积浅表麻醉,也可以在神经阻滞麻醉不完全的时候,作为一种补充方法应用。这种方法不宜大范围使用,否则麻药容量大,会使组织异常水肿。

3.上肢静脉内麻醉

在术侧上臂安放两个止血带,用 20～22 号套管针头做静脉插管,固定好套管针。抬高术侧上肢,用驱血带从手指尖到止血带驱血。然后给近侧止血带充气,拆除驱血带。慢慢注射局部麻醉药利多卡因 3 mg/kg,浓度 0.5%,4～6 min 起效。麻醉持续时间由止血带控制,只要不松止血带,就一直有效。近侧止血带保持充气状态 20 min,或者当患者感觉止血带不适时,给远侧止血带充气,充气完成后,松开近侧的止血带。因远侧的止血带位于麻醉区域,一般能够持续大约 40 min,患者可没有不适感。等手术完成以后,如果手术时间短于 20 min,松止血带,过 15 s 重新打气,保持 30 s 再松开止血带,以防麻醉药一次回流到全身过多;如果手术时间长于 40 min,可以直接松开止血带,不必再给止血带充气。松止血带后大约有 50% 的麻药继续与局部组织结合持续 30 min。如果需要在止血带放松后 30 min 以内重新麻醉,这时麻药用量是初始剂量的一半。如果术前估计手部手术的时间很长,就在肘静脉留置插管,可以反复驱血,重复给药,以延长麻醉的时间。

该方法操作简单,适用于门诊患者。双侧上肢使用也很安全。在这种麻醉过程中,患肢的运动功能能够很快恢复,因此适用于肌腱松解术,便于判断肌腱松解是否彻底。

(二)全身麻醉

1.全麻的适应证

全身麻醉适用于儿童患者、涉及多个部位的手术、持续时间很长的手术、不合作的患者、拒绝局部阻滞麻醉的患者。对于成年患者和部分儿童患者,如果手术时间短,可以用面罩吸入麻醉,不用做气管插管。如果手术时间长、伴有气道问题以及术中需要仰卧位之外的体位时,则需要进行气管插管。全身麻醉根据用药途径不同分为吸入麻醉和静脉麻醉两种。

2.吸入麻醉药

目前使用的吸入麻醉药有氟烷、恩氟烷、异氟烷、地氟烷和七氟烷等。吸入麻醉药可以与氧化亚氮一起使用,也可以单独使用。其优点是非易爆性气体,用于麻醉诱导十分平稳,起效迅速。麻醉深度容易控制。缺点是反复使用氟烷会导致药物性肝炎。用氟烷或恩氟烷全麻,术中用肾上腺素,有引起室性心律不齐的风险。氧化亚氮本身不能产生充分的镇痛作用,常与吸入麻醉药和静脉麻醉药合用。

3.静脉麻醉药

超短效静脉麻药有硫喷妥钠、甲己炔巴比妥和丙泊酚,常用于全身麻醉的诱导。常用芬太尼 0.05 mg/mL,辅以氟哌利多 2.5 mg/mL、氧化亚氮和肌肉松弛药。血压下降(由于扩张血管)、呼吸抑制、胸壁强直是静脉麻醉药的缺点。

氯胺酮能够起到镇痛作用,同时保留患者的通气功能和保护性反射功能。优点是用于儿童患者比较安全。对儿童患者,可以在麻醉一开始就使用氯胺酮,肌内注射 4～5 mg/kg。肌内注射 1 针氯胺酮 3～4 min,就可以开始静脉全麻。氯胺酮的缺点是成年患者麻醉后常常会有多梦、幻觉等症状。血压降低和心率加快对有心血管系统疾病的患者有严重的影响。当患者有呼吸道分泌物过多、气道激惹、痉挛性咳嗽、气道阻塞等情况时,静脉全麻的难度增加。

(三)麻醉方法的选择和术后镇痛

1.麻醉方法的选择

双侧臂丛阻滞麻醉时,需要适当减少药物用量,两侧阻滞之间必须间隔 30 min 以上,至少有一侧经腋窝入路阻滞麻醉,以免出现双侧气胸和膈神经麻痹,在一侧大腿或在头部(颞浅动脉)监测血压。一侧上肢手术,同时需要做腹部皮瓣、足趾移植、取皮肤或取肌腱等,可以选择臂丛阻滞和连续硬膜外阻滞并用。手术涉及多个部位,如双侧上肢和胸、腹部的手术,应该采用全麻。对门诊、急诊(不住院的)患者以及儿童患者,选择腋窝臂丛阻滞麻醉,以防发生气胸或膈肌麻痹。对儿童患者用全麻,或在基础麻醉下做臂丛麻醉。神经刺激仪对于麻醉的实施很有帮助,能确保把药物准确地注射在神经周围。儿童臂丛麻醉多用利多卡因 8～10 mg/kg,10 岁以下用0.5%～0.8%,10 岁以上用 0.8%～1.0%,断指、断掌再植用长效臂丛麻醉。布比卡因、罗哌卡因、依替卡因的镇痛效果可以持续 8～10 h,待麻醉作用消退到一定程度,用斜角肌间沟阻滞麻醉追加麻醉。对手术时间特别长的患者,可以在臂丛神经鞘管插管,连续用药,手术完成后保留插管,用于术后镇痛。断臂(准备再植)合并其他部位损伤适宜用全麻。对怀孕的患者要尽量避免择期手外科手术。对怀孕的患者施行急诊手术,用麻醉有两点问题:由于应激反应可能导致流产;可能出现药物导致的胎儿发育缺陷,尤其在妊娠前 3 个月这种危险更大。尽量选用周围神经阻滞或者局部浸润麻醉,一般用普鲁卡因或布比卡因,剂量越小越好,以减小对胎儿的影响。普鲁卡因在体内快速水解,血药浓度很低,不会经过胎盘影响胎儿,大部分布比卡因在体内与血浆蛋白结合,只有极少一部分在血液中以游离方式存在,可以经过胎盘。必要时用吗啡 1～2 mg 或芬太尼0.025 mg 或 0.05 mg 静脉注射。地西泮对胎儿的影响不清楚,尽量避免使用。

2.术后镇痛

无论使用局部或全身麻醉,术中在闭合伤口之前,在伤口内留置一个细导管,在体外一端连接一个 10～20 mL 注射器,配制 0.25%～0.5%布比卡因或罗哌卡因 10 mL 备用。手术后每 8 小时注射 2～10 mL,注射量视伤口部位和切口大小而定。这是一种既简单易行又安全可靠的镇痛方法。

二、足外科手术麻醉

(一)麻醉前用药

1.麻醉前用药及用药目的

麻醉前为减轻患者精神负担和完善麻醉效果,在病室内预先给患者使用某些药物的方法、称麻醉前用药。其用药量一般以不使患者神志消失为原则。

麻醉前用药的主要目的:①促使皮质和皮质下抑制或大脑边缘系统抑制,产生意识松懈,情绪稳定,提高皮质对局麻药的耐受阈。②提高皮质痛阈,阻断痛刺激向中枢传导,产生痛反应减弱和镇痛。③降低基础代谢、减少氧需要量、使麻醉药的需要量减少,麻醉药毒副反应减轻。

④抑制自主神经系统应激性,反射兴奋减弱,儿茶酚胺释放减少,组织胺被拮抗,腺体分泌活动停止以及呼吸、循环稳定。

2.麻醉前用药种类

临床常用麻醉前用药种类主要有以下几种。①镇静药和催眠药:以巴比妥类药中的司可巴比妥、异戊巴比妥,苯巴比妥钠较常用;②麻醉性镇痛药:吗啡、哌替啶、芬太尼;③神经安定药:氯丙嗪、异丙嗪、地西泮等;④抗胆碱药:阿托品、山莨菪碱等;⑤抗组织胺药主要有异丙嗪和阿利马嗪。

3.麻醉前用药方法

麻醉前用药应采取选择性用药原则。首先根据患者具体情况,如性别、年龄精神状态、体型、体质、全身状况和所采用的麻醉方法、拟订要求的中枢抑制效果,然后有目的地选择药物的种类、剂量,用药时间和途径。总的要求是希望药效发挥最高峰的时间、恰好是患者被送进手术室的时间。

（二）麻醉种类

1.局部浸润麻醉

局部浸润麻醉简称局麻,是比较安全的麻醉方法。沿手术切口线分层注射局麻药,阻滞组织中的神经末梢,一般用于鸡眼切除等较小的手术。

2.区域性麻醉

围绕手术区,在其四周和底部注射局麻药,以阻滞进入手术区的神经干和神经末梢,多用于胼胝的切除术。

3.趾根阻滞麻醉

在趾根部的两侧注射局麻药,以阻滞趾神经,常用于嵌甲部分切除、拔甲、脓性趾头炎切开引流等(图 9-1)。

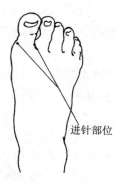

进针部位

图 9-1 趾根部阻滞麻醉示意图

4.踝关节处阻滞麻醉

(1)先在内踝后一横指处进针,做扇形封闭,以阻滞胫后神经(图 9-2A)。

(2)在胫距关节平面附近的伸拇肌内侧缘进针,注射局麻药,以阻断腓浅神经(图 9-2B)。

(3)在外踝下方处进针,注射局麻药,便能阻滞腓肠神经(图 9-2C)。然后在内外踝之间的皮下注射局麻药,并扇形浸润至骨膜,以阻滞许多细小的感觉神经。

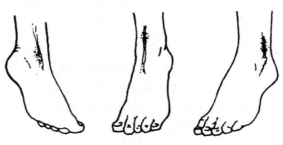

A.阻滞胫后神经　　B.阻滞胫前神经　　C.腓肠神经阻滞

图 9-2　踝部阻滞麻醉示意图

单纯足部手术采用此方法麻醉安全、有效,并发症较少,术者可自行掌握麻醉方法,患者易接受治疗。

5.蛛网膜下腔阻滞麻醉

蛛网膜下腔阻滞麻醉简称腰麻,将麻醉药直接注入蛛网膜下腔,作用于脊神经根及脊髓,产生神经阻滞作用。此法因并发症多,不良反应大,目前已较少应用。

6.硬膜外阻滞麻醉

将药物注入硬脊膜外间隙,阻滞脊神经根,使其支配的区域产生暂时的麻痹。该麻醉方式的优点如下。①能产生任何脊神经的阻滞作用,可控性强,并可利用不同药物浓度,达到分别阻滞感觉神经和运动神经的目的。②对循环扰乱的程度比腰麻轻,发生过程也比较缓慢。③可获得较好的肌肉松弛。④可根据手术需要,任意延长手术麻醉时间。⑤患者术中清醒,对代谢及肝肾功能影响小,术后并发症少,护理较方便。足踝部手术常选择此麻醉。

硬膜外间隙阻滞麻醉分单次法和连续法 2 种。单次法是穿刺后将预定的局麻药全部陆续注入硬膜外间隙以产生麻醉作用。此法缺乏可控性,易发生严重并发症和麻醉意外,故已少用。连续法是通过穿刺针,在硬膜外间隙置入塑料导管。根据病情和手术需要分次给药。使麻醉时间任意延长,并发症少,是目前常用的方法。

除上述常用的麻醉方法外,还有基础麻醉加强化麻醉、静脉全身麻醉,包括静脉普鲁卡因复合麻醉、静脉氯胺酮复合麻醉、神经安定镇痛麻醉、静脉吗啡或芬太尼复合麻醉、吸入性全身麻醉等方法。

(三)麻醉选择

麻醉的选择取决于病情特点、手术性质和要求、麻醉方法本身的优缺点、麻醉者的理论水平和技术经验、设备条件等因素,还要尽可能考虑手术者对麻醉选择的意见和患者自己的意见。

1.病情与麻醉选择

(1)手术患者凡体格健康、重要器官无明显疾病、几乎所有麻醉方法都能适应,可选择既能符合手术要求,又能照顾患者意愿的麻醉方法。凡合并较重的全身性或器官病变的手术患者,麻醉选择首先强调安全、对全身影响最轻的方法。对病情危重,但又必须手术治疗时,除尽可能改善全身情况外,选择对全身影响最小的方法,如局麻神经阻滞或浅全麻。

(2)儿童合作差,麻醉选择有其特殊性,可选择基础加局麻或基础加阻滞麻醉、基础配合全麻。

(3)对老年人的麻醉选择主要取决于全身状况,但老年人的麻醉药用量都应有所减少,只能用最小有效剂量。

2.手术要求与麻醉选择

对足跟部手术,在麻醉选择问题上应根据病情、患者要求和手术部位不同选择不同麻醉方法。有相当一部分患者都可在局麻或神经阻滞麻醉下完成手术。除此之外,选择硬膜外阻滞麻醉则可完全满足足跟部手术要求,其他麻醉方法较少应用。

(陈克令)

第二节 肩关节手术的麻醉

一、麻醉前评估和准备

随着矫形外科的发展,肩部手术的开展越来越多,现在大致包括肩袖、肩关节不稳的修复,重建及该区域的创伤、臂丛神经的损伤及一些关节镜的检查和治疗。术前对患者疾病及全身状况的评估和准备,有利于麻醉方式的选择和围术期的麻醉管理。尤其是要注重对老年患者和某些特殊人群的麻醉前评估和准备工作。

(一)老年患者

矫形外科的手术患者中老年人占很大比例,他们常常合并心血管系统、呼吸系统疾病及重要脏器功能的减退,所以术前正确的评估及认真准备是非常必要的。

老年人易并发慢性肺疾病,尤以阻塞性肺疾病和肺实质性疾病多见,术后易发生肺部感染、脱机困难。神经阻滞也可能带来轻度的呼吸抑制,术前了解肺功能情况很必要。火柴试验:患者平静后,深吸气,然后快速呼气。若能将置于15.0 cm处的火柴吹灭,表示测试者肺储备能力好,否则储备低下。

(二)特殊患者

类风湿关节炎,骨性关节炎等患者多半病程长,侵犯多器官,多关节,他们进行肩关节骨膜切除、关节置换术时,我们要考虑到这点,探访患者应了解其他关节及器官的功能状况。

1.气道评估和颈项活动度

当病变累及颞颌关节,可影响张口度,达Ⅱ度以上张口困难(<1指宽),无法置入喉镜明视插管,可经鼻盲探插管。正常人颈部可随意前屈后仰、左右旋转/侧弯。当病变累及颈椎,后仰不足80°表示颈椎活动受限。术前应做好困难气道程度评估,为气管内插管做好准备。

2.神经功能的评估

当颈椎病变压迫神经时,可表现为双手感觉的异常和力量的减退,故术前要明确有无神经性功能异常避免纠纷。

3.心脏瓣膜的病变

此类患者长期疾病可累及心脏瓣膜,麻醉风险主要取决于病变的性质及其对心功能损害的程度:①以狭窄为主的病情发展较关闭不全者迅速,重症主动脉瓣狭窄极易并发严重心肌缺血,心律失常和左心衰竭。麻醉的风险性相当高,择期手术禁止。②关闭不全患者对麻醉、手术的耐受力一般属尚可。

因此,对各类瓣膜性心脏病患者术前应常规给予抗生素,预防细菌性内膜炎。此外,该类患者易并发心、脑血管血栓形成和(或)栓子脱落,积极的预防措施之一是长期予以抗凝治疗,但术前须短期停服抗凝剂,待出凝血功能接近正常范围时,抓紧时间手术。

4.其他脏器损害

最常合并肺间质病变,一般临床无表现,但有肺功能减退。部分患者还合并心包炎、胸膜炎等,多无临床表现。所以术前应考虑到这些器官的功能减退,正确地评估患者对麻醉、手术的耐受力。

5.肾上腺皮质功能

长期服用糖皮质激素的患者,突然停药可由于皮质激素的反馈性抑制脑腺垂体对促肾上腺皮质激素的分泌,引起肾上腺皮质萎缩和功能不全。此时若机体遇到严重应激如创伤、手术,可诱发肾上腺危象。对此类患者围术期注意激素的合理使用。可术前及手术当天给予大剂量激素如氢化可的松 300～600 mg/d 输注或术中应用,以提高患者对麻醉及手术的耐受。应当注意的是,糖皮质激素作用:①与噻嗪类利尿药配伍可加剧机体钠的丢失,增强肌肉松弛药作用;②可降低机体的癫痫阈值,麻醉期间中不得与恩氟烷、氯胺酮配伍。

(三)术中血液保护

肩关节手术因其手术部位特殊,无法使用止血带,而该区域大多数手术时间长,损伤大出、出血多。对于择期手术,术前血红蛋白最好大于 100 g/L。术前备血也是必不可少的。随着血液保护观念的提出,自体输血、血液稀释、术中自体血液回输等血液保护措施的临床应用越来越多。

1.自体输血

指术前采集患者自身血液保存,以供术中应用。一般术前每隔 5～7 d 采血 1 次(300～500 mL),共 3 次。其要求患者一般情况良好(血红蛋白＞110 g/L),且住院时间长。由于此项技术在实际操作过程中程序复杂,目前临床实际应用尚不普遍。

2.血液稀释

指术前或手术主要出血步骤前,抽取手术患者一定量自身血液保存,同时以胶、晶体液补充血容量。以此使血液稀释,且术中出血时减少血液有形成分的丢失。待手术出血主要步骤完成后或术后,再将提前抽取的血液全部回输患者体内。此项技术简便易行,实用性强。

3.术中自体血液回收

术中自体血液回收是通过血液回收机将手术野出血收集,经洗涤处理后回输给患者。早期矫形外科手术对使用血液回收颇有争议,因为手术医师担心所收集的血液中含有大量骨碎粒、脂肪颗粒,及骨水泥,回输存在风险。而目前随着设备条件的改善,实际上回收的血液经血液回收机洗涤处理后,能去除所有杂质,输血的安全性是有保证的。无论采取哪种方法,术前都必须做好充分准备。

(四)麻醉前用药

常规给予镇静、抗胆碱能药物,有剧烈疼痛可给予镇痛药物。对于准备行颈、臂神经丛阻滞的患者,术前药应少用或不用阿托品,避免心动过速。

二、神经阻滞麻醉

神经(丛)阻滞一般能完成肩区、锁骨脱位骨折内固定等简单的短小手术。

（一）解剖

1.颈神经丛（简称颈丛）

由 $C_{1\sim4}$ 脊神经前支组成，其中 C_1（又名枕下神经）主要是运动神经。$C_{2\sim4}$ 均为感觉神经，它们在横突尖端分为升、降二支。这些分支与上下相邻的颈神经分支在胸锁乳突肌后穿出形成颈神经丛。颈丛分深、浅丛，前者支配颈深部的肌肉及部分膈肌，主要分布于颈前，侧面的深层组织；后者主要支配头颈部及胸肩后部的皮肤感觉，其分布区呈披肩状。

2.臂神经丛（简称臂丛）

由 $C_{5\sim8}$ 和 T_1 脊神经的前支组成，也有少数臂丛含有来自 C_4 或 T_2 脊神经前支的小分支。其走行于颈外侧及腋窝内，然后下行，分布于整个上肢，支配上肢的运动和感觉。臂丛以锁骨为界，分为锁骨上部及锁骨下部。

（二）肩区常见神经阻滞操作

1.肌间沟法

此法又称颈部接近法或斜角肌肌间沟接近法。

操作：①患者平卧去枕，头转向对侧约 $45°$，操作者站在患者头端操作。②从第一环状软骨下缘作一水平线，向后外延伸，与中斜角肌前缘或肌间沟的交点，相当于 C_6 横突为穿刺点。③常规消毒铺巾，先在穿刺点上作一皮丘，再以 22G 3.0～4.0 cm 长针穿刺，由皮肤垂直刺入。针头沿肌间沟，向内、后及下方（尾骨方向）缓缓推进，切忌针向头侧。④进针约 2.0 cm 深，常可出现减压感及异感或触到横突。有异感通常为扩散至肩和上肢的放射痛，更说明穿刺位置正确，触及了臂丛神经纤维。⑤固定针头，回抽确证无血液、空气或脑脊液，患者也无异常表现后，注药 5.0～10.0 mL，观察 5 min，如果无不良反应，可将余量注射完。局部麻醉药总量可达 25.0～30.0 mL。⑥注药时如压迫肌间沟上部可使药液向下扩散，增强对尺神经的浸润。⑦如果进针点偏离，位于肌间沟上缘，则前臂的尺神经支配区域往往阻滞不全；而肩及锁骨远端、颈部和桡侧满意；穿刺位置太低或药量太小时，则肩锁部位阻滞不佳。

肌间沟法的优、缺点。优点为：易于掌握；发生气胸机会极少；对肥胖或不合作的小儿较为适宜。缺点为：尺神经阻滞起效迟，有时不完善；有伤及椎动脉或误入蛛网膜下腔和硬膜外腔的危险；不宜双侧同时阻滞；过度肥胖者体表标志不清；可发生星状神经节、喉返神经、膈神经麻痹或阻滞。

2.锁骨上阻滞法

此法又称锁骨上接近法，是将药液注入锁骨血管旁间隙内的臂丛鞘中，达到阻滞肩及上肢的目的。

操作：①患者仰卧，患侧肩下垫一薄枕，头偏向对侧，手下垂摸膝，使锁骨和肩部压低，以此使臂丛拉紧更近于皮肤表面。②穿刺点仍在肌间沟内，以左手示指触压锁骨下动脉，右手持注射器在紧靠锁骨下动脉明显搏动点的外侧（锁骨中点上方 1.0～1.5 cm 处）作一皮丘。③将 22G 长 3.0～4.0 cm 针沿皮丘垂直刺入皮肤，不向内或外侧移动，一直沿中斜角肌内缘缓慢推进。刺破臂丛鞘，有异感或针尾有搏动即表明位置正确，针头已接近锁骨下动脉的后（外）侧面。④穿刺针深达 2.0～3.0 cm 碰到骨质即为第 1 肋骨，此时不应再深刺，以防刺破胸膜及肺尖。若患者无异感，针尖可沿第 1 肋骨方向略向对侧足跟移动，寻找臂丛。⑤穿刺正确时异感应放射至整个手的手指。若异感仅及拇指和示指，提示尺侧阻滞不全，针尖还得改向内侧下方寻找异感。⑥采用此方法一般都主张寻找异感，且异感部位在肘关节以下者阻滞效果更为满意。对难以寻找异感者，可采用扇形阻滞法将局部麻醉药注在第 1 肋骨上,也能获得较好的阻滞效果。⑦可注入局部麻醉药 20.0～30.0 mL,注完后患者往往有一种"压力异感",说明针尖在神经附近,药液已充填臂丛鞘内,阻滞作用必然较迅速且完善。

锁骨上阻滞法优、缺点。优点为:用较小药量即可得到较高平面的臂丛阻滞;可同时阻滞上肢及肩部;穿刺时不必移动上肢;局部麻醉药误入静脉的可能性很小;不至于发生刺入硬膜外腔或蛛网膜下腔意外。缺点为:操作不当可能会造成气胸;不能同时进行双侧阻滞;若需双侧阻滞,有一侧要采用腋路阻滞;穿刺时若无异感,失败率达 15%。

3.锁骨下阻滞法

操作:①患者仰卧,患肢外展 90°,头转向对侧。②皮肤常规消毒,以 22G 5.0～8.0 cm 长针在锁骨中点下 2.0～3.0 cm 处进针,与皮肤成 45°,向外侧沿腋动脉方向穿刺。③针穿过胸部肌肉后进入臂丛鞘时,有一明显落空感,同时患肢出现异感,证明针已进入鞘内,凡异感达肘部以下者阻滞效果较好。④固定针头位置,回抽无血后即可注入局部麻醉药混合液 20.0～30.0 mL。

锁骨下阻滞法优缺点。优点为:臂丛在锁骨下鞘内比较集中,此部位阻滞可使上肢阻滞完全;气胸及肺损伤发生率较锁骨上法低;可同时阻滞内侧皮神经和肋间臂神经,故对需用止血带者更为有利。缺点为:此处臂丛位置较深,故定位不如其他方法简便、准确;仍有损伤血管和发生气胸之可能;主要并发症为局部血肿和局部麻醉药血管内注射引起全身毒性反应。

4.颈神经浅丛阻滞

颈神经浅丛由胸锁乳突肌后缘中点发出,故穿刺点即为颈椎横突体表标志处(通常在胸锁乳突肌后缘与颈外静脉的交接点)。针进入胸锁乳突肌后缘深层,即可注射局部麻醉药 5.0～8.0 mL,无需寻找异感。操作者也可于针进入皮下后成扇形将药液注入皮下和肌膜下(穿刺针越过肌膜时有落空感),即可阻滞颈浅丛。通常进针 0.5～1.0 cm 深度,肥胖者深度增加。

在临床实际工作中,单纯颈丛神经阻滞或单纯臂丛阻滞对锁骨和肩部手术阻滞不全的发生率很高。因为肩部手术有时泛及肩部深区,麻醉时往往需要阻滞 $C_{3\sim6}$ 及 $T_{1\sim2}$ 神经才能满足手术要求。所以单独采用颈或臂神经丛阻滞很难达到彻底的手术区域神经阻滞效果。临床上可采取颈、臂神经丛联合阻滞,或高位臂丛加锁骨下联合阻滞等方法,求得完善的神经阻滞效果。

(三)常用药物

一般颈、臂神经丛的神经阻滞选用利多卡因(1.0%～1.5%)复合其他中、长效局部麻醉药。以往使用丁卡因(0.2%～0.5%)、布比卡因(0.25%～0.75%),由于其毒性大,且布比卡因的心脏毒性不可逆,现在很少用。而左旋布比卡因、罗哌卡因的临床应用越来越普遍。

左旋布比卡因是布比卡因的左旋体 S(一),而布比卡因的中枢神经及心脏毒性来源于 R(十)型镜像体,故前者心脏毒性作用低于后者,而二者神经阻滞作用效能相仿。罗哌卡因的化学结构与布比卡因相似,但机体毒性尤其是心脏毒性,明显低于布比卡因。罗哌卡因低浓度用于神经阻滞时,有明显的感觉运动分离现象。

局部麻醉药中加入适量肾上腺素(1:20 万 U),可在延长阻滞时程的同时,因局部血管收缩,局部麻醉药的吸收速率减慢和(或)吸收量减少,药物毒性作用降低。

(四)注意事项

1.避免血管损伤

任何途径穿刺,如果不熟悉局部解剖关系,都有可能导致药物误入血管,引起全身中毒症状,严重时可导致患者死亡。如果穿刺时抽吸有血液回流,应立即将针后退出血管,暂停穿刺或改变进针方向,局部压迫,避免继续出血及形成血肿。尤其是肌间沟及锁骨旁径路穿刺时,若引起血肿还可产生颈部压迫症状。

2.穿刺技术要求

肌间沟法穿刺针方向应向下、内,略朝尾侧,切勿水平方向进针。深度不能超过横突深度,过深可损伤椎动脉、蛛网膜下腔和硬膜外腔,引起血肿、出血或脊椎麻醉休克。

3.防止气胸、血气胸

锁骨旁穿刺激性有发生气胸或血气胸可能。寻找第 1 肋骨时,不应刺入过深,针尖应贴着骨面反复寻找异感较为安全。穿刺中让患者保持安静,忌突然咳嗽或做深呼吸动作。一般此类气胸发展缓慢,如果不细心观察往往可被忽略,以致术后数小时患者才出现较明显的症状。疑有气胸时要听诊双肺呼吸音有无变化,胸部透视 X 线或摄片可确诊,重者除呼吸困难外,气管向健侧移位。因此,凡行锁骨旁臂丛阻滞的患者,操作后应严密观察 6~24 h。

4.正确选择神经阻滞途径

尽管臂神经丛阻滞尚有多种途径和方法,但肌间沟、锁骨上和腋路阻滞法是 3 种最常用方法。肌间沟入路的成功关键是找定位,出现异感很重要。根据统计,穿刺中若患者未出现异感,神经阻滞的失败率高达 15%。随着神经刺激器在临床广泛使用,相信能大幅度提高臂神经丛阻滞成功率。

5.防止局部麻醉药逾量

由于臂神经丛阻滞时单次用药量较大,故当首次注药已用完全量时,追加剂量须慎重,勿超过极量,以防药物中毒。由于神经鞘容积较大,往往只有当鞘内腔隙被药液完全充盈时(如成人肌间沟臂神经丛阻滞需 25~35 mL 局部麻醉药),才能显现满意的神经阻滞效果。因此,临床上在使用局部麻醉药时,要统筹考虑剂量、浓度、容积等诸多因素,在力求满意神经阻滞效果的同时,严防局部麻醉药逾量或中毒。

(五)神经阻滞的选择

虽然神经阻滞与全身麻醉相比,具有以下特点:①术后镇痛较好;②术后恶心、呕吐的发生率低;③对循环、呼吸系统抑制小;④对交感神经有阻滞作用,降低血管张力的同时能改善区域组织灌注,减少出血及血栓栓塞;⑤费用低等多方面优点。

但有下列情况时仍应当慎用神经阻滞:①术前已有外周神经缺陷的矫形手术,如尺神经移位术、腕管松解术或手术部位接近神经结构的手术,如全肩成形术或肱骨近端骨折固定术。总之围术期已有神经损伤或神经损伤风险大,由于术后若神经功能异常,不易区分,可能造成纠纷,一般不提倡神经阻滞。②急诊创伤患者全身情况差或复合多发性外伤,或其他脏器的损伤,我们一般选择气管内全身麻醉较为安全。③关节镜手术,常需要控制性降压,或关节置换放骨水泥等特殊处理或特殊体位的患者,为便于术中管理,提高麻醉安全性,尽量选用气管内全身麻醉。④有凝血异常,穿刺点感染,或精神异常及不能配合操作者的患者,一般不选用神经阻滞。

三、神经阻滞麻醉的管理

(一)神经阻滞入路选择恰当

选择适当的神经阻滞入路是阻滞完全的保证。根据手术部位,准确选取神经入路,避免阻滞不全。阻滞不全不仅给患者带来巨大的疼痛,给其心灵蒙上阴影,带来不良回忆,同时影响手术者的操作。疼痛刺激引起机体强烈的应激反应,血流动力学的波动,应激激素的升高,也引起异常神经反射(如骨膜反射等)。这些对术中的麻醉管理极为不利,安全风险大。所以手术开始要认真地测试麻醉平面,发现阻滞不全要及时更换麻醉方式。短小表浅的手术可以局部浸润麻醉,也可辅助静脉药物来完善麻醉。

(二)避免局部麻醉药中毒反应

臂神经丛阻滞为了达到良好的阻滞效果,所需要的局部麻醉药剂量和一定浓度下的容积较大,容易局部麻醉药逾量,由此发生局部麻醉药中毒反应的概率也较高。为避免局部麻醉药中毒反应,神经阻滞操作过程中应当注意以下几点。

1.控制最大剂量(极量)

单次给药时,局部麻醉药不得超过最大剂量(或极量),缓慢推注。局部麻醉药浓度不宜过高,平衡浓度、剂量、容积三者间关系。适量加入肾上腺素(1:20万 U),能在一定程度上延缓局部麻醉药吸收速率和减少局部麻醉药吸收量。

2.防止局部麻醉药误入血管

给药前需反复确定回抽无回血、脑脊液、气体时才能给药,注药过程中也要多次反复回抽(每注射 3.0～4.0 mL 回抽一次),以确保针头没有移位。此外,有部分患者由于穿刺针针尖斜面贴近血管壁,回抽时由于负压,血管壁与针尖紧贴无回血,给药时进入血管,发生中毒反应。所以,即便回抽无异常,给药也必须从小剂量开始,同时紧密观察患者生命体征,警惕毒性反应的先驱症状(如惊恐、多话、抽动或突然安静等)。

3.药物中毒救治

一旦怀疑发生局部麻醉药中毒反应,应立刻停止推药,拔除针头,同时面罩给氧,确保供氧充分。静脉滴注咪达唑仑 2.5～5.0 mg,必要时静脉注射短效肌肉松弛药,如琥珀胆碱 1.0 mg/kg 气管内插管控制呼吸。一般只要药物中毒症状发现及时,给予相应处理后,等血浆药物峰浓度下来后,即可逐渐恢复。

4.监测和应急措施完善

必须提醒的是,无论采用何种麻醉方式,都应于麻醉前开放患者静脉通道,监测心率、血压、SpO_2 等基本生命体征,备有完善的急救设备与器具,防患于未然。

(三)减轻心血管反应

由于颈部神经、血管分布丰富,颈神经丛阻滞后患者常会出现一过性的血压升高、心率增快。究其原因,多半与局部麻醉药中肾上腺素的吸收和(或)迷走神经的阻滞有关。一般无须特殊处理,等药物影响消失后,即可正常。若血流动力学波动过大(如血压升高超过基础值 20%),尤其对于术前合并心血管系统疾病的患者和老年患者,可适量应用血管活性药物(如 β 受体阻滞剂、钙通道阻滞剂等)调控血压。

(四)其他

1.呼吸道管理

由于肩部手术铺巾掩盖头面部,不便于直接观察患者,应注意呼吸道管理,尤其是神经阻滞辅助静脉麻醉的患者要特别当心。

2.Horner 综合征

发生颈交感神经阻滞时,患者可出现(Horner 综合征),表现为眼睑下垂、瞳孔缩小、眼球凹陷、眼结膜充血、鼻塞、面微红和不出汗等体征,注意呼吸、循环功能监测。一般无需特殊处理。

3.膈神经、喉返神麻痹

高位臂神经丛（C$_{3\sim5}$）阻滞，易造成邻近的膈神经、喉返神经麻痹。麻醉中要观察呼吸方式、频率及胸廓抬起的幅度，避免膈神经麻痹对呼吸的影响。喉返神经麻痹最常见的临床表现为声嘶、失音，严重时可有呼吸困难。通常在实施颈臂神经丛阻滞时要有意识地跟患者交谈，以便及时发现异常情况。同时切记：双侧颈神经丛阻滞肯定会累及膈神经，不行双侧深丛的阻滞。

4.气胸、血肿

尤其是在经锁骨上路或肌间沟入路行臂神经丛阻滞时，由于其针尖偏近正中，第一肋骨正中有肺尖，进针过深易刺破肺尖造成气胸或血气胸。普通成年患者一般进针深度不超过 4.0 cm。颈部臂神经丛周围血管丰富，阻滞过程中若穿刺针损伤血管尤其是动脉，可导致局部血肿。

5.高位硬膜外阻滞或全脊椎麻醉

颈神经丛阻滞时，穿刺针进入过深或进针角度偏内，可导致针尖进入硬膜外腔，甚至蛛网膜下腔。若未及时发现，一旦注入局部麻醉药可即刻导致高位硬膜外阻滞或全脊椎麻醉。神经阻滞前要预计进针深度，采用短针穿刺。推药前一定要回抽，先少量注药(2.0～3.0 mL)后，观察无不良反应再注余液。若发生全脊椎麻醉，患者无意识、呼吸，必须紧急实施气管插管控制呼吸，加速输液及应用心血管活性药，维持循环、呼吸功能稳定。一般情况下，若及时发现及时处理，随着椎管内局部麻醉药逐渐吸收，局部浓度逐渐降低，患者各方面情况将逐步好转。只要抢救及时，处理措施得当，患者一般均能恢复正常。

（陈克令）

第三节 椎管狭窄与椎间盘突出手术的麻醉

任何原发或继发原因引起的椎管、神经根管或椎间孔任何形式的狭窄并导致脊髓、神经根或马尾受压迫或供血不足而出现的一系列临床综合征，统称为椎管狭窄症。椎管狭窄多发生于颈椎和腰椎，胸椎较少发生。

一、椎管狭窄的解剖基础

（一）颈椎管狭窄症

在正常状态下，颈椎椎管内径（前后矢状径及左右横径）均有一定大小，以容纳椎管内的脊髓神经等组织。如其内径小于正常，尤其是矢状径绝对值小于 12 mm 时，即构成椎管相对狭窄，而小于 10 mm 时则属于绝对狭窄。如以椎体与椎管两者矢状径比值来计算，大于(1：0.75)属正常椎管，小于(1：0.75)时则为椎管狭窄，并可由此引起一系列症状。

颈椎管狭窄症可分为发育性和继发性两种，先天发育性颈椎管狭窄是指颈椎在胚胎发生和发育过程中，由于某种因素造成椎弓发育迟缓，导致椎管矢状径小于正常值，在幼年时无症状，但随着发育和其内容物逐渐不相适应，则出现狭窄症状。继发性颈椎管狭窄症最为常见，中年以后，脊柱逐渐发生退变，主要是颈椎间盘退变、椎体后缘骨质增生、黄韧带肥厚、椎板增厚、小关节肥大等。这些因素引起椎管管腔变小，导致脊髓和神经根受压，此时，如果遭受外伤，即使轻微外伤即可引起椎管某个节段骨或纤维结构破坏，或位置的微小移位，使椎管内间隙减少，从而引起相应的压迫症状。临床表现早期以感觉障碍为主,中期以后则出现运动障碍症状,并随着病情的进展而逐渐占主导地位。

(二)胸椎管狭窄症

胸椎管狭窄远较腰椎和颈椎少见,但近年来随着诊断技术的发展、认识水平的提高和人口老龄化,因此,被确诊的患者逐渐增多。

本病多见于中年男性,病因主要来自发育性椎管狭窄和后天退行性变所致的综合性因素。这些综合性因素包括椎板增厚、黄韧带肥厚、关节突增生肥大内聚、椎板夹角变小、椎管内静脉丛淤血及后纵韧带钙化等,从而引起脊髓或神经根的压迫症状。胸椎管狭窄症好发于下胸椎,多见于胸7~11节段。

(三)腰椎管狭窄症

腰椎管狭窄症的病理解剖特点如下。

(1)椎体后缘骨质增生,后纵韧带肥厚、骨化,椎间盘后突。这些因素位于中央时可造成中央椎管前后径变短而引起狭窄,位于一侧或双侧时可从前方造成侧隐窝狭窄。

(2)关节突肥大增生,可从后方造成侧隐窝狭窄,压迫神经根。

(3)椎弓根短缩或内聚,造成椎管的矢状径和横径狭窄。

(4)黄韧带增厚,椎板间、椎板前方和椎管侧方均有黄韧带,黄韧带增生肥厚时,可以从侧方、侧后方和后方造成椎管狭窄。

(5)椎板增厚,从后方和侧后方压迫硬膜和马尾神经。

(6)椎间隙变窄,常由椎间盘退变所致,上椎体因椎间隙狭窄而下降时,可使神经根扭曲,被挤于彭出的椎间盘或增生的椎体后缘与其上的椎弓之间的沟道内。

(7)椎体滑移,无论是真性或退变性椎体滑移,均可由上、下椎的相对前后移位而造成椎管狭窄。

(8)硬膜外病变,如硬膜外脂肪增生及纤维化,硬膜外血管增生曲张,硬膜外束带粘连,硬膜囊缩窄、压迹等,均可形成椎管狭窄。

多见于40岁以上的中老年患者,起病缓慢,常先有腰痛史,有的可长达十余年以上。中央型椎管狭窄与侧隐窝及神经根管狭窄的临床表现不尽相同。中央型狭窄表现为典型的间歇性跛行。侧隐窝狭窄所压的是以从硬膜囊穿出的神经根,故其根性症状十分典型,而间歇性跛行并不明显。神经根管狭窄的症状与侧隐窝狭窄大体相同。

二、椎管狭窄的术前评估及准备

(一)关于老年问题

椎管狭窄多见于中老年人,由于老年人机体细胞逐渐退化,器官功能减退,尤其是呼吸循环功能更为明显,加上营养不良,血容量不足及疾病的影响,对麻醉和手术耐受力小,对药物敏感性高,代偿能力差,危险性大。老年患者麻醉和手术过程中及术后并发症的发生率高,故术前应充分重视,积极准备。

1.老年生理功能评估

(1)随着年龄的增长,老年人中枢神经、周围神经及自主神经发生退变与功能下降,脑组织减少,在60岁以后明显加快,手术后易发生认知障碍。

(2)老年人的心血管系统疾病比较普遍,在评估老年人的心血管功能时,最重要的是要了解心脏的储备功能,以便在手术麻醉中出现心功能不全时及时采取相应的对策。

(3)老年人呼吸系统的改变主要表现为解剖结构、生理功能和代偿能力三个方面的改变。老年人胸腔容量和肺总容量的降低,气道阻力增加,呼气时间延长,由于生理上的退行性变,解剖无效腔量增大引起通气/血流比例失调,最终导致 PaO_2 降低,动脉血氧含量降低,老年人肺储备功能明显降低。麻醉期间应特别注意肺功能的维护,并要注重老年人因咳嗽无力不能有效排痰的问题。

(4)老年人肾脏滤过率降低,重吸收、浓缩、稀释功能及维持细胞外液容量和对电解质与酸碱平衡能力均明显降低。当血流动力学发生改变、水电解质紊乱、手术、感染和肾脏毒性药物都可以使肾功能急剧减退,肾衰竭是导致围术期老年患者死亡的重要原因。

2.麻醉药物对老年人的影响

首先,认识药代动力学特点。老年人体内总水量及肌肉含量减少,脂肪含量增加,明显影响药物的分布和消除半衰期,老年人体内血浆结合型药物减少,游离型药物增加,老年人肾功能减退及肝血流减少,酶活性降低导致药物清除率减慢。老年人药代动力学明显不同于普通成人,如无充分认识,势必增加药物使用的盲目性,导致意外事件发生。其次,术前做好肾功能评估。大多数麻醉药物都是经肝脏代谢后,经肾脏排出。老年人手术必须做好充分的肾功能评估。目前所做的术前肾功能检查,已沿用多年,其方法虽简便但受其他因素(如血容量、饮食等)干扰较多,应多予注意。血尿素氮、血肌酐和血尿酸的测定仍为临床常用的反映肾小球功能的标志,肾脏疾病早期血清肌酐通常是不高的,肾脏发生实质损伤时,血清肌酐值才增高,所以血清肌酐测定对晚期肾脏疾病临床意义较大,同时测定尿素氮和肌酐对临床诊断有帮助。

(二)困难气道的术前评估

对术前判断可能存在气管内插管困难的患者,应充分做好气管插管器材和麻醉诱导药物准备,诱导时避免使用中长效的肌肉松弛药,以免插管不能成功而患者呼吸又未恢复时,对患者带来危险。若患者伴有颈椎不稳,则在插管时应避免颈椎过伸而加重神经损伤,故头部不能过分后仰,更不能用手使劲推头,动作应轻柔,如插管非常困难,可采用表面麻醉下清醒插管,或借助纤维支气管镜插管。困难气道的常用评估方法有以下几种。

1.一般情况

患者有无颈粗短,下颌短小,牙齿松动和突出,颞下颌关节强直及颈部病变,如颈部肿物、瘢痕或气管移位等。若有上述情况,可使气管内插管难度增加。

2.张口度

张口度是指最大张口时上下门牙间的距离,参考值为 3.5～5.6 cm,小于 3.0 cm 时气管插管有困难,小于 1.5 cm 时无法用常规喉镜进行插管。也可用患者的手指来判断,正常应大于等于3 指(患者的示指、中指和环指并拢);2～3 指,有插管困难的可能;小于 2 指,插管困难。不能张口或张口受限的患者,置入喉镜困难,即使能够置入喉镜,也不能暴露声门,插管有困难。

3.甲颏间距

甲颏间距是指患者颈部完全伸展时,下颏至甲状软骨切迹间的距离,以此间距来预测插管的难度。甲颏间距大于等于 6.5 cm,插管无困难;6.0～6.5 cm 插管可能有困难;小于 6.0 cm,插管常困难。

4.颈部活动度

颈部活动度是指仰卧位下做最大限度仰颈,上门牙前端至枕骨粗隆的连线与身体纵轴相交的角度,参考值大于 90°,小于 80°为颈部活动受限,直接喉镜下插管可能遇到困难。

5.环枕关节伸展度

当颈部向前中度屈曲（25°～35°），而头部后仰，环枕关节伸展最佳。口、咽和喉三条轴线最接近为一直线（也称"嗅花位"），在此位置，舌遮住咽部较少，喉镜上提舌所需用力也较小。环枕关节正常时，可以伸展35°。环枕关节伸展度检查方法：患者端坐，两眼向前平视，上牙的咬颌面与地面平行，然后让患者尽力后仰头部，伸展环枕关节，测量上牙咬颌面旋转的角度。上牙旋转角度可用量角器准确地测量，也可用目测法进行估计分级：①Ⅰ级为环枕关节伸展度无降低；②Ⅱ级为降低 1/3；③Ⅲ级为降低 2/3；④Ⅳ级为完全降低。

没有一种方法能完全准确地预测困难气管插管，单独用上述某一指标预测困难插管的准确性较低，术前多因素综合评估可提高预测的准确性。

三、椎管狭窄的麻醉选择

(一)局部麻醉

局麻对生理功能干扰小，相对安全，费用低，适用于手术时间不长、操作简单的手术。前路颈椎管减压术，局麻加神经安定麻醉可满足手术要求。短小的单纯腰椎后路减压术也可采用局部麻醉。局部麻醉尽量选用较淡浓度的麻药，控制麻药总量，注药前应反复回抽，以防局部麻醉药中毒。

(二)颈丛阻滞

适用于颈椎管狭窄的前入路单纯减压手术，该手术一般选择右侧切口，故颈丛阻滞可行右侧深、浅丛，而左侧只行浅丛即可。由于颈部血管丰富，应注意预防局部麻醉药中毒。对于严重的颈椎管狭窄已影响呼吸功能者，应禁用颈丛阻滞，以防阻滞膈神经，造成严重的呼吸抑制。

(三)蛛网膜下腔阻滞麻醉

腰椎管狭窄行椎板切除或椎管减压术可以选用。腰麻效果满意，但可能对呼吸和循环功能影响大，只要控制阻滞平面在 T_6 以下，影响不大。由于手术采用俯卧位，故应当等待麻醉平面固定后再变换体位。

(四)硬膜外麻醉

硬膜外麻醉是脊柱外科常用的麻醉方法。它既能连续有效止痛，又能保持患者清醒，有助于判断是否损伤脊神经，可以使血压轻度降低，减少术野渗血，有利于手术操作。麻醉恢复期短，术后护理方便，花费少，便于术后镇痛。硬膜外麻醉使交感神经麻痹，动静脉扩张，增加血流灌注和流速，减少老年人术后并发深静脉血栓的机会。手术时间不是太长、操作不太复杂的腰椎手术，均可采用硬膜外麻醉。

由于椎管狭窄症患者硬膜外腔容积小，加之老年人生理性椎间孔闭锁，易造成广泛阻滞，故应减少局部麻醉药的用量，严密观察麻醉平面和患者生命体征。为了不妨碍手术操作，一般穿刺点位于切口上 2～3 个椎间隙，且向上置管。

(五)硬膜外麻醉复合蛛网膜下腔阻滞

该方法适用于下腰椎狭窄手术，具有两种麻醉方法的优点，但要注意控制麻醉平面。

(六)全身麻醉

对于手术时间长、操作较复杂的手术，以及全身情况较差者，多采用气管内插管全身麻醉，由于俯卧位下患者气道难以控制，故气管内插管全身麻醉用于俯卧位手术更为安全。颈椎后路手术选用气管内插管全身麻醉，便于控制气道。

四、椎管狭窄的麻醉管理

颈椎管狭窄手术选择全身麻醉时,气管内插管应十分小心。当颈部的过伸或过曲运动都会加重脊髓的受压程度而导致脊髓损伤。由于颈椎的活动受限,颌胸距离缩短,头不能后仰导致喉镜置入困难和气管内插管困难。安置体位时应特别注意保护好头部,麻醉以后肌肉松弛,头的重力失去颈部肌肉的支撑,搬动体位时可使颈椎扭曲造成脊髓损伤。注意保护好气管导管,避免气管导管扭曲、打折和呼吸道梗阻。行颈前路手术时,术中因暴露椎体需牵拉血管鞘或压迫气管,可能刺激气管造成气管黏膜、声门水肿,甚至引起气管移位。

已有脊髓压迫造成运动神经功能障碍者,全身麻醉诱导禁用琥珀胆碱,避免因血钾突然升高而发生心律失常、心搏骤停等并发症。严重脊髓型颈椎病患者,容易发生低血压,应适当减少丙泊酚用量,减慢注入速度,密切注意血压变化。

俯卧位可能带来一系列不良后果,俯卧位下胸廓受压,胸腹活动受限,引起限制性通气障碍,使潮气量减少,还可造成气管导管扭曲或移位,长时间俯卧位导致上呼吸道水肿可造成术后气道梗阻。眼部受压引起视力障碍、角膜受损,头托可能压迫眶上神经造成损伤。由于颈部过度旋转,可能造成臂丛神经损伤及椎动脉扭曲导致供血障碍。由于髂股静脉受压,加上腹压增高,致股静脉回流障碍易产生术后深静脉血栓形成。腹压及硬膜外静脉压增高致术中出血增加。故俯卧位应在患者体下放置软垫,体位尽量舒适,注意保护容易受压部位。

椎管狭窄手术麻醉中,监测尤为重要,即使局麻下颈椎管狭窄减压术也应做好麻醉监测,并预见可能出现的意外,警惕早期低氧血症的发生。椎管手术暴露范围小,可能出现手术时间冗长或椎管内难以制止的出血情况,应加强监测,及时补液输血。俯卧位,不利于观察和抢救插管,给麻醉管理带来很大困难。

术毕应掌握好拔管时机,待患者完全清醒、通气功能及各种反射恢复方能拔管。尽可能不用拮抗剂,以免引起患者躁动。对插管困难、术中出血多、手术时间长和高位截瘫患者最好延迟拔管。为防止有些患者拔管后有再次插管的可能,拔管前应准备好各种插管用具,一旦拔管后患者呼吸不能支持,可快速插管或用喉罩通气。拔管前 5 min 静脉滴注利多卡因 1 mg/kg 可预防患者拔管时躁动。

五、腰椎间盘突出手术麻醉的处理

腰椎间盘突出症是因椎间盘变性,纤维环破裂,髓核突出刺激或压迫神经根、马尾神经所表现的一种综合征,是骨科常见病和多发病,是腰腿痛常见的原因之一。本病多发生于青壮年,表现为腰腿痛和运动功能障碍,有马尾神经损害者,可有大小便功能障碍,严重者可致截瘫,对患者的生活、工作和劳动均可造成很大影响。严格来说,腰椎间盘突出症就是腰椎管狭窄症的一种特殊情况,由于在发病机制和临床表现有其特殊性,且为常见病和多发病,故单独予以阐述。

(一)腰椎间盘突出的解剖基础

1.椎间盘的解剖

椎间盘由髓核、纤维环和软骨板三部分组成。软骨板上下各一,位于椎体骺环内,紧贴于椎体上下面。纤维环为围绕于髓核周围的纤维软骨,分内、中、外三层,其前份较厚,后外侧份较薄,是纤维环破裂的解剖学基础。外层纤维环内有游离的窦椎神经末梢,因此,纤维环破裂是引起腰痛的原因之一。髓核呈半透明胶冻状,位于纤维环的中央偏后。椎间盘富于弹性,可缓冲外力对

脊柱和颅的震动。还可增加脊柱的运动幅度。

2.椎间盘突出的病因

(1)椎间盘退变:一般认为,腰椎间盘突出症是在椎间盘退变的基础上发生的。在 20 岁以后,椎间盘开始退变,髓核含水量逐渐减少,椎间盘的弹性和抗负荷能力也随之减退。日常生活中腰椎间盘反复承受挤压、屈曲和扭转等负荷,很容易在腰椎间盘受应力作用最大处,即纤维环的后部由里向外产生裂隙,这种变化不断积累而逐步加重,裂隙不断加大,使此处的纤维环逐渐变得薄弱。在此基础上,由于一次较重的外伤,或反复多次轻度外伤,甚至一些日常活动使椎间盘压力增加时,均可促使退变和积累性损伤的纤维环进一步破裂;已变形的髓核组织由纤维环薄弱处或破裂处突出。纤维环本身损伤可引起腰痛,若髓核从后外侧突出压迫神经根,则有腰痛和放射性下肢痛的症状和相应的体征;若髓核从后侧中央突出,即中央型突出,则可引起马尾神经相应的症状和体征。由于椎间盘前方有前纵韧带,后方有后纵韧带加强,后外侧相对薄弱,髓核向后外侧突出较为多见(约占 87%),腰椎间盘突出症以腰 4~5、腰 5~骶 1 间隙发病率最高,占 90%~96%。

(2)外伤和劳损:外伤常为腰椎间盘突出的重要原因。腰椎间盘是身体负荷最重的部位,一般成人平卧时腰 3 椎间盘压力为 20 kg,坐起时达 270 kg。正常椎间盘富有弹性和韧性,具有强大的抗压能力,可承受 450 kg 的压力而无损伤。在弯腰状态和受压力时,腰椎间盘变形,纤维环后方张力加大易发生破裂,致髓核突出而引起压迫症状。

(二)腰椎间盘突出患者的术前评估及准备

全面了解患者的情况,重点了解与麻醉有关的因素。日常能否胜任体力劳动,是否长期卧床,有无心肺肝肾等重要脏器疾病史,心肺功能如何,既往手术与麻醉史,有无并发症。椎间盘突出症常常伴有脊柱侧弯,因此要评估脊柱侧弯对椎管内麻醉操作带来的困难。如患者术前已有下肢运动功能及大小便障碍,术前应向患者解释,以区分椎管内麻醉带来的并发症。如果采用全身麻醉,检查有无气管内插管困难指征,以便做好应对困难气管插管的准备。

(三)腰椎间盘突出患者的麻醉选择

应根据不同的手术方式和患者的全身情况来选择不同的麻醉方法。

1.局部麻醉

对全身生理状况影响轻微,适用于后路单纯髓核摘除术,谵妄及不合作的患者不宜使用。

2.蛛网膜下腔阻滞麻醉

操作简单,麻醉效果确切,但作用时间受限,易致低血压,故仅适用于单纯髓核摘除术。

3.硬膜外阻滞麻醉

具有操作简便,不影响手术,术中容易定位,又可不抑制运动神经功能,术中一旦出现触及神经根,立即出现下肢的躲避反应。患者意识存在,术中可按指令活动患侧足趾,预防误伤神经根。连续硬膜外阻滞具有可以随时追加麻醉药,药量容易掌握,麻醉时间没有限制等优点,因而适用于手术时间不是太长,操作不是太复杂的椎间盘手术。

4.全身麻醉

适用于时间较长较复杂的椎间盘手术、心肺有严重并发症者、过度紧张及不宜采用椎管内麻醉者。由于全身麻醉者意识消失,躲避反应也消失,有误伤神经根的可能。

(四)腰椎间盘突出患者的麻醉管理

蛛网膜下腔阻滞麻醉:穿刺间隙可选择 $L_{2\sim3}$,$L_{3\sim4}$ 或 $L_{4\sim5}$。常用药物为 0.5%~0.75%布比

卡因和 0.33％丁卡因。由于椎间盘突出症常需采用俯卧位,故须等麻醉平面固定后方可摆放体位,否则易致平面过广,引起呼吸和循环抑制,或者出现平面不够,导致阻滞不全或麻醉失败。由于蛛网膜下腔阻滞作用时间有限,故应严格掌握适应证。

硬膜外阻滞麻醉:穿刺点应选择在距病变部位 2～3 个椎间隙,不能太远,否则会影响麻醉效果,硬膜外导管应向头端放置,否则有可能会被手术切断。为了不抑制运动神经功能,麻醉药浓度不宜过高,一般选用 1％利多卡因与 0.15％的丁卡因混合液或 1％利多卡因与 0.25％布比卡因混合液即可。术中患者是否出现镇痛不全与下界感觉神经阻滞有关,当下界感觉阻滞平面在 L_5 以上,切除椎板时就有下肢放射痛,在分离牵开神经根时出现严重的下肢酸痛。如下界感觉神经阻滞平面在 $S_{1～3}$,分离牵开神经根时,患者有程度不同的下肢放射性酸痛,并且下界感觉神经阻滞平面越高产生的痛感也越严重,只有下界感觉神经阻滞平面在 S_3 以下时,患者在整个手术过程中无痛。其原因可能是:坐骨神经由 L_4～S_3 的前支组成,若麻醉达不到 S_3 时,坐骨神经阻滞不全,在牵拉、机械刺激时,有下肢的酸胀痛。由于手术体位取俯卧位,膈肌活动受限,呼吸变浅,潮气量减少,呼吸交换量减少,肺的换气功能有轻度受限,因此术中要常规给氧,提高氧气浓度,使 SaO_2 在正常范围内。麻醉后改变体位可引起重力对血液和脏器的影响,由此可导致循环的生理功能发生相应改变,对正常人这些变化程度轻微,通过机体自身的调节,均能自动纠正或适应,但对于麻醉的患者,由于保护性反射作用已大部分消失或减弱,自身调节能力显著下降,因此改变体位所产生的各种生理功能变化较明显,可使体内静脉血液出现重新分布。再者俯卧体位对下腔静脉的压迫,减少了回心血量,使血压下降。所以术中要及时补充血容量,胸部和骶部要垫枕使腹部悬空以减少对腔静脉的压迫,增加回心血量。

全身麻醉:椎间盘突出常伴有椎管狭窄,故在髓核摘除的同时常须行椎弓根内固定,由于手术时间较长,清醒患者长时间俯卧位常常难以忍受,最好选择全身麻醉。由于此类手术出血可能较多,故宜先行深静脉穿刺。俯卧位手术宜选用带钢丝的气管导管,以防导管打折。术中应防止气管导管脱出气管。尽量选择对心血管影响轻、苏醒快的全身麻醉药,减少静脉麻醉药的使用,以吸入麻醉为主。

(陈克令)

第四节　骨盆与骶髂关节手术的麻醉

一、骨盆与骶髂关节手术的术前评估和准备

骨盆与骶髂关节手术在整个骨科手术中占有重要比例,骨盆及骶髂关节结构复杂,患者年龄跨度较大,可从 20 岁到 70 岁,术前一般状况存在较大差别,以手术方式多样、损伤大、术中出血多、手术时间长,术后恢复慢,并发症多为特点。因此,骨盆与骶髂骨节手术的麻醉术前评估、麻醉方式选择及处理非常重要。

骨盆对人体骨架主要起支撑稳定作用,并且对骨盆腔中器官起保护作用。骨盆由左、右髂骨及后方的骶骨、尾骨借助韧带连接所构成,在前方有耻骨联合和后方的左右骶髂关节,其中容纳小肠、结肠、直肠、输尿管、膀胱、子宫及动静脉大血管、支配下肢的神经等重要器官。骨盆外下侧

由髂骨、耻骨和坐骨形成髋臼，是股骨与骨盆的附着点，对下肢的行走平衡起关键作用。构成骨盆的骨骼较粗，骨质密度大，韧带连接力量强劲，一般外力作用不易出现骨折，但在较强冲击力特别是挤压力作用下，可以出现骨折、移位，使正常骨盆结构发生改变，内脏器官及大血管受到损伤，如直肠、尿道断裂等；骨盆血供丰富，受伤后极易出现血肿，创伤早期即可出现休克症状。除外伤性骨折外，骨盆的各组成部分可出现肿瘤、结核、先天畸形等病症，患者可以出现行走困难、疼痛等症状，术前多用过多种药物治疗，全身可存在其他并发疾病，给手术及麻醉带来很大挑战。

术前正确估计患者对于手术及麻醉的耐受能力，适宜的麻醉选择及术中麻醉管理，在保证患者平稳渡过围术期方面起至关重要作用。

骨盆骨折患者以青壮年多见，受伤前体质一般较好，但受伤后可有很大差别，主要与受伤程度及并发症有关：出血甚至失血性休克比较常见，但因存在较强的机体代偿能力及伤后的及时输液输血治疗，加之多在病房稳定一周后再实施手术，所以患者术前血压、心率、呼吸多平稳；骨盆骨折所致尿道及直肠损伤并非少见，一般在骨盆手术前已经泌尿及普外科处理，但严重的骨盆骨折移位对盆腔脏器影响较大，可合并较严重的感染，患者术前往往有中等发热，白细胞及中性粒细胞增高；如果并发其他脏器的损伤如多发肋骨骨折、颅脑外伤、下肢多发骨折等情况患者可出现呼吸困难，昏迷等症状；脂肪栓塞为骨盆骨折严重的并发症之一。主要表现为呼吸窘迫，心率增快，动脉氧分压下降，患者胸颈部、眼结膜可出现出血性斑疹，胸部 X 线片可见两肺内均匀分布的斑点样改变，并伴肺纹理增粗。

临床上骨盆肿瘤以骶骨瘤、髂骨和耻骨肿瘤多见，患者年龄以 30～50 岁居多，由于起病缓慢，患者术前就诊时间较长，随着肿瘤增大，骨质破坏也逐渐严重，碱性磷酸酶活性增高，红细胞及血红蛋白下降，并可出现低蛋白血症；瘤体增大可以引起疼痛，术前常服用镇痛剂，骨肿瘤手术一般为限期手术。

股骨头坏死的患者多需全髋关节置换，可以合并长期高脂血症或有长期饮酒史，年龄以50～70 岁多见，术前一般状况较差，可伴有高血压、糖尿病，冠心病等，此类患者一般对手术及麻醉耐受能力差；少数是因髋臼骨折术后功能障碍所致，需行全髋关节置换术，患者年龄多为青壮年，术前一般情况尚可，但长期卧床的患者术前体质稍差。强直性脊柱炎伴髋关节强直患者往往需要进行全髋关节置换手术，此类患者年龄较轻，病史较长，术前常已经发展为脊柱强直后凸畸形，头颈部不能活动，颞下颌关节受累至张口度减小，全身麻醉插管存在一定困难。

骨盆骨折患者术前访视时应注意询问患者受伤当时的情况，治疗经过及既往有无其他内科疾病，实验室检查项目中重点注意术前是否存在贫血，尿常规是否有红细胞和白细胞，凝血系统检查是否存在凝血功能异常，心电图及超声心动检查有助于了解心血管的系统一般状况，胸部 X 线片、肺通气功能检查、血气分析等结果则有助于判断患者的呼吸功能。骨盆骨折患者一般均较长期卧床并行下肢持续骨牵引制动，所以术前访视时应注意了解有无肺部感染的发生。

髋关节置换术患者因年龄偏大，术前多伴有高血压、冠心病、糖尿病、慢性肺疾病等，术前访视时应重点了解患者的心血管及呼吸系统状况。此类患者术前应常规做 24 h 动态血压及心电图检查，对高血压患者应仔细询问降压药的使用情况及效果，动态心电图检查主要了解患者是否存在较严重的心律失常及心律变异性情况，超声心动图检查则着重了解左、右心室功能及心室射血分数，以判断患者的心脏功能、肺通气功能，有助于了解目前患者的肺储备功能，血气分析有助于了解患者的肺交换功能，术前是否存在低氧血症，有无酸碱电解质失衡等内环境状况。术前应评估术中失血量并适量备血。对于强直性脊柱炎患者，术前着重了解患者头部活动及张口度情况,以制定相应的麻醉诱导及气管插管方案,患者胸廓活动多受到限制,所以术前肺功能检查十分必要;该类患者一般为双侧髋关节同时受累,常同时行双侧髋关节置换术中失血量大,术前应备足够的血液制品。

骨盆肿瘤患者术前大多先行化疗,以缩小瘤体便于手术切除,患者术前多有贫血、白细胞和血小板减少、肝功能异常等情况,血红蛋白<80 g/L时术前应少量多次输血,术前血红蛋白应提高到100 g/L以上。骨肿瘤患者病情为渐进式发展,手术多为限期手术,术前全身状况不易很快恢复,手术宜早不宜迟。骨盆肿瘤手术一般为瘤体局部切除或一侧骨盆离断术,手术难易程度及时间难以预料,术中出血可能很多,应备充足的血液以防术中大失血。

二、骨盆与骶髂关节手术麻醉的选择

骨盆与骶髂关节手术的麻醉选择主要根据手术方式及患者的一般情况而定。简单的骨盆骨折且骨折端位移不大时手术一般选择切开内固定方式,由于操作简单,组织损伤较小,出血较少,且手术时间较短,可选择连续硬膜外麻醉,但术中需要牵拉骨盆时则腰骶神经丛应完全受到阻滞,患者才不会有牵拉反应。蛛网膜下腔阻滞可有效保证麻醉效果,消除牵拉不适感,但单次蛛网膜下腔阻滞维持时间不能满足长时间手术的需要,因此近年来骶髂关节的手术多选择腰-硬联合阻滞,蛛网膜下腔阻滞平面较广时多有不同程度的血压下降,术前存在血容量不足的患者应在麻醉前补充血容量,扩容同时应密切观察血压的变化,有条件时可行有创动脉血压连续监测。对于手术难度大及创伤大、术中出血多的严重骨盆骨折患者,特别是伴有多发骨折或其他器官损伤的患者,多选择全身麻醉方法。值得一提的是手术体位对患者的影响,骨盆手术大体分前入路和后入路两种;后入路手术要求采用俯卧位,有些严重骨盆骨折伴移位的手术术中可能要不断变换体位即采用所谓的"飘浮体位",应在全身麻醉下完成手术。骨盆手术一般均要求骨折端对位要完整,所以术中要求肌肉松弛充分,外周神经阻滞完善时虽可以达到一定程度的肌肉松弛,但往往不及全身麻醉中应用肌肉松弛药后的肌松效果。因此,对骨盆骨折伴移位的手术而言全身麻醉不失为适宜选择。

对于年龄不大、一般状况较好、术前无严重并发症的全髋关节置换手术患者可选择连续硬膜外阻滞,术中同样可能因牵拉引起腰骶神经丛反应,近年来多选择用腰-硬联合阻滞。考虑到患者术中侧卧位体位不适、长时间手术、术中患者清醒时的紧张心理等因素,椎管内麻醉时应给患者充分镇静。对于大多数年龄较大、一般状况差、术前伴有高血压、冠心病等并发疾病的患者,应选择全身麻醉,也可选择硬膜外阻滞或腰丛神经阻滞辅以浅全身麻醉的方法。对强直性脊柱炎伴张口困难者应采用慢诱导全身麻醉气管插管,在充分镇静及表面麻醉的基础上经口腔或经鼻腔盲探或半盲探气管插管。

骨盆肿瘤患者行瘤体切除或骶髂关节离断术时由于手术范围较大、手术创面较广、出血多,以选择全身麻醉为宜,对于术前估计瘤体较小或出血不多的手术也可以选择连续硬膜外阻滞。

三、骨盆与骶髂关节手术麻醉的管理

(一)循环管理

骨盆与骶髂关节手术具有手术复杂、手术时间冗长、出血较多的特点,因此麻醉期间维持循环稳定至关重要。

骨盆手术术中出血多,常需大量输血输液,麻醉前应建立一系列的循环监测系统,除一般的

心电图、无创血压、脉搏血氧饱和度监测外,尚应行有创动脉血压监测,对于手术前血容量相对不足、出血多的患者还应行中心静脉压监测,以便能连续观察患者术中血容量的变化,有效地进行容量管理。麻醉前也应准备好血管活性药物如多巴胺、麻黄碱等,以备术中应用。术中应常规留置导尿管,通过尿量、失血量、中心静脉压等指标判断血容量的改变,进而保证液体出入量的平衡。

椎管内麻醉前应输液以补充术前存在的相对血容量不足。在血压稳定的条件下进行麻醉。应避免局部麻醉药的剂量过大所致的血压下降,注药后 10~20 min 应密切观察血压变化,并调整输液速度维持血压基本稳定。应在循环稳定的条件下摆放手术体位,剧烈变动患者体位易引起血压下降等循环动力学改变。如选择全身麻醉,全身麻醉诱导前也应充分输液,诱导药物宜缓慢分次注入,同时密切观察血压、心率的变化。对于术前存在高血压、冠心病、糖尿病等老年患者更应选择对于循环系统影响相对较小的全身麻醉诱导药物,比如依托咪酯等。

对于手术出血量不多者,应以输液为主,可不输血;如出血量较多者,应尽早输血,而不应待血压下降后才输血。骨盆由于自身血管纵横,血供丰富,手术创面大,所以术中止血往往困难,近年来有的医院已经采用术前髂内动脉栓塞技术来减少术中出血量,临床效果肯定。手术疼痛刺激对循环稳定性也会产生较大影响,所以椎管内麻醉应力求神经阻滞完善,术中应适时追加局部麻醉药物,且最好应用镇静药物减少患者因紧张情绪等应激反应对循环系统的影响。术中血压偏高可使出血增加,全身麻醉维持中应该适当追加镇痛药物,维持适宜的麻醉深度,以减少患者对疼痛刺激的反应。因此,维持循环稳定特别是避免术中血压过高可在一定程度上可减少术中出血。术中血压下降时应该首先查找分析原因是血容量不足还是麻醉深度的影响所致,针对不同的原因作出相应的处理,麻醉过深导致的血压下降时不应一味追求大量输液。对于血容量不足导致的血压下降情况,应快速补液,同时应用血管活性药物,一般选择多巴胺间断小剂量静脉注射或稀释后持续微量泵静脉注射。患者可能因年龄不同、手术方式不同,对于麻醉药物有不同的反应;一般年轻患者应该给予相对较大剂量的麻醉药物,而对于年老体弱者应该适当减少麻醉药物的用量,以维持循环稳定。

全髋关节置换手术中应用骨水泥也会对患者循环系统产生影响,应当特别注意。骨水泥是一种高分子聚合物,应用时是以粉剂和液体单体相互混合而成,在置入骨髓腔后,单体可以被吸收进入血液循环,对循环造成不同程度的影响,轻者血压轻度下降,时间一般为 5 min 左右可以自行恢复;重者血压下降剧烈并可出现轻度肺栓塞症状(心率增快、血氧饱和度下降、非全身麻醉患者剧烈咳嗽等),需及时处理。主要预防措施为在应用骨水泥前应适当减浅麻醉深度以提升血压,或直接提前应用小剂量多巴胺或麻黄碱升高血压,静脉滴注地塞米松 10 mg 也可减轻骨水泥不良反应。

(二)呼吸管理

麻醉与手术中呼吸的管理与循环的管理同样重要,循环受到抑制时,往往也存在呼吸抑制,因此麻醉中在重视对循环的管理同时也应重视对呼吸的管理。

麻醉前访视患者时对呼吸系统的评估非常重要,往往以此来决定麻醉方式。年轻的骨盆骨折患者,术前肺功能检查大多良好,访视时主要了解有无吸烟史、过敏哮喘史等,如既往体健、肺功能良好则麻醉中呼吸系统管理较为容易。但由于骨折患者多一直卧床,特别对于合并肋骨骨折者,术前访视时应听诊双肺呼吸音,结合术前胸部 X 线片、体温变化及血常规检查结果,以确定有无肺部感染的发生。老年患者随年龄的增长肺功能存在着生理性的退化,如发生骨折或因为髋关节疼痛而长期卧床者,肺功能往往较差,术前一定要进行肺通气功能测定,如已经并发坠积性肺炎,则应暂停手术,应用抗生素治疗。其次,对于术前有长期大量吸烟病史的患者,呼吸道分泌物往往较多,而且黏稠不易咳出,应于术前进行雾化吸入,雾化液中加入沐舒坦等药物,以利于痰的咳出,减少呼吸道并发症的发生。术前应适当补液,防止呼吸道及口腔黏膜干燥,对于呼吸功能也可以起到一定保护作用。

麻醉方式的选择必须考虑到患者的肺功能情况。对于术前患者肺功能良好,手术创伤不大者,可选择椎管内麻醉,术中可用镇静类药物,以使患者入睡配合手术的进行,但要注意镇静药物剂量不宜过大,以免抑制呼吸。应用镇静药物的同时应常规面罩给氧并监测血氧饱和度。另外,患者对于相同剂量的镇静类药物反应程度可能存在较大差异,老年体弱者即使用小剂量镇静药物也有可能造成呼吸抑制,此类患者术中不提倡用镇静类药物。手术创伤大、出血多、年龄偏大者一般选择全身麻醉,特别对于侧卧位与俯卧位,椎管内麻醉患者往往耐受时间有限,呼吸道管理也存在困难,所以一般选择全身麻醉。侧卧及俯卧位手术时最好选择加钢丝气管导管,这样可防止因特殊体位所致的气管导管扭曲变形等所致的呼吸道不顺畅或阻塞,便于术中呼吸管理。术中体位变化后应及时听诊双肺呼吸音,以防体位变动对于气管导管位置的影响。手术过程中除进行一般血压、心率、脉搏血氧饱和度监测外,有条件的医院还应进行肺顺应性呼吸流量环的监测,对于及时发现是否因体位所导致的呼吸道阻力变化、是否存在肺水肿等情况均具有重要的参考价值。

少数骨盆骨折术患者术前可能发生脂肪栓塞,表现为呼吸急促、低氧血症、胸部 X 线片示肺有弥漫性浸润,轻者经吸氧等对症治疗一般数天后好转,症状较重者则需用呼吸机辅助治疗。此类患者一般选择全身麻醉,以利于对呼吸道的控制与管理。术中因手术操作同样可能造成肺脂肪栓塞,如术中观察到脉搏血氧饱和度(SpO_2)和呼气末二氧化碳分压($PetCO_2$)突然下降,心率增快等情况,应意识到发生肺栓塞的可能,经适当正压通气、利尿、激素的应用等相应治疗往往可缓解症状。全髋关节置换术中骨水泥引起的肺水肿虽然较为罕见,但应引起注意,用骨水泥前给予地塞米松 10 mg 有助于防治此种严重并发症的发生。

强直性脊柱炎患者行全髋关节置换手术时往往患者脊柱病变已很严重,一般选择全身麻醉,但由于患者颈部活动度差及张口困难,可能存在困难气管插管,应准备纤维支气管镜、视可尼喉镜等辅助气管插管器械。强直性脊柱炎患者胸廓活动度较正常患者差,术前胸式呼吸受限,以腹式呼吸为主,术中应避免因腹部受压而影响呼吸。

(三)围术期体液管理

在正常生理条件下,人体可以通过体内各种自身调节机制使体液保持平衡,即容量、电解质浓度、渗透压、酸碱度平衡,但在手术创伤麻醉等因素影响下,失血、失液等会造成体液平衡紊乱,给患者的围术期的治疗和康复带来不利的影响,所以围术期体液管理至关重要。

骨盆及骶髂关节手术中骨盆骨折所占的比例较大,而骨盆骨折后一般都有大量的失血情况,据估计一般可有 $500 \sim 1\,000$ mL 的失血量,在皮肤完整无损的情况下,血液往往淤积在骨盆骨折端附近,在骨盆周围皮肤可见大片状瘀斑,所以术前患者可以出现心率增快、血压不稳定、尿少、皮肤黏膜干燥等失血性休克早期临床表现。术前应明确患者是否存在贫血,如血红蛋白 >100 g/L,可不必输血,一般每天输注大于生理需要量液体治疗,数天后血红蛋白可以有所提高;血红蛋白为 $70 \sim 100$ g/L 时,应根据患者的一般情况和其他器官的功能状况决定是否输血治疗,在患者一般状况稳定,重要脏器功能正常并且能正常饮食者,可以先不输血,血红蛋白 <70 g/L 时,应

输注浓缩红细胞。骨盆肿瘤患者术前一般先行化疗,待瘤体缩小后手术切除,所以一般血常规检查会出现红细胞、血红蛋白、白细胞降低,术前多次输血以增强机体对手术与麻醉的耐受性。需要注意的是,此类患者术前还可能因化疗所致肝功能损害、恶心、呕吐等反应,至食欲减退,体液量相对不足,因此术前应适当增加补液量。术前发热患者更应注意适当增加补液量。但老年患者存在高血压、冠心病及心功能不全时,术前补液应该慎重,过多补液可能会增加心脏负担,影响心肺功能。另外,长期服用排钾利尿剂的高血压患者,术前应注意检查是否存在低钾血症并予以纠正。

术前患者一般均禁食水 8～12 h,麻醉前患者往往有血容量不足,应充分估计患者术前的体液状况,成年人禁食水 8 h 后,体液丢失达 8～12 mL/kg,因此麻醉前应先输液 500～1 000 mL,一般选如乳酸钠林格液等平衡盐溶液。乳酸钠林格液的电解质浓度与细胞外渗透压(ECF)相似,溶液中含有的乳酸钠经肝脏代谢后变为 HCO_3^-,可以缓冲酸性代谢产物,麻醉前使用乳酸林格液有血液稀释、降低血液黏滞度、扩充血容量、纠正酸中毒、增加肾灌注等作用。麻醉前生命体征平稳时可先不用胶体溶液,待术中根据患者情况再用。一般不主张用葡萄糖溶液,因为手术创伤会引起血中儿茶酚胺、皮质醇等激素的释放增加,导致胰岛素分泌相对不足,葡萄糖利用率下降,结果导致高血糖症。

手术中体液管理主要来自对于失血量、第三间隙液体丢失、尿量与输液(血)量之间平衡的估计,骨盆与骶髂关节手术受手术创面大和无法应用止血带等因素的影响,一般失血量比其他手术多,经手术创面渗出蒸发的体液量随手术时间的延长而增加,但精确计算存在一定的困难,应采取多种措施维持体液的平衡。麻醉前要建立多条静脉输液通路,一般可以选择双上肢分别建立两条静脉通路,以 14G 或 16G 套管针输液并牢靠固定,以防体位变动时脱出,也可以选择血管较为粗大的颈外静脉或颈内静脉输液。考虑到术中可能要大量快速输血输液时有必要行连续动脉压和中心静脉压监测,且留置导尿管以便于输血输液和容量管理。为减少过多异体输血所造成的血源紧张及相关并发症的发生,越来越多的医院已经应用了自体血液回吸收装置,主要用于非肿瘤及非感染手术。手术开始后,应密切观察手术野的出血情况,麻醉医师应对常见术式的手术操作步骤所有了解,这样可及时观察并估计出血量的多少。手术中出血后的相应输血输液可以按以下方案实施:估计失血量/所需晶体溶液量=1:3,估计失血量/所需胶体溶液量=1:1,即以晶体溶液补充失血量时则为胶体溶液的 3 倍,现主张术中补液时最好应用胶体溶液,这样可快速且较持久的维持循环血量稳定,目前临床应用较多的是羟乙基淀粉和血定安。但胶体溶液能维持容量的稳定,却不能代替血液制品作用,特别是大量失血时,红细胞急剧减少,血红蛋白含量下降,血液运送氧的能力就会受到影响,组织在相对血压稳定灌注良好时也会出现组织缺氧情况,所以大量失血时要及时输血,一般使用浓缩红细胞与血浆联合输注,可以改善组织氧供。术中较难判断的是第三间隙液体丧失,因为骨盆周围有较多的皮下组织及肌肉成分,手术中的牵拉、压迫都会引起组织水肿,第三间隙液体丧失增加,但却难以估计液体总量。应该从总体上把握出入量,维持患者的体液平衡,输液(输血)的同时密切观察心率、血压、中心静脉压、尿量的变化,以确定输液量及速度。全身麻醉期间患者的交感神经活动可能受到不同程度的抑制,此时在大量补液的同时应用血管活性药物(如多巴胺、麻黄碱、间羟胺等)。

术后的体液管理也很重要,术后 24 h 内由于可能输液过多过快、手术部位引流、患者疼痛血压增高尿量增加等因素的影响,体液量往往随之波动,所以术后应常规行心率、血压、尿量、CVP等反映血容量变化的监测。

(陈克令)

第十章 产 科 麻 醉

第一节 分 娩 镇 痛

分娩疼痛是人类最常见的疼痛,亦是大部分妇女一生中所遭遇的最剧烈的疼痛。有统计资料表明,约有 80% 的初产妇认为分娩时宫缩痛难以忍受,同时因疼痛而烦躁、大声喊叫、影响休息可增加体力消耗,并影响子宫收缩,易造成产妇衰竭、难产。此外,部分产妇因担心剧烈疼痛而选择剖宫产,从而使剖宫产率增加。从英国医师 John Snow 用氯仿为 Victoria 女王实施第 1 例分娩镇痛以来,临床上进行了各种方法和药物的研究,如全身给予镇静或镇痛药物、全身麻醉法、局部神经阻滞法和椎管内间断推注镇痛法等。但由于镇痛效果不确定、方法较烦琐,易产生产妇低血压和对胎儿呼吸抑制等不良反应,因此未能在临床推广应用。随着患者自控镇痛和新药罗哌卡因的临床应用,大大减少了分娩镇痛对产妇、胎儿及分娩过程的不良影响,提高了分娩镇痛的有效性和安全性,使分娩疼痛治疗进入了一个新时代。分娩镇痛越来越受到产科医师、麻醉医师及患者的高度重视,成为临床重要的疼痛治疗手段。

选择分娩的镇痛方式应以患者状态、产程及设备条件为依据,椎管内麻醉是较为理想的一种方法,其目的是在分娩时提供充分的镇痛,而尽可能减少运动阻滞。使用低浓度局麻药物可达到这一目的,复合阿片类药物时局麻药物浓度可进一步降低而仍能提供完善镇痛。

一、相关问题

(一)分娩生理

1.分娩动因的内在机制

分娩的发生、发展及完成由胎盘-胎儿分泌的一系列激素和细胞因子所决定,如前列腺素(特别是 PGE_2)、皮质醇、雌/孕激素、缩宫素及细胞因子等。各种激素和细胞因子的分泌在妊娠末期即明显增加,分娩临产后迅速达到高峰,使子宫产生强烈的有规律的收缩,导致了分娩的发生。

2.分娩动因的外在表现

从分娩动因的外在表现看,分娩的发生是由于子宫强烈的有规律收缩,在各种辅助肌肉的配合下,使胎儿排出体外。

3.分娩的分期

分娩全过程是从有规律宫缩开始至胎儿胎盘娩出时为止,共分为 3 个产程。第一产程:从间歇 5~6 min 的规律宫缩开始,到子宫颈口开全。初产妇需 11~12 h,经产妇需 6~8 h。第二产程:从子宫颈口开全到胎儿娩出,初产妇需 1~2 h。第三产程:从胎儿娩出至胎盘娩出,需 5~15 min,不超过 30 min。

(二)分娩的疼痛路径

在决定采用哪种镇痛方法之前,了解分娩的疼痛路径很重要。国际疼痛研究协会将疼痛定义为"一种与确切或潜在组织损伤有关的不愉快的感觉和情感体验"。产妇对疼痛的理解是一个包括了外周和中枢机制的动态过程。有许多因素影响妇女在分娩过程中所体验的疼痛程度,包括心理准备,分娩过程中的情感支持,过去的经验,患者对生产过程的期望、缩宫素、胎位异常(如枕后位)可能也会促使早期的分娩痛更剧烈。然而,毫无疑问的是对于大多数妇女,分娩和剧烈的疼痛是相伴的,并且往往超出预料。

第一产程痛主要由于子宫收缩,子宫下段和宫颈进行性扩张引起,信号经内脏神经的 c 和 A_δ 纤维传至 T_{10}~L_1 脊神经,形成典型的"内脏痛",同时邻近盆腔脏器,神经受牵拉和压迫产生牵扯痛。因此,第一产程痛特点为疼痛范围弥散不定,产妇对疼痛部位和性质诉说不清。

第二产程自宫口开全至胎儿娩出,其痛源于先露部对盆腔组织的压迫及对骨盆出口及下产道(包括会阴部)的扩张、牵扯、撕裂等,疼痛冲动经阴部神经传入 $S_{2~4}$ 脊髓节段构成典型的"躯体痛",第二产程特点为刀割样剧烈疼痛、疼痛部位明确集中在阴道、直肠和会阴部。

第三产程自胎儿娩出到胎盘娩出,一般痛觉已显著减轻。

因此,要消除子宫收缩引起的疼痛需阻滞 T_{10}~L_1;而要消除宫颈和盆底组织的疼痛则需阻滞 $S_{2~4}$ 节段。分娩疼痛的强度通常与产妇的痛阈和分娩次数等因素有关。

(三)分娩镇痛的目的及必要性

(1)可显著减轻或消除孕妇的分娩痛,最大限度地减少孕妇的痛苦。

(2)给孕妇提供人性化的医疗服务,这是社会生活发展的必然要求。

(3)帮助孕妇树立自然分娩的信心,提高自然分娩率。

(4)阻滞交感神经,理论上还可扩张胎盘血管,增加胎儿血供;减轻或消除疼痛所导致的过度通气及其带来的对母婴各方面的不良影响,消除疼痛给孕妇带来的不适,孕妇可适当进食、休息,为分娩做好充分的准备。

(四)分娩镇痛对母婴安全性的影响

分娩镇痛在近十几年来经过不断改进和更新,很多国家已在临床上大规模推广应用。实践证明,只要规范操作,严格管理,对孕妇是一种安全可靠的镇痛方法。

大量研究证明,分娩镇痛对胎儿或新生儿是比较安全的,对胎儿没有明显的不利影响。常用的监测及评价胎儿或新生儿的方法有胎心、脐动静脉血气分析、子宫胎盘血流速率检测、Apgar 评分、NACS 评分等指标,还没有发现分娩镇痛对上述指标造成严重影响。局麻药(罗哌卡因、丁哌卡因)都有微量通过胎盘进入胎儿体内,但对胎儿没有明显不利影响;而阿片类药一般都可迅速通过胎盘,大剂量反复应用时对胎儿有一定的抑制作用。从目前来看,芬太尼等是目前最为安全的阿片类药,分娩镇痛常用的芬太尼浓度一般仅为 1~2 $\mu g/mL$,对胎儿没有明显的不利影响。

（五）分娩镇痛对分娩的影响

分娩镇痛对分娩过程和母婴后果的影响是麻醉科和产科医护人员所共同关注的问题。硬膜外镇痛广泛用于分娩镇痛是在 20 世纪，目前在英国约有 20％、在美国约有 58％的产妇采用硬膜外分娩镇痛。很多学者对分娩镇痛模式（主要是椎管内麻醉）对母婴的影响，尤其是分娩过程，进行了评价。

1.对分娩内在机制的影响

分娩的发生、发展及完成由胎盘-胎儿分泌的一系列激素和细胞因子所决定，如前列腺素（特别是 PGE_2）、皮质醇、雌/孕激素、缩宫素及细胞因子等，各种激素和细胞因子的分泌在妊娠末期即明显增加，使子宫产生强烈的有规律的收缩，导致了分娩的发生。"胎盘-胎儿"是一个相对独立的系统，决定着分娩的发生、发展及完成。有研究证明，分娩镇痛没有影响"胎盘-胎儿"这一相对独立的系统中各种激素的分泌，因此，对分娩的内在机制无不良影响。

2.对产程及分娩方式的影响

准确地评价椎管内麻醉分娩镇痛对产程和剖宫产率的影响非常困难，因为要求分娩镇痛的产妇可能存在一些增加分娩不良后果的特征，如入院时属于分娩早期或胎头高浮、骨盆出口偏小、胎儿较大、初产妇等。这些特征因素可能会增加产程延长、器械助产、剖宫产及其他不良后果（背痛、发热、会阴损伤、胎儿窘迫等）。一些回顾性研究结果认为，椎管内阻滞分娩镇痛与剖宫产率增高有关。但近期的前瞻性研究结果及循证医学的系统评价认为采用椎管内麻醉进行分娩镇痛可能增加了阴道助产率、延长产程、增加产妇发热和新生儿感染的发生率，但不增加剖宫产率。

分娩镇痛（主要以硬膜外镇痛为例）可能从以下几个方面对产程和分娩方式造成影响：①影响子宫收缩。分娩时子宫的收缩主要由胎盘各种组织分泌的各种子宫收缩激素决定，另外，交感神经也参与调节子宫的收缩。研究证明，硬膜外镇痛没有影响子宫收缩激素的分泌，但由于阻滞交感神经而造成子宫收缩一过性减弱。②腹肌和膈肌等辅助肌肉收缩力减弱及减弱程度与局麻药浓度及麻醉阻滞平面相关。③使肛提肌和盆底肌肉的收缩减弱，使胎头俯屈和内旋转受到妨碍。④分娩时产妇主动用力地愿望减弱。

3.其他

有研究发现，椎管内阻滞分娩镇痛可能增加产妇发热与新生儿感染的发生率。一些临床观察发现椎管内阻滞镇痛的产妇体温升高达 38 ℃以上。椎管内阻滞镇痛是否增加产妇和新生儿感染尚有待研究。接受镇痛者产程可能更长，导致感染的可能性增加，也可能存在体温调节功能的改变及产程中高代谢，以及热量再分布等原因。

二、孕妇准备

（一）镇痛前评估及检查

1.产妇的病史和体检

重点应放在详细了解和麻醉有关的产科病史和仔细检查气道。如果选择区域性麻醉镇痛，应进行必要的背部和脊柱检查。为保障产妇和新生儿的安全及产妇生产的顺利，麻醉医师应与产科和儿科医师，针对每个患者的具体情况进行讨论。此外，注意了解有无高血压、糖尿病等妊娠并发症。

2.禁食情况

在待产期间，适当饮用液体饮料可使患者减少口渴、提神、补充能量及增加舒适感，但不是所有的饮料都可以饮用,我们这里指的是无渣的液体饮料,也就是国内所说的清流食,譬如清水、无渣的水果汁、汽水、清茶和不加牛奶的咖啡等。产妇饮用的液体种类比饮用的液体容量更有临床意义。饮用液体应因人而异,如产妇有下列情况应适当限制液体的饮用:胃肠动力失调(如肥胖症、糖尿病、胃食管反流等情况)、困难气道、有需手术分娩的可能性(如胎儿健康情况不明、产程进展缓慢等情况)。

3.增加凝血功能检查

是否应对每个产妇做血小板检查,曾经有过争议。现认为对健康的产妇不需要常规做血小板的检查,但对患有能改变血小板浓度疾病(譬如妊娠高血压)的患者应做血小板检查。因此,临床决策应根据每个患者的具体情况而定。

(二)术前用药

(1)不建议常规术前用药(如阿托品,心率的增加可增加产妇的耗氧)。

(2)妊娠高血压疾病患者降压药持续至术前。

(三)术前准备

术前准备麻醉机和复苏用品,包括新生儿复苏用品及抢救药品。胎儿娩出时应有新生儿医师协助治疗。监测方面,除了常规监测以外,关于胎儿心率的监测,在美国,对妊娠超过 20 周的产妇实施区域阻滞麻醉前后,都应由专业人员监测胎儿的心率。

三、常用方法及优缺点

许多局部麻醉技术用于分娩时既提供理想的镇痛效果,同时对母亲和胎儿的不良影响又很小。与静脉和吸入麻醉技术相比,局部麻醉可控性更强,更有效,抑制效应更少。最常用的局部麻醉技术是椎管内麻醉镇痛,尤其是硬膜外镇痛。较少用的有腰交感神经阻滞。有时产科医师也使用宫颈旁麻醉、阴部麻醉、局部会阴浸润麻醉技术。每一种技术都有其优点和缺点,须根据设备条件、患者情况及麻醉医师的经验等选择采用。

(一)椎管内麻醉

1.蛛网膜下腔阻滞

穿刺点以 $L_{3\sim4}$ 为宜,可以采用坐位或侧卧位下实施。对于肥胖的产妇,坐位是蛛网膜下腔穿刺的最佳体位。蛛网膜下腔注入小剂量阿片类药物,可以迅速达到镇痛效果。如 $10\sim20~\mu g$ 芬太尼或 $3\sim6~\mu g$ 舒芬太尼,可以立即缓解产妇产程中疼痛。蛛网膜下腔阻滞的优点是起效快,阻滞效果完善,缺点是镇痛时间不易控制,不能任意延长镇痛时间,而且术后头痛的发生率较高,因此目前在临床上应用较少。

2.硬膜外阻滞

硬膜外阻滞是最为常用的分娩镇痛方法,其优点为镇痛效果好,麻醉平面和血压较容易控制,对母婴安全可靠。其缺点为起效缓慢。

硬膜外阻滞有一点穿刺和两点穿刺置管两种。一点穿刺置管法:穿刺 $L_{3\sim4}$ 或 $L_{4\sim5}$ 间隙,向头置管 3 cm。两点穿刺法一般选用 $L_{1\sim2}$ 穿刺,向头置管 3 cm,和 $L_{4\sim5}$ 穿刺,向尾置管 3 cm,上管阻滞 $T_{10}\sim L_2$ 脊神经,下管阻滞 $S_{2\sim4}$ 脊神经,常用 1% 利多卡因或 0.25% 罗哌卡因,在胎儿监测仪和宫内压测定仪的监护下,产妇进入第一产程先经上管注药,一次 4 mL,以解除宫缩痛。于第一产程后半期置管注药,一次 $3\sim4$ mL,根据产痛情况与阻滞平面可重复用药。只要用药得当,麻醉平面不超过 T_{10},对宫缩可无影响。两点穿刺法对初产妇和子宫强直收缩、疼痛剧烈的产妇尤为适用,用于先兆子痫产妇还兼有降血压和防抽搐功效,但局麻药中禁加肾上腺素。分娩镇痛禁用于原发和继发宫缩无力,产程进展缓慢,以及存在仰卧位低血压综合征的产妇。两点穿刺法用于第二产程时,因腹直肌和提肛肌松弛,产妇往往屏气无力,由此可引起第二产程延长,或需产钳助产。因此,在镇痛过程中应严格控制麻醉平面不超过 T_{10},密切观察产程进展、宫缩强度、产妇血压和胎心等,以便掌握给药时间、用药剂量和必要的相应处理。

硬膜外分娩镇痛常用的局麻药物为罗哌卡因和丁哌卡因,常复合应用阿片类药如芬太尼、舒芬太尼等。常用的药物浓度为 0.075%～0.125% 丁哌卡因＋1～2 μg/mL 芬太尼。常用的硬膜外分娩镇痛方法有连续硬膜外镇痛(CIEA)和孕妇自控硬膜外镇痛(PCEA),其中 PCEA 是目前最为常用的硬膜外镇痛方法。具体方法:穿刺点选择 $L_{3\sim4}$ 或 $L_{2\sim3}$,穿刺成功后给 1.0% 利多卡因 3～5 mL 作为试验量,观察 5 min 无异常接电脑泵,首剂设为 8～10 mL,每小时量设定为 6～8 mL,PCA 量设定为 3～5 mL,锁定时间为 10～15 min。PCA 可由孕妇或助产士给药,胎儿娩出后可给予 2% 利多卡因以消除会阴缝合的疼痛。其优点为镇痛效果满意,对运动神经影响轻,而且减轻了麻醉医师的工作量,又可个体化用药。其缺点为镇痛作用起效较慢。

PCEA 让患者自己用药来控制镇痛程度,而很少需要麻醉医师干涉,运动阻滞也轻,泵控可获得更广泛的药物扩散范围,较浅的麻醉也减少了产妇低血压的发生率。PCEA 使用局麻药的总量减少,提供更符合产妇需要的药物剂量,与标准硬膜外镇痛技术相比产妇的满意度增加。PCEA 是目前最有效的分娩镇痛方法,如果配合适当的产科处理,硬膜外镇痛技术可以达到令人满意的低钳助产率和剖宫产率,让患者享受到无痛分娩的经历。

3.蛛网膜下腔-硬膜外联合阻滞(CSE)

CSE 用于剖宫产现在已经迅速推广。近十几年来 CSE 在产科的应用越来越多。CSE 结合了腰麻和硬膜外的特点,起效快并且肌肉松弛良好,和腰麻相比可较好地控制麻醉平面并可任意延长麻醉时间;由于可以随时追加药物,因而可以使用小剂量局麻药,这样可以减少蛛网膜下腔阻滞平面过高和低血压的发生;还可提供术后镇痛。此外,现在 CSE 的穿刺器械有了很大的改进。如普遍使用管内针技术,从而使针芯更细,减弱了硬膜的损伤程度,同时避免了和皮肤的直接接触,减少了感染的机会;笔尖式针芯、针孔侧置使针芯不似传统的斜面式腰麻针那样切开硬脊膜,而是分开硬脊膜,对硬脊膜的损伤更小,且更容易愈合,明显减少了脑脊液的外漏等。正是由于这些方法和技术上的改进,使 CSE 的并发症发生率大大降低。

具体方法:硬膜外穿刺成功后,用特制细针芯刺穿硬膜,见有脑脊液流出,推入小剂量镇痛药(15～20 μg 芬太尼或 3～6 μg 舒芬太尼＋1.5～2.5 mg 丁哌卡因),然后从硬膜外置管保留,至孕妇自感疼痛时再从硬膜外给低浓度局麻药(0.075%～0.125% 罗哌卡因＋1～2 μg/mL 芬太尼或 0.1 μg/mL 舒芬太尼)。用 CSE 行分娩镇痛结合了腰麻和硬膜外的优点,先从蛛网膜下腔少量给药以快速起效,需要时再从硬膜外持续给药,可任意延长镇痛时间。该方法镇痛效果迅速、确切,对运动神经影响小,由于蛛网膜下腔给药量极少(1.5～2.5 mg 丁哌卡因),因此对呼吸循环的影响小。其缺点为有一定的不良反应,如芬太尼注入蛛网膜下腔可导致一定程度的瘙痒,存在一定的感染风险,其头痛发生率是否增高还存在争论,有研究认为由于穿刺器械的改进,头痛及感染的发生率极低,和硬膜外相比并没有明显差别。

4.可行走式分娩镇痛(AEA)

AEA 是根据孕妇的运动能力来定义的。它是指在给孕妇提供满意的镇痛的同时充分保留孕妇的运动能力,在分娩的第一产程,孕妇可自如的行走,并可适量进食,充分休息,对孕妇非常方便。AEA 对运动神经的影响轻微,最大限度地保留了辅助肌肉在分娩中的作用,减轻硬膜外阻滞对分娩的影响。而且孕妇在行走时,胎儿的重力作用可能会加速分娩,曾有研究报道可行走式分娩镇痛可以缩短产程。因此,目前应用越来越广泛。AEA 包括两种方法,原理基本相似。①患者自控硬膜外镇痛:是目前最为流行的方法,一般采用 0.075%~0.1%罗哌卡因+1~2 μg/mL 芬太尼,镇痛效果确切,对母亲胎儿影响小。研究证明,罗哌卡因的量大于 0.1%则有可能影响孕妇运动能力,小于 0.075%则有可能镇痛效果不满意,一般以 0.1%罗哌卡因+1~2 μg/mL 芬太尼为佳(PCEA)。②腰麻-硬膜外联合阻滞(CSE):方法已如上述。其特点为蛛网膜下腔局麻药药量极少(1.5~2.0 mg 丁哌卡因),芬太尼药量为 15~20 μg,硬膜外用量同上。

5.骶管阻滞

骶管阻滞主要用于第二产程以消除会阴痛。缺点为用药量大;穿刺置管易损伤血管或误入蛛网膜下腔,发生局麻药中毒者较多;麻醉平面过高可能影响宫缩频率和强度。此外,因盆底肌肉麻痹而无排便感,不能及时使用腹压,延长第二产程。故一直未能广泛应用。

(二)全身麻醉

在分娩过程中,可使用亚麻醉浓度的吸入或静脉麻醉药来缓解产程中疼痛。这种疼痛缓解技术不能与临床普遍使用的全麻相混淆,后者可以产生意识模糊和保护性喉反射丧失。这种技术可以作为椎管内麻醉的辅助用药或者用于无法应用局部麻醉的产妇;可以间断性(在子宫收缩过程)或者连续性的给药。产妇可以自行给药,但是必须同时有一名医护人员在场来保证足够的意识水平和正确的使用仪器。

1.静脉给药分娩镇痛

麻醉性镇痛药(如吗啡、哌替啶、芬太尼等)及镇静药(如地西泮、氯丙嗪、异丙嗪等)在产科的应用时间较长,使用也较为普遍。必须注意,二者都极易透过胎盘,且对胎儿产生一定的抑制。静脉全麻药应用较多的是氯胺酮。作为一种 NMDA 受体拮抗剂,氯胺酮可引起分离麻醉,早在 1968 年就已用于产科,具有催产、消除阵痛增强子宫肌张力和收缩力的作用,对新生儿无抑制,偶可引起新生儿肌张力增强和激动不安。

根据 Fick 定律,目前常用于产科的全麻药经胎盘转运至胎儿体内均是时间依赖性与剂量依赖性的,提示在全麻下用药剂量越大,母/脐静脉血药浓度越高,分娩时间越长,母/脐静脉血药浓度越接近而对胎儿影响越大。因此应强调低浓度、短时间使用。值得注意的是,研究表明不少临产妇禁食 8~24 h 胃内仍有不少固体内容物,因此所有产科患者围麻醉期均应按饱胃处理,尤其是对于准备使用亚麻醉剂量的全麻药物的产妇,采用积极措施防治反流和误吸。①间断给药法:是指根据患者的需要,每隔一段较长的时间(60~90 min)将大剂量阿片类镇痛药从静脉给予,这种方法容易使母体、胎儿血药浓度急剧升高,造成呼吸抑制等不良反应的发生。②静脉自控镇痛(PCIA)其基本方法和硬膜外自控镇痛(PCEA)相似,先给一定量首剂,再静脉持续给予维持量,同时设置患者自控给予 bolus 量和锁定时间,这些都由电脑泵控制。可根据患者的需要自己给药,提高了镇痛的满意率,同时使母体和胎儿的血药浓度平稳,并减少了药物的需要量,采用 PCA 给药也体现了个体化给药的原则。PCIA 所用的药物仍以阿片类为主,一般为哌替啶或者芬太尼,由于新出现的药物雷米芬太尼代谢快,蓄积量少,对胎儿的影响可能较小,其应用正在受到重视。

尽管静脉镇痛分娩的方法有了较大的改进,但所用传统的阿片类药仍存在较大不足:一是镇痛不完善,一般只有 2/3 左右的孕妇表示满意;二是阿片类药量偏大,对母婴的影响较大,无论是哌替啶还是芬太尼都可能引起胎儿呼吸的抑制,Apgar 评分、NACS 评分的改变,增加纳洛酮的使用率。有研究显示,新药瑞芬太尼用于 PCIA 有较为满意的镇痛效果,同时对胎儿无明显的不良反应,但也有研究者对此持谨慎态度。但对于孕妇有硬膜外阻滞禁忌证时,PCIA 也有应用的价值。

2.吸入给药分娩镇痛

氧化亚氮和氟类吸入麻醉药已被成功地应用于分娩的麻醉。氟类吸入麻醉药麻醉效果与氧化亚氮相当或更佳,但其应用由于可致困倦,气味难闻及费用较高而受到限制。使用这类药物的最大风险就是意外的剂量过大导致的意识不清和保护性反射消失。此外,因多数采用半紧闭法给药,若产房没有换气系统,可能导致相关医护人员长期暴露在一个过高水平的吸入麻醉药的环境中。

(1)氧化亚氮:氧化亚氮吸入体内后显效快,30～60 s 即产生作用,停止吸入后数分钟作用消失。同时,氧化亚氮镇痛作用强而麻醉作用弱,质量分数为 30～50,亚麻醉质量分数＞80 才有麻醉作用。这些药理学特点使氧化亚氮成为较理想的分娩镇痛药。氧化亚氮吸入分娩镇痛具有下列优点:①镇痛效果好,能缩短产程。②不影响分娩方式,不抑制胎儿呼吸和循环功能,不增加产后出血量,安全,无明显不良反应。③产妇始终保持清醒,能主动配合完成分娩。④显效快,作用消失也快,无蓄积作用。⑤有甜味,无呼吸道刺激性,产妇乐于接受,且使用方便。

氧化亚氮的镇痛效果与其间断吸入的时机和量有着重要的关系。由于氧化亚氮吸入后需30～60 s 方起效,而子宫收缩又先于产痛出现,故间断吸入镇痛至少要在子宫收缩前 50 s 时使用,这样才能使镇痛作用发生与产痛的出现在时相上同步。若在疼痛时才开始吸入,不但起不到镇痛效果,反而易于在间歇期进入嗜睡状态,并伴有不同程度的头晕、恶心。一般应在每次子宫收缩前 30～45 s 时,嘱产妇吸入较适宜,宫缩间歇期停止吸入,这样既能有效镇痛,又不至吸入过量,同时严密监测产程进展及胎心变化情况,观察产妇的意识是否清醒,发现有头晕、恶心现象,可暂停吸入氧化亚氮即可很快恢复正常。

使用时应注意产妇对氧化亚氮的敏感性和耐受力有个体差异,麻醉医师须随时了解镇痛效果和不良反应,如出现头晕、乏力、嗜睡或不合作情况,说明已过量,应及时减少吸入次数和深度,以确保安全有效。其次,因氧化亚氮的弥散性缺氧作用,对于缺血缺氧的心肌可能有害,加之长时间(＞50 h)吸入氧化亚氮对骨髓增生可能有不良反应,因此对心肺功能不全、血液病及妊娠子痫等产科并发症患者须慎用。

(2)氟烷类吸入麻醉药:氟烷类吸入麻醉药都易于通过胎盘,可引起与剂量相关的子宫收缩抑制,浅麻醉时对子宫抑制不明显,对胎儿也无明显影响;深麻醉对子宫有较强的抑制,容易引起子宫出血。多作为氧化亚氮的辅助药物,有比氧化亚氮更强的镇痛效果,于第二产程开始时间断吸入。0.20％～0.25％恩氟烷、异氟烷及地氟烷也被成功地应用于分娩的麻醉,效果似乎与氧化亚氮相当。

(三)其他技术

局部麻醉包括宫颈旁阻滞、阴部神经阻滞、椎旁腰交感神经阻滞、外阴及会阴部局部浸润麻醉等,只要掌握合理的局麻药用量,避免误注入血管,局部麻醉不影响宫缩和产程,不抑制胎儿,对母子都可较为安全,更适于合并心、肺、肾功能不全的产妇。但这些方法都存在镇痛效果不确切,患者满意度不高的问题。虽然产科医师仍旧将这类技术用于非产科手术,但是它在产科的应用因为引起胎心减慢、局麻药中毒、神经损伤和感染而受到限制。这种胎心减慢的病因学可能与子宫血流降低及胎儿血中局麻药水平较高有关。常用药物为 0.5% 利多卡因。

1.宫颈旁阻滞

宫颈旁阻滞是一种用于不想或不能接受神经根阻滞的孕妇的替代技术,是一种操作相对简单的阻滞,为第一产程提供镇痛,并且不会影响分娩的进程。其方法是通过子宫和子宫颈结合的侧后部,将局麻药注入子宫颈阴道侧穹隆黏膜下以阻滞穿过子宫颈中心的神经。因为这种阻滞不影响会阴部的躯体感觉纤维,所以不能缓解第二产程的疼痛,仅适于第一产程镇痛,可加快宫口扩张,缩短第一产程减轻疼痛。

2.阴部神经阻滞麻醉

会阴神经来源于较低位骶部神经根($S_{2\sim4}$),支配阴道下段、阴道外口和会阴部的感觉及会阴部肌肉的运动。经阴道途径容易阻滞该神经,在两侧骶棘韧带后注入局麻药。适于第二产程,在宫口开全后开始阻滞,可缩短第 2 产程。此法可为阴道分娩和低位产钳分娩提供满意的镇痛,但是在中位产钳分娩、阴道口损伤和宫腔探察时镇痛不足,而且阻滞的失败率较高。

3.其他

椎旁腰交感神经阻滞可用于阻止第一产程中由子宫产生的疼痛的传导。虽然这项阻滞技术实施困难,但与子宫颈旁阻滞相比,相关的并发症似乎要少得多。

四、注意事项

分娩结局受多方面因素的影响,包括镇痛药物种类及浓度的选择、镇痛实施的时机、分娩镇痛疗效的观察、分娩镇痛不良反应的防治、产妇对疼痛理解和对镇痛的要求、缩宫素的使用、产程中的积极管理及产科医师对分娩过程的指导等。良好的分娩结局有赖于麻醉医师、产科医护人员及产妇的密切配合。

(一)积极预防和处理分娩镇痛对产程的影响

1.积极地使用缩宫素

缩宫素是一种强烈的子宫收缩剂,早已在临床上常规使用。虽然硬膜外分娩镇痛可造成子宫收缩的一过性减弱,但完全可以用缩宫素来纠正。

2.降低局麻药的浓度

复合一定量的阿片类药物如芬太尼,可使局麻药物浓度大幅度降低,目前所用的局麻药浓度一般为 0.075%~0.100% 丁哌卡因,镇痛效果满意,患者可以自如行走,对运动神经影响轻微,对患者各种辅助肌肉几乎没有影响。

3.积极的产程管理

其管理措施包括积极的宫颈检查,早期破膜,缩宫素的使用及对难产严格的诊断标准。通过积极的产程管理可明显降低分娩镇痛对产程的影响。研究证明,通过这些方法的采用,硬膜外镇痛对分娩的影响是可以消除的,实验组和对照组的产程和分娩方式没有明显差别。

(二)积极预防和处理分娩镇痛的相关并发症

1.硬脊膜穿刺后的头痛

硬脊膜穿刺后头痛的病理生理主要有两个方面:颅内压降低与代偿性脑血管扩张。硬脊膜穿刺后头痛的临床过程并非都表现为自限性,亦并非都表现为良性,患者常主诉体位性头痛,有的可出现外展神经麻痹、听觉障碍和硬脊膜下出血。目前治疗多采用硬膜外填充和保守治疗。研究证据支持延迟填充,即在硬脊膜穿刺 24 h 后进行。

2.麻醉期间低血压

椎管内麻醉,尤其是蛛网膜下腔阻滞,对孕妇循环系统影响较大,诸多学者应用多种液体(胶体液、晶体液)、不同液体量(10~30 mL/L)和各种血管加压药物试图解决这一问题,但是并不能完全消除低血压的发生。麻醉之前一定要开放静脉通道,如果时间允许,尽可能在麻醉前迅速预防性扩容,同时准备好常用的升压药品。产妇最好采用左侧倾斜30°体位。液体预扩容能防止产科手术中低血压,不管使用何种液体预扩容,均必须有足够的量(最好是1 000~1 500 mL晶体液进行中度水化),才能显著增加心排血量,以有效地防止椎管内麻醉时的低血压。液体预扩容可达到增加血容量,降低低血压发生率的目的,早期、积极地应用药物处理低血压,麻黄碱有防治产科低血压的效果,研究认为单次5~10 mg剂量麻黄碱对于液体预扩容的剖宫产者小剂量蛛网膜下腔麻醉时可起到预防低血压的作用。如果持续低血压,应立即手术分娩。

3.产后腰背痛

产后腰背痛较常见发生率为15%~30%,主要原因为产妇负荷减轻、产妇体重增加和分娩后骨盆韧带及腹部肌肉还处于松弛状态。椎管内麻醉是否引起产后腰背痛目前还没有定论,但穿刺点局部不适在椎管内麻醉中常见。

4.神经损伤

近年来发现,由于神经损伤并发症引起的医疗纠纷较多,分析其原因有以下几种。①操作损伤,以感觉障碍为主,大多数患者数周内缓解,神经根损伤,有典型根痛症状,很少有运动障碍;与穿刺点棘突的平面一致,而脊髓损伤为剧痛,偶伴意识障碍。②脊髓前动脉栓塞,前侧角受损(缺血坏死)表现,以运动功能障碍为主的神经症状,因可能有严重低血压,局麻药中肾上腺素浓度过高,血管变(糖尿病)。③粘连性蛛网膜炎,注药错误或消毒液、滑石粉等误入蛛网膜下腔造成。④血肿压迫。凝血功能障碍,产妇的血管丰富易穿破出血造成血肿。

5.反流及误吸

产科麻醉中,产妇反流及误吸的发生率相当高。产妇发生误吸性肺炎的主要危险因素有四个。①胃内充满酸性内容物,尤其是在急诊产科手术患者。②腹内压或胃内压增加。③食管道下端括约肌(LES)的屏障压下降。④食管上端括约肌的保护机制丧失或实施环状软骨压迫操作延迟。产妇胃肠运动减弱和胃排空延长,因此术前禁食禁饮应相应延长。

降低产妇误吸危险性的主要措施如下。①降低产妇的胃液量和酸度,除进行胃内容物抽吸外,尚可采取药理学措施。②尽量避免产科患者使用全身麻醉,采用可维持母体意识清醒的其他麻醉方法。③对母体的呼吸道进行合理的评估,即使是急诊手术也应如此。④提高紧急和择期气管插管(或通气)失败处理的水平。⑤气管插管操作中采用压迫环状软骨操作。

6.仰卧位低血压综合征

孕妇仰卧位时,子宫压迫下腔静脉及腹主动脉,静脉回心血量显著减少,心排血量降低,血压明显降低。这时应将子宫移向左侧,或将手术台往左侧倾斜。注意在硬膜外注药后血压急剧降低,用麻黄碱效果不理想或血压回升后又很快下降应考虑仰卧位低血压综合征。将子宫移向左侧是防治仰卧位综合征最有效的办法。

(刘艳芳)

第二节　早产的麻醉

早产是指妊娠满 28 周至不满 37 足周间分娩者。在围产期死亡中约有 75％ 与早产有关。

一、病因学

与早产发生相关的因素：①最常见的是下生殖道、尿路感染。②胎膜早破、绒毛膜羊膜炎，30％～40％ 早产与此有关。③子宫膨胀过度及胎盘因素：如羊水过多、多胎妊娠、前置胎盘及胎盘早剥等。④妊娠并发症与并发症：如先兆子痫、妊娠期肝内胆汁淤积症（intrahepatic cholestasis of pregnancy，ICP）、妊娠合并严重贫血、心脏病、慢性肾炎等。⑤子宫畸形：如纵隔子宫、双角子宫等。⑥宫颈内口松弛。⑦吸烟、酗酒。

二、病理生理学

早产儿死亡的原因多为缺氧、颅内出血、呼吸窘迫综合征等。病理基础如下。①早产儿的呼吸中枢和肺发育不全，毛细血管通透性高，易出现肺透明膜病等导致呼吸窘迫综合征。②早产儿的颅骨钙化不全，硬脑膜脆弱，脑血流调节功能不完善，因此容易出现产时窒息、脑出血等，尤其是在缺氧情况下，早产儿颅内压升高，易加重肺出血，硬肿症及颅内出血，最终导致死亡。因此选择合适的分娩方式或积极采取围产期的处理措施，力求产程平顺可降低围产期早产儿的病死率。大量研究证实：在阴道分娩过程中恰当的镇痛与麻醉可降低围产期新生儿的病死率；剖宫产由于缩短了取胎时间，并避免早产儿在产道下降时的颅骨变形而可能出现的脑静脉窦破裂及大血管撕裂也降低了早产儿的病死率。

三、围产期处理

(一)抑制宫缩药物的使用

1.β_2 肾上腺素受体激动剂

其能激动子宫平滑肌中的 β_2 受体，抑制子宫平滑肌收缩，减少子宫的活动。目前常用药物有利托君和沙丁胺醇。

2.硫酸镁

镁离子直接作用于子宫平滑肌细胞，拮抗钙离子对子宫收缩的活性，抑制子宫收缩。

3.钙通道阻滞剂

钙通道阻滞剂是一类能选择性地减少慢通道的 Ca^{2+} 内流，从而干扰细胞内 Ca^{2+} 浓度而影响细胞功能的药物，能抑制子宫收缩。

4.前列腺素合成酶抑制剂

前列腺素有刺激子宫收缩及软化宫颈的作用。前列腺素合成酶抑制剂可抑制前列腺素合成酶的合成或前列腺素的释放以抑制宫缩。

(二)预防新生儿呼吸窘迫综合征

对妊娠 35 周前的早产，应用肾上腺糖皮质激素 24 h 后至 7 d，能促进胎儿肺成熟，明显降低新生儿呼吸窘迫综合征的发生率。

四、麻醉与镇痛要点

未成熟胎儿较到期新生儿更容易受产科镇痛与麻醉药物的影响。增强早产儿对药物敏感性的相关因素：①更少的药物结合蛋白；②更高水平的胆红素，可以和药物竞争与蛋白的结合；③由于血-脑屏障发育不完善更多的药物进入中枢神经系统；④体水多而脂肪含量低；⑤代谢和清除药物能力低。

尽管早产儿有如上的这些缺陷，但事实上并不像我们想象的那么严重，在选择麻醉药物和技术时，考虑药物对新生儿的作用远没有预防窒息对胎儿的损伤重要。对于经阴道分娩者，硬膜外阻滞能消除产妇的下推感，松弛产道和会阴部；对于剖宫产分娩者应根据病情的紧急程度、母儿的状况、母亲的意愿等选择麻醉方式。

术中管理：麻醉医师应该注意，产科医师为阻止早产经常术前应用多种药物抑制子宫活动，已报道了许多由此引发的母体并发症，如低血压、低血钾、高血糖、心肌缺血、肺水肿和死亡。因此，术前应用了 β_2-肾上腺素受体激动剂者硬膜外阻滞时应减少一次用药量以防止产妇血压大幅度下降；术前存在心动过速、低血压和低血钾时全身麻醉会增加低血压发生的危险性；紧急扩容需小心以防发生肺水肿；避免应用氟烷（心律失常）、泮库溴胺（心动过速）；在非急诊条件下，从安胎停止到麻醉至少应延迟 3 h 以便 β 交感作用消退；尽管血清钾降低，但是细胞内钾浓度常是正常的，因此一般不需补钾。

五、对早产的患者，做好新生儿复苏的准备

Apgar 评分在 5 分以下者即为复苏的适应证，在 3 分以下为新生儿重度窒息，新生儿的复苏以保持呼吸道通畅和使肺膨胀为首要，吸痰一定要充分，同时要注意保暖，因为温暖的环境（32 ℃～34 ℃）对新生儿的复苏最为有利。抗酸治疗常采用脐静脉给予 5% $NaHCO_3$ 10 mL。人工呼吸，在徒手复苏无效时，应立即喉镜直视下清理呼吸道，并气管插管，动作要轻柔，以纯氧控制呼吸，频率为 30～40 次/分钟，同时行心外按压。复苏时纳洛酮的应用：有研究发现 1 min Apgar 评分与脑脊液 β 内啡肽呈高度负相关，窒息新生儿脐血 β-内啡肽浓度升高，可引起新生儿肺功能障碍，由于纳洛酮与非特异性吗啡受体结合，成为竞争性吗啡抑制剂，使吗啡样物质 β-内啡肽失活而起到治疗作用，可消除因 β-内啡肽升高所致的一系列生物效应。再者纳洛酮还可拮抗因麻醉性镇痛药引起的呼吸抑制。复苏时建议采用心前区皮下注射纳洛酮 0.4 mg。

（刘艳芳）

第三节 剖宫产术的麻醉

近年来，国内剖宫产率显著增高（25%～50%），剖宫产麻醉是产科麻醉的主要组成部分。麻醉医师既要保证母婴安全，又要满足手术要求、减少手术刺激引起的有害反应和术后并发症，这是剖宫产手术麻醉的基本原则。剖宫产麻醉的特点：其手术与其他专科手术比较相对简单、时间短小，如果不出现并发症则恢复较顺利，但由于麻醉医师面对的是产妇特殊的病理生理改变及孕

妇、胎儿的双重安危,不恰当的麻醉处理可导致严重的甚至致死性的后果,因此,剖宫产手术对麻醉的要求很高,我们对围麻醉期的每一个环节都必须予以高度的重视,如采用的技术方法和药物在使用前应反复权衡,避免或减少使用可能透过胎盘屏障的药物,麻醉方法的选择应力求做到个体化。

剖宫产麻醉要点:①麻醉医师应有足够的经验和预防、处理并发症的能力与条件,以最大限度保证母婴安全。②在妊娠期间孕妇的病理生理发生了一系列明显的变化,必须针对这些变化考虑麻醉处理,做好紧急处理失血、栓塞、呼吸循环骤停等严重并发症的应对措施。③一些妊娠并发症如先兆子痫、子痫、产前与产后出血等增加了麻醉风险,麻醉医师应拓宽知识面,能事先考虑到并有效处理围产期的各种问题。因此,做好剖宫产麻醉的关键是必须通晓产妇的病理生理改变,掌握各种麻醉技术,了解麻醉药物对胎儿的影响,合理选择麻醉方法,并注重围术期麻醉医师、产科医师及相关人员及时有效的沟通与协作,这样才能最大限度地保证母婴安全。

一、择期剖宫产麻醉

(一)麻醉特点

目前,造成择期剖宫产率升高的原因是多方面的。

(1)选择性剖宫产比率的上升是使剖宫产率增高的原因之一。国外把以社会因素为指征的剖宫产称为选择性剖宫产,即指母体无并发症,缺乏明显的医学指征而患者积极要求的剖宫产。

(2)母婴有异常者,为了确保母婴安全,临床工作中常常放宽了剖宫产的指征。①头位难产,包括骨盆狭窄、畸形、头盆不称、巨大胎儿、胎头位置异常等。②瘢痕子宫。③胎位异常,包括臀位、横位等。④中重度妊娠高血压综合征。⑤前置胎盘。⑥妊娠并发症。

(3)剖宫产手术技术和麻醉安全性的提高,使剖宫产率有了不断上升的趋势。其麻醉特点:①麻醉医师、产科医师、患者三方都有充足的准备时间,利于术前准备,包括满意的禁食水,良好的术前评估、合理的麻醉选择等。②没有发动宫缩的产妇剖宫产后易出现宫缩乏力,应备好促进子宫收缩的药物及做好补液、输血的准备。

(二)麻醉前准备及注意事项

麻醉医师必须深刻地认识到产科麻醉的风险,高度的警惕性与合理的防范措施可确保产科麻醉的安全。

1.术前评估

麻醉医师应全面了解孕产妇有关病史,包括既往史、药物过敏史、实验室检查结果,同时在麻醉前产科医师应监测胎心,预测手术的紧迫程度及胎儿的风险,并同麻醉医师积极沟通母胎的情况,产妇是否合并有严重并发症,如妊娠高血压综合征、先兆子痫、心肝肾功能不良等,并了解术前多科会诊结果、术前用药的效果以指导术中用药,对凝血功能障碍或估计有大出血的产妇应做好补充血容量和纠正凝血障碍的各种准备。麻醉前必须评估凝血功能状态,对凝血功能的评估及麻醉方法的选择可能是年轻麻醉医师的难点。许多行剖宫产的产妇往往合并凝血功能异常,如妊娠期高血压疾病、子痫、HELLP综合征(妊娠高血压综合征患者并发溶血、转氨酶升高和血小板减少,称为HELLP综合征)、预防性抗凝治疗等。评估凝血功能的方法包括实验室检查及临床观察是否有出血倾向的表现,其中实验室检查方法主要有出血时间(BT)、凝血酶原时间(PT)、部分凝血酶原激活时间(APTT)、血小板计数(PC)、国际标准化比率(PT-INR)、血栓弹性图描记法等。只有通过对多种检查结果的综合分析,才能全面评估产妇的凝血功能情况。产妇的血小板由于高凝状态的耗损往往较低,美国麻醉学会(ASA)曾建议血小板<$100×10^9$/L 的产妇尽量避免椎管内麻醉而选择全身麻醉。但国内学者认为血小板<$50×10^9$/L 或出血时间>12 min 应禁忌椎管内麻醉。血小板在($50\sim100$)×10^9/L 且出血时间接近正常者应属相对禁忌,预计全麻插管困难者可谨慎选用椎管内麻醉,但需注意操作轻柔。另外,如果各项凝血功能的实验室检查结果都正常而且临床上无任何易出血倾向表现者,只要血小板>$50×10^9$/L,也可谨慎选用椎管内麻醉。当然,麻醉方法的选择还与麻醉医师的熟练程度密切相关。

2.术前禁食禁饮

由于产妇胃排空延迟、不完全,对于择期剖宫产产妇必须禁食固体食物 6~8 h,对于无并发症的产妇在麻醉前 2 h 可以进清液体。由于产妇糖耐量下降,考虑到胎儿的糖供应,术前可补充适量的 5%葡萄糖液。

3.术前用药

目前,剖宫产术前镇静药的应用并不常见,但对于某些具有并发症的产妇,如:先兆子痫或其他原因引起的癫痫样发作、抽搐等,必须给予镇静剂加以控制。对于合并精神亢奋、焦虑过度的产妇在耐心劝解效果不良时可以在严密监测母胎情况下静脉注射咪达唑仑 1.0~2.5 mg。

对于可以选择椎管内麻醉的产妇,不常规给予抗酸剂,选择全麻的产妇为了降低胃内容物的酸度,可在麻醉前给予抗酸剂,临床常用 H_2 受体拮抗剂,如西咪替丁、雷米替丁以减少胃酸的分泌,需要注意的是 H_2 受体拮抗剂不能影响胃内容物本来的酸度,需在麻醉前 2 h 前应用才有效。或者术前 30 min 内口服枸橼酸钠液 30 mL,效果更佳。

对于易恶心、呕吐的产妇可以麻醉前静脉注射 5-HT 受体拮抗剂如格雷司琼、恩丹西酮等,以预防术中各种原因导致的恶心、呕吐,减少反流、误吸的发生率。

4.麻醉方法的选择及准备

择期剖宫产术的麻醉选择主要取决于产妇的情况,大多数可以选择椎管内麻醉,包括硬膜外麻醉,蛛网膜下腔麻醉或腰麻-硬膜外联合麻醉。对于椎管内麻醉有禁忌证或合并精神病不能合作的患者,可选择全身麻醉。

麻醉前,麻醉医师必须亲自检查麻醉机、氧气、吸引器、产妇及新生儿的急救设备、药物,以便随时取用。根据术前的评估状况,向巡台护士口头医嘱患者所需的套管针型号及穿刺部位,以便输血、补液。备好各项监测手段,包括血压、心电图、脉搏氧饱和度。对于心肺功能障碍、凝血功能障碍等高危产妇应进行有创监测,动态观察动脉压及中心静脉压,以指导术中容量补充,并可及时进行血气分析,合理调节产妇的内环境稳态。

5.术前知情同意

麻醉医师经过认真的术前评估后,拟订麻醉方案,向产妇简述麻醉过程,以征得其信任与配合,并客观地向患者及其家属交代麻醉风险,以获得理解与同意并签写麻醉同意书。对于选择性剖宫产者,要特别注意意外情况的告知,如麻醉的严重并发症,围产期大出血等。

6.关于预防性扩容

剖宫产麻醉大多数选择椎管内麻醉,椎管内麻醉后,由于交感神经阻滞,血管扩张,相对血容量不足而引起低血压;加之产妇仰卧位时下腔静脉受压,使回心血量下降而发生仰卧位低血压综合征。产妇低血压又会导致子宫血流量下降,引起胎儿缺氧,所以为了减少椎管内麻醉所致低血压的发生,在实施椎管内麻醉前进行预防性扩容治疗是十分必要的。

(1)晶体液的选择:生理盐水虽为等张液,但除含钠离子和氯离子外不含其他电解质,且氯离子含量高于血浆,大量输入可造成高钠血症和高氯血症,现已被乳酸钠林格液取代。

乳酸钠林格液:林格液是在生理盐水的基础上增加了 Ca^{2+}、K^+ 等电解质,属等张溶液。乳酸钠林格液在此基础上又增加了乳酸钠 28 mmol/L,更接近于细胞外液的组成,但为低 Na^+、低渗液。乳酸钠林格液又称为平衡盐溶液,主要用于补充细胞外液容量。输入后在血管内存留时间很短,且还有稀释血液,对红细胞的解聚作用,妊娠末期,产妇自身血容量增多,常合并有稀释性血细胞降低,因此,椎管内麻醉引起的低血压不能完全通过乳酸钠林格液来纠正,相反,大量输注可以降低携氧能力,使剖宫产后肺水肿与外周水肿的危险性增加。

葡萄糖液:葡萄糖液是临床上常用的不含电解质的晶体液,然而,麻醉与手术期间由于应激反应会使血糖增高,若术中输入葡萄糖液,产妇和胎儿都可能发生高血糖,并且出现相关的不良反应,可降低脐动静脉血的 pH 和胎儿的血氧饱和度,出现新生儿反应性低血糖和大脑缺血引起的神经系统功能损伤。因此,剖宫产术中基本不用葡萄糖液扩容。

(2)胶体液的应用:剖宫产麻醉前应用胶体液主要是预防低血压。在 Ueyama 的研究中用晶体液(乳酸林格液)与胶体液(中分子羟乙基淀粉)做了扩容效应的比较:当快速输注 1 500 mL 晶体液后 30 min,仅 28% 的输注量留在血管内,只增加血容量 8%,而心排血量无显著变化。当输注胶体液(HES)后,100% 留在血管腔内,输入 500 mL 和 1 000 mL 胶体液可分别增加心排血量 15% 和 43%,同时降低腰麻引起的低血压发生率达到 17% 和 58%。这一研究结果表明若想有效降低低血压的发生率,预防性扩容必须足量到使心排血量增加,选择胶体液可以达到事半功倍的效果。

在剖宫产术中目前常用的胶体液有羟乙基淀粉、琥珀酰明胶。临床一般选择晶体液与胶体液的容量比为 2∶1 至 3∶1,既可有效减少低血压的发生,对产妇和新生儿又不会带来任何不良影响,但研究显示明胶的类变态反应发生率较羟乙基淀粉明显增高。

7.围术期的用药

(1)术前应用地塞米松:择期剖宫产,尤其是选择性剖宫产,多数是在产程未发动、无宫缩情况下进行,容易引起新生儿湿肺等并发症,应用地塞米松预防可减少并发症的发生。地塞米松为糖皮质激素类药物,能刺激肺表面活性物质基因的转录,上调肺表面活性物质 mRNA(SPmRNA)的表达,并维持其稳定性,从而增加肺表面活性物质产生。此外,应用地塞米松可以增加 SPmRNA 的水平,提高肺泡 Ⅱ 型细胞对表面活性物质激动剂如 ATP 的敏感性,且随地塞米松浓度升高敏感性升高。另外它还可通过多种途径促进肺成熟,如通过增加肺组织抗氧化酶活性,增加肺组织抗氧化损伤的能力,上调肺内皮型一氧化氮合成酶表达,增加上皮细胞钠离子通道活性等。而且静脉注射地塞米松有预防恶心、呕吐的作用,研究显示,此作用的最低有效剂量为 5 mg。

(2)预防性应用葡萄糖酸钙:妊娠时子宫肌组织尤其是子宫体胎盘附着部的肌细胞变肥大,胞质内充满具有收缩活性的肌动蛋白和肌球蛋白,进入肌内的钙离子与肌动蛋白、肌球蛋白的结合,引起子宫收缩与缩复,对宫壁上的血管起压迫结扎止血作用,同时由于肌肉缩复使血管迂回曲折、血流阻滞,有利血栓形成血窦关闭。另外,钙离子是凝血因子 Ⅳ,在多个凝血环节上起促凝血作用。尤其是对于术前没发动宫缩但要行选择性剖宫产的患者,由于术后部分患者子宫平滑肌细胞不能及时收缩致产后出血量增多。有研究报道,妊娠晚期选择性剖宫产术前静脉滴注葡萄糖酸钙能有效预防产后出血、降低产后出血发生率。

(3)预防性应用抗生素:关于预防性应用抗生素问题一直有争议,提倡应用者认为正常孕妇阴道和宫颈内存在着大量细菌,各种菌群保持着相对稳定性,当剖宫产时子宫切口的创伤,手术干扰和出血等可使机体免疫抵抗力下降,为阴道内细菌上行入侵和繁殖创造了机会。细菌一旦入侵后即大量繁殖,其倍增时间为 15~20 min。因此选择性剖宫产术后感染实为阴道内潜在病原菌的内源性感染。鉴于选择性剖宫产术前患者并无感染存在,抗生素的使用完全是预防手术创伤而引起的感染,故抗生素应在细菌污染或入侵组织前后很短时间内达到局部组织。术前 30 min应用抗生素能把大量的细菌消灭在手术前,当手术时药效在血液中已达到高峰。但麻醉医师须了解抗生素与麻醉药物的关系,避免围术期药物的相互作用对母婴安全造成影响。

总之,应高度重视剖宫产麻醉的术前评估与准备工作,产科医师、接产护士、麻醉医师必须训练有素,各负其责并能积极配合,从而避免人为因素、设备因素等造成严重并发症。

(三)麻醉方法的选择

择期剖宫产最常用的麻醉方法为椎管内麻醉(腰麻、连续硬膜外麻醉、腰麻-硬膜外联合麻醉)和全身麻醉,只有在极特殊的情况下,选用局部浸润麻醉,每种麻醉方法都有其优缺点,麻醉方法的选择应根据产妇的身体状况、预计剖宫产手术时间、麻醉医师对麻醉技术的熟练程度等来决定。尽可能做到因人施麻,在保证母婴安全的前提下个体化地选择麻醉方法、麻醉药物的种类和剂量。

(四)椎管内麻醉

椎管内麻醉因具有镇痛完善、肌松满意、便于术后镇痛、对胎儿影响小等特点,适用于大多数择期剖宫产手术患者。

1.连续硬膜外阻滞(continuous epidural anesthesia,CEA)

(1)连续硬膜外阻滞的特点:①硬膜外阻滞在剖宫产术中镇痛效果可靠,麻醉平面易于控制,一般不超过 T_6。②局麻药起效缓慢,血压下降缓慢易于调节,仰卧位低血压综合征的发生率明显低于蛛网膜下腔阻滞。③并发症少,便于术后镇痛。④对母婴不良影响小,由于阻滞区的血管扩张,动静脉阻力下降,可减轻心脏前后负荷,对心功能不全的产妇有利;区域阻滞后可增加脐血流而不增加其血管阻力,对胎儿有利。⑤与全麻相比降低了静脉血栓的发生率。

(2)连续硬膜外阻滞的方法:硬膜外隙穿刺采取左侧卧位(或右侧),常用的 CEA 有两种。①一点法: $L_{1~2}$ 或 $L_{2~3}$ 穿刺置管的连续硬膜外麻醉,麻醉平面上界控制在 $T_6 \sim T_8$。优点:减少多点穿刺所造成的穿刺损伤;不足之处在于麻醉诱导潜伏期较长,延长了胎儿娩出时间,对急需娩出胎儿者不利。②两点法: $T_{12} \sim L_1$, $L_{2~3}$ 或 $L_{3~4}$ 穿刺分别向头尾侧置管进行双管持续硬膜外麻醉。优点在于用药量小,阻滞作用出现快于一点法,但 $L_{2~3}$ 或 $L_{3~4}$ 易置管困难,可在备好急救药品、静脉通路的前提下行 $T_{12} \sim L_1$ 穿刺向头侧置管, $L_{2~3}$ 或 $L_{3~4}$ 不置管,单次推入适量局麻药,平卧后了解麻醉平面情况后于 $T_{12} \sim L_1$ 再注入适量局麻药。其优点是用药量小,麻醉阻滞作用出现快,无置管困难发生。通过我们大样本的临床研究显示:硬膜外导管置入的顺畅程度、注入试验量以后导管内是否有回流均与硬膜外麻醉效果有显著的相关性。

(3)常用局麻药的选择:由于酰胺类局麻药渗透性强,作用时间较长,不良反应较少,普遍用于产科麻醉。我国目前最常用的局麻药为利多卡因、丁哌卡因、罗哌卡因。①利多卡因:酰胺类中效局麻药。剖宫产硬膜外阻滞常用 1.5%~2.0% 溶液,起效时间为 5~7 min,达到完善的节段扩散需 15~20 min,时效可维持 30~40 min,试验量后应分次注药,总量因身高、肥胖程度不同而应有所差异。可与丁哌卡因或罗哌卡因合用,增强麻醉效果、延长麻醉时间。1.73%碳酸利多卡因制剂,渗透性强,起效快于盐酸利多卡因,适于产科硬膜外麻醉,但其维持时间亦短于盐酸利多卡因。②丁哌卡因:酰胺类长效局麻药。0.5%以上浓度腹部肌松尚可,起效时间约 18 min,镇痛作用时间比利多卡因长2～3倍,由于其与母体血浆蛋白的结合度高于利多卡因等因素,相比之下丁哌卡因不易透过胎盘屏障,对新生儿无明显的抑制作用,但丁哌卡因的心脏毒性较强,一旦入血会出现循环虚脱,若出现严重的室性心律失常或心搏骤停,复苏非常困难。因此剖宫产硬膜外麻醉时很少单独使用丁哌卡因,可与利多卡因合用,增强麻醉效果,减少毒性反应。③罗哌卡因:是一种新型的长效酰胺类局麻药,神经阻滞效能大于利多卡因,小于丁哌卡因。起效时间5～15 min,作用时间与丁哌卡因相似,感觉阻滞时间可达4～6 h,与丁哌卡因相当浓度、相同容量对比,罗哌卡因起效快、麻醉平面扩散广、运动阻滞作用消退快、感觉阻滞消退慢、肌松效果略弱,但神经毒性、心脏毒性均小于丁哌卡因。在剖宫产硬膜外麻醉中其常用浓度为0.50%～0.75%的溶液,总量不超过150 mg,可与盐酸利多卡因合用,但不可以与碳酸利多卡因合用(避免结晶物的产生)。

2.常见并发症及处理

(1)低血压:硬膜外阻滞后引起交感神经阻滞,其所支配的外周静脉扩张,导致血容量相对不足,易发生低血压;如平面高达$T_{1\sim5}$时则阻滞心交感神经,迷走神经相对亢进,出现心动过缓,分钟心排血量下降,进一步引起血压下降;有90%临产妇在仰卧位时下腔静脉被子宫压迫,使回心血量减少,即出现仰卧位低血压综合征,表现为血压降低、心动过速或过缓、并伴恶心、呕吐、大汗。如不及时处理,重者会虚脱和晕厥,甚至意识消失。持续低血压将影响产妇肾与子宫胎盘的灌注,对母胎都会带来不良影响,应高度重视,积极防治。

预防性的扩容会减低硬膜外麻醉下低血压的发生率;由于子宫压迫下腔静脉,其回流受限,下肢静脉血通过椎管内和椎旁丛及奇静脉等回流至上腔静脉,使椎管内静脉扩张,硬膜外间隙相对变窄,因此临产妇硬膜外腔局麻药的容量应少于非产妇,且应根据身高、体重做到个体化,少量分次注入直到满意的阻滞平面可降低低血压的发生率;产妇在硬膜外穿刺后向左倾斜30°体位可避免仰卧位低血压综合征的发生。在扩容的基础上如血压下降大于基础值的20%,可使用血管活性药物,目前常用静脉注射麻黄碱5～10 mg,但研究显示,麻黄碱在维持血流动力学稳定的同时却减少了子宫胎盘的血流。ASA产科麻醉的指南中指出对于不存在心动过缓的患者可以优先使用去氧肾上腺素(每次0.1 mg),因为它可以改善胎儿的基础酸状态。如出现心动过缓,可静脉注射阿托品0.3～0.5 mg。麻醉中除连续监测心率血压外,产妇应持续面罩吸氧。

(2)恶心呕吐:硬膜外麻醉下剖宫产时的恶心、呕吐主要源于血压骤降,脑供氧减少,兴奋呕吐中枢;其次,迷走神经功能亢进,胃肠蠕动增加也增加了此并发症的风险。

处理上应首先测定麻醉平面和确定是否有血压降低,并采取相应措施;其次,暂停手术,以减少迷走神经刺激,一般多能收到良好效果。若不能控制呕吐,可考虑使用止吐药氟哌利多,甲氧氯普胺或5-HT₃受体拮抗剂恩丹西酮、格雷司琼、阿扎司琼、托烷司琼等。

(3)呼吸抑制:硬膜外麻醉下剖宫产时的呼吸抑制多数是由于局麻药误入蛛网膜下腔,或局麻药相对容量过大,使药物扩散广泛引起,由此导致麻醉平面过高,胸段脊神经阻滞,引起肋间神经麻痹、呼吸抑制,表现为胸式呼吸减弱,腹式呼吸增强,严重时产妇潮气量不足,咳嗽无力,不能发声,甚至发绀。

因此,再次强调注入局麻药时应少量多次给予到满意平面,严密观察心率、血压变化及麻醉平面的扩散范围,能及时避免此并发症的发生。一旦出现呼吸困难处理原则同全脊麻,应迅速面罩辅助或控制通气,直至肋间肌张力恢复为止,必要时行气管内插管机械通气。同时静脉注射血管活性药来维持循环的稳定。

(4)寒战:与其他手术相比,剖宫产产妇的寒战发生率较高,可高达62%。其机制:①妊娠晚期基础代谢率增高,循环加快,阻滞区血管扩张散热增加。②在胎儿娩出后,因腹内压骤降,使内脏血管扩张而散热增多。③羊水和出血带走了大量的热量。④注射缩宫素后,血管扩张等因素而使寒战更为易发。寒战使产妇耗氧量增加,引起产妇不适,重者可导致胎儿宫内窒迫。目前,尚未发现决定寒战反应的特定解剖学结构或生理药理作用部位,可能是神经内分泌及运动等系统共同调节寒战的发生、发展过程。

建议椎管内麻醉下剖宫产产妇应采取保温措施,维持适当的室温,尽可能使用温液体输注,最大限度地减少产妇寒战的发生。寒战发生后,应当常规面罩吸氧,避免因产妇缺氧而导致胎儿宫内窒息的发生,并且及时采取有效的治疗措施。有研究表明,μ受体激动剂对术后寒战有一定的治疗效应,其中镇痛剂量的哌替啶具有独特的抗寒战效应;有研究证实硬膜外麻醉前静脉注射1 mg/kg曲马多可防治剖宫产产妇的寒战,而曲马朵的镇静作用较弱且极少透过胎盘,对新生儿基本上无影响,现已有静脉注射曲马多施行分娩镇痛的报道。

(5)硬膜外阻滞不充分:剖宫产麻醉在置管时发生异常感觉及阻滞效果不全的发生率显著高于一般人及同龄女性,当硬膜外麻醉后,阻滞范围达不到手术要求,产妇有痛感,肌松不良,牵拉反应明显。其原因有硬膜外导管位置不良,包括进入椎间孔、偏于一侧、弯曲等;产妇进行过多次硬膜外阻滞致间隙出现粘连,使局麻药扩散受阻;局麻药的浓度与容量不足。

对于局麻药的浓度与容量不足,可追加局麻药量,静脉使用阿片类药最好在胎儿娩出后给予。Milon等发现,硬膜外使用1 μg/kg或0.1 mg芬太尼,可以使产妇疼痛有所改善,芬太尼剂量<100 μg时对母婴未见不良影响。如经以上处理后产妇仍感觉疼痛时可视母胎状况改换间隙重新穿刺或改成蛛网膜下腔阻滞或全麻完成手术。

(6)局麻药中毒:临产产妇由于下腔静脉受压、回流受限,硬膜外间隙内静脉血管怒张,穿刺针与导管易误入血管,一旦局麻药注入血管后会引发全身毒性反应。早期神经系统表现为头晕、耳鸣、舌麻、多语;心血管系统表现为心率加快、血压增高;呼吸系统表现为深或快速呼吸。血浆内局麻药浓度达到一定水平会出现面肌颤动、抽搐、意识丧失、深昏迷;心血管毒性反应:血压下降、心率减慢、心律失常,甚至心脏停搏。

硬膜外穿刺置管后、给药前应常规回抽注射器,看有无血液回流;给局麻药开始就密切观察产妇以早期发现中毒反应。一旦可疑毒性反应立即停止给药,面罩吸氧的同时注意观察产妇或试验性的再次给予并观察产妇的反应,如确定为全身毒性反应,应拔管重新穿刺。若没有及时发现,出现抽搐与惊厥应立即面罩加压给氧,静脉注入硫喷妥钠、咪达唑仑或地西泮中止抽搐与惊厥。同时边准备心肺复苏边继续行剖宫产术立刻终止妊娠,并做好新生儿复苏准备。

(7)全脊麻:全脊麻是硬膜外麻醉中最严重的并发症,若大量局麻药误入蛛网膜下腔,可迅速麻痹全部脊神经与脑神经,使循环与呼吸中枢迅速衰竭,若处理不及时则为产妇致死的主要原因。临床表现为注药后,出现迅速广泛的感觉与运动神经阻滞,意识丧失、呼吸衰竭、循环衰竭。

预防措施:麻醉医师熟练操作技巧,按常规细心操作,以免刺破硬膜,一旦穿破可向上改换间隙,但需注意注入局麻药用量减少,必要时改全麻完成手术。同时要求规范的操作程序,如试验剂量3~5 mL后的细心观察,置管、给药前的常规回抽,及少量间断注药。

处理原则:一旦发现全脊髓麻醉,应当立即按照心肺脑复苏(CPCR)程序实施抢救处理,维持产妇呼吸及循环功能的稳定,若能维持稳定对产妇及胎儿没有明显不利影响。争取同时实施剖宫产术,尽快终止妊娠娩出胎儿。如果心搏骤停发生,施救者最多有4~5 min来决定是否可以通过基本生命支持和进一步心脏生命支持干预使心脏复跳。娩出胎儿可能通过缓解对主动脉、腔静脉的压迫来改善心肺复苏产妇的效果。

3.腰麻(SA)

(1)腰麻的特点:①起效快,肌松良好,效果确切;②与硬膜外阻滞相比,用药量小,对母胎的药物毒性作用小。

(2)腰麻的方法:左侧(或右侧)卧位,选择 $L_{3\sim4}$ 为穿刺部位。

(3)常用局麻药及浓度的选择。①轻比重液:0.125%丁哌卡因 7.5~10.0 mg(6~8 mL),0.125%罗哌卡因 7.5~10.0 mg(6~8 mL)。②等比重液:5%丁哌卡因≤10 mg,0.5%罗哌卡因≤10 mg。③重比重液:0.75%丁哌卡因 2 mL(15 mg)+10%葡萄糖 1 mL=3 mL,注药 1.0~1.5 mL(5.0~7.5 mg),0.75%罗哌卡因 2 mL(15 mg)+10%葡萄糖 1 mL=3 mL,注药 2.0~2.5 mL(10.0~12.5 mg),临床中轻比重与重比重液常用。

(4)常见并发症及处理。①头痛:腰麻常见的并发症,由于脑脊液通过硬脊膜穿刺孔不断丢失,使脑脊液压力降低、脑血管扩张所致。腰麻后头痛与很多因素有关:穿刺针的直径、穿刺方法及局麻药中加入辅助剂的种类均会影响到头痛的发生率,如加入葡萄糖可使头痛发生率增高,而加入芬太尼(10 μg)头痛发生率则降低。典型的症状为直立位头痛,而平卧后则好转。疼痛多为枕部、顶部,偶尔也伴有耳鸣、畏光。预防措施:尽可能采用细穿刺针(25G、26G 或 27G)以减轻此并发症;新型笔尖式穿刺针较斜面式穿刺针占有优势;直入法引起的脑脊液漏出多于旁入法,所以直入法引起的头痛发生率也高于旁入法。治疗方法:去枕平卧;充分扩容,避免应用高渗液体,使脑脊液生成量多于漏出量,其压力可逐渐恢复正常;静脉或口服咖啡因可以收缩脑血管,从而用于治疗腰麻后头痛;硬膜外持续输注生理盐水(15~25 mL/h)也可用于治疗腰麻后头痛;硬膜外充填血法,经上述保守治疗后仍无效,可使用硬膜外充填血疗法。80%~85%脊麻后头痛患者,5 d 内可自愈。②低血压:单纯腰麻后并发低血压的发生率高于硬膜外阻滞,其机制与处理原则同前所述,麻醉前进行预扩容,麻醉后调整患者的体位可能改善静脉回流,从而增加心排血量,防止低血压。进行扩容和调整体位后血压仍不升,应使用血管加压药,麻黄碱是最常用的药物,它兼有 α 受体及 β 受体兴奋作用,可收缩动脉血管以升高血压,也能加快心率,一次常用量为5~10 mg。③平面过广:腰麻中任何患者都可能出现平面过广,通常出现于脊麻诱导后不久。平面过广的症状和体征包括恐惧、忧虑、恶心、呕吐、低血压、呼吸困难、甚至呼吸暂停、意识不清,治疗包括给氧、辅助呼吸及维持循环稳定。④穿刺损伤:比较少见。在同一部位多次腰穿容易损伤,尤其当进针方向偏外侧时,可刺伤脊神经根。脊神经被刺伤后表现为 1 根或 2 根脊神经根炎的症状。⑤化学或细菌性污染:局麻药被细菌、清洁剂或其他化学物质污染可引起神经损伤。用清洁剂或消毒液清洗脊麻针头,可导致无菌性脑膜炎。使用一次性脊麻用具既可避免无菌性脑膜炎,也可避免细菌性脑膜炎。而且局麻药的抽取、配制应注意无菌原则。⑥马尾综合征:通常用于腰麻的局麻药无神经损伤作用,但是目前临床有腰麻后截瘫的报道。表现为脊麻后下肢感觉及运动功能长时间不恢复,神经系统检查发现鞍骶神经受累、大便失禁及尿道括约肌麻痹,恢复异常缓慢。

由于腰麻的并发症多且严重,近年来单独腰麻应用得较少。

4.连续腰麻

随着微导管技术的出现,使得连续腰麻成为可能。连续腰麻的优点主要是使传统的腰麻时间任意延长;但是连续腰麻不仅操作不方便,而且导管置入蛛网膜下腔较费时、腰麻后头痛的发生率也随之增加,目前在临床上还很少应用。

5.腰麻-硬膜外联合麻醉(CSEA)

(1)CSEA是近年来逐渐受欢迎的一种新型麻醉技术,其优点:①起效快、肌松满意、阻滞效果好、镇痛作用完善。②麻醉药用量小,降低了药物对母体和胎儿的不良影响。③可控性好,灵活性强,可任意延长麻醉时间,并可提供术后镇痛。④笔尖式穿刺针对组织损伤小,脑脊液外漏少,头痛发生率低。

(2)常用的CSEA有两种。①单点法(针内针法):左侧(或右侧)卧位,选择 $L_{3~4}$ 进行穿刺,穿刺针进入硬膜外隙后,将腰麻针经硬膜外针内腔向前推进直到出现穿破硬脊膜的落空感,拔出腰麻针芯,见脑脊液流出,将局麻药注入蛛网膜下腔,然后拔出腰麻针,再经硬膜外针置入导管。其不足之处是当发生置管困难时,可能在置管时其麻醉固定于一侧或放弃置管则会出现麻醉平面不够。②双点法:常用 T_{12}～L_1 间隙行硬膜外穿刺置管,$L_{3~4}$ 间隙进行腰麻。优点在于麻醉平面易控性好,硬膜外穿刺和腰穿不在同一椎间隙,减少硬膜外注入的局麻药进入蛛网膜下腔的量及导管进入蛛网膜下腔的机会。

(3)常用局麻药及浓度选择:常用局麻药的比重、浓度与药量同腰麻所述。

(4)CSEA在临床应用中的地位及注意事项:①由于其阻滞快速、肌松完善等特点,使 CSEA 优于 CEA,尤其在紧急剖宫产时。②由于其头痛发生率、局麻药的用量、低血压发生率均低于 SA,使 CSEA 的临床应用多于 SA。③CSEA 在临床中应用的比例越来越高,但应注意硬膜外导管可经腰麻针穿破的硬脊膜孔误入蛛网膜下腔,硬膜外给药进行补充阻滞范围或进行术后镇痛时均应先注入试验量。④鉴于 CSEA 的患者有截瘫等神经损伤的发生率,建议选择 $L_{3~4}$ 间隙实施腰穿。

(五)全身麻醉

1.全麻的特点

剖宫产全身麻醉最大的优点是诱导迅速,低血压发生率低,能保持良好的通气,便于产妇气道和循环的管理。其次,全身麻醉效果确切、能完全消除产妇的紧张恐惧感、产生理想的肌松等都是区域麻醉无法比拟的,尤其适用于精神高度紧张与椎管内麻醉有禁忌的产妇。其不足在于母体容易呕吐或反流而致误吸,甚至死亡。此外,全麻的操作管理较为复杂,要求麻醉者有较全面的技术水平和设备条件,麻醉用药不当或维持过深有造成新生儿呼吸循环抑制的危险。

在我国,全麻在产科剖宫术中应用不多,但近几年随着重症产妇的增多,为确保产妇与胎儿的安全,在全麻比例上升的同时,全麻的质量也逐渐在提高。

择期剖宫产采用全身麻醉的适应证:①凝血功能障碍者。②某些特殊心脏病患者,因心脏疾病不能耐受急性交感神经阻滞,如肥厚型心肌病、法洛四联症、单心室、Eisenmenger 综合征、二尖瓣狭窄,扩张型心肌病等。③严重脊柱畸形者。④背部皮肤炎症等不宜行椎管内麻醉者。⑤拒绝区域麻醉者。

全身麻醉对胎儿的影响主要通过 3 条途径。

(1)全麻药物对胎儿的直接作用:目前所用的全麻药物几乎都会对胎儿产生不同程度的抑制作用,其中镇静、镇痛药的作用最明显。决定全麻药物对胎儿影响程度的关键因素除了用药种类和剂量外,主要是麻醉诱导至胎儿娩出时间(I-D Intervals)的长度。Datta 等认为,全麻下 I-D 时间大于 8 min 时就极有可能发生低 Apgar 评分,因此,应尽量缩短麻醉诱导至胎儿娩出时间,提高手术者的操作水平以缩短切皮至胎儿娩出时间,使全麻对胎儿的影响降到最低点。

（2）全麻引起的血流动力学变化特别是子宫胎盘血流的改变对胎儿氧供的影响：在全麻时，尽管低血压发生率较低，但我们也应该意识到 90％的临产产妇平卧时子宫都会对腹主动脉、下腔静脉造成压迫，我们在手术前应考虑到体位的问题，避免仰卧位低血压综合征的发生，减少血管活性药物的使用，因为这些药物虽然可以维持血流动力学的稳定但是他们却减少了子宫胎盘的血流。

（3）全麻过程中通气、换气情况的改变所致的酸碱变化及心排血量的变化对胎儿的影响：因产妇的氧耗量增加，功能残气量减少，氧储备量下降，在麻醉诱导前先用面罩吸纯氧或深吸气 5 min，以避免产妇及胎儿低氧血症的发生。而且在全麻中应维持动脉二氧化碳分压在 $4.3\sim4.5$ kPa（$32\sim34$ mmHg），在胎儿娩出前避免过分过度通气，因由此产生的碱血症会使胎盘和脐带的血流变迟缓，并使母体的氧离曲线左移，减少氧的释放，影响母体向胎儿的氧转运。

2.麻醉方法

产妇进入手术室后，采取左侧卧位或垫高右侧臀部 30°，使之稍向左侧倾斜。连续监测血压、心电图、脉搏血氧饱和度，开放静脉通路，准备吸引器，选择偏细的气管导管、软导丝、粗吸痰管及合适的喉镜，做好困难插管的准备。同时手术医师进行消毒、铺巾等工作准备，开始诱导前，充分吸氧去氮 $3\sim5$ min。静脉快速诱导，硫喷妥钠（$4\sim6$ mg/kg）或丙泊酚（$1.0\sim2.0$ mg/kg）、氯琥珀胆碱（$1.0\sim1.5$ mg/kg）静脉注射，待产妇意识消失后由助手进行环状软骨压迫（用拇指和中指固定环状软骨，示指进行压迫），待咽喉肌松弛后放置喉镜行气管内插管。证实导管位置正确并使气管导管套囊充气后才可松开环状软骨压迫，此法可有效减少呕吐的发生。麻醉维持在胎儿娩出前后有所不同，胎儿娩出前需要浅麻醉，为满足产妇与胎儿的氧供可以吸入 1∶1 的氧气和氧化亚氮，并辅以适量吸入麻醉药（恩氟烷、异氟烷、七氟烷），以不超过 1％为佳，肌松剂选用非去极化类（罗库溴铵、维库溴胺、顺阿曲库铵），这些药通过胎盘量少。阿片类药对胎儿异常敏感，宜取出胎儿，断脐后应及时加深麻醉。娩出胎儿后静脉注射芬太尼（100 μg）或舒芬太尼（10 μg），同时氧化亚氮浓度可增至 70％。手术结束前 $5\sim10$ min 停用吸入药，用高流量氧"冲洗"肺泡以加速苏醒。待产妇吞咽反射，呛咳反射和神志完全恢复后才可以拔除气管内导管。

总之，剖宫产全麻应注意的环节如下。①仔细选择全麻药物及剂量。②有效防治仰卧位低血压综合征。③断脐前避免过度通气，以防止子宫动脉收缩后继发胎盘血流降低，对胎儿造成不利影响。④认真选择全麻诱导时机（待消毒，铺巾等手术准备就绪后再诱导），以尽力缩短 I-D 时间。通过注意各环节，全麻对胎儿的抑制是有可以避免的。

3.全身麻醉的并发症及处理

（1）插管困难：由于足月妊娠后产妇毛细血管充血，体内水分潴留，致舌、口底及咽喉等部位水肿；另一方面脂肪堆积于乳房及面部。这些产妇特有的病生理特点使困难气管插管的发生率大为提高。产妇困难插管的发生率约为 0.8％，较一般人群高 10 倍，Mallampati 气道评分 Ⅳ 级和上颌前突被认为是产妇困难气道的最大危险因素。产妇死亡病例中有 10％没有进行适当的气道评估，随着椎管内麻醉比例的增加，产妇总的病死率有所下降，但全麻病死率几乎没有改变。根据一项麻醉相关的产妇死亡的研究显示，因气道问题死亡占全麻死亡的 73％。问题在于：没有足够时间评估气道；意料外的气道水肿；急诊手术；操作者水平所限；对插管后位置确认不够重视等。对策：根据实际情况尽可能全面的评估气道；除常规备齐各型导管、吸引器械等设施外，可能尚需备气道食管联合导管、喉罩等气道应急设施，并做好困难插管的人员等准备，当气管插管失败后，使用面罩正压通气，或能使口咽通畅的仪器保证通气，如果仍不能通气或不能使患者清醒,那么就应该实施紧急气管切开了。

(2)反流误吸:反流误吸也是全麻产妇死亡的主要原因之一,急诊手术和困难插管时更容易出现。不做预防处理时,误吸综合征的发生率为0.064%。在美国,大多数医院碱化胃液已作为术前常规。尽管没有一个药物能杜绝反流,但30 mL的非颗粒抗酸剂可显著降低反流后的风险。H_2受体阻滞剂(如雷尼替丁)虽能碱化胃液但不能立即起效,需提前2 h服用,其余对策包括术前严格禁食水;麻醉前肌内注射阿托品0.5 mg;快速诱导插管时先给小剂量非去极化型肌肉松弛药如维库溴铵1 mg以消除琥珀胆碱引起的肌颤,避免胃内压的显著升高;诱导期避免过度正压通气,并施行环状软骨压迫闭锁食管;给予5-HT受体拮抗剂如格雷司琼预防呕吐。

(3)术中知晓:术中知晓是产科全身麻醉关注的另一个问题,部分全麻剖宫产者主诉术中做梦或能回忆起术中的声音,但全麻剖宫产术中知晓的确切发生率目前尚无统计。术中知晓并不一定导致显性记忆,但即便是在没有显性记忆的情况下,隐性记忆也可产生不良影响,甚至是创伤后应激反应综合征(PTSD)。有研究发现,单纯50%的氧化亚氮并不能提供足够的麻醉深度,术中知晓的发生率可高达26%。有学者对3 000例孕妇辅以低浓度的强效挥发性麻醉药(如0.5%的氟烷、0.75%的异氟烷或1%的恩氟烷或七氟烷),可使知晓发生率降至0.9%,同时不增加新生儿抑制。娩出后适当增加氧化亚氮和挥发性麻醉药的浓度,给予阿片类或苯二氮䓬类药物以维持足够的麻醉深度也可降低知晓的发生率。

(4)新生儿抑制:除某些产前急症外,很多原因都可导致新生儿抑制,已证实,臀位和I-D时间延长是导致全麻下剖宫产新生儿抑制和窒息的重要因素。有研究显示,全麻和椎管内麻醉下行择期剖宫产时,新生儿酸碱状态、Apgar评分、血浆β内啡肽水平、术后24 h和7 d行为学均无明显差异,但全麻下I-D时间与1 minApgar评分存在显著相关。I-D时间<8 min,对新生儿的抑制作用有限;I-D时间延长,可减少Apgar评分,但只要防止产妇低氧和过度通气、主动脉压迫和低血压或是控制I-D时间<3 min,新生儿的酸碱状态可不受影响。

(5)宫缩乏力:挥发性吸入麻醉药呈浓度相关性抑制宫缩,这在娩出前是有益的,但术后可能导致出血。有人分别用0.5MAC的异氟烷和8 mg/(kg·d)丙泊酚持续输注维持麻醉(两组都合用67%N_2O和33%O_2),结果异氟烷组产妇宫缩不良比例较高。如果能将挥发性吸入麻醉药浓度控制在0.8~1.0 MAC以下,子宫仍能对缩宫素有良好的反应。氧化亚氮对子宫张力无直接影响。氯胺酮对宫缩的影响各家报道不一。

(6)产妇死亡和胎儿死亡:尽管全麻下剖宫产的相对危险度较高,但考虑到全麻在高危剖宫产术中的地位,全麻剖宫产母婴病死率高居不下也不足为奇。美国麻醉护士协会(AANA)对有关产科麻醉的内部资料进行回顾:新生儿死亡和产妇死亡是最常见的严重并发症,分别占27%和22%,产妇死亡病例中有89%是在全麻下实施剖宫产的,不能及时有效控制气道是导致产妇死亡最主要原因。

二、紧急剖宫产麻醉

紧急剖宫产是指分娩过程中母体或胎儿出现异常紧急情况需快速结束分娩而进行的手术,是产科抢救母胎生命的有效措施之一。常见原因为胎儿宫内窘迫、前置胎盘、胎盘早剥、脐带脱垂、忽略性横位、肩难产、子宫先兆破裂、产时子痫等,以急性胎儿宫内窘迫因素手术者为多见。由于手术是非常时刻临时决定的,以最快的速度结束产程、减少手术并发症、降低新生儿窒息率、保证母婴安全,高质量地完成手术是最终目的。故急诊剖宫产麻醉的选择非常重要。

紧急剖宫产时通常选择全麻,或静脉麻醉辅助下的局麻,也可通过原先行分娩镇痛的硬膜外导管施行硬膜外麻醉。美国妇产科学会(ACOG)指出,对于因胎心出现不确定节律变化而行剖宫产者,不必要将椎管内麻醉作为禁忌,腰麻-硬膜外联合麻醉使麻醉诱导时间缩短,镇痛及肌松作用完全,内脏牵拉反应少,避免了应用镇静镇痛药对胎儿造成的不良影响,减少新生儿窒息和手术后并发症,提高了剖宫产抢救胎儿的成功率,对减少手术后并发症起到很大的作用,是多数胎儿宫内窘迫可选择的麻醉方式。而且,如果事先已置入硬膜外导管,通过给予速效的局麻药足以应付大多数紧急情况。如遇到子宫破裂、脐带脱垂伴显著心动过缓和产前大出血致休克等情况仍需实施全麻。

注意要点:①对急诊或子痫昏迷患者需行全麻时,宜按饱胃处理,留置胃管抽吸,尽可能排空胃内容物。术前给予 H_2 受体阻滞药,如西咪替丁以减少胃液分泌量和提高胃液的 pH,给予5-HT受体拮抗剂如格雷司琼预防呕吐。②快速诱导插管时先给小剂量非去极化型肌肉松弛药以消除琥珀胆碱引起的肌颤,避免胃内压的显著升高,插管时施行环状软骨压迫闭锁食管,以防反流误吸。③常规备好应对困难气道的器具,如小号气管导管、管芯、喉罩、纤支镜等。④由于氯胺酮的全身麻醉效应及其固有的交感神经兴奋作用,故对妊娠高血压综合征、有精神病史或饱胃产妇禁用,以免发生脑血管意外、呕吐误吸等严重后果。

三、特殊剖宫产麻醉

(一)多胎妊娠

一次妊娠有两个或两个以上的胎儿,称为多胎妊娠。多胎妊娠属高危妊娠,与单胎妊娠相比较,具有妊娠并发症发生率高,病情严重等特点,并易导致胎儿生长受限,低体重儿发生率高,其围产儿病死率是单胎妊娠的 3~7 倍,随着辅助生育技术的提高和广泛开展,多胎妊娠发生率近年来有上升趋势,故如何做好多胎妊娠的分娩期处理十分重要。而多胎妊娠的分娩方式选择又与新生儿窒息密切相关,所以选择正确的分娩方式尤为重要。分娩方式对新生儿的影响:研究表明,第一胎儿出生后新生儿评分在剖宫产与阴道分娩两组间并无差异,而第二、第三胎经阴道分娩组新生儿窒息率显著高于剖宫产组。因此,对于手术前已明确胎位不正、胎儿较大、产道狭窄或阴道顺产可能性不大的多胎妊娠,以及前置胎盘、妊娠高血压综合征、瘢痕子宫及有母体并发症的产妇等应以剖宫产为宜。

1.多胎妊娠,妊娠期和分娩期的病理生理变化

(1)心肺功能易受损:多胎患者,宫底高,可引起腹腔和胸腔脏器受压,心肺功能受到影响,血流异常分布。胎儿取出后腹压骤减,受压的腹部脏器静脉扩张,双下肢血流增加,循环血容量不足引起血压下降;或胎儿取出后腹压骤减使下肢淤血回流,血压上升加重心衰。因此在取胎儿时严密观察血压、心率、呼吸的变化,进行补液和使用缩血管药或扩血管药维持循环稳定。

(2)易并发妊娠高血压综合征:由于子宫腔过大,子宫胎盘循环受阻造成胎盘缺氧,如合并羊水过多,使胎盘缺血更甚,更易发生妊娠高血压综合征,比单胎妊娠明显增多,发生时间更早,而且严重并发症如胎盘早剥、肺水肿、心力衰竭多见。

(3)易并发贫血:多胎妊娠孕妇为供给多个胎儿生长发育,从母体中摄取的铁、叶酸等营养物质的量就更多,容易引起缺铁性贫血和巨幼红细胞性贫血。另外,多胎妊娠孕妇的血容量平均增加 50%~60%,较单胎妊娠血容量增加 10%,致使血浆稀释,血红蛋白和血细胞比容低、贫血发生程度严重,使胎儿发育受限。贫血不及时纠正,母体易发贫血性心脏病。

（4）易并发早产：多胎妊娠子宫过度膨胀，宫腔内压力增高，易发生胎膜早破，常不能维持到足月，早产儿及低体重儿是围产儿死亡的最主要因素，也是多胎妊娠最常见的并发症之一。

（5）易并发产后出血：多胎妊娠由于子宫腔容积增大，压力增高，子宫平滑肌纤维持续过度伸展导致其失去正常收缩功能，且多胎妊娠有较多的产前并发症。妊娠高血压综合征者因子宫肌层水肿，以及长期使用硫酸镁解痉易引起宫缩乏力导致产后出血。此外，多胎妊娠子宫肌纤维缺血缺氧、贫血和凝血功能的变化、胎盘附着面大，使其更容易发生产后出血。准备好常用的缩宫剂，如缩宫素、卡孕栓等，以及母婴急救物品、药品；术中建立两条静脉通道，做好输血、输液的准备。

2.多胎妊娠的麻醉处理要点

（1）重视术前准备：合并心力衰竭者一般需经内科强心、利尿、扩血管、营养心肌等综合治疗以改善心功能。妊娠高血压综合征轻、中度者一般不予处理，重度者给硫酸镁等解痉控制血压，以提高麻醉和手术耐受性。

（2）椎管内麻醉是首选方法：因其止痛效果可靠，麻醉平面和血压较易控制。宫缩痛可获解除，对胎儿呼吸循环几乎无抑制。

（3）充分给氧：妊娠晚期由于多胎子宫过度膨胀，膈肌上抬可出现呼吸困难等压迫症状。贫血发生率达 40%，还有严重并发症如心力衰竭。氧疗能提高动脉血氧分压，对孕妇和胎儿均有利，故应常规面罩吸氧。

（4）合适体位：仰卧位时手术床应左倾 20°～30°，以防仰卧位低血压综合征的发生。有报道90%产妇于临产期取平卧位时出现仰卧位低血压综合征。多胎妊娠发生率更高。

（5）加强术中监护：常规监测心电图、血压、脉搏血氧饱和度、尿量，维持术中生命体征平稳。血压过低、心率过缓者，给麻黄碱、阿托品等心血管活性药。心力衰竭、妊娠高血压综合征者，随着硬膜外麻醉起效，血管扩张，血压一般会有所下降，只有少数患者才需降压处理。注意补液输血速度，特别是重度妊娠高血压综合征者，往往已使用大量镇静解痉药及降压利尿药，注意预防术中、术后循环衰竭的发生。

（6）促进子宫收缩减少产时出血：多胎妊娠剖宫产中最常见并发症是产后出血，主要原因是子宫收缩力差。子宫肌层注射缩宫素 10 U，静脉滴注缩宫素 20 U，多能获得理想的宫缩力量，促进子宫收缩减少产后出血。

（7）重视新生儿急救处理：由于双胎妊娠子宫过度膨胀，发生早产可能性明显增加，平均孕期260 d，有一半胎儿体重<2 500 g。多胎妊娠的新生儿中低体重儿，早产儿比例多，应做好新生儿抢救保暖准备，尽快清除呼吸道异物。重度窒息者尽早气管插管，及时建立有效通气。心率过缓者同时胸外心脏按压，并注射血管活性药物和纠酸药等。

（8）术后镇痛：适当的术后镇痛可缓解高血压，心力衰竭，有利于产妇康复。

（二）畸形子宫

畸形子宫类型有双子宫、纵隔子宫、双角子宫、单角子宫、弓形子宫等。畸形子宫合并妊娠后，在分娩时可发生产程延长、胎儿猝死及胎盘滞留等。为挽救胎儿，畸形子宫妊娠的分娩方式多采用剖宫产。但就麻醉而言，无特殊处理，一般采用椎管内麻醉均可满足手术。

（三）宫内死胎

宫内死胎指与孕期无关，胎儿在完全排出或取出前死亡。尽管围产期病死率下降，宫内死胎的发生率一直持续在 0.32%，宫内死胎稽留可引起严重的并发症——死胎综合征，这会引起潜在的、渐进的凝血障碍,纤维蛋白原浓度下降<120 mg/dL,血小板减少<100 000/μL,aPTT 延长大多在纤维蛋白原浓度下降<100 mg/dL时才出现。凝血障碍发生率(平均为 10%～20%)首先取决于死胎稽留的时间:在宫内胎儿死亡最初 10 d 内这种并发症很少出现,时间若超过 5 周,25%～40%的病例预计发生凝血障碍病。因为从胎儿死亡到开始治疗的时间大多不明,确诊死胎后,为排除凝血障碍的诊断必须立即进行全套凝血检查:纤维蛋白原浓度、抗凝血酶Ⅲ浓度、血小板计数、aPTT、凝血活酶值及 D-二聚体。对血管内凝血因子消耗有诊断意义的是纤维蛋白原浓度下降至 120 mg/dL 以下,抗凝血酶Ⅲ的明显下降,血小板减少至 100 000/μL 以下,aPTT 延长及 D-二聚体浓度升高。治疗应在止血能力降低时(如纤维蛋白原<100/dL),及时给予新鲜冰冻血浆,给予浓缩血小板的绝对适应证是血小板降至 20 000/μL 以下。凝血障碍严重者均采用全麻完成手术。

(四)产妇脊柱畸形

产妇脊柱畸形,伴随不同程度的胸腔容量减小,加上妊娠中晚期膈肌上抬,严重者可出现肺纤维化、肺不张、肺血管闭塞或弯曲等,引起肺活量降低和肺循环阻力增加,导致肺动脉高压和肺源性心脏病。如发生肺部感染,更增加通气困难,易致心肺功能不全。此外,妊娠期血容量比非孕时血容量增加约 35%,至孕 32～34 周达高峰,每次心排血量亦增加 20%～30%,心脏负荷明显加重。因此脊柱畸形合并妊娠常引起呼吸循环衰竭,严重者威胁母儿生命。脊柱畸形孕妇对自然分娩的耐受力极低,一旦胎儿成熟,应择期行剖宫产终止妊娠,以孕 36～37 周为宜。临床麻醉医师应依据脊柱畸形部位、严重程度及自身的麻醉技术水平来选择麻醉方式。

(宋吉玲)

第四节 妊娠合并心脏病手术的麻醉

一、概述

妊娠合并心脏病的发病率高达 4.1%,是产妇死亡的第二大原因。妊娠及分娩过程中机体发生了一系列病理生理改变,心血管系统的变化尤为显著。因此,妊娠合并心脏病产妇的麻醉选择和实施,对于麻醉医师来说是一个巨大的挑战。麻醉医师必须通晓妊娠期心血管系统、血流动力学的变化,掌握心脏病的本质特别是不同心脏病的病理生理特点,了解各种麻醉药物对心血管系统的影响及处理各种术中并发症的常用方法。

(一)妊娠期心血管系统的变化

妊娠期间心血管系统主要发生四方面改变。第一,血容量增加,在妊娠晚期可增加 50%左右。第二,体循环阻力(SVR)进行性下降,虽然心排血量增加 30%～40%,但平均动脉压仍维持正常,收缩压略下降。第三,心脏做功增加,在分娩过程中,由于疼痛及应激,心排血量可增加40%～50%,对于有病变的心脏可能发生严重后果。而且,强烈的子宫收缩可导致"自体血液回输",使心排血量再增加 10%～15%。第四,产妇往往处于高凝状态,对于一些高血栓风险的患者(瓣膜修补术后)容易导致血液栓塞。

(二)妊娠合并心脏病的分类

1.风湿性心脏病

随着医疗技术的发展,风湿性心脏病的发病率有所下降。但是风湿性心脏病仍然是妊娠期间最常见的心脏病。主要是瓣膜性心脏病,包括二尖瓣狭窄、二尖瓣关闭不全、主动脉瓣狭窄、主动脉瓣关闭不全及三尖瓣病变。

2.先天性心脏病

大部分先天性心脏病在妊娠前都已实施了心脏手术,只有少部分患者未进行手术。先天性心脏病主要分为左向右分流(房间隔缺损、室间隔缺损、动脉导管未闭);右向左分流(法洛四联症、艾森曼格综合征);先天性瓣膜或血管病变(主动脉瓣狭窄、主动脉瓣关闭不全、肺动脉狭窄)等。

3.妊娠期心肌病

妊娠期或产后 6 个月内出现不明原因的左室功能衰竭被称为妊娠期心肌病(也有人称之为围生期心肌病)。其发病率有上升趋势,有报道称 7.7% 的妊娠相关性孕妇死亡是妊娠期心肌病所致。

4.其他

冠状动脉性心脏病、原发性肺动脉高压、不明原因性心律失常。

(三)麻醉的总体考虑

1.术前评估

对妊娠合并心脏病的孕妇实施麻醉前必须进行充分的评估,包括心脏病的类型、心脏病的解剖特点、病理生理改变特点。重点评估心功能状态及对手术、麻醉的耐受程度。必要时联合心血管专家、产科专家一同会诊,以便作出正确的判断。

目前对妊娠合并心脏病的功能状态及风险等级评估常采用 Siu 和 Colman 推荐的方法。

2.麻醉选择

麻醉医师在选择麻醉方式时,除了重点考虑心脏病性质和风险分级,还应考虑以下问题。①患者对手术过程中疼痛的耐受程度。②子宫收缩引起的自体血液回输对患者的影响。③子宫收缩剂的影响。④胎儿娩出后解除了下腔静脉的受压所引起的血流动力学急剧改变。⑤产后出血。到目前为止尚没有一种麻醉方法是绝对适用或不适用的。常用的麻醉方法及其优、缺点如下。

(1)全身麻醉可用于绝大多数妊娠合并心脏病,特别适用于右向左分流的先天性心脏病如法洛四联症和艾森曼格综合征、原发性肺动脉高压、肥厚型心肌病等。而对于其他类型心脏病患者,全身麻醉不如连续硬膜外麻醉更理想。

全身麻醉优点:能提供完善的镇痛和肌松;保证气道通畅及充分的氧和;避免椎管内麻醉所致的体循环血压下降等。但也存在一些缺点:若麻醉深度不当,气管插管和拔管过程易导致血流动力学剧烈变化;麻醉药物对心功能的抑制作用;增加肺循环阻力;增加肺内压,导致右心后负荷增加;插管困难发生率高;易发生反流误吸;全身用药对新生儿的影响等。

(2)椎管内麻醉:连续硬膜外阻滞麻醉是目前妊娠合并心脏病的主要麻醉方法,在高风险的心脏病患者中也有应用。若采用间歇、缓慢追加局麻药,能保持较稳定的血流动力学状态;避免全麻所致的各种不良反应等优点。但是,硬膜外阻滞也存在阻滞不全的可能,以及神经损伤、全脊髓麻醉和椎管内出血等风险。

虽然对于一些病变较轻而且代偿完全的心脏病患者,单次蛛网膜下腔阻滞(腰麻)也可应用,但大多数学者并不主张单次腰麻用于妊娠合并心脏病患者,因为其可导致剧烈的血流动力学变化。

近年来较时髦的方法是连续腰麻,通过留置蛛网膜下腔微导管分次加入微量局麻药,从而达到镇痛完善、血流动力学扰乱轻的效果。已有较多的文献正面报道了该方法在妊娠合并心脏病患者中的应用。

(3)局部麻醉:目前已很少采用。只有在一些麻醉设施较差的小型医院偶尔被采用。

3.术中麻醉管理

(1)妊娠合并心脏病患者的麻醉管理的基本原则:①维持血流动力学稳定,避免或尽量减少交感神经阻滞。②避免应用抑制心肌功能的药物。③避免心动过速或心动过缓。④根据心脏病的不同类型,选择合适的血管活性药物。⑤避免腹主动脉、下腔静脉受压,保证子宫胎盘的血液灌注。⑥预防反流误吸。⑦对产妇和胎儿实行严密监护。

(2)术中监护首选无创性的方法,常规的检测项目包括血压、心电图、脉搏血氧饱和度、呼吸等。至于是否需要进行有创性监测取决于患者心脏病的类型及其严重程度。如患者心功能较差、临床症状明显者可施行有创监测。但有些类型的心脏病,如右向左分流、严重的主动脉瓣狭窄、原发性肺动脉高压等,即使症状不明显或没有症状也有必要进行有创监测。包括中心静脉压(CVP)、桡动脉置管测压等。肺动脉导管测压需要较高的技术,而且有较高的风险,但在严重的心脏病患者进行此项监测还是很有必要的。但近来有人对肺动脉监测提出异议,认为此项监测风险过大,得不偿失。故建议使用无创性的经食管心脏超声作为首选的监测方法。

(3)术中应用子宫收缩剂的问题:对于妊娠合并心脏病患者,如果子宫收缩尚可,应尽可能避免使用缩宫素。即使有时必须使用,也应通过静脉缓慢滴注,切忌静脉注射。因为缩宫素能降低体血管阻力和血压,减少心排血量,增加肺血管阻力,外周血管总阻力的下降可引起快速性心律失常。合成的 $PGF_{2\alpha}$ 是一个强效子宫平滑肌收缩剂,可引起严重高血压、支气管痉挛、肺血管和体血管收缩等,因此也禁用于妊娠合并心脏病患者。米索是 PGE_1 的类似物,已成功用于产后出血。但对于有冠心病或高血压患者应慎重,因为它可导致血压的剧降。近来有学者建议使用一种称为 B-Lynch 的压力缝合器缝合子宫切口来避免使用子宫收缩剂。

(4)术中应用血管活性药物的问题:术中有许多情况都需要使用血管活性药物。但对于心脏病患者,合理选择血管活性药物尤为重要。麻黄碱、肾上腺素因兼有 α 受体和β受体激动作用,可引起心动过速、增加心脏做功,同时增加肺血管阻力。因而不适用于大多数心脏病患者。纯α受体激动剂如去氧肾上腺素、间羟胺可引起反射性心率下降,可用于多数心脏病患者特别是有瓣膜狭窄或肥厚型梗阻性心肌病的患者,但对于有反流性病变的患者可能不利。

4.术后管理

产后头 3 d 内,由于子宫收缩缩复,胎盘循环不复存在,大量血液从子宫回输至体循环,加之妊娠期过多的组织间液的回吸收,使血容量增加 15%～25%,特别是产后 24 h 内,心脏负荷增加,容易导致心脏病病情加重,甚至发生心力衰竭或心脏停搏。因此,妊娠合并心脏病的患者在产后 72 h 内必须予以严密监护,对于合并有肺动脉高压者需持续监护到术后 9 d。

另外,有效的术后镇痛对于妊娠合并心脏病患者极为重要。可优先选择患者自控硬膜外镇痛(PCA)。

二、各种类型心脏病的麻醉要点

（一）瓣膜性心脏病

瓣膜性心脏病分为先天性或继发性，风湿热是继发性病变的主要病因。总体上说，妊娠期间由于血容量增加及体循环阻力降低，反流性瓣膜性心脏病患者对妊娠的耐受性高，而狭窄性瓣膜病变因为不能随着前负荷的增加同步增加心排血量，对妊娠的耐受性差。

1.二尖瓣狭窄

二尖瓣狭窄占妊娠期风湿性心脏病的90%，大约25%的患者在妊娠期间才出现症状。二尖瓣狭窄可以是独立性病变也可伴有其他瓣膜病变。

（1）病理生理改变：二尖瓣狭窄的最主要病理生理改变是二尖瓣口面积减小导致左房向左室排血受阻。早期，左房能克服瓣膜狭窄而增加的阻力，但随着疾病的发展，左室充盈负荷不足，射血分数降低，同时左房容量和压力增加，并导致肺静脉压和肺毛细血管楔压升高，从而发生肺间隙水肿、肺顺应性下降、呼吸功增加。最终可发展为肺动脉高压、右心室肥厚扩张、右心衰竭。妊娠能加重二尖瓣狭窄，解剖上的中度狭窄可成为功能性的重度狭窄。而且妊娠合并二尖瓣狭窄发生肺充血、房颤、室上性心动过速的发生率增加。

（2）麻醉注意事项。妊娠期合并二尖瓣狭窄患者麻醉时应重点关注：①避免心动过速。因为心动过速时，舒张期充盈时间缩短较收缩期缩短更明显，导致心室充盈减少。若术前存在房颤，尽量控制室率在110次/分钟以下。②保持适当的血容量和血管容量。患者难以耐受血容量的突然增加，术中过快过量输液、强烈子宫收缩等都可导致心脏意外如右心衰竭、肺水肿、房颤等。③避免加重已存在的肺动脉高压。正压通气、CO_2蓄积、缺氧、肺过度膨胀、前列腺素类子宫收缩剂等都可增加肺动脉阻力，应予以重视。④保持体循环压力稳定。对于重度二尖瓣狭窄，全身血管阻力下降时可被心率增快（心搏量固定）所代偿，但这一代偿很有限。所以，术中应及时纠正低血压，必要时用间羟胺静脉滴注。

至于术中监护，足月妊娠而无症状者，一般不建议有创监护。对于症状明显的高风险患者，可给予有创监护包括CVP、PAWP等。

（3）麻醉选择：经阴道分娩者，建议优先选择连续腰段硬膜外阻滞镇痛，能较好保持血流动力学稳定。但近年有学者认为腰麻-硬膜外联合阻滞也是较好的镇痛方法。药物可采用局麻药加阿片类药，加用阿片类药能降低局麻药浓度又不增加交感神经阻滞。在产程早期，可硬膜外或蛛网膜下腔单独应用阿片类药物，也能取得很好的镇痛效果。对于椎管内麻醉禁忌者还可采用阴部神经阻滞的方法。

剖宫产麻醉的选择应考虑麻醉技术导致的体液转移、术中出血等问题。优先选择是硬膜外麻醉，通过缓慢注药来避免血流动力学波动。切忌预防性应用麻黄碱和液体预扩容。对于有症状者，术中补液应根据有创监测结果慎重进行。有些患者术前限制补液、应用β受体阻滞剂和利尿剂等，硬膜外麻醉时可发生严重低血压，此时可小心使用小剂量去氧肾上腺素（不增加心率、不影响子宫胎盘血流灌注）及适当补液来维持血压。房颤患者若出现室率过快，可予以地高辛或毛花苷C控制室率在110次/分钟以下，也可使用电复律（但在胎儿娩出前慎用），功率从25 W/s开始。窦性心动过速者可用普萘洛尔或艾司洛尔静脉注射。

某些重度二尖瓣狭窄者或硬膜外阻滞禁忌者需行全身麻醉。只要麻醉深度适当，较好抑制喉镜置入、气管插管、拔管等操作所致的应激反应，全麻能够维持较稳定血流动力学。诱导药物避免应用对血流动力学影响较大的药物,建议使用依托咪酯。诱导前最好预防性应用适量β受体阻滞剂如艾司洛尔及阿片类镇痛剂。避免使用能导致心动过速的药物如阿托品、哌替啶及氯胺酮等。瑞芬太尼也是值得推荐的麻醉维持药物。缩宫素应慎用。

2.二尖瓣关闭不全

二尖瓣关闭不全在妊娠合并心瓣膜病变中位居第2位。年轻患者中,二尖瓣脱垂是二尖瓣关闭不全的主要原因。单纯的二尖瓣关闭不全患者能很好耐受妊娠。但后期容易出现房颤、细菌性心内膜炎、体循环栓塞及肺动脉充血。

(1)病理生理学改变:二尖瓣关闭不全,左室收缩期血液反流入左房,导致左房扩大,由于左房顺应性好,早期不易出现肺充血的表现。但随着病程进展,左房心肌受损,以及左房和肺毛细血管楔压升高及肺充血。由于左室慢性容量负荷过多,一部分血液反流入左房,心室需要通过增加做功才能泵出足够的血液进入主动脉,会导致左室心肌肥厚,晚期左室扩大。另外,通过主动脉瓣的前向血流可减少 $50\%\sim60\%$,这取决于血流通过主动脉瓣和二尖瓣之阻力的比率。因此,降低左室后负荷可增加二尖瓣关闭不全患者射血分数。

在妊娠期,左室受损的患者难以耐受血容量增加,容易发生肺充血。不过妊娠时的外周血管阻力降低可增加前向性血流,相反分娩时或麻醉不完善时的疼痛、恐惧及子宫收缩都可增加儿茶酚胺的水平而导致体循环阻力增高。

(2)麻醉注意事项:①保持轻度的心动过速,因为较快的心率可使二尖瓣反流口相对缩小。②维持较低的外周体循环阻力,降低前向性射血阻抗可有效降低反流量。③避免应用能导致心肌抑制的药物。

(3)麻醉选择:分娩时提供有效镇痛能避免产痛所致的外周血管收缩,从而降低左室后负荷。连续硬膜外阻滞和腰硬联合阻滞是首选的镇痛方法。

剖宫产麻醉也优先选择连续硬膜外或腰硬联合阻滞麻醉,因为这种麻醉能阻滞交感神经,降低阻滞区域的外周血管阻力,增加前向性血流,有助于预防肺充血。但需缓慢注药,避免血流动力学剧烈波动。

如果选择全麻,氯胺酮、泮库溴铵是值得推荐的药物,因为两者都能增加心率。如果术中出现房颤应及时处理。其他注意事项及术中监护也同二尖瓣狭窄。

3.主动脉瓣狭窄

主动脉瓣狭窄是罕见的妊娠合并心脏病,发病率仅为 $0.5\%\sim3.0\%$。临床症状出现较晚,往往需经过 $30\sim40$ 年才出现。因正常主动脉瓣口面积超过 $3\ cm^2$,只有当瓣口面积小于 $1\ cm^2$ 时才会出现症状。但一旦出现症状,病死率高达 50% 以上。妊娠不会明显增加主动脉瓣狭窄的风险。

(1)病理生理学改变:主动脉瓣狭窄导致左室排血受阻,使左室慢性压力负荷过度,左室壁张力增加,左室壁向心性肥厚,每搏心排血量受限。正常时心房收缩提供约 20% 的心室充盈量,而主动脉瓣狭窄患者则高达 40%,因此保持窦性心律极为重要。左室心肌肥厚及心室肥大导致心肌缺血,加之左室收缩射血时间延长降低舒张期冠状动脉灌流时间,最终发生左室功能不全,肺充血。

主动脉瓣狭窄的风险程度取决于瓣膜口的面积及主动脉瓣口两端的收缩期压力梯度。收缩期压力梯度 $>6.7\ kPa(50\ mmHg)$ 表明重度狭窄,风险极大。妊娠期由于血容量增加及外周阻力下降可增加收缩期压力梯度。

（2）麻醉注意事项：①尽量保持窦性心律。避免心动过速和心动过缓。②维持充足的前负荷,特别要避免下腔静脉受压,以便左室能产生足量的每搏输出量。③保持血流动力学稳定,只允许其在较小的范围内波动。

对于收缩期主动脉瓣口两端的压力梯度大于 6.7 kPa(50 mmHg)者或者有明显临床症状者,建议给予有创监护（如前）。

（3）麻醉选择：经阴道分娩者建议行分娩镇痛。连续硬膜外阻滞或腰硬联合阻滞用于分娩镇痛存在争议。因为主动脉瓣狭窄患者不能耐受交感神经阻滞引起的前负荷和后负荷的下降。尽管有文献报道成功地将 CSEA 用于主动脉瓣狭窄产妇的分娩镇痛,但并不主张其作为常规应用。蛛网膜下腔或硬膜外单纯注射阿片类镇痛药用于分娩镇痛值得推荐,因为其对心血管作用轻,不影响心肌收缩,不影响前负荷,不降低 SVR 等。

对于合并主动脉瓣狭窄患者行剖宫产的麻醉,区域麻醉和全身麻醉都可谨慎选用。但到底哪种麻醉方式更适合,存在争论。最近在 Anesthesia 上的两篇关于该类产妇麻醉方式选择的编者按,认为区域阻滞特别是椎管内麻醉存在深度的交感神经阻滞引起低血压、心肌和胎盘缺血的缺点。故有人提出,传统的硬膜外麻醉禁用于此类患者,但国内外大多数学者认为可谨慎使用。而全身麻醉可避免这些不良反应,提供完善的镇痛,而且在发生临床突发心脏意外时,保证气道通畅、充足氧供、使紧急心脏手术成为可能。因此,相对而言,全身麻醉更可取。全身麻醉的注意点参照二尖瓣狭窄。药物可选择对血流动力学影响较轻的依托咪酯联合适量阿片类药物及肌肉松弛药琥珀胆碱。应避免使用挥发性麻醉剂,但可应用氧化亚氮。同时尽量避免使用缩宫素。术中低血压可用间羟胺或去氧肾上腺素。

4.主动脉瓣关闭不全

主动脉瓣关闭不全可以先天性或后天性的。约有 75% 的病例是由风湿热所致。该类患者往往有较长的潜伏期,因此常在 40~50 岁才出现症状。大部分主动脉瓣关闭不全的患者都能安全度过妊娠期,但仍有 3%~9% 的患者可能出现心力衰竭。

（1）病理生理学改变：主动脉瓣关闭不全时,左心室长期容量超负荷,产生左室扩张、心肌肥厚、左室舒张末期容量(LVEDV)降低及射血分数降低等。病变程度取决于反流口的面积、主动脉与左心室间的舒张压梯度及病程的长短。随着疾病的进展,可发生左心衰竭,肺充血及肺水肿等。妊娠可轻度增加心率,因此可相对缓解主动脉瓣关闭不全的症状。

（2）麻醉注意事项：①避免体循环阻力增加。需要提供完善的镇痛,避免儿茶酚胺增加而导致 SVR 上升,术中可用硝普钠或酚妥拉明来降低 SVR。②避免心动过缓。该类患者对心动过缓耐受性很差,因心动过缓延长心室舒张期的持续时间,主动脉的反流量也增加,应维持心率在 80~100 次/分钟。③避免使用加重心肌抑制的药物。

（3）麻醉选择：经阴道分娩者建议优先选择硬膜外或腰硬联合行分娩镇痛。因为其降低后负荷、预防 SVR 上升和急性左室容量超负荷。

剖宫产的麻醉选择及处理与二尖瓣关闭不全基本相同。

5.瓣膜置换术后

随着经济的发展和医学技术的提高,妊娠合并瓣膜性心脏病患者有许多都在产前施行了瓣膜置换术。对于此类患者,应了解是否有血栓形成、瓣膜流出口大小、有否心内膜炎及溶血等情况。但重点应关注抗凝剂的使用情况。为了避免双香豆素对胎儿的致畸作用,妊娠期间应用肝素代替进行抗凝治疗。因此,对此类患者实施椎管内麻醉时应评估凝血功能,以免硬膜外血肿、

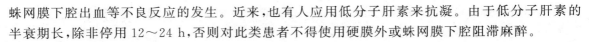

蛛网膜下腔出血等不良反应的发生。近来,也有人应用低分子肝素来抗凝。由于低分子肝素的半衰期长,除非停用 12～24 h,否则对此类患者不得使用硬膜外或蛛网膜下腔阻滞麻醉。

(二)先天性心脏病

1.左向右分流心脏病

主要有室间隔缺损(VSD)、房间隔缺损(ASD)及动脉导管未闭(PDA)等。

(1)VSD。发病率占成人先天性心脏病的 7%。病情严重程度取决于缺损口的大小及肺动脉高压的程度。大部分无肺动脉高压者都能很好耐受妊娠。但少数较大缺损合并有肺高压者,病死率高达 40%。妊娠期间血容量、心排血量增加可加重左向右分流及肺动脉高压。

病理生理学改变:血液从左室分流至右室,增加肺血流,早期可通过代偿性肺血管阻力降低而保持正常的肺动脉压。晚期,特别是较大缺损的 VSD,分流量大,肺血管阻力不能代偿,可导致肺动脉高压,加上左室做功过度而发生左心功能衰竭,肺动脉高压加剧,最终致右心衰竭,当左右心室压力相等时,可出现双向分流或右向左分流。

麻醉注意事项:①避免体循环阻力增加。但对于伴有肺高压者,也不应过度降低体循环阻力。②避免心率过快。③避免肺循环阻力升高,以免发生分流反转。关于麻醉选择,剖宫产和分娩镇痛都可优先选择硬膜外或腰硬联合阻滞麻醉。必要时也可选择全身麻醉。

(2)ASD:是最常见的先天性心脏病。病情进展缓慢,即使存在肺血流增加,也能较好耐受妊娠。但妊娠引起的血容量、心排血量增加可加重左向右分流及右室做功增加,心力衰竭发生率增加。其病理生理学改变也类似于 VSD。麻醉注意事项:①避免体循环阻力增加。②避免肺循环阻力下降,但对于肺动脉高压者应避免肺循环阻力增加。③防止并及时纠正室上性心律失常。麻醉选择可参照 VSD。

(3)PDA:较大分流的 PDA 患者往往已接受手术治疗。而较小者临床发展缓慢,能较好耐受妊娠。①病理生理改变:主要是主动脉血液直接向肺动脉分流。增加肺血流量,最终形成肺动脉高压、右心衰竭。严重者也可致右向左分流。②麻醉注意事项:基本与 ASD 患者的麻醉相同。

2.右向左分流的心脏病

(1)法洛四联症:对妊娠的耐受性很差,孕妇合并该心脏病的病死率高达 50%。这种心脏病包括右心室流出道梗阻、室间隔缺损、右心室高压及主动脉骑跨等 4 个解剖及功能异常。

病理生理改变:右心室流出道梗阻导致通过室间隔缺损的右向左分流,分流程度取决于室缺的大小、右室流出道梗阻的程度及右室收缩力。因此保持右室收缩力对于保持肺动脉血流和外周血氧饱和度很重要。但对于存在有动脉圆锥高压者,增加心肌收缩力可加重梗阻。另外,体循环压下降可加重分流及发绀。妊娠增加肺血管阻力、降低体循环阻力而加重分流。

麻醉注意事项:法洛四联症患者麻醉时应重点关注:①保持血流动力学稳定,避免体循环阻力下降。②避免回心血量减少。③避免血容量降低。④避免使用能引起心肌抑制的药物。

麻醉选择:阴道分娩者建议分娩镇痛。可以选择阿片类药物全身用药、椎管内应用阿片类药物及谨慎使用连续硬膜外阻滞(如果 SVR 能很好维持的话)。第一产程椎管内单纯应用阿片类镇痛药是最安全的方法。第二产程骶管阻滞较硬膜外安全。小剂量氯胺酮在产钳术中应用被证明是安全的。

剖宫产麻醉应优先选择全身麻醉,虽然小剂量低浓度的硬膜外麻醉也可谨慎使用,甚至近来有人报道了成功地使用连续腰麻,但血流动力学变化难以预料,风险较大。麻醉诱导应缓慢,避免过剧的血压下降,可复合采用阿片类药、依托咪酯及肌肉松弛药。术中维持可采用瑞芬太尼、卤族类吸入麻醉剂（如异氟烷可维持正常或轻微升高右心室充盈压）。建议行有创监护，一旦出现体循环压下降，应予及时处理。

（2）艾森曼格综合征：约占先天性心脏病的 3%。该病包括肺动脉高压、原有的左向右流出道由于肺动脉高压而发生右向左分流、动脉低氧血症。各种左向右分流的心脏病晚期都可发展成艾森曼格综合征。该病的病死率极高，达 50% 以上。其病理生理学改变与法洛四联症相似，右向左分流程度取决于肺动脉高压程度、分流孔大小、体循环阻力、右心收缩力等。妊娠可显著加重分流程度。麻醉注意点同法洛四联症。

（三）妊娠期心肌病

妊娠期心肌病又称围生期心肌病（peripartum cardiomyopathy，PPCM），是指既往无心脏病史，又排除其他心血管疾病，在妊娠最后 1 个月或产后 6 个月内出现以心肌病变为基本特征和充血性心力衰竭为主要临床表现的心脏病。该病发病率 1∶3 000 到 1∶15 000 不等。其病因不明，可能与病毒感染、自身免疫及中毒有关。高龄、多产、多胎、营养不良的产妇中发病率较高。随着治疗技术的提高及心脏移植的开展其病死率有所下降，但仍然在 15%～60%，更有报道其病死率高达 85%。

1.病理生理学改变

主要是心肌受损，心肌收缩储备能力下降。分娩和手术应激都可增加心脏做功如心率增快、心搏量增加、心肌收缩加强等，导致心肌氧耗增加，进一步加剧心肌损害，舒张末期容量增加、心排血量下降，最终导致心室功能失代偿。

2.麻醉注意事项

PPCM 患者麻醉时应重点关注：①避免使用抑制心肌的药物。②保持窦性心律和正常心率。③避免增加心肌氧耗的各种因素。④谨慎使用利尿剂和血管扩张剂，注意控制液体输入量。⑤注意预防术中血栓脱落。

3.麻醉选择

经阴道分娩的产妇行分娩镇痛时可优先选用连续硬膜外阻滞镇痛。该方法有助于避免产痛所致的后负荷增加。对有心功能失代偿的患者，可缓慢注射局麻药加或不加阿片类镇痛药以降低心脏前后负荷。不主张硬膜外阻滞前常规给予预防性扩容或预防性使用血管活性药物。第二产程避免过度使用腹压，必要时可采用产钳或头吸器助产。产后慎用缩宫素。

剖宫产麻醉全身麻醉和区域阻滞麻醉都可选用。虽然全身麻醉具有完善的气道管理、充分的氧供和完善的镇痛，但多种全麻药物都有加重心肌抑制的作用及全麻插管和拔管过程增加心脏负荷。因此，PPCM 患者选用全身麻醉的比例正在下降。若区域阻滞禁忌，可谨慎选用全身麻醉。全麻时可选用氧化亚氮、依托咪酯、瑞芬太尼等对心血管影响较小的药物。有人主张用喉罩来代替气管插管，以避免插管所致的过剧应激反应。区域阻滞可优先选择硬膜外麻醉，但需避免过快建立麻醉平面，导致血流动力学过剧改变。另外，腰硬联合麻醉也非常适用于该类患者，但需控制腰麻药物剂量。近年报道较多的、也被多数专家接受的方法是连续腰麻（CSA），采用小剂量局麻药加阿片类镇痛药缓慢注射，从而避免血流动力学过剧波动，又有较完善的镇痛和麻醉效果。术中若出现明显的心衰，可使用血管扩张剂硝酸甘油和利尿剂如呋塞米，谨慎使用强心剂毛花苷 C。若哮喘症状明显，必要时使用沙丁胺醇。

总之，该疾病风险较大，需做好充分的术前准备，必要时联合心内科医师会诊，做出正确判断，制定合理预案。严密术中监护，特别是有创监测。

（宋吉玲）

第五节　妊娠合并肝炎手术的麻醉

病毒性肝炎为多种病毒引起的以肝脏病变为主的传染性疾病,目前已发现甲肝病毒(HAV)、乙肝病毒(HBV)、丙肝病毒(HCV)、丁肝病毒(HDV)、戊肝病毒(HEV)及新的肝炎病毒庚肝病毒(HGV)、输血传播性病毒(TTV)、微小病毒 B19(parvovirus B19)等均可引起病毒性肝炎,但以 HAV、HBV、HCV、HDV 为常见。我国属于乙型肝炎的高发国家,同时妊娠合并病毒性肝炎有重症化倾向,是我国孕产妇死亡的主要原因之一。

一、妊娠与病毒性肝炎的相互影响

(一)妊娠分娩对病毒性肝炎的影响

由于妊娠期肝脏可发生一些生理变化,比如:由于母体胎儿的营养及排泄,母体新陈代谢旺盛,肝脏负担增大;肝血流从非孕期占心排血量的 35％降到 28％,胎盘激素阻碍肝脏对脂肪的吸收转运及胆汁的排泄;肝功能也与非孕期略有变化,如血清蛋白降低,α、β 球蛋白升高,A/G 比值下降,甘油三酯可增加 3 倍,胆固醇增加 2 倍,血浆纤维蛋白原升高 5％,ALT 增高 2 倍等。这些生理变化可改变病毒性肝炎的病理生理过程和预后,如出现黄疸、肝功能损害较重,比非孕期容易发展为重症肝炎和肝性脑病,其病死率很高。

(二)病毒性肝炎对母体的影响

慢性肝炎者妊娠可使肝炎活动,诱发为慢性重型肝炎。慢性肝炎合并肝硬化的孕妇则 18％～35％发生食管静脉曲张出血,病死率高。早孕期病毒性肝炎可加重妊娠反应,常与正常生理反应相混淆而延误诊断,妊娠晚期的病毒性肝炎患者由于醛固酮的灭活能力下降,妊娠高血压综合征发病率增高,而且由于凝血因子合成障碍致产后出血,增加其病死率。在肝功能衰竭的基础上,以凝血功能障碍所致的产后出血、消化道出血、感染等为诱因,最终导致肝性脑病和肝肾综合征,直接威胁母婴安全。

(三)病毒性肝炎对围生儿的影响

妊娠早、中期肝炎患者流产率可为 20％～30％;妊娠晚期肝炎患者早产率可为 35％～45％,死产率为 5％～20％,胎膜早破率达 25％,新生儿窒息率高达 15％,而正常妊娠组上述各病的发生率均明显低于肝炎组。多重感染(即有两种或以上病毒复合感染)者比单一感染者预后更差。目前,尚无病毒性肝炎致先天性畸形的确切证据。母婴传播致宫内及新生儿肝炎病毒感染,乙、丙型肝炎多见,甲、戊型肝炎少见,围产期感染的婴儿有相当一部分转为慢性病毒携带状态,以后容易发展为肝硬化或原发性肝癌。

二、病毒性肝炎的分类与诊断

病毒性肝炎按临床表现可分为急性、慢性和重症肝炎 3 种类型。此外还有一特殊类型,即妊娠急性脂肪肝(acute fatty liver of pregnancy,AFLP)。各型诊断标准如下。①急性肝炎:近期内出现消化道症状和乏力,血清丙氨酸氨基转移酶(ALT)升高,胆红素升高,病原学检测阳性。②慢性肝炎:肝炎病程超过半年,或原有乙型、丙型、丁型或 HBsAg 携带史,本次又因同一病原再次出现肝炎症状、体征及肝功能异常。本型中根据肝损害程度,可分为轻度、中度和重度肝炎。轻度患者临床症状体征轻微或缺如,肝功能指标仅 1～2 项异常。重度患者有明显或持续肝炎症状,如乏力、食欲缺乏、尿黄、ALT 持续升高、血清蛋白降低,A/G 比值异常,血清胆红素升高 ≤正常值 5 倍,凝血酶原活动度小于 60%,胆碱酯酶<2 500 U/L。③重症肝炎:起病 2 周内出现极度乏力、消化道症状和精神症状,黄疸急剧加深,血清胆红素≥正常值 10 倍,或每天上升≥10 μmol/L,凝血酶原活动度小于 40%。④妊娠急性脂肪肝:为多发生于妊娠晚期的特殊类型肝损害。病因不甚明确,主要临床表现具重症肝炎的特点,不同的是病原学检查均阴性,病情发展更为迅速和凶险。

妊娠合并肝病的临床表现和预后主要取决于肝细胞损害程度。轻度慢性肝炎肝细胞损伤轻,孕期提高认识,加强监测,注意保肝和营养治疗,预后一般均较好,多数临床无明显症状,在严密观察肝功能、凝血指标及胎儿生长发育下继续妊娠,多数可达到妊娠晚期或足月自然临产,有阴道分娩条件者阴道分娩是安全的。重度或重症及 AFLP 临床症状明显,多数有消化道症状,如恶心、厌食、上腹部不适及萎靡不振,临床上易当成一般的不适。尤其是重症或 AFLP 患者,病情多在 2 周内迅速恶化,其中 AFLP 由于无肝炎病史,血清学检查阴性,往往更不易得到及时认识,在出现胃肠道症状时多错当成胃肠炎治疗,影响早期诊断和治疗,这类患者应根据病情及时或尽早终止妊娠。终止妊娠的指征:①黄疸重,血清胆红素持续升高>100 μmol/L 或每天上升≥10 μmol/L。②转氨酶进行性升高,胆酶分离。③凝血指标变化:PT、APTT 延长,血小板计数减少,凝血酶原活动度<40%,纤维蛋白原下降等出血倾向。此三项指征中任一项明显加剧,均可为终止妊娠的指征。

三、合并重症肝炎产妇剖宫产的麻醉处理

(一)麻醉选择

在妊娠合并重症肝炎剖宫产的麻醉方式选择时,应根据患者的凝血功能及血小板综合考虑。麻醉要点在于维持呼吸循环的稳定,改善凝血功能及尽量应用对肝功能损害少的药物。

目前,一般的观点认为,在血小板数>60×10⁹/L,PT<20 s,APTT<60 s,PT 和 APTT 不大于正常值 1.5 倍的情况下,可慎重选用椎管内麻醉,它能减少全麻用药,在无血压下降的情况下,对肝脏无明显影响。

当血小板数<60×10⁹/L 时,则选用全身麻醉。因肝功能损害严重,在麻醉用药中应尽量选用对肝功能和肝血流影响小的药物,剂量也应酌减。此外还应考虑用药的时机,即药物对胎儿的影响。丙泊酚和氯胺酮可以应用于重症肝炎孕妇。琥珀胆碱脂溶性很低,且易被胆碱酯酶迅速分解,难以快速通过胎盘,在常用剂量时极少向胎儿移行,破宫前给予适量的琥珀胆碱,可使子宫充分松弛,有助于胎儿的快速取出。阿曲库铵通过 Hofmann 降解,代谢不依赖于肝肾功能,有利于术后拔管。有报道对重症肝炎孕妇采用氧化亚氮与异氟烷维持麻醉,术前后肝功能改变未发现显著性差异,说明上述药物在短时间内对肝功能的影响不大。

(二)麻醉管理

术前避免加重或诱发肝性脑病的因素,保护尚存的肝功能及胎儿,治疗肝性脑病,保护肾功能,补充凝血因子、血小板、新鲜血,防止出血及纠正低蛋白血症等,维持循环稳定,纠正低血压。术中管理应保持呼吸道通畅和持续给氧,维持循环稳定,避免发生低血压,因为缺氧和低血压可造成肝细胞损害加重。术中酌情使用血小板及纤维蛋白原和凝血酶原复合物,改善

凝血机制障碍与 DIC。有分析认为胎儿娩出后子宫大出血,行子宫切除不仅能有效制止子宫出血本身,同时也减少了子宫内促凝物质继续释放入血,是治疗 DIC 的有效措施。人工肝支持系统是近年来出现的新技术,即用人工的方法清除血循环中因肝功能衰竭而产生有害物质的一系列装置,可使肝代谢功能得到一定代偿,从而为肝细胞的再生赢得时间,度过危险期获得康复。

(刘艳芳)

第六节　妊娠合并糖尿病手术的麻醉

妊娠可引起机体能量代谢复杂变化,包括胰岛素分泌过多和抗胰岛素效应增加、空腹血糖低、对酮体易感等。胰岛素通过调节血糖、脂肪和蛋白质代谢对母婴健康起关键作用。妊娠糖尿在妊娠妇女中发病率高达 $2\% \sim 4\%$,其中 90% 的病例是妊娠期糖尿病(GDM)。GDM 被分为两型:A_1 型糖尿病空腹和餐后 2 h 血糖分别低于 5.2 mmol/L 和 6.67 mmol/L,可通过控制饮食治疗,不需要胰岛素。A_2 型糖尿病空腹治疗和餐后 2 h 血糖分别高于 5.2 mmol/L 和 6.67 mmol/L,需要胰岛素治疗。

非妊娠期糖尿病分为 1 型和 2 型,其中 1 型糖尿病由于自身免疫破坏胰腺胰岛细胞引起,该类型患者依赖外源性胰岛素。2 型糖尿病与 GDM 相似,都是由于胰岛素抵抗引起的。90% 以上的 GDM 产妇在分娩前病情会有所发展,$30\% \sim 50\%$ 的 GDM 产妇在未来 $7 \sim 10$ 年可能发展成为 2 型糖尿病。

一、糖尿病对妊娠的影响

(一)对孕妇的影响

GDM 主要由于对胰岛素抵抗增加引起胰岛素分泌相对不足,糖不能进入外周组织及糖利用下降,糖原分解增多,血糖增高。脂肪降解增多,游离脂肪酸释放过多引起酮体增多,酮体在体内聚集到一定程度会发生代谢性酸中毒如酮症酸中毒。另外,高血糖还可引起细胞内外渗透压发生变化,继发于尿糖的渗透性利尿使体内水分和电解质丢失增加,如果不及时治疗将引起血容量减少、酮体聚集、酸中毒和电解质紊乱。血浆高渗状态还可使细胞内钾外流,酸中毒加重细胞内钾外流。高血糖同时还可以使机体对感染的抵抗力下降,不利于伤口愈合。

在糖尿病孕妇中,高血压和先兆子痫的发生率高于正常人群,有肾病和高血压的糖尿病孕妇更易患肺水肿和左心室功能不全。

(二)对胎儿及新生儿的影响

糖尿病产妇所生新生儿病死率增加的主要原因有先天发育异常、胎儿宫内窘迫、巨大儿、早产和新生儿低血糖等。

巨大儿在糖尿病产妇中很常见,可能的机制是在糖尿病未控制的产妇存在胎儿高血糖症和高胰岛素血症。其确切机制还不清楚。糖尿病产妇的胎盘因绒毛扩大而稠密,这些扩大的绒毛通过减少绒毛内间隙使子宫胎盘血流减少 $35\% \sim 45\%$,合并有心血管病变和肾功能不全的糖尿病产妇其子宫胎盘血流减少更加明显,宫内生长迟缓和新生儿代谢并发症同样与脐动脉血流减少有关。糖尿病未控制产妇还可引起胎儿血糖的慢性波动,由于葡萄糖胎盘通过率大于胰岛素,加上胎儿的胰岛素抵抗性,可引起新生儿低血糖。

二、麻醉前准备

对不同类型与不同阶段的患者采用不同的治疗措施,包括饮食疗法、口服降糖药和胰岛素治疗等,改善全身状况,增加糖原贮备,提高患者对麻醉、手术的耐受性。

(一)择期手术患者的麻醉前准备

糖尿病产妇理想的饮食控制为 $126\sim209$ J($30\sim50$ cal/kg)体重。糖类食物应占总热量的 $40\%\sim50\%$,剩余的热量由脂肪和蛋白质提供。

麻醉手术前对糖尿病产妇血糖控制标准:①空腹血糖控制在 5.6 mmol/L 或更低,餐后 2 h 血糖低于 7.8 mmol/L。②无酮血症、尿酮体阴性。③尿糖测定为阴性或弱阳性($+$ 或 $++$)。患者经过饮食控制疗法及口服降糖药物达上述标准,为避免术中发生低血糖,术前不要求血糖降到正常水平。已用长效或中效胰岛素的患者,最好术前 $2\sim3$ d 改用普通胰岛素,以免麻醉与手术中发生低血糖。对酮症酸中毒患者,术前应积极治疗,纠正酮症酸中毒,待病情稳定后再进行手术。同时注意心、肝、肾等重要器官功能及各项化验检查结果。

(二)急诊手术的术前准备

糖尿病产妇行急诊手术时,首先应急查血糖、尿糖、尿酮体,做血清钾、钠、HCO_3^-、pH 等测定。如患者血糖高伴有酮血症时,权衡酮症酸中毒的严重性和手术的紧迫性,如果非紧迫性急诊应先纠正酮症酸中毒。酸中毒主要是胰岛素的分泌不足所致,因此应以补充胰岛素为主纠正酸中毒。如血糖 >22.2 mmol/L、血酮增高达($++++$),第 1 小时给普通胰岛素 100 U,待血糖下降至 13.8 mmol/L 时,每小时给普通胰岛素 50 U,静脉注射葡萄糖 10 g。同时严密监测血糖和尿糖;每 $4\sim6$ h 给普通胰岛素 $10\sim15$ U,维持血糖 $8.3\sim11.1$ mmol/L。pH <7.1 时应给 5%碳酸氢钠 250 mL,根据血气及 pH 结果调整剂量。最好待尿酮体消失、酸中毒纠正后再行手术,如果是紧迫性急诊可边手术边纠正酮症酸中毒。

三、麻醉方法选择

尽可能选择对糖代谢影响最小的麻醉方法和麻醉药物。硬膜外阻滞对糖代谢影响小,可部分阻滞交感肾上腺系统,减少母体儿茶酚胺的分泌,有助于对血糖的控制,还可能有利于胎盘灌注,对糖尿病产妇尤为有利,应作为首选方法。但对糖尿病产妇剖宫产实施硬膜外阻滞容易引起低血压,糖尿病产妇的胎儿比非糖尿病产妇的胎儿更易发生低氧血症及低血压,这对胎儿宫内生长迟缓和胎儿宫内窘迫者有很大危害。低血压的预防比治疗更为重要,可在麻醉前预防性快速输注林格液 1 000 mL,麻醉完成后将手术台左倾 15°使子宫左侧偏移可有效预防低血压的发生。治疗低血压可通过快速输注液体和血管加压药。如果糖尿病产妇能很好地控制或分娩前不用含糖液体充分扩容,避免发生低血压,对于糖尿病产妇剖宫产实施腰麻也是安全的。全麻对机体的代谢影响较大且该类患者可能出现插管困难,故不作为首选麻醉方法。对需要全麻的产妇应选择对血糖影响最小的全麻药如安氟醚、异氟醚、氧化亚氮及麻醉性镇痛药,麻醉深度适宜,麻醉期间加强对循环、呼吸、水电解质及酸碱平衡的管理。不论选用何麻醉方法,应避免使用肾上腺素等交感兴奋药,局麻药中不加肾上腺素,可用麻黄碱代替。

四、围术期处理

(一)术中葡萄糖和胰岛素的应用

术中血糖、尿糖的监测应作为常规监测项目,一般术中每 2 小时测定一次,以控制血糖在 $5\sim6.94$ mmol/L,尿酮阴性、尿糖维持在(±)的程度为宜。

术中一般应用短效普通胰岛素。应根据血糖及尿糖结果给予胰岛素。糖尿病产妇分娩时,小量的胰岛素就可以维持血糖接近正常水平。

椎管内麻醉患者清醒时诉心慌、饥饿感、眩晕、出冷汗可考虑有低血糖。全麻期间患者出现不明显原因的低血压、心动过速、出汗、脉压增大或全麻停药后长时间不苏醒,也应考虑有低血糖可能,最好及时抽血查血糖,如低于 2.7 mmol/L,可明确诊断。治疗通过静脉注射 50% 葡萄糖 $20\sim40$ mL 即可。

(二)麻醉管理

在麻醉与手术期应尽量避免严重缺氧、CO_2 蓄积、低血压等可使儿茶酚胺释放增加、导致血糖升高的不利因素。加强对呼吸管理,维持适宜的麻醉深度,保持血流动力学稳定,对糖尿病患者尤为重要。糖尿病患者胃排空时间延迟,术中注意预防呕吐误吸的发生。糖尿病患者对感染的抵抗力较差,在应用局麻或椎管内麻醉时,穿刺应严格无菌操作,如穿刺部位有感染应改其他麻醉方法,或避开感染部位,以防感染扩散。围术期感染的防治很重要,除生殖道感染外,术后留置导尿管易发生泌尿道感染,应常规应用抗生素 $3\sim5$ d,使母婴安全度过围术期。术后由于胎盘排出后胰岛素的抵抗激素迅速下降,因此需根据血糖监测结果,调整胰岛素用量,同时注意酮症酸中毒、电解质平衡,防止低血钾。

(刘艳芳)

第七节 先兆子痫-子痫手术的麻醉

先兆子痫是在世界范围内引起母亲严重并发症甚至死亡和胎儿死亡的主要原因,在第三世界国家尤其突出。引起孕产妇死亡的原因包括脑血管意外、肺水肿和肝脏坏死。

先兆子痫最重要的特征是在妊娠 20 周后初次发生的高血压和蛋白尿,可进一步分为轻度、中度和重度。轻度先兆子痫的定义是既往血压正常的女性其舒张压超过 12.0 kPa(90 mmHg),蛋白尿小于 0.3 g/24 h。重度先兆子痫是指满足如下条件中至少一项者:①间隔 6 h 以上的两次测压,收缩压大于 21.3 kPa(160 mmHg)或舒张压大于 14.7 kPa(110 mmHg);②迅速升高的蛋白尿(>3 g/24 h);③24 h 尿量少于 400 mL;④脑激惹或视觉障碍症状;⑤肺水肿或发绀。此外,不论高血压的程度如何,只要有惊厥发生就应诊断为子痫。

一、病因学

先兆子-子痫的潜在机制目前仍未作出定论。一个主要理论是母体对胎儿组织出现了免疫排斥,最终引起子宫胎盘缺血。

二、病理生理学

许多研究已表明,先兆子痫中缺血胎盘释放的子宫肾素、血管紧张素能广泛地影响全身小动脉,这将导致其闭塞性痉挛,特别是直径为 200 μm 以下的小动脉更易发生痉挛,从而引起高血压、组织缺氧、内皮受损。同时血管内物质如血小板,纤维蛋白等通过损伤的血管内皮而沉积,进一步使小动脉管腔狭小,外周血管阻力增加,使血液浓缩,血容量不足,全血及血浆黏度增高及高脂血症,可明显影响微循环灌流,促使血管内凝血的发生。血管紧张素介导的醛固酮分泌增加可增加钠的重吸收与水肿。这些病理变化必将导致重要脏器相应变化和凝血活性的改变。涉及的系统如下。

(一)中枢神经系统

中枢神经系统激惹可表现为头痛、视觉障碍、反射亢进甚至惊厥。其病因学更倾向于建立在血管痉挛和缺氧的基础上,而非原先认为的大脑水肿。与高血压脑病不同的是,惊厥并非与血压的升高直接相关。

(二)心血管系统

尽管先兆子痫常伴有水钠潴留,但液体与蛋白从血管内转移至血管外可导致血容量不足。先兆子痫产妇平均血容量较正常产妇血容量低 9%,在重度病例中可低至 30%～40%。外周血管收缩导致的体循环阻力增高和左心室每搏功指数升高,易导致左心室劳损,由此可能出现与中心静脉压和肺毛细血管楔压无甚关联的左心室舒张功能障碍。因此容量治疗时应在 MAP、CVP 的监测下、在合理应用扩血管的药物下小心进行。

(三)凝血系统

血小板附着于内皮损伤处导致消耗性凝血病,使多达 1/3 的患者罹患血小板减少症,某些严重病例其血小板计数可急剧下降。此外还可能存在血小板功能的异常。严重病例可能进展为先兆子痫的特殊类型——HELLP 综合征,即溶血,肝酶升高,血小板计数降低,而高血压和蛋白尿反而是轻微的。

(四)呼吸系统

可表现为肺水肿和上呼吸道(特别是喉)水肿,它可造成呼吸窘迫和气管插管困难,临床中应特别注意,但在病程末期以前很少出现肺的受累。肺水肿最常见于分娩之后,多是由于循环负荷过重、心力衰竭或惊厥时吸入胃内容物造成。

(五)肝脏

肝功能实验室检查显示肝酶水平升高而活性降低,在 HELLP 综合征中尤为突出,这可能是由肝血流降低导致不同程度和范围的缺血或坏死引起。肝破裂是一项罕见但常可致死的并发症。

(六)肾脏

在肾脏肾小球内皮细胞水肿和纤维素沉积,造成毛细血管收缩,肾血流和肾小球滤过率降低,出现少尿和蛋白尿的特征性症状。在伴有低血压和 HELLP 综合征时,疾病常常进展到急性肾衰竭,不过肾脏的预后通常良好。

(七)胎儿胎盘单位

胎盘灌注减少普遍会导致胎儿宫内发育迟缓,胎盘早剥和早产也有很高的发生率。通常需要提早分娩,从而导致胎儿不成熟。

三、围术期处理

先兆子痫的处理包括手术和非手术两方面。因为重症监护技术特别是心血管监控以及疼痛管理领域的专门技术均会起到重要的作用,所以严重先兆子痫病例的两方面处理都应有麻醉医师的参与。

减少母体和胎儿并发症的目标:处理高血压、预防与控制惊厥、提高组织灌注、液体疗法与少尿的处理、决定何时分娩、凝血功能异常的处理。在严重病例治疗应持续至分娩后24~48 h。

(一)高血压的控制

先兆子痫患者在降低血压的同时维持甚至提高组织灌注很重要,因此把高血压降至正常水平低限并不恰当,将平均动脉压控制在13.3~18.7 kPa(100~140 mmHg)[17.3/12.0~22.7/14.7 kPa(130/90~170/110 mmHg)]较合适。轻度先兆子痫可能只需要卧床休息,以避免主动脉和腔静脉受压。扩血管应在扩容之后进行,以避免血压下降。

1.肼苯哒嗪

静脉注射,每次给药5 mg,随后以5~20 mg/h的速度持续静脉滴注以控制血压。该药物是直接生效的血管扩张药,是用于控制先兆子痫性高血压的最常用药物,它可增加子宫胎盘和肾血流。双肼苯哒嗪起效缓慢(约15 min),重复给药应该间隔20 min。如果间隔时间不够可能会发生严重的低血压。低血压和心动过速通常对补液有良好的反应。

2.甲基多巴

通常是有一定慢性因素的高血压患者的用药。标准剂量也可引起嗜睡、抑郁和直立性低血压。长期用药经验表明,孕妇分次用药,日剂量1~3 g是安全的。

3.硝苯地平

硝苯地平虽然是个合理的选择,但对于在先兆子痫患者中的应用尚未得到广泛研究。它的主要用途是对超高血压的紧急处理,常用剂量为10 mg口服。短效硝苯地平的剂型为嚼服胶囊的形式,这种服药方法和广泛应用的舌下含服相比要有效和可靠得多。

4.β受体阻滞剂

由于β受体阻滞剂对妊娠中晚期胎儿有毒性作用,出于担心β受体阻滞剂对胎儿的影响,在妊娠危重患者使用这类药物是不明智的。然而有人报道拉贝洛尔已在小部分患者中成功使用。

5.硝普钠/硝酸甘油(持续泵入)

硝酸甘油主要作用于静脉容量血管,在扩容之后疗效会降低。硝普钠,一种强效的阻力和容量血管扩张剂,具有起效快和持续时间短的特点,看似理想的降压药,然而出于其代谢产物——氰化物对胎儿毒性的担心,限制了该药的临床应用。

6.静脉液体疗法

有学者报道扩充血浆容量可从本质上促使血管扩张,降低血压,改善局部血流,优化血管扩张药物的效果。然而在严重的特别是产后发生的先兆子痫中,血浆胶体渗透压降低伴有左心室功能障碍,可导致肺水肿和脑水肿的高发率。因此,如果对严重病例进行扩容,就必须监测肺毛细血管楔压。中心静脉压的绝对值对预测肺水肿的风险并无价值,但是通过观察CVP的反应谨慎地静脉滴注补液,也是判断心室处理新增容量能力的有用手段。

(二)惊厥管理

目前硫酸镁已被确立为预防反复的子痫惊厥的特效药。在先兆子痫患者惊厥的预防中,静脉注射镁剂的地位也是明确的。尚无文献明确表明什么是终止子痫惊厥的最佳药物。

1.硫酸镁

既是有效的脑血管扩张药,又是强有力的儿茶酚胺受体拮抗剂。治疗血药浓度位于2~4 mmol/L。有两种普遍应用的给药方法:①肌内加静脉注射法指的是静脉注射4 g硫酸镁,静脉注射时间要超过20 min;加上一次肌内注射10 g,随后每4小时在每侧臀部各肌内注射5 g。②静脉注射法则给予4 g的负荷剂量,然后每小时1~3 g持续静脉泵入以维持治疗血药浓度水平。

镁剂注射的主要不良反应是神经肌肉阻滞,它和血浆镁浓度呈线性关系。通过每隔1 h检查膝反射的方法进行神经肌肉监测是判断早期毒性的标准手段。如果发生反射减退,应停止输液直至反射恢复。因为镁通过降低运动神经末梢乙酰胆碱释放,降低终板对乙酰胆碱敏感性和抑制骨骼肌膜兴奋性而增强去极化和非去极化肌肉松弛药作用时间和作用强度,在全麻应用肌肉松弛药时最好有神经肌肉监测。肾脏是镁剂的唯一排泄途径,因此肾功能受损是使用镁离子的相对禁忌证。

2.地西泮

仍是广泛用于终止惊厥发作的一线药物,每次给药5~10 mg,重复给药直至起效。可预防性使用地西泮10 mg/h持续泵入,但可能导致过度镇静从而给气道带来危险。对胎儿特别是早产儿产生抑制是导致该药应用减少的主要原因之一。目前更倾向于使用硫酸镁。

3.苯妥英

虽然该药在过去广泛用于子痫惊厥的预防和控制,但最近的证据并不支持这一用法。

惊厥的预防应该从出现头痛、视觉障碍、上腹痛或反射增强等大脑激惹征象时开始。单独的高血压并不一定是抗惊厥治疗的指征,惊厥也有可能在血压中度升高时发作,因此仅血压一项并非为预测惊厥发作可能性的可靠指标。

决定分娩:产科医师通常在母亲的疾病极其严重时采取择期剖宫产。这往往取决于母亲疾病和胎儿存活力之间的平衡。

四、麻醉与镇痛

(一)术前准备

1.详细了解治疗用药

了解内容包括药物种类和剂量,最后一次应用镇痛药和降压药的时间,以掌握药物对母胎的作用和不良反应,便于麻醉方法的选择和对可能发生不良反应的处理。

2.临床观察

应常规观察硫酸镁用药后的尿量,有无呼吸抑制,检查膝反射、心率和心电图,有无房室传导阻滞,如有异常应查血镁离子浓度。一旦有中毒表现,应给予钙通道阻滞剂治疗。

3.术前停用降压药

应用α、β受体阻滞剂;血管紧张素转换酶抑制剂,应在麻醉前24~48 h停药。该类药与麻醉药多有协同作用,易导致术中低血压。

总之,麻醉医师必须确保血容量、肾功能以及高血压的控制和抗惊厥治疗是否已达到最佳状态。

(二)分娩镇痛

可以允许轻到中度先兆子痫患者继续正常分娩。如果凝血功能正常,及早进行硬膜外阻滞不仅有助于控制血压和扩张血管,还能减轻由疼痛引起的应激反应和儿茶酚胺释放,往往对患者的管理有所裨益。

(三)麻醉选择

先兆子痫剖宫产手术时怎样选择麻醉技术,是全身麻醉还是区域阻滞,母亲和胎儿的利益以及麻醉医师的相关技能都应被考虑在内。

全身麻醉是用于意识程度降低患者的唯一推荐方法,比如子痫、刚刚有惊厥发作或存在以下问题之一的患者:濒临子痫、严重凝血障碍、妨碍区域阻滞进针的解剖学问题、拟行区域阻滞的穿刺部位有感染。

1.全身麻醉的实施

(1)气道评估:气道水肿并非总是可预见的,但是喘鸣或面部水肿的存在可作为线索。Mallampati 评分可能在分娩中产生显著变化,所以应在立刻要实施全麻之前进行评分。惊厥发作后期、舌或黏膜破裂口也可作为困难插管的警示征象,这类病例可能需要在清醒时行经鼻气管插管。然而,由于这些患者困难气道的不可预见性,麻醉医师应针对不同病例准备相应的器具(比如管芯,喉罩,手术开放气道等)以及有经验的麻醉医师慎重对待困难或失败的插管。

(2)诱导:预充氧气至少 3 min 后予快速诱导剂;硫喷妥钠 4～5 mg/kg 或丙泊酚 2 mg/kg 或依托咪酯 0.2 mg/kg(不用氯胺酮),加琥珀酰胆碱(1.0～1.5 mg/kg)。

不过在这段时间必须用一定的方法减轻喉镜和插管带来的血流动力学反应。有些方法已证实对胎儿健康有害,比如利多卡因、β 受体阻滞剂和长效阿片类药物等。有人使用血管扩张药(硝酸甘油和硝普钠),但是对胎儿氰化物中毒和母亲颅内压变化的担心限制了其应用。在使用琥珀酰胆碱前给予阿芬太尼 10 μg/kg 能缓解升压反应,而且由于其作用时间短,只引起最小限度的胎儿抑制。

硫酸镁既有血管扩张作用,又有抗儿茶酚胺的作用。诱导后予 40 mg/kg 静脉推注既能缓和升压反应又不会导致随后的血压过低(在清醒时给药会导致疼痛)。$MgSO_4$ 和阿芬太尼可合并用于严重病例从而减少各自的剂量(30.0 mg/kg＋7.5 μg/kg)。但如果孕妇高危[MAP 达 24.0 kPa(180 mmHg)],也可使用更高的剂量(60 mg/kg＋30 μg/kg)。

不推荐使用肌肉松弛药,尤其是在使用硫酸镁之后,因为前者可能在诱导前导致严重的肌无力。需注意的问题是在给予硫酸镁之后,琥珀酰胆碱应带来的肌束颤动可能不出现,给予琥珀酰胆碱后应计时 60 s 再尝试插管。

考虑到异氟烷可能引起脑血管痉挛或脑水肿或两者兼有,最好用中低浓度(0.5～1.0 MAC)维持麻醉,并且在断脐后使用适当的阿片剂。

(3)拔管:拔管引起的过度心血管反应常常被忽视,但它可能和插管时的心血管反应一样严重且具灾难性。此时使用 $MgSO_4$ 和阿芬太尼是不合理的,可以使用血管扩张药物(β 受体阻滞剂,特别是艾司洛尔),或者也可使用利多卡因。

2.区域麻醉的实施

长期有人坚持认为除了最轻微的高血压以外,脊髓麻醉并不适合用于先兆子痫患者,因为可能会导致急剧的低血压。然而,最近有作者研究脊髓麻醉在严重妊娠高血压综合征的应用后得到了乐观的结论:虽然在考虑到保守补液时低血压仍然是个问题,但是已经发现子宫胎盘血流并未减少甚至有可能增加,推测其可能的原因是小动脉扩张。

而实践证明,正在使用血管扩张药(甲基多巴、硝苯地平、肼曲嗪等)治疗的稳定高血压患者是采用脊髓麻醉的合适候选病例,且术前药物管理得越好(液体加上血管扩张药),低血压的问题就越少,与未经治疗的患者相比较越不容易发生血压降低。对于血压未控制、新近诊断或严重的高血压病例,如果没有快速分娩的必要(胎盘早剥,严重胎儿心动过缓),硬膜外阻滞因具有起效慢、可控性好而成为先兆子痫患者的最理想选择。

3.硬膜外麻醉和蛛网膜下腔阻滞的实施

(1)蛛网膜下腔阻滞:建议使用 26G 或更细的笔尖式穿刺针,根据患者的身高和腹围用 $1.0 \sim 1.6$ mL的重比重(加上葡萄糖)0.5%丁哌卡因进行麻醉。较高的患者需用较大的剂量,而体重较重的患者因其有较高的蛛网膜下腔压力,故而需要的量较少。阻滞平面高度的理想目标是 T_6。

(2)硬膜外麻醉:选择 $L_{1\sim2}$ 或 $L_{2\sim3}$ 的间隙实施硬膜外腔穿刺置管,使用标准试验剂量。负荷剂量应分次给予而非一次大量注入,从而使阻滞平面的高度缓慢上升,目标也是达到 T_6 的感觉平面。

在实施蛛网膜下腔阻滞时给予芬太尼的主剂量是 10 μg,硬膜外麻醉则是 $50 \sim 100$ μg,这会使感觉阻滞更加彻底。

不能仅仅应用扩容疗法简单处理低血压。更为理想的做法是使用合成胶体液(500 mL 琥珀酰明胶溶液或羟乙基淀粉溶液)和晶体液(1 000 mL 乳酸钠林格液)扩容的同时,必要时分次静脉给予 5 mg 麻黄碱,因为后者不会对子宫血流产生不利影响,维持血流动力学平稳。

五、术后监护

先兆子痫中 70%的惊厥和肺部并发症在术后发生。喉水肿可能在术中恶化,拔管后也可能发生气道窘迫,严重时需要再次插管。只要有临床指征,抗高血压治疗就应继续;只要患者有症状,抗惊厥药物也应维持。如果是在术中使用了有创监测,术后就应在重症监护环境下继续使用。良好的术后镇痛可使这类病例的管理变得容易些。在少尿的情况下必须不断地密切关注液体平衡并加以纠正。

(刘艳芳)

第八节 孕妇非产科手术的麻醉

妊娠期实施外科手术的情况并不多见,有 1%~2%的孕妇需要实施非产科手术,然而,一旦需要实施手术,则这些手术都是不可避免的,并且比较紧急甚至有生命危险,这无疑给麻醉科医师和手术医师提出了挑战。常见妊娠期手术包括与产科原因相关的宫颈功能不全、与外伤有关的手术、一些急腹症和近年兴起的胎儿手术等。妊娠期手术的麻醉处理比非孕状态手术的麻醉处理复杂得多,妊娠期麻醉要同时考虑孕妇与胎儿的安全,与围产期产科麻醉不同的是,妊娠期非产科手术麻醉要考虑的最重要问题是防止流产,同时防止因麻醉剂通过胎盘抑制胎儿发育,还必须考虑早期妊娠妇女胎儿畸变的危险性。胎儿手术的目的是通过多学科合作治疗胎儿疾病,胎儿手术的麻醉既要考虑给孕妇实施麻醉,又要考虑如何使胎儿安全度过围术期。

一、妊娠期孕妇的生理改变

妊娠使孕妇的生理发生很大的变化,这些变化会影响麻醉的实施。

(一)循环系统改变

(1)心排血量增加。

(2)血容量增加。

(3)妊娠子宫对主动脉、下腔静脉的压迫引起的改变,即仰卧位低血压综合征(supine hypotensive syndrome,SHS)。

(二)呼吸系统改变

(1)呼吸系统黏膜毛细血管充血、肿胀(孕妇渗透压降低引起)。

(2)由于潮气量和呼吸频率增加导致每分通气量增加。

(3)呼气末二氧化碳浓度降低。

(4)功能残气量减少。

(5)氧需要增加。

(三)胃肠道改变

(1)由于胃动力降低导致胃液容量增加,酸度增加。

(2)食管下端括约肌压力降低。

(四)中枢和周围神经系统改变

全麻、硬膜外麻醉和蛛网膜下腔麻醉的麻醉剂用量降低。

二、麻醉对孕妇的影响

妊娠后孕妇的生理变化使其各个系统的代偿能力降低,麻醉药物对孕妇的影响要比对普通人群的影响更大、更剧烈。

(一)麻醉对孕妇呼吸系统的影响

孕妇FRC下降,对缺氧的代偿能力下降,由于乳房发育、胸部脂肪增加,也限制了胸式呼吸动作,使胸廓顺应性降低,麻醉诱导后可使FRC进一步降低,而正常人麻醉诱导并不导致FRC的明显下降。$PaCO_2$下降,氧离曲线右移,有利于胎儿血供增加,全身麻醉时$PaCO_2$应该维持在 $3.7\sim4.3$ kPa($28\sim32$ mmHg)。体重增加,毛细血管通透性增加,呼吸道、声门水肿,麻醉诱导后孕妇容易发生舌后坠,这通常会给全身麻醉诱导过程中维持气道通畅增加麻烦。

(二)麻醉对孕妇循环系统的影响

孕妇循环系统改变表现为血容量、心排血量增加,稀释性贫血,仰卧位动脉-腔静脉受压,血管反应性降低而压力感受性反射增强,因而麻醉诱导后孕妇循环功能容易失代偿,引起低血压。麻醉过程中应当注意血流动力学监测,适当调整麻醉药用量,维持孕妇循环稳定,同时这也是维持胎盘、脐带血流量稳定进而维持胎儿循环稳定的必要条件。孕妇凝血因子增加,术中、术后都应采取措施积极预防血栓形成,包括严密监测凝血功能,必要时使用适当的抗凝剂。

(三)麻醉对孕妇消化系统的影响

妊娠期由于胃动力降低导致胃液容量增加,酸度增加,胃-食管括约肌张力常减低,麻醉后

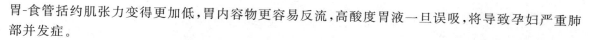

胃-食管括约肌张力变得更加低,胃内容物更容易反流,高酸度胃液一旦误吸,将导致孕妇严重肺部并发症。

(四)麻醉对孕妇神经系统的影响

孕妇自主神经系统的变化是双相的,早期迷走神经张力增加交感神经活动降低,血容量增加,中、晚期迷走神经张力降低,交感神经活动增加以适应子宫对血管的压迫效应和胎儿脐循环的低阻力状态。孕妇 MAC 降低 30%,MV 增大,吸入诱导变迅速,吸入药的排除也相应增快。神经组织对局麻药敏感度增加,治疗剂量和中毒剂量降低 30%,同时蛛网膜下腔、硬膜外腔容积减小,所以常规剂量药物常会导致广泛的麻醉阻滞平面,因而麻醉时应当谨慎用药。

三、麻醉对胎儿的影响

对胎儿这一人群来说,麻醉最大的顾虑是麻醉剂对其的致畸作用,对于大多数麻醉剂的致畸作用目前尚无确切的证据;其次考虑的就是麻醉操作及麻醉药物对胎盘血流的影响。实际上胎儿血供不足导致胎儿发育受到影响甚至其致畸作用要远比麻醉药物的影响大。麻醉剂对胎儿的影响可分为镇静剂、催眠剂、阿片类镇痛剂、肌肉松弛药及吸入药物的急性影响和医务工作者因职业原因吸入麻醉剂引起的慢性影响。孕妇接受麻醉和手术可能导致胎儿的生活环境产生改变,引起先天性畸形、自然流产、宫内死胎和早产等后果。

导致孕妇围术期严重低血压或者低氧血症的因素极易引起胎儿畸形,碳水化合物代谢异常或者高热也是致畸的因素,低体温并不引起胎儿畸形。

四、常见孕妇非产科手术的麻醉

(一)概述

胎儿对母体低血压和缺氧十分敏感,当孕妇因出血导致低血压时,母体释放儿茶酚胺,引起子宫收缩,胎盘低灌注,可能导致胎儿损伤。

1.麻醉的目标

(1)使母体的生理功能理想化并维持正常。

(2)维持正常子宫-胎盘血流和氧供,避免并及时处理低血压,避免腹主动脉-腔静脉压迫。

(3)避免药物对胎儿的不良反应。

(4)避免刺激子宫肌(催产作用)。

(5)避免全麻术中知晓。

(6)尽可能不选择全身麻醉。

(7)有条件者监测胎心率、子宫活动。

2.麻醉前评估

麻醉前评估包括与产科医师、新生儿科医师密切的沟通,如果是临产孕妇应当进行超声波诊断,很多与心脏疾病有关的症状如呼吸困难、心脏杂音和周围组织水肿等在正常孕期常见。孕期可能的心电图改变包括心电轴左偏、期前收缩和非特异性的 ST-T 波改变等。术前应当检查相关的实验室检查,包括血常规、生化常规、肝肾功能和凝血功能等,大手术要进行交叉配血。必要时按照急救复苏原则进行抢救,同时采取左侧倾斜体位以防止仰卧位低血压。术前用药应当使用镇痛剂和抑制胃酸分泌药物等。此外,还要了解妊娠中、晚期的孕妇仰卧位时有没有不适感觉出现,平时平躺喜欢采取哪种姿势等,这些信息可供术中调节患者体位时参考。原则上择期手术应当尽量推迟到产后实施,限期手术则最好推迟到妊娠中、晚期实施。

3.妊娠早期实施麻醉要点

妊娠6～8周,孕妇心血管系统、呼吸系统和代谢指标都相应地改变,每分通气量增加,耗氧量也增加,功能残气量降低,氧储备减少,因而孕妇在妊娠早期6～8周已经很容易缺氧,所以麻醉时应当注意维持孕妇呼吸稳定,充分供氧,孕妇会有轻度过度通气,麻醉过程中 ETCO$_2$ 应该维持在 4.4～4.5 kPa(32～34 mmHg)。由于妊娠期黏膜血管增加,应该尽量避免经鼻置入通气道;孕妇对麻醉药敏感,吸入麻醉药 MAC 降低约30%,静脉麻醉药的用量也要相应减少。在孕15～56 d 时胚胎对药物的致畸作用是最敏感的,虽然既往的研究没有确定目前临床上所用的静脉镇静催眠药、阿片类药物等对胚胎有致畸作用,但在这一时期最好避免使用苯二氮䓬类药物,以防导致唇腭裂畸形。这一时期也要避免使用氧化亚氮(笑气),因为氧化亚氮是蛋氨酸合成酶抑制剂,可能影响叶酸代谢,干扰 DNA 合成,从而影响胚胎发育。麻醉维持过程中应当避免出现低血压,以维持子宫、胚胎血供。

4.妊娠中、晚期实施麻醉要点

妊娠中、晚期实施麻醉建议预防性使用制酸剂以防误吸,此时实施麻醉同样要注意妊娠早期麻醉的注意事项。孕妇妊娠中晚期胸壁前后径增加,乳房增大,体重增加,组织水肿,困难气道的可能性增加,麻醉前要充分准备。

处于妊娠中、晚期的孕妇,随着胎儿、子宫的增大,子宫压迫腹腔内血管引起母胎相应的改变是麻醉中要警惕的问题,因为一旦出现腹腔血管受压,不仅会影响母体循环稳定,而且也会进一步导致子宫、胎盘供血不足,使胎儿处于缺氧的威胁之下。孕妇侧卧位、令手术台左偏15°或者在孕妇右臀下垫枕等都可以使子宫向左移位,有效缓解腹腔血管受压。妊娠期孕妇处于高凝状态,并发症血栓栓塞的发病率至少增加5倍,应当采取预防措施。

麻醉过程中最重要的是避免胎儿宫内缺氧,这就要求维持母体正常的氧合与正常的血流动力学状态。麻醉过程中避免母体低氧血症、高碳酸血症、低碳酸血症、低血压和子宫张力增高是十分重要的,这比考虑避免不同麻醉剂的致畸作用还要重要。母体短期轻度缺氧尚可令胎儿耐受,然而母体长时间严重缺氧会引起子宫-胎盘血管收缩、减少子宫-胎盘血流灌注,导致胎儿低氧血症、酸中毒甚至胎儿死亡。母体高碳酸血症直接导致胎儿呼吸性酸中毒,严重呼吸性酸中毒可以引起胎儿心肌抑制,高碳酸血症还引起子宫动脉收缩从而减少子宫、胎儿血供,低碳酸血症也会引起子宫动脉收缩从而减少子宫、胎儿血供,最终导致胎儿酸中毒。过去人们认为处理术中低血压首选麻黄碱,因为动物实验发现与 α 受体阻断剂相比麻黄碱对子宫血流影响最小。然而,最近的调查发现麻黄碱有很多不良反应,如难以静脉持续用药、可以引起母体心动过速及降低胎儿 pH 可能引起酸中毒等。去氧肾上腺素是一种快速、持续时间短的强效缩血管药,具有可以持续静脉输注用药、患者恶心、呕吐发生率低、不会导致胎儿酸中毒等特点,配合晶体液和胶体液静脉快速输注是目前最有效地纠正低血压的方法。然而去氧肾上腺素也有降低心率和心排血量的缺点,临床上用于高危孕妇的资料还不足够多,具体应用时也要严密监测患者病情。

胎心率监测和宫缩描记图监测 妊娠经18～22周就可以监测胎心率,25周以后就可以监测胎心变异性,如果有条件,手术过程中应该监测胎心率,虽然没有证据表明胎心监测可以改善胎儿结果,但是胎心率监测确实是提示子宫-胎盘灌注不足的很好指标,因而很多产科教科书建议进行监测。

（二）妊娠期外伤手术的麻醉

在导致孕妇死亡的原因中，外伤排在第一位，车祸是导致孕妇外伤的首要因素，其次是摔伤，再次是家庭暴力。孕妇损伤越严重，胎儿受到损伤的风险越高，孕妇外伤后存活者其胎儿死亡常常是由于前置胎盘引起，也可能是由于早产并发症或者对胎儿的直接穿通伤引起。妊娠期外伤分为钝器伤和穿通伤。钝器伤多由车祸、摔伤引起，可能导致包括颅脑外伤、肝脾破裂腹腔内出血、骨盆骨折、子宫胎盘血管损伤等威胁生命的多发性复合伤，由于骨盆区血供丰富，骨盆骨折时可能存在大量隐性失血，妊娠期子宫血流量达 500 mL/min，因此子宫损伤时可能导致大出血。妊娠期增大的子宫将膀胱向腹腔内推移，所以膀胱受损的可能性增加。由于增大的子宫具有保护作用，妊娠期妇女消化道受损的机会降低，由于腹壁和子宫的保护，钝器伤时直接损伤胎儿的可能性较小，但也可能导致胎儿颅骨骨折、颅内出血或者胎盘前置。穿通伤常常导致胎儿损伤，这种情况胎儿病死率高达 40%～70%，妊娠早期因子宫尚在盆腔内受骨盆保护的胎儿受损伤的可能性不大，妊娠中、晚期子宫位于腹腔内时受到穿通伤则容易直接损伤胎儿或者导致胎膜破裂。处理孕妇外伤原则上首先稳定孕妇病情，这样能改善母婴存活率。对于大部分外伤孕妇主要处理方法与普通外伤处理相同，多数需要急诊手术治疗，对于腹部穿通伤，多数专家都建议实施剖腹探查，如果处于妊娠晚期的胎儿宫内窘迫，应该行剖宫产术。

1.麻醉前评估和准备

妊娠期外伤患者病情多数是比较紧急的，麻醉前评估所见病历资料可能不足以充分评估患者状态，故在麻醉前应该更加仔细询问病史、既往史等以采集第一手临床资料，细心地进行体格检查，并且与外科医师、产科医师充分交流，总体掌握患者病情。对于外伤致腹腔内出血比较重、失血量大、病情紧急的孕妇，要准备足够的同型血以备输入，同时准备实施有创监测生命体征器械和血管活性药物。

2.麻醉方法

（1）麻醉方式。①局麻：适合于小伤口的清创缝合术。②臂丛神经阻滞：适合于上肢外伤手术的麻醉。③椎管内麻醉：适合于下肢外伤、下腹部轻伤手术的麻醉。④全身麻醉：适合于所有外伤手术的麻醉，病情严重者首选；妊娠早期患者非全身麻醉可以满足手术要求者尽量不选择全身麻醉。

（2）麻醉实施。①上肢外伤手术选用臂丛神经阻滞麻醉，根据手术部位可以选择肌间沟、锁骨上或者腋路臂丛神经阻滞麻醉，根据手术估计用时的长短可以选择单次或者置管连续阻滞，麻醉诱导时注入局麻药时一定要确定没有注入血管内，预防局麻药毒性反应。②下肢外伤、下腹部轻伤手术可以选择椎管内麻醉，根据不同手术区域选择相应的间隙穿刺（置管）实施麻醉。③病情严重者首选全身麻醉，外伤严重者区域阻滞无法满足手术需要，外伤严重、失血较多甚至失血性休克代偿期的患者都应该选择全身麻醉。麻醉诱导前应当根据个体情况充分准备好应对困难气道措施，麻醉诱导时用药剂量应当根据具体情况相应减小，诱导时尽量避免血流动力学指标大幅度波动，以保障子宫-脐动脉血液供应，同时应当选用临床用药记录良好的药物，减小致畸的可能性。气管插管时操作动作要轻柔，避免加重本来就存在水肿的咽喉区的水肿程度。妊娠 8～56 d 的患者尽量避免使用可能有致畸作用的药物。已经处于失血性休克代偿期的患者，应该首先补充血容量，纠正休克状态的同时实施麻醉诱导。麻醉诱导时要更加小心用药剂量与速度，力求诱导期血流动力学稳定。

3.术中麻醉管理

术中严密监测，及时处理可能出现的胆心反射，术中应当维持确切的镇痛效果，$ETCO_2$ 维持在 $4.4\sim4.7$ kPa（$32\sim35$ mmHg），以适应孕妇妊娠期生理需要。妊娠中、晚期孕妇应该调整体位使子宫偏移以避免仰卧位综合征。术中液体维持量应相对增加以适应妊娠期血容量增加的需要。妊娠期血容量增加、心排血量增大，这通常会掩盖低血容量病情，在发现血流动力学指标不稳定前可能已经失血达 2 L 或者孕妇血容量的 30%，所以应该警惕潜在的低血容量，及时纠正，维持麻醉过程中血流动力学稳定。必要时监测有创血流动力学指标，根据监测结果指导治疗。

（三）妊娠期急性阑尾炎行阑尾切除术的麻醉

急性阑尾炎是妊娠期较常见的外科并发症，妊娠期发病率为 $0.1\%\sim3\%$，妊娠各期均可发生急性阑尾炎，但以妊娠前 6 个月内居多，妊娠并不诱发阑尾炎。因妊娠期病程发展快，易形成穿孔和腹膜炎，因而是一种潜在危险的并发症，早期诊断和处理极为重要。妊娠期间，随着子宫的增大，盲肠和阑尾向上向外移位，临床表现不典型，给诊断造成困难，常因延误诊疗发生坏疽和穿孔，其穿孔率比非孕期高 $2\sim3$ 倍。同时增大的子宫把大网膜向上推，不能包围感染病源，炎症不易局限而扩散、造成广泛的腹膜炎，当炎症波及子宫浆膜层时，可刺激子宫收缩，发生流产、早产或刺激子宫强直性收缩，导致胎儿缺氧而死亡。

妊娠合并阑尾炎，宜手术治疗。妊娠早期（$1\sim3$ 个月），阑尾切除术对子宫干扰不大；中期（$4\sim7$ 个月），胚胎在子宫内已固定，不易流产，是手术切除阑尾的最好时机；晚期（$8\sim9$ 个月），即使手术造成早产，婴儿大多也能存活。可以说，妊娠并发阑尾炎对胎儿存活的危险不是手术造成的，而是延误诊断或拖延手术引起的，特别是一旦阑尾穿孔，后果不堪设想。

1.麻醉前评估和准备

麻醉前应该详细询问孕妇现病史、既往史、手术史、药物过敏史等，询问术前禁食禁饮时间，复习术前必要检查结果，包括血常规、血清电解质检查结果、凝血功能等，病情较重患者应该了解更多的相关检查信息。与患者充分沟通，解除患者恐惧心理。并且与外科医师、产科医师充分交流，总体掌握患者病情。察看腰背部皮肤是否适合实施椎管内麻醉，检查背部是否有水肿，椎间隙是否可以触诊清楚等。

2.麻醉方法

（1）麻醉方式：首选连续硬膜外麻醉，不适合实施硬膜外麻醉的患者则选择全身麻醉。

（2）麻醉实施：硬膜外麻醉选择 T_{11}、T_{12} 或 T_{12}/L_1 间隙穿刺硬膜外置管，硬膜外置管时要细心谨慎，尽量减少导管对硬膜外腔内血管的损伤甚至导管置入硬膜外腔血管丛内导致置管失败，硬膜外麻醉诱导的剂量应该根据具体情况相应减小，因为妊娠期患者神经组织对局麻药敏感度增加，治疗剂量和中毒剂量降低 30%，同时蛛网膜下腔、硬膜外腔容积减小，所以常规剂量药物常会导致广泛的麻醉阻滞平面。同时要尽量避免麻醉阻滞平面过广，导致患者血压下降，这对胎儿极其不利。

（3）麻醉监测和维持：麻醉过程中应该常规监测血压、呼吸频率和幅度、SpO_2、尿量、体温等指标，孕25周以上的患者有条件应监测胎心率和宫缩描记图。

3.术中麻醉管理

术中麻醉维持应该确保镇痛完善，可以适当使用镇静镇痛剂，但是应当避免使用可能有致畸作用的药物，如咪达唑仑、地西泮等，尽量使用 B 级药物进行镇静镇痛。术中应该及时补液，以

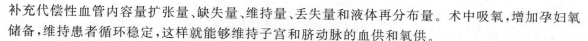

补充代偿性血管内容量扩张量、缺失量、维持量、丢失量和液体再分布量。术中吸氧,增加孕妇氧储备,维持患者循环稳定,这样就能够维持子宫和脐动脉的血供和氧供。

(四)妊娠期胆囊切除术的麻醉

妊娠期急性胆囊炎和胆石症的发病率仅次于急性阑尾炎,国外报道妊娠期急性胆囊炎的发病率为0.8%,70%急性胆囊炎合并胆石症。妊娠期在孕激素的作用下,胆囊及胆道平滑肌松弛致使胆囊排空缓慢及胆汁淤积;雌激素降低胆囊黏膜对钠的调节,使胆囊黏膜吸收水分能力下降而影响胆囊浓缩功能;加之胆汁中胆固醇成分增多,胆汁酸盐及磷脂分泌减少,有利于形成胆结石,妊娠是胆囊结石的重要诱因。临床上妊娠合并急性胆囊炎并不多见,是因为极少发生感染的原因。胆囊炎和胆石症可发生在妊娠期任何阶段,以妊娠晚期更为多见。

妊娠合并急性胆囊炎,绝大多数合并胆石症,主张非手术疗法,多数经非手术治疗有效。经非手术治疗效果不佳且病情恶化者,或并发胆囊积脓、胆囊穿孔及弥漫性腹膜炎时,应尽快行手术治疗。于妊娠早、中期行腹腔镜切除胆囊,对母婴较安全,对妊娠无明显不良影响。于妊娠晚期手术时,应行术式简单的胆囊造瘘,保持引流通畅,伴胆管结石者,行切开取石及引流术。

1.麻醉前评估和准备

尽量避免妊娠早期麻醉手术,麻醉前应该详细询问孕妇孕期、现病史、既往史、手术史、药物过敏史等,询问术前禁食禁饮时间,复习术前必要检查结果,包括血常规、血清电解质检查结果、凝血功能等,病情较重患者应该了解更多的相关检查信息。与患者充分沟通,解除患者恐惧心理。并且与外科医师、产科医师充分交流,总体掌握患者病情。体格检查重点检查孕妇张口程度,是否有黏膜水肿,头后仰、转动角度,气管是否居中等情况,评价是否属于困难气道,以做好麻醉准备。孕妇平时习惯的平躺体位也对术中麻醉有参考价值。

2.麻醉方法

(1)麻醉方式:首选全身麻醉。

(2)麻醉诱导:麻醉诱导前应当根据个体情况充分准备好应对困难气道措施,麻醉诱导时用药剂量应当根据具体情况相应减小,诱导时尽量避免血流动力学指标大幅度波动,以保障子宫-脐动脉血液供应,同时应当选用临床用药记录良好的药物,减小致畸的可能性。气管插管时操作动作要轻柔,避免加重本来就存在水肿的咽喉区水肿程度。

(3)麻醉监测和维持:麻醉过程中应该常规监测血压、呼吸频率和幅度、SpO_2、尿量、体温等指标,有条件者最好监测$ETCO_2$,孕25周以上的患者有条件应监测胎心率和宫缩描记图。麻醉维持可以采用静吸复合或者TIVA(TCI)维持,术中避免使用氧化亚氮(笑气)吸入麻醉,尤其是在妊娠15~56 d。

3.术中麻醉管理

术中严密监测,及时处理可能出现的胆心反射,术中应当维持确切的镇痛效果,$ETCO_2$维持在4.3~4.7 kPa(32~35 mmHg),以适应孕妇妊娠期生理需要。妊娠中、晚期孕妇应该调整体位使子宫偏移以避免仰卧位综合征。术中液体维持量应相对增加以适应妊娠期血容量增加的需要。

(五)妊娠期妇科手术的麻醉

妊娠期常见需要实施手术的妇科疾病,妊娠期间与妇科相关的需要实施手术的疾病有卵巢囊肿蒂扭转、宫颈功能不全等,极其罕见的有因试管婴儿技术引起的宫内孕合并异位妊娠需要清除异位妊娠病灶者,偶见附件其他可疑恶性肿瘤需要立即手术切除者。

1.麻醉前评估和准备

麻醉前应该详细询问孕妇现病史、既往史、手术史、药物过敏史等,询问术前禁食禁饮时间,复习术前必要检查结果,包括血常规、血清电解质检查结果、凝血功能等,病情较重患者应该了解更多的相关检查信息。与患者充分沟通,解除患者恐惧心理。并且与妇科医师、产科医师充分交流,总体掌握患者病情。了解患者呼吸循环状态是否稳定,有无活动性出血,进行全面的体格检查,了解患者的心肺功能,气道情况是否适合气管插管,是否属于困难气道,察看腰背部皮肤是否适合实施椎管内麻醉,检查背部是否有水肿,椎间隙是否容易定位等。

2.麻醉方法

(1)麻醉方式:生命体征稳定的患者首选椎管内麻醉,尤其是妊娠早期的患者,采取椎管内麻醉时所用药物对胎儿影响较小。但是在椎管内麻醉不能满足手术需要或者不能实施椎管内麻醉时则要选择全身麻醉。

(2)麻醉诱导:①根据手术方式、时间可以选择腰麻、连续硬膜外麻醉或者腰硬联合麻醉,实施腰麻穿刺点多选择 $L_{3\sim4}$ 椎间隙,腰麻药用量要相应降低。根据具体情况实施连续硬膜外麻醉穿刺点选择 $T_{11}\sim L_1$ 进行硬膜外腔置管。②选择全身麻醉诱导时尽量避免血流动力学指标大幅度波动,以保障子宫-脐动脉血液供应,同时应当选用临床用药记录良好的药物,减小致畸的可能性。如果评估可能为困难气道,则应做好充分准备。

(3)麻醉监测和维持:麻醉过程中应该常规监测血压、呼吸频率和幅度、SpO_2、尿量、体温等指标,有条件者最好监测 $ETCO_2$,孕 25 周以上的患者有条件应监测胎心率和宫缩描记图。连续硬膜外麻醉维持硬膜外腔应用局麻药的剂量要相应降低,防止阻滞平面过广,引起孕妇低血压;全身麻醉维持可以采用静吸复合或者 TIVA(TCI)维持,术中避免使用氧化亚氮吸入麻醉,尤其是在妊娠 15~56 d。麻醉时尽可能选用临床记录良好的药物维持麻醉。

3.术中麻醉管理

术中应当维持确切的镇痛效果,$ETCO_2$ 维持在 4.3~4.7 kPa(32~35 mmHg),以适应孕妇妊娠期生理需要。维持循环稳定以保障子宫、胎盘血流,防止因麻醉影响胎儿发育,尤其是在孕早期。妊娠中、晚期孕妇应该调整体位使子宫偏移以避免仰卧位综合征。术中液体维持量应相对增加以适应妊娠期血容量增加的需要。

(六)其他急腹症手术的麻醉

除外急性阑尾炎、胆囊炎和卵巢囊肿蒂扭转等疾病,妊娠期其他急腹症还有肠梗阻、胰腺炎、十二指肠溃疡穿孔等,这些急腹症也要及时急诊手术治疗,一旦耽误治疗时机,将导致严重后果。

1.麻醉前评估和准备

麻醉前应该迅速评估患者状态,详细询问孕妇现病史、既往史、手术史、药物过敏史等,询问术前禁食禁饮时间,复习术前必要检查结果,包括血常规、血清电解质检查结果、凝血功能等,病情较重患者应该了解更多的相关检查信息。与外科医师、产科医师充分交流,总体掌握患者病情。了解患者呼吸循环状态是否稳定,有无活动性出血,快速进行全面的体格检查,了解患者的心肺功能,气道情况是否适合气管插管,是否属于困难气道,根据个体情况充分准备好应对困难气道措施,快速准备好相应麻醉物品和药物。

2.麻醉方法

(1)麻醉方式:首选全身麻醉。

（2）麻醉诱导：醉诱导时用药剂量应当根据具体情况相应减小，诱导时尽量避免血流动力学指标大幅度波动，以保障子宫-脐动脉血液供应，同时应当选用临床用药记录良好的药物，减小致畸的可能性，尤其是孕2～8周的孕妇。气管插管时操作动作要轻柔，避免加重本来就存在水肿的咽喉区水肿程度。

（3）麻醉监测和维持：麻醉过程中应该常规监测血压、呼吸频率和幅度、SpO_2、尿量、体温等指标，有条件者最好监测$ETCO_2$，孕25周以上的患者有条件应监测胎心率和宫缩描记图，病情危重患者应当监测有创动脉血压、CVP、PCWP、血气分析等指标。全身麻醉维持可以采用静吸复合或者TIVA（TCI）维持，术中避免使用氧化亚氮（笑气）吸入麻醉，尤其是在妊娠15～56 d期间。麻醉时尽可能选用临床记录良好的药物维持麻醉。

3.术中麻醉管理

术中应当维持确切的镇痛效果，$ETCO_2$维持在4.3～4.7 kPa（32～35 mmHg），以适应孕妇妊娠期生理需要。维持循环稳定以保障子宫、胎盘血流，防止因麻醉影响胎儿发育，尤其是在孕早期。妊娠中、晚期孕妇应该调整体位使子宫偏移以避免仰卧位综合征。术中液体维持量应相对增加以适应妊娠期血容量增加的需要。对于存在感染性休克患者，应适当使用血管活性剂，维持患者循环稳定，如前所述，可以选用去氧肾上腺素或者麻黄碱等。

（刘艳芳）

第十一章 老年科麻醉

第一节 老年人的麻醉特点

一、术前估计及麻醉前准备

由于老年人全身性生理功能降低,对麻醉和手术的耐受能力较差,并存其他疾病的发生率高,因而麻醉和手术的风险普遍高于青壮年患者。术前对患者的全身情况和重要器官功能进行检查;对其生理和病理状态做全面评估;对原发病和并存症积极治疗,使其在最佳生理状态下实施麻醉和手术,这是提高麻醉、手术成功率和安全性,降低术后并发症和病死率的重要环节。

术前估计包括患者的全身状况及心、肺、肝、肾等重要器官的功能,以及中枢神经系统和内分泌系统的改变。应详细了解患者的现在和过去病史,通过体格检查、实验室和影像检查,必要时增加一些特殊检查,对所获得的资料加以综合分析,一旦诊断明确,应及早对异常状态进行治疗。

老年人麻醉、手术的危险,主要与原发病的轻重,并存疾病的多少及其严重程度密切相关。在评估麻醉和手术的风险程度时,一般均需考虑患者、手术、麻醉三方面的危险因素。这些因素之间存在着辨证的消长关系,每一具体因素也存在着程度上的差别。一般情况下,危险因素越多、程度越重或其性质越严重则风险越大。

老年人由于衰老过程所带来的生理改变,虽然增加了手术和麻醉的风险,但其危险程度远不如其术前存在的并存症以及并存症发展加重的可能性。一般而言,外科患者的年龄越大,存在与年龄有关的疾病的概率就越高,其体格状态也就可能越差。老年患者术前的病情及体格状态与围术期的发病率有明确的相关性。对病情和体格情况的粗略评估一般采用美国麻醉学家(ASA)分级标准,就发病率和病死率的高低而言,4级>3级>2级和1级。老年外科患者常并存有各种疾病,如高血压、冠心病、慢性呼吸系统疾病、慢性肾脏疾病、慢性肝脏疾病、代谢性疾病等。据统计,老年患者有4种以上疾病者约占78%,有6种以上疾病者约占38%,有8种以上疾病占3%。这些疾病对老年人已经减退的各脏器系统的功能有广泛和(或)严重的影响,将进一步损害重要器官的储备功能,增加麻醉和手术的危险。可见老年患者手术时的病情和体格情况是头一项重要的危险因素。其次,急症手术是另一个危险因素。与择期手术相比,急症手术的危险要增加 3～10 倍,其原因是多方面的,例如,急症手术各方面的条件要比正常情况下的择期手术差;术前评估和术前准备不足;急症情况本身的严重程度及其急性后果对老年患者所造成的影响等。感染和脓毒症则无疑会危及患者的生命。再者,手术部位和手术创伤大小也是决定围术期危险大小的一个重要因素。在老年人,手术部位浅表或创伤小的手术与体腔、颅内或创伤大的手术相比,其死亡的危险相差 10～20 倍。此外,老年人常服用多种药物,药物的不良反应常对老年人构成严重的威胁。

二、麻醉前用药

老年人对药物的反应性增高,对麻醉性镇痛药(如哌替啶、吗啡)的耐受性降低。因此,麻醉前用药剂量约比青年人减少 1/3～1/2。麻醉性镇痛药容易产生呼吸、循环抑制,导致呼吸频率减少、潮气量不足和低血压,除非麻醉前患者存在剧烈疼痛,一般情况下应尽量避免使用。老年人对镇静、催眠药的反应性也明显增高,易致意识丧失出现呼吸抑制,应减量慎重使用,一般宜用咪达唑仑 3～5 mg 肌内注射,少用巴比妥类药,也有主张麻醉前只需进行心理安慰,不必用镇静催眠药。老年人迷走神经张力明显增强,麻醉前给予阿托品有利于麻醉的实施和调整心率。如患者心率增快、有明显心肌缺血时应避免使用,可以东莨菪碱代之。然而东莨菪碱常出现的兴奋、谵妄,对老年人一般属于禁忌,应酌情慎用。

三、麻醉方法选择原则

首先,老年人对药物的耐受性和需要量均降低,尤其对中枢性抑制药如全麻药、镇静催眠药及阿片类镇痛药均很敏感。其次,老年人一般反应迟钝,应激能力较差,对于手术创伤带来的强烈刺激不能承受,其自主神经系统的自控能力不强,不能有效的稳定血压,甚或造成意外或诱发并存症突然恶化。因此,麻醉方法的选择首先应选用对生理干扰较少,麻醉停止后能迅速恢复生理功能的药物和方法。再次,在麻醉、手术实施过程能有效地维持和调控机体处于生理或接近生理状态(包括呼吸、循环和内环境的稳定),并能满足手术操作的需要。再者还应实事求是地根据麻醉医师的工作条件、本身的技术水平和经验,加以综合考虑。事实上任何一种麻醉方法都没有绝对的安全性,对老年患者而言,也没有某种固定的麻醉方法是最好的。选择的关键在于对每种麻醉方法和所用药物的透彻了解,结合体格状况和病情加以比较,扬长避短,才有可能制定最佳的麻醉方案。实施时严密监测,细心观察,精心调控,即使十分复杂、危重的患者,往往也能取得较满意的结果。

四、常用的麻醉方法

(一)局部麻醉

局部浸润麻醉对老年患者最大的好处是意识保持清醒,对全身生理功能干扰极少,麻醉后机体功能恢复迅速。但老年人对局麻药的耐量降低,使用时应减少剂量,采用最低有效浓度,避免局麻药中毒。常用于体表短小手术和门诊小手术。

(二)神经(丛、干)阻滞

神经(丛、干)阻滞常用于颈部手术的颈神经丛阻滞,用于上肢手术的臂神经丛阻滞,其优点与局麻相似。要达到麻醉安全、有效,防止并发症发生,关键在于技术熟练、穿刺、注药准确,局麻药的剂量要比青年人减少。

(三)椎管内麻醉

椎管内麻醉对循环和呼吸容易产生抑制,而老年人的代偿调节能力差,特别是高平面和广范围的阻滞,容易出现明显的低血压,因此阻滞的平面最好控制在 T_8 以下,以不超过 T_6 为宜。麻醉平面越高,对呼吸、循环的影响越大。

1.硬膜外阻滞(硬膜外麻醉)

老年人的硬膜外间隙随增龄而变窄,容积减少;椎间孔闭缩,局麻药向椎旁间隙扩散减少。因而老年人对局麻药的需要量普遍减少,其实际需要量与患者的体格、年龄、手术部位、阻滞范围密切相关。通常 65 岁以上,体格衰弱或者病情较重的老年患者,多属小剂量范围(首次剂量 <6 mL,即获得 6~8 节段的阻滞范围),注药前先开放静脉输液,平卧后注入 2~3 mL 试验剂量,然后酌情分次小量追加,直至获得所需的阻滞平面。老年人脊椎韧带钙化和纤维性退变,常使硬膜外穿刺、置管操作困难,遇棘上韧带钙化直入法难以成功时,改用旁入法往往顺利达到目的。老年人施行硬膜外麻醉应用哌替啶、芬太尼、氟哌利多、地西泮等辅助药物时,剂量宜小,为青壮年的 1/3~1/2。遇麻醉效果不佳时,切忌盲目增加辅助用药,慎用氯胺酮,以免招致心血管意外事件。常规给予患者鼻导管吸氧(必要时予以面罩加压吸氧)有助于维持较高的动脉血氧分压,防止缺氧的发生。

对体格状况及心肺功能较好的老年患者,腹部(上腹部包括胃、胆管等)及其以下手术,在国内仍广泛采用连续硬膜外麻醉,一般认为是安全的。上胸段和颈部硬膜外麻醉用于心肺功能明显衰退的老年患者应格外慎重。当手术需要麻醉范围较广,如腹、会阴部同时操作,一点硬膜外阻滞往往难以满足手术要求,采用两点硬外膜阻滞(腰骶段和下胸段)能取得较理想的效果,但需注意两点不要同时给药,防止单位时间内局麻药量过大引起中毒。

2.蛛网膜下腔阻滞(脊麻)

脊麻的阻滞效果确切完善,低位脊麻(T_{12} 以下)对循环、呼吸影响较轻,适用于下肢、肛门、会阴部手术。由于老年人对脊麻敏感性增高,麻醉作用起效快,阻滞平面扩散广,麻醉作用时间延长。因此用药剂量应酌减 1/3~1/2,如做鞍麻注入丁哌卡因 5 mg 行肛门、会阴部手术或做低位脊麻注入丁哌卡因 7.5 mg 行下肢手术,均可获得良好的麻醉效果。近年来引进的连续脊麻,可小剂量分次注药,提高了脊麻的安全性,扩大了手术范围,降低了腰麻后头痛等并发症,用于老年人 T_8 以下手术是安全可靠的。

3.脊麻-硬膜外联合麻醉

脊麻-硬膜外联合麻醉具有起效快,作用完全,在作用时间和阻滞范围均较脊麻或硬膜外阻滞单独应用者优。可用于老年人腹、会阴联合手术,髋关节及下肢手术。

(四)全身麻醉

目前国内全身麻醉的应用日益增加,对老年患者全身情况较差,心肺功能严重受损以及并存症复杂的,普遍采用全身麻醉,上腹部手术一般认为全身麻醉较椎管内麻醉更为安全。为减轻心脏负荷,改善冠脉血流,或者为了减少全麻用药量,减轻全身麻醉药对机体的不良影响,采用全身麻醉与神经阻滞或硬膜外阻滞联合应用,取得良好效果,只要掌握得当,麻醉药物剂量相宜,麻醉和手术过程一般均较平稳。

1.麻醉诱导

应力求平稳,减轻气管插管时的心血管应激反应,同时防止麻醉药用量过大引起严重的循环抑制和缺氧。常用的诱导全麻药、镇静药,如芬太尼、阿芬太尼、咪达唑仑等,老年人对此类药物的敏感性增高,对依托咪酯、丙泊酚等需要量较青壮年减少 20%～40%,又由于个体差异大、静脉用量很难准确掌握,故一般先从小剂量开始,逐渐加大用量。也可采用静脉麻醉药与吸入麻醉药复合,相互协同减少各自的用量。肌肉松弛药剂量适当加大有利于气管插管。防止插管时心血管反应的方法很多,完善的咽喉、气管内表面麻醉对减轻插管时心血管反应作用肯定,对快诱导或慢诱导均有利。有高血压病史,特别是术前高血压未得到较好控制的老年患者,全麻诱导可致血压剧升,心率加速,除避免浅麻醉外,要及时给予降压药预防和治疗,β受体阻滞剂可改善心肌缺血,也是常用的措施。老年患者多存在血容量不足、自主神经调控能力降低,全麻后体位的改变容易引起剧烈的血压波动,应高度警惕。

2.麻醉维持

麻醉维持要求各生命体征处于生理或接近生理状态,注意维护重要器官功能,麻醉深浅要适应手术操作,及时控制由于手术创伤引起的过度刺激。一般而言,老年患者麻醉维持不宜太深,但过浅的麻醉会出现镇痛不全和术中知晓,应予避免。目前常用的全麻药,如异氟烷、氧化亚氮、芬太尼、丙泊酚等。肌肉松弛药如维库溴铵、阿曲库铵等用于老年患者是安全的,但剂量需减少。在给药方法上要特别注意其可控性,吸入麻醉的控制相对较容易,用于老年人麻醉维持是可取的。静脉麻醉药使用微泵持续控制给药,较单次或多次推注给药易于控制也较安全,吸入麻醉与静脉麻醉复合则更为灵活。呼吸管理在全麻维持中特别重要,老年患者对缺氧耐受能力差,保持呼吸道通畅,保证足够的通气量和氧供,避免缺氧和二氧化碳蓄积,这是时刻需要关注的。但过度通气对老年人也是不利的,可以招致冠脉痉挛、心肌缺血,如不及时纠正,可能造成严重后果。全麻维持平稳,除与上述因素有关外,维护水、电解质平衡与内环境的稳定也很重要。

术毕苏醒期:老年人由于对麻醉药物的敏感性增高、代谢低,术毕苏醒延迟或呼吸恢复不满意者较多见,最好进入苏醒室继续观察和呼吸支持,尤其是并存高血压、冠心病等心血管疾病者和肺功能不全者,待其自然地完全苏醒比较安全。在患者完全清醒后拔除气管时要切实减轻或消除拔管时的心血管反应,以免出现心血管意外。对老年患者拮抗药包括肌肉松弛药和麻醉性镇痛药的拮抗药使用必须慎重。

总之,术毕苏醒期,除维持呼吸、循环功能稳定外,还应防治患者在复苏过程呕吐、误吸,以及谵妄、躁动等精神症状。

五、常见并发症及处理

(一)呼吸系统

呼吸系统常见有呼吸抑制和呼吸道梗阻。非全身麻醉呼吸抑制在术中可见于椎管内麻醉,也偶见于颈神经丛阻滞,其原因与阻滞范围过高、过宽及麻醉辅助药物使用过多有关。全麻期间全麻药剂量过大引起术后呼吸抑制,多为镇痛药与肌肉松弛药残留体内所致,均可通过面罩给氧或做加压辅助呼吸得以改善。舌后坠或口腔分泌物过多引起的呼吸道梗阻,如能及时发现不难处理,用手法托起下颌、放置口咽通气道并清除口腔分泌物,梗阻即可解除。下呼吸道梗阻可因误吸或气管、支气管分泌物过多、过稠造成。肺泡破裂或手术时大量脓液、血液涌入气管所致的呼吸道梗阻,病情往往紧急危重。气道反应性增高的患者容易诱发支气管痉挛致呼吸道梗阻。上述并发症的处理,在加压给氧解痉的同时,应尽快清除呼吸道的分泌物或异物。

呼吸抑制和呼吸道梗阻均可导致通气量不足和缺氧。老年人呼吸储备功能不全,易致急性呼吸衰竭。肺部感染,常是术后导致死亡的重要并发症。

全麻术后不宜过早拔除气管导管，应待患者完全清醒后经鼻导管给氧 $SpO_2 > 94\%$，呼吸频率与潮气量正常或接近正常，此时拔管才安全。术后尽早喉咽喷雾治疗，积极排痰，预防感染。

导致呼吸抑制、通气量不足、缺氧的原因除麻醉因素外，电解质紊乱（如缺钙等）、胸腹伤口的疼痛或包扎过紧、腹部膨隆、膈肌上抬等影响患者的正常呼吸动作，造成通气不足，也并不罕见。

（二）循环系统

老年人心功能储备降低、血管硬化，如术前已并存高血压、冠心病、心律失常和心肌缺血等，则术中和（或）术后很难使循环维持稳定。应强调术前对并存症的积极治疗，这是预防并发症的最好措施。

在麻醉手术期间出现的高血压，通常均与麻醉过浅、麻醉阻滞平面不够、手术刺激过强、自主神经阻滞不完善密切相关，适当加深麻醉，或给予血管扩张药一般均可控制。必要时静脉注射硝酸甘油或中、短效的降压药。伴有心率增快者，可选用β受体阻滞剂艾司洛尔、美托洛尔等。术毕苏醒期及术后早期出现的高血压，可因伤口疼痛、气管内吸引等因素引起，可用小剂量降压药控制，术后有效的镇痛技术也十分有效。长时间的低血压，除与血容量不足密切相关外，电解质紊乱、酸碱失衡对心功能的抑制，肾上腺皮质功能低下应激能力削弱均应给予考虑并作相应的处理，如及时补充血容量，纠正电解质、酸碱紊乱，适当给予糖皮质激素等。

六、术中术后的监测与管理

老年外科患者的术中监测、管理与一般所遵循的原则是一致的，应根据其病情的轻重、手术的繁简和创伤的大小、麻醉和手术对患者生理功能的影响等来考虑，但应特别注意老年患者的特点。老年患者各个系统都有与年龄有关的衰老的改变，又有疾病所引起的病理生理变化，各脏器功能之间的平衡非常脆弱。因此，除常用的基本监测项目外，应根据老年人的特点有所侧重或加强，这样有助于及早发现问题，及早调节处理以维持脏器功能之间的均势。例如，老年患者有冠心病和高血压，心电图电极的安放应能适时显示 ST 段的变化，以便能及时处理可能出现的心肌缺血；呼气末二氧化碳张力或浓度的监测，有助于及时发现、避免低二氧化碳血症以防冠状动脉的收缩和痉挛。对于有阻塞性和（或）限制性通气功能障碍的老年患者，除监测一般的通气功能指标、血氧饱和度、呼气末二氧化碳张力之外，可能需要定时进行血气分析、连续监测呼吸系统顺应性的动态变化，以指导呼吸管理。老年患者的用药和药物间相互作用的情况比较复杂，而老年人对这种复杂的药物环境的反应比较多变和较难预测。全身麻醉时，神经肌肉传导功能监测和心血管方面监测的作用和重要性有所增强。老年人调节和维持恒定体温的能力很差，术中进行体温监测和处理十分必要。至于一些其他的监测项目可视情况而定。

在术中除根据监测数据、波形及对患者的直接观察进行处理外，还应注意防范一些在老年人比较容易出现的并发症，如皮肤、软组织易出现受压所致的缺血性损伤；由于骨质疏松，搬动体位不当可致医源性损伤；泪腺分泌减少，保护眼睛更为重要等。

在术后，尤其是术后早期，一些必要的监测仍应继续进行。应当警惕，呼吸功能不全和低氧血症是老年患者术后早期死亡的重要原因。对于术后估计需进行呼吸功能支持的患者，应给予一段时间的机械通气支持，不要急于拔管，应在达到所需的拔管标准后才能予以拔除。拔管后继续注意保持呼吸道通畅，并充分供氧。对于在拔管后出现严重呼吸抑制者，除给予相应拮抗药物外，应注意及早重新做气管内插管（或置入喉罩、气管-食管联合导管）辅助呼吸，切勿丧失抢救时机。对于一般老年手术患者，针对其氧合能力的降低，术后吸氧的时间不应 < 24 h。

术后应注意维持循环功能的稳定。包括维持合适的血容量、维护和支持心功能、保持内环境的稳定等。老年人常有冠心病和高血压，要注意维持心肌氧供与氧需之间的平衡，避免一些引起心肌缺血的因素，如高血压、心动过速、疼痛、贫血、寒战等。过高的血压容易引起脑血管意外，适当的镇痛也有助于减少呼吸并发症。必要时应合理使用心血管活性药物。

老年人较易出现麻醉后苏醒延迟、兴奋、谵妄等异常表现。苏醒延迟往往是药物的残余作用或麻醉过程有某种程度的低氧。术后的谵妄、定向力障碍等中枢神经系统症状则可能与代谢因素有关，如水中毒、低钠血症、低血糖症、高血糖症、低氧血症、低温、高二氧化碳血症等，应注意分析原因处理，还应警惕出现脑血管意外的可能性。

其他如感染的预防、合理的营养支持等，都是术后应该注意的。

（刘艳芳）

第二节　老年人的麻醉前评估与准备

老年患者术前恰当的评估与准备对患者顺利度过围术期、减少或避免并发症具有重要意义。目前医疗模式及实际医疗行为中还存在诸多问题，这方面工作远远不够，导致围术期并发症增多，严重影响患者的康复。术前评估需全面了解病情，包括将行手术治疗的疾病和并存疾病、各系统的功能状态、精神状态和营养状况以及目前使用药物对围术期可能产生的影响等。术前制定并执行麻醉的各项准备措施，以期充分治疗并存疾病，改善各系统功能，力求在预定麻醉和手术时重要脏器功能稳定，从而预防或减少麻醉和手术的并发症，提高手术成功率和安全性。

一、神经系统

老年患者神经系统的评估十分重要，但易遭忽视。恰当的评估首先是理解老年相关的神经生理、解剖方面的变化及由此带来的对麻醉的影响。老年人随着年龄增加，脑进行性萎缩，脑功能减退。脑功能减退源于神经元数量的减少和神经元密度的降低。神经元的减少和功能丧失具有选择性，那些具有高度特殊功能的神经元亚群，特别是与合成神经递质有关的神经元，随着年龄的增长而遭受很大程度的耗损。在神经元数量减少的同时神经递质和受体也减少。如皮层5-羟色胺和受体、局部乙酰胆碱和乙酰胆碱受体、黑质和纹状体中多巴胺水平和纹状体中多巴胺受体数目减少。这些受体、递质与麻醉药物作用位点密切相关。因此，围术期麻醉相关药物的需要量、耐受性、效应等会发生许多变化，麻醉期间需认真、细致考虑，以避免不良反应。

老年骨科患者术前常合并神经系统疾病，如曾罹患卒中、帕金森病、老年痴呆等。70 岁以上的老年人常受到卒中的影响，年龄大于 55 岁后每增加 10 岁卒中的风险增加一倍。65～75 岁的发生率为 2%～3%，以后每增加 5 岁发生率翻一番，85 岁以上的发生率约为 30%。60～69 岁帕金森病的发病率最高，约为 5%。因此，充分评估疾病严重程度及带来的种种不良影响将有助于围术期准备和风险评估。有脑梗病史的患者需充分了解其发生时间、治疗情况、恢复程度以及与手术关系。近期脑梗者择期手术时机目前仍无定论，但围术期发生再梗死的风险很大，宜积极防治。同样，有脑出血病史的患者围术期再次发生脑出血的风险较大，围术期医师、患者、家属等要有充分的准备，积极采取预防措施，努力避免再出血。

当患者罹患帕金森症时需对其病史如发病时间、进展情况、治疗措施、效果等有详细的了解。帕金森症症状严重者可产生限制性通气障碍和阵发性膈肌痉挛。伴随自主神经功能障碍者表现为呼吸道分泌增多、直立性低血压等。患者常用治疗药物如左旋多巴，可透过血-脑屏障，经多巴脱羧酶转化为多巴胺，可引起心肌应激性增加而导致快速性心律失常，改变周围血管活力和排钠增多而致血容量减少，应引起注意。术前帕金森症治疗用药在围术期应继续使用，如果停药 5～12 h 可使症状复发或加重。

近年资料显示：老年性痴呆发病率呈上升趋势，65 岁以上老年性痴呆的发生率约为 2.5%，75 岁以上则为 14%。这些患者需行骨科手术时，不管是实施局部麻醉还是全身麻醉都可能遇到种种问题。因此，术前需了解病程和严重程度，是否用药等情况。由于痴呆患者无法正常交流，正确采集病史尤为重要，除了向其家属了解外，须进行充分的术前检查，以便准确评估。

正是由于老年人神经系统的退化，使得手术麻醉后更容易发生认知功能障碍。据研究资料显示，相同的手术和麻醉，老年人术后短期和长期的认知功能障碍的发生率要远远高于正常成人。认知功能障碍是多因素作用的结果，目前还没有有效的治疗措施，主要以预防为主。临床研究显示多种干预措施如维持循环的稳定、保持合适的麻醉深度、预防血栓的形成等具有一定的作用。

二、循环系统

老年患者术前常存在不同程度心血管功能的减退，许多患者合并心血管疾病，如高血压、冠心病、糖尿病、大血管病等，使得维持循环稳定性的能力下降。随着年龄的增加，心血管系统显著的变化包括血管壁变得僵硬和交感神经活性增加，并由此导致一系列的变化。如体循环阻力增加导致血压升高，尤以收缩压升高最为明显，长期持续高血压易导致左心室肥厚。静脉壁的僵硬导致静脉容量调节作用的减退，血流动力学更易受到容量的影响。如果血管壁的僵硬严重，还可影响心室舒张期的充盈，导致左室舒张末容积下降。进一步可影响左心房和肺血管。关于老年人心排血量和每搏输出量的变化，目前仍有争议。有报道称年龄每增加 10 岁可减少 5%。静息状态下，老年人的心率与年轻人并无很大差异。但是最快心率、射血分数、氧的输送能力等均下降。

老年骨科手术多为外伤、跌倒导致骨折，急性期常会加重对循环功能的影响。如疼痛导致血压增高、心率增快、心律失常等，诱发或加重心肌缺血、心力衰竭等。术前合理评估并做好准备对围术期循环调控、降低围术期循环并发症具有重要意义。循环功能的评估主要依赖病史、生活质量、术前检查、治疗情况等综合评定。目前临床上有多种方法评估循环功能，但各种方法侧重点不同，宜相互结合，综合评定。基本的评估是采用纽约心脏病学会（NYHA）四级分类法评定心功能，它是根据患者活动能力和耐受性评估或估计心脏病的严重程度。Ⅰ、Ⅱ级患者进行一般麻醉和手术安全性应有保障，Ⅲ级患者经术前准备与积极治疗使心功能获得改善，增加安全性，Ⅳ级患者麻醉和手术的危险性很大。

围术期循环并发症发生风险常以心脏危险指数（cardiac risk index，CRI）来评定。Goldman 等将患者术前各项相关危险因素与手术期发生心脏并发症及结局上相联系起来，提出多因素心脏危险指数共计 9 项，累计 53 分。计分 0～5 相当于心功能Ⅰ级；6～12 分为Ⅱ级；13～15 分为Ⅲ级；>26 分相当于Ⅳ级。将心功能分级与 CRI 联合评估可有更大的预示价值。

高血压、冠心病等老年常见的并发症可增加围术期循环并发症风险。恰当的处理可有效降低这样的风险。如并存充血性心力衰竭失代偿,严重心律失常,重度瓣膜疾病和急性心肌梗死等疾病,对患者威胁大,应取消或延期手术。

(一)高血压

若非急症手术,高血压患者术前均需经一段时间的内科治疗,使血压控制于接近正常水平,有助于减少围术期心、脑、肾等脏器损害的发生率。通常术前老年人控制于 18.7/12.0 kPa(140/90 mmHg)水平即可。测量患者术前静息基础血压对围术期血压的控制目标具有参考意义。一般认为降压不宜过快过低。通常,抗高血压治疗应持续到麻醉前,突然停用降压药可能导致心肌梗死、心力衰竭和脑血管意外等。术前还必须了解患者所用的抗高血压药物的种类和剂量,这些药物可能与麻醉药有相互作用。

(二)冠心病

冠心病是老年人麻醉中常见的并存病,70 岁以上可超过 50%。近期心肌梗死患者围术期可能发生再梗死,3 个月内为 5.7%,3～6 个月为 2%～3%。这样的患者术前恰当评估和合理处理显得至关重要。临床使用的治疗药物主要有 β 受体阻滞剂、硝酸盐、钙通道阻滞剂等。目标是控制心率和血压,纠正心律失常,防治心肌缺血或冠脉血管痉挛,保持患者安静等。

三、呼吸系统

老年患者随年龄增长呼吸功能均减退,特别是呼吸储备和气体交换功能下降。胸壁僵硬、呼吸肌力变弱、肺弹性回缩力下降和闭合气量增加是造成老年人呼吸功能降低的主要原因。肺活量的减少主要是由于余气量的增加,两者的增减幅度平均每年约为 20 mL。至 80 岁时肺活量降低 20%～25%。老年人最大呼气流速约降低 30%,第 1 秒用力呼气量(FEV_1)平均每年约减少 30 mL。到 70～80 岁时 FEV_1 约降低 30%。另外,老年人对高二氧化碳和低氧的通气反应均降低,潮气量增加不足,而通气频率仍维持原水平,致每分通气量无明显增加。

老年患者骨科术后肺部并发症发生率颇高,如术前并存肺部疾病者可高达 70%。麻醉前评估重点查找危险因素,积极做好麻醉前准备。麻醉前准备的目标是改善呼吸功能,提高心肺代偿功能,使患者对手术和麻醉的耐受良好。重点是控制呼吸道感染,解除支气管痉挛,并进行呼吸锻炼,后者宜在肺部疾病缓解期进行。

呼吸系统功能的评估依赖病史和呼吸功能检查。对合并肺部疾病,应进行肺功能和血气分析检查。

(一)慢性阻塞性肺病(COPD)

对 COPD 患者,麻醉前宜使用支气管扩张剂喷雾治疗,以减少围术期支气管痉挛或哮喘发作。解除支气管痉挛首选 $β_2$-受体激动剂,如沙丁胺醇、特布他林、氯喘等。抗胆碱能药如溴化异丙托品吸入剂,尤其适用于老年支气管痉挛患者。氨茶碱为治疗支气管痉挛的二线药物。糖皮质激素可减轻气道黏膜水肿,抑制或减少支气管收缩介质的释放,适用于严重的 COPD 或哮喘患者,是围术期治疗支气管痉挛的一线药物。急性发作时,静脉注射氢化可的松 100 mg 每 8 小时一次,直至术后 1～2 d。以后改用口服泼尼松 40～60 mg/d。为预防肺部感染,术前 3 d 常规用抗生素。近期急性呼吸道感染易诱发支气管痉挛,应积极治疗待症状消失 2 周后手术。急诊或亚急诊患者宜在手术同时积极控制感染,并对可能出现的呼吸并发症有充分准备,积极干预。

(二)限制性肺疾病

这类患者呼气速率较好,咳嗽排痰能力尚可,对手术麻醉耐受力相对较好。神经肌肉疾病和胸壁疾病影响呼吸和咳嗽能力时可增加麻醉风险。如肺活量低于预计值的 50%,最大吸气压低于 1.5 kPa(15 cmH$_2$O),最大通气量低于预计值 45%,PaCO$_2$>6.0 kPa(45 mmHg)时,则术后发生肺不张、呼吸功能不全和呼吸机脱机困难等概率较大。术前准备主要是控制感染,解除支气管痉挛,指导患者呼吸锻炼,促进气道分泌物的排出,纠正营养不良等,以改善全身情况和呼吸功能。

四、肝肾功能

随着年龄增加,肝脏的质量减少。老年人肝血流量随着增龄而减少,如 65 岁比 25 岁时下降 40%~50%。肝代谢药物的能力也下降。目前肝功能检查指标多为肝损害指标,并不能对药物代谢能力作出准确评估。使用麻醉及相关药物时要充分考虑这一因素。已有肝损害时,应积极治疗。未做准备,肝功能可进一步恶化,甚至诱发肝功能衰竭。因此,术前要重视肝功能检查、评估及处理。

老年人均存在肾功能减退,80 岁时肾实质可减少 30%,减少的部分主要是肾皮质和功能性肾小球数目减少。肾血流约每 10 岁减少 10%。随着年龄增加,肌酐清除率逐渐下降,但正常情况下,老年人血清肌酐水平基本能保持正常。因此,血清肌酐值并不能很好地反映老年人肾功能状况。

肾功能的改变还会发生电解质的变化以及尿的浓缩和稀释异常。老年人肾储钠功能降低,如果摄入不足,就会出现血钠逐渐降低,有发生脱水和低血钠的可能。尿的浓缩和稀释功能减弱,使得对体内液体量的调节功能降低,限水时可能导致机体缺水。

五、血清蛋白浓度与机体脂肪比例的改变

正常老人的血清蛋白总量并不减少,但清蛋白与球蛋白的比值降低。由于血循环中清蛋白浓度减少,药物与蛋白的结合作用下降,使更多的药物以游离形式进入中枢神经系统产生作用。因而与蛋白质结合率高的静脉麻醉药必须减量。

不少人进入老年期就逐渐肥胖,肥胖者常并存动脉硬化、高血压、糖尿病及缺血性心脏病。脂肪的增加加重了心脏负担,也影响呼吸,容易发生麻醉意外。同时,由于脂肪增加,增大了脂溶性药物的分布容积。贮存于脂肪内的麻醉药进入循环的时间延长,因而麻醉药物的作用时间也延长。

六、其他麻醉相关的术前评估

老年患者骨、关节退行性变化,颈椎活动度明显减小,常增加气管插管的难度,术前要仔细检查,做好困难插管的准备。特殊体位的手术,如俯卧位下脊柱手术,确保呼吸道通畅的准备工作要充分。

老年人营养情况、术前饮食、活动能力、卧床时间等与术后转归密切相关,术前应积极准备。术前营养支持、鼓励饮食、保证一定活动等对康复有促进意义。骨折而卧床休息的患者,由于疼痛、应激等导致惧怕活动、饮食不佳等,如果不予恰当的支持疗法,往往导致容量不足,严重的导致水电、酸碱失衡,应积极防治。长期卧床者要注意围术期静脉血栓形成与脱落,导致不同程度肺栓塞。

(束云菲)

第三节　老年人的麻醉管理

一、麻醉不同阶段管理重点

(一)麻醉诱导期

由于老年患者前述的诸多原因,平稳的麻醉诱导需精心选择麻醉用药、用药速度及剂量;恰当的循环容量评估与处理;适当应用心血管活性药。老年人对许多麻醉药物的敏感性增强,如依托咪酯、丙泊酚等需要量较青壮年减少20%。有些骨科手术有可能存在隐性失血,如骨盆骨折、转子下骨折等,给予正常剂量的丙泊酚可能导致血压的急剧下降。但并非麻醉药越少对患者就越有利,如果减少麻醉用药,达不到麻醉效果,对患者更不利。关键还是恰当评估,合理应用。由于老年人个体差异大、病情有差异,麻醉药需求量很难准确掌握,宜从小剂量开始,逐渐加大用量。麻醉诱导速度宜慢不宜快。血流动力学变化有时与麻醉深度并不一致,应适当应用心血管活性药。血容量相对或绝对不足是老年患者麻醉诱导期血压骤降的常见的、重要的原因。麻醉诱导前适当的液体治疗是必需的。如在麻醉诱导前给予人工胶体液(5~10 mL/kg)能显著改善麻醉诱导期血流动力学。

有高血压病史,特别是术前高血压未得到较好控制的老年患者,气管插管等操作可致血压剧升,心率加速,需积极预防和及时处理。除了需要合适的麻醉深度外,可选择应用α受体阻滞剂或β受体阻滞剂,钙通道阻滞剂或硝酸酯类等心血管活性药,以控制血压的剧烈变化,同时还可改善心肌缺血。

(二)麻醉维持

麻醉维持的重点是调节麻醉深度与控制手术应激水平所需麻醉深度相适应。麻醉维持要求各生命体征尽量处于生理或接近生理状态,注意维护重要器官功能。麻醉深浅要适应手术操作,及时控制由于手术创伤引起的强应激反应。目前常用的全麻药,如芬太尼、丙泊酚、异氟烷、氧化亚氮等和肌肉松弛药如维库溴铵、阿曲库铵等用于老年患者剂量均需减少。麻醉维持期多采用静吸复合麻醉。吸入麻醉控制容易,术后影响小,有些吸入麻醉药有心肌保护作用,是老年患者良好的麻醉选择。静脉麻醉药宜使用微泵持续给药。要达到平稳的麻醉,除上述因素外,维护水、电解质平衡与内环境的稳定也很重要。随着年龄的增加吸入麻醉药 MAC 降低,苏醒时的MAC 也呈类似的变化。

(三)麻醉复苏期

老年患者在麻醉恢复期处理恰当与否对各种并发症防治、促进康复有重要意义。恢复期处理难度有时超过麻醉诱导期和麻醉维持期。当恢复期处理医师为非该手术的麻醉者时,有时对患者既往病情了解不全面、术中麻醉处理情况不甚了解给恢复期处理带来困难,有时麻醉"意外"发生在恢复期。老年骨科手术患者恢复期面临诸多特殊问题,如气管导管拔管时机掌握、疼痛的恰当处理、肌松恢复程度的判断、神志恢复程度、血流动力学不稳定的处理、血容量判断与液体治疗、呼吸功能恢复、躁动预防与处理等。因此,要重视恢复期的处理。

在无周围神经阻滞或椎管内神经阻滞作为术后镇痛时,恢复期疼痛处理显得十分重要。疼痛往往是引起恢复期躁动、血压升高、心率增快、呼吸急促等的重要原因,宜给予适量麻醉性镇痛药。恢复期应用麻醉性镇痛药时要注意对呼吸、循环、神志等影响,需加强监测。不恰当处理反而引起苏醒延迟。

恢复期肌松恢复水平的评估对拔管时机的掌握有重要意义。老年人对肌肉松弛药耐量显著降低,蓄积作用较为明显,个体差异大,凭经验判断易入误区,宜依靠肌松监测仪评估。无条件作肌松监测时,要根据上肢握力、抬头试验等粗略评估结合自主呼吸时潮气量、呼吸频率、是否有呼吸困难、循环不稳表现等综合评估。

老年患者恢复期发生心率增快、血压增高、心肌缺血等心血管事件比例较高,危害极大,宜积极分析原因、排除诱因并积极对症处理。并存高血压、冠心病等心血管疾病者和肺功能不全者正确处理尤显重要。常见原因为疼痛、气管导管、导尿管、吸引呼吸道分泌物等刺激,有时为肌肉松弛药残余作用下费力呼吸所致。在无拔管条件的情况时宜给予短效镇静、镇痛药,继续支持或辅助通气,避免勉强拔管。尽管近年有学者推荐在一定麻醉或镇静水平下拔管,但掌握不当会招致更严重的并发症,需谨慎采用。恢复期心率增快、血压升高可适当应用心血管活性药,如短效 α 受体阻滞剂、β 受体阻滞剂、硝酸酯类血管扩张剂、钙通道阻滞剂等。

恢复期躁动也是老年患者恢复期常见并发症,发生机制仍不十分清楚,无特效治疗方法。处理原则是去除病因,解除诱发因素和对症治疗,在原因未明确之前,主要是加强防护,避免发生意外伤害或严重并发症。若原因较为明确,应立即予以消除。神志欠清时的不良刺激是躁动最常见原因。如气管内吸引、导尿管等刺激常诱发患者不安。后者目前仍无良方,可考虑用丙泊酚镇静 1~2 h。有时需要适当使用拮抗剂及催醒药。

二、循环管理

老年人麻醉期间循环管理是麻醉管理重点和难点。麻醉期间循环不稳定原因主要有 3 种:患者罹患心血管疾病、麻醉药物和麻醉操作对循环影响以及手术操作和手术失血等。老年骨科手术中这 3 方面因素均存在,在整个围术期均需加强循环管理。

老年患者循环功能的衰退及罹患循环系统疾病,是围术期循环不稳定的主要病理基础。麻醉医师必须熟悉有关病变的病理生理基础,才能正确管理麻醉。针对不同病理生理变化选择合适方法处理。老年手术患者最常见心血管疾病是原发性高血压,大约一半手术患者有高血压病史。高血压严重程度、病程、治疗情况、效果等都影响围术期血流动力学的变化。尽管对高血压防治作了巨大努力,得到系统治疗的患者仍是少数。抗高血压药物种类较多,许多患者接受联合治疗,治疗效果不一。药物对围术期影响仍有许多不明之处。导致即使正规治疗的患者围术期也有相当高比例患者循环不稳。因此,高血压患者麻醉当以合适的麻醉深度、积极合理使用心血管活性药物方能确保循环稳定。

罹患冠心病的老年手术患者围术期循环管理重点是控制心率、维持血压稳定,确保心肌氧供需平衡。术中应根据心电图的表现如 S-T 段分析,判断心肌氧供需状态。但是须注意部分患者,术前存在心肌肥厚,冠状动脉狭窄病变明显,侧支循环发育丰富,此类患者如心率慢、血压低,则可能因侧支循环供血不足,而使心肌缺血加重。对此类患者如将血压、心率维持于稍高水平,反而可能有助于改善心肌氧供。因此,在保证血压、心率平稳的基础上,以 S-T 段分析的趋势变化指导麻醉管理,应成为冠状动脉病变患者麻醉的常规。

慢性心力衰竭患者接受骨科手术越来越多,这些患者围术期处理稍有不当会导致心力衰竭加重,甚至导致循环衰竭。围术期处理重点是调节左右心室前后负荷,权衡强心、利尿、扩血管三者关系与效果。这类患者液体治疗尤显重要。围术期宜加强动态监测,经常评估,及时调整用药方能顺利度过围术期。

麻醉药对循环均有不同程度的影响,在老年患者尤为明显。但只要细心用药,加强监测,能避免严重循环扰乱。通常老年患者麻醉药的需求量均减少且麻醉需要量及反应变异大。因此,麻醉用量必须个体化。丙泊酚可引起低血压,尤其是术前血容量不足、体质衰弱的老年患者,但只要小剂量(<1.0 mg/kg),缓慢给药,必要时应用适量心血管活性药,对于老年患者仍是比较理想的药物。依托咪酯对循环功能抑制较轻,以往曾推荐其用于心功能不稳定、高血压等患者,虽用药后血压、心率无明显改变,但常用诱导剂量不足以抑制气管插管反应,气管插管后血压骤升、心动过速等发生率较高,目前临床应用渐少。

吸入麻醉药能安全用于老年骨科手术中。氧化亚氮对循环的影响较小,作为麻醉一部分,能减少其他麻醉药用量。强效吸入麻醉药如异氟烷、七氟烷等在高浓度时对循环有抑制作用,老年患者应当避免高浓度使用。

麻醉期间循环管理中要注意麻醉操作对循环的影响。正如前述控制气管插管带来的循环影响是麻醉诱导期的重点。椎管内麻醉期间循环管理重点与全麻有诸多不同,应区别对待。联合麻醉时更应认真评估麻醉对循环的影响。

老年患者围术期常常需适当应用心血管活性药调控循环状况。麻醉期间使用心血管药物的目的:①治疗麻醉期间突发的心血管变化和意外事件如心搏骤停、各类心律失常、牵拉内脏引起的神经反射等。②预防可能发生的心血管变化,如蛛网膜下腔阻滞引起的低血压等。③与其他治疗措施联合使用,以支持循环功能稳定。

麻醉期间使用心血管药物的原则:①熟悉和掌握各类药物的药理作用、用药剂量、给药方式、药物不良反应以及药物的相互作用。②根据监测结果,针对不同的循环变化进行治疗,如 SVR 下降,选择 α_1 受体兴奋药(如去氧肾上腺素等);SVR 升高,则选用血管扩张药(硝普钠等)。③用药后,应继续观察疗效,必要时可考虑联合用药,或改换其他药物,并注意药物可能引起的不良反应。对强效的肾上腺素能受体药,为控制用药剂量,防止循环波动,或因突然中断给药,应使用静脉输注泵或滴注泵,前者可减少输液总量,后者易于调节。在使用心血管药物过程中,应针对引起循环变化的病因进行积极治疗,同时不容忽视其他疗法(如液体治疗,呼吸管理等)。

三、呼吸管理

无论是否并存肺部疾病,老年患者围术期呼吸管理对预后有重要意义。呼吸管理目标是保证有效的通气、避免缺氧和二氧化碳蓄积。管理重点是建立并维持良好的呼吸道、维持足够的通气、积极预防呼吸意外、及时发现并处理呼吸异常。

非全身麻醉下施行老年骨科手术期间的呼吸管理十分重要但常被忽视。由于局部麻醉、周围神经阻滞和椎管内麻醉等并不抑制呼吸中枢,神经阻滞效果确切时对呼吸的影响很小,故常被忽视。但是,老年患者术前常并存呼吸疾病、呼吸功能降低或代偿能力的下降、围术期镇静镇痛药物的应用、体位对呼吸功能的影响等常带来许多呼吸问题。术中注意观察呼吸运动幅度、频率,尤其在应用镇静、镇痛药时。老年人对镇静、镇痛药敏感,个体间药效差距大,只有谨慎用药、加强监测才能避免或及时发现药物不良反应,并及时处理。区域阻滞效果不佳时应用辅助药物时要充分考虑对呼吸影响,宜确保呼吸道通畅,如果有困难应及时建立人工气道。通气不足时需辅助通气,必要时支持通气。放置口咽通气道、喉罩、气管插管等,要根据麻醉效果、手术大小、时间、应用麻醉辅助药物种类、剂量等综合考虑后选择合适的人工气道。老年人即使应用很小剂量的镇静、镇痛药,也会出现舌后坠、抑制呼吸中枢,导致呼吸道梗阻、通气不足,出现缺氧、二氧化碳蓄积,应积极防治。舌后坠时宜放置口咽通气道。喉罩的置入并辅助或支持通气能解决多数患者术中呼吸问题。喉罩置入困难或不适宜时宜行气管插管。药物导致呼吸抑制时需辅助或支持通气。椎管内麻醉下施行骨科手术时注意麻醉阻滞平面过广对呼吸的影响,这种情况常有循环问题,应该同时处理。

有些老年骨科手术特别是需在俯卧位下施行的脊柱手术宜在全身麻醉下进行。一般体位下老年骨科手术全身麻醉期间呼吸管理并无特殊,在保证呼吸道通畅、麻醉机工作正常、呼吸潮气量、呼吸频率设定合适等情况下,能维持有效通气。多数脊柱手术需在俯卧位下施行,术中呼吸问题是麻醉管理重点。建立通畅、牢靠的气道是前提。虽然有许多喉罩应用于俯卧位的报道和成功应用的经验,但多数手术宜用耐压的加强型气管导管建立人工气道。俯卧位下呼吸参数的设定与仰卧位时稍有区别,管理重点是对气道压的监测。气道压显著变化需及时查出原因并及时处理。常见原因是导管连接脱落或导管打折等,只要及时发现通常容易处理。俯卧位下气管导管意外拔出是极其危险的,应积极预防。一旦发生应迅速置入喉罩。宜选择 PROSeal 型喉罩。不能有效置入或无条件置入时宜迅速适度改变体位下控制呼吸并积极重新气管插管。

四、液体管理

麻醉期间维持有效循环血容量对老年骨科手术更具意义。一方面由于老年患者的生理变化以及代偿功能的下降,容量负荷的安全范围较小,易出现过荷或过少,直接影响循环状况。另一方面骨科手术通常伴有失血,而且失血量有时不易评估。因此,对每一具体病例术中液体补充究竟多少为合适,确是麻醉医师所面临的一个实际问题。

(一)液体治疗量的控制

需要补充的血容量可根据丢失的液体量或失血量进行初步估计。老年人可有肺动脉高压、PCWP 异常,易于发生循环容量超负荷。因此,输液速度因仔细调节,虽容量不足,也不能在短时间内快速滴入大量液体。在液体输注的过程中,应密切观察循环功能的变化,并根据各项监测指标的结果,及时调整输入的速度、容量和液体类别。血压和尿量是临床上监测循环容量的两个主要指标,也是液体治疗重要依据。尿量维持在每小时 $0.5\sim1$ mL/kg,说明重要器官灌注良好。中心静脉压(CVP)虽不能反映血容量,但可以反映心室负荷。监测 CVP 简单易行,对患者创伤小,老年患者应为常规的监测项目。因受正压通气的影响,测定的 CVP 值高于实际值,所以CVP 要求维持在正常值的上限[1.2 kPa(12 cmH_2O)左右]。在右室顺应性下降,舒张功能减退,或三尖瓣功能异常时,CVP 不能正确反映 RVEDV。单一心室功能减退和 PVR 升高时,CVP 也不能反映左室前负荷。因此,对于重症患者,左心室功能减退和肺血管疾病患者,应同时监测肺毛细血管楔压(PCWP)。PCWP 和 CVP 同样不能监测循环血容量,但可以反映左室舒张末压力(LVEDP)、回心血量、左室功能以及后两者的关系。

(二)液体种类的选择

补充循环血量时,应首先输入适量晶体液,以补偿丢失的组织间液和保护肾功能。复方氯化钠液的电解质含量接近细胞外液,并有助于改善心脏功能,应为首选。此外,乳酸阴离子(28 mEq/L)可以被肝脏转化为碳酸氢根,有利于纠正机体低灌注状态的代谢性酸中毒。晶体液的缺点为需要量大,并降低血浆胶体渗透压,所以应同时输入适量的胶体液以维持正常的胶体渗透压。临床上难以测定渗透压,可以根据尿量、血压、CVP 的变化关系进行判断。如果尿量已达到或超过每小时 1 mL/kg,血压能维持于正常范围(或稍偏低),而 CVP 或 PCWP 仍低于正常时,说明此时的胶体渗透压下降,需补充一定量的胶体,才能维持有效的循环血容量。目前临床提供各种人工胶体液,在围术期液体治疗中占重要地位,但如何合理应用还有较多争论。胶体液有其优点和缺点。不同胶体液的扩容效果、维持时间、可能不良反应有较大差异。如 500 mL 的10%羟乙基淀粉可以达到 3 000 mL 的乳酸林格液的扩容效果,但是大量胶体液会降低氧的携带能力。在胶体液中,不同分子量、不同取代级的羟乙基淀粉(HES)保留在血浆中起扩容作用有较大差异。术中 10%~20%失血、失液量宜使用人工胶体液治疗。由于麻醉药物、麻醉方法引起容量相对不足是否用或部分用人工胶体液充填问题仍有争论。对于老年骨科手术宜适度应用并加强监测,以防容量过荷。老年骨科手术常面临输血问题。围术期输血真正目的仅是提供组织正常的氧供,常规标准要求 Hb>8 g/dL。美国麻醉医师学会(ASA)临床输血指导:当血红蛋白超10 g/dL主张不输血;当血红蛋白低于 6 g/dL 主张输血,特别是有急性贫血时。如果血红蛋白介于 6~10 g/dL 时是否需要红细胞输注,就要根据患者是否会发生氧合不足的并发症而决定。浓缩红细胞主要用于需要提高血液携氧能力的患者。当血红蛋白>100 g/L,可以不输浓缩红细胞。血红蛋白<70 g/L,应考虑输注。血红蛋白在 70~100 g/L,根据患者的贫血程度、心肺代偿功能、有无代谢率增高以及年龄等因素决定。急性大量血液丢失患者,或患者存在持续活动性出血,估计失血量超过自身血容量的 30%时应当输全血。因此,对于老年骨科手术患者输血要充分考虑并存疾病。

输血也存在许多问题。其一是输血反应,通常 3%的输血病例发生输血反应,包括发热、变态反应、急性溶血性输血反应、迟发性溶血性输血反应。其二是可能发生其他并发症:稀释性凝血障碍、肝炎、其他感染性疾病、枸橼酸中毒、酸碱失衡、体温过低等。出血很多的骨科手术病例经输血、输液的处理后,手术创面仍明显渗血,其原因常为稀释性低凝状态,丧失了大量的凝血成分。需补充有凝血成分的血制品:新鲜冷冻血浆(FFP)、冷沉淀、浓缩血小板等。

(王 飞)

第四节 老年人颅脑手术的麻醉

老年神经系统呈退行性变,加之神经外科疾病本身所伴随的一些神经病理和生理学方面的改变,使其病情复杂化。另外,老年患者常合并一些系统疾病如高血压、糖尿病,且其全身器官功能的退化所导致药物的代谢减慢,而神经外科的手术通常持续时间较长,这一系列的特点对老年颅脑手术的围术期麻醉处理提出了更高的要求。

一、手术前评估

(一)手术特点

了解神经外科手术的时机和紧急程度是非常重要的。考虑到绝大多数神经外科疾病的病理特点都是进展性的,麻醉医师需要衡量术前评估发现的问题与推迟手术带来的风险,与神经外科医师共同讨论,衡量风险获益比。

术前应明确手术方式和手术进程。并且了解所需体位、是否使用头钉或头架、是否进行其他额外操作如全麻下再次影像学检查、脑室置管引流或置入颅内压监测设备。这些将直接影响体位、监测、静脉通路的选择以及用血规划。

(二)病史

1.神经外科疾病状况

由于神经外科患者的交流能力各有不同,因此需要从多个来源收集信息,包括患者本人、家庭成员、医院病历、转诊信息等。对于神经外科患者来说身份信息尤其重要,疾病的患侧不同,则症状、体征和病理不同,如在错误一侧进行手术的后果不堪设想,因此确认正确的部位进行正确的手术是至关重要的。可以向患者核对症状和体征的部位,并通过影像学资料确认病变部位。

大脑重要部位的手术与典型的术后并发症密切相关,如脑干手术后的部分脑神经瘫痪、吞咽困难等。同时应详细了解目前的治疗情况,如激素、甘露醇、抗惊厥药、放化疗等。

2.系统病史

老年患者常有复杂的内科并发症,并伴有器官储备功能的下降,在术前需要仔细评估。对任何明确的合并疾病都需要评估其严重性、持续时间、进展程度、治疗过程和并发症。有时需要联系专科医师以指导围术期管理,如进行垂体手术的患者可能需要内分泌科长期管理。

(1)心血管系统:对心血管疾病患者的术前评估应着重了解心脏疾病的类型、严重程度、对体能的影响,预估围术期发生心脏事件的风险,术前制定降低围术期心血管事件的方案和麻醉管理策略。

老年患者容易合并高血压、冠心病、心功能不全、心力衰竭、心律失常、房室传导阻滞以及肥厚型心肌病等疾病,导致左心室舒张功能障碍、收缩功能异常(射血分数低于50%)等病情,使患者对于围术期心动过速、低血压、容量过负荷等事件异常敏感,极易导致围术期严重心脑肾并发症,甚至心搏骤停。

了解心血管疾病的治疗史也至关重要。接受过植入起搏器、植入式心脏复律除颤器、植入治疗的患者术前应评估其仪器工作模式、使用状态,术前是否需要调整;冠脉旁路或支架植入手术的时间,近期有无心肌缺血症状,目前患者的活动耐量如何,术前是否需要行冠脉评估;严重的缓慢性心律失常患者需要考虑术前安装临时起搏器的必要性,特别是需行一些特殊的神经外科手术前(例如涉及脑干、延髓的手术);使用抗凝药的情况,制定围术期药物调整方案。明确高血压患者的危险分层,术前调整血压到理想水平。

(2)呼吸系统:老年人呼吸肌、肺结构和肺血流改变,呼吸储备功能降低,某些特殊的神经外科手术术后常需保留气管导管,多种因素使得老年患者神经外科手术围术期肺部并发症的危险增加。术前需明确呼吸系统疾病情况,目前治疗方案,目前呼吸功能状况,能否耐受手术麻醉,制定围术期调整治疗方案、术中麻醉管理计划,决定术后是否需要呼吸支持治疗,监护室的护理计划等。

(3)某些疾病状态可能直接影响其神经外科手术(表11-1)。

(三)体格检查

神经外科患者的体格检查旨在验证神经系统体征、评估气道和建立呼吸循环状态基线。

表 11-1 与患者神经外科病理状态直接相关的疾病

病理状态	相关疾病
颅内血管瘤	高血压、成人多囊性疾病、马方综合征、苯丙胺滥用
动静脉畸形	Sturge-Weber 综合征、Osler-Weber-Rendu 综合征
颈动脉内膜剥脱术	弥漫性动脉粥样硬化、高血压、慢性阻塞性肺疾病
垂体病变	垂体功能减低和垂体功能亢进
听神经瘤	多发性神经纤维瘤
脊柱后侧凸	限制性肺疾病
颈椎关节炎	类风湿关节炎

1.神经功能状态

准确的神经状态基线对于指导术后即刻达到预期恢复程度和预测可能出现的并发症具有重要价值。手术后,神经状态的改变可以完全归因于手术操作的部位和程度,但也可能代表手术不完全、病变范围扩张、局限性水肿、手术或麻醉失误。在急诊状况下,应仔细检查患者的意识状态、瞳孔反射、四肢肌力和运动情况,以指导判断成功拔管的可能性和适宜的术后体位。

对于老年患者,评估神经状态可能遇到特殊的困难,因为老年患者常合并有认知和感觉障碍,痴呆、抑郁、听力困难和卒中都影响其配合检查的能力以及独立决策的能力。当决策力受损,就必须有授权委托人帮助做出治疗决策,而对于神经状态的判断则更应着重于对比其发病前的状态,进行纵向比较并详细记录。通过与患者家属交谈,获知其基本认知功能和日常生活情况。阿尔茨海默病在 65 岁及以上老年人中占 6%～8%,住院和外科手术治疗对于这些患者来讲是一个挑战,躁动尤其会成为这些患者的主要问题。术前评估认知功能非常重要,因为认知功能的缺损对评估术后意外及围术期并发症的防治带来困难。全身麻醉是否会加速老年性痴呆的发展,还存有争论。痴呆是术后谵妄的一个预测指标,而术后谵妄是老年患者发病和死亡的主要原因,若能预测其发展,将有助于制定对策以减少发病率。术前评估时,简易心理状态测试表可以快速筛查认知功能的基本情况。

2.气道通畅情况

评估气道条件对合理计划麻醉诱导非常重要,有助于顺利诱导并将诱导延迟、损伤或血流动力学事件减至最低。老年患者需额外注意:没有牙齿的口腔可能存在通气困难,松动的牙齿有落入气道或消化道的风险,松弛的颞下颌关节在手控通气时易发生脱位,合并颈椎病或类风湿关节炎者头后仰受限等。某些神经外科手术患者的气道有其特殊性,例如,生长激素型垂体瘤的患者存在肢端肥大,其上呼吸道改变包括巨舌、下颌前凸及错位咬合以及咽部软组织、会厌、杓会厌襞增生所致声门开口变小。70%的肢端肥大患者患有阻塞性呼吸睡眠暂停综合征。佩戴硬质颈托或使用头部外固定支架的患者显然存在气道受限。

颈椎手术患者需要有详细的显示喉部和胸廓入口解剖的影像学资料,颈椎稳定性也非常重要。颈椎病可有限制颈部屈曲和(或)头部伸展,纤维支气管镜下插管可以妥善解决这一问题。在紧急情况下,对所有将要接受神经外科手术的外伤患者,无论有无意识,都要考虑其颈椎是否稳定直到获得影像学资料证实。即使有影像学资料,也并非总能明确无意识患者的颈椎情况,是否行清醒插管或诱导后插管的决定要参照损伤机制、是否高度怀疑以及与外科医师的讨论。

脑神经瘫痪或术前意识状态受抑制的患者发生围术期吸入性肺炎的风险较高。如果可能，与患者在病房或诊所里边走动边讨论预期的治疗和护理情况，这可能可以显示患者的一些功能异常的情况。

(四)常规与特殊检查

任何神经外科手术前都应当进行全血细胞计数、凝血功能和电解质检查，并根据特定病变和预期失血量进行必要的交叉配血。电解质紊乱很常见，通常由于神经外科疾病或药物导致，如利尿剂、抗惊厥药、激素或抗高血压药物。如果患者曾出现癫痫，应当评估镁、钙和血抗惊厥药物浓度。当怀疑内分泌异常时，应当完成肾上腺皮质轴基础水平的检查。根据患者的并发症进行相应的血液检查。

术前常规心电图检查可以明确心律失常、传导异常和心肌缺血等，不仅可以作为术前进一步检查和治疗的依据，也有助于术中、术后处理和鉴别因代谢、电解质紊乱及其他系统病变引起心电图改变的参考。但应注意的是心血管系统疾病患者术前心电图检查也可表现为正常，如休息时至少有15%的冠心病患者的常规心电图在正常范围。心电图运动负荷试验可作为冠状动脉病变的辅助检查手段，可作为围术期患者对应激反应承受能力的评估，但在危重患者、颅内血管病变患者或下肢运动障碍患者应用受限。常规超声心动图可以了解心室壁运动情况、心肌收缩、室壁厚度、有无室壁瘤和收缩运动失调、瓣膜功能状况、跨壁压差及左室射血分数等，若左室射血分数＜35%常提示心功能差，围术期心肌梗死发生率高，充血性心力衰竭发生率也增加。应激超声心动图是指在超声心动图检查时，采用药物或运动使患者心脏产生应激，心率增快，观察心室壁是否出现运动异常或原有室壁活动异常是否加重，有助于诊断冠状动脉狭窄及其严重程度。常用药物有多巴酚丁胺，可辅助使用阿托品或双嘧达莫。

所有神经外科患者都应进行手术区域的影像学检查，包括CT、增强CT、CT血管造影、MRI或全脑血管造影。麻醉医师术前应确定患者的病变部位、病变的病理性质，注意其他相关特性如水肿程度、脑室大小、中线偏移程度、大脑基地池和颅后窝周围空间的大小，外伤患者中是否有共存的损失如胸腹部伤、颌面部外伤、颅骨凹陷性骨折和颈椎破坏。这些结果会直接影响患者的处理方案、诱导技术、插管方式、有创监测的使用、使用甘露醇和预测术后恢复延迟。

二、麻醉方法的选择

(一)监护麻醉管理

监护麻醉管理是指在局部麻醉的基础上由麻醉医师在监护的条件下适当辅助镇静、镇痛药物。一些表浅的手术例如头皮肿块切除、慢性硬膜外血肿钻孔引流术等，在局部麻醉镇痛效果良好的情况下，实施监护麻醉管理可以提高患者的安全性。但是要随时注意患者的意识变化情况。

(二)区域阻滞

头皮神经阻滞可用于头皮小手术，用于普通开颅手术可以与全身麻醉复合使用有利于术后镇痛，也在功能神经外科术中唤醒的麻醉中起着重要作用。禁忌证是：患者拒绝、穿刺局部感染或局麻药过敏。根据手术部位选取目标神经，开颅手术不仅要考虑手术切口部位还要兼顾头钉安置部位。需要阻滞的主要头皮神经有滑车上神经、眶上神经、耳颞神经、枕大神经和枕小神经。局麻药毒性反应是最主要的可能发生的并发症，因此在阻滞实施后的 15 min 内，需要密切观察患者。

（三）全身麻醉

全身麻醉是神经外科手术最主要的麻醉方法。目标包括催眠、遗忘、无体动、控制颅内压、脑灌注压及提供最佳手术条件即"脑松弛"。

1.麻醉诱导

必须在不增加颅内压或危害脑血流量的情况下完成。应避免高血压、低血压、缺氧、高二氧化碳血症及咳嗽等。常选择静脉麻醉药物，通常是丙泊酚、咪达唑仑、依托咪酯，辅以阿片类药物和非去极化肌肉松弛药而完成。衰老引起的生理改变可影响老年人对药效的反应。通常老年患者对麻醉药更敏感，较少的麻醉药即可获得满意的临床效果，药效作用时间通常也延长，但同时更易出现血流动力学紊乱，且程度更严重。因此，应根据预期的血流动力学反应维持血压于正常水平，备好血管活性药物。除标准的常规监测外，大的开颅手术还应建立连续有创动脉血压监测和中心静脉置管。神经外科手术操作中，麻醉医师难以接近气道，因此放置体位后应再次检查呼吸音和通气，确认气管导管位置合适，并且固定牢固。

2.体位安置

体位的过程刺激往往也很强烈，特别是上颅骨钉时，需要提前加深麻醉以预防高血压。使用局麻药在穿钉部位行局部头皮浸润或头皮神经阻滞也是有效的方法。幕上手术推荐采用头部中立位，并抬高 15°～30°，可以通过改善静脉回流而降低颅内压。头部的屈曲或旋转可能阻塞大脑静脉回流而导致颅内压的急剧升高，将头部回复到中立位可解决这个问题。有经验的外科医师应当能按照手术入路要求摆好患者头位，同时又不阻塞静脉回流。老年患者常合并有关节畸形、糖尿病外周神经病变等，在安置体位的过程中搬动尤其应该小心轻柔，做好保护，避免损伤。

3.麻醉维持

维持药物的选择主要取决于麻醉医师的考虑，全凭静脉麻醉，或静吸复合麻醉。无论何种方法均不应引起颅内压升高或脑灌注压降低，且能使患者在术毕迅速苏醒。吸入麻醉药的最低肺泡有效浓度随年龄增长每 10 年约减少 6%，随着年龄增长，大脑对丙泊酚作用的敏感性亦增加，清除率降低，这些作用相加可使老年人对丙泊酚的敏感性增加 30%～50%。舒芬太尼和芬太尼在老年人中的效力接近成人的 2 倍，这主要是因为随着年龄增长大脑对阿片类药物作用的敏感性增加，而不是药代动力学所致。除非有监测脑神经功能或运动神经反应的必要，否则应当持续使用肌肉松弛药物，并监测肌松状态。年龄对肌肉松弛药药效动力学无明显影响，然而，如果药物依靠肝、肾代谢，则其作用时间将延长。

机械通气期间应维持正常血二氧化碳水平。高龄和全麻患者常伴术中体温过低，保持正常的体温尤其重要。合适的体温对减少心脏不良事件的发生也具有重要意义。

（四）液体管理

1.液体类型选择

在常规的神经外科手术中，常选用不含葡萄糖的等渗晶体或胶体溶液，以预防低渗透压引起的脑组织水肿。含葡萄糖的溶液有可能加重缺血性损伤和脑水肿。如果老年患者伴肾功能不全，甚至因肾衰竭接受肾透析治疗，应该慎用人工胶体溶液。最近的证据表明，并存严重脓毒症等患者，应该慎用羟乙基淀粉溶液。

2.目标导向液体管理策略

老年患者由于全身血容量降低，心肺肾功能减退以及静脉血管张力在麻醉状态下降低，围术期容易为维持循环稳定而导致液体输注过负荷，因此，实施目标导向液体管理策略对于降低患者

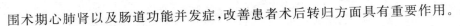
围术期心肺肾以及肠道功能并发症,改善患者术后转归方面具有重要作用。

(五)麻醉苏醒

力求迅速平稳(无肌张力增加或咳嗽出现)。PaO_2 和 $PaCO_2$ 恢复至正常。麻醉药物停用后持续意识不清的鉴别诊断包括:麻醉药残留作用、昏迷、低体温、缺氧、高碳酸血症、部分性神经肌肉阻滞、代谢原因及手术所致的颅内压增高(出血、水肿及脑积水)。新出现的局部或全身神经功能缺陷应立即处理,可通过 CT 检查或再次手术探查加以评估。

老年患者由于术前并存疾病以及自身脏器功能的衰退,苏醒期处置不当,更易发生严重并发症。在手术结束前 10～20 min,应逐渐降低麻醉镇静与镇痛药物的输注速率,在此过程中,出于防止气管插管以及外科创伤导致的疼痛应激反应,应给予适当镇痛药物以防止暴发性疼痛的发生,推荐的阿片类药物包括,芬太尼 1～2 μg/kg,舒芬太尼 0.1～0.2 μg/kg,可复合给予曲马多 50 mg,或者氟比洛芬酯 50 mg,或者帕瑞昔布钠 40 mg;脆弱肺功能或者高龄(>75 岁)患者应降低阿片类药物剂量以避免其对呼吸的抑制作用。另外,外科伤口局部浸润 1% 罗哌卡因 10～20 mL 对于减轻患者苏醒期疼痛也十分有效。老年患者苏醒期多模式镇痛有助于提高拔管期间的苏醒质量。

三、特殊问题的处理

(一)颅内高压

实现充分的脑松弛,提供良好的手术条件,是神经外科麻醉中最重要的管理要点。颅内空间有四个部分:细胞、体液、脑脊液和血液。颅内压受这四部分影响。

颅内组织细胞能够显著影响患者基础颅内压,手术切除肿瘤、减轻炎症水肿、使用类固醇和利尿剂的处理减轻炎症和水肿。

合适的脑脊液引流对降低颅内压有重要意义。当幕上结构导致压力下传引起颅后窝状态差时,脑脊液引流可能是幕上与幕下手术的关键。在没有沟回疝和裂孔疝危险时,可应用腰部脑脊液引流改善手术野。

颅内血液是麻醉医师最为关注的部分。血液分为静脉血和动脉血,首先应考虑静脉。静脉充血常是颅内压升高和手术野状态不良的原因。头部抬高可以确保静脉系统通畅,应该避免头部姿势不当或头颈部受压所致的静脉系统阻塞。任何原因所致的胸膜腔内压增高都能导致脑内静脉回流受阻。以下原因可导致静脉系统受阻:气管导管扭曲或部分阻塞、张力性气胸、气管导管引起的咳嗽/痉挛、支气管痉挛所致窒息。应重视以上情况并做适当的处理。除非存在禁忌,开颅术中都要求良好肌松,以严防突然的咳嗽导致颅内容物疝出手术切口。

(二)大出血

对于老年患者,应该考虑微创、低创伤性手术以降低围术期大量出血的风险。异体红细胞,以及血浆、血小板的输注,所导致的近期以及远期风险远超过临床预期,因此原则上应该尽量限制异体血的输注。对于非肿瘤手术,自体血液回收与输注有助于降低异体血输注所带来的风险。对于肿瘤手术,术中出现大出血状况时,输血的原则以在维持基本全身氧供需平衡的前提下,应尽量减少过多异体血的输注。

术中大出血时,容易因过度依赖输注压缩红细胞和晶体、胶体溶液而致稀释性凝血病的发生,新的凝血管理指南推荐输注红细胞与输注新鲜冷冻血浆的比例为 2：1,在条件允许时进行实时凝血功能监测。

在血容量急剧改变的状况下,患者的体温会出现急剧下降,应该对输血以及输液进行加温处置,并进行积极的复温,患者体温应维持在 36 ℃ 以上。低体温会导致患者凝血酶原的活力降低及纤维蛋白原的合成功能抑制,由此增加患者的出血量以及异体红细胞的输注量。

四、术后管理

术前即有意识水平下降的患者术后应转入重症监护病房。总体目标是苏醒平稳,尽量减少咳嗽和肌张力增加的情况,避免引起颅内压的升高。术后高血压常常是由于镇痛不足引起,但是,一旦这个原因被排除,就可以用短效 β 受体阻滞剂如艾司洛尔或拉贝洛尔来处理。应当避免使用直接扩张血管药物,因其可以引起颅内压升高。

(束云菲)

第五节 老年人心脏手术的麻醉

随着老年疾病谱的变化以及医疗技术的进步,老年心脏手术逐渐增多。近年冠状动脉搭桥术高龄患者显著增多,老年心脏瓣膜置换术(包括成形术)增长迅速。老年心脏手术患者除了心血管疾病外,多数合并其他疾病,如脑卒中、糖尿病、肝肾功能异常等,围术期并发症发生率及死亡率较高。老年心脏手术麻醉有诸多挑战,围术期各种并发症的防治任务较重,对麻醉处理要求高。因此,必须抓住重点,认真处理,以利患者安全康复。本节主要讨论常见老年心脏手术心脏瓣膜置换术和冠脉搭桥术的麻醉处理。

一、老年心脏瓣膜手术麻醉

心脏瓣膜手术始于 20 世纪 60 年代。Star 和 Edwards 首先报道二尖瓣瓣膜置换术。之后国内有学者等报道应用国产笼罩型球瓣膜进行二尖瓣瓣膜置换术。近年瓣膜置换术疾病从风湿性心脏瓣膜病转为老年性瓣膜疾病为主,因此,老年瓣膜置换术逐渐增多。在美国每年行瓣膜置换术约 71 000 余例,其中以老年人主动脉瓣钙化狭窄为主。国内瓣膜疾病种类过去绝大多数为风湿性瓣膜病,近年老年性瓣膜病如主动脉瓣钙化狭窄、二尖瓣脱垂等行瓣膜手术患者增多。心脏瓣膜手术的麻醉发展经历了几个阶段,开始以吸入全麻为主,而后采用吗啡静脉复合全麻,继之以芬太尼为主的静吸复合全麻。近年来由于提出了快通道概念,减少芬太尼的用量而增加吸入全麻药的应用。随着麻醉技术的发展、麻醉药物配伍的不断优化、快通道麻醉实践中利弊等因素决定心脏瓣膜置换术麻醉仍以静吸复合麻醉为主。过去瓣膜置换手术死亡率高达 10%。近年手术死亡率从 3%～10%下降至 2%～5%。

由于老年心脏瓣膜病变术前病程长,心功能差,加之各患者的受损瓣膜类别、性质及严重程度可有显著不同,故对血流动力学的影响也很不一致。因此,实施心脏瓣膜置换术麻醉理应了解每个瓣膜病变,如狭窄、关闭不全或两者共存所造成血流动力学改变的性质与程度,从而根据具体情况选用麻醉药、辅助药、血管活性药以及加强术中、术后管理,才能维持血流动力学的相对稳定。

(一)瓣膜疾病的病理生理学特征

心脏瓣膜疾病直接影响心脏射血功能,在疾病不同阶段及累及的瓣膜种类、数量、程度等对心功能影响有巨大差别,正确理解不同瓣膜疾病的病理生理改变对围术期处理至关重要。理解病理生理变化的基础是对心脏泵血过程及影响因素的正确认识。瓣膜疾病对心功能的影响可从心脏的心室、心房的前负荷、后负荷、心室顺应性和心肌收缩力、射血分数等方面考虑,通常以压力-容量环用作分析左心室功能。为正常左心室压力与容量之间的瞬时关系。

射血分数为射血量占心室舒张末容量的百分比。临床上目前可用超声心动图直接测定计算。射血分数在瓣膜病中判断心功能意义独特,并非高则正常或良好,低则不佳。心室射血分数与心肌收缩性是既相关而又代表不同含义。射血分数不仅取决于心肌收缩且受心脏前后负荷的影响;而心肌收缩性是不受心脏前、后负荷变化影响的心肌收缩固有效能。

当心室后负荷和收缩性不变的情况下,在一定限度内,心室每搏输出量与心室舒张末容量(前负荷)呈正相关。心室舒张末期容量增加,心排血量随之增加,在压力-容量环上表现为舒张充盈期曲线向右移,而心室舒张末期容量减少,心排血量也随之下降,舒张期充盈曲线向左移。一旦心室顺应性发生改变,则将引起整个舒张充盈期压力-容量曲线移位。如主动脉瓣狭窄和高血压左心室肥厚顺应性降低时,舒张末期压力-容量关系变得陡峭,向上向左移位,容量稍改变就会引起显著的充盈压升高;反之,在主动脉瓣或二尖瓣关闭不全的患者,心室容量扩大顺应性增加,舒张末期压力-容量关系移向下、向右,即使心室内容量改变颇大,由此引起的舒张期压力变化也可很小。

若心室前负荷和心肌收缩性保持不变,则每搏输出量与心室后负荷成反比关系。即后负荷增加会引起每搏输出量降低,在心肌收缩性已经受损害的心脏尤甚。因此在衰竭的心脏采用降低后负荷而使心排血量增加的效应远较正常心脏为明显。

1.二尖瓣狭窄

多数为风湿性心脏病引起,少数为先天性二尖瓣狭窄。风湿性二尖瓣狭窄很少到老年阶段行手术治疗。二尖瓣狭窄因有效瓣口面积减小,限制了舒张期血液进入左心室,导致左房压上升。升高的左房压影响肺静脉回流,从而引起肺动脉压的增加,并逐渐演变为肺动脉高压。肺动脉高压则导致右心室舒张末期容量和压力的增加,部分患者出现腹水和外周水肿等右心衰竭表现。左心房增大,常出现心房纤颤。二尖瓣狭窄常伴有充血性心力衰竭症状,左房压慢性增高而出现肺充血与肺高压症状和体征。超声心动图常可检测二尖瓣狭窄的严重程度,因此是有用的诊断工具。二尖瓣狭窄的主要病理生理和临床表现如下。①左房向左室排血受阻造成左室慢性容量负荷不足,左室相对变小,左房则容量和压力过度负荷。早期狭窄而无其他瓣膜病变时,左心室功能可正常,但在中后期由于长期慢性心室负荷不足以及风湿性心肌炎反复发作等因素引起射血分数降低。②二尖瓣狭窄舒张期跨二尖瓣压差与瓣口面积和经二尖瓣血液流速有关。二尖瓣狭窄的患者由于瓣膜狭窄,瓣口面积固定,当心动过速时,舒张期充盈时间缩短较收缩期时间缩短更明显。当心率从60次/分钟增至120次/分钟时,心室舒张时间不足原来的1/3,因此瓣膜压差(左房压)必须提高3倍才能保持同样的二尖瓣血流。由于压差与流量的平方成正比,由此不难解释为何二尖瓣狭窄患者出现快速房颤时容易发生肺水肿。③长时间二尖瓣狭窄,左房压和肺静脉压升高,肺水渗漏增加,早期可由淋巴回流增加而代偿,后期在两肺基底部组织间肺水增加,肺顺应性降低,增加呼吸做功出现呼吸困难。④早期左房压中度升高,心排血量稍降低,一般病情可保持稳定。若病情进展,发生肺动脉高压,肺血管阻力增加使右心室后负荷增加而引起右心室功能不全和出现功能性三尖瓣反流。⑤二尖瓣狭窄患者由于左房显著扩张，常伴有慢性房颤而服用洋地黄控制心室率。心脏电复律常不能恢复窦性节律，且有可能造成左房内血栓脱落而发生致命的栓塞。⑥血管扩张剂降低外周血管阻力的作用常大于扩张肺血管的作用，使用不当会引起右心室心肌缺血。因此在严重二尖瓣狭窄、肺高压患者，一般主张维持较高的外周血管阻力和主动脉舒张压，维持冠状动脉有适当的灌注。⑦二尖瓣狭窄的患者常可较好地耐受中等强度的心肌收缩力抑制。但若同时存在低氧血症、高碳酸血症、酸中毒或其他不恰当的麻醉处理等因素时，可以诱发右心衰竭。

2.二尖瓣关闭不全

风湿性最常见，近年老年性明显增多，尤其以二尖瓣脱垂多见。二尖瓣关闭不全导致：①左心室慢性容量负荷过多，等容收缩期室壁张力实际降低，由于左心室收缩早期排血入低负荷的左心房，然后才排入主动脉，虽然心肌做功增加，但心肌氧耗增加有限。②反流容量取决于心室与心房之间的压差以及二尖瓣反流孔的大小。③慢性二尖瓣关闭不全患者一旦出现症状，提示心肌收缩性已有一定损害，由于反流进入低压左心室，左心室肌收缩以缩短为主，排血负荷不大。由于扩大的左心房有很大顺应性缓冲，当患者存在肺充血症状常反映反流容量极大（大于60%），心肌收缩性已受到显著损害。④急性二尖瓣反流则完全不同，由于左房大小及顺应性正常，因此一旦发生二尖瓣关闭不全形成反流，即使反流量不大也将引起左房及肺毛细管压骤升，主要由于左房无足够时间发生扩张与增加顺应性，加之二尖瓣急性反流多发生在急性心肌梗死后，心功能不全、充血性心力衰竭和肺水肿常难幸免，即使做紧急二尖瓣置换术而幸存，由于基本冠状动脉病变使5年的存活率不足30%。⑤中度至严重二尖瓣反流患者通常不能耐受外周血管阻力显著增加，由此此种改变会显著增加反流分数。对此类患者处理的主要环节是降低外周血管阻力。此外，若不并存冠脉缺血，心率增快似乎会有益处，因为可降低左心室充盈和二尖瓣环口扩张。

3.主动脉瓣狭窄

主动脉瓣狭窄常是风湿性瓣膜病变的一部分，单纯主动脉瓣狭窄多为先天性两叶瓣畸形或老年钙化性主动脉瓣狭窄。正常主动脉瓣口面积>2.6～3.5 cm^2，当瓣口面积<1.0 cm^{2}时才会出现临床症状和体征，从而引起：①左心室排血明显受阻，导致左心室慢性压力过度负荷，收缩时左心室壁张力增加，左心室壁呈向心性肥厚，每搏输出量受限，当心动过缓时心排血量将减少。②肥厚的左心室壁顺应性降低，术中尽管左心室舒张末压尚在"正常"范围，实际上反映循环容量已绝对不足。正常时心房收缩约提供20%的心室充盈量，而在主动脉瓣狭窄患者则高达40%，为此保持窦性心律颇为重要。③左心室舒张末压升高常引起肺充血，但应指出若心房收缩功能保持良好，可适当增加左心室舒张末压而不显著地增加左心房均压，因此肺毛细血管楔压常较左心室舒张末压为低。④病变早期心肌收缩性、心排血量和射血分数均保持良好，后期则受损抑制，常见心内膜下心肌缺血引起心功能不全。⑤主动脉瓣狭窄心肌容易发生缺血危险，心室壁肥厚不仅氧耗量增加，而且心室收缩排血时心室壁张力增加，心肌氧耗显著增多。再则由于心室收缩射血时间延长从而降低舒张期冠状动脉灌流时间；加之，心室顺应性降低，舒张末压增高引起有效冠状动脉灌注压降低，以及部分患者尤其是老年患者可伴有冠状动脉病变而出现心绞痛。因此，术前应考虑做冠状动脉造影。心动过速会促使心肌氧供/需失衡，应极力预防和处理。⑥由于肥厚僵硬的左心室无法代偿性地增加每搏心排血量，因此患者对心动过缓的耐受性也差。⑦外周阻力的大小与左心室做功常不一致。由于固定的排血阻力发生在主动脉瓣，因此在严重主动

脉瓣狭窄时,外周血管扩张、阻力降低并不能减少心脏做功。相反,由于外周血管扩张,使冠状动脉灌注压降低而引起心肌缺血。

4.主动脉瓣关闭不全

主动脉瓣关闭不全多为风湿性,老年性主动脉瓣关闭不全显著增多,常伴有主动脉根部扩张。主要改变:①左心室容量过度负荷,慢性主动脉关闭不全左心室舒张末室壁张力增加,左心室扩大,室壁肥厚。②心室舒张期顺应性增加,虽然舒张末期容量显著增加,但心室舒张末压增加有限。③左心室壁肥厚、扩大、基础氧耗高于正常,再则主动脉舒张压降低,有效冠状动脉灌注压下降,影响心肌氧供。尽管心脏做功可比正常大2倍,但在慢性主动脉关闭不全患者呈现心肌缺血机会并不常见,主要由于心脏做功增加是心肌纤维缩短而非心室张力增加,而主动脉瓣狭窄心肌做功增加主要是室壁张力增加。④病变后期心肌收缩性才受影响,引起心脏效能与每搏容量降低,收缩末容量增加,左心室舒张末压增加。⑤急性主动脉瓣关闭不全左心室大小及顺应性正常,左心室由于突然舒张期负荷过多,造成舒张压骤升从而降低反流量。但左心室每搏容量,前向性心排血量和动脉血压降低,通过交感代偿活动增加外周血管阻力与心率而维持血压,但这种代偿性的增加后负荷将进一步降低前向性每搏容量。⑥慢性主动脉瓣反流患者存在特征性的舒张期杂音,左心室腔扩大和脉压增宽,若脉压未达到收缩压的50%,或舒张压>9.4 kPa,显著的主动脉瓣反流则不大可能。⑦若存在中等或严重主动脉瓣反流,反流量>6 L/min,对如此反流量的主要代偿机制是增加每搏容量,其基本条件是维持适当的前负荷和外周血管的阻力正常或降低。由于主动脉瓣反流发生在舒张期,当心率减慢时,反流将严重增加,因此必须避免心动过缓。⑧中等度心肌收缩性降低一般可以很好耐受,但不能提供特殊有益。这类患者应用血管扩张药可以有益,但应注意主动脉舒张压(冠脉血流驱动压)已经很低,一般为4~6.7 kPa,进一步降低显然会引起心肌缺血的危险。

侵犯两个或更多瓣膜的疾病,称为联合瓣膜病或多瓣膜病。常见的原因是风湿性或感染性心内膜炎,往往先有一个瓣膜病,随后影响到其他瓣膜。例如,风湿性二尖瓣狭窄时,因肺动脉高压而致肺动脉明显扩张时,可出现相对性肺动脉瓣关闭不全;也可因右室扩张肥大而出现相对性三尖瓣关闭不全。此时肺动脉瓣或三尖瓣本身并无器质病变,仅只是功能及血流动力学发生变化。又如主动脉瓣关闭不全时,由于射血增多可出现主动脉瓣相对性狭窄;由于大量血液反流可影响二尖瓣的自由开放而出现相对性二尖瓣狭窄;也可因大量血反流导致左室舒张期容量负荷增加,左室扩张,二尖瓣环扩大,而出现二尖瓣相对性关闭不全。联合瓣膜病发生心功能不全的症状多属综合性,且往往有前一个瓣膜病的症状部分掩盖或减轻后一个瓣膜病临床症状的特点。例如二尖瓣狭窄合并主动脉瓣关闭不全比较常见,约占10%。二尖瓣狭窄时的左室充盈不足和心排血量减少,当合并严重主动脉瓣关闭不全时,可因心排血量低而反流减少。又如二尖瓣狭窄时可因主动脉瓣反流而使左室肥厚有所减轻,说明二尖瓣狭窄掩盖了主动脉瓣关闭不全的症状,但容易因此而低估主动脉瓣病变的程度。又如二尖瓣狭窄合并主动脉瓣狭窄时,由于左室充盈压下降,左室与主动脉间压差缩小,延缓了左室肥厚的发展速度,减少了心绞痛发生率,说明二尖瓣狭窄掩盖了主动脉瓣狭窄的临床症状,如果手术仅解除二尖瓣狭窄而不矫正主动脉瓣狭窄,则血流动力学障碍可加重,术后可因左心负担骤增而出现急性肺水肿和心力衰竭。

(二)老年瓣膜置换术的麻醉处理

老年心脏瓣膜置换术麻醉处理的原则是提供平稳、适当的麻醉深度,避免加重已经异常的容量和(或)压力负荷,利用和保护机体的各种代偿机制,维持有效的前向心排血量,并尽可能减少并发症的发生。完善的麻醉与瓣膜手术时机、术前准备、围术期处理准确与否等密切相关,并与手术成功与否、术后并发症、死亡率等相关,应高度重视。

1.术前准备与评估

瓣膜病患者病程不一、病情严重程度不同、家庭背景,甚至经济条件等因素导致术前精神状态、心理准备等有巨大差异,术前医护人员应根据不同情况区别对待。无论是瓣膜成形术还是瓣膜置换术,都使患者经受创伤和痛苦;置换机械瓣的患者还需要终身抗凝,给患者带来不便。这些都应在术前给患者从积极方面解释清楚,给予鼓励,使之建立信心,精神安定,术前充分休息,做到在平静的心态下接受手术。

2.术前治疗

术前比较完善处理与瓣膜置换术患者围术期并发症、预后等直接相关,应特别重视术前处理,选择良好的手术时机。

(1)除急性心力衰竭或内科久治无效的患者外,术前都应加强营养,改善全身情况和应用强心利尿药,以使血压、心率维持在满意状态后再接受手术。

(2)术前重视呼吸道感染或局灶感染的积极防治,必要时延期手术。

(3)长期使用利尿药者可能发生电解质紊乱,特别是低钾血症,术前应予调整至接近正常水平。

(4)重症患者在术前 3～5 d 起应静脉输注极化液(含葡萄糖、胰岛素和氯化钾)以提高心功能和手术耐受力。

(5)治疗药物可根据病情酌情使用,如洋地黄或正性肌力药及利尿药可用到手术前天,以控制心率、血压和改善心功能。但应注意,不同类型的瓣膜病有其各自的禁用药,如 β 受体阻滞剂能减慢心率,用于主动脉瓣或二尖瓣关闭不全患者,可能反而增加反流量而加重左心负荷;心动过缓可能促使主动脉瓣狭窄患者心搏骤停。二尖瓣狭窄合并心房纤颤,要防止心率加快,不应使用阿托品。主动脉瓣狭窄患者不宜使用降低前负荷(如硝酸甘油)及降低后负荷(钙通道阻滞剂)的药物以防心搏骤停。

(6)术前合并严重病窦综合征、窦性心动过缓或严重传导阻滞的患者,为预防麻醉期骤发心脏停搏,麻醉前应先经静脉安置临时心室起搏器。

(7)对药物治疗无效的病情危重或重症心力衰竭患者,在施行抢救手术前应先安置主动脉内球囊反搏,并联合应用正性肌力药和血管扩张药,以改善心功能和维持血压。

3.麻醉前用药

老年瓣膜置换术患者多数病程长、病变重、对手术存在不同程度的顾虑,因此除了充分的精神准备外,必要的手术前用药绝不可少,一般以适中为佳。常用哌替啶 1 mg/kg 或吗啡 0.1 mg/kg 和东莨菪碱 0.3 mg 作为成人换瓣患者术前用药,达到了解除焦虑、镇静、健忘和防止恶心、呕吐等有益的效果,而无显著呼吸和循环抑制。除抢救手术或特殊情况外,应常规应用麻醉前药,包括术前晚镇静安眠药。手术日晨最好使患者处于嗜睡状态,以消除手术恐惧。

4.监测

瓣膜置换术期间监测应按体外循环心内直视手术监测常规,如心电图、有创动脉压、中心静脉压,无创脉率血氧饱和度、体温、尿量、血气分析和电解质等。心电图除监测心率与节律外,可同时监测心肌缺血表现即 ST 段改变,对麻醉、手术对循环影响、血流动力学处理效果等有重要意义。通过对动脉压及其波形分析,结合患者实际情况,并参照中心静脉压的高低,就可对患者情况作出符合实际的判断。瓣膜置换术患者,术前左室功能良好,用中心静脉压作为心脏前负荷的监测指标,虽然左、右心室有差别,特别是对左室监测会失实,但该术式毕竟简单、方便,且对右心功能不全监测有肯定价值,中心静脉压监测是老年瓣膜置换术患者监测常规。肺动脉、肺小动脉楔压监测则按患者需要选用。肺小动脉楔压在监测左心室前负荷较中心静脉压更为直接和可靠,但有些瓣膜患者左心室舒张末压、左房压和肺毛细管楔压之间的一致性有差异;肺动脉高压和肺血管硬化也会使监测结果失实。因此,在监测时应根据病情合理判断。麻醉、手术、体位等均可影响监测值,观察动态变化更有意义。左房压监测作为左心室前负荷指标,术中经房间沟插入细导管潜行经胸壁切口引出用于术后监测左房压,结合中心静脉压与动脉压及其波形监测和分析,就可较正确地监测左右心室前负荷,从而指导容量负荷治疗,对于术后需用扩血管药物的患者有价值。由于操作简单、方便,可供术后连续监测2～3 d,一般只要预防气体进入导管,并在拔出外科引流管之前先拔出此导管,极少发生出血或其他并发症。经食管超声心动图监测在瓣膜置换术期间有特殊价值,近年来已被广泛应用。麻醉诱导后置入食管超声,确认瓣膜疾病,判断瓣膜狭窄或关闭不全程度、心室心房腔大小、活动度等有重要意义。在瓣膜置换后瓣膜功能、心脏活动情况,特别是瓣膜成形术的效果有特别意义。也可用于监测换瓣患者瓣周漏。Sheikh 等曾对 154 例瓣膜外科手术患者,手术期间用经食管超声心动图检查,证明有 10 例患者手术修复不当(6%)需立即进一步外科手术。虽然在此 10 例中有 6 例有异常 V 波或肺毛细管楔压升高,而其余 4 例患者血流动力学正常。认为只有经食管超声心动图检查,才能提示手术修复不完善。麻醉期间除了常规监测外,并应该依据患者的情况,外科手术的类别,术中血流动力学干扰的程度而增减。切忌主次不分,将精力集中于烦琐的操作而忽略了临床判断、分析和紧急处理。

5.麻醉

对瓣膜病患者选择麻醉药物应作全面衡量,通常考虑以下几方面问题。①对心肌收缩力是抑制还是促进。②对心率是加快还是减慢。某些病例因心率适度加快而可增加心排血量;心率减慢对心力衰竭、心动过速或以瓣膜狭窄为主的病例可能起到有利作用,但对以关闭不全为主的瓣膜病则可增加反流量而降低舒张压,增加心室容量和压力,使冠状动脉供血减少。③是否扰乱窦性心律或兴奋异位节律点,心律失常可使心肌收缩力及心室舒张末期容量改变,脑血流及冠状血流出现变化。④对前负荷的影响,如大剂量吗啡因组胺释放使血管扩张,前负荷减轻,对以关闭不全为主的瓣膜病则可能引起低血压;对以狭窄为主的瓣膜病也应维持一定的前负荷,否则也可因左室充盈不足而减少心排血量。⑤用血管收缩药增加后负荷,对以关闭不全为主的瓣膜病可引起反流增加和冠脉血流减少,从而可加重病情,此时用血管扩张药降低后负荷则有利于血压的维持。⑥对心肌氧耗的影响,如氯胺酮可兴奋循环,促进心脏收缩及血压升高,但增加心肌氧耗,选用前应衡量其利弊。

心脏瓣膜置换术的麻醉要求,力求使各种药物对心血管功能减损降至最低限度为原则。对气管内插管和外科操作无强烈、过度的应激反应,改善心脏的负荷状况,保持血流动力学的相对稳定,并按药效和病情随时加以调整,复合全麻的用药配合得当、品种和用量适宜、注药速度掌握合理。目前仍以芬太尼、舒芬太尼作为复合全麻主药,配合适当的辅助用药,并按需吸入低浓度的卤族全麻药,以维护心血管系统功能。

(1)麻醉诱导:麻醉诱导期处理十分重要,不恰当处理易致显著的血流动力学紊乱,严重者可致心搏骤停,需特别重视。在前述血流动力学监测外,即刻血气分析、电解质测定对及时发现意外异常、并及时处理异常有重要意义。尽管每家单位均有麻醉诱导常规,也切忌千篇一律。通常可以咪达唑仑 2～5 mg 为基础,静脉麻醉药常用依托咪酯或丙泊酚,硫喷妥钠已很少应用。硫喷妥钠作用迅速、舒适,虽会引起静脉血管扩张,回心血量减少,但若用量小,静脉注射慢,发挥此药快速使患者入睡作用,则对血压和心肌抑制作用并不明显,不必列为禁忌。依托咪酯对血流动力学影响较小,常用剂量为 0.2～0.3 mg/kg。危重病患者宜减量。丙泊酚也常用于麻醉诱导,鉴于其在用药剂量大或快时,易致严重低血压,瓣膜置换术患者麻醉诱导剂量常用 1 mg/kg,必要时追加。也有 TCI 模式用药,但药物靶控浓度宜选择较低浓度。麻醉性镇痛药常用芬太尼或舒芬太尼,宜缓慢应用直至麻醉计划用量,如出现严重血流动力学紊乱,应暂停用药,并处理紊乱。芬太尼常用诱导剂量 5～10 μg/kg,舒芬太尼常用诱导剂量 0.5～1 μg/kg。芬太尼、舒芬太尼用量大或相对偏大时易引起明显的心动过缓,可适当应用解迷走药物。潘库溴铵具有抗迷走作用,可抵消芬太尼所引起的心动过缓,曾作优选肌肉松弛药,但目前应用逐渐减少。大剂量或较大剂量的芬太尼、舒芬太尼可引起血压下降,宜用适量血管活性药物。麻醉诱导期可有显著血流动力学变化,对此要有充分的准备,并及时治疗。麻醉诱导期间可出现需要心率较慢的患者(如二尖瓣狭窄患者)出现快房颤,需要较快心率的患者(如主动脉关闭不全患者)出现显著的心动过缓,麻醉诱导中出现血压骤降等。因此,麻醉诱导期需合理应用心血管活性药,调控血流动力学。

(2)麻醉维持:瓣膜置换术麻醉维持常以镇痛药为主的静吸复合全麻,多数患者血流动力学保持稳定,管理方便。镇痛药可持续泵注配合间断静脉注射。吸入麻醉药常用异氟烷、七氟醚或地氟醚,浓度宜 1 MAC 以下,以避免吸入麻醉药对循环功能抑制作用。维持期间吸入浓度不宜经常调节,以避免麻醉深度波动对循环功能的影响。术中少数患者在某一时期显得麻醉深度不够,如在劈开胸骨时,可追加麻醉性镇痛药或静脉麻醉药,也可配合心血管活性药。全程吸入 0.5～1.0 MAC 吸入麻醉药,对避免术中知晓有重要意义。任何单一药物均不能完全符合心内直视手术的全麻要求,尤其是瓣膜置换患者,应该依据血流动力学改变特点决定取舍。

近年来在体外循环心内直视手术提出快通道概念,目的是使患者术后能及早拔除气管导管,缩短在重症监护室停留的时间,促使患者及早康复,节省医疗资源。因此要求麻醉工作者与外科医师共同努力,包括缩短手术时间、良好的心肌保护、减少术中失血和术后渗血、出血等。麻醉方面多侧重于应用吸入全麻药以及短效镇痛药和静脉全麻药。瓣膜置换患者则应根据瓣膜病变严重程度、心脏功能代偿、心脏扩大程度、是否存在肺高压和术前是否存在心力衰竭及其严重程度全面考虑后才能作出决定,原则上应积极处理好患者,创造条件,争取早期拔管。

(3)体外循环期间的麻醉:体外循环开始阶段,由于体外循环预充液的稀释,体外循环管道的吸收,吸入麻醉药或静脉麻醉药血内浓度将急剧下降,同时血管活性药物的血药浓度也降低。体外循环开始阶段可出现麻醉和血流动力学不稳。为了避免发生,可在体外循环前给予适量镇静、镇痛、催眠药,而肌肉松弛药通常不需特别增加。体外循环期间血压除了与麻醉深浅有关外,与体外循环转流量、血管张力、温度等有关,也可考虑调节血管张力的药物。需要时可应用硝酸甘油、钙通道阻滞剂、α 受体阻滞剂等,维持平均动脉压为 8.0～10.7 kPa。体外循环期间静脉麻醉药可直接注入体外循环机或经中心静脉测压管注入;吸入麻醉药可将氧气通过麻醉机挥发罐吹入人工心肺机。

对重症心脏瓣膜手术患者术中应积极做好心肌保护,良好的心肌保护不但是手术成功的基础,也是直接影响早期和远期手术效果的重要问题。主要措施有心表面冰屑外敷;在涉及主动脉瓣病变的手术中作冠状动脉顺行或逆行灌注;全部采用高钾含血冷停跳液的灌注方法(晶体液与血液比例为 1∶4),使心脏停搏于有氧环境,心肌细胞无氧酵解降低,减轻心肌缺血再灌注损伤。心脏复苏后辅助循环时间要足够,一般认为要达到主动脉阻断时间的 1/3~1/2,灌注量必须逐渐减少。当血压平稳;心率>70 次/分钟;鼻咽温度、直肠温度分别达到 37 ℃ 及 35 ℃;心电图、血气参数正常;血钾 4.0~5.0 mmol/L;心脏充盈及收缩良好,手术野无活动性出血时可考虑停机。若血钾低应及时补钾,机器余血可经静脉回输,但每 100 mL 需追加鱼精蛋白 3~5 mg。

(4)CP 后麻醉:瓣膜置换术体外循环后常有短暂的血流动力学不稳,处理重点往往在心血管功能调控而忽视麻醉。麻醉不恰当会加重血流动力学不稳定,因此,应认真仔细评估、分析不稳原因。体外循环后早期,心脏并未完全从体外循环状态中恢复,尽管采取许多心肌保护措施,心脏难免有一定损害。心脏经历了手术,必然有损伤。尽管手术矫治了病损瓣膜,心肌功能适应新的瓣膜有一定时间。心脏前负荷、后负荷往往存在一定问题,血容量多少受到许多因素的影响,其中包括心血管活性药物的使用。因此,此时的麻醉宜使用对心血管功能影响较小的麻醉性镇痛药、苯二氮䓬类镇静药,麻醉药宜用小量的静脉麻醉药,尽量避免吸入麻醉药。多瓣膜病或再次瓣膜置换手术患者体外循环结束心脏复苏后多数需正性肌力药及血管扩张药支持循环,约 1/3 患者需安置心脏临时起搏器。在此期间需特别注意水、电解质、酸、碱等平衡,预防心律失常。

(5)手术后管理:近年来瓣膜置换术手术成功率已有显著改善,主要由于手术前对不同瓣膜病变的病理生理改变有了充分了解、外科操作技术改进与熟练、良好的心肌保护以及麻醉监测技术的改进等综合因素。当瓣膜置换完毕,体外循环结束时,血细胞比容一般为 25% 左右,此时应首先回输自体血,然后根据计算所得的失血量输注库血补充血容量。若患者出现心动过缓,在排除温度的影响之后,可应用临时心脏起搏器,心率维持在 80~90 次/分钟。血压偏低可用多巴胺,每分钟用量可在 3~10 μg/(kg·min)范围内调整;必要时可应用少量肾上腺素。血压过高,外周血管阻力增加可用硝酸甘油。遇有术后心功能不全,血流动力学不稳定者,在排除潜在出血及机械性因素之外,应及早依据临床表现,左、右心室负荷,动脉血压及波形改变,在调整好血容量基础上,合理选用扩血管药和正性肌力药,提高心排血量,改善循环动力。瓣膜置换术患者中有部分术前已存在肺高压,以及扩大的心脏对支气管压迫引起部分肺不张,因此术后不宜过早拔除气管导管,一般持续 6 h 左右,必要时应用机械通气至次日晨,以保证良好通气并有利于循环维持稳定。

(三)麻醉期间血流动力学调控

瓣膜置换术期间血流动力学调控是麻醉处理重点之一,尤其在重症瓣膜疾病患者。瓣膜病变所引起的病理生理学变化特点是处理的基础,处理中要充分考虑到麻醉、手术的影响。不同瓣膜病变术中处理重点与目标有所差异,应区别对待。

1.二尖瓣狭窄

以二尖瓣狭窄为主的瓣膜疾病患者在体外循环建立前心率的控制是血流动力学处理重点。此类患者多数为房颤心律,快速房颤严重影响血流动力学,易致急性心力衰竭发生,应积极处理。患者术前存在房颤患者常用洋地黄类药控制心室率,一般应连续应用至术前。患者入手术室出现快速房颤,多数由紧张、焦虑引起。在建立必要监测(如有创血压、心电图、血氧饱和度等)的情况下给予镇静、镇痛药、心血管活性药,必要时开始麻醉诱导。镇静药首先咪达唑仑,剂量 1~5 mg 为宜。可用少量麻醉性镇痛药,如芬太尼 0.05~0.1 mg,或舒芬太尼 5~10 μg。处理期间充分吸氧,必要时辅助/控制呼吸。如出现过度镇静可致通气不足,导致低氧血症和高碳酸血症,可诱发肺动脉高压,对患者极不利,应积极预防。在此期间追加洋地黄用量,效果往往较差,应慎用或不用。可给予少量短效的β受体阻滞剂,如艾司洛尔(10~50 mg 缓慢注射),根据效果调整剂量。以心室率缓慢下降为宜。也可应用钙通道阻滞剂、胺碘酮等控制心率。同时,泵注硝酸甘油 0.5 $\mu g/(kg \cdot min)$,并可逐渐增加剂量,减少静脉回流,有利于防治早期肺水肿。围术期适度强心治疗有利于循环稳定,如用多巴胺 5~10 $\mu g/(kg \cdot min)$。

手术纠治完成停体外循环期间可出现低血压、心率和心律不稳等,常见原因有手术、瓣膜功能、心脏复苏不佳、血容量等,应认真细致分析原因后再治疗,切忌单纯依赖血管活性药物。常用正性肌力药有多巴胺,多巴酚丁胺,米力农,或肾上腺素等,应避免使用缩血管药,后者会加重肺动脉高压促使右心衰竭。正性肌力药效果差或需大剂量时,多数有外科因素或心肌保护不佳,必要时重新建立体外循环。

麻醉性镇痛药的合理使用是避免术中心动过速的基础,但应注意大剂量镇痛药物可能导致严重的心动过缓。发生时宜给予适量的抗迷走药物。二尖瓣狭窄瓣膜置换术麻醉处理目标见(表 11-2)。合适的麻醉和心血管活性药合理使用能实现该目标。

表 11-2 二尖瓣狭窄麻醉处理目标

心率(次/分钟)	节律	前负荷	外周阻力	心肌收缩性
65~80	稳定	不变或略增	不变或略增	不变或略增

2.二尖瓣关闭不全

二尖瓣关闭不全患者麻醉与手术期间血流动力学调控目标:降低后负荷、避免心动过缓、增加心肌收缩力。

(1)左室前负荷:虽然增加和维持前负荷对确保足够的前向心排血量是有益,但二尖瓣关闭不全患者左房和左室腔的扩大增大了二尖瓣环和反流分数,所以增加前负荷不能普遍适用。对个别患者前负荷增加到最佳程度地估计应以患者对液体负荷的临床反应为基础。

(2)心率:心动过缓对于二尖瓣关闭不全的患者十分有害,因其可引起左室容量增加、前向心排血量减少和反流分数增加。在这些患者,心率应维持在正常或较高的水平。通常心室率能维持约 90 次/分钟。许多患者,特别是那些慢性二尖瓣关闭不全的患者,手术时有房颤存在,心率的控制有时有困难。

(3)心肌收缩力:前向每搏输出量的维持取决于肥厚左室的功能。心肌收缩力的抑制可导致严重的左室功能不全和临床症状恶化。能够增加心肌收缩力的正性肌力药物可增加前向血流并因其能缩小二尖瓣环而减少反流。急性心肌梗死有严重的乳头肌功能失常或断裂致急性二尖瓣反流的患者,心肌收缩能力严重受损,需在使用血管扩张药保持前向血流的同时,给予正性肌力药物和(或)主动脉内气囊反搏支持循环。

(4)体循环阻力:后负荷增加引起反流分数增加和前向心排血量减少。因此,需要降低后负荷,并应避免使用α受体激动剂。硝普钠可降低左室充盈压并引起明显的前向心排血量增加。但对于缺血性乳头肌功能不全引起的急性二尖瓣关闭不全的患者,可选用硝酸甘油。

(5)肺循环阻力:大部分大量二尖瓣反流的患者会有肺循环压力升高,甚至出现右心衰竭。一定要注意避免高碳酸血症、低氧血症、一氧化氮和任何可以引起肺血管收缩反应的药物或其他治疗。

二尖瓣关闭不全血流动力学改变与主动脉瓣关闭不全类似,麻醉期间应保持轻度的心动过速,因为较快心率可使二尖瓣反流口相对缩小,同时维持较低外周阻力,降低前向性射血阻抗从而可有效地降低反流量。若能保持周围静脉适当的扩张,使回心血量有所下降,就可降低舒张期容量负荷过多和心室腔大小。由此可看出扩血管药对这类患者特别有益。在换瓣术后左心室将面对"新的"收缩压峰压、心室排血阻力增加,如何设法改善换瓣后心室负荷颇为重要,往往正性肌力药与血管扩张药不能偏废、缺一不可。二尖瓣关闭不全麻醉处理目标见(表 11-3)。

表 11-3　二尖瓣关闭不全麻醉处理目标

心率(次/分钟)	节律	前负荷	外周阻力	心肌收缩性
80～95	稳定	不变	降低	不变或略降

上述仅仅是血流动力学调控目标与处理原则,由于瓣膜病变常有联合瓣膜病,并可能有其他并发症,狭窄与关闭不全可以共存,造成不同的病理生理和血流动力学改变。为此应结合上述基本原则,通过术前各项检查,尤其是多普勒超声心动图检查和心脏功能状态的评定,围术期麻醉、血流动力学动态变化,掌握主次,合理调控,方能实现理想麻醉。

3.主动脉瓣狭窄

主动脉瓣狭窄患者麻醉与手术期间血流动力学调控目标是维持窦性心律、充足的血容量、避免心动过速。

(1)左室前负荷:由于左室顺应性降低及左室舒张末容量和压力升高,需要适当增加前负荷以维持正常的每搏输出量,而使用硝酸甘油可降低心排血量至危险的程度。因此后者应尽量避免。

(2)心率:主动脉瓣狭窄的患者不能很好地耐受心率过快或过慢。心率过快可导致冠脉灌流减少;而每搏输出量受限的患者,过慢的心率可限制心排血量。但如果必须作出选择的话,稍慢的心率(50～60 次/分钟)较偏快的心率(超过 90 次/分钟)为好,因其可留有一定的收缩时间来射血通过狭窄的主动脉瓣。任何性质的心动过速都必须即刻处理,对于快速室上性心律失常,可给予少量艾司洛尔 10～20 mg/次或普罗帕酮每次 1 mg/kg 或维拉帕米 1.25～2.5 mg 缓慢静脉注射,如无效,特别如出现 ST 段改变应电击复律,因为心动过速和有效心房收缩的丧失均可导致病情的严重恶化。心室兴奋性增高也应积极予以治疗,因为对于严重心律失常乃至室颤的患者电复律很难成功。

(3)心肌收缩力:每搏输出量通过心肌收缩状态增高而得以维持。患者不能很好地耐受 β 受体阻滞剂,因其可引起左室舒张末容量增高和显著的心排血量下降,导致临床状态严重恶化。

(4)体循环阻力:左室射血的后负荷的大部分来自狭窄的主动脉瓣,因而是固定的。体循环血压降低对减小左室后负荷作用甚微。然而,主动脉瓣狭窄患者的肥厚心肌极易发生内膜下缺血。冠脉灌流有赖于足够的体循环舒张期灌注压的维持。虽然用 α 受体激动剂提升血压对总的前向血流几乎毫无作用(心室射血的主要阻抗来自主动脉瓣),但它可以增加冠脉灌流,可适量使用。常用去氧肾上腺素 0.1～0.2 mg 静脉注射,部分患者可有室上性心动过速治疗效果。

(5)肺循环阻力:除了晚期的主动脉瓣狭窄,肺动脉压保持相对正常。不必对肺血管阻力进行专门处理。

主动脉瓣狭窄手术麻醉处理目标见(表 11-4)。

表 11-4　主动脉狭窄麻醉处理目标

心率（次/分钟）	节律	前负荷	外周阻力	心肌收缩性
70～85	窦性	略增加	不变或略增	不变或略降

4.主动脉瓣关闭不全

主动脉瓣关闭不全患者麻醉与手术期间血流动力学调控目标维持是充足的血容量、较快的心率并避免后负荷增加。

（1）左室前负荷：由于左室容量的增加，前向血流的维持有赖于前负荷的增加。这类患者，应避免使用引起静脉舒张的药物，因其可降低前负荷而致减少心排血量。

（2）心率：主动脉瓣关闭不全的患者随着心率的增加前向心排血量明显增加。心率增快使舒张期缩短而使反流分数降低。由于可保证较高的体循环舒张压和较低的左室舒张末压力，心率增快实际上使心内膜下血流得到改善。另一方面，心动过缓可使舒张期延长，反流增加。应当维持心率约 90 次/分钟，可改善心排血量而不引起缺血。主动脉瓣关闭不全的患者常为房颤心律，只要心室率控制尚可，恢复窦性心律并不十分迫切。

（3）心肌收缩力：必须维持左室收缩力。在左室功能受损的患者，使用纯 β 受体激动剂可通过舒张外周血管和增强心肌收缩力而使每搏输出量增加，但通常用适量多巴胺即可。

（4）体循环阻力：在正常情况下，慢性主动脉瓣关闭不全的患者通过外周小动脉舒张可基本代偿心排血量的受限。降低后负荷可使前向心指数进一步得到改善。后负荷增加可降低每搏做功并显著增加左室舒张末压力。对于左室受损的晚期主动脉瓣关闭不全患者，降低后负荷最为有益。

（5）肺循环阻力：除非伴有严重左室功能不全的晚期主动脉瓣关闭不全患者，肺血管压力皆可维持相对正常。

麻醉时应避免增加左心室后负荷，使外周血管阻力保持在较低水平，从而可增加前向性血流，降低反流分数，适当增加心率可降低反流量和心腔大小。患者对麻醉耐受良好，麻醉和手术期间出现血压过高、外周血管阻力增加可用血管扩张药如硝普钠、酚妥拉明，部分患者需同时作容量支持，个别患者会出现无法解释的心动过缓，引起左心室腔严重扩大，阿托品常无效而需静脉滴注异丙肾上腺素，若心包已切开则可直接采用心脏起搏，提高心室率。主动脉瓣关闭不全麻醉处理目标见（表 11-5）。

表 11-5　主动脉瓣关闭不全麻醉处理目标

心率（次/分钟）	节律	前负荷	外周阻力	心肌收缩性
85～100	窦性	不变或略升	不变或略降	不变

二、老年冠状动脉旁路移植术麻醉

我国冠心病的发病率快速上升，且发病年龄呈年轻化趋势。几十年来冠心病防治工作取得巨大进展。随着医疗技术进步、寿命延长、心内科冠心病防治的进展，越来越多冠心病患者到老年阶段接受冠状动脉旁路移植手术。冠状动脉旁路移植手术是治疗冠心病的重要、可靠方法之一。近年非体外循环冠状动脉旁路移植手术迅速发展，早期和最近一项国际多中心前瞻性的研究资料均显示手术效果与常规冠状动脉旁路移植手术相仿，虽然吻合满意度略欠，但术后恢复、住院时间和费用却优于常规冠状动脉旁路移植手术。远期效果目前尚无结论。微创冠状动脉旁路移植手术包括小切口、机器人搭桥等,也为患者提供了更多的选择。老年冠状动脉旁路移植手术患者多为多支病变,很少接受微创冠状动脉旁路移植手术。

老年冠状动脉旁路移植手术麻醉关键和重点是对疾病病程、严重程度、并发症处理等全面了解和评估,有扎实的心血管疾病诊治基础、具有丰富的麻醉处理经验,合理应用心血管活性药物,确保围术期心肌氧供需平衡。麻醉医师熟悉冠心病患者解剖、生理、病理生理等变化,优化麻醉处理,以使患者顺利渡过围术期,并有较好的转归。

(一)老年冠心病患者病理生理学特点

冠心病患者病理生理主要特点心肌氧供需失衡。心肌氧供的决定因素包括动脉血氧含量和冠脉血流。冠心病患者冠脉血流因动脉狭窄而锐减。动脉血氧含量由血红蛋白浓度、血氧饱和度和氧分压决定。老年冠心病患者因可能合并呼吸功能下降、贫血等导致动脉血氧含量下降,导致缺血耐受降低。冠脉血流与冠状动脉灌注压成正比,与冠状血管阻力成反比,即冠脉血流=冠状动脉灌注压/冠状血管阻力。正常冠状血管血流的调节与血管内皮细胞功能的完整性有着密切的关系。人体心肌中,微血管与心肌细胞的比例几乎为 1:1,但正常时,仅 3/5～4/5 的微血管处于功能状态。当活动增强时,心肌氧耗增加,或因氧供不足,均可使另 1/5～2/5 的微血管开放,冠状血管阻力降低,冠状血流量增多,促进心肌细胞内氧弥散。此外,冠状血管还存在侧支循环,大多处于非功能状态,但当局部冠脉阻塞,血流减少时,侧支循环扩张开放,恢复阻塞部位的血流。但此作用并非即刻发生。

冠状动脉灌注压可影响冠脉血流,而冠状动脉灌注压=动脉舒张压－左室舒张末压。因此,保持正常或稍高的动脉舒张压;降低左室舒张末压;减慢心率,可维持良好的冠状动脉灌注压。

左心室冠脉血流 85% 来自舒张期,收缩期仅占 15%,且分布于心外膜。而左心室内膜下血供的特点是间断供血,即在收缩期血供中断,舒张期血供恢复,这与右心室不同。加之心内膜下血管扩张储备能力有限,故心内膜下易发生缺血。

冠状动脉管腔狭窄或完全堵塞是引起心肌缺血的最基本病变。①冠脉供血不能满足心肌氧耗引起心肌缺血是稳定型心绞痛的发病机制,血流量下降与血管内径缩小成正比,下降量为内径缩小的 4 次方。血管内径减少 50%,相当于血管横截面积减少 75%,在这种情况下,患者活动后就可出现心绞痛症状。若内径减少 75%,则血管横截面积下降达 90%,即使患者在休息,也可出现心绞痛。心肌缺血的范围和程度,取决于冠脉阻塞的部位和狭窄的程度。如左冠状动脉主干病变,可导致左心室大面积的缺血。长而弥漫性的病变,血管轻度收缩即可造成远端严重缺血等。②冠状动脉正常,因缩舒功能障碍所致的冠脉痉挛,是变异型心绞痛或痉挛性心绞痛的发病机制。③冠状动脉粥样硬化斑块破裂时,使血栓素等多种介质释放,导致冠脉痉挛,斑块处血栓形成,产生完全或不完全的冠脉阻塞,这是急性冠脉综合征的发病机制。决定心肌氧耗的因素有心率、心肌收缩性、室壁张力。

1.心率

若每次心跳的氧耗相对固定,则每分钟心肌氧耗将随心率而改变。但实际上,心率加快成倍,心肌氧耗超过心率增快的倍数。围术期控制良好心率是管理重要目标之一。

2.心肌收缩性

心肌收缩性反映了心脏的泵功能,心肌收缩增强,氧耗也增加。但至今尚无方法定时测定心肌收缩性,以计算心肌氧耗。围术期维持合适心肌收缩性对血流动力学平稳具有重要意义。

3.室壁的张力

心室壁的张力与收缩时心腔内压(后负荷)、心腔大小(前负荷)乘积成正比,而与室壁厚度成反比。

(1)心室腔压力心腔压力升高则氧耗也升高。因此,麻醉中应尽可能降低后负荷。

(2)心腔大小前负荷是决定心腔大小的重要因素之一,因此,降低前负荷,可减少室壁张力,使心肌氧耗下降。例如,使用硝酸甘油能使静脉扩张,可降低前负荷,从而减少心肌氧耗。

(3)室壁厚度可使室壁张力降低,心室肥厚时,即使肥厚的组织需要更多的氧,但室壁各部分的张力下降。慢性高血压或主动脉狭窄,使后负荷升高,致使心室肥厚,而室壁张力下降。麻醉处理的目标,应提高和保证氧供,同时,要降低氧耗。心动过速对生理危害最大,因为心动过速不仅使心肌氧耗增加,同时氧供也减少。

冠心病患者,术前已有心肌缺血,围术期任何导致心肌氧供减少或/氧耗增加因素,都可能加重或诱发新的心肌缺血,其中约 50% 与术中血流动力学变化有关(心动过速、低血压或高血压)。由于术中出现心肌缺血的患者比较容易发生围术期透壁性心肌梗死,因此,分析心肌缺血的原因,早期诊断,以及积极预防和治疗,非常重要。

(二)麻醉处理

老年冠状动脉旁路移植手术通常在体外循环下或非体外循环下施行,因病情原因很少能腔镜下完成,或快周转手术。本节主要讨论体外循环下或非体外循环下冠状动脉旁路移植手术麻醉。

1.体外循环下冠状动脉旁路移植手术麻醉

常规冠状动脉旁路移植手术通常指在低温体外循环和心脏停搏情况下进行血管吻合术,手术切口为胸骨全部锯开,是目前常用的方法之一。冠状动脉旁路移植手术麻醉处理的目标是:避免心肌氧耗增加;预防心动过速;防止平均动脉压/心率比值<1.0;及时治疗围术期心肌缺血。

(1)术前准备:术前应全面地进行心脏功能的评估。包括是否存在心绞痛或心肌梗死的病史,是否存在左心或右心功能衰竭,同时应通过实验室和辅助检查全面的判断心血管功能。

采用动态心电描记和记录装置,以及连续测定 ST 段变化趋势,可提高术前患者心肌缺血的检出率。有报道发现 42% 冠状动脉旁路移植手术患者,术前已有心肌缺血,其中大部分患者(87%)是隐性的。通过心电图还可发现心肌梗死的部位,评估严重程度;估计左、右心室肥厚和左、右心房扩大;检测心律失常等。但正常心电图不能排除冠心病的存在,有 25%~50% 冠心病伴稳定型心绞痛患者心电图正常。

老年患者术前很少能行运动试验。在运动前、中和运动后监测心电图,S-T 段移动 1 mm 即有诊断意义,其变化可分三类:①运动时,ST 段短暂压低,但运动后 1 min 消失;②运动中 ST 段压低,运动后恶化,最终消失;③S-T 段抬高,起因于变异型心绞痛,或陈旧性瘢痕组织。通常②见于严重的多支冠状动脉病变,或左冠状动脉病变;而①则见于单支血管病变或双支轻度病变。对于不能进行运动试验的患者,可做药物负荷试验。

冠状动脉造影术可明确冠状动脉病变部位和狭窄程度,还可判断冠状动脉侧支循环、远端弥散性病变、冠状动脉痉挛和血栓形成等,为治疗提供准确的依据。心血管造影术可计算射血分数,以评价左心射血功能,也可从心室舒张期末显影,测量左室舒张期末容量,以评价心肌功能。磁共振成像(MRI)提供精确的心室收缩和舒张末的容积及室壁的运动状态,是评价心室功能的金标准。

二维超声心动图通过测量收缩末和舒张末的心腔容积,计算左或右心室射血分数、每搏输出量、心排血量等,评价心功能,并可判断室壁活动正常、低下、反常和消失,以评价心肌功能。心肌造影超声心动图可对冠状动脉病变和冠状动脉储备进行评价。实时三维超声心动图通过三维全容积图像扫描采集数据,运用三维简单定量和三维高级定量分析系统,通过计算左心室容积、射血分数、每搏输出量来评价左室整体功能,根据左室 17 节段模式,生成牛眼图,直观定位各节段室壁。其对心脏结构和容积的评价准确度接近 MRI,而无创、快速、准确的优点,使之成为目前临床上更受欢迎的检查方法。

术前访视患者除按全麻常规要求外,针对心脏手术患者的特点,消除患者的思想顾虑,做好解释工作。术前 1 晚给镇静安眠药,如地西泮、咪达唑仑等。患者心功能尚佳者,术前 1 h,肌内注射吗啡 0.1 mg/kg、东莨菪碱 0.005 mg/kg,老年和心功能差的患者剂量宜适当减少,必要时手术室内根据患者情况再补充用量。

术前不需要停止服用 β 受体阻滞剂。β 受体阻滞剂可减轻血流动力学对手术的反应,降低与心率增快有关的心肌缺血发病率,转流后也不会抑制心脏工作。反之,术前突然停止用药,可发生心肌缺血、高血压,以及因 β 受体密度增加而继发心动过速。但长效的 β 受体阻滞剂(如阿替洛尔等)应在术前 3 d 改为短效药物(如美托洛尔)。此类患者出血和低血容量时,反射性心率增快常不明显,不能作为判断的指标。

术前服用钙通道阻滞剂者不必停药,但术前用硝苯地平和地尔硫草会降低对去氧肾上腺素的升压反应,故术前出现低血压而用去氧肾上腺素治疗时,应适当增加剂量。许多抗高血压药物均可降低房室传导,引起心动过缓和心肌抑制,尤其是合并 β 受体阻滞剂时,可能发生严重的心脏阻滞,应予以高度警惕。

洋地黄类药物应在术前 24 h 停药。如心力衰竭合并快室率房颤,则洋地黄可持续给药直至手术日晨。但体外循环后洋地黄中毒的问题必须加以重视,及时纠正低钾血症,避免血钙增高和酸碱失衡。

抗血小板药如阿司匹林、氯吡格雷(氯吡格雷)术前 5 d 停药。急诊手术可输注血小板改善凝血功能。

(2)麻醉前准备:入手术室后,常规心电图、脉搏氧饱和度、无创血压等监测。有条件先接上 Ⅰ、Ⅱ、Ⅲ、AVR、AVF、AVL 和 V5 导联,以便与过去比较,并作为术前基础检查。常规面罩或鼻导管吸氧。开放外周静脉,静脉注射咪达唑仑 1~2 mg 或右美托咪定(0.5~1 μg/kg,连续输注≥10 min),确保患者处于安静状态。常规做桡动脉穿刺置管,直接动脉测压,同时抽动脉血进行血气分析。安静状态下或麻醉后经右颈内静脉或右锁骨下静脉,置管测中心静脉压,并经静脉输液、给药。

老年冠状动脉旁路移植手术患者常规置入肺动脉导管。肺动脉导管的指征:①左心室收缩功能减退,表现为射血分数<40%,大面积室壁收缩低下,局部室壁无收缩或反常运动,存在室壁瘤,或新出现的心肌梗死。②左心室舒张功能减退,测肺动脉楔压比左心房压更能反映左室舒张期末容量。③不稳定型心绞痛,左冠状动脉疾病,重度 3 支冠状动脉疾病,以及大面积心肌病变。④冠心病伴有瓣膜疾病,包括二尖瓣关闭不全继发乳头肌或心室功能减退。⑤肺动脉高压,通过肺动脉导管计算肺血管阻力。⑥右心室舒张和收缩功能减退。在放置肺动脉导管过程中应严密监测心电图、平均动脉压等,及时处理心律失常、心肌缺血、血压波动等。

麻醉诱导前进行各项操作,如外周静脉、桡动脉、颈内静脉穿刺置管时,应保持患者安静、无痛,避免心率增快和血压升高,若出现心动过速或高血压,应及时处理。诱导前一旦发现心肌缺血,即应积极治疗,硝酸甘油为首选,采用微泵注射随时调控剂量,及时纠正心肌缺血。

(3)麻醉诱导和维持:冠状动脉旁路移植手术麻醉诱导方法和麻醉药、肌肉松弛药等的选择,主要取决于患者的心功能,冠状动脉病变部位和阻塞程度,手术方法,以及药物对血流动力学的影响和药物剂量。

左心室功能差(射血分数<40%)患者麻醉诱导以静脉为主,避免吸入强效全麻药和氧化亚氮。依托咪酯诱导量(0.3 mg/kg)不影响心率和心排血量,适用于心功能差的患者,但气管插管时不能防止心率和血压升高。注射速度太快,则可引起四肢肌肉抽搐,应予注意。异丙酚虽同样具有降低外周血管阻力和平均动脉压的作用,但心率不增快,抑制心肌的作用轻微。常用诱导剂量为1～2 mg/kg 静脉注射,动脉收缩压降低明显,而采用靶控输注方法诱导,血流动力学稳定性好,常用剂量为2～4 μg/mL。对于高龄、体弱和心功能低下者血浆靶控输注较安全,反之,选用效应室靶控输注更为合理。右美托咪定是高选择性 α_2 肾上腺素能受体激动剂,具有强效镇静作用,及抗焦虑和镇痛作用,其中枢交感抑制和外周血管收缩作用使心率减慢,平均动脉压、心排血量降低,外周血管阻力升高,有利于术中控制心率和血压,对缺血性心脏病手术更为合适。诱导前使用可降低气管插管时的血流动力学波动,负荷剂量为 0.5～1 μg/kg 静脉注射 10 min 完成,维持剂量 0.2～0.7 μg/(kg·h)。对于严重心动过缓、Ⅱ度以上房室传导阻滞、低血压和容量不足者慎用右美托咪定。芬太尼仍是目前心脏手术最常用的麻醉性镇痛药,联合药物诱导时常用量为 5～20 μg/kg 缓慢静脉注射。舒芬太尼在心脏手术麻醉中的应用日益广泛,其具有镇痛作用强,时效长,血浆浓度稳定,无蓄积等优点。常用量为 1～4 μg/kg 缓慢静脉注射。联合使用异丙酚靶控输注及右美托咪定时,推荐舒芬太尼诱导剂量为 0.5～1 μg/kg,可以获得更好的循环稳定性。肌肉松弛药罗库溴铵和米库氯铵在临床麻醉中已广泛使用,尤其适合于心功能差的患者做气管插管术。前者有中度迷走神经抑制作用,可能有心率加快,血压轻度升高,但无组胺释放作用。后者对自主神经和心血管均无不良反应。两药均在 2 min 起效,米库氯铵的作用时间更短,只有 14 min。顺阿曲库铵、维库溴铵对心率、血压、心肌收缩性影响小,适用于心功能差的患者,但起效时间长,需 2～4 min。琥珀胆碱、泮库溴铵对心率、血压影响较大,宜慎用。

左心室功能尚佳(射血分数大于40%)的患者麻醉诱导可选静脉麻醉或静脉复合吸入麻醉。常用的静脉麻醉药是咪达唑仑和异丙酚,辅用右美托咪定。同样可以选用异丙酚效应室靶控输注、右美托咪定持续注射联合的方式。芬太尼的用量可根据患者的具体情况选择,推荐中低剂量。肌肉松弛药可选用罗库溴铵或米库氯铵。在用上述药物期间,可同时吸入异氟烷或七氟烷,两者对循环抑制轻,七氟烷不兴奋交感系统,更适合高血压而伴心率快者,而异氟烷可使心率稍增加,适用于老年患者心动过缓而血压正常者。冠心病伴高血压而心率正常时,除采用上述方法外,可用硝酸甘油调节血管张力,控制血压,避免深麻醉抑制循环功能。

左冠状动脉主干疾病或已有严重心力衰竭的危重患者,尤其是合并室壁瘤、室间隔穿孔、急性左心衰竭的患者,需要依赖较高的交感张力维持血流动力学稳定。交感张力突然降低,可因血压下降导致左心室心肌血供中断,而出现心搏骤停。因此,麻醉诱导时应预防发生低血压,避免突然降低交感张力。诱导方法以静脉麻醉为主,慎用吸入麻醉药。静脉麻醉的用药与左心功能差的患者相同,但用药剂量更应按患者对药物的心血管反应加以调整,患者的个体差异很大,切忌使用快速诱导法,或按药物常规剂量给药。必要时,可用小剂量去甲肾上腺素持续泵注,或术前放置主动脉内球囊反搏,改善冠脉灌注压。

麻醉维持方法通常采用静吸复合麻醉,静脉麻醉药、麻醉性镇痛药、肌肉松弛药与吸入全麻药合并使用,具有相互取长补短的优点,既达到合适的麻醉深度,满足手术过程中不同刺激强弱的需要,又保持循环稳定。现在常用的吸入麻醉剂如七氟醚、地氟醚、异氟烷等,都有不同程度的心肌保护作用,而七氟醚因不增加交感兴奋性,更适合于冠状动脉旁路移植手术。有临床和实验研究证实术中七氟醚持续吸入保护心肌的作用更佳。右美托咪定的药物作用特点,使其可以在麻醉维持期持续静脉注射,从而减少静脉麻醉药用量,有助于体外转流中维持血流动力学稳定。应熟悉冠状动脉旁路移植手术程序,通常在切皮、锯胸骨、分离主动脉根部、上下腔静脉、置胸导管和缝合胸骨等操作时刺激较大。心功能差、左冠状动脉疾病等患者,应避免吸入高浓度全麻药。在强刺激操作前,可先静脉注射芬太尼 $0.1\sim0.2$ mg,或舒芬太尼 $10\sim20$ μg,同时适当加大吸入全麻药浓度。体外循环转流前和转流中,也应适当追加肌肉松弛药、静脉全麻药等,以维持转流中足够的麻醉深度,避免发生术中知晓。体外转流后到手术结束前,仍应维持合适的麻醉深度,继续使用异丙酚,慎用吸入全麻药,按需追加芬太尼、或舒芬太尼以及非去极化肌肉松弛药,也可采用持续泵注方法,确保麻醉平稳。防止浅麻醉引起体动、心率增快和血压升高。

(4)体外循环转流后处理:有报道有相当数量的患者,即使冠状动脉旁路移植手术很成功,但转流后心肌缺血依然存在,用经食管超声心动图检测转流后心肌缺血的发病率为 36%,其中 85% 患者术后发生并发症。转流后用心电图监测,有报道心肌缺血发病率为 $40\%\sim75\%$。与术前、术中心肌缺血发病率比较,显然术后心肌缺血发生率较高,原因与心率增快有关。因此,转流后继续维持循环稳定,预防心动过速、高血压等,以避免各种原因诱发心肌缺血。通常采取以下措施:①保持患者完善的镇痛和镇静;②充分给氧,维持良好通气;③加强各项监测;④维持循环平稳;⑤预防感染,防止术后高热;⑥预防和治疗术后并发症。

2.非体外循环冠状动脉旁路吻合术的麻醉

在体外循环和心脏停搏情况下施行冠状动脉旁路移植手术有许多优点,但手术并发症较多,如主动脉损伤、血栓形成和中枢神经系统障碍等,体外循环导致的机械损伤、全身炎性反应综合征、出凝血机制障碍等;钳闭主动脉、降温等导致心肌缺血和再灌注损害等。为避免这些并发症,从 20 世纪 70 年代就开展了非体外循环冠状动脉旁路移植术,并有诸多的临床研究和相关报道,早期和近期的研究都得出了相近的结果。

对于有严重脑血管或外周血管病变、严重肺部疾病,肾衰竭和一些高龄的患者,外科医师目前更倾向于选择非体外循环冠状动脉旁路吻合术。随着器械、药物和技术的改进,非体外循环冠状动脉旁路吻合术可以和常规冠状动脉旁路移植手术同样完成多支冠状动脉的移植,但术中对血流动学的干扰更甚,因此也需要更多的干预措施包括药物。经食管超声心动图和患者自控镇痛提供了有益的帮助,但在心脏位置改变时两者的准确性都受到影响。早期要求严格地控制心率 $50\sim60$ 次/分钟,便于手术操作。随着心脏表面固定装置的出现和不断改进,心率已经不是影响外科操作的主要因素,而心脏位置的扭转,固定器压迫,吻合靶血管阻断血流等造成的心排血量、每搏输出量、射血分数降低和心肌缺血等问题,是麻醉医师必须及时判断和处理的关键。

非体外循环冠状动脉旁路吻合术患者麻醉准备、诱导和维持原则与常规冠状动脉旁路移植手术相同。进行冠状动脉旁路移植手术时,暂时钳闭冠状动脉分支难免造成心肌局部缺血。在冠状动脉分支重度狭窄患者,由于心肌局部侧支循环较丰富,足以代偿以免发生心肌缺血;当冠状动脉分支狭窄程度不严重时,因局部侧支循环不够丰富而不能代偿时,可诱发心肌缺血,常表现心律失常、低血压或急性循环虚脱。因此,加强监测十分重要。除常规心电图外,有条件的可选择漂浮导管和经食管超声心动图监测血流动力学变化。

缺血性预处理指吻合血管前以机械或药物造成短时间的冠状动脉缺血的状态,如钳闭冠状动脉、吸入全麻药或阿片类药物等,预处理可减少缺血再灌注损伤。目前药物预处理的临床研究正在深入地进行,已有越来越多的证据表明吸入全麻药对心肌具有明显的保护作用,可以减少再灌注后心肌的损伤。

非体外循环冠状动脉旁路吻合术搭桥期间抗凝治疗与体外循环下冠状动脉旁路移植手术稍有区别。为预防血管吻合口血块凝集,在非体外情况下通常部分或全部肝素化,可按肝素 1 mg/kg 静脉注射给药,确保活化凝血时间 300 s 以上或根据术中需要增减剂量。

非体外循环冠状动脉旁路吻合术中外科操作对血流动力学影响巨大,需合理使用短效血管活性药等调控血流动力学。在探查病变血管、放置固定器时,心脏的位置发生扭转,心腔变形,以回旋支或钝缘支为最甚,其次是后降支和冠状动脉,常需要给予血管活性药和扩容,部分严重心脏抑制的患者需要正性肌力药支持,包括肾上腺素、多巴酚丁胺、米力农等。血管活性药物包括去氧肾上腺素和去甲肾上腺素。非体外循环冠状动脉旁路吻合术中吻合不同动脉支时对血流动力学影响差距巨大,处理有较大差异。通常吻合前降支和对角支时对循环影响较小,通过放置头低脚高体位和补充容量,大部分患者可以平稳渡过,少数需加用血管活性药。当吻合回旋支和后降支时需要提起心尖部使心脏处于垂直位,造成左心室扭转,右心室受压,心排血量和体循环血压下降明显,除保持头低脚高位外,需使用血管活性药物。吻合右冠脉主干近端时可因阻断血流而至房室结动脉缺血,造成房室传导阻滞,出现严重阻滞时,必须立即解除阻断,恢复血流。心动过缓导致循环无法维持时,可给予多巴酚丁胺、肾上腺素,必要时做人工心脏按压,帮助心室排出过多的血液,降低前负荷,恢复正常心率。术前已有Ⅱ度以上房室传导阻滞或术中心动过缓无法耐受右冠脉主干阻断者,应及时安装临时起搏器。

对伴有心室舒张功能障碍,左心衰竭和肺动脉高压的患者,应注意保护心肌的收缩力,米力农具有正性肌力作用的同时可以改善心肌的顺应性,并可舒张肺动脉和体循环阻力血管,降低左右心的后负荷,对上述患者极为有利。

采用全动脉化移植时,常选取桡动脉作为移植血管,为避免发生桡动脉痉挛,需使用地尔硫䓬持续静脉注射,剂量为 0.5～1 µg/(kg·min)。对已有心功能不全或不能耐受心率减慢、心肌收缩力下降的患者,可用多巴酚丁胺、米力农对抗地尔硫䓬的心脏抑制作用,必要时暂停地尔硫䓬,严重心脏抑制时可加用肾上腺素,安装临时起搏器。

非体外循环冠状动脉旁路吻合术中对心肌的刺激无法避免,保持稳定的内环境和正常的电解质,可以降低心肌的应激性,减少心律失常的发生。低碳酸血症可使冠状动脉发生痉挛,血钾降低,可导致心肌缺血和心律失常。应维持 $PaCO_2$ 在 5.1～6.0 kPa,血钾 4～5 mmol/L。

非体外循环冠状动脉旁路吻合术的患者保温非常重要,过低的体温可能导致冠脉或移植血管痉挛,并影响凝血功能。围术期患者体温应保持在 36 ℃。

在非体外情况下行冠状动脉旁路移植手术,有可能因估计不足而发生意外如乳内动脉显露不够满意;冠状动脉分支病变估计不足;术中出现血流动力学严重不平稳等。为保证手术安全顺利地进行,需改行体外循环下冠状动脉旁路移植手术,故应备好体外循环。

(王 飞)

第六节　老年人胸部手术的麻醉

虽然"老年"并非手术、麻醉的禁忌,但我们必须清醒地认识到"老年"意味着全身脏器功能的减退、疾病、沟通障碍等,麻醉的风险将显著增加。

衰老是各器官系统储备功能进行性减退的过程,虽是一个自然规律,但可以通过身心修养和体能锻炼而推迟衰老的进程。因此,麻醉医师在术前评估患者对于手术、麻醉的耐受能力,生理年龄较实际年龄更为重要。

一、术前评估与准备

(一)术前评估

1.脏器功能及围术期可能发生的意外情况

全面评估脏器功能对于老年胸科手术患者十分重要,其重点是心、脑血管意外的风险(如心肌梗死、心力衰竭、脑出血、脑梗死等)、术后呼吸系统并发症(尤其是食管手术及术前肺功能减退患者肺部手术后)的风险。

2.手术的紧迫性及对于患者心身状况的影响

胸科手术绝大多数为可疑恶性肿瘤的限期手术,医师应充分理解患者及家属急迫手术的心情及对于取消手术或等待手术对患者心灵的影响。因此,对于老年且存在内科夹杂疾病的患者,做相应的术前准备对于获取良好的手术效果,降低手术后并发症还是非常有必要的。

3.整个手术团队的处理能力及患者(家属)在知情后的意愿

手术方式、麻醉方法及术后管理模式对于胸科手术(尤其是并存内科疾病)患者的康复有明显影响。医师实事求是评估自身的医疗技术能力,充分告知患方病情及拟采用治疗方案的利弊,由医患双方共同做出抉择并共同努力争取最好的治疗效果。

(二)老年人呼吸、循环功能的主要变化及麻醉注意事项

1.老年人与呼吸功能相关的变化及麻醉注意事项

(1)呼吸道的变化:①老年人中牙齿脱落、关节僵硬者增多,因此,困难气道病例增多,尤其对需要插双腔气管导管的患者,插管难度高于单腔气管插管;②老年人呼吸道的敏感性增加,自主排痰能力下降,尤其是合并有慢性阻塞性肺疾病者。

(2)肺泡实质功能的改变:随着年龄的增长,肺的弹性下降、小气道提前关闭、肺血管改变等容易造成 V/Q 比例失衡,正常情况下随年龄增长氧分压下降,术中、术后低氧血症的发生率增加。

(3)呼吸力学方面的改变:老年人化学感受器的敏感性下降,加之呼吸肌萎缩、胸壁僵硬等使得机体的自我调节能力下降;此外,老年人神经肌肉的协调性降低,误吸的风险增加。

2.老年人与循环功能相关的变化及麻醉注意事项

(1)心脏泵功能的改变:老年人因心肌纤维的变化,使得心脏的顺应性下降,舒张功能下降往往早于收缩功能的下降,心脏的代偿能力下降;心肌传导纤维的变化、对于β受体的敏感性下降,使得心律、心率发生改变,容易发生心律失常;心肌自身血供改变,容易发生心肌缺血。

（2）血管的改变：老年人血管内皮细胞受损、弹性改变，管腔变窄，对于压力感受器的敏感性下降，容易形成血栓、栓塞或破裂。

（3）血容量：随着年龄的增长而减少，脱水、贫血发生率增高，血液成分的改变也容易形成血栓。

上述变化在高血压、高血脂及糖尿病的患者表现更为明显，也是心脑血管意外防范所需要重点关注的对象。

（三）胸科手术和麻醉对呼吸循环等重要脏器的影响

胸科手术以及术后疼痛对于患者呼吸和循环的影响较大。手术时间超过 6 h，则心脏负担加重，急诊开胸手术发生围术期心、脑血管的风险增大。

1.不同胸外科术式对患者围术期心血管危险的评估

（1）高度危险（心血管致死率＞5％）：肺移植（全肺、肺叶）、肺血管手术、严重胸外伤、隆突切除重建。

（2）中度危险（心血管致死率 1％～5％）：肺切除术、食管切除重建、纵隔肿瘤切除术、心包手术。

（3）轻度危险（心血管致死率＜1％）：胸腔镜手术、胸壁手术、气管手术。

随着胸腔镜手术的开展，肺叶甚至全肺、食管等手术也在胸腔镜下展开，其心血管风险有所变动。

2.心脏特殊检查对于评估心脏功能的价值

（1）左室收缩和舒张功能的测定：对于围术期充血性心力衰竭的预测十分重要，若左室射血分数＜35％，胸外科围术期死亡的风险增大。

（2）运动负荷试验：阳性见于心肌缺血及其他原因所致心脏储备功能下降。对判定预后有一定的帮助。对于冠心病的诊断其敏感性为 68％～77％。

（3）非运动负荷试验：由于年龄、肺功能、运动功能障碍等原因，部分患者不能耐受运动负荷试验，多巴酚丁胺负荷超声心动图检查较好地解决了这一问题。通过将多巴酚丁胺均匀、定时、缓慢地注入静脉，使心率加快，左室壁运动加强，在心肌耗氧量增加的情况下观察心肌有无缺血表现。有报道该负荷试验阴性的胸外科患者，在围术期 93％～100％无心血管意外，而试验阳性的患者 17％～43％出现心血管意外。

（4）术前冠脉 CT：在缺血性心脏病同时行限期胸外科手术的患者中有较大的应用价值，阴性可以排除冠心病，阳性可以初步了解冠脉病变的类型、严重程度以及支架内的情况，如果有明显症状才考虑再行有创检查，无症状则不需要进一步明确诊断，围术期谨慎对待即可。

3.神经系统功能的评估

老年患者术前合并神经系统疾病并不少见，从而增加围术期处理的难度，对其处理的重点在于积极预防。对于脑血管意外的高危患者，如近期曾有脑缺血发作史者，术前必须对其神经系统情况进行仔细评估，大致可分为三类：①一过性缺血发作，其症状和体征的持续时间一般不超过 24 h；②可逆性缺血损害，其症状和体征持续一般不超过 72 h；③完全性脑缺血，即脑血管意外，遗留永久性体征。对于脑梗或脑出血患者，新发 1 个月内脑梗、脑出血 3 个月内围术期脑血管疾病发病率明显增加，择期手术应列为禁忌。有癫痫史者，应询问癫痫病史，包括癫痫的类型、发作频度、最后一次发作时间，以及是否已用抗癫痫药治疗。邀请神经专科医师会诊仍属十分需要，务求围术期预防工作做得更为全面。

(四)麻醉前用药的选择

呼吸代偿功能不全、肺活量显著降低、呼吸抑制或呼吸道部分梗阻的病例,应禁用镇静催眠药和麻醉性镇痛药。对呼吸道受压、已出现强迫性体位或有"憋醒"史的患者,禁用中枢抑制性药物。呼吸道炎症、痰量多、大量咯血患者,在炎症尚未有效控制、痰血未彻底排出的情况下,禁忌使用抗胆碱药,否则易致痰液黏稠不易排出致使下呼吸道阻塞。各型休克和低血容量患者不能耐受吗啡类呼吸抑制和直立性低血压等不良反应,可能加重休克程度,故宜减量或避用。血容量尚欠缺的患者禁用吩噻嗪类药,可致血压进一步下降,甚至猝死。高血压和冠心病患者,为避免加重心肌缺血和心脏做功,麻醉前用药必须防止心率和血压进一步升高,因此,应避免用阿托品;对伴焦虑、恐惧的患者尤其需要,但应防止呼吸、循环过度抑制。甲状腺功能亢进患者需避用阿托品。对甲状腺功能减退、黏液水肿和基础代谢率降低的患者,有时小剂量镇静药或镇痛药即可引起显著的呼吸循环抑制,故应减量或避用。

二、麻醉选择与术中管理

(一)麻醉选择

1.麻醉方法

胸外科手术的麻醉方法,从患者的安全及便于手术操作(术侧肺萎陷)考虑,全身麻醉、气管内插管(双腔支气管导管或支气管阻塞导管实施肺隔离)、单肺通气仍为首选,联合硬膜外阻滞或椎旁神经阻滞。目前胸外科手术主要采用的麻醉方法:①单纯全身麻醉;②全身麻醉联合硬膜外阻滞;③全身麻醉联合椎旁神经阻滞。各种方法各有利弊,尤其对于老年患者,可以依据病情、患者的意愿及麻醉医师自身对某些技术的掌控水平等来选用。越来越多的证据显示胸腔镜下胸部肿瘤(如肺癌、食管癌)的手术治疗可以达到与传统手术相同的治疗效果,而胸腔镜下手术又可以避免较大的手术切口、肋骨及胸壁肌肉的撑开甚至离断等重大的手术创伤,从而降低患者围术期的并发症、发病率和死亡率,因此,胸腔镜手术越来越得到医患双方的青睐与选择。胸腔镜手术麻醉的基本要求等同于传统手术,但是肺隔离技术的要求超过传统手术,不完善的肺隔离、术侧肺通气将使外科医师无法显露术野而造成操作失败甚至中转开胸。

2.药物选择

目前常用的全身麻醉药(静脉或吸入)、阿片类(芬太尼、舒芬太尼、瑞芬太尼)、肌肉松弛药(罗库溴铵、维库溴铵、顺阿曲库铵等)均可用于老年胸外科手术患者,关键是各种药物联合用药的时机、用量、速度及药物之间的相互作用在老年患者要权衡利弊、慎重考虑。除了特殊患者,常规胸外科手术结束后需要快速苏醒、拔管,因此,在老年患者宜选用短效麻醉药物。右美托咪定因其具有甚强的加强镇静、镇痛而对呼吸抑制轻微的独特作用,也较多应用于老年胸外科手术中。值得注意的是,应避免在严重心动过缓及传导阻滞的患者中应用,并宜在手术前期使用,在麻醉诱导前或后 1 μg/kg,10 min 静脉泵注(如年龄＞70 岁,剂量减半至 0.5 μg/kg)足以达到麻醉恢复期安静、配合的效果。应用右美托咪定还可以减少唾液分泌,保持呼吸道干燥,可以免用抗胆碱能药物,从而减少老年人因使用抗胆碱能药物造成术后认知功能障碍、谵妄等发生。在需要保持自主呼吸下气管插管的患者,七氟烷、右美托咪定镇静更具有优势。在气道开放的手术多采用全凭静脉麻醉,丙泊酚靶控输注是较好的选择,对于老年患者则可采用分步靶控输注,尤其要注意联合芬太尼或舒芬太尼后血压的明显下降,适时补充血容量,少量应用麻黄碱每次 3 mg或去氧肾上腺素每次 10～40 μg,以获取稳定的血流动力学,避免血压过度波动。

（二）术中管理

1.麻醉中监测

除了全身麻醉常规监测心电图、无创血压、脉搏血氧饱和度、呼气末二氧化碳、体温外，胸外科手术应常规监测有创动脉压和中心静脉压。术中容易被忽略的，但也却是最简单、有效的监测，即呼吸音的听诊，在麻醉前、中、后均应重视。即时监测通气顺应性、通气阻力、压力/容量和流量/容量环，便于判断通气状况有参考价值。

（1）有创血压监测：便于及时发现循环异常，同时有利于胸外科术中按需采样行血气分析。胸外科手术中的心搏骤停往往发生于电刀、电凝应用期间，此时心电图往往受干扰不能正常显示图形，借助有创动脉压波形的监测可以及时发现问题，从而采取正确有效的措施。值得注意的是，对于老年患者尽管有创血压监测已经普及。患者入手术室后应测定无创血压并与术前有创血压做比较，以便发现左、右臂血压的差异。另外，如果进入手术室后不测无创血压，直接行动脉穿刺监测，对于老年患者可能会呈现较高的有创血压。有创血压波形是前向波与反射波融合形成。在老年患者因为主动脉弹性减弱，反射波落在收缩期，使得收缩压增高，前向血流减少，舒张压降低；因为有创和无创血压监测的机制不同，两者在 16.0 kPa 处最为接近，在过高或过低时无创血压会间接低估或高估，在极端的情况下两种测量方法所得的结果均是麻醉医师需要参考的数据。

（2）心功能监测：中心静脉压监测可以指导肺部手术中的液体管理，也便于在紧急抢救时，为药物快速起效提供给药途径。对心功能异常患者，可用唯捷流或肺动脉漂浮导管等方法测定心排血量，以帮助术中血流动力学的监测，而对于肺水监测，PICCO 监测仪的监测经验还有待积累。

（3）脑电双频指数：有条件时，建议监测麻醉深度，脑电双频指数在胸外科全凭静脉麻醉中是目前较为常用的方法之一，在吸入麻醉中多参考 MAC 维持适宜的麻醉深度。在老年患者，如果麻醉深度恒定时，血压下降伴有脑电双频指数明显降低要考虑脑灌注不足，应迅速查明原因，对因治疗。Narcotrend、听觉诱发电位、脑电图用于胸外科手术中麻醉深度监测的经验仍有待积累。

2.肺隔离和单肺通气（OLV）管理

肺隔离和单肺通气（OLV）管理是选择双腔支气管导管还是选用支气管阻塞导管，取决于患者的情况（插管条件、病情）、拟施手术、麻醉及手术医师的技术及操作习惯。双腔支气管导管所需的气管插管条件高于单腔导管，对于困难气道患者及不需要经常清理呼吸道的食管手术患者，插入单腔气管导管，然后应用支气管阻塞导管同样可以达到良好的肺隔离，对于支气管扩张或咯血患者，则应选择双腔支气管导管便于术中及时清除呼吸道分泌物。双腔支气管导管插管后，可听诊定位，有条件应使用支气管镜准确定位。插管后常规做一次气道吸引，如吸痰管能顺利进入双腔支气管导管的左、右侧支，且 OLV 时无气道压明显升高，往往提示导管位置适宜。

在肺部手术双腔支气管导管仍是最佳选择，在确定不涉及左总支气管的手术，可常规使用左侧双腔支气管导管，因为右总支气管的解剖特点，决定了右侧双腔支气管定位准确率低，术中移位率高。我院基本选用手术对侧双腔支气管导管，即右胸手术选左侧双腔支气管导管，左胸手术选右侧双腔支气管导管。Univent 管和支气管阻塞导管，也可以灵活地运用于肺叶手术，但吸引管细，不适用于湿肺患者，现在支气管阻塞导管基本取代了 Univent 管。对于食管手术，建议使用单腔气管导管联合阻塞导管，配合手术进程实施灵活的肺隔离技术，以达到术野暴露清晰、无张力又减少对肺的牵拉和压迫。在特殊情况下，单腔管也可以灵活地延长成为支气管导管，实施单肺通气。在袖形切除、隆突成形等涉及气道重建手术,则需要手术医师台上、麻醉医师台下的协同配合,保护患者的肺通气,避免缺氧。

OLV 时手术侧区域的肺不通气、造成肺萎陷状态,仅靠非手术一侧的肺通气来维持机体的呼吸功能。OLV 虽有利于明确病变范围,创造安静的手术野,减轻手术区域肺的机械性损伤。但肺萎陷毕竟是非生理状态,除了涉及潜在的低氧血症,还要注意防治肺萎陷-复张所致的肺损伤。因胸外科手术无论是传统开胸还是胸腔镜手术,多采用侧卧位,因此了解侧卧位、OLV 对呼吸功能的影响,是实施 OLV 呼吸管理的生理学基础。

侧卧位时,双肺正压通气控制呼吸时受重力影响,双肺通气时心排血量在上肺 40%,在下肺 60%,分流血各占 5%,共 10%。放置胸壁套管所致手术侧的萎陷肺可在正压通气控制呼吸的状态下迅速被扩张,因胸壁套管可被封闭,故胸腔镜手术可减轻手术侧因开胸引起的肺内分流增加。虽然在侧卧位双肺正压通气下,即便是吸入较低的氧浓度也可达到良好的通气及气体交换的目的,但因为胸腔镜手术麻醉后至手术开始这段时间较短,为提供更好的手术野,使得术侧肺尽快萎陷,麻醉诱导后建议吸入 100% 的氧气,以便在单肺通气时,非通气侧肺内残余气体能够尽快吸收。

全身麻醉侧卧位双肺通气时,心排血量到上肺为 40%,到下肺为 60%,分流血各占 5%,因此,参与气体交换的肺血流在上肺为 35%,下肺为 55%。OLV(即下肺通气)时,机体自我调节机制启动缺氧性肺血管收缩(hypoxic pulmonary vasoconstriction,HPV)使得非通气侧的上肺血管收缩,进入上肺的参与气体交换的血流减少 50%,即 17.5%,均为无通气的分流血,加上本身 5% 的分流,全部分流占 22.5%;下肺血流量则从 55% 增加至 77.5%。因血红蛋白氧离曲线"S"型的特点,其顶部是一个平台,通气肺无法多摄取氧来代偿非通气肺的功能,因此,在吸入氧浓度、血流动力学及代谢状态不变的条件下,OLV 较双肺通气时产生更大的肺泡与动脉血 O_2 分压差,在部分患者可以发生低氧血症(即 $PaO_2 < 8.0$ kPa,血氧饱和度 $<90\%$)。但由于 HPV 的存在,使得单肺通气时 PaO_2 可以增加到相当高的安全水平。因 CO_2 的弥散能力是氧的 20 倍,且双肺通气转 OLV 时总通气量一般不会明显降低,故通气肺可以足够排出 CO_2 以代偿非通气侧的肺功能,故肺泡与动脉血 CO_2 的分压差变化不大。但毕竟血流通过非通气侧肺无 CO_2 的排出,故非通气侧肺的 CO_2 会略微高于通气侧肺,长时间 OLV 后 $PaCO_2$ 会缓慢上升。

抑制 HPV 的药物有全身血管扩张药如硝酸甘油、硝普钠、多巴酚丁胺、钙通道阻滞剂、β_2 受体活性药及吸入麻醉药,而静脉麻醉药则对其几无影响。肺血管压正常时 HPV 最大,肺血管压增高或降低时,HPV 减弱。PVO_2 正常时,HPV 最大,PVO_2 增大或降低时,HPV 减弱。吸入氧浓度降低(如从 100% 到 50% 再到 30%)会引起正常肺血管张力增加,使 HPV 的效应减弱。血管收缩药(如肾上腺素、去氧肾上腺素)会首先收缩正常氧张力的肺血管,使其肺血管阻力不同程度增加。正常氧张力肺血管阻力增大,而其血流减少,结果肺不张部分的血流增加。多巴胺对 HPV 没有明显作用。低碳酸血症直接抑制 HPV,高碳酸血症则强化 HPV 收缩。此外,过度通气会增加通气肺气道压及肺血管阻力,反过来会把血流压向缺氧的肺。OLV 时高碳酸血症会选择性增加通气肺的血管阻力,起到收缩血管的作用(也会把血流驱向无通气肺)。从理论上讲,如果通气肺适当低通气,可降低通气肺气道阻力,降低通气肺血管阻力,有利于强化无通气肺的 HPV。

术中发生低氧血症最为主要的原因是导管位置不佳。对于正常肺功能患者,在适宜的潮气量(6~8 mL/kg)下,双肺通气气道峰压应 <2 kPa,OLV 时气道压应 <2.5 kPa。对于肺功能减

退者,从肺保护的角度考虑,气道压宜控制在 3 kPa 以下,必要时允许性高碳酸血症。

基于缺氧的危害及患者对缺氧的耐受能力较差,一旦出现低氧血症应积极采取各种措施。OLV 中发生低氧血症时的处理:①提高吸入氧浓度;②查找低氧血症的原因:首先检查双腔支气管或支气管阻塞导管位置,排除呼吸道分泌物;③检查 V/Q 比是否合适,通过调整通气模式,如非通气侧采用连续气道正压通气或非通气侧连续气道正压通气联合通气侧呼气末正压(0.2～0.3 kPa)。0.5～1 kPa 的非通气侧连续气道正压通气对于胸腔镜手术可能会因肺的膨胀而影响外科手术野的暴露。一般通过提高吸入氧浓度、调整支气管导管的位置及呼吸模式多可避免低氧血症,但要注意避免过高气道压或过大通气量造成的肺损伤。对于原有肺疾病者可采用允许性高碳酸血症之策略,但长时间的高碳酸血症终究为非生理状态,条件允许的情况下可做适当调整,采用个体化通气模式,既满足机体代谢之需求,又避免造成肺损伤。对于上述处理无效,有时必须放弃 OLV,改双肺高频通气。

三、术后管理

(一)麻醉恢复期的管理

手术结束后麻醉医师的目标就是要让患者安全、无痛、舒适地从麻醉状态中快速恢复到正常的生理状态,而无严重不良反应。胸科手术因其手术创伤大,对患者循环和呼吸系统功能的干扰大,可能潜在的问题有术后剧烈疼痛、恶心、呕吐、低氧血症、体温异常、意识障碍和血流动力学不稳定等,需要专业人员迅速诊断与治疗,否则可能造成严重并发症甚至死亡。麻醉后恢复室的管理模式,不仅能提高麻醉患者的安全性,而且还可以提高手术室的使用效率,合理分配医疗资源。

1.麻醉后恢复室的工作流程

麻醉后恢复室中主要观察呼吸、循环、意识、保护性反射的恢复等。待患者达到出室标准后送重症监护室或病房继续观察、治疗。

2.麻醉后恢复室内呼吸问题的处理

目标是避免缺氧与减少手术后呼吸系统并发症,如果患者自身能够保持气道通畅(保护性反射恢复,注意食管手术吞咽、咳嗽反射恢复延迟)、神经肌肉接头功能恢复(确认无肌松残余作用)、麻醉药对呼吸的抑制作用消退,在充分膨肺之后可以考虑拔除气管导管。但在此处理过程当中,应当尽力避免缺氧,在吸痰、拔管过程中始终供氧。对于胸外科患者可用潮气量、胸廓起伏、呼吸频率及手握力等来判断潮气量恢复是否足够,没有必要在患者手术恢复早期最需要充分氧供的时候用脱氧自主呼吸观察氧饱和度是否能够维持来判断。

3.麻醉后恢复室中循环问题的处理

麻醉后恢复室中通过监测心电图、有创动脉压、中心静脉压及观察患者的末梢循环等来判断患者的循环功能。胸腔引流液的量、色均是观察的重点。拔管前后的吸痰要注意既要吸净分泌物,又要防止患者剧烈咳嗽造成血管结扎线脱落。如果突然血压下降,首先要排除出血,如果大出血,及时开胸止血还是能够挽救患者的生命,一旦拖延则有可能延误抢救时机。血压降低一定要查明原因,切忌仅用升压药治表。在麻醉后恢复室中最常见的循环系统并发症是高血压,尤其是术前有高血压且控制不佳的患者,排除疼痛因素外,可以用硝酸盐类或钙通道阻滞剂或乌拉地尔等控制血压,以免引起心脑血管意外。其次,胸科手术中较常见的是心律失常,尤其是房颤,对于无严重器质性疾病的房颤患者,在麻醉后恢复室中首先调整其内环境,包括水电、酸碱、血气、温度等,然后可以在镇静下行电复律,以消除房颤的危害。对于全肺切除术后的患者,在搬动和改变体位时,注意操作轻柔,避免纵隔摆动对生命体征的干扰。

4.镇痛

由于采用了多模式、全程镇痛的方法,在我院胸外科手术后疼痛已非麻醉后恢复室中的主要问题,偶有患者主诉疼痛,加用一次患者自控镇痛或静脉注射小剂量曲马多 50 mg,多能够缓解。

5.苏醒延迟与躁动

苏醒延迟偶见于老年肝功能不良者,应用氟马泽尼能够促进恢复。躁动重在预防,术前良好准备,完善的麻醉计划,恰当的麻醉用药,术中良好的循环、呼吸功能维护,对于预防躁动乃至术后谵妄均有意义。小剂量右美托咪定 1 μg/kg 在麻醉早期应用,不但可以减少术中麻醉用药,而且其加强镇静、镇痛效果对于预防术后躁动、谵妄及寒战不适均有良好的预防作用。

6.低体温

低体温多见,偶有寒战。多采用周身覆盖吹热风式加温的方式以避免寒战带来的不利。如有寒战,可静脉注射曲马多 100 mg,多能够缓解。

7.恶心和呕吐

在胸科麻醉后恢复室中较为少见,但在手术后当晚及次日女性患者容易发生。预防性应用地塞米松及中枢性抗呕吐药有一定的作用。对于食管患者在拔除气管导管前一定要注意胃管的通畅,以防误吸。

8.尿失禁与尿潴留

注意观察,如果尿失禁应注意更换尿垫,尿潴留多见于男性患者,导尿处理简单但要注意预防导尿的并发症。

(二)麻醉后恢复室转出标准与患者的转送

每个患者在转出麻醉后恢复室之前必须要进行充分评估,汇总分析。呼吸道的保护反射一定要恢复良好,通气和氧合能力良好,以保证在无监测条件下能克服轻微的病情变化,血压、心率和外周灌注良好,体温正常不是必需的指标,但是应无寒战,镇痛充分,呕吐得到控制,已经超过最后一次用药 15 min。根据患者情况决定返回病房或重症监护室。出麻醉后恢复室标准归纳见表 11-6。

表 11-6　出麻醉后恢复室标准

检查内容	恢复室标准
一般情况	意识、定向力恢复,清醒合作,对言语和简单指令有反应外科情况稳定(无可疑出血)
循环	血压和心率稳定无新出现的心律失常可接受的血容量至少保持 30 min 内的稳定
呼吸	呼吸频率与深度稳定足够的咳嗽和排出分泌物的能力动脉血气 $PaCO_2$ 低于 6.7 kPa
气道	完整的气道保护性反射(吞咽,呛咳和呕吐)无喘鸣、痉挛和梗阻
疼痛	能够确定外科疼痛的位置和强度有足够的镇痛处理措施并已经调整观察>30 min
肾功能	尿量大于 30 mL/h
其他	血糖水平得到控制水、电解质、酸碱平衡良好恶心和呕吐得到控制

由于个体差异,根据患者临床情况作出判断更加重要,如果对诊断和安全性存在疑问,应该推迟转出麻醉后恢复室或转入重症监护室继续监护治疗。

转运途中吸氧,必要时有创监测下由麻醉医师、手术医师和护士共同护送,并向重症监护室或病房医师、护士详细交代病情,移交病历,包括监护与治疗记录及注意事项。

(三)术后镇痛管理

术后疼痛直接影响患者的咳嗽、排痰,容易引起呼吸道分泌物潴留、通气功能下降,严重者可造成肺炎、肺不张、低氧和二氧化碳蓄积等并发症。良好的术后镇痛可抑制机体应激反应,有利于患者术后呼吸、循环、内环境等的稳定,减少并发症的发生。因此有效完善的术后镇痛是胸外科手术麻醉管理中不可或缺的重要组成部分。镇痛关键是阻断伤害性刺激的传导,提高机体的痛阈。胸科手术后急性痛的主要原因有切口创伤、肋间肌肉和韧带的拉伤、肋间神经损伤以及胸腔引流管刺激胸膜等。胸腔镜手术降低了创伤,但仍存在手术切口、胸腔内操作损伤及胸腔引流管,故仍有必要进行术后镇痛。

目前采用多模式(外周、中枢、静脉用药、神经阻滞)全程镇痛(切皮前、术中、术后)。静脉自控镇痛、硬膜外自控镇痛、椎旁神经或肋间神经阻滞等镇痛方法,中枢、外周镇痛药的联合应用及右美托咪定的应用可发挥良好的镇痛作用,使得胸科手术后疼痛已非麻醉恢复期的主要问题,在理想的术后镇痛下,应鼓励患者尽早下床活动。偶有患者主诉疼痛,加用少量镇痛药物多能缓解。镇痛泵应用的优势在于应用小剂量的背景剂量即可达到一个平稳镇痛,减少明显的恶心、呕吐、头晕、运动障碍等不良反应,需要时(如咳嗽、排痰前)自我控制增加一次用药,可以提高患者参与自身治疗的积极性,促进其恢复。

医学的发展使得更多的老年患者获得更高年龄的生存,但随着年龄增长的器官功能老化、储备功能下降、药物敏感性增加等客观事实,对于手术麻醉而言老年患者是脆弱群体,需要更为精心的医疗呵护。

(王　飞)

第七节　老年人腹部手术的麻醉

常见的腹部外科手术,包括腹壁和腹腔各种组织与脏器。腹腔内脏器担负着消化、吸收、物质代谢、分泌激素等调节全身重要生理功能,这些脏器发生病变或创伤将导致机体生理功能改变和内环境变化;接受腹部外科手术的患者年龄分布广泛,原发疾病本身轻重不一,如炎症、肿瘤、外伤与畸形等,有些患者还可能合并其他系统严重疾病。腹部外科手术病例中老年患者比例很高;手术范围大、操作时间较长,麻醉处理难度增加。

一、老年腹部手术围术期特殊变化

(一)消化功能减退

中年开始,胃黏膜开始萎缩,范围和程度随年龄增长而扩大和加重。胃黏膜的壁细胞和上皮细胞分别分泌胃酸和胃蛋白酶,在进入中老年后,它们的数量减少并萎缩,因而导致这两种在食物消化中起重要作用的物质减少,影响消化功能。在这些退行性变化的同时,胃黏膜上会出现一些类似于小肠或大肠的细胞,甚至出现异常形态的增生,这些变化达到一定程度就是癌前病变。在吸收中起到主要作用的胃和肠的肌肉组织开始萎缩,肌肉的弹性也随之降低,到老年时变得明显。其结果可表现为胃下垂,以及因胃肠蠕动减弱而出现便秘。显然,这是消化的机械性作用减弱的表现。上述胃的分泌和运动功能减弱,老年人容易出现消化不良症状。

进入老年后，小肠壁赖以完成物质吸收的黏膜逐年变薄，细胞数量减少；小肠壁平滑肌的消化腺逐渐萎缩；加之小肠血管的退行性变化，对肠道的血液供应减少；这些变化足以影响对营养素的吸收。这是老年人容易发生营养不良以及缺乏微量元素的主要原因。大肠的退行性变化与小肠类似。

(二)反流误吸风险高

1.吞咽功能减退

在老年人中，吞咽功能减退非常常见，可增加误吸、窒息和营养不良的风险。有约 13％ 的住院患者和 60％ 在家接受护理的患者有不同程度的吞咽功能减退。吞咽功能减退的解剖学原因包括憩室、裂孔疝、纤维化形成和由反流疾病所致的食管瘢痕。功能性吞咽功能减退的病因包括卒中和其他神经源性疾病。

2.胃动力减退

胃动力减退及胃排空减慢可增加胃食管反流的风险并使其恶化。在老年人，多种原因可影响其胃动力，包括精神情绪因素如精神紧张和情绪悲观会造成胃肌收缩频率缓慢；胃壁中的分泌细胞功能下降，消化酶和胃酸分泌减少，从而反射性抑制胃部肌肉的收缩和蠕动，导致胃动力障碍；此外相当一部分老年人是幽门螺杆菌带菌者，细菌感染导致黏膜炎症，也可以发生黏膜溃疡，黏膜炎症和溃疡都会影响到胃部肌肉的收缩和蠕动，引起胃动力障碍。在给予阿片类药物后以及术后阶段也可观察到内容物运动缓慢。支配消化道内源性和外源性神经系统的异常可导致胃轻瘫。糖尿病患者其迷走神经病理改变是发生胃轻瘫的重要诱因。胃排空速度可由正常个体的 $8.37 \sim 12.56 \ kJ/min(2 \sim 3 \ kcal/min)$ 减慢至 $4.19 \ kJ/min(1 \ kcal/min)$。机械通气、药物对胃动力的影响：有将近一半的接受机械通气的危重患者的胃排空减慢。高血糖和颅内压增高时也可发生胃排空减慢。使用多巴胺以及其他儿茶酚胺类药物可刺激 β 肾上腺素受体，从而使肠道动力减少，且胃排空减慢。红霉素和甲氧氯普胺可加速危重患者的胃排空而成为这一人群的有效地促进胃动力的药物。虽然有一些研究证明老年人的胃容量比年轻人少，但老年人的胃液 pH 增高而排空时间延长。

(三)易发生术后肠梗阻

老年患者因其胃肠道的分泌和运动功能减弱，易于发生术后肠梗阻。术后肠梗阻的主要病理生理是神经免疫之间的相互作用，这建立在消化道内和消化道外的免疫系统(包括肥大细胞、巨噬细胞和其他粒细胞)和自主神经系统(包括传入神经、传出神经和肠神经系统)之间的双向联系上。简单的术后肠梗阻的病程一般持续 $3 \sim 4 \ d$，并且由两个时期组成：早期神经源期和其后的炎症期。对肠道的操作是引发术后肠梗阻的最主要的因素。但是，许多其他因素也对术后肠梗阻的发展产生一定的作用，这些因素包括麻醉、术后疼痛和阿片类药物。

(四)内脏血流影响因素多

1.内脏血容量

内脏血管中血流量的变化是为了适应整体血流动力学改变。全部血容量的 70％ 位于静脉内，内脏系统接受 25％ 的心排血量，约占全部血容量的 1/3。如有需要，内脏血管内约有 1 L 的血液可以进入全身循环。因为静脉的顺应性是动脉的 30 倍，内脏静脉内血容量的急剧变化时静脉压变化相对小。此外，内脏静脉可以蓄积或丢失大量血液，不会引起全身血流动力学参数如血压和心排血量的明显变化。

2.内脏循环病理生理改变与麻醉和围术期关系

老年患者常合并多种系统疾病,危急重症患者的全身情况更对胃肠道血流量产生明显的影响。

(1)充血性心脏衰竭患者的内脏血容量:充血性心力衰竭患者大多数不表现出体重增加,但确实表现为容量超负荷和心排血量相应减少。一些学者推测,因为静脉的肾上腺素能神经末梢密度超过动脉的5倍,而且交感刺激引起的血管运动反应在静脉远大于动脉,充血性心脏衰竭的发病机制与交感神经放电增加、内脏血管收缩和血容量转移进入全身循环有关。那些研究者认为,这是引起充血性心脏衰竭的主要机制。尽管似乎有可能,当心脏(心肌)能够应对前负荷的增加时,这种转移进入全身循环的血容量不会引起心脏衰竭。但是,当心肌无法应对多余的血容量,就会引起充血性心脏衰竭。而且,这种前负荷的增加(交感神经激活的结果)是为了维持可接受的心排血量的一种代偿机制。不同类型的血管扩张剂可以用于治疗心脏衰竭。血管扩张剂(降低前负荷和后负荷)应小心用药,因为心脏衰竭时应维持前负荷以保证足够的心排血量。换句话说,可能需要增加一定量的应力性容量,使心脏维持于Starling曲线的恰当位置(正常范围的右边)。

(2)脓毒血症患者的内脏循环:在脓毒血症和感染性休克的病理生理过程中,肠道血流总体减少,尤其是肠道黏膜血流减少是最为关键的事件。对脓毒血症活体的微循环进行观察,发现其血管壁水肿、局部出血、动静脉分流、毛细血管和静脉内血液倒流、微单位内血液重新分布、白细胞-内皮细胞相互作用、通过毛细血管壁转移。小静脉内血流速度的降低与黏附于血管上皮的白细胞数量密切相关。这种微循环障碍称为白细胞黏附性狭窄,因为它的特点是毛细血管内血流减缓和静脉内血流走走停停和没有血流;其次,随着疾病的进展,小动脉管腔内白细胞黏附于内皮。因此,微循环出现严重障碍和非均质性血流。某些区域高灌注而其他区域低灌注;血液的动静脉分流增加。这通常会使得总血流量相对正常或甚至增加,但是肠道壁特别是黏膜的营养性血流量严重降低。在脓毒血症的过程中,肠道的代谢性氧需增加,尽管血管明显扩张但是营养性血流量减少。

脓毒血症与严重的炎症反应有关,导致肠道通透性增加和免疫屏障功能受损。缺血、通透性增加和肠屏障受损在随后扩大的远端器官功能障碍中发挥重要作用。应用多巴胺和一些其他儿茶酚胺类药物可能会增加血压和心排血量,但是也会增加动静脉分流,对于胃肠道营养性血流和微循环没有任何改善。这样的治疗往往是无效的,实际上会加重脓毒血症。尽管氧输送增加,作为组织氧合标志的胃黏膜内pH降低。术语氧输送可能并不能准确反映动脉血和血流(心排血量)中的氧含量。术语氧气输出可能更准确,因为实际上这些氧气没有进入细胞,而是通过动静脉分流绕过这些细胞。

氧摄取不足可能不仅是动静脉分流的结果,部分原因与细胞内代谢受损从而无法进行氧消耗有关。在这种情况下,"输送的"氧气无法被吸收。

(3)脊麻和硬膜外麻醉对胃肠道的血流和血容量的影响:脊麻或硬膜外麻醉引起低血压的程度与阻滞的范围、局麻药的用量和基础血流动力学直接相关。腰段硬膜外麻醉引起阻滞区域的动脉和静脉扩张。近端内脏血管系统的收缩使得内脏系统的血容量转移进入全身循环,通常导致应力性容量和血压得以维持。胸段硬膜外麻醉引起明显的肠系膜血管扩张和低血压,而肠道的血流量和氧消耗维持不变。应用标记红细胞进行的研究表明,硬膜外麻醉的感觉阻滞平面在$T_4 \sim T_5$者会增加胸腔内和内脏血管的血容量。使用缩血管药物会降低内脏血管的血容量,但是会增加胸腔内的血容量。据估计,胸段硬膜外麻醉过程中使用缩血管药物会导致约 1 L 的血液从内脏血管转移进入胸腔内血管和全身循环。

输液或使用肾上腺素能受体激动剂显然会增加应力性容量。输液会增加总的(应力性和非应力性)血容量,而肾上腺素能激动剂可使已有的非应力性容量转移进入应力性容量。在许多情况下,使用 α 肾上腺素能受体激动剂对可能比输液更有益。因为与动脉相比,静脉对肾上腺素能激动剂的刺激更敏感,小剂量的 α 肾上腺素受体激动剂用于血容量正常的患者可收缩静脉(增加应力性容量)而不会影响动脉或损害组织灌注。

二、老年腹部手术的麻醉处理

老年人接受腹部外科手术时,其麻醉方式的选择应根据老年人解剖生理特点、全身状况、重要脏器的功能情况、手术部位和手术时间长短等综合考虑,以选择合适的、对内环境和生理状况干扰最少的方式为宜。

(一)麻醉选择

1.腹横肌平面阻滞

腹横肌平面阻滞是在腹内斜肌与腹横肌之间的神经筋膜层注射局麻药以阻滞前腹壁的神经提供良好的腹壁镇痛,可用于腹壁肿块切除、切口疝、腹股沟疝手术的麻醉,也可联合全身麻醉以减少术中全麻药的用量,并提供一定程度的术后镇痛。但老年人对局麻药的耐量降低,需根据患者的具体情况恰当定量,并注意局麻药毒性反应。

2.椎管内阻滞

椎管内麻醉包括硬膜外阻滞,脊麻或硬膜外阻滞联合腰麻等,因痛觉阻滞完善,腹肌松弛满意;对呼吸、循环、肝、肾功能影响小;交感神经被部分阻滞,肠管应激,减轻心脏收缩,使得手术野显露较好;持续硬膜外阻滞作用不受手术时间限制,并可用于术后镇痛,气道反射存在,降低误吸的危险性,是腹部手术较理想的麻醉方法。椎管内麻醉能够有效地抑制麻醉本身和手术带来的前后负荷,减少术后肺部的并发症。另外,椎管内麻醉在达到胸腰水平抑制交感神经后,促进胃肠蠕动,缩短术后肠麻痹的时间,减少术后肠梗阻的发生率,有利于肠道功能的尽早恢复。然而,椎管内麻醉在老年人中的治疗阈值较窄,老年人迷走张力较高,当椎管内阻滞过度抑制交感神经时,其较年轻人更易于发生心率极度过缓、血压降低,甚至循环衰竭和心搏骤停。因此,椎管内麻醉应谨慎地应用于老年人的下腹部手术,并小量多次追加药物以达到预期的平面,以减轻对呼吸和循环的影响。

(1)硬膜外阻滞。老年患者硬膜外阻滞的特点:①年龄对局麻药在硬膜外间隙扩散有一定影响,20~30 岁每阻滞 1 个神经节段约需 2%利多卡因 1.5 mL,而从 20 到 40 岁硬膜外阻滞所需药量随年龄增加而逐渐减少,至 70~80 岁每阻滞 1 个神经节段所需的药量较 20~30 年龄段几乎减少一半,这是由于老年人椎间孔狭窄致药液经椎间孔向椎旁间隙扩散减少,及老年人的硬膜变薄使药液易透过硬膜等因素所致老年人的硬膜外间隙较成人狭窄、椎管比较狭小,因此老年人对局麻药的用量减少。②老年人的脊椎韧带已经产生钙化和纤维性变,椎管穿刺可能较年轻人困难,直入法难以成功时,旁入法可以达到目的。③老年人硬膜外麻醉时血流动力学改变比全麻明显。尤其是患有高血压老年患者施行中胸段硬膜外阻滞时更易出现低血压,注药前需先开放静脉输液,平卧后注入极小量试验剂量,以后分次小量追加维持量,直至获得满意的阻滞平面,适当延长给药间隔时间。术中要求麻醉效果确切、氧供充分、镇痛完善,心血管系统功能稳定。④局麻药液中肾上腺素浓度不宜过高,以1:40万为宜。

(2)蛛网膜下腔阻滞:老年患者由于脊髓及神经系统的退行性改变,神经元总数减少,蛛网膜绒毛增大及椎旁间隙变窄,脑脊液的理化特性直接影响着局麻药的扩散。与年轻人相比,老年人脑脊液压力较低,脑脊液比重较高,增龄所致的体内水分和细胞外液的减少,导致老年人脑脊液容量减少,压力降低,故局麻药容易在蛛网膜下腔扩散,少量的局麻药(一般较青壮年减少1/4～1/3)就可以获得广泛的阻滞效果。由于麻醉平面的可控性较差,现已很少应用于腹部外科手术。

3.全身麻醉

随着麻醉技术水平设备条件的改善,全身麻醉在腹部手术中的应用逐渐增加,已成为腹部大手术的首选方法。全身麻醉的优点是术中麻醉医师对呼吸道的有效控制,从而从容地调整麻醉深浅,易于保持患者循环状态的稳定性;缺点是气管插管、拔管等操作会引起患者循环系统的剧烈波动,患者易发生心肌缺血、高血压等危象。另外,吞咽反射与气道反射的消失或减弱,导致诱导和插管时有引起呕吐误吸的危险性,加之老年患者的胃排空减慢,使其发生反流误吸的风险较年轻人增高,而误吸是腹部手术麻醉常见的死亡原因之一。虽然老年患者对镇痛药物耐受性有所下降,但由于心血管系统的退行性改变,使老年患者对伤害性刺激的心血管反应较年轻人更剧烈,所以在老年患者麻醉中必须注意配合足够的镇痛药物才能减轻心血管的反应,从而减少可能发生的心脑血管并发症。在老年人对静脉麻醉药的代谢分解及排泄延缓,为防止苏醒延迟,宜尽量选用短效药物。

4.全麻复合硬膜外阻滞麻醉

随着麻醉技能的不断提高,全麻复合硬膜外阻滞广泛地用于腹部手术。此法可充分发挥全麻和硬膜外阻滞的长处,避免两者的不足之处。全麻的可控性好,肌肉松弛满意,牵拉反应少,气道管理方便;硬膜外阻滞可阻滞手术区域的传入神经和交感神经,从而阻断该区域内伤害性刺激向中枢的传导,使脑垂体和肾上腺髓质分泌的儿茶酚胺减少,有效降低了全麻诱导期、术中以及拔管期的应激反应以及抑制外科手术引起的应激反应,可显著减少阿片类等全麻药以及肌肉松弛药的用量,肝肾功能影响较小,也减轻对心肌和大脑的抑制程度,苏醒时间显著缩短,可提早拔管,减少并发症;特别适用于合并有呼吸,心血管疾病的患者、高龄患者以及创伤大、手术时间长、内脏器官探查牵拉反应明显,机体应激反应剧烈的腹部手术;硬膜外阻滞还可促使肠管收缩,有利于手术野的显露,便于外科操作;另外,硬膜外置管给药尚可提供良好的术后持续镇痛,有利于患者早期咳嗽,排痰,改善术后早期的肺功能,减轻肺不张,肺部感染等并发症,促进患者早期康复。

当然由于硬膜外阻滞的作用,全麻维持期间镇痛药和肌肉松弛药用量相应减少,应当注意围术期有发生低血压和术中知晓可能性,要求硬膜外阻滞和全麻需要合理协调配合,用药必须个体化,并在术中根据手术的进程和患者的生命体征随时调整麻醉深度,并通过容量治疗和适当应用麻黄碱或去氧肾上腺素等缩血管药物以及监测麻醉深度来帮助减少发生低血压和术中知晓的可能性,确保手术顺利进行和患者的安全。

(二)麻醉前准备和评估

1.全面了解评估患者的贫血、营养不良和低蛋白血症状况

消化道溃疡和肿瘤出血患者多并存贫血,老年患者对失血的耐受性较年轻患者差,故如为择期手术,应将血红蛋白宜纠正到90 g/L以上,血浆总蛋白60 g/L以上,必要时术前予以输血或补充清蛋白;对于急性失血患者,休克患者应在补充血容量、治疗休克的同时实施麻醉和手术。

2.重视患者的凝血功能

有出血倾向者可给予维生素 K 等止血药,以纠正出凝血时间和凝血酶原时间。如是肝细胞合成第 V 因子功能低下所致,麻醉前应输新鲜血或冰冻血浆。

3.纠正水、电解质及酸碱平衡紊乱

消化道疾病的患者可发生呕吐、腹泻或肠内容物潴留,易出现脱水、血液浓缩、低钾血症;上消化道疾病常因大量胃酸丢失而易出现低钾血症、低氯血症及代谢性碱中毒;下消化道疾病可并发低钾血症及代谢性酸中毒等,以上术前应予以纠正。长期呕吐伴有手足抽搐者,术前术中应适当补钙和镁。

4.吸除胃内容物

肠道手术应术前常规置入鼻胃管老年患者的胃排空速度较年轻人减慢,疑饱胃、肠梗阻等急诊患者,麻醉前尽可能吸除胃内容物,可以减少围术期呕吐、误吸的发生,并有利于术后肠功能的恢复。

5.重视腹水程度和低蛋白血症

腹水直接反映肝损害的严重程度,大量腹水还直接影响呼吸、循环和肾功能,应在纠正低蛋白血症的基础上,采用利尿补钾措施,并限制入水量,纠正水电解质和酸碱失衡。有大量腹水的患者,麻醉前应多次小量放出腹水,必要时输用新鲜血或冰冻血浆,但禁忌一次大量放腹水,以防发生休克、肝肾功能不全以及肝性脑病。术前适当补充清蛋白、血浆等也可以减轻腹水,肺水肿等。

6.治疗凝血功能异常

胆囊、胆道疾病多伴有感染,胆道梗阻可能发生阻塞性黄疸及肝功能损害,麻醉前都要给予消炎、利胆和保肝治疗;阻塞性黄疸可导致胆盐、胆固醇代谢异常,维生素 K 吸收障碍,致使维生素 K 参与合成的凝血因子减少,可发生出凝血异常,凝血酶原时间延长,围术期容易发生出血、渗血,麻醉前应给维生素 K 治疗,使凝血酶原时间恢复正常。这类患者常伴肝损害,应禁用对肝肾有损害的药物,如大剂量吗啡等。麻醉手术中因凝血因子合成障碍,毛细血管脆性增加,也促使术中渗血增多。脾脏是体内血液调节器官,功能亢进可使血液红细胞、白细胞及血小板破坏增加,引起严重贫血和凝血机制障碍。

7.麻醉前必要时需给予足量的阿托品

阻塞性黄疸的患者,自主神经功能失调,表现为迷走神经张力增高,心动过缓,加之老年患者本身迷走张力增高,麻醉手术时更易发生心律失常,低血压甚至心搏骤停,麻醉前必要时需给予足量的阿托品。

8.改善营养状况

老年患者合并胰头或壶腹部肿瘤需要行胰腺和十二指肠切除术时,由于其循环、呼吸系统的并发症多,凝血功能多异常,又长期饮食不佳而致营养不良、体质消瘦、脱水、电解质紊乱,术前应加强支持治疗,改善营养状况,纠正水、电解质、酸碱失衡。

9.急性坏死性胰腺炎

发病急,病情危重,可出现消化道出血、肾功能不全,甚至并发多脏器功能衰竭,死亡率高;胰腺炎继发腹膜炎,腹腔大量血性液体渗出,并因呕吐、肠麻痹、导致严重血容量不足,易发生低血容量休克和水电解质紊乱。坏死性胰腺炎因缺血缺氧、炎性介质释放,可造成心脏、肺脏、肾脏、循环功能等多脏器衰竭;术前应胃肠减压,禁食,积极补液,纠正休克,改善微循环,治疗酸中毒以及水电解质平衡紊乱;积极治疗心律失常和心功能不全;禁用吗啡镇痛,以免 Oddi 括约肌痉挛。

10.胰岛细胞瘤

胰岛细胞瘤是多发性内分泌瘤中的一种,以间歇性分泌大量胰岛素致发作性低血糖症状为特征,可出现休克,术前应纠正。手术切除是治疗的根本措施也是唯一手段。术前主要是预防低血糖的发生,包括少量多餐和夜间加餐,必要时补充葡萄糖。

11.糖皮质激素

大都已长期服用糖皮质激素和促肾上腺皮质激素。麻醉前除应继续服用外,需检查肾上腺皮质功能代偿情况;术前切忌突然停药,否则术中、术后可能发生肾上腺皮质危象影响预后。外伤性脾破裂除积极治疗出血性休克外,还应注意有无肋骨骨折、胸部挫伤、左肾破裂及颅脑损伤等并存损伤,以防因漏诊而发生意外。

(三)麻醉处理

1.麻醉诱导

(1)不存在反流误吸风险(消化道梗阻、饱胃等)或困难气道的老年患者,由于其循环功能的脆弱性,麻醉诱导应选择对循环抑制较轻的镇静药物,如依托咪酯。尽管存在依托咪酯对肾上腺皮质功能抑制的顾虑,但最近的证据表明单次诱导剂量并未对患者的术后转归造成影响,大规模多中心研究仍然需要证实。如果给予丙泊酚,应该小量、缓慢、多次静脉推注,或分级靶控输注,以睫毛反射消失或者麻醉深度监测指标达到插管镇静深度作为麻醉诱导的最佳剂量;在此过程中,任何时刻患者的循环发生急剧变化,应先暂时停止给予丙泊酚,经过输液、给予血管活性药物后,循环稳定后再继续给予直至达到插管镇静深度,慎用即刻进行气管插管以刺激循环的做法。

(2)存在反流误吸风险(消化道梗阻、饱胃等)的老年患者宜采取快速顺序诱导。具体的实施方法:①麻醉诱导前必须准备好吸引装置。②诱导前通常进行给氧去氮。通过4次吸入纯氧下的过度通气,可有效地去除正常肺内的氮气。患有肺部疾病的患者可能需要3~5 min的给氧去氮。③以非去极化肌肉松弛药进行预先筒毒化,可防止注射琥珀胆碱后肌颤导致的腹内压增高。如果选择罗库溴铵作为肌肉松弛药,诱导前2~3 min先小量给予(0.1 mg/kg),可加速起效时间。④应事先准备好不同大小的喉镜片和气管导管。审慎地使用导芯并选择比正常尺寸小一半口径的气管导管进行气管插管,可最大限度地增加插管成功的概率。⑤诱导前由助手压迫环状软骨(Sellick手法)因为环状软骨是一个不易被压缩、闭合的环形骨,压迫它的压力可传递至下方的食管,使其被压迫变扁,被动反流的胃液即不能到达咽部。为控制正在发生的胃内容物反流,在快速反流期间用力压迫环状软骨(超出清醒患者所能承受的程度),可能会导致食管后壁破裂。⑥通常使用丙泊酚或硫喷妥钠。诱导剂量通常单剂量一次静脉注射,如果有迹象表明患者的心血管状态不稳定,则必须调整诱导剂量,或者选择其他能进行快速诱导的麻醉药物替代(如依托咪酯、氯胺酮)。⑦给予镇静药物后,立即静脉注射琥珀胆碱(1.5 mg/kg)或罗库溴铵(0.9~1.2 mg/kg),即使患者还没有完全失去意识。⑧不对患者施行人工辅助通气,以避免胃胀气而增加呕吐发生的概率。一旦自主呼吸消失或者肌肉对神经刺激的反射消失即可迅速进行气管插管。压迫环状软骨直至气管导管的气囊被充气,导管位置被确认。⑨如果插管困难,应该继续按压环状软骨并轻柔地进行通气给氧,直至开始尝试实施另一种插管方法。如果插管仍不成功,应该设法恢复患者的自主呼吸,实施清醒插管。

(3)如有困难气道,可尝试清醒气管插管;饱胃患者实施清醒气管插管时,在患者的唇、舌和口咽上部行表面麻醉时,应避免给喉部表面麻醉以保留喉部的保护性反射。

2.麻醉维持

(1)胃肠道手术:进腹探查前可给予适量麻醉性镇痛药或镇静药,以控制内脏牵拉反应。肠道手术前常需多次清洁洗肠,围术期应监测血气电解质,注意血容量和血钾等电解质的变化,并予以纠正。此外,低温冲洗液易引起患者体温降低,在老年患者,其基础代谢逐渐下降,机体产热量减少,体温调节机制削弱,麻醉和手术期间比年轻人容易出现体温过低,而且复温较慢,从而导致麻醉药物代谢和排泄减慢,苏醒延迟;苏醒期寒战,加重心肺负担;蛋白质分解代谢加剧,尿氮增高。体温降低可使儿茶酚胺浓度上升,易诱发血压升高、心肌缺血和心律失常,甚至心搏骤停和心肌梗死。故麻醉期间要采取保温措施,如尽量减少裸露的体表面积、适当提高室温、吸入温湿气体等,必要时对输血输液和冲洗体腔的生理盐水进行预先加温。游离乙状结肠时多需采用头低位,以利于显露盆腔,此时应注意呼吸参数变化,并积极调整通气设置。直肠手术中出血可能较多,要随时计算出血量和尿量,并及时补充容量,术中有时损伤盆腔静脉丛,可能发生渗血不止,应引起充分重视。

(2)肝胆疾病手术:应避免使用对肝脏有损害的麻醉药物,氯胺酮、依托咪酯等使肝血流下降的药物也不宜选用,氟烷也禁忌使用。患者合并低蛋白血症时,药物血浆蛋白结合率降低,应合理调整药物剂量。气管插管操作要轻柔,防止因咽喉及气管黏膜损伤而导致血肿或出血。行肝脏和脾脏手术时,外科手术刺激较大,有发生意外大出血的可能,应预先做好大量输血或自体血回输的准备。肝脏手术可能需要阻断肝门或肝动脉从而对循环产生一定的影响。巨大脾脏内储血较多,有时可达全身血容量的20%,故麻醉中禁忌脾内注射肾上腺素,以免发生回心血量骤增而导致心力衰竭的危险。如为脾破裂,患者多处于失血性休克状态,处理休克的同时尽早手术止血,术中保持良好的肌松,以利于脾脏显露和止血。麻醉处理中要密切注意出血、渗血情况,维持有效循环血量,纠正低血压,避免肝脏缺血缺氧;术中禁忌一次大量放腹水,以防发生休克或肝性脑病;麻醉中要维护肝肾功能,监测血气,纠正水,电解质,酸碱失衡;必要时补充凝血因子或使用止血药物。脾亢患者长期服用激素,围术期应继续给予激素维持量,以防急性肾上腺皮质功能不全。术中出现不明原因低血压或休克,抗休克治疗的同时需考虑补充激素。

(3)老年急腹症手术:急症手术是急症手术中最常见类型;急腹症患者发病急,病情较重,涉及病种较多,如常见的急腹症有消化道出血、穿孔、腹膜炎、急性阑尾炎、急性胆囊炎、急性胰腺炎、化脓性胆管炎、肠梗阻、脾破裂等,有些患者还合并出血性休克、感染性休克等,呼吸、循环功能不稳定。患者常常处于饱胃状态,急腹症对循环和呼吸的影响严重往往加重这些老年患者原本的并发症,麻醉前准备时间有限,麻醉风险较大,麻醉意外以及麻醉手术后并发症的发生率均较择期手术高。

急腹症手术对麻醉医师的挑战在于没有充分的时间对患者的全身状况做全面检查及纠正生理紊乱;麻醉医师应尽可能在术前短时间内对病情作出全面综合估计和优化术前准备,以保证患者生命安全和手术顺利进行。

胃十二指肠溃疡穿孔:除应激性溃疡穿孔外,患者多有长期溃疡病史及营养不良等变化。腹膜炎患者常伴剧烈腹痛和脱水,部分患者可继发中毒性休克。麻醉中应继续纠正脱水、电解质紊乱和代谢性酸中毒,防止内脏牵拉反应。对严重营养不良、低蛋白血症或贫血者,术前宜适量补全血或血浆。围术期监测血气电解质,积极改善患者内环境。

上消化道大出血:食管静脉曲张破裂、胃肠肿瘤或溃疡及出血性胃炎,经内科治疗仍难以控制出血者,常需紧急手术。麻醉前患者多有程度不同的出血性休克、严重贫血、低蛋白血症、肝功能不全及代谢性酸中毒等。术前均需抗休克综合治疗。麻醉中应密切根据血压、脉搏、脉压、尿量、中心静脉压、血气分析、心电图等监测情况,维护有效循环血量,维持呼吸交换,避免缺氧和二氧化碳蓄积,纠正酸碱失衡,并维持尿量在 30 mL/h 以上。

急性肠梗阻或肠坏死:反流误吸是急性肠梗阻患者麻醉诱导最严重的并发症;术前放置胃肠减压管,选择氯琥珀胆碱快诱导插管,麻醉诱导及维持过程中应强调预防呕吐物反流误吸,继续进行抗休克综合治疗,维护心、肺、肾功能,预防急性呼吸窘迫综合征、心力衰竭和肾衰竭。输血输液时,应掌握剂量与速度,胶体与晶体比例,以维持合理的血红蛋白与血细胞比积,术中监测血气和电解质情况,注意体温监测和保温。

急性坏死性胰腺炎:一个常见而凶险的外科急腹症,因大量炎性介质释放,可诱发全身炎性反应。应选用对心血管系统和肝肾功能影响小的全身麻醉。麻醉中应针对病理生理特点进行处理:①因呕吐、肠麻痹、胰腺出血、腹腔内大量渗出往往并存低血容量性休克,水、电解质酸碱失衡,应加以纠正;②胰腺酶可将脂肪分解成脂肪酸,与血中钙离子起皂化作用,因此患者可发生低钙血症,需加以治疗;③胰腺在缺血、缺氧情况下可分泌心肌抑制因子(如低分子肽类物质,心肌抑制因子),因此抑制心肌收缩力,使休克加重,应注意防治;④胰腺炎继发腹膜炎,致大量蛋白液渗入腹腔,不仅限制膈肌活动,且使血浆渗透压降低,容易诱发肺间质水肿,呼吸功能减退,甚至发生急性呼吸窘迫综合征;⑤肾功能障碍也是常见并发症。

麻醉中应在血流动力学指标监测下,输入血浆代用品、清蛋白、血浆和全血以恢复有效循环血量,纠正水,电解质,酸碱平衡紊乱及低钙血症,同时给予激素和抗生素治疗。此外,应注意呼吸管理、防治急性呼吸窘迫综合征、维护肝功能,监测体温以及监测尿量,防治肾功能不全。

(王 飞)

第八节 老年人血管手术的麻醉

一、麻醉前评估、准备与用药

(一)麻醉前评估

血管外科的危险性除与手术因素相关外,还与是否有合并症密切相关。老年患者大多伴有心、脑、肺、肝、肾和其他脏器的病变,如冠状动脉病变、高血压、糖尿病、慢性肺部病变和肾脏病变等(表 11-7)。这些改变可影响器官功能甚至威胁生命。主动脉手术患者中冠心病和糖尿病的发病率明显高于非血管手术的患者。

表 11-7 择期血管外科患者合并症

合并症	发生概率
高血压	40%～68%
心脏病	50%～70%
心绞痛	10%～20%
充血性心力衰竭	5%～29%

续表

合并症	发生概率
糖尿病	8%～44%
慢性阻塞性肺疾病	25%～50%
肾病变	5%～15%

1.心血管系统

(1)心肌缺血、心功能不全和心肌梗死:主动脉及其主要分支病变围术期的常见死亡原因是心肌梗死,尤其是心肌再梗死,死亡率高达 40%～60%。心功能不全和充血性心力衰竭,常由于临床症状和体征不明显而被忽略。如夜间咳嗽、失眠、夜尿增多、不能解释的疲劳不安、腹部不适以及明显的交感神经活动亢进如出汗和原因不明的心动过速等均需引起重视,诊断明确后应合理使用强心、利尿和扩血管药,控制心律失常,纠正电解质紊乱,待一般情况改善后再手术。冠心病老年患者术前还应检查的内容有以下几项。①24～72 h 动态心电图:观察心律与 ST 段,评定冠状血管病变。②心电图运动试验:有助于胸痛的诊断、评估冠心病严重程度及治疗心绞痛的疗效。③核素闪烁摄像术:铊-201 运动或药物应激试验可提高检查的灵敏度和特异性。④超声心动图:测定收缩末期和舒张末期的心腔直径、心腔容积以及测量左右心室的射血分数,计算心脏每搏输出量和心排血量等。此外,还可观察室壁活动情况,评价心肌功能,判断是否存在早期心肌缺血。⑤心血管造影:可明确冠状动脉病变部位和狭窄程度,并计算射血分数,估计左心射血功能,也可从心室舒张期末显影,测量左室舒张期末容量,了解左心前负荷。左心室造影图还可判断室壁活动情况,评估心肌功能。冠状动脉造影术还可了解冠状动脉侧支循环的建立情况、是否存在冠状动脉痉挛和血栓形成等。

患者如有心肌梗死病史,围术期再发生心肌梗死的机会与心肌梗死后至进行大血管手术的间隔时间明显相关。有文献报道 3 个月内围术期心肌再梗死发生率高达 5.8%～37%;3～6 个月为 2.3%～16%;6 个月后为 1.5%～5.6%。近年来,由于内科的积极治疗,外科手术的改进,麻醉理论、技术的完善和监测技术的提高等,围术期再梗死的发生率有所下降,3 个月内手术心肌再梗死的发生率已降至 4.3%。但除非情况紧急,原则上大血管手术应该延迟至心肌梗死 3 个月后再行手术。

(2)高血压:大血管手术患者入院时 50%～60%有高血压。术前未进行适当治疗,麻醉和手术期间发生血压波动的机会显著增加。舒张压显著增高的患者常伴血浆容量降低,应用降压药可使血容量恢复。治疗不当的舒张压增高患者可在麻醉诱导前适当扩充血容量。左心室肥厚是心脏后负荷增加的代偿反应,常可作为评定高血压的重要指标。肥厚的左心室顺应性减退,需要较高的充盈压才能产生最佳的舒张末容积。对心室充盈压影响的相关因素如低血容量、心动过速和心律失常等常会造成心排血量和血压显著下降。

慢性高血压患者肾血管阻力明显增高,肾血流量持续降低,并直接与高血压程度和时间相关。脑血流自动调节范围变得狭窄,自动调节曲线向右移,若发生低血压容易引起脑缺血。高血压引起左心室肥厚,冠脉储备功能下降,特别容易引起心内膜下缺血。对所有高血压患者术前均应适当治疗,并一直持续至手术前。

2.呼吸系统

有吸烟史并伴有慢性肺部病变的血管手术老年患者,由于长期呼吸道炎症,分泌物增多,支气管平滑肌收缩和(或)肺实质病变造成呼气时气道趋于关闭阻塞,呼出气流受阻,通气/血流比值失调和低氧血症。在原有慢性肺部病变的基础上,血管手术后更易发生肺部并发症,择期外科手术的吸烟患者应在手术前 6 周戒烟。即使术前肺功能正常的患者进行腹部与胸部手术也常会造成肺容量降低、呼吸浅速、叹息呼吸减少或消失、咳嗽减弱和气体交换受损。术前准备包括呼吸功能评估、胸腹式呼吸训练、体位引流、使用支气管扩张药和抗生素控制感染等。胸腹部血管外科手术患者如有肥胖、老年或有慢性肺部病变、大量吸烟史和咳嗽史术前应做肺功能测定。

3.肺动脉高压

肥胖、阻塞性肺部病变或严重缺血性心脏病患者常伴有肺动脉高压,肺动脉高压达一定程度可引起右心衰竭,发生显著的右向左分流、动脉低氧血症和室性心律失常。患者常存在运动耐量受限和容易发生肺部感染。中度运动后肺动脉压进一步增高,常提示心源性肺高压。肺高压患者术前准备包括限制盐和水入量、增心肌收缩药,以及纠治伴随的肺部病变,必要时服用降低肺高压的药物。

4.肾脏

老年血管手术患者常伴有肾功能减退,进行尿液分析、血尿素氮、肌酐和电解质测定评价肾功能。对有肾脏病变者,应进行肾功能的特殊检查。

(二)麻醉前准备与用药

1.调整心血管用药

(1)洋地黄类药:术前洋地黄类药物治疗的患者,注意纠正低钾血症,一般主张结合临床症状与体征调整药物剂量,并于手术当天停用。

(2)利尿药:较长时间应用吩噻嗪类会引起低钾血症,用药两周以上,又未适当的补充,即使血钾在正常范围,体内总钾量已下降 20%~50%。应该结合病史、心电图变化以及测尿钾和计算钾的总丧失量作为术前补钾的参考,使术前血钾保持在 3.5 mmol/L 以上。慢性低钾,血清钾低于 3.0 mmol/L 或估计总体钾丧失达 20%以上,则应纠治后才能进行择期手术。此外,服利尿药的患者,血容量不足也不容忽视,麻醉期间发生低血压的机会增多,应及时补充血容量。最好在术前 2 d 停用利尿药,或至少对利尿药的用量做适当调整。

(3)β受体阻滞剂:主要用于心绞痛、心律失常和高血压治疗。目前认为使用β受体阻滞剂治疗的患者,原则上术前不应停药。尤其当β受体阻滞剂用于控制心率时,应持续用药直至手术当天早上。

(4)钙通道阻滞剂:是治疗心绞痛、原发性高血压和室上性心律失常的药物。在围术期,吸入麻醉药和钙通道阻滞剂对心血管系统会产生相互协同的抑制作用。钙通道阻滞剂还会降低骨骼肌的收缩效应,增强肌肉松弛药的作用。术前停用钙通道阻滞剂有可能发生反跳性冠状动脉痉挛。因此,术前不宜停用钙通道阻滞剂。

(5)硝酸甘油:硝酸甘油静脉和皮肤贴片已普遍用于抗高血压的紧急治疗和围术期降低心脏前、后负荷,对维护心内膜下心肌血流有益。

(6)抗凝药及其他药物:应用抗凝药的患者有增加手术出血和硬膜外穿刺置管引发血肿的危险,因此,华法林至少停药 3~7 d,阿司匹林、氯吡格雷及塞氯匹啶应在手术前一周停药。其他如口服降糖药应在手术前晚停用。使用胰岛素要考虑手术当天仅给原每天剂量的 1/3~1/2,术中要加强血糖监测,以免发生低血糖。

2.麻醉前用药

麻醉前用药应重点解除患者对手术的焦虑和紧张情绪,并结合病情、手术类别等调整药物种类和剂量。咪达唑仑 2～3 mg 静脉注射。高血压和冠心病患者可酌量增加手术前用药量,如吗啡 0.05～0.1 mg/kg 肌内注射,并按需加用适量 β 受体阻滞剂。

二、胸主动脉瘤手术的麻醉处理

(一)升主动脉瘤切除

人造血管置换大多在体外循环下进行。动脉瘤部位较高,离主动脉瓣环 3 cm 以上也可考虑在低温下采用人造血管临时旁路吻合,阻断动脉瘤近、远端血流,进行人造血管置换。升主动脉瘤合并主动脉瓣病变则应采用复合带瓣人造血管置换升主动脉和主动脉瓣,并作双侧冠状动脉开口移植。麻醉和手术期间除遵循体外循环心脏手术原则外,尤应注意控制心脏后负荷,并避免心动过缓,还特别注意对心肌保护和冷停搏液的使用。术中经升主动脉高位或主动脉弓近段插灌注管,也有用经左股动脉插灌注管。主动脉反流者,体外循环期间可放左心引流,防止左心室扩张而负荷过重。

(二)弓部主动脉瘤切除

主动脉弓动脉瘤切除涉及头臂动脉各分支,手术较复杂费时。要特别注意缩短头部分支的阻断时间,保护大脑减少神经系统后遗症。可考虑采用以下措施。

1.体外循环法

体外循环下便于大血管手术操作,但相关并发症增加。分别对无名动脉、左颈总动脉及下半身动脉插管灌注,颈动脉灌注量 400 mL/min 左右。

2.分流法

先在升主动脉及降主动脉间用人造血管架临时旁路吻合,并于分支和头臂动脉主要分支做端-侧吻合,然后阻断动脉瘤近远端主动脉,切除瘤体,移植入造血管重建主动脉血流,最后拆除临时旁路血管。

3.低温法

通过体表降温将中心体温降至 32 ℃,头部另加冰帽。在升主动脉近心部与人造主动脉弓行端-侧吻合,其远端与降主动脉做对端或端-侧吻合,再分别吻合头臂各分支。在中度低温保护下,可提供 20 min 左右安全间期供无名动脉及左颈动脉吻合,两次吻合之间应有 15 min 间隔,使脑的血液循环充分恢复。此外,尚有体外循环深低温停循环法,近年报告体温保持在 15 ℃左右,脑电图无电波活动,历时 30 min 以内的循环停止可称安全,10 ℃时可达 40 min。而临床经验证明头部另加冰帽则时间可适当延长。对决定某一水平温度下循环停止时间也应根据患者和临床具体情况而定,但仍需遵循基本规律。

4.逆行脑动脉灌注

此方法的主要优点是避免停止脑组织循环,又不影响手术操作,作为大脑低温的辅助,减少脑栓塞的发生。逆行脑动脉灌注不能超过 30 min,不然,神经系统并发症增多。脑保护的确切作用尚不能肯定。

5.顺行脑动脉灌注法

对预计阻断血管达 30～45 min 时,可在深低温停循同时顺行脑动脉灌注。一般用氧合血进行脑灌注,流速 250～1 000 mL/min,灌注压 6.7～10.7 kPa。

6.脑保护

(1)脑氧饱和度监测:主动脉弓部夹层动脉瘤患者术中脑氧饱和度的变化具有一定临床意义。

(2)药物脑保护:如硫喷妥钠、大剂量激素、氧自由基清除剂、钙通道阻滞剂等对脑保护作用目前多数认为无确切效果。术中应避免高血糖,实验证明在脑缺血动物,用胰岛素产生轻度低血糖可改善动物存活率和神经系统功能。为了预防术中脑供血不足致脑水肿,可用甘露醇 0.5 g/kg 以缓和术后颅内压的升高。

(三)降主动脉瘤切除

降主动脉瘤手术麻醉手术期间,在降主动脉阻断时可引起剧烈的血流动力学波动,严重的近端高血压,出现心脏并发症;同时伴有远端低血压,腹腔脏器和脊髓缺血。此外,手术及凝血功能障碍可造成出血。阻断时间短(一般<30 min),减少术中出血和主动脉损伤。一般认为主动脉病变范围小,预计手术操作简便且阻断时间在 30 min 以内,患者心、肾功能良好时可考虑采用主动脉直接阻断,否则以辅助体外转流或体外循环为宜。

1.浅低温下直接主动脉阻断

(1)麻醉选择:降主动脉瘤和胸、腹主动脉瘤手术采用全麻体表降温、选择性旁路等方法。一般选择左侧双腔气管导管,如术前 CT 显示左侧支气管受挤压,则换用右侧双腔管或支气管阻塞器,采用单肺通气技术,有利于手术野暴露。全麻后在中心静脉监测下经静脉输注 4 ℃乳酸钠林格液,在主动脉阻断前输入 1 500 mL 左右,使体温降至 33 ℃～34 ℃。

(2)麻醉管理:主动脉阻断前及时调整麻醉深度和血流动力学状态。应用静脉注射镇痛药或吸入全麻药维持患者的心率与血压较基础水平低 15%～20%。主动脉阻断后血压上升,若未超过基础值的 15%～20%,心电图无异位节律或心动过缓可不必处理。从理论上讲,主动脉阻断后近端较高的血压可增加侧支循环血流量,对阻断远端组织血供的维持也有帮助。患者术前心功能差,若有明显冠状动脉病变、心肌梗死史、射血分数<0.35、心指数<2 L/(min·m²)、心室壁活动减弱或有反常活动以及肺毛细血管楔压>2.0 kPa,术中心脏不能承受外周阻力骤增,或主动脉阻断后血压上升过高应及早预防性应用扩血管药。人造血管置换完毕,主动脉开放后,处理原则同腹主动脉瘤置换术。由于主动脉阻断部位高,远端较大范围组织血供不足,主动脉开放后常出现比较严重的酸血症,应及时纠治。一般在主动脉开放后先静脉滴注 5%碳酸氢钠 100～200 mL,然后按血气分析结果追加调整碳酸氢钠的用量。

(3)肾脏保护:肾脏在常温下缺血 30 min 即出现细胞损害。低温灌注使肾脏中心温度降至 20 ℃,能有效抑制其代谢活动,并认为低温灌注对术前有肾功能损害的患者有保护作用。肾动脉以下降主动脉瘤手术后肾功能不全的发生率为 5%,肾动脉以上降主动脉瘤手术后肾功能不全的发生率为 13%。肾功能不全与主动脉阻断时间、术中低血压时间及低心脏指数、急性房颤、术前肾功能状态及早期再手术相关。药物如甘露醇和多巴胺等的肾保护作用尚不肯定,采用全身降温或应用 4 ℃乳酸钠林格液持续灌注双肾动脉,效果较好,主动脉阻断时间 60～80 min,阻断开放后尿量保持正常,术后第一天出现不同程度血尿素氮和肌酐增高,这种短暂的肾功能损害于术后 3 d 左右才可恢复正常。

(4)脊髓保护:供应脊髓的动脉有纵动脉和横动脉,纵动脉分出脊髓前动脉,占脊髓血供 75%,脊髓后动脉仅占 25%。脊髓有三个不同水平供血区。①颈背部脊髓:血供来自椎动脉、甲状颈干和肋颈动脉。②中胸部脊髓:血供来自 T_4～T_9 的左、右肋间动脉。③胸腰脊髓:75%患者

的 $T_9 \sim T_{12}$,15%患者的 $T_8 \sim L_3$,10%患者的 $L_1 \sim L_3$ 节段的脊髓,血供来自肋间动脉的根支支配,称最大根动脉,占该部位脊髓血供 $1/4 \sim 1/3$,另有腰动脉和骶动脉供血。脊髓前动脉在主动脉上段较下段动脉直径小而阻力大 51.7 倍,故胸主动脉钳闭后截瘫发生率高达 15%～25%。

有文献报道因脊髓缺血降主动脉瘤术后可能并发截瘫,发生率为 2.9%～32%,平均为 6.5%。其中迟发性截瘫占术后截瘫或轻瘫的 30%～70%。患者年龄>70 岁、动脉粥样硬化以及急诊手术的发生率高。此外与阻断时间(>30 min)、动脉瘤性质、部位以及瘤体的广泛程度(移植血管长度)有关,尤其与主动脉阻断时间呈正相关。脊髓缺血性损伤的临床表现类似于脊髓前动脉综合征。脊髓保护主要措施:①胸段和腰段的动脉血供通常有一支以上的来源,其中一支或数支根动脉的血供最重要,血流中断可导致脊髓缺血。术前确认根动脉,手术重建术后截瘫发生率可从 50%降至 5%。②重建肋间动脉($T_8 \sim L_1$ 肋向动脉和腰动脉)。③目前普遍认为低温仍是大血管手术时保护中枢神经系统最常用的措施。术中采用浅低温(33.5 ℃～34 ℃)。④左心转流和远端主动脉灌注,维持钳闭动脉近端和远端灌注压(>8.0 kPa),保持主动脉阻断近端压力比基础值增加 30%,钳闭时间<30 min。⑤维持血细胞比容在 30%左右,术中不应输注葡萄糖(避免高血糖)。⑥腰段脑脊液减压引流,使脑脊液压力降至 1.3 kPa 以下,可减少脊髓的缺血损伤。⑦其他脊髓保护措施包括使用大剂量甲尼松龙静脉注射(30 mg/kg 阻断前和阻断后 4 h 静脉注射)、应用氧自由基清除剂、甘露醇、巴比妥、镁、钙通道阻滞剂、酰胺类局麻药及阿片受体拮抗药等保护。但这些措施对脊髓的保护作用均难以肯定。近期有文献报道,应用硬膜外间隙局部降温、脑脊液引流、根动脉置换等综合措施,联合体感和运动诱发电位监测,维持较高灌注压(12.0～14.7 kPa),使主动脉钳闭后下肢瘫痪明显降低。

(5)脊髓缺血监测:应用体感诱发电位,在运动阈以上微电流刺激踝部胫后神经,通过周围神经到脊髓后束,经脑干、中脑、脑桥、丘脑至大脑皮质感觉区,可记录到体感诱发电位,主动脉钳闭后 4 min 体感诱发电位潜伏期延长,7 min 后脊髓传导停止。在主动脉灌注恢复后 50 min 左右脊髓传导恢复,术后 24 h 内恢复正常。如体感诱发电位信号消失>14 min,可能发生术后神经并发症。但临床上有时体感诱发电位也不能完全反应脊髓缺血。体感诱发电位曲线可受许多因素影响,包括麻醉药、体温、氧和二氧化碳水平及周围神经病变等。吸入麻醉药使体感诱发电位潜伏期和振幅降低,安氟醚影响最明显,其次为异氟烷和地氟醚,七氟醚和氟烷影响最小,脊髓手术或胸主动脉瘤手术用体感诱发电位监测时,异氟烷、地氟醚或七氟醚浓度<1 MAC,用体感诱发电位监测仍有意义。

2.常温下转流或体外循环

为了减轻高位胸主动脉阻断所产生的剧烈的血流动力学波动,防止严重的心脏并发症如心肌缺血、急性心肌梗死、急性左心衰竭和心律失常,维持主动脉阻断以下部位的血供,减少腹腔内脏缺血和脊髓缺血损伤,避免主动脉开放时产生严重的低血压和出血,延长主动脉阻断的时间,目前常借助于体外转流或体外循环。主动脉-主动脉放置转流管能够有效地减轻左心室后负荷,降低左心室收缩力和舒张末期压力,且方法简便,不需要全身肝素化。术中可根据阻断远端压力和尿量等判断转流量。左心房-股动脉或肺静脉-股动脉转流需要借助体外循环机实施,但不需要氧合装置。右心房-股动脉或股静脉-股动脉转流则不仅需要体外循环机,而且需要氧合器或膜肺。体外转流开始,主动脉阻断后全身血流分成两部分。上身的血液循环由心脏维持,而阻断以下部分的血液循环则由转流泵维持。血压一般由静脉引流量所决定,比较理想状况是将上半部的血压和下半部的血压均控制在 9.3～10.7 kPa。由于回心血量减少,左心室前负荷较直接主动脉阻断时明显下降,但仍有部分患者出现肺动脉压和肺毛细血管楔压增高,可持续静脉输注硝普钠或硝酸甘油治疗。

(四)主动脉夹层动脉瘤

主动脉夹层动脉瘤一般属急症手术,为了争取时间,诊断、急救治疗同时并进。如延误手术时机,死亡率高达 20% 以上。麻醉方案与上述胸主动脉瘤相似。其处理要点如下。

(1)紧急建立两条以上大号(>16G)静脉通路,其中之一为多腔导管中心静脉通路,便于大量快速输血输液和血管活性药物使用。同时准备血液回收机及快速输液加温装置。

(2)同时立即桡动脉穿刺插管,进行动脉压监测。如桡动脉搏动不明显则可用肱动脉,必要时用股动脉或腋动脉。但须留一侧股动脉为了急救时置管进行体外循环。

(3)插入肺动脉导管用于监测肺动脉压及心排血量。

(4)全麻诱导后备用经食管超声心动图监测。

(5)力求麻醉诱导平稳和维持适当麻醉深度。

(6)调控血压,防止血压剧烈波动,应用扩血管药和升压药调控,收缩压维持在 13.3～16.0 kPa。

三、腹主动脉瘤手术的麻醉处理

腹主动脉瘤有 95% 发生在肾动脉以下部位,并延伸至髂动脉。近年来,由于外科、麻醉和监测的改进,手术死亡率已降至 1.4%～3.9%,但动脉瘤破裂急症抢救死亡率仍高达 35%～50%。若患者术前有明显心肺疾病,严重肾功能不全或过度肥胖,手术死亡率高达 20%～66%。一般认为动脉瘤直径>5 cm 就有手术指征,否则每年可有 10% 左右的患者发生动脉瘤破裂,一般腹主动脉瘤直径≥5 cm 即应手术,有报道在 5 年内发生破裂可高达 80%。随腹主动脉瘤直径增大,4～7 cm 时破裂发生率为 25%,7～10 cm 为 45%,>10 cm 为 60%。因此,一旦确诊腹主动脉瘤,应定期随访。若患者情况许可,应及早手术。

腹主动脉瘤绝大多数发生在肾动脉以下(肾动脉以上较少)。急诊腹主动脉瘤围术期总死亡率为 55%,而选择性手术死亡率仅为 2%～5%。一般经腹腔手术,少数经后腹膜探查。手术时间为 3～5 h。患者全身情况差,手术时间长及出血较多,则危险性大,术后并发症多和死亡率高。

(一)手术期间血流动力学改变

腹主动脉阻断后,由于肾素活性增加,儿茶酚胺、前列腺素和其他血管收缩因子分泌增多,近端动脉压升高,外周血管阻力增加,心脏后负荷加重,心率可无显著改变,心排血量降低,心脏充盈压改变不定。有很多因素可影响主动脉阻断的病理生理改变,如术前患者冠状循环和心功能,主动脉阻断部位,阻断时血容量状况,血容量的再分布,麻醉技术,麻醉药物及外科病变等。主动脉瘤部位不同,术中阻断主动脉引起的血流动力学变化也不同。越是接近心脏的主动脉瘤,术中一旦阻断主动脉则血流动力学变化也越显著。如胸主动脉瘤、胸腹主动脉瘤术中作近端主动脉阻断,其血流动力学变化显著大于肾动脉以下的腹主动脉瘤。若动脉瘤接近双侧髂总动脉分支处,由于已存在侧支循环,阻断近端主动脉时,血流动力学的变化比较轻微。腹腔动脉以上腹主动脉阻断时因容量转移到身体上部,内脏静脉系统容量减少,阻断后心脏前负荷增加,肺动脉楔压和左心室舒张末压都明显增加。而左心室射血分数的变化与心脏代偿能力相关。高位阻断胸降主动脉后左心室射血分数降低约 35%,心肌缺血的发生率可达 92%,有 8% 的患者发生急性心肌梗死,可能与因腹主动脉瘤或胸腹主动脉瘤患者合并冠心病,心功能减退有关。心功能良好,需要高位阻断胸降主动脉患者,阻断主动脉后外周阻力、肺动脉压、肺动脉楔压和阻断近端的血压明显增加,而心排血量则有轻度增加,阻断后无明显的心脏并发症。肾动脉以下阻断腹主动脉时,容量从下肢转移到内脏血管,心脏前负荷不变或减少,各项循环参数变化都较小。在冠状动脉粥样硬化性心脏病患者,特别以往曾有心肌梗死,心脏储备低下者,肾动脉以下腹主动脉阻断时,外周阻力骤增,常造成心排血量降低,左心室充盈压和肺动脉楔压急剧增高,出现心律失常和心内膜下心肌缺血,与无心脏病患者显著不同。因此,主动脉阻断后若肺动脉楔压升高 6.0 kPa 以上,表明心脏储备有限。为此,在主动脉阻断前应做好充分准备,采取有效对策,包括调整有效循环容量、控制麻醉深浅以及按需及早使用血管扩张药(如用硝普钠 $20\sim50$ μg,硝酸甘油 $80\sim200$ μg 或尼卡地平 $200\sim600$ μg)等。

当主动脉阻断开放,血流恢复,远端血管开始重新灌注,左心室后负荷降低。外周血管阻力降低伴动脉压下降,心排血量可增加或减少。由于下肢及骨盆区缺血性血管扩张,手术出血量大、血容量不足,造成心排血量减少,以及外周血管阻力降低共同作用引起血压下降,乳酸及其他无氧代谢产物积聚,以往称为"松钳性休克"。只要及时快速补足血容量,或在松钳前适当增加血容量,使肺动脉楔压或中心静脉压处于较高水平,可减少松钳时低血压的程度和时间。

主动脉阻断和开放时还存在代谢、神经内分泌功能改变,并影响血流动力学。阻断后肾素活性增加,肾上腺素、去甲肾上腺素浓度增加。由于血液稀释,肾小管受损,再灌注后排泄增加及高能磷酸化合物再合成引起的低磷血症可持续至手术后期。腺苷、黄嘌呤、次黄嘌呤和氧自由基的释放使血管通透性增加,促使主动脉开放后低血压。前列腺素 E 分泌增加,使外周阻力降低,增加心排血量。阻断时血栓素 A_2 及其代谢产物浓度增加,心肌肌浆网 Ca^{2+} ATP 和 Mg^{2+} ATP 酶活性降低引起心脏抑制。补体 C_{3a} 和 C_{5a} 引起平滑肌收缩,增加肺血管阻力和血管通透性;组胺释放,血细胞及血小板激活损害房室传导,引起冠状动脉收缩。从缺血肠道释放出的内毒素和肿瘤坏死因子可引起肺损伤等。

(二)麻醉方法

大血管手术可选用硬膜外阻滞复合全身麻醉。也可单用全身麻醉,不同的麻醉方法各有利弊,但最终并不影响手术的预后。与麻醉方法的选择相比,术中管理更为重要。

1.硬膜外阻滞复合全身麻醉

腹主动脉瘤置换术采用硬膜外阻滞复合全身麻醉是一种较好的麻醉方法,可发挥各自的优点,降低全麻药的需要量,术后可早期拔除气管插管。硬膜外阻滞扩张血管,可减轻心脏的前、后负荷,维持心肌氧供需平衡,降低应激反应,改善术后高凝状态,减少术后血管栓塞。利用硬膜外导管进行术后镇痛,可以减少各种并发症。通常采用 $T_{11}\sim T_{12}$ 做硬膜外穿刺置管,待阻滞平面出现后进行全麻诱导和气管插管。硬膜外用药后全麻诱导用药量应酌情减少。

2.全身麻醉

精心实施静吸复合全麻,在诱导时注意避免血压骤升造成动脉瘤破裂。大剂量芬太尼类药较易维持稳定的血流动力学状态,并有助于控制手术创伤引起的应激反应。但术后需较长时间地呼吸支持,一般仅用于心功能储备差的患者。

(三)麻醉和术中管理

包括循环维持和心、肾等脏器功能保护。硬膜外阻滞复合全身麻醉在全麻诱导期间容易发生低血压,除适当增加容量补充外,可按需静脉注射麻黄碱 $5\sim10$ mg 或去氧肾上腺素 $0.05\sim0.1$ mg,必要时可重复应用。麻醉与手术期间除注意血流动力学变化外,同时补充与调整血容量,尤其当动脉瘤切开时可发生大量失血,失血量可达 $1\,000\sim3\,000$ mL,应使用血液回收并及时补充。阻断、开放主动脉钳时速度要慢,根据血流动力学变化,必要时应立即开放或重新阻断,以便进行调整。主动脉阻断前应控制循环血容量在低水平,保持肺动脉楔压 0.7~2.0 kPa。阻断时调整麻醉深度,必要时应用扩血管药使阻断后血压升高不超过 20%。在腹腔干以上不建立旁路直接阻断主动脉时,收缩压可能升高至 26.7 kPa。虽然动脉压升高有利于远端灌注,增加冠状动脉灌注,但对冠心病患者,心脏的前、后负荷增加也可增加心肌氧耗,引起心肌缺血。术中应维持心率在基础水平,心动过缓较心动过速有利,在补足血容量基础上可以用麻醉药或 β 受体阻滞剂减慢心率。心功能正常的患者一般均能耐受主动脉阻断造成的后负荷增加。而左心室功能减退的患者主动脉阻断后肺动脉楔压升高、心排血量降低和心电图呈现心肌缺血改变,此时,可用硝酸甘油或硝普钠降低心脏后负荷,使心肌氧供需平衡获得改善。使用扩血管药控制肺、体循环血压不满意时,可加用磷酸二酯酶抑制剂。术中除注意保护心脏功能外,对肾动脉以下的腹主动脉瘤手术同样要注意对肾脏的保护。由于手术切口大,腹腔显露范围广,热量和体液丧失多,术中输液量应达每小时 10~15 mL/kg,维持血细胞比容在 30% 左右。此外,动脉瘤病变接近肾动脉,阻断会引起肾血流降低以及肾血管阻力增加。这类患者伴肾动脉病变的机会多,阻断主动脉时机械性因素影响肾动脉血流,动脉粥样硬化斑块样物质脱落可造成栓塞。因此,术中维持适当尿量极为重要,每小时不少于 0.5~1.0 mL/kg,为此在主动脉阻断前 30 min 应用甘露醇 0.25~0.5 g/kg,增加肾脏皮质血流使尿量充足,同样也可静脉注射呋塞米 5~10 mg。若阻断主动脉期间尿量偏少和血压偏低者可用多巴胺输注。经上述处理仍无尿,则大多为术前肾功能差或机械性因素影响了双侧肾脏血供,术后可发生急性肾衰竭。患者术前伴慢性肾实质病变,血肌酐增高超过 480 μmol/L,术后急性肾功能不全并发症和死亡率将增高。术中应保持体温在 35.5 ℃ 以上,低温可引起凝血功能障碍,低心排血量综合征、脏器功能不全及苏醒延迟等。

(四)血管腔内治疗技术

Parodi 首次对肾动脉以下的腹主动脉放置支架治疗成功。目前,这种治疗手段已用于包括冠状动脉和主动脉在内的全身各部位血管,其技术从简单的球囊扩张到带膜内支架,人造血管移植等多种方法。腹主动脉瘤放支架后 1 年内的破裂和死亡危险<2%。术后 30 d 的死亡率血管内手术为 1.4%,而进腹手术为 4.6%,前者其有创伤小,对心血管和其他脏器功能影响小,术后康复快等优点。腔内手术方式为短时间、多次阻断,一般每次阻断时间仅为 1~2 min,对血流动力学的干扰比较轻微,术中机体代谢及神经内分泌基本无变化。围术期的并发症较传统外科手术明显减少。腔内手术的麻醉相对简单,通常部位麻醉(局麻或硬膜外阻滞)辅以镇静催眠药即能满足手术要求。术前用抗凝药及术后认知功能障碍患者呼吸功能不全应选用全身麻醉,对术前心血管评估为高危患者、手术有难度、预计手术时间冗长等,宜选择硬膜外阻滞复合全身麻醉或全麻,并应有大量出血和急诊手术的准备,但概率很少。

(五)手术后处理

大多数血管外科手术开放创伤较大,手术时间长,术中血流动力学变化多见以及术前存在各种合并症。因此,术后应严密观察血压、呼吸、神志、头、颈及四肢动脉搏动、肢体活动、胸腔引流量及颜色。应保留术中有关监测措施如直接动脉测压、中心静脉压、肺动脉测压等,待病情稳定后分别撤除。

术后处理要点:①注意血容量变化,保持血流动力学稳定,根据术中失血、失液量进行输血补液,依据血压、脉搏及中心静脉压变化随时调整输血与补液量以及补液速度,尽量做到适度。②连续心电图监测,注意心律与心率和 ST 段变化,预防心肌缺血,避免严重心肌氧供需失衡发生心肌梗死。因此要维持血压和控制心率显得尤为重要。特别要预防术后高血压和心动过速，常规准备血管扩张药与β受体阻滞剂，如硝普钠、硝酸甘油、酚妥拉明、拉贝洛尔和艾司洛尔等。③保持充足的尿量，补液量不要欠缺，可按需适当使用甘露醇和利尿剂等，促进肾功能尽快恢复及减轻组织缺氧所致水肿。④加强呼吸管理，保持气道通畅，预防肺部并发症发生。术前呼吸功能差、升主动脉瘤或主动脉弓手术，通常术中采用体外循环，术后保留气管内插管进行术后机械支持通气 $8\sim24$ h，待患者情况稳定、呼吸功能良好后再拔除气管导管。⑤术后良好镇痛对稳定术后血流动力和预防并发症有益，特别是经硬膜外导管注入吗啡类镇痛药和（或）局部麻醉药镇痛可保持下肢良好的血流，预防下肢静脉血栓形成。⑥维持血气、pH、电解质在正常水平，保持血细胞比容为 $30\%\sim35\%$。⑦加强护理和体疗，鼓励患者尽早起床活动。⑧重视体温监测和术中保温，避免体温过低引发寒战，以及低体温引起外周血管收缩、血管阻力增加等现象，后者常是术后高血压原因之一，耗氧增加，影响氧供需平衡，可发生心肌缺血。因此，围术期应避免发生低体温。

四、颈动脉内膜剥脱术麻醉

颈动脉内膜剥脱术不仅因存在脑缺血的危险性，且大多为高龄患者常伴有高血压、冠心病、糖尿病和肾功能不全等疾病。因此术前仔细评估患者情况和术中正确处理十分重要。

（一）术前评估及准备

1.脑血管疾病

患者的神经系统症状是决定手术指征、手术效果和手术危险性的重要因素。如近期有否渐进性神经系统功能障碍的临床体征，有否频繁的短暂性脑缺血发作，以及多次脑梗死而造成神经系功能障碍。麻醉医师应知晓手术侧颈动脉病变，同时了解对侧颈动脉、椎动脉以及其他脑血管尤其是侧支循环情况。颈动脉狭窄通常发生在颈内、外动脉分叉处。若造影发现对侧颈动脉狭窄阻塞、颈内动脉狭窄、颈动脉广泛粥样斑块坏死并伴有血栓等，均提示手术高危，颈动脉内膜剥脱术围术期病残率和死亡率与脑血管疾病的严重程度相关。依据患者术前状况可分为无症状颈动脉狭窄、短暂性脑缺血发作、轻度卒中、严重卒中和暂时性卒中。有明显神经损害的急性颈动脉阻塞的患者，行急诊颈动脉内膜剥脱，围术期病残率和死亡率相当高，应权衡利弊，考虑是否采用手术治疗。一般认为，由颈动脉疾病引起的急性脑卒中患者，应进行积极的内科治疗 $2\sim6$ 周，若病情稳定，情况良好，无明显神经系统残留障碍，则可考虑手术。

2.心血管病

冠状动脉病变常与颈动脉内膜剥脱术预后有明显的相关。在心肌梗死后 $3\sim6$ 个月或伴有充血性心力衰竭的患者施行颈动脉内膜剥脱术死亡率颇高，若无特殊情况，手术应延期并进行合理治疗，待病情稳定和情况改善后才能进行手术。有文献报道将 1 546 例颈动脉内膜剥脱患者分为三组：Ⅰ组患者无冠状动脉病变史或症状；Ⅱ组患者有症状性冠状动脉病变，如心绞痛、心力衰竭或严重室性心律失常；Ⅲ组患者有症状性冠状动脉病变，但在颈动脉内膜剥脱术前或同时施行冠状动脉旁路术。结果表明上述三组在行颈动脉内膜剥脱术后，Ⅱ组患者心肌梗死、短暂性脑缺血发作和卒中发生率及手术死亡率明显高于Ⅰ组和Ⅲ组患者。根据大量资料分析颈动脉内膜剥脱术患者围术期引起死亡的原因，发现心肌梗死明显比脑出血或脑缺血、脑梗死所导致的死亡率高。由于颈动脉内膜剥脱术患者中 $50\%\sim70\%$ 患有高血压，术后发生高血压机会更常见，不仅有潜在脑卒中的危险，也会加重心脏负担，影响心肌氧供需平衡和引起心律失常、心肌缺血、心肌梗死等。因此高血压患者术前应控制血压低于 24.0/13.3 kPa 为宜,术前在不同体位下多次测定患者两上臂的血压以及患者清醒和静息时的血压,以确定患者一般情况下的血压范围,此对确定术中和术后可耐受的血压范围极为重要。若术前两上臂血压存在差别,术中和术后采用血压较高一侧的上臂测定血压似能更好地反映脑灌注压。

3.其他疾病

颈动脉内膜剥脱患者大多为老年患者,通常手术危险性与围术期病残率和死亡率随年龄增长而增加。由于半数患者可合并有糖尿病,因此对患糖尿病者应在术前制订适当的用药方案,控制血糖于适当水平。吸烟者常伴有慢性支气管炎、不同程度的气道阻塞、闭合容量增加、分泌物增加以及肺功能不全等表现,术后肺部并发症机会增多,故术前应停止吸烟,使用支气管扩张药和预防性使用抗生素,并教会患者做呼吸锻炼。颈动脉内膜剥脱术的目的是减轻临床症状,预防卒中,提升生活能力和延长寿命。患者有以下情况者有手术指征:①近期有再发栓塞引起短暂性脑缺血发作;②可逆性缺血性神经障碍而用抗凝治疗无法良好控制;③短暂性脑缺血发作;④可逆性缺血性神经障碍伴有颈动脉杂音;⑤陈旧性脑卒中而出现新症状。

由于患者术前常服用多种药物如抗血小板、抗高血压、脑血管扩张药,因此要了解患者用药史。抗血小板药目前临床上常用阿司匹林和双嘧达美以降低血小板凝集,尤以前者为常用,且以小剂量为宜。由于血小板凝集抑制,出血时间可延长,应引起重视。至于抗高血压与其他心血管方面用药,术前要了解用药种类、剂量以及与麻醉之间可能发生的药物相互作用,原则上各种治疗用药均应持续至术日晨,不要随便停药,也可按情况适当减量,以保持病情稳定。

(二)麻醉

1.术前用药

目的是使患者镇静,防止因焦虑而引起血压升高,心率加速和心律失常等。但不主张应用大剂量术前药,尤其是阿片类药,一般可选用咪达唑仑 3~5 mg 术前 30 min 肌内注射。术前未应用 β 受体阻滞剂者,则可在术前 2 h 口服美托洛尔 12.5~25 mg,缓和全麻诱导和气管内插管时心血管系统的应激反应。

2.麻醉选择

麻醉期间总的原则是保持良好平稳的麻醉,保持正常通气,维持正常或稍高的血压,轻度抗凝及正常血容量。常用麻醉方法有以下两种。

(1)颈神经丛阻滞:颈动脉内膜剥脱术可采用单侧颈神经丛阻滞,通常浅颈丛用 1% 利多卡因加 0.1% 丁卡因混合液或 0.375% 罗哌卡因 10~15 mL(不加肾上腺素),以及用 1% 利多卡因加 0.1% 丁卡因混合液或 0.375% 罗哌卡因 8~10 mL,经颈 4 椎神经一点法做深颈神经丛阻滞,待阻滞完全后才开始手术。术中显露颈动脉鞘后由术者在明视下作颈动脉鞘内浸润阻滞,预防由于手术操作引起反射性心动过缓和血压下降。面罩吸氧,并按需静脉注射芬太尼 0.05 mg 和氟哌利多 1.25~2.5 mg 作辅助。由于操作简单、方便,患者可在清醒状态下接受手术,可反复测定神经系统功能,并保持良好的血流动力学,围术期发生心肌梗死较为少见。患者意识均保持清醒,术者在做颈动脉内膜剥脱术前常规做颈动脉钳夹试验,阻断颈动脉 3~10 min,密切观察意识水平,是否有意识消失、嗜睡、对答及计数缓慢和对侧握力减退等,以决定是否需要建立临时性旁路分流。若患者能良好地耐受夹闭试验,可接受颈动脉切开内膜剥脱。于颈丛阻滞下手术需要患者充分合作,遇有阻滞不全、长时间体位不适以及外科医师操作等因素常会造成患者不合作,为保证手术进行必然增加辅助用药机会,由此造成意识不清,失去了对脑缺血评判依据。但对重症、颈动脉内膜剥脱术术后再狭窄患者,全麻仍不失为一种安全的麻醉方法。

(2)全身麻醉:颈动脉内膜剥脱术常用的麻醉方法。目前尚无确切的证据可以证明何种麻醉技术、麻醉方法以及麻醉药会显著地影响结局。目前多采用小剂量咪达唑仑和丙泊酚诱导,可降低脑代谢、脑组织的氧耗,同时可降低脑血流和颅内压,对脑缺血可能有保护作用。为缓和气管插管时的应激反应可加用芬太尼 3~4 $\mu g/kg$ 或艾司洛尔 0.5 mg/kg,可改善因气管插管应激反应引起的血压升高、心率增快以及心肌收缩性的改变。临床实践证明气管插管前用小剂量 β 受体阻滞剂可使因气管内插管造成的应激反应性心肌缺血发生率从 28% 降至 2%。麻醉维持用七氟醚对脑缺血有保护作用,目前大多认为可采用静吸复合麻醉,维持较浅麻醉,七氟醚浓度 <1 MAC,结合小剂量丙泊酚、麻醉性镇痛药和中短效肌肉松弛药以保证血流动力学稳定。此外,采用颈神经丛阻滞加上良好的气管内表面麻醉基础上,配合气管插管全麻,操作并不复杂,不仅能维持术中血流动力学平稳且可减少全麻药用量,术毕清醒早有利于神经功能评判。

(三)术中处理

1.控制血压

控制和维持适当的血压对颈动脉内膜剥脱术患者颇为重要。由于缺血区域的脑血管自身调节作用已减退或丧失,平均动脉压与脑血流相关曲线右移,缺血区的脑血管发生代偿性极度扩张,因此脑血流仅与脑灌注压有关。虽然临床上可设法使手术期间血压维持比基础血压高 10%~20% 以增加缺血区的脑血流,但如果侧支循环差,血压升高并不能有效地改善缺血区的脑血流灌注。积极预防和正确治疗低血压就显得很重要,除调整体液容量和麻醉深浅外,若出现低血压而心率基本正常时,可采用去氧肾上腺素 0.05~0.2 mg 静脉注射,用药量小,作用时效短,可按需使用。当低血压同时伴心动过缓可用麻黄碱 5~10 mg 静脉注射,需要时可用多巴胺 4~8 $\mu g/(kg \cdot min)$ 泵注。手术中发生持续高血压多见于颈神经丛阻滞不完全,患者体位不适,而增加辅助用药可能导致意识抑制,可选用静脉注射拉贝洛尔首剂 5 mg。若历时 5 min 无效则可追加 10~20 mg,也可采用艾司洛尔负荷量 0.5~1 mg/kg,接着 0.1~0.2 mg/(kg·min)维持,必要时可用硝普钠或硝酸甘油控制血压。

2.氧合和通气

颈丛阻滞麻醉下保持自主呼吸,应充分吸氧,使血氧饱和度维持在 100%,$PaCO_2$ 保持正常范围,给予辅助用药,但须加强监测,不应抑制呼吸,必要时采用面罩供氧或插入喉罩进行辅助通气。全麻使用机械通气,应调节潮气量和呼吸频率,维持 $PaCO_2$ 于正常水平或稍低。因为二氧化碳有强烈的脑血管扩张作用,改变 $PaCO_2$ 可显著改善脑血流。$PaCO_2$ 增高可引起脑血管扩张,但由于缺血区的脑血管已极度扩张,因此 $PaCO_2$ 增高,其结果使非缺血区域的脑血流增加而发生脑内窃血现象。此外,高 $PaCO_2$ 可增强交感神经活动,使心率增快、血压升高、增加心肌氧耗、诱发心律失常等。相反,降低 $PaCO_2$ 可引起脑血管收缩,理论上可降低脑正常区域的血流而使缺血区域脑血流增加。

3.输液、输血

按患者具体情况输液量可适当放宽,除非出血量过多,通常不需要输血。主要以晶体液为主,一定程度的血液稀释对脑缺血患者是有益的。手术期间应控制血糖,必须限制含葡萄糖液体的输入。动物试验证明在脑损伤期间输注过量葡萄糖可造成高血糖的动物脑对缺血性损伤更为敏感。脑血管意外患者同时伴有高血糖者神经系统后遗症更为严重。这提示颈动脉内膜剥脱术的患者围术期对葡萄糖的应用要有所限制,并随时监测血糖,尤其是伴有糖尿病的患者更应预防高血糖。但出现严重低血糖时也同样不利。总之,应维持正常循环血容量,降低血液黏度,保持适当尿量,可输入一定量的 6% 羟乙基淀粉或无糖血液代用品。

4.脑保护

麻醉的基本原则是防止脑缺血,除保持血流动力学稳定,维持适当通气外,阻断颈动脉前静脉注射肝素 20 mg 可减少脑血栓形成。严重颈动脉狭窄时侧支循环供血不足,当做试探性颈动脉阻断时,若立即出现脑电图波幅降低和减慢时应立即解除阻断。异丙酚呈剂量依赖性脑血流减少,可使脑代谢明显降低,且苏醒快可能也是有利的,钙通道阻滞剂尼莫地平对脑保护有益。综上所述,寻找临床上确实能有效地保护脑缺血的药物或措施还需更多的研究。

5.分流

当颈动脉阻断时,血液供应到同侧大脑皮质主要取决于通过 Willis 环的侧支血流,若侧支循环血流不足就会引起脑缺血和神经功能障碍。为预防起见,有主张常规在颈动脉内膜剥脱区远近端暂时性放置分流导管。但至今对患者是否实施分流保护意见尚不一致。选择性地按需采用分流术,主要依据监测脑电图、诱发电位和颈动脉阻断后远心端动脉压力而做决定。

有下列情况应考虑做分流:①术前对侧颈动脉闭塞,或颈内动脉颅内段严重狭窄,术前已有神经损害症状,或有明显基底动脉缺血表现。②术中颈内动脉远端回血差,或估计手术较困难,需较长时间阻断颈内动脉血流。③在麻醉状态下颈动脉阻断后远心端动脉压低于 6.7 kPa。④颈动脉阻断后,脑监测显示脑缺血,或脑血流监测发现局部脑血流 <47 mL/(100 g·min)维持。采用分流术时特别应注意由于手术操作引起粥样斑块物质脱落进入脑循环而引起栓塞的危险。

6.监测

颈动脉内膜剥脱术的监测主要是心血管和神经系统两方面:心血管方面主要取决于术前患者情况,由于手术本身对心血管方面影响较小,也无大量体液丧失和转移,一般出血也不多,可常规采用心电图或改良胸导联、无创血压、血氧饱和度监测等。全麻时增加 $PaCO_2$ 监测。由于手术操作会影响颈动脉压力感受器引起心率与血压改变,以及术前存在高血压,血压波动大可采用动脉穿刺置管测压,便于及时调控血压。一般不必做中心静脉或肺动脉压力监测,除非术前有心肌梗死、心功能不全或伴其他严重的夹杂症。如果需要穿刺对侧颈内静脉,尽可能避免误穿颈动脉,也可选用对侧锁骨下静脉。虽然在颈动脉内膜剥脱术患者监测脑灌注颇为重要,但至今仍无切实可行、绝对准确的方法能及早发现脑缺血和预测术后神经并发症。值得指出的是术中和术后许多神经系统并发症通常不是由于颈动脉阻断后的缺血,而是由于术中、术后栓塞或血栓形成所引起,目前尚无灵敏的可供临床发现脑小栓子的有效方法和措施。脑缺血相关的监测有脑电图,躯体感觉诱发电位,经颅多普勒超声,局部脑组织血氧饱和度,颈动脉夹闭后残余压力和观察清醒患者的神经状态,还可以进行动脉和颈静脉氧分压监测。监测指标评价:①对清醒患者神经状态监测虽然可能是个金标准,缺乏足够的数据来证明它的优势。②脑电图与神经病学改变相关联,但是用脑电图来辨别缺血有相当高的假阳性,另外脑电图不能监测深部脑组织的缺血,并且对于原有或者有部分稳定的神经功能受损患者存在假阴性;但在全麻下仍不失为一个好指标。③躯体感觉诱发电位的功效与脑电图相当,但是较复杂,对于皮层下缺血可能更有价值。④残余压力缺乏灵敏度和特异度。⑤经颅多普勒超声在检测夹闭引起的低灌注状态是有用的,同时在评定分流、栓子情况和过度灌注综合征方面起主要作用,但可靠性不佳。⑥颈静脉氧分压的灵敏度,特异度和临界阈值不能确定。

(四)术后问题

1.血流动力学不稳定

术后高血压多见于既往有高血压史,手术前血压控制不理想,术中有脑缺血性损伤,颈动脉窦压力感受器功能失调以及术后疼痛等,通常血压>24.0/13.3 kPa。高血压可能通过加剧高灌注综合征引起大脑内出血而使神经学预后变差。高灌注更可能发生在高度狭窄的患者(在手术后脑血流量可以增加100%以上)、没有控制高血压的患者和合并有对侧颈动脉狭窄的患者。由于高血压可引起手术部位出血、心肌缺氧、心律失常、心力衰竭、颅内出血和脑水肿等,应寻找原因,可采用艾司洛尔、硝普钠、硝酸甘油以及拉贝洛尔等药物治疗。术后低血压可由于低血容量、残余麻醉药对循环的抑制、心律失常和心肌梗死等,应及时寻找原因进行纠正。文献报道颈动脉内膜剥脱术后心肌梗死发生率为1%~2%。

2.术后呼吸功能不全

常见原因为喉返神经损伤导致声带麻痹,喉返神经损伤发生率为12.5%,一般并不多见,多数可完全恢复。局部血肿可压迫气管影响呼吸,应提高警惕,及时处理气道梗阻。此外空气经伤口进入纵隔和胸膜腔导致气胸也可引起呼吸功能不全。

3.神经并发症和功能异常

高灌注的体征和症状包括单侧头痛,癫痫发作或局部性神经功能缺失。为了使出血最小化,在手术后有高灌注风险的患者必须尽可能维持血压正常。部分患者术后可发生过度灌注综合征,由于术前颈动脉狭窄,脑血流减少,脑血管自动调节功能失调,而于术后脑灌注压恢复正常,脑血流骤增可发生过度灌注综合征,患者主诉头痛,甚至发生脑出血。颈动脉内膜剥脱术患者,围术期卒中发生率约为3%,若患者术后出现新的神经功能损害,应立即进行脑血管造影,以确定是否在手术部位形成内膜瓣,如果立即切除此瓣可减轻神经损害的程度。若检查发现手术侧颈动脉已再阻塞,则大多由于栓塞或有技术缺陷,应及早进行手术探查。当患者有突发的症状和难以控制的高血压,怀疑有脑出血的可能时,再探查时间最好在1~2 h。颈动脉内膜剥脱术后可发生神经精神功能紊乱,术后第一天发生率为28%,术后1个月表现认知障碍为9%~23%。

五、周围动静脉手术麻醉

(一)下肢动脉血管重建手术

下肢血管重建术常用于治疗一侧股动脉栓塞,血栓形成及假性动脉病(见于股动脉置管后)。该类患者也常伴有冠心病和心肌缺血,以及其他老年性疾病如慢性阻塞性肺疾病等。术前也应充分做好术前准备。

1.麻醉方法

多数可在连续硬膜外阻滞下完成手术,虽然部位麻醉用于下肢血管手术有许多优点,如对呼吸影响小,出血少和应激反应小等,但在抗凝治疗患者应注意,以免发生硬膜外血肿而损害神经功能。文献报道低分子量肝素化引起血肿可能大,硬膜外置管应在抗凝前和凝血功能恢复正常后拔管。服用阿司匹林抗凝的患者,术前应检查凝血功能,低于正常者不能施行连续硬膜外阻滞,可选用全身麻醉。

2.术中管理

该类手术老年患者居多,部位麻醉后交感神经阻滞,血管扩张,如有失血,则易发生低血压,除适当补充容量外,可应用去氧肾上腺素,升高血压。

(二)深静脉栓塞取血栓手术麻醉

深静脉栓塞主要发生在下肢,上肢罕见。常可在术后发生,与手术和麻醉有关。卧床、活动减少、损伤和妊娠等是诱发因素,静脉血淤积、内皮细胞损害和高凝状态使血栓形成,造成静脉栓塞,血栓可位于膝部股静脉,也可在髂股静脉,如血栓脱落可造成威胁生命的肺栓塞。

相关文献报道,由于采用了连续硬膜外麻醉而使髋关节、膝关节转换术后的发生率降低50%左右。与全身麻醉比较,部位麻醉的主要优点:①部位麻醉使外周血管扩张,增加局部血供;②硬膜外自控镇痛术后具有良好的镇痛;③可给予较多的液体负荷,以减少血黏度;④减少机械通气所致下肢血栓而引起肺栓塞;⑤老年危重患者可选用下肢神经阻滞,在神经刺激器或超声引导下实施腰丛和坐骨神经阻滞,对呼吸和循环能干扰较小,适用于股动脉或股静脉栓塞的取血栓手术。

(三)大隐静脉曲张手术

大隐静脉曲张手术包括高位结扎加大隐静脉剥脱术及选择性大静脉剥脱术。手术较小,一般都可在脊麻、硬膜外阻滞或神经阻滞下进行,可根据患者和手术的具体情况选用。对凝血功能障碍或服用抗凝药以及全身情况较差的患者应选用下肢神经阻滞或全身麻醉。

(王 飞)

第九节 老年人上肢手术的麻醉

一、麻醉前评估和准备

上肢手术包括上臂、前臂、手、肘、腕关节部位的手术。一般臂神经丛阻滞可满足所有上肢手术需要,部分复杂手术或有神经阻滞禁忌证的患者,也可选用气管内全麻或其他麻醉方法。与其他手术患者麻醉一样,术前也要求对患者伴发疾病、全身状况及手术特殊性作全面了解,有利于麻醉方法的正确选择及术中麻醉管理。

(一)麻醉前准备

1.禁食、禁饮

单纯上肢择期手术患者,术前一般情况都能调节基本正常,术前应按要求时间禁食、禁饮。急诊手术麻醉患者要尤为注意,如严重外伤患者,机体所处的应激状态,会在很大程度上影响胃肠的蠕动,延缓胃的排空。禁食、禁饮时间应按最后进食水到受伤这段时间计算。即便距最后进食水时间 6～8 h,仍应按"饱胃"对待。

2.外科并发症

上肢手术中相当一部分是急诊创伤患者。除了解上肢手术部位、范围外,术前访视患者还应详细了解是否存在其他部位的骨折、脏器的损伤。特别是对于急诊、多发伤的手术患者,这点更不容忽视。同时为明确诊断,确保麻醉安全,要进行必要的相应检查,如胸部 X 线摄片了解有无气胸、血胸、气管移位、纵隔移位、肋骨骨折等;颈椎正、侧位片可显示有无颈椎骨折、错位和脊髓受压或受损情况;头颅 CT 可显示有无颅内出血、颅底骨折等;为了解内脏情况,腹部 B 超常不可缺少。

3.内科疾病

上肢手术患者尤其是老年患者,术前常常合并有一种或多种程度不等的内科疾病,重点是心血管系统、呼吸系统和内分泌系统。这些患者术前内科疾病的诊治情况优劣,对麻醉风险和手术效果影响很大。

(1)心血管系统疾病:合并心血管系统疾病如高血压、冠心病的老年患者因外伤所致上肢骨折行切开复位内固定术,是上肢常见手术。术前要充分估计心功能状况,对耐受手术能力做出正确评估。手术麻醉前应将血压控制在较满意的水平,长期服用降压药患者,手术当天不应停药。严重窦性心动过缓的患者,手术前要有安装临时起搏器或进行食管调搏准备。

(2)呼吸系统病:老年患者常合并慢性呼吸系统疾病如慢性支气管炎、COPD 等,肺功能代偿能力差。颈或臂神经丛阻滞对胸廓腹肌运动的影响在这些患者当中更明显,麻醉选择要慎重。术前认真听诊双侧呼吸音和胸部 X 线摄片,作为神经阻滞后患者呼吸功能出现异常时的对照,很有必要。术前呼吸功能严重减退的老年患者或合并严重肺损伤的患者,必须接受复杂的上肢手术时,若选择气管内麻醉,应考虑术后呼吸机的正确使用。

(3)内分泌系统疾病:常见的是糖尿病、甲亢,此类患者除应术前将血糖和基础代谢率控制在正常范围内,做好围麻醉期血糖监测外,还要积极防备患者在手术、麻醉应激状态下可能发生的各种危象。

4.出血量评估

动静脉离断或创面大量渗出血的上肢严重创伤患者,若出血过多可导致休克。患者往往会表现为面色苍白、心动过速、严重低血压、四肢厥冷、烦躁不安或昏迷、无尿或少尿等,中心静脉压明显低于正常。休克病程的发生发展,取决于血液丢失的速度和失血量,若快速失血超过体内总血量的 20% 左右,即可引起休克。

手术、麻醉前正确的估计出血量极为重要。一般而言,单纯的上肢中度损伤,失血量为 500 mL左右,重度损伤为 1 000 mL。若累及其他部位如盆骨、股骨及腹腔内脏器损伤,则失血量更大。根据生命体征变化情况,也可对失血量所占体内总血容量的百分比进行粗略评估,如生命体征无明显变化时,失血量一般小于 10%;有血压降低、心率增快、尿量减少、神志淡漠等表现时,失血>30%;若血压测不到,心率明显增快,中心静脉压明显降低,已有昏迷呼吸困难、无尿等症状时,失血量应在 50% 以上,需紧急抢救。

5.神经功能评估

上肢损伤或手术期间往往合并臂神经丛或其神经分支的损伤,术前、术中应该及时了解和判定神经功能和受损情况,这是选择正确麻醉方法的需要,客观评估手术效果的需要,也是避免手术麻醉后不必要的医疗纠纷的需要。

(二)术前用药

手术麻醉前一般常规给予镇静及抗胆碱药,即便是简单的上肢矫形手术也不例外。剧烈疼痛的创伤(断指、断肢)患者急诊手术前,若无禁忌证,可适量给予镇痛药(如成人肌内注射吗啡 10 mg)。对于术前已发生失血性休克、意识障碍的患者,不用或慎用镇静药物。

(三)常规麻醉器具的检查

麻醉前应对常规的麻醉设备和器具如麻醉机、监护仪、吸引器、气管插管器具进行细致检查。即便实施简单的神经阻滞或 MAC,也必须备有急救器材和急救药品。

(四)特殊设备的准备

单纯凭借神经体表定位和寻找"异感"行颈或臂神经丛神经阻滞,有时会导致神经阻滞不全,甚至麻醉失败。利用神经刺激器、超声仪定位,增加许多客观指征,有助于神经阻滞定位准确性的极大提高。

例如,传统的神经阻滞定位客观指标主要取决于神经体表解剖位置和"异感"两大因素。由于患者个体性差异大(解剖异常),受影响因素多,即便麻醉医师有丰富的临床经验,有时也难免有"误判"情况。由 Meyer 等推广用于临床的神经刺激器,使得被阻滞的神经定位更为直观。其原理是凭借刺激器产生单个刺激波,刺激周围神经干,诱发该神经的运动分支所支配的肌纤维收缩,并以此定位被阻滞神经。主要操作步骤:①神经刺激仪穿刺针皮肤进针位置大致与传统法神经阻滞时定位相同。②进针后穿刺针接刺激仪,以 2 mA 为初始电流,以确定 1 cm 内是否有神经。③调节穿刺针方向、深度,逐渐降低刺激器电流(初始电流),探测到最小电流(0.5~1.0 mA)引起最大肌颤的点,为最接近神经的位置,即神经阻滞点。④固定穿刺针,除去针芯,回抽无血、空气、脑脊液后注入少量麻醉药,肌颤反应减弱或消失,表示定位准确,阻滞有效。⑤若在注药过程中,出现更强烈的肌颤时,表明刺激针已触及神经或进入神经内,要及时需调整穿刺针方向。⑥可经穿刺针套管置入专用导管,进行长时间持续性神经阻滞,同时术后也可保留此导管,行术后镇痛。

二、麻醉选择

上肢手术多采用区域神经阻滞麻醉,根据不同手术部位,选择不同神经阻滞(入路)方法。对于合并全身多发损伤,长时、复杂手术或双侧上肢同时手术者,可选用气管内麻醉或其他复合麻醉方法如神经阻滞与静脉麻醉联合应用。肩部深层组织由 C_5、C_6 脊神经支配,单独经肌间沟臂丛阻滞也可满足肩关节手术,若切口延到腋窝可补充皮下局部麻醉药浸润。肘部手术可采用肌间沟或腋路臂丛神经阻滞。局部麻醉药碱化后作肌间沟臂丛阻滞有利于药物扩散。采用腋路臂丛神经阻滞应同时在腋下阻滞 $T_{1~2}$ 支配的肋间臂内侧皮神经,以使麻醉效果完善。手和前臂内侧为 $C_{7~8}$ 和 T_1 支配,肌间沟法有时阻滞不全,最好采用经腋路臂丛神经阻滞。长时间手术可用持续经腋路臂丛神经阻滞或采用长效局部麻醉药如丁哌卡因或罗哌卡因。双上肢同时手术的患者可选用全身麻醉或颈胸段硬膜外阻滞。颈胸段硬膜外穿刺技术和术中管理要求很高,一旦平面扩散过广,容易出现呼吸、循环抑制,故必须慎用。穿刺点选 C_7~T_1 或 $T_{1~2}$ 间隙,局部麻醉药浓度需降低,一般用利多卡因 1%~1.5% 或 0.25% 丁哌卡因/罗哌卡因,先注入 2~3 mL 试验剂量后,再分次注入全量。

(一)腋路臂神经丛阻滞

腋路臂神经丛阻滞又称腋窝内接近法,是将局麻药液注入腋窝臂神经丛鞘内,达到阻滞支配上肢的臂神经丛目的。

1.操作方法

腋路臂神经丛阻滞是临床很常用的区域神经阻滞方法。由于神经鞘内包裹有腋动脉,当穿刺针进入鞘内,针尾能随动脉搏动而跳动(即所谓的"搏动法"),临床上常以此来定位欲阻滞的神经丛。具体操作方法:①患者仰卧位头偏向对侧,患侧肩胛下垫一薄枕,上肢外展 90° 屈肘,外旋前臂,手背贴床靠近头或将患肢手掌枕于头下,做行军礼状。②以示指在二头肌与喙肱肌之间的沟内摸到腋动脉,然后逐渐向头部方向移动。大约在胸大肌下缘可扪及腋动脉搏动消失点,略往后退为搏动最强点,可在此做皮丘。③左手示指、中指固定动脉,右手持 22G 3～5 cm 长针刺入皮肤,针尖朝向锁骨中点,并与动脉呈 10°～20°缓慢进针。突破腋动脉鞘时可有明显减压(脱空)感,但儿童不明显。④继续进针 1.0～1.5 cm,此时松开持针手指,可见针尾随动脉搏动而摆动,若患者有异感则更加明确,但不必刻意寻找异感。⑤固定针头,回抽无血后,注入局麻药 20～30 mL。注意留最后的 2～3 mL 在退针过程中注入皮下,以便阻滞肋间臂神经。⑥用力揉压注射区域,可促进局麻药沿神经鞘扩散,完善镇痛效果。⑦腋窝处臂神经丛较浅,穿刺过深往往失败。提高穿刺准确率或成功率,对成年患者可采用"三面"接近法,即在腋动脉的左右两边,并穿过腋动脉基底部分别做穿刺,注入局麻药总量应小于 30 mL。⑧穿刺时若将肘关节略抬高,使手臂外旋,可使穿刺激针更易接近桡神经,提高镇痛效果。⑨由于上臂外展,腋鞘被肱骨头压迫,局麻药不易上行扩散,常阻滞不到肌皮神经。弥补方法可在注药时于上臂绑一止血带压迫腋鞘远端,注药完毕后即回收上肢,贴于躯干旁,以利药液上行扩散,阻滞肌皮神经后前臂外侧的皮肤感觉消失。

2.腋路阻滞法的优缺点

(1)优点:①臂神经丛位置浅表,腋动脉搏动明显,定点简便易行;②一般不会导致气胸,膈神经、迷走神经或喉返神经不受影响;③不会出现霍纳(Horner)综合征;④无误入椎管内之危险。

(2)缺点:①肩关节、上肢活动受限或腋窝有炎症、肿痛的患者不适用;②误入血管的可能性或概率较其他方法高;③臂神经丛在腋鞘内的分支较多且较分散,故阻滞不易完善;④通常桡神经和(或)肌皮神经阻滞效果较差,需加大药物量(容积)。

(二)尺神经阻滞

1.神经解剖

尺神经来自 C_8～T_1 脊神经根前支组成的臂神经丛下干。后者主支形成内侧束,在腋动脉内侧分出尺神经,沿胸小肌下缘、上臂内侧肱二头肌与三头肌间隔下行,在上臂中部穿出间隔,再沿三头肌头侧头前行至肘部,继续下行于内上髁与鹰嘴间沟。此处尺神经最浅表,皮下可触知。然后在尺侧屈腕肌二头之间进入前臂,再下至腕部,位于尺侧屈腕肌及屈指深肌之间,在掌横韧带处也很表浅,最后在尺动脉内侧进入手掌,分布于尺侧手掌及手背、小指、无名指掌侧的一半及无名指与中指背侧的一部分皮肤。

2.体表标志

有两处重要的尺神经体表标志须熟悉,这也是临床常用的尺神经阻滞点。①尺神经沟:前臂屈至 90°,显露肱骨内上髁与尺骨鹰嘴间沟,即尺神经沟。此处可触及尺神经,按压时患者前臂多有酸胀、麻木感。②尺侧屈腕肌肌腱:尺骨茎突水平尺侧屈腕肌肌腱外侧(桡侧)为尺神经经过腕部所在。

3.阻滞方法

虽然肘部和腕部尺神经位置都很浅表,但与邻近组织解剖结构的关系还是各有特点,神经阻滞定位和操作方法略有差异。

(1)肘部尺神经阻滞:①患者弯曲肘关节 90°,先触及肱骨内髁和鹰嘴部的尺神经痛点。②以拇指、示指固定尺神经,于尺神经沟下缘部位做一皮丘,以 22G 3～5 cm 长针刺入尺神经沟内。③穿刺针与神经平行沿神经沟向近心端推进,深达 0.7～2.5 cm 时,常可出现向小指放射的异感,即可注入局麻药混合液 5～10 mL。

(2)腕部尺神经阻滞:①腕部尺神经浅表,嘱患者手掌向上握拳,在尺骨茎突平面可显示尺侧屈腕肌肌腱。②通过尺骨茎突画一横线与该肌腱桡侧缘相交,即为穿刺点。③穿刺点先用6G针头做一皮丘,然后再22G 3.5 cm针从皮丘垂直刺入,出现异感即可注入局麻药5 mL。④若无异感,可以在肌腱尺侧穿刺,或针在原位刺入尺侧屈腕肌下面,进针0.5 cm可直接注入局麻药混合液。

4.注意事项

(1)尺神经损伤:多与穿刺直接损伤尺神经有关。穿刺时要求动作轻柔,穿刺针要细。穿刺时不要强求寻找异感,以免损伤尺神经。由于该神经浅表,通常定点较准确,故即使在无异感情况下,局部注射局麻药也可达到良好的治疗效果。

(2)血管损伤:多见于尺动脉刺破引起局部血肿。如将局麻药误入血管则可造成局麻药中毒。

(3)临床应用:临床上很少单独采用尺神经阻滞,常常是与其他神经复合阻滞(如桡神经、正中神经)以获得局部区域满意的镇痛效果,或对臂神经丛阻滞不完善的补充。

(束云菲)

第十节　老年人下肢手术的麻醉

一、下肢手术的术前评估和准备

下肢矫形手术种类较多,患者年龄跨度比较大。手术前的病情评估和准备对围术期的安全十分重要。手术前要了解患者的一般状况,有无高血压、冠心病等合并疾病,手术部位与难易程度、预计失血量等。

(一)年龄

行下肢矫形骨科手术的高龄患者较多。高龄患者即使各器官功能正常,术前各项检查大致正常,围术期也存在潜在的危险,应引起足够的重视。矫形骨科患者术中往往会有骨水泥反应和止血带反应。高龄患者的各器官储备功能下降,对低容量,贫血的耐受降低,因此围术期容易发生心肌缺血,心律失常,甚至心肌梗死,顽固性低血压等。对于高龄患者,应详细访视患者询问有无高血压、冠心病病史,包括服用药物史,查看各种化验检查结果,以便对病情作出全面评估。

(二)呼吸系统

老龄患者往往肺-胸顺应性显著降低,肺活量及有效肺交换量减少,呼吸储备功能减退,最大通气量下降,残气量和通气阻力增加,对缺氧及高 CO_2 的刺激不敏感。术前访视时要详细询问是否有慢性阻塞性或限制性通气障碍疾病。如慢性支气管炎、肺气肿、哮喘、肥胖、脊柱侧弯、胸廓畸形等。要了解是否患者有无慢性缺氧、高碳酸血症、继发性红细胞增多症等。根据患者的一般情况、物理检查及病史决定是否需要检查血气、肺功能等。以评估围术期呼吸系统的风险。

(三)循环系统

对循环系统功能的评估是术前准备的重要环节。下肢矫形骨科的患者大部分是60岁以上的老年患者,多合并高血压冠心病、脑血管疾病、慢性阻塞性肺病、糖尿病等。术前要认真评估其心功能。必要时需要做超声心动图、24 h动态心电图、动态血压等检查。根据患者的身体状况、客观检查结果、手术方式以及其他综合评估来决定术前准备是否充分。麻醉前应制定详尽的麻醉方案,包括麻醉前用药、麻醉方法选择、麻醉药物选择、术中可能发生的问题及并发症防治等。

此外，下肢矫形骨科患者术前多因疼痛而活动受限或长期卧床，术前循环血容量往往不足，术前需补液治疗。

（四）手术难易程度

术前应该了解拟行手术的难易程度，预计手术时间。某些手术如全髋关节翻修术则很难预计手术时间的长短，术前应与手术医师充分沟通，以制定最佳的麻醉管理方案。

（五）预计出血量

矫形骨科的术中出血量往往难以准确估计。对于预计出血量可能大于 800 mL 的手术，术前要充分备血。术中应及时监测出血量、Hb 及 Hct 等。有条件医院应该做术中自体血回收。对于髋关节手术，尤其是髋关节翻修术，术中可能出血很多，术前要根据患者的身体状况和血常规检查结果，评价患者的最大耐受出血量。

（六）抗凝药物的使用

为了减少围术期下肢深静脉血栓形成的发生率，许多下肢矫形手术，尤其是膝和髋关节置换手术，往往在术前就使用抗凝药，目前最常用的是低分子肝素（LMWH），低分子肝素不宜与其他抗凝药或抗血小板药合用。最后一次使用低分子肝素 12 h 以后方可行椎管内麻醉，一般术后拔除硬膜外导管 10 h 后再给低分子肝素。如果使用低分子肝素的剂量较大或者使用时间较长，建议拔出硬膜外导管 24 h 后再用低分子肝素。

（七）合并疾病

矫形骨科患者中老龄甚至高龄患者占相当比例，此类患者往往合并呼吸、心血管或其他系统的全身性疾病。常见的有高血压、冠心病、慢性阻塞性肺疾病、糖尿病、类风湿性关节炎等。麻醉医师应了解老龄患者各器官功能及相关疾病的病理生理变化。对于术前合并疾病可能导致的麻醉管理困难应有充分的认识和准备。

（八）气道的评估

不管是全麻还是非全麻患者，麻醉医师在术前访视患者时都应该对患者的气道进行评估，以了解术中控制气道的难易程度。某些患者，如强直性脊柱炎患者，患者的颈椎活动度甚至开口都严重受限。对于预计困难插管的患者，术前应认真制定麻醉方案，包括全麻诱导与气管插管方式，备好处理困难气道的设备，如喉罩、纤维支气管镜、视可尼喉镜等。

二、下肢手术的麻醉选择

绝大多数下肢手术可在蛛网膜下腔阻滞、硬膜外阻滞或蛛网膜下腔-硬膜外联合阻滞下完成，也可采用神经阻滞或神经阻滞与全身麻醉联合应用的方法。关节镜常常是门诊手术，有时可采用股神经阻滞联合关节内注射局麻药的方法。单纯足部手术可采用踝关节处阻滞或坐骨神经。由于踝部深层结构几乎均为坐骨神经分支支配，因此采用坐骨神经阻滞可以满足踝关节手术麻醉和术后镇痛要求，需要在大腿上止血带的手术必须同时做股神经和股外侧皮神经阻滞。下肢手术应用硬膜外阻滞时，须注意以下几点：下肢神经主要来源于腰、骶神经丛，为使下肢麻醉完善，应保证腰、骶神经丛良好阻滞。骶神经阻滞不全时，大腿后侧和会阴部仍有痛觉。如果使用止血带，麻醉阻滞范围需包括到 $T_{10}\sim L_5$。老年人或高血压患者局部麻醉的用量酌减，老年人髋部手术，有时仅注入试验量 5 mL 即可获得 T_{10} 以下麻醉。因此对老年人必须掌握小量分次注药原则，防止阻滞平面过广导致低血压。有人推荐下肢手术试行单侧硬膜外阻滞，使麻醉局限于患侧，可望取得良好效果。蛛网膜下腔阻滞适用于下肢手术，与硬膜外阻滞比较，优点为作用出现快,肌肉松弛满意,缺点为麻醉有效时间受麻醉药性能所限,如普鲁卡因仅能维持 1 h,只适用于短小手术。目前重比重丁哌卡因溶液(0.5%溶液 2~3 mL 加葡萄糖),可维持 4 h 以上,但麻醉平面的固定时间较长,20~30 min。蛛网膜下腔阻滞用于下肢手术,要慎防麻醉平面过广,特别是对老年人或高血压患者须慎用。

(一)麻醉方法

下肢手术的患者术前身体的一般状况及手术的复杂程度差异很大,各种麻醉方法如椎管内麻醉、全麻、外周神经阻滞等均可用于下肢手术。年轻的膝交叉韧带损伤的患者在椎管内麻醉下能很好地完成手术。而合并心肺脑多器官并发症拟行全髋关节置换的患者则明显增加了麻醉的方法及用药的选择、术中的麻醉管理难度。麻醉选择、用药、术中麻醉管理应因人而异。全身麻醉并不一定优于区域麻醉。全身麻醉可增加老年患者术后认知功能障碍、下肢深静脉血栓、围术期心脑血管并发症的发生率。但全身麻醉对术中循环、呼吸则更具有可控性。目前对于复杂的大手术多选择全身麻醉。外周神经阻滞对身体的内环境干扰较少,围术期并发症的发生率较全麻为少,但外周神经阻滞后出现的外周神经并发症和后遗症却较全麻多。因此选择麻醉方法和药物时应根据患者身体情况、年龄和并存疾病的严重程度、手术的复杂程度而定。

1.椎管内麻醉(腰麻、硬膜外麻醉、腰-硬联合麻醉)

一般来说椎管内麻醉可适用于所有的下肢矫形手术。但由于患者术前的身体状况千差万别,某些患者可能无法行椎管内麻醉,如腰椎内固定术后、严重强直性脊柱炎患者,对这部分患者只能行全身麻醉或外周神经阻滞。对某些合并严重心肺疾病的患者,外周神经阻滞可能是一种更好的选择。大多数下肢手术在椎管内麻醉下就能很好完成手术。常用药物有利多卡因、丁哌卡因、罗哌卡因。利多卡因起效快,但作用时间短。丁哌卡因和罗哌卡因都是长效局麻药,罗哌卡因因具有较丁哌卡因心脏毒性低,以及"感觉运动分离"等特点而广泛用于矫形手术。

椎管内麻醉的绝对禁忌证:穿刺部位皮肤感染;有全身感染表现(如菌血症、脓毒血症);凝血功能障碍;颅内高压症。相对禁忌证:穿刺部位附近感染;低血容量;中枢神经系统疾病;慢性腰背痛。

做椎管内麻醉时术前详细询问病史也很重要。尤其是了解术前抗凝药的使用情况。穿刺操作动作宜轻柔。老年患者椎间隙往往难以确定,可先用细注射针试探后再行硬膜外穿刺。对于韧带明显钙化的患者可行旁正中入路硬膜外穿刺。穿刺确有困难时应及时改变麻醉方法。盲目反复穿刺会增加硬膜外血肿和术后严重腰背痛的发生率。

腰-硬联合麻醉结合了腰麻和硬膜外麻醉各自的优点,特别适用于下肢矫形骨科患者。因有硬膜外麻醉药物追加,腰麻剂量宜小,可用罗哌卡因 10 mg、7.5 mg 甚至 5 mg。老年患者腰麻药用量应酌情减少。并视阻滞平面扩散情况及血流动力学的反应适时追加硬膜外用药。腰硬联合麻醉既保留了腰麻的起效迅速的优势,又能较好地维持循环系统的稳定。

留置硬膜外导管行术后镇痛时,一定要与手术医师协调好术后是否使用抗凝药及使用时间,术后镇痛期间最好不用抗凝药,以免发生硬膜外血肿。

2.外周神经阻滞

近年来,外周神经阻滞技术得到了快速的发展,其临床应用也越来越受到重视。在神经刺激器问世之前,外周神经阻滞时麻醉医师多靠患者述说异感来定位,有时神经阻滞效果并非令人满意。因此,异感定位法用于外周神经阻滞在临床上日趋减少。外周神经刺激器辅助定位技术能明显提高外周神经阻滞的成功率,减少神经阻滞并发症,安全性大为提高,在临床应用上得到普及。对于肢体矫形手术,外周神经阻滞仍不失为一种主要麻醉方式,外周神经阻滞可复合静脉镇静或浅全身麻醉,也可单独在外周神经阻滞下完成手术。与全身麻醉比较,该麻醉方法对循环系统和呼吸系统等的影响较小,对于心肺功能较差难以耐受全麻的患者则为一种较好的麻醉选择。在肢体矫形骨科手术中,应用外周神经阻滞置管技术还能为患者提供很好的术后镇痛。

外周神经阻滞的不良反应不常见主要有局麻药中毒、外周神经损伤以及与穿刺有关的并发症等。

支配下肢的神经主要来自腰神经丛和骶神经丛。腰丛由 T_{12} 前支的一部分,$L_{1\sim3}$ 前支和 L_4 前支的一部分组成。腰丛上端的三支神经是髂腹下神经(L_1)、髂腹股沟神经(L_1)和生殖股神经,这三支神经向前穿过腹肌,支配髋部和腹股沟区皮肤;腰神经丛下端的三支神经为股外侧皮神经($L_{2\sim3}$)、股神经($L_{2\sim4}$)和闭孔神经($L_{2\sim4}$)。骶丛由腰骶干(L_4 的余下部分及 L5 前支合成)及骶尾神经前支组成,重要分支有臀上神经($L_4\sim S_1$)、臀下神经($L_5\sim S_2$)、阴部神经($S_2\sim_4$)、坐骨神经($L_4\sim S_3$)及股后皮神经。下肢神经支配为:大腿外侧为股外侧皮神经,前面为股神经,内侧为闭孔神经和生殖股神经,后侧为骶神经的小分支;除前内侧小部分由股神经分出的隐神经支配,小腿和足绝大部分由坐骨神经支配。

下肢手术中常用的外周神经阻滞主要有腰神经丛阻滞、坐骨神经阻滞和股神经阻滞。

(1)腰神经丛阻滞:又名腰大肌间隙阻滞。腰丛上端的三支神经是髂腹下神经、髂腹股沟神经和生殖股神经,这三支神经向前穿过腹肌,支配髋部和腹股沟区皮肤;腰神经丛下端的三支神经为股外侧皮神经、股神经和闭孔神经,分别支配大腿外侧,前面和内侧的皮肤。腰神经出椎间孔后位于腰大肌后内方的筋膜间隙中,腰大肌间隙前壁为腰大肌,后壁为第1~5腰椎横突、横突间肌与横突间韧带,外侧为起自腰椎横突上的腰大肌纤维及腰方肌,内侧是第1~5腰椎体、椎间盘外侧面及起自此面的腰大肌纤维。腰大肌间隙上界平第12肋,向下沿腰骶干至骨盆的骶前间隙。其中有腰动静脉、腰神经前支及由其组成的腰丛。将局麻药注入腰大肌间隙以阻滞腰丛,称为腰大肌间隙腰丛阻滞。

适应证:腰神经丛阻滞复合近端坐骨神经阻滞可完成髋部远端整个小腿的手术(如全膝关节置换等)。留置导管可行术后镇痛,效果良好。

穿刺方法:患者侧卧位,L_4 棘突向尾侧 3 cm,旁开 5 cm 处为穿刺点或髂嵴连线中点旁开4 cm 为穿刺点。穿刺针经皮垂直刺入,初始刺激电流 1.0 mA,缓慢匀速进针,引出股四头肌肌颤(髌骨跳动)后,调小电流至 0.3~0.4 mA 仍有股四头肌肌颤时,表明定位准确。固定好针的位置,注入局麻药 30 mL(常用 0.4% 罗哌卡因)。在进针过程中,如触及 L_4 或 L_5 横突,将针尖滑过横突上缘或下缘,再前进约 1 cm 后常可引出股四头肌肌颤(有时可有落空感)。如取髂嵴连线中点旁开4 cm 为穿刺点,穿刺针不可向头侧倾斜角度太大,进针不宜太深,尽量避免朝内侧方向穿刺。腰神经丛阻滞时偶尔会发生双侧阻滞,肾被膜下血肿,腰大肌间隙血肿(穿破血管),局部感染等并发症。禁忌证:穿刺部位感染,凝血功能障碍,脊柱前突,脊柱裂等。

(2)坐骨神经阻滞:坐骨神经发自骶丛,由 L_4、L_5、$S_1\sim S_3$ 神经根前支组成。从梨状肌下缘的坐骨神经大孔出骨盆,然后经股骨大转子和坐骨结节之间进入下肢的后面。继续沿大腿后面走行到腘窝位置,分为胫神经和腓总神经。坐骨神经支配膝以下整个小腿和足的感觉(除小腿和足的内侧面)。

适应证:坐骨神经阻滞可用于膝以下的下肢手术。单独阻滞即可满足除小腿和足内侧面以外的所有膝以下的手术。坐骨神经阻滞与腰丛或股神经阻滞联合,可为下肢手术提供满意的阻滞效果,连续置管亦可用于术后镇痛。

穿刺方法:患者侧卧位,患肢在上,下肢伸直,患肢屈髋130°,屈膝90°。定位髂后上棘与股骨大转子并连线,在此连线的中点做垂直线,此垂直线上距离髂后上棘与股骨大转子连线5 cm处即为穿刺点。此点也应该是股骨大转子与骶裂孔连线中点,后一种定位方法可作为修正方法,使穿刺点定位更加准确。穿刺针经皮垂直刺入,初始刺激电流1.0 mA,缓慢匀速进针,引出坐骨神经支配肌肉收缩(如腓肠肌收缩、足的背伸、跖屈等)后,调小电流至0.3~0.5 mA仍有相应肌肉肌颤时,稳定针的位置,注入局麻药20 mL(常用0.4%罗哌卡因)。

(3)股神经阻滞:股神经是腰丛最大分支,位于腰大肌与髂肌之间下行到髂筋膜后面,在髂腰肌前面和股动脉外侧,经过腹股沟韧带的下方进入大腿前面。在腹股沟韧带附近股神经分成若干束,在股三角区又合为前组和后组,前组支配大腿前面沿缝匠肌的皮肤,后组支配股四头肌、膝关节及内侧韧带,并分出隐神经伴随着大隐静脉下行于腓肠肌内侧,支配小腿内侧及内踝部皮肤。

适应证:股神经阻滞联合坐骨神经阻滞可为下肢手术提供满意的麻醉。股神经留置导管可为膝关节置换等手术提供良好的术后镇痛。

穿刺方法:在腹股沟韧带下面扪及股动脉搏动,于股动脉外侧1.5~2 cm,相当于耻骨联合顶点水平处做标记为穿刺点。股神经表浅,进针1~2 cm即可引出其支配的股四头肌收缩(所谓"髌骨跳动"),减少电流至0.3~0.5 mA时仍可见股四头肌收缩收缩时,注入局麻药15~30 mL(常用0.4%罗哌卡因)。有文献报道在此部位注入较大容量的局麻药可同时阻滞股外侧皮神经和闭孔神经,称为"三合一"阻滞,但临床上使用结果证明,给予较大容量局麻药时能同时阻滞股外侧皮神经和闭孔神经的概率并不高。

3.全身麻醉

(1)气管内插管:对于某些复杂的手术,如全髋关节翻修术,复杂的全膝关节置换手术,双侧关节同时置换等,选择全麻更利于术中对呼吸和循环的调控。全麻气管内插管可以很好地控制气道,提供良好的通气与氧合,增加患者对术中低血压,非致命性肺栓塞等的耐受性。全麻诱导力求平稳,保持血流动力学的稳定。麻醉方法的选择可以是吸入麻醉、全凭静脉麻醉或静吸复合麻醉。全麻复合椎管内麻醉或外周神经阻滞是近年来应用较为广泛的麻醉方法。具体的实施应根据麻醉医师的具体临床经验、患者的身体状况、手术需要等而定。

(2)喉罩(LaryngealMaskAirway,LMA)是由英国医师Brain根据解剖成人咽喉结构所研制的一种人工气道,是一种介于面罩和气管导管之间的通气道。被普遍用于非气管内插管全麻手术中呼吸道的管理,麻醉期间可保留自主呼吸也可行正压通气,并可用于某些困难气道的处理。插入LMA后对心血管系统的影响较直接喉镜下气管内插管的影响要小。拔出喉罩患者苏醒后往往无咽部疼痛等不适感。置入后可以保留患者的自主呼吸,是否需要给予肌肉松弛药,并行控制呼吸则应根据手术时间及LMA操作经验而定。操作不熟练或LMA置入后位置不理想,呼吸道密闭性差则禁用控制呼吸。麻醉维持可吸入O_2/N_2O/异氟烷等,合用适当剂量麻醉性镇痛药。2 h以内的矫形手术(如单侧膝关节置换)可以选择喉罩下全麻或者喉罩复合外周神经阻滞/椎管内麻醉。长时间的手术则不宜选择使用喉罩。

(二)下肢常见手术的麻醉选择

1.髋关节手术(包括股骨颈、股骨头手术)

髋关节矫形手术的目的是解除疼痛,重建关节功能,提高生活质量。支配髋关节的神经包括闭孔神经(来自 $L_2 \sim L_4$ 脊神经的前根)、臀上神经(来自 $L_4 \sim L_5$ 脊神经的后根)、臀下神经(来自 $L_5 \sim S_1$ 脊神经的后根)、股神经(来自 $L_2 \sim L_4$ 脊神经的后根)及坐骨神经(来自 $L_4 \sim S_3$ 脊神经根)。外周神经阻滞(腰丛阻滞复合坐骨神经阻滞)可以为人工股骨头置换等手术提供满意的阻滞镇痛。但对于全髋关节置换手术,单纯的外周神经阻滞则很难达到满意的阻滞效果,宜选择椎管内麻醉或全身麻醉。复合麻醉是一种比较好的选择,外周神经阻滞或椎管内麻醉复合全身麻醉能明显提高全身麻醉术中循环系统的稳定性,减少吸入和静脉全麻药的用量。

大多数患者因骨性关节炎、股骨头坏死或类风湿性关节炎而行髋关节置换。骨性关节炎是一种老年退行性疾病。其病变涉及多关节,但膝髋关节病变严重,可能与肥胖等原因导致关节面反复磨损有关。类风湿性关节炎的病变性质与骨性关节炎不同,是一种免疫介导的全身疾病,在关节上表现为慢性的反复的滑膜病变。患者术前可能有潜在的心肌炎、冠状动脉疾病、传导系统障碍、心脏瓣膜纤维化、肺间质纤维化、贫血、血小板功能下降(服用阿司匹林)、肾上腺功能不足(长期服用激素)、免疫系统功能下降等。术前要系统的评价心肺功能。必要时应该做 24 h 动态心电图、超声心动图、踏板实验、肺功能等非常规检查。类风湿性关节炎多并发其他小关节如腕关节、指间关节的变形,麻醉时的各种穿刺可能难度较大。

类风湿性关节炎患者合并寰枢椎半脱位时,气管内插管操作风险甚大,动作粗暴有可能导致齿突进入枕骨大孔而压迫脊髓和脑干。对于比较严重的类风湿性关节炎患者术前应拍颈椎的侧位屈伸位 X 线片以明确是否存在寰枢椎半脱位。如果寰枢椎不稳定性超过 5 mm,气管内插管时就要保持颈部的稳定,不能过伸。如果颞颌关节受累可能导致张口度减少,严重时只能经鼻插入气管内导管。声嘶或吸气喘鸣意味着可能存在环杓关节炎而导致声门开合受限。对这类患者,应选择较细的气管导管,同时要警惕拔管后有呼吸道梗阻的可能。

许多类风湿性关节炎和一些非类风湿性关节炎患者往往长期服用非甾体抗炎药(NSAIDs)。这类患者有潜在的消化系统出血危险以及血小板功能下降等,但 COX-2 抑制剂仍不失作为骨科手术围术期的重要辅助用药,能明显改善围术期的镇痛效果,且不明显增加术中出血及椎管内血肿的发生。

全髋关节置换(totalhipreplacement,THR)手术的主要步骤包括摆体位(多数为侧卧位)、打开髋关节囊将髋关节脱位、切除股骨头、置入髋臼假体(用或不用骨水泥)、置入股骨端假体(用或不用骨水泥)。手术过程中的主要危险包括骨水泥反应、出血、静脉血栓、肺栓塞等。病情有时变化迅速、凶险,术中应该行有创动脉连续测压。骨水泥反应往往在置入股骨端假体时出现,此时应密切监测循环的变化,提高动脉氧分压。手术医师在置入股骨端假体时应该通知麻醉医师,用专用的骨水泥置入枪减轻骨水泥置入后的髓腔压力,置入前应该充分冲洗(最好用专用的高压冲洗枪)。对于高危患者,尽量使用非水泥型假体。

深静脉血栓形成乃至肺栓塞为髋关节置换手术中和术后的严重并发症。椎管内麻醉和外周神经阻滞能减少深静脉血栓和肺栓塞的发生率。此类手术尽可能采用椎管内麻醉或外周神经阻滞,或者在此基础上复合全麻。在施行椎管内麻醉时要考虑围术期抗凝药的使用情况,以减少硬膜外血肿的发生率。

髋关节翻修手术呈逐年上升趋势。该类手术术中出血较多,时间较长。术中应该加强循环监测,最好做有创动脉压及中心静脉压监测,以便及时监测血压和容量的变化。术中可根据患者病情做控制性降压以减少出血量。术中自体血回收是减少库存血用量,减少血源性传染病的有效措施。术中维持体温正常也有助于减少术中出血。

2.膝关节手术

(1)膝关节镜手术:关节镜技术是矫形外科手术中具有代表性的微创技术。许多手术可以在微创下进行,手术对关节功能的影响很小。多数患者可当天手术,当天出院。该类手术的患者大都比较年轻,也有少数全身状况较差的老年患者。

关节镜手术对视野要求很高,使用止血带可创造无血视野的条件,多数患者可以在联合麻醉下完成手术,也可用喉罩全麻。此外,下肢外周神经阻滞下也能完成该类手术,如腰丛复合坐骨神经阻滞、股神经复合坐骨神经阻滞等。但外周神经阻滞时患者对止血带的耐受性较差。如果手术时间超过 1 h,则需辅助静脉麻醉药物以减轻止血带反应。止血带使用超过 1.5 h 时,应警惕止血带不良反应。

完善的术后镇痛对关节镜患者术后膝关节功能恢复很有帮助。传统的阿片类药物镇痛方法已不适应该类手术的要求。可应用外周神经留置导管技术行术后镇痛,应用 0.25% 的罗哌卡因经股神经置管连续给药可取得良好的术后镇痛效果,也可以在手术结束时关节腔内注射局麻药(15~30 mL 0.25%~0.5% 丁哌卡因或罗哌卡因加 1∶200 000 肾上腺素),能提供术后早期几小时的镇痛。

(2)全膝关节置换手术:该类手术患者的病情与全髋关节置换的患者相似,大都是骨性关节炎患者,往往合并高血压、糖尿病、类风湿性关节炎等全身系统的疾病。该类手术均在仰卧位下完成。术中由于使用止血带出血不多,对于耐受性较好的患者可以用局部麻醉(椎管内麻醉或外周神经阻滞)辅以镇静下完成手术。部分患者也可能有骨水泥反应,但与全髋关节置换比较发生率明显减少。松止血带时血压往往会下降,此时应加快输液或给予少量血管活性药物(如麻黄碱 5~10 mg,静脉滴注)。如果同时有下肢栓子脱落进入循环系统,血压会有剧烈波动反应,出现严重的低氧血症,重则危及生命。行双侧膝关节置换时,应做有创连续动脉测压,有条件单位应做肺动脉压监测,以便早期发现肺栓塞。

膝关节置换手术后疼痛较重。良好的术后镇痛有助于术后早期功能锻炼,减轻关节粘连,促进关节功能的恢复。理论上硬膜外术后镇痛效果比较好。但硬膜外镇痛的潜在危险较多,如硬膜外腔血肿,感染等。股神经或腰丛置管技术能为全膝置换提供满意的术后镇痛效果,同时风险较小。如股神经留置导管术后镇痛初始剂量为 0.25% 罗哌卡因 20 mL,置换以 5 mL/h 持续输注镇痛,效果满意。罗哌卡因具有"感觉运动分离"的特点,即患者能在无痛情况下进行关节功能恢复锻炼。

(3)足及踝关节手术:绝大部分该类手术可在外周神经阻滞或椎管内麻醉下完成。为了减少患者的止血带反应外周神经阻滞时,可以复合应用镇静药。喉罩可以提供更好的呼吸道管理。先天性马蹄内翻足是常见的足部矫形手术,这类患者有可能合并脊柱裂或隐性脊柱裂。对这类患者行腰丛阻滞时要警惕双侧阻滞甚至全脊麻的发生。术前需认真查体及阅读脊柱的 X 线片,麻醉中要有常规监测,注入局麻药时要注意回吸有无脑脊液。

足及踝关节手术术后疼痛较剧烈。传统的静脉镇痛方法往往用药量较大,且镇痛效果并非令人满意。对于此类手术,单次坐骨神经阻滞就能提供长达 24 h 的术后镇痛,坐骨神经留置导管连续给药更能取得满意的术后镇痛效果。

(束云菲)

第十二章 眼科麻醉

第一节 眼科手术的麻醉特点

一、概述

(一)眼部解剖

眼球近似于球形,直径约 24 mm,位于锥形骨性眼眶内。眼球壁分为巩膜、葡萄膜和视网膜3 层。巩膜层是最外层的坚韧纤维组织,葡萄膜包括虹膜、睫状体和脉络膜 3 部分。虹膜肌纤维控制瞳孔的大小,调节进入眼内的光线。交感神经兴奋时,瞳孔开大肌收缩,瞳孔扩大;与之相反副交感神经兴奋时,瞳孔括约肌收缩,瞳孔缩小。最内层是视网膜层。视网膜的光感受器接受光刺激,产生神经冲动,经视神经传递入脑产生视觉。视网膜不含毛细血管,氧供是由脉络膜提供。视网膜与脉络膜分离,会损害视网膜的血供,是失明的一个主要原因。

眼外肌是决定眼球运动的肌肉,起自眶尖部的纤维环(总腱环),止于巩膜。6 条眼外肌包括4 条直肌,2 条斜肌,围绕视神经、眼动静脉和睫状神经节形成肌椎。眼动脉是颈内动脉的分支,紧邻 Willis 环,给大多数眶内结构提供血供。上、下眼静脉直接汇入海绵窦。

眼部的神经分布较丰富,涉及第 II 至第 VI 对脑神经和自主神经系统。其中眶内睫状神经节传递角膜、巩膜和睫状体的感觉。动眼神经发出副交感神经纤维,经睫状神经节支配瞳孔括约肌和睫状肌。颈动脉神经丛发出交感神经纤维,经睫状神经节支配瞳孔开大肌。因此局部麻醉药物可以通过阻滞睫状神经节,维持瞳孔中度扩大并固定。

(二)眼内压

眼球内容物、房水作用于眼球内壁的压力称为眼内压(IOP)。维持稳定较高的眼内压对于眼球折射面的完整性很重要。房水和脉络膜血容量是形成 IOP 的两大主要因素。房水总量为250 μL,大部分的房水通过主动分泌以 2.5 μL/min 的速率产生。房水经后房,越过瞳孔、晶状体进入前房,营养角膜内皮。房水经前房和虹膜角间隙内的小梁网进入 Schlemm 管,汇入巩膜外静脉系统[正常压力为 1.1～1.5 kPa(8～11 mmHg)]。因此,从眼到右心的任何部位引流管道堵塞或静脉回流出现问题都可能升高眼内压。正常 IOP 是 1.5～2.8 kPa(11～21 mmHg),平均为 2.1 kPa(16 mmHg)。高于 3.3 kPa(25 mmHg)则认为是不正常的。平均动脉压与 IOP 的差值为眼灌注压,决定视网膜和视神经的血液供应。IOP 过高或过低都可以导致严重后果。IOP过高引起视网膜血供减少,导致视神经功能受损。

影响眼内压的主要因素:①来自眼轮匝肌的收缩和眼外肌张力施加在眼球的外在压力;②随着年龄的增加巩膜硬度的增加;③半固体状眼内容物(晶状体和玻璃体)变硬。外在压力可通过眼眶静脉充血升高眼内压,特别是紧闭口鼻用力呼气和咳嗽、呕吐时会加剧。麻醉过程中的体位和胸膜腔内压也可通过影响静脉压力而影响 IOP。头部升高 15° 可以显著降低 IOP。每个心动周期眼内压有 0.1~0.3 kPa(1~2 mmHg)的波动,每天有 0.3~0.7 kPa(2~5 mmHg)的波动。外伤造成的眼球充血也会升高眼内压。过度通气和低温可以降低眼内压,相反,动脉低氧血症和通气不足会升高眼内压。动脉二氧化碳的增高与 IOP 增高成线性相关。眼球无开放性损伤时,上述原因引起 IOP 增高是一过性的不会引起后遗症。如果存在开放性眼球损伤,如外伤后或白内障等眼球开放性手术中,IOP 增高可导致眼内容物脱出、眼部出血,甚至失明。

大部分吸入和静脉麻醉药物可以降低眼内压(氯胺酮除外),虽然降低眼内压的机制不清,但目前认为与以下因素有关:①中枢神经系统抑制造成眼内压的降低;②眶外肌松弛,房水产生减少;③引流增加。吸入麻醉和硫喷妥钠麻醉可以引起剂量相关性 IOP 降低,降低幅度可达30%~40%。阿片类药物对 IOP 影响较小。常规剂量的阿托品,即使在开角型青光眼患者,目前也没有证据证明会增高 IOP。氯胺酮可以引起中度的 IOP 增高。

琥珀酰胆碱会引起 IOP 一过性地增高 0.8~1.6 kPa(6~12 mmHg),持续 5~10 min。其机制可能与其增加眼外肌肉张力和扩张眼内血管有关。即使使用非去极化肌肉松弛药物进行预处理,也不一定能抑制琥珀酰胆碱的增加 IOP 作用。乙酰唑胺及普萘洛尔可以降低琥珀酰胆碱引起的眼内压升高。虽然目前尚无使用琥珀酰胆碱发生玻璃体脱出的报道,但在开放性眼球损伤患者伴饱胃时,能否使用琥珀酰胆碱进行麻醉诱导仍存在争议。

(三)眼心反射

眼心反射(OCR)是三叉-迷走神经反射,传入神经是三叉神经(分布在眼内容物上的神经末梢产生神经冲动,经睫状神经节,传入三叉神经眼支,再到达近第四脑室三叉神经感觉核),传出神经是迷走神经。压迫、刺激眼球或眼眶、牵拉眼外肌等操作都可诱发,表现为心动过缓,房室传导阻滞,室性二联律,多源性室性期前收缩,心室自主节律甚至心搏骤停,可伴有低血压。眼心反射最常发生于眼肌手术,小儿多见,特别是儿童的斜视手术。在视网膜脱离修复术和眼球摘除术中也时有发生。全麻不能抑制眼心反射,但眼心反射容易耐受,反复刺激后可减弱眼心反射,动脉低氧血症和高二氧化碳会加重眼心反射。

发生眼心反射应立即停止手术刺激,同时保证足够的通气、氧合和麻醉深度。通常停止手术刺激后可终止眼心反射的临床表现。若手术刺激消除后相应的临床表现仍然存在,则应给予10~20 μg/kg 阿托品。对于儿童、有传导阻滞、血管迷走性反射病史,或曾使用 β 阻滞剂的患者,应考虑在相应的手术刺激前预防性使用抗胆碱能药物(阿托品或格隆溴铵)。

(四)眼科用药

眼科的滴眼药虽为局部用药,但吸收后可产生全身反应。一些眼科用药如乙酰胆碱、抗胆碱能药、可卡因、环戊通、肾上腺素、去氧肾上腺素以及噻吗洛尔等可以明显影响眼内压,并对麻醉过程中使用的一些药物产生不良反应。另外一些眼科的全身用药如甘油、甘露醇、乙酰唑胺也会产生不良反应而影响麻醉管理(表 12-1)。

表 12-1　眼科手术患者的常用药

眼科指征	药物	作用机制	全身反应
缩瞳	乙酰胆碱	胆碱能激动剂	支气管痉挛、心动过缓、低血压
	乙酰唑胺	碳酸酐酶抑制剂	利尿、低钾性代谢性酸中毒
青光眼(眼内压增高)	乙膦硫胆碱	不可逆的胆碱酯酶抑制剂	延长琥珀酰胆碱的作用时间,停药后血浆胆碱活性降低最长可达 3~7 周,心动过缓,支气管痉挛
	噻吗洛尔	β-肾上腺素能阻滞剂	阿托品对抗的心动过缓,支气管痉挛,加重充血性心力衰竭,可能加重症肌无力
散瞳,减轻眼毛细血管的充血管的充血	阿托品	抗胆碱能	中枢性抗胆碱能综合征(极度疯狂、谵妄、兴奋、高热、狂热、面红、激动、口渴、口干、无汗症),视力模糊(睫状肌麻痹、畏光)
	环戊通	抗胆碱能	定向障碍、精神错乱、惊厥、构音困难
	肾上腺素	α、β-肾上腺素能激动剂	高血压、心动过速、心律失常,肾上腺素似乎可以降低眼内压而用于青光眼
	去氧肾上腺素	α-肾上腺素能激动剂,直接作用的血管加压药	高血压(一滴或 0.05 mL 的 10% 溶液含有 5 mg 去氧肾上腺素)
	东莨菪碱	抗胆碱能	中枢性抗胆碱能综合征(见阿托品)

二、眼科手术麻醉

眼科手术大体可以分为眼外手术和眼内手术。由于眼科手术患者的配合是必需的,因此,手术方式、患者的基础情况以及对手术的配合程度是选择麻醉方式的重要因素。婴幼儿应使用全身麻醉。成人大部分的手术可以在局麻(如球后和球周阻滞)监护下完成。但无论选用何种麻醉方式,都需要达到以下的麻醉管理目标:①控制眼内压;②充分镇痛;③眼球静止;④避免眼心反射;⑤警惕可能的药物交叉反应;⑥苏醒期无呛咳、恶心、呕吐。

(一)麻醉前准备

大多数眼科手术患者对手术和麻醉感到焦虑,他们在关心手术效果的同时,担心手术过程中无意的眼球活动可能造成的后果以及围术期的疼痛,因此,术前麻醉医师和患者之间的交流非常关键。尽管眼科手术本身相对安全,但多数眼科手术患者的年龄偏大并有并发症,因此无论是表面麻醉、局麻监护还是全身麻醉,系统的麻醉前访视是必需的。

绝大多数的术前处理原则都适用于眼科患者,但有几点需要注意:糖尿病是眼科患者的常见伴随疾病。糖尿病和外科手术是相互影响的。此类患者的手术应尽量安排在上午进行以免干扰患者的日常治疗和饮食常规。术前应检测患者空腹血糖值,避免严重高血糖或低血糖。年龄>65 岁、糖尿病病程超过 5 年、空腹血糖>13.9 mmol/L、合并心脑血管疾病或糖尿病肾病、手术时间>90 min 及全身麻醉等均是增加手术风险的危险因素。对于接受眼科手术的患者,血糖的要求严格,应控制在 5.8~6.7 mmol/L。如空腹血糖>10 μmmol/L、随机血糖>13.9 mmol/L 或糖化血红蛋白(HbA1c)水平>9%,应推迟非急诊手术。另外需要注意的是此类患者可能存在潜在的自主神经病变,当患者从卧位变坐位或直立位时需特别小心直立性低血压。

(1)收缩压>24.0 kPa(>180 mmHg)和(或)舒张压>14.7 kPa(>110 mmHg)的高血压患

者,建议延迟择期手术。

(2)口服抗血小板或抗凝药物,如阿司匹林、华法林等的患者,目前还没有循证医学的证据表明应该停药或者无须停药。除了要考虑围术期出血的风险,还要考虑到停药可能导致的栓塞风险,特别是重要器官的栓塞风险。因此应该根据患者的具体情况来决定是否停药。目前认为服用华法林治疗的患者行白内障手术是安全的。在中危手术,如青光眼手术,需要术前停用华法林治疗4 d。对于出血或血栓形成高危的患者,需要将华法林改为肝素治疗。同时此类患者应以全身麻醉为主。如果选择局部麻醉,应考虑筋膜下阻滞或球周阻滞。

至于术前用药,虽然常规剂量的阿托品并不会增加青光眼患者的IOP,但由于目前常规使用的吸入或静脉麻醉药并不影响上呼吸道腺体的分泌,因此不建议术前常规使用抑制唾液腺分泌的药物,避免由于口干而导致的患者焦虑。如果患者术前特别紧张,可以考虑使用苯二氮䓬类药物。

在局麻或表面麻醉下实施手术的患者,术前需要进行眼球活动的训练以便术中更好地配合。

（二）局部麻醉

局部麻醉适用于多数眼科手术,相对于全身麻醉而言,局部麻醉的优点在于:可以提供完善的术后镇痛;术后意识障碍、恶心、呕吐的发生率低;患者可迅速下床活动,多数患者术后当天就可以出院。局麻应在完善的监测[动脉血压、心电图、脉搏氧饱和度和(或)呼吸末二氧化碳]下进行,同时局麻前所有患者必须建立静脉通道,以便抢救局麻药中毒以及术中给予辅助药物。大部分的眼科局麻是由手术医师完成,但麻醉医师需要了解相关技术及并发症并准备相应的全麻插管用品。常用的局麻技术如下。

球后或球周阻滞,适用于不超过2 h的角膜、前房或晶状体手术,需要患者的配合。

1.球后阻滞

球后神经阻滞可以提供充分的眼部麻醉与制动作用。操作时,眼球直视前方,保持中间凝视位,用细针经外下象限沿眶下缘刺入,穿过下眼睑或结膜,沿眼球壁缓慢进针约1.5 cm。当深度超过眼球赤道后,针尖转向内上方,朝眶尖再进针3.5 cm,当针尖进入肌锥时,有落空感。回抽无血后将局部麻醉药物[常用2%利多卡因和0.75%丁哌卡因等容量混合液,含透明质酸酶和肾上腺素1:(200 000～400 000)]4～6 mL注入。注射后压迫眼眶数分钟,5 min后检查麻醉效果。约有5%的患者需要再次注射。

球后阻滞相对安全,偶有并发症,如球后出血、刺激眼心反射、眼球后壁穿孔、局麻药注入静脉、眼内注射、视网膜中央动脉栓塞、硬膜下注射、局麻药弥散进入脑干由于呼吸抑制导致的迟发性意识消失(球后阻滞后窒息综合征)、失明、视神经穿透、角膜葡萄肿、局麻药弥散入中脑导致对侧眼外肌麻痹。球后出血是最常见的并发症,眼突出和结膜下瘀斑也可发生。必须监测IOP,如果眼压升高,需行眦侧切术以降低眼压。近视患者球后阻滞时应特别注意。因为眼球轴长超过25 mm,则眼球较大,巩膜较薄,增加了眼球穿孔的风险。此类患者宜选用其他麻醉方法。

2.球周阻滞

球周阻滞的麻醉方法是让患者直视正前方,以细针(25～27G)沿眶下壁进针,小心刺入眼球外下象限的外侧面,针头进入不超过25 mm,检查无回血,缓慢注入麻醉药物。局部麻醉药物多由2%利多卡因和0.75%丁哌卡因混合组成。添加透明质酸酶(5 U/mL)可以帮助药液更快扩散入肌锥内。添加肾上腺素(终浓度1:400 000)可以减少出血,促进血管收缩,延长眼球制动作用。

球周阻滞可以达到有效的镇痛及眼球固定的目的。与球后阻滞相比,球周阻滞不易损伤眼外肌及视神经等附近组织,较少发生脑干麻醉、球后出血、视神经萎缩以及麻醉药物扩散至对侧眼等并发症。球周阻滞的缺点:注射剂量相对较大(6~8 mL),可能引起 IOP 增高;起效较缓慢(5~10 min);有潜在眼球穿孔的可能以及局部麻醉药物对下直肌毒性作用导致垂直性复视。选择使用钝性小针头可以最大程度减少出血和眼球穿孔的危险。

3.面神经阻滞

需要眼睑完全制动时,可加用面神经阻滞。方法如下。

(1)改良的 Van Lint 阻滞:距眶缘外侧 1 cm,分别向眶下缘和眶上缘进针至骨膜,注入 2~4 mL局麻药物。缺点为不适感,与眼部接近,术后常见瘀斑。

(2)O'Brien 阻滞:在患者张口、闭口动作时,在耳郭的前方,颧弓的后下方触及下颌骨髁突,针尖垂直皮肤进针至骨膜,回抽无血后注入麻醉药物 3 mL。

(3)Nadbath-Rehman 阻滞:乳突和下颌后缘间垂直于皮肤进针约 12 mm,回抽无血后注入 3 mL 麻醉药物。由于该方法阻滞面神经主干,应告知患者术后数小时内可能存在面瘫。其他的主要缺点为邻近重要结构,如舌咽神经等。

4.眼筋膜下阻滞

眼筋膜下阻滞技术,避免了锐性针头穿刺导致的并发症。并可以达到充分镇痛的效果。在局麻镇静下,使用开睑器分开眼睑。在内下或外下象限角巩膜缘外 5 mm 使用电刀钝性分离出长约 2 mm 眼筋膜。于眼筋膜下向后置入钝性导管(泪腺套管),深度不超过眼球赤道,注入局麻药物 1~3 mL。其缺点是可能出现结膜水肿。

5.眼球表面麻醉

表面麻醉时患者的选择是关键。通常患者需耐受开睑器和手术显微镜灯光的刺激,并在术中配合医师的指令。高度紧张、敏感的患者应考虑其他的麻醉方法。实施表面麻醉时要将麻醉药物滴在上、下结膜穹隆部。麻醉药可以选择 0.5%丁卡因或 4%利多卡因。表面麻醉只能够麻醉结膜、角膜和前部巩膜,而不能麻醉眼睑、后部巩膜、眼内组织和眼外肌。因此要尽量避免对眼球、虹膜和晶状体的过度操作,缝线以及电刀的使用。随着小切口和超声乳化技术的开展,白内障手术可以只在表面麻醉下进行。

表面麻醉避免了球后和球周麻醉的潜在并发症。手术后不需要放置辅料进行遮盖,避免了术眼在术后的暂时性视力丧失,患者能最快地感受到视力的恢复。缺点:术中患者可能有眼球转动,且患者能感受到开睑器和手术显微镜灯光的刺激,眼内操作和眼压的波动也容易引起患者的不适或疼痛。

(三)全身麻醉

相对于局麻,全身麻醉在眼科手术并不常见,但对于婴幼儿、不能合作的成人以及某些类型的手术,全身麻醉是必须的。适应证:①婴幼儿。②患者自身要求。目的在于避免手术过程中的眼球活动造成的眼外伤。所以麻醉应有足够的深度,避免术中躁动。③患有慢性阻塞性肺部疾病,不能平卧的患者。④由于智力、听力、语言等各方面障碍,无法与医护人员合作的成人,如帕金森病、阿尔茨海默病、幽闭恐惧症等。⑤长时间的手术(超过 3~4 h),或体位要求特殊估计在局部麻醉下患者难以支持的手术。⑥手术部位不能被区域、局部和表面麻醉所完全麻醉的患者。⑦区域阻滞麻醉操作困难或有禁忌(如近视患者的长眼轴,凝血功能异常的患者)。⑧局部麻醉药物意外注入鞘内或血管内,或局部麻醉药过敏者。

　　与局部麻醉相比,实施全身麻醉特别需要注意:①避免麻醉诱导和苏醒期间的躁动、咳嗽以及血流动力学剧烈波动导致的眼内压的变化;②维持足够的麻醉深度,保证患者充分的镇静、镇痛,避免手术操作过程中出现咳嗽或眼球活动;③术后恶心、呕吐可导致眼内压的剧增而影响手术的成功率,同时也会延缓患者术后的恢复,防治措施可参考相关的指南。全麻的维持多选择机械通气而不是患者自主呼吸,以便术中调整动脉二氧化碳分压,维持稳定的IOP。然而对于老年以及脑血管病变的患者,二氧化碳分压的调整应权衡维持脑灌注和维持IOP之间的利弊。

　　眼科手术时麻醉医师远离气道,因此脉搏氧饱和度和呼气末二氧化碳监测十分重要。注意可能出现的气管导管打折,呼吸环路断开,气管导管意外脱出等情况。为避免气管导管打折或阻塞,可使用经口异型管或加强型气管导管。

　　喉罩替代气管插管在眼科手术中使用,在维持有效气道通畅的同时具有刺激小、患者耐受性好的优点,诱导和苏醒期平顺,咳嗽发生率低。但需要注意以下几点:①严格筛选患者,避免反流误吸的风险;②术中密切注意患者气道压的变化,及早发现可能的喉罩移位;③诱导和苏醒期,注意防范喉痉挛的发生,特别是在婴幼儿。

(徐　刚)

第二节　眼科手术的麻醉选择

一、术前访视

　　眼科患者因视力障碍或已失明,术前多紧张焦虑,因此术前访视应认真解释,取得患者的信任和合作。术前访视还应注意和眼科医师相互沟通,做好必要的术前准备。

　　眼科麻醉应注意患者的全身情况,以及先天性或代谢性的合并症,有些眼科疾病实质上是全身性疾病在眼部的病理表现,如高半胱氨酸尿、马方综合征、重症肌无力、甲状腺功能亢进、糖尿病和高血压等。眼科患者中,老年和小儿患者所占的比例大,老年患者常合并呼吸循环或内分泌系统疾病,小儿患者常伴有先天性疾病。术前访视应掌握这些眼部疾病和全身疾病的用药情况,充分估计这些药物的药理特性和可能发生的药物相互作用。麻醉医师应在充分掌握眼科疾病病理生理、解剖和药理等特点的基础上,结合全身状况,全面考虑麻醉方案。

二、麻醉前用药

　　眼科麻醉前用药目的是为了消除患者的焦虑,抑制呼吸道黏膜腺体和唾液分泌,还要考虑减少麻醉中自主神经反射,减少恶心、呕吐,维持稳定的眼内压。眼科术前用药包括抗胆碱药、镇静镇吐药、麻醉性镇痛药和神经安定药,麻醉前用药的种类应根据患者的具体病情需要而定。

　　麻醉前用药剂量的抗胆碱药不会对眼压产生明显影响。阿托品不仅可有效地抑制呼吸道分泌物,还可预防和治疗眼心反射引起的心动过缓,肌内注射阿托品的维持时间大概为 60 min。安定具有良好的抗焦虑、遗忘和中枢性肌松作用,并能对抗氯胺酮的兴奋作用,尽管可引起瞳孔扩大,如控制其用量在 10 mg 以内,一般不会使眼压升高。咪哒唑仑起效快,半衰期短,肌内注射剂量 $0.07\sim0.1$ mg/kg,效果满意。麻醉性镇痛药哌替啶、吗啡有良好的镇静镇痛作用,但易致恶心、呕吐,仅适用于疼痛剧烈的患者,使用时可与镇吐药物合用,以减少恶心、呕吐的发生。1岁以内婴儿可只用阿托品。

三、麻醉选择

(一)局部麻醉

眼部神经支配涉及第Ⅱ～Ⅵ对脑神经和自主神经系统。眼肌由第Ⅱ、Ⅳ、Ⅵ对脑神经支配。眼球的感觉神经来自三叉神经,传导疼痛等躯体感觉。副交感神经节后纤维(源于动眼神经内脏运动纤维)支配瞳孔括约肌和睫状肌,交感神经节后纤维支配瞳孔开大肌。

局部麻醉包括表面麻醉、结膜下浸润、球后阻滞和球周阻滞。成人外眼手术和简单的内眼手术均可在局部麻醉下进行,如眼睑成形术、晶体摘除、脉络膜角膜移植、周围性虹膜切除等,均可在局部浸润和球后视神经阻滞下完成。

1.表面麻醉

角膜化学烧伤处理、角膜或结膜表面的异物取出、结膜裂伤缝合,均可选用表面麻醉,间或辅助神经阻滞麻醉。常用0.25%～1%盐酸丁卡因溶液滴入结膜囊,1～3 min起效,效果可持续1～2 h。给药后30 s内出现轻度球结膜充血,无扩大瞳孔与收缩血管作用,对角膜无明显影响,但高浓度的丁卡因可引起角膜上皮脱落。角膜损伤后,丁卡因吸收迅速,虑及该药毒性较大,可使用2%利多卡因溶液。手术中不宜用表面麻醉剂湿润角膜,以免损伤角膜上皮。

2.上直肌鞘浸润麻醉

在做上直肌牵引线时,用于防止疼痛反应。方法:患者向下注视,暴露上半部眼球,针尖于角膜缘后7～8 mm穿过结膜和筋膜囊旁注射0.5～1 mL局麻药。注意不可穿通肌肉,以免发生血肿。

3.球后阻滞麻醉

球后麻醉是将麻醉药物直接注入肌椎内,以阻滞睫状神经节和睫状神经的麻醉方法。此方法可使眼球完全麻醉,眼外肌松弛,并降低眼内压。睫状神经节位于眶尖,距视神经孔约10 mm处,在眼动脉外侧,外直肌和视神经之间,紧贴视神经。睫状神经节节后有三个根:长根为感觉根;短根为运动根,含有至虹膜括约肌、括约肌、睫状肌的纤维;交感根来自颈内动脉的交感神经丛,并与长根合并,含有至瞳孔开大肌与收缩眼血管的纤维。睫状神经节向前发出睫状短神经,为6～10支,在视神经周围穿过巩膜,在巩膜与脉络膜之间向前分布于虹膜、睫状体和角膜。

(1)球后阻滞方法:患者平卧,嘱其向鼻上方注视,皮肤消毒后,用5号针头(不能过于尖锐),由眶下缘中外1/3交界处先平行眶底垂直向后进针至赤道部,然后转向球后,从外直肌与下直肌之间缓缓推进,在肌椎内直达球后。针尖斜面朝向眼球,进针深度不得超过35 mm,使针尖恰好位于睫状神经节和眼球后壁之间,回抽无血时,注入局麻药2.5～3 mL。出针后,嘱患者闭合眼睑,并轻轻下压眼球片刻,以预防出血,也有利于局麻药物扩散及降低眼压。

(2)球后阻滞成功的体征:上睑下垂,眼球固定,轻度外斜,角膜知觉消失,瞳孔扩大,虹膜、睫状体及眼球深部组织均无痛觉,由于眼外肌张力的减低,眼压也相应地降低。

(3)球后麻醉的并发症。①球后血肿:其发生率多报道为1%～3%,因球后注射损伤血管所致。如刺破静脉则出血比较缓慢,应立即用手掌压迫眼球,一般压迫1 min后放松10 s钟,直到出血停止。继续压迫5 min左右,待眼睑松弛后,仍可继续手术。如为动脉出血,则眼眶压力迅速增高,眼球突出,眼睑紧闭,必须暂停手术,压迫止血并用绷带包扎,待2 d后根据情况再行手术。最严重者可因眼眶压力增高导致视网膜动脉阻塞,最后发生视神经萎缩。为避免球后出血,必须熟练掌握球后注射技巧,同时不宜选用过细、过锐的穿刺针头。②局麻药所致暂时性黑矇:可发生于球后注射局麻药后即刻或数分钟内。先出现眼前发黑,然后黑矇。眼部可见上睑下垂、瞳孔开大,眼底正常或出现视网膜中央动脉痉挛,视神经、视网膜缺血等表现。发生的原因可能是局麻药的直接作用,造成视网膜中央动脉或视神经动脉分支痉挛。对于青光眼晚期视野已呈管状者,更易出现以上症状。一旦发生黑矇应立即按视网膜中央动脉阻塞处理,吸入亚硝酸异戊酯 0.2 mL,3 min 后便可出现光感。若不加处理,30~60 min 也可出现光感,约数小时后随麻醉作用消失,视力逐渐恢复。③局麻药引起呼吸抑制:局麻药注入后快速渗入视神经周围硬膜下间隙,进入脑桥及中脑部,因此在循环系统受累之前就可出现呼吸停止和意识丧失。该并发症虽然很少发生,但病情紧急。关键是及时发现,控制气道,进行人工呼吸,直至恢复。④刺破眼球引起视网膜剥离和玻璃体积血。⑤严重心律失常和眼心反射。

4.球周麻醉

(1)球周麻醉方法:嘱患者睁眼不动,用 25 mm 长的针头,分别于眶上缘内 1/3 与中外 2/3 交界处及眶下缘外 1/3 与中内 2/3 交界处为注射点。先做皮下注射 0.5 mL 局麻药浅表浸润,以防进一步操作引起疼痛,然后将针尖斜面朝向眼球,从注射点垂直进针,沿眶缘刺入 25 mm,接近眶底,回吸无血,上下分别缓慢注入局麻药 2~4 mL,注药后 10~15 min,可阻滞第 Ⅲ~Ⅵ 对脑神经末梢及睫状神经节,使眼外肌麻痹,产生与球后麻醉相同甚至更完善的镇痛。

(2)球周麻醉的优点:①不易损伤眼外肌及附近组织,注射针距离眼球、视神经、视神经鞘膜及视神经孔较远,较球后麻醉更安全。②减少刺破血管出血的机会。③注射时疼痛不适较轻。④不易引起后部眶压增高。⑤一般不会发生黑矇现象。

(3)球周麻醉的并发症:尚未发现有严重的并发症。由于注入的局麻药量较大,可引起球结膜水肿、皮肤瘀血、早期上睑下垂、眼外肌麻痹等。

5.面神经阻滞麻醉

面神经阻滞麻醉是一种对面神经眼睑分支的阻滞麻醉。可消除眼轮匝肌和其他面部肌肉的运动,抑制由于瞬目反应引起的眼内压升高。

(1)Van Lint 法:是对眶缘部面神经的末梢分支(额支和颧支)阻滞的麻醉方法。具体操作是距外眦部 1 cm 眶缘侧皮肤进针达眶骨骨面,注入少量局麻药,然后沿眶外上缘推进到略越过眶上缘中央部,在进针和退针时注入局麻药 2 mL。退针到原刺入点皮下时,将针转向眶外下缘,沿骨面推进直到眶下缘中央处,同样注入局麻药 2 mL,出针后加压按摩。注意在注射局麻药时,针尖需深达骨膜,勿接近睑缘。否则麻醉剂会扩散至眼睑皮下,引起弥漫性肿胀,使睑裂变窄,不仅影响麻醉效果,而且影响手术操作。

(2)O'Brien 法:是在下颌骨髁状突处对面神经主干的上支进行阻滞的方法,可达到麻醉眼轮匝肌的目的。具体操作为,首先确定准确的注射点。嘱患者张口、闭口动作,此时在耳屏前可触到下颌骨髁状突滑动,从髁状突和颧弓的交角处垂直刺入 1 cm 深至骨面,回吸无血,注入局麻药 2 mL,不可将局麻药注入关节腔内。

(3)Atkinson 法:本法主要是对面神经主干和部分末梢阻滞的方法。具体操作为,于经过外眦稍后的垂直线与颧骨下缘交界(即眶下角)处进针,深达骨膜后向顶端方向平行于眶外缘,越过颧骨弓,直达耳郭上方。边进针边注射局麻药 2 mL,直至眶下缘中部。

(二)静吸复合全麻

手术中患者头部被无菌单覆盖,麻醉医师很难直接接近面部。因而,术中应维持呼吸道通畅;气管插管应妥善固定,麻醉机和气管导管的连接必须可靠;术中应密切监测患者的 ECG、血氧饱和度、脉搏、血压等指标,发现状况及时处理。

常用的麻醉诱导药物为起效迅速地静脉麻醉药、强效止痛药和肌肉松弛药。巴比妥类镇静催眠药、麻醉性镇痛药均可使眼内压下降 10%～15%。异丙酚降低眼压的效果明显大于硫喷妥钠,尤其对已有眼压增高的患者,降眼压的效果更为明显。肌肉松弛药首选非去极化类,如维库溴铵、阿曲库铵等。去极化肌肉松弛药琥珀胆碱会升高眼内压,注射前使用小量非去极化肌肉松弛药防止或减轻肌颤的效果并不确切。挥发性吸入麻醉药氟烷、安氟醚、异氟醚及七氟醚均有降低眼压作用。

静吸复合全麻的可控性较强,诱导及苏醒迅速。麻醉诱导及维持时均应力求眼内压平稳,避免呛咳和躁动,使用氧气面罩时位置应得当,不得压迫眼球。麻醉管理中应注意全麻深度要足够,术中要维持眼眶肌、眼外肌群松弛,避免缺氧和二氧化碳蓄积,以及静脉淤血。

(三)异丙酚全凭静脉麻醉

异丙酚静脉注射 1.5～2.5 mg/kg,2 min 后血药浓度达峰值。异丙酚代谢迅速,即使连续静脉注射 6 h,停药后 15 min 血药浓度即可降低 50%,这一快速的代谢清除率使之具有十分突出的清醒迅速而完全的优点。异丙酚降低眼内压的作用明显大于硫喷妥钠,尤其对于已有眼内压增高的患者。其不良反应表现在该药快速大剂量静脉注射时(大于 2.5 mg/kg)可引起血压下降和呼吸抑制,对心率影响则不明显。

异丙酚与瑞芬太尼及中短效非去极化肌肉松弛药如维库溴铵或阿曲库铵联合应用,构成一组比较理想的全凭静脉麻醉药物组合,配合气管插管或喉罩通气,适用于手术时间较短的内眼手术。

麻醉维持可用异丙酚分次注射和微量泵持续静脉给药法。分次注药法血药浓度波动较大。目前多用静脉持续输注法。根据其药代动力学和药效学设计出的立计算机管理给药系统,即为靶控输注(TCI)技术,可实现血药浓度与效应室浓度的动态平衡。TCI 系统通过药代动力学模型及其参数控制药物的输注速率,维持过程中,不断计算维持中央室浓度所需的维持速率,以补偿药物的清除和再分布。能快速达到并维持于目标血药浓度,维持稳定的麻醉状态。增加脑电BIS 值或 EEG 监测,可以更好地维持患者的麻醉深度在所需的水平。对于短小眼科手术,异丙酚靶控镇静和局部阻滞的结合,无须气管插管,通过EEG 的反馈调节麻醉深度,即可满足手术需要。

(四)氯胺酮静脉麻醉

氯胺酮具有良好的镇痛作用,咽部的保护性反射依然大部分存在,对自主呼吸基本不抑制,特别适用于手术时间较短,要求镇痛良好,又不需控制呼吸的病例,所以较常用于小儿的眼科全身麻醉,而无须气管插管。麻醉过程中,必须保持呼吸道通畅,加强呼吸管理,密切观察患者的通气和氧供,及时排除潜在问题。应用氯胺酮时首次剂量 1～2 mg/kg,术中要注意临床体征的多样化和清醒期的并发症。

氯胺酮麻醉的缺点是升高眼压、颅内压和血压及精神症状,目前已较少单独应用。禁忌单纯使用氯胺酮用于内眼手术。为克服氯胺酮的缺点,近年来常将异丙酚与氯胺酮合用,后者仅使用亚临床麻醉剂量(0.5 mg/kg),可以有效抑制眼压升高,减少精神症状的发生。此外,氯胺酮与利多卡因合用或与咪哒唑仑合用的临床应用也有报道。

（五）眼科麻醉进展

1.喉罩的应用

大多数眼科浅表手术如白内障吸取、人工晶体植入、青光眼手术、角膜移植、眼睑成形、眼肌和虹膜等常见手术，不需要术中使用肌肉松弛药控制呼吸，但要求麻醉清醒迅速完全。眼底手术恢复期尤其需要尽量平顺，手术后需要尽快改为特殊体位（如俯卧位），以提高视网膜复位手术的成功率。气管内插管操作刺激较大，术中需维持较深的麻醉，而术毕时减浅麻醉、拔管时呛咳和头部运动均会导致眼内压升高，不利于内眼手术。喉罩则可在保留自主呼吸时插入，操作简便，也不会发生气管插管所致的明显血流动力学改变。浅麻醉下患者即可良好耐受，轻度变换体位时也不会诱发咳嗽反射。

近年来，喉罩为临床麻醉吸入给药和呼吸管理提供了新的手段。与面罩相比，喉罩更接近声门，不受上呼吸道解剖特点的影响，因此对通气的管理更加确实可靠。与气管插管相比，喉罩不会对喉头、气管造成损伤，操作简便。无论患者自主呼吸还是行辅助或控制呼吸均能经喉罩施行。由于对咽喉部刺激轻，因此对循环功能的影响也很小。

通过喉罩维持通气时，仍需注意检查通气效果，监测 $PETCO_2$、SpO_2 或血气，必要时给予辅助通气。气管插管时，呼吸道可完全隔离，而喉罩依靠充气后在喉头形成不耐压的密封圈与周围组织相隔离，因而通气时气道内压不宜超过 $2.0 \, kPa(20 \, cmH_2O)$，否则易发生漏气以及气体进入胃内。

使用喉罩时要注意下列问题：①饱胃或胃内容物残余的患者禁忌使用。②严重肥胖或肺顺应性低的患者，应用喉罩行辅助或控制呼吸时，由于需要较高的气道压，易发生漏气和气体入胃，诱发呕吐，故应列为禁忌。③存在潜在呼吸道梗阻的患者，如气管受压、气管软化、咽喉部肿瘤、脓肿、血肿等禁忌使用喉罩。特殊体位，如俯卧位手术患者不宜使用。④浅麻醉下置入喉罩易发生喉痉挛，应予避免。⑤置入喉罩后不得做托下颌的操作，否则将导致喉痉挛或位置移动，术中应密切注意有无呼吸道梗阻。⑥呼吸道分泌物多的患者，不易经喉罩清除。

2.监测下麻醉管理（MAC）与镇静术的应用

复杂的内眼手术过去均需在气管插管下完成。术毕清醒时间长，潜在风险较大。近年来，激光、玻璃体切割等技术的应用和完善使眼科手术的时间大大缩短，手术刺激也相应减少。因此，相当种类的手术可在局麻下完成。局部麻醉虽可完成手术，但不能消除患者的恐惧和焦虑。局麻辅以镇静术可以减轻患者的恐惧和焦虑，镇痛良好而相对安全。目前，ASA 将麻醉科医师参加的从术前评估、制订麻醉计划到指导给药达到所需程度的镇静或对局麻患者监护，随时处理紧急情况称为监测下麻醉管理（monitored anesthesia care，MAC），以强调麻醉安全。

镇静镇痛给药必须是渐进性的，在患者舒适和安全之间获得满意的平衡，防止镇静过深，同时对呼吸、循环系统的变化持续监护，否则难以保证患者安全。如需逆转过深镇静，可用相应拮抗药。

部分眼科手术操作在局麻完善的基础上，MAC 可获得满意效果。成年人可用氟哌利多 $10 \, \mu g/kg$ 加芬太尼 $1 \, \mu g/kg$ 静脉注射为首次量，此后不再应用氟哌利多，仅以芬太尼 $0.008 \sim 0.01 \, \mu g/(kg \cdot min)$ 静脉注射维持。这一方法镇静镇痛效果较好，但顺行性遗忘欠佳。咪哒唑仑首次量 $25 \sim 60 \, \mu g/kg$ 静脉注射，$0.25 \sim 1.0 \, \mu g/(kg \cdot min)$ 静脉注射维持，或异丙酚首剂量 $0.5 \sim 1 \, mg/kg$ 静脉注射，$10 \sim 50 \, \mu g/(kg \cdot min)$ 静脉注射维持，可维持良好镇静。术中与患者保持语言联系,随时了解镇静程度,调整注药速度,可取得完善的镇静遗忘和心理保护作用。如果给予EEG 监测,能更好地判断患者的镇静程度。

3.七氟烷的应用

婴幼儿由于解剖生理特点,胸廓小,胸骨软,深吸气或哭泣时,下胸部易呈凹陷。尤其 6 个月以内婴儿牙齿尚未长出,上下颌缺乏支架,舌大而厚,常紧贴上腭。麻醉过程中,其鼻咽部易为舌所阻,加重呼吸道阻塞。婴幼儿颈部短而软,扁桃体及腺样体常较肥大,而鼻腔、喉及气管较细小,呼吸道分泌旺盛,易发生呼吸道梗阻。婴儿的外周静脉穿刺和固定较困难。若选用基础麻醉,常发生术中麻醉偏浅,术后镇静过度等情况。

选用七氟烷-氧化亚氮-氧半紧闭吸入麻醉诱导,通过喉罩辅助通气,以吸入麻醉维持,可使麻醉的安全性和可靠性得到很大提高。一般经口盲探插入 1 号或 2 号喉罩,置入困难者可用喉镜辅助,到位后套囊充气,妥善固定。继续吸入七氟烷-氧化亚氮-氧以维持麻醉,根据患者及手术情况调节流量和七氟烷吸入浓度。术毕停用吸入麻醉药物,以纯氧大流量冲洗,患者在数分钟内即可清醒,拔出喉罩。这一麻醉方法中,应注意氧化亚氮易进入体内任何含气腔隙的特性,某些内眼手术会在玻璃体内注入气体,氧化亚氮的吸入和排出会影响眼内压。这时通常也可单纯吸入七氟烷,镇痛药物则给予亚麻醉剂量的氯胺酮或者麻醉性镇痛药物。

(王西建)

第三节 眼科常见手术的麻醉

一、斜视手术麻醉

斜视矫正术麻醉特点:①多为小儿患者,可能合并其他疾病如心脏畸形、神经肌肉异常。②手术时间一般较短(1 h 内)。③眼心反射发生率高。④易发生眼胃反射。⑤警惕恶性高热。

斜视患儿接受手术的年龄越早越好。术前评估时应关注可能合并的身体其他脏器的畸形。施行眼肌手术的患者发生恶性高热的比例大,而易患恶性高热的患者中也常伴有局限性的骨骼肌力量薄弱或其他肌肉骨骼的异常。因此,术前需询问家族史,以评估是否为恶性高热易感患者。

较大儿童施行简单的斜视手术应首选局部麻醉,以方便术中观察眼位确定矫正效果。也可在局部麻醉基础上给予小剂量氯胺酮(0.5 mg/kg)保证术中患儿能按指令进行配合。

复杂斜视手术或较小儿童则需全身麻醉。静吸复合全身麻醉或全凭静脉麻醉复合气管插管或喉罩通气均可用于斜视矫正术麻醉。斜视矫正术易引起眼心反射,术前应用足量阿托品有预防作用。术中应保持足够的麻醉深度,并连续监测心电图,一旦发生严重的心动过缓或心律失常,应暂停手术并作相应处理。术中应监测体温,并注意观察有无异常反应,如出现心动过速,呼吸频率加快,呼气末二氧化碳分压增高,咬肌痉挛的症候,应高度重视。对于体温上升迅速,于15 min 内增高 0.5 ℃以上者,必须警惕恶性高热可能。

小儿眼肌手术后恶心、呕吐的发生率较其他眼部手术高,是由于眼胃反射所致。预防性应用5-羟色胺受体阻滞剂如昂丹司琼,托拉司琼或格雷司琼也是有效的。如采用丙泊酚全静脉麻醉,也可以降低术后恶心呕吐发生率。

二、白内障摘除术麻醉

白内障摘除术麻醉特点：①老龄患者多。②小儿多为先天性白内障，其合并其他异常的发生率比先天性青光眼要多。③术中要求眼球制动。④防止术中眼内压突然升高。⑤手术时间短（10 min 内），刺激相对小。

白内障患者多为老年人，要注意并存的并发症对全身重要脏器功能的影响。双侧先天性白内障越早手术越好，因为它严重阻碍了对视网膜的刺激，妨碍视力的正常发展。单侧完全性先天性白内障也应在出生后头几个月内摘除，以防止剥夺性弱视。

对于合作的成年人均可选择局部麻醉或麻醉性监护技术，表面麻醉是白内障手术的常用麻醉方法。表面麻醉简单易行，但不能保证眼球制动，且需要患者非常好的配合。成人局部麻醉也可选择球周阻滞、结膜下、巩膜上腔注射。

儿童及难以合作的成人则应选择全身麻醉。可采用短效丙泊酚和瑞芬太尼，或复合吸入麻醉剂，选择喉罩通气，保留自主呼吸。

三、青光眼手术麻醉

青光眼手术麻醉特点：①控制眼内压稳定，避免使用升高眼内压的药物和操作。②注意抗青光眼药物对麻醉的影响。③青光眼手术术式较多，手术复杂程度不同，时间长短不一。

青光眼是以眼内压升高为特征的一类疾病。先天性青光眼从出生到 3 岁前任何时候发病者为婴儿型。从 37 个月至 30 岁发病者为青少年型。青光眼分为开角型（慢性单纯性）青光眼和闭角型（急性）青光眼。急性闭角型青光眼是眼科急诊之一，需要在最短时间内降低眼压，开放房角，挽救患病眼的视功能。必要时需做前房穿刺术，有条件者行周边虹膜成形术，开放房角，缓解急性发作过程。或行小梁切除术等滤过手术，以降低眼压。手术前、后均需积极用药控制高眼压。对于眼压顽固不降的难治性青光眼急诊手术，术前 1.5 h 可静脉给予 20% 甘露醇 250~500 mL。

通常认为临床剂量的阿托品肌内注射无论对开角型还是闭角型青光眼的眼内压都没有影响。东莨菪碱比阿托品的散瞳作用强，对于闭角型青光眼或怀疑闭角型青光眼的患者慎用。

成人青光眼手术通常在局部麻醉下实施，一般多采用球后阻滞及上直肌浸润。难以配合的成年人及小儿均应在全身麻醉下手术。静脉和吸入麻醉均可选择，首选喉罩通气方式，可保留自主呼吸，也可给予肌肉松弛药后控制呼吸。

麻醉要点是控制眼内压，防止任何引起急性眼内压升高的因素。未经手术的闭角型青光眼禁用肾上腺素、胆碱能阻滞药、安定类镇静药。氯胺酮可升高眼压和颅内压，氯琥珀胆碱致眼外肌成束收缩，使眼内压急剧升高，以上药物对急性青光眼患者单独使用时属禁忌。麻醉诱导时避免应激反应发生，特别应预防发生屏气、呛咳和呕吐动作。急剧的动脉压升高以及中心静脉压升高都可对眼内压造成不良影响。同时应避免血压过低，以免使已经受损的视网膜进一步减少血供。

四、眼外伤手术麻醉

眼外伤手术麻醉特点：①开放性眼球外伤为急诊手术，潜在玻璃体丢失、永久性失明。②常合并颅脑损伤、颌面外伤或身体其他部位外伤。③注意潜在气道损伤。④维持稳定的眼内压。⑤急诊手术需按饱胃患者处理。

眼外伤是指眼球或附属器受到外来的物理性或化学性伤害,及时手术是挽救视功能的关键。不但是眼睛直接受到损伤,其他部位的外伤也可以直接或间接地波及眼,例如颅脑外伤、颌面部外伤。治疗眼外伤方法已不仅限于单纯保存眼球,而是争取进一步恢复视力。眼外伤病情常复杂多变,患者年龄差异也较大。依据手术大小、手术是否进入眼内,其麻醉处理有一定差异。局部麻醉以表面麻醉、结膜下浸润、球后麻醉、球周麻醉较常用。复杂的眼外伤手术刺激强,在局部麻醉完善的基础上麻醉性监护技术可获得较满意效果。上述方法难以完成的手术及伴有多发复合伤的患者均选择全身麻醉。

(一)开放性眼外伤麻醉处理

开放性眼外伤尽可能在伤后 12 h 内手术。麻醉前重点评估内容:①眼局部伤情、拟采取的手术方式及预估的手术时间;②是否合并其他部位的外伤,如颅脑损伤、胸肺损伤、其他脏器外伤;③是否合并颌面部骨折;④是否有气道困难及潜在的气道损伤;⑤询问禁食水情况,判断是否为饱胃患者。

对于伤情明确、简单表浅的手术,局部麻醉应是安全、有效的选择。对于眼球贯通伤患者,局部麻醉引起的眼内压增高可导致眼内容物脱出;且球后阻滞可能增加眼内压或加重损伤。许多情况下,术前常不能清楚判断眼球破裂范围和手术的具体操作过程。因此,对于复合伤、复杂眼外伤,选择全身麻醉更为稳妥。

对急诊开放性眼外伤患者可用丙泊酚、阿片类药物和非去极化肌肉松弛药进行麻醉诱导。考虑到饱胃误吸风险,应采取气管内插管控制呼吸。术中静脉、吸入或静吸复合麻醉均可。麻醉的实施和管理需关注如下问题。

1.饱胃

创伤、疼痛、焦虑导致胃排空时间延长,且受伤时间距离进食时间越近,胃排空延迟越显著。饱胃患者增加呕吐误吸风险,另外,呕吐还可使眼压增高,对眼球贯通伤合并眼球内容物脱出患者极其危险。可于术前 1 h 肌内注射或静脉注射甲氧氯普胺 10 mg 增加胃蠕动促进胃排空,但阿托品可拮抗甲氧氯普胺作用,不可同时使用。竞争性 H_2 组胺受体拮抗剂雷尼替丁可减少胃液量和提高胃液 pH。诱导前静脉推注阿托品减少分泌,减轻迷走神经张力。快速诱导气管内插管需由富有经验的麻醉科医师实施。充分去氮给氧,静脉注射维库溴铵 0.2 mg/kg 或罗库溴铵 1.0～1.2 mg/kg。助手持续压迫环状软骨,同时静脉注入丙泊酚 1.5～2.5 mg/kg,起效后插入带套囊气管导管。术毕拔管时仍要防止呕吐和误吸。依托咪酯因顾及其全身性肌阵挛升高眼压,不适合开放性眼外伤手术麻醉。

2.维持眼内压稳定

对于开放性眼外伤患者,眼内压的剧烈波动非常危险。选择对眼内压影响小或降低眼内压的药物,如丙泊酚、吸入麻醉剂等。氯琥珀胆碱在未经非去极化肌肉松弛药预处理时,氯琥珀胆碱的使用对眼球贯通伤以及开放性眼外伤者是禁忌的。预先给予小剂量的非去极化肌肉松弛药后,氯琥珀胆碱只引起极小的眼内压升高,但这一技术是否确切有效,目前还存在争论。非去极化肌肉松弛药可降低眼内压,罗库溴铵是较好的选择,静脉注射 1.0 mg/kg,可以在 60 s 到达良好的插管条件。其次,应在肌松足够条件下进行气管插管,避免出现屏气、呛咳和高应激反应。术中维持足够的麻醉深度,避免麻醉过浅导致的眼张力增加、头动、呛咳和血压波动。另外,眼球处于开放状态,眼内压很低,碳酸酐酶抑制剂或渗透性利尿剂失去降眼压作用,还可能引起短暂的脉络膜充血而导致眼内容物脱出。

(二)小儿眼外伤麻醉处理

小儿眼外伤是常见的小儿眼病之一。通常眼外伤的病情很不稳定且发展迅速,小儿易哭闹会进一步加重病情。为使创伤得到及时处理,减少继发感染,应尽早手术。儿童眼外伤手术往往不能合作,故常选用全身麻醉。

(1)小儿眼外伤合并上呼吸道感染的麻醉处理小儿眼外伤合并上呼吸道感染发生率非常高,其中 5 岁以下的儿童及转诊待手术时间一天以上者,合并上呼吸道感染者可高达 80%。国外报道,合并上呼吸道感染的小儿若行气管内麻醉,呼吸道并发症比不行插管者高 11 倍;麻醉期间出现与呼吸道有关的异常情况者要比呼吸道无感染者多 2~7 倍。婴幼儿由于气管内径增生速度快于支气管和细支气管,当上呼吸道感染使黏膜充血肿胀容易发生气道梗阻。

为了早期控制感染,手术不宜拖延,综合眼局部和全身的情况决定麻醉时机。此类患儿麻醉前应使用足量阿托品(0.02 mg/kg)。麻醉诱导力求平顺,避免患儿哭闹。在排除饱胃的前提下,小儿眼外伤麻醉可选择喉罩通气,吸入或静脉诱导,术中吸入维持,保留自主呼吸,术后苏醒迅速。喉罩减少了气道的不良刺激,对于伴有呼吸道感染的患儿,较使用气管插管更具优势。术中注意气道管理,及时清除分泌物,避免频繁吞咽,防止眼内压突然升高,造成眼内容物脱出。

(2)小儿全身麻醉时体温监测:小儿体表面积较大,其体温易受环境温度的影响,所以麻醉期间体温变化大。尤其小儿眼科急诊合并上呼吸道感染时,由于感染发展、手术创伤,可引发高热,所以必须重视体温监测。术中如出现心动过速,呼吸频率加快,但不能用浅麻醉解释者,应立即测量鼻咽温或肛温。确诊高热后要积极采用降温治疗,以物理降温为主,使体温降至 38.5 ℃以下。

五、眼底手术麻醉

眼底手术麻醉特点:①手术时间较长,通常需 1~3 h。单纯原发性视网膜脱落可在 1 h 完成。②手术精度高,需在显微镜下操作,要求绝对制动。③部分手术需要在暗室环境实施。④玻璃体内注射惰性气体操作影响一氧化二氮的使用。⑤部分手术需术毕即刻清醒以满足俯卧位的需求。

常见眼底手术包括视网膜脱离修补术、玻璃体切割术、视网膜激光手术等。除非危及黄斑,通常不需急诊手术。

对于合作的成年人一般局部麻醉联合麻醉性监护技术即可,复杂的视网膜脱落及玻璃体切除手术则需气管插管全身麻醉。很多麻醉技术对于择期内眼手术是安全的,各种静脉麻醉药以及任何一种吸入性麻醉剂都可选择。因为对于精细的内眼手术完全的制动是必需的,应使用非去极化肌肉松弛药。

视网膜脱落术中牵拉眼外肌转动眼球的操作,可引起眼心或眼胃反射,应进行持续心电监测。网膜复位手术中常采用玻璃体内注入六氟化硫或其他惰性气体的方法作为辅助的治疗手段,以利用气泡的稳定容积持续地使视网膜固定在正确位置上。因一氧化二氮较惰性气体在血中溶解性高,因而可更快地占据有空腔的地方,在 30 min 内可使气泡增加 150%,增大的气泡可导致眼压急剧、显著增高,影响视网膜的血液循环,增强惰性气体的压塞作用。当停止吸入一氧化二氮时,气泡会因一氧化二氮快速消失而迅速缩小,出现显著的眼内压和眼内容积的下降,干扰手术的效果,不利于视网膜的复位。因此,在注气前 15~20 min 应停吸一氧化二氮以避免眼内气泡体积的改变。如果患者在眼内注气后需要再次麻醉,注空气 5 d 内及注六氟化硫 10 d 内不能使用一氧化二氮。手术中也可以选择另一种玻璃体替代剂硅油代替惰性气体注入,可避免使用一氧化二氮的顾虑,但要求术后即刻改成俯卧位,以提高复位的成功率。全身麻醉难以做到,而清醒镇静技术加局部麻醉常可达到此要求。

适当控制眼内压是眼内手术麻醉的关键,在切开巩膜前应使眼内压降低,保持接近或低于大气压水平,否则,可引起虹膜和晶状体脱出、玻璃体损失或脉络膜出血。

六、角膜移植手术麻醉

角膜移植手术是采用正常眼角膜组织替换病变的角膜组织,以达到复明或控制角膜病变的治疗方法。

主要术式分为以下两种。①全层(穿透性)角膜移植术:以全层透明角膜替代全层混浊角膜。选择适当口径的角膜环钻切除术眼角膜,做成移植床,然后将准备好的移植片对位于移植床上进行缝合固定。②板层角膜移植术:切除浅层角膜病变组织并留有一定厚度的角膜作为移植床,将同样大小和厚度的板层移植片平整对位于移植床上,然后进行缝合固定。板层角膜移植术因不穿通眼球,故较安全,但光学效果不如全层角膜移植术。

大部分成人均可在局部麻醉下接受角膜移植手术,儿童则均需实施全身麻醉。全层角膜移植术对供体角膜组织要求较高,通常取材后数小时内实施手术,属于限期手术。由于供体角膜组织来源有限,术前准备不充分而暂缓手术对患者影响很大。因此,麻醉前合理有效的评估和准备很重要。角膜移植手术要求保持眼球的良好制动和眼内压的稳定,尤其是全层角膜移植手术,环钻取下患者的角膜后,眼球呈开放状态,如果此时眼内压较高,会导致眼内容物的脱出,造成失明,因此在手术过程中维持眼内压稳定十分重要。术中应避免屏气、呛咳。球后阻滞镇痛效果确切,眼球制动作用好,但对于已有眼内压升高的患者,球后阻滞可能会加剧眼内压升高,不利于手术的进行。全身麻醉可保证术中制动,使眼内压稳定。术中常采用喉罩通气,麻醉维持选择吸入或全屏静脉麻醉,可加用或不用肌肉松弛药。

七、眼肿瘤手术麻醉

眼肿瘤包括眼睑、结膜、眼球各层组织(角膜、巩膜、葡萄膜和视网膜)以及眼附附属器(泪器、眼眶和眶周结构)的肿瘤。儿童多发生视网膜母细胞瘤、横纹肌肉瘤、毛细血管瘤、神经母细胞瘤等;成人多发生眼眶海绵状血管瘤、泪腺多形性腺瘤、炎性假瘤及脉络膜黑色素瘤等。

成人简单良性的眼肿瘤手术可在局部麻醉或复合清醒镇静术下完成,复杂眼肿瘤手术及小儿患者均应选择全身麻醉。

脉络膜黑色素瘤是成年人常见的眼内恶性肿瘤,多见于 40～60 岁。不仅损害患者视力,还对生命造成严重威胁。目前,局部切除术是取代眼球摘除的治疗脉络膜恶性黑色素瘤的较为理想的方法之一。采用全身麻醉可保证术中患者严格制动,术中行控制性降压技术,以利于术野显露并减少出血,缩短手术时间。选择全身麻醉需术前对全身情况认真评估,特别是判断栓塞风险。术中严密监测,确保血流动力学的稳定。术后需监测至少 48 h,控制循环稳定,并做好突发急救的准备。

八、眼科手术术后镇痛

一般眼科手术后疼痛的程度并不剧烈,斜视、视网膜脱落复位和巩膜冷冻手术,睫状体光凝术后疼痛较重。根据手术部位、创伤大小及患者对疼痛的敏感程度进行干预。术中或术后加用局部麻醉如球后阻滞，是治疗眼科手术后疼痛的最直接而有效的方法，且对患者生理干扰小，安全性好。

常用的眼科镇痛药物有非甾体抗炎药，如酮洛酸、氟比洛芬酯、选择性 COX-2 抑制剂帕瑞昔布钠，可用于轻、中度疼痛治疗；阿片类药物因容易引起呼吸抑制、恶心、呕吐、瘙痒和便秘等，目前临床应用较少。

小儿术后疼痛治疗与成人不同。小儿的发育阶段、发育水平心理特征，家长的焦虑水平都影响儿童疼痛水平的评估。小儿术后常用疼痛治疗药物是对乙酰氨基酚和非甾体抗炎药，对于严重的疼痛，也可使用阿片类药物如吗啡 $0.05\sim0.1$ mg/kg，静脉输注，在适当的监测、剂量及给药方法下阿片类药物制剂可以安全的用于小儿。较小的儿童，术后疼痛较轻微，可给予小量镇痛药和催眠药，较大儿童术后的疼痛治疗可采用口服、静脉或直肠给药。

九、非住院眼科手术麻醉

许多眼科手术时间短、刺激小、术中出血很少、术后不需要特殊镇痛和护理、不影响下地活动和进食，非常适合非住院手术模式。成人眼科非住院手术多采用局部麻醉，小儿则以全身麻醉为主。

（一）小儿非住院眼科手术的特点

（1）患儿年龄集中在 $2\sim10$ 岁。

（2）手术时间较短，一般在 1 h 左右完成。

（3）有些疾病如青光眼、眼底肿瘤、外伤等需进行多次手术。

（4）避免眼压的剧烈波动，否则将影响手术效果。

（5）斜视手术常发生眼心反射。

（二）对麻醉的要求

（1）术前严格筛选患儿，评估是否适合非住院手术。

（2）不同的手术刺激大小不同，应掌握适当的麻醉深度，如青光眼激光治疗与白内障摘除刺激程度有很大差别。

（3）诱导快速，苏醒平稳快速，早期离院。

（4）小儿生命体征变化快，术中应进行严格监测，保证麻醉的安全平顺。

（5）眼科手术操作精细，术中严格保证患儿制动，同时眼球应保持正中位置。

（6）控制眼内压，预防眼心反射。

（7）最大限度减少术后并发症，特别在恢复室恢复期间和离院后出现的并发症，常见包括恶心呕吐，伤口疼痛、出血等。

（三）术前准备

（1）化验检查：一般情况下仅需血、尿常规和（或）胸部 X 线片即可。

（2）做好术前宣教，包括生理及心理准备。

（3）术前禁食：<3 岁患儿术前 4 h 禁食，术前 2 h 禁水；>3 岁患儿术前 6 h 禁食，术前 3 h 禁水；急诊患儿由于外伤后胃排空缓慢，应适当延长禁食水时间。

（4）术前用药：小儿咪达唑仑糖浆 0.5 mg/kg 术前 $20\sim30$ min 口服，可获得良好地镇静和麻醉诱导地配合，但不会导致睡眠。

(四)麻醉实施

1.诱导方式

患儿术前多存在焦虑状态,尽量避免患儿长时间哭闹,使患儿安全平稳的渡过诱导期。对于难以配合的患儿,术前口服咪达唑仑后在家长陪同下能获得满意的配合。

2.麻醉方式

大部分对眼压无严格要求的短小眼科手术,如睑板腺囊肿切除、斜视、白内障摘除以及大部分急诊手术。首选氯胺酮,可复合利多卡因、咪达唑仑或丙泊酚。所有小儿非住院眼科手术均可选择七氟烷-喉罩吸入麻醉。对于手术时间很短者如眼底检查,测眼压等在 15 min 左右可以完成的手术,可采取面罩吸入七氟烷-氧气的方法,由于此类手术刺激不大,只要维持睡眠保证患儿不动即可。缺点是有麻醉气体的泄漏。气管内插管全身麻醉不作为首选方法。

3.麻醉管理

预防斜视手术眼心反射。当牵拉内直肌或下斜肌时如发生强烈的眼心反射,需暂停对眼肌的牵拉,如心率升高不明显,可静脉给予阿托品。根据手术进程,调整适当的麻醉深度。保证术中有效的通气和氧合,避免二氧化碳的蓄积也是防止眼心反射的有效措施。

4.术后恢复期管理

非住院眼科手术大部分不需要使用止痛药。但对于青光眼激光手术者,术后疼痛较明显,可选用解热镇痛药如泰诺糖浆口服,较大患儿可口服散利痛。止吐药不作为常规用药。所有患儿术毕送恢复室观察,直至达到离院标准。

(顾　佳)

第四节　眼科手术的并发症与处理

一、眼科手术常见并发症

(一)出血

出血是眼科麻醉的一个严重并发症,多发生于既往有血管疾病的患者。眼科出血分为动脉性和静脉性两种。静脉性出血常表现为出血性球结膜水肿,伴 IOP 增高。动脉性出血则是非常严重的并发症,需紧急止血和降 IOP,避免视网膜的血供受阻。内眦切开术,经静脉乙酰唑胺、甘露醇注射,或前房穿刺放液都可以降低 IOP。手指持续压迫眼球有利于止血。

预防出血的措施包括:高血压患者术前应经过内科的正规治疗并将血压控制在理想状态;需行局部神经阻滞的患者,应尽量选择球周神经阻滞;对需行球后神经阻滞的患者,应在穿刺后手指压迫眼球一段时间;术中避免患者及眼球的活动。

(二)眼球穿孔

眼内手术和眼外手术都可能出现眼球穿孔。多见于高度近视、既往有视网膜粘连或眼眶狭窄凹陷的患者。正常眼球的前后径平均为 24 cm。高度近视患者的眼球的前后径可达 25~33 cm,从而增加了眼球穿孔的可能。通常眼球穿孔在术中可被发现并给予处理。

(三)视神经损伤

视神经损伤的并发症很少见,多是由于视网膜中央动脉阻塞引起,IOP升高压迫视网膜,是造成视网膜中央动脉阻塞的常见原因。眼内静脉压增高导致灌注压降低,以及视神经鞘内动脉出血也可导致视神经损伤。早期发现和及时治疗是关键,包括静脉给予乙酰唑胺、呋塞米、甘露醇、激素类,或经视神经外科减压等。

二、麻醉过程中的眼损伤

麻醉过程中的眼损伤主要表现为术后眼痛,通常有以下几种原因。

(一)角膜磨损

角膜磨损主要是由于麻醉中闭眼反射减少,基础及反射性眼泪生成减少。暴露在外的角膜特别容易磨损。主要的临床表现为眼的异物感、流泪、结膜炎、畏光。眨眼时疼痛加重。可采用涂抹眼膏,麻醉中用胶带闭合眼睑,麻醉苏醒期不让患者揉眼等措施以减少角膜磨损。

荧光染色可诊断角膜磨损,治疗措施包括使用抗生素软膏并用眼罩遮住眼睛至少48 h。

(二)急性青光眼

急性青光眼可能由于散瞳药物的使用造成,表现为术后眼周钝痛。甘露醇和乙酰唑胺可以迅速缓解急性眼内压升高和相关疼痛。

(三)缺血性眼损伤

当患者俯卧,又未被及时发现,外在压力作用于眼球时易引起缺血性眼损伤。若加在眼球上的外来压力超过静脉压,则静脉闭锁,动脉血继续流入易引起动脉出血。若外来压力超过动脉压,则造成视网膜缺血。因此,手术及麻醉过程中使用合适的头圈以避免外来压力对眼球的压迫,同时手术过程中要经常检查患者眼睛以确定头在头圈上的位置没有改变。建议将此观察记录在麻醉单上。

(四)患者意外活动

眼科手术过程中患者意外的活动多由于咳嗽或对气管导管的反应所引起,易造成眼的损伤。因此,眼科手术过程中用外周神经刺激器监测肌肉松弛药的作用,便于将肌松维持在需要的水平。

总之,随着显微外科手术的普及和发展,眼科手术越发表现出其精细准确的特点。多数眼科手术可以在神经阻滞和局部麻醉下完成,但需要患者的良好配合。对于不能合作的患者或小儿,实施全身麻醉时应注意麻醉的平稳和眼压的稳定,减少患者躁动,防止眼心反射以及其他并发症的发生。

(张明芳)

第十三章 耳鼻咽喉科麻醉

第一节 概　　述

一、麻醉前准备和术前用药

术前除检查耳鼻咽喉科情况外，还要了解全身状态。对伴上感者施行全麻时，麻醉并发症发生率较正常明显增高，择期手术应暂停。老年患者常并存呼吸、循环及内分泌系统病变，应了解病变的进展情况，尽量改善全身情况。鼾症、肿瘤、再次手术者，发育畸形者应进行气道困难程度估计，做好技术和设备上的准备。拟经鼻气管插管者行术前鼻道检查。拟行气管异物取出术者明确气管异物的性质，有无肺不张、气胸。扁桃体手术出血再手术患者出血量、有无凝血功能障碍等均应考虑。

术前用药常选颠茄类以抑制腺体分泌，保持呼吸道干燥，小儿肌内注射阿托品 0.02 mg/kg。对于情绪紧张患者给予地西泮肌内注射或用少许水口服，有抗焦虑和顺行性遗忘作用。1 周岁以内婴儿和已有气道阻塞的患者一般不用阿片类术前药。严重气道梗阻或扁桃体出血再次手术者暂不给术前药，送至手术室后视病情给予颠茄类药。

二、麻醉选择

单纯乳突根治术，成年人扁桃体摘除术，范围较局限、表浅的鼻内手术及咽喉部手术，气管造口及上颌窦手术等，可采用局麻。常用的局部麻醉为表面麻醉、局部浸润麻醉和神经阻滞麻醉。力求阻滞完善，消除患者疼痛等不适。耳郭和外耳道口手术可用 1％利多卡因局部浸润。耳道和中耳手术，如乳突根治术、鼓室成形术等需阻滞三叉神经的耳颞神经、耳大神经及迷走神经耳支。耳颞神经鼓室支的阻滞可在外耳道前壁用 1％利多卡因 2 mL 浸润；耳大神经阻滞可在耳后的乳突区用 1％利多卡因作数点浸润，需深达颅骨骨膜；耳颞神经耳支阻滞一般在外耳道外上方的耳郭，耳的最高附着点穿刺深达骨膜，注入 1％利多卡因 1 mL；迷走神经耳支阻滞在耳道上三角区棘，乳突前缘浸润深达骨膜。鼻腔内手术可用 1％丁卡因和 1∶100 000 肾上腺素棉片，分别置入中鼻甲后 1/3 与鼻中隔之间以阻滞蝶腭神经节，中鼻甲前端与鼻中隔之间以阻滞鼻睫神经,以及下鼻甲以阻滞鼻腭神经。外鼻手术需阻滞鼻外神经、滑车神经和眶下神经。上颌窦手术需表面麻醉及蝶腭神经节阻滞。咽喉部手术可用1%丁卡因或2%~4%利多卡因表面麻醉,在舌骨大角与甲状软骨上角之间阻滞喉上神经。要严格控制局麻药剂量,防止逾量中毒。

凡手术范围较广,局麻难以完成,或手术在呼吸道操作,有误吸危险,需行气道隔离或必须充分抑制咽喉部反射,使声带保持静止的气管内手术和喉显微手术,以及不能合作的儿童则必须全麻。全麻常选用气管内麻醉。术前查体除全身一般情况外,应对气管插管的困难程度和原因做出评估。①声门暴露困难:舌体大、颈短、颈部活动受限、张口受限、小下颌、下颌间距小等解剖异常,会厌或气道内肿物外突遮挡声门;②插管困难:喉乳头状瘤等脆性肿物占据或遮挡声门、喉头狭窄、声门下狭窄、颌下蜂窝织炎致喉头水肿;③经鼻插管困难:鼻甲肥厚、后鼻孔闭锁;极度肥胖。

对预测气管插管困难者,可在镇静表面麻醉状态下用直接喉镜轻柔快速观察喉部,对于轻易窥视到会厌者可用快速诱导,经窥视不能轻易显露会厌者可用慢诱导或清醒镇静下完成插管。少数困难插管需借助喉罩、纤维气管镜引导。声门或声门下阻塞者不宜快诱导,表面麻醉下准备中空管芯引导气管导管进入气管内,备好金属气管镜和喷射呼吸机,应急处理气道梗阻。

呼吸道外伤、声门部巨大肿物、经口、鼻插管可能造成严重损伤或插管失败者应行气管造口。

为减少局部出血,术中应用肾上腺素可致心律失常,应注意监测,且不宜选用氟烷吸入。颈动脉窦反射可致血压下降和心动过缓。气管镜检查和气管异物取出术较常见的并发症也是心律失常,以窦性心动过速常见,麻醉不宜过浅。

三、喷射通气

支气管镜检查和异物取出术经常遇到的问题是麻醉者与术者如何在气道这一狭小空间内既能做好呼吸管理,又要完成手术。以往的方法难以预防和纠正术中低氧血症和高碳酸血症,时有紧急情况出现。自喷射通气应用于临床后,支气管镜检查和异物取出术的呼吸管理即呈现出全新的变化。这种通气只占很小的气道空间,而且气道可以完全开放,不影响窥镜操作,且能维持充分的供氧和有效的肺泡通气。

喉显微手术包括声带和喉室肿物、息肉、囊肿的切除或激光切除术,要求麻醉不但保持呼吸道通畅又不妨碍操作,术野清晰,声带完全静止不动。喷射通气由于气道完全开放,故可选用内径更小的气管内导管置于声带后联合部,使声带或喉室肿物暴露更加清晰,易于手术操作。

高频喷射通气常用频率为60~120次/分钟,常频喷射通气较常用的频率为18~22次/分钟。驱动压于成年人控制呼吸时0.8~1.2 kg/cm²,辅助呼吸时0.5~0.6 kg/cm²,儿童控制呼吸时0.6~1.0 kg/cm²,辅助呼吸时0.3~0.5 kg/cm²,吸呼比为1:2。

喷射通气的途径基本上有两种,即直接通过支气管镜或经镜外气管内置细吹氧管进行。后者成人用内径为2~3 mm,小儿用内径为1.5~2.0 mm,管子硬度适中。经气管镜外法的优点是通气不依赖气管镜独立进行,灵活性大,其缺点则是占据气道内一定空间以及管理不当,易于滑脱。

四、控制性降压

头面部血运丰富,上颌窦恶性肿瘤行上颌骨切除术出血量大且猛;鼻腔内镜手术视野小,止血困难,出血使术野不清,影响手术进行;中耳及内耳手术术野内极少量出血也会影响手术操作。

控制性降压可明显减少出血,使术野清晰,缩短手术时间,减少手术并发症而受到欢迎。选择控制性降压应注意其禁忌证。

常用药物为硝普钠。如吸入麻醉维持,可选用异氟烷,有浓度依赖性降压作用,可与硝普钠合用,减少硝普钠用量。

(张明芳)

第二节 耳部手术的麻醉

一、耳部手术的特点

耳的结构极其复杂精细,不仅涉及听觉传导、平衡维持等重要的生理功能,还包括诸如颈内动脉、面神经、乙状窦、颅底等重要的解剖毗邻。耳部手术包括外耳、中耳、乳突及内耳手术。复杂的外耳手术包括一些先天性畸形的修复,如小耳畸形、外耳道闭锁等,主要以小儿患者为主。中耳、乳突和内耳手术可涉及各个年龄段,常见手术类型包括鼓膜修补术、鼓室成形术、镫骨手术、听骨链重建术、乳突根治术以及人工电子耳蜗植入术等。除了一些简单的耳科手术如鼓室腔内注药等可以在局部麻醉下实施以外,大多数需要在显微镜下实施的精密复杂手术都要求全身麻醉,术中需要提供"无血"清晰的手术视野,确保患者无体动,并且要求面神经监测不受麻醉药物的影响,还要求苏醒过程平稳、避免正压通气可能对内耳压力的过度干扰。

二、麻醉前评估和准备

耳部手术患者一般全身情况较好,小儿需要注意是否合并上呼吸道感染以及牙齿是否有松动或缺如,小耳畸形可能是 Goldenhar 综合征等全身性疾病的局部表现,常伴有困难气道,需进行气道评估。成人患者需询问是否合并有心、脑、肾等疾病。由于患者听力下降,术前沟通可能需要书面交流。

三、麻醉管理

(一)体位

耳显微手术一般将头部抬高 $10°\sim15°$ 以增加静脉回流、减少出血。诱导后安放手术体位时需将患者头部转向健侧,应注意避免头部过度扭转,特别是老年和颈椎病患者,这时可配合侧倾手术台以减少头部旋转的角度。使用加强型气管导管有助于防止气管导管扭曲造成的气道不畅。专门为耳鼻喉科手术设计的可弯曲喉罩以及新型带有胃引流管的双管喉罩可替代绝大部分气管插管。当头位摆放完毕后,应确认气管导管或喉罩位置良好,然后用宽胶带固定头位。术中麻醉科医师应避免触碰手术台,无创血压袖带应放置于外科医师的对侧,一切操作应考虑避免干扰外科医师在显微镜下的精细操作。

(二)一氧化二氮与中耳压力

中耳是一个封闭的充气空腔,依靠咽鼓管的间歇性开放来平衡内外压力。吸入高浓度一氧化二氮可导致中耳腔压力增高,停用一氧化二氮后又可产生中耳腔负压。在一个密闭的中耳鼓室,腔内压力在一氧化二氮吸入后 30 min 左右达到最高,停用 45 min 后恢复到麻醉前水平;但在放入鼓膜移植片前,鼓室是开放的,此时鼓室内压等于大气压,使用一氧化二氮麻醉并无大碍,但是必须在放置鼓膜移植片前 15～30 min 停止吸入。中耳腔的压力波动除增加术后恶心呕吐外,还可引起鼓膜移植片的移位、鼓膜破裂、镫骨断裂等从而影响手术效果。鉴于一氧化二氮对于中耳压力的改变可能影响手术效果,耳科手术可使用空-氧混合气而避免使用一氧化二氮,即使使用浓度亦不应超过 50%。目前已有多种可供选择的麻醉药物,多数医师认为在耳科手术中应该弃用一氧化二氮。

(三)控制性低血压

大多数耳科手术在显微镜下进行,即使小量出血亦可造成术野模糊,增加手术困难。抬高头部以降低静脉压、采用较深的静吸复合平衡麻醉、持续泵注瑞芬太尼等措施通常可以达到使术野清晰的目标,但有时仍需要使用降压药物。对于 ASA I～II 级的患者,维持平均动脉压在 8.0～9.3 kPa 或者收缩压不高于术前的舒张压水平以及维持心率在约 60 次/分钟,通常可以提供满意的术野清晰度。对合并心、脑、肾等重要脏器疾病以及合并妊娠的患者应避免实施控制性降压。有时术者会使用混合肾上腺素的局部麻醉药进行创面止血,麻醉科医师应注意肾上腺素对血流动力学的影响。

(四)面神经监测

为避免医源性面神经损伤,耳科手术常需实施术中面神经监测,其原理是给予面神经一定强度的电刺激,经过神经肌肉接头的兴奋传递引起面部肌肉的复合动作电位和机械收缩,以此来判断面神经的走行和完整性,因此面神经监测依赖于神经肌肉接头功能的完好。一般情况下,诱导时使用插管剂量的短效或中效神经肌肉阻滞剂不会影响暴露面神经以后的监测,但监测期间不应再追加神经肌肉阻滞剂,可使用较深的吸入麻醉和瑞芬太尼来维持麻醉深度以避免体动。近年来有研究认为部分神经肌肉阻滞是较好的选择,也就是把神经-肌肉阻滞程度控制在一定的水平(保持在完全肌松程度的 50%),既可满足面神经监测的需要,又能保证充分制动。

四、苏醒期管理

为避免术中植入物移位或其他耳内重建结构的改变,耳科患者在苏醒期应避免呛咳,同时尽可能避免拔管后面罩正压通气。术毕头部包扎时需有足够的麻醉深度以避免呛咳,也可待拔管以后再行包扎。使用喉罩有利于平稳地苏醒。

耳科手术后恶心呕吐的发生率较高。由于恶心呕吐可能破坏中耳精细的重建结构,因此需要从麻醉实施的各个环节加以预防。实施全凭静脉麻醉,避免使用一氧化二氮,使用非甾体抗炎药以减少阿片类药物用量,以及预防性使用止吐药等,以上措施均被认为可以减少术后恶心呕吐的发生率以及降低其严重程度。药物预防包括地塞米松、5-HT3 受体阻滞剂和氟哌利多,可以根据患者是否存在恶心呕吐的高危因素来选择其中一种或多种联合使用。

良好的术后镇痛有利于平稳苏醒,常规使用非甾体抗炎药可以减少阿片类药物的需求。一般耳科手术后疼痛并不剧烈,但是小耳畸形患者取肋骨行耳郭成形术时疼痛较剧烈,术中行肋间神经阻滞有利于镇痛管理,术后也需采取有效的镇痛措施,建议使用患者自控镇痛。

(张明芳)

第三节　鼻部手术的麻醉

一、鼻部手术的特点

鼻部手术可按解剖区域划分为外鼻手术、鼻腔手术、鼻窦手术及涉及相邻骨质的鼻眶和鼻颅底手术。随着光学和立体定向技术的进步，鼻内镜手术已成为当代治疗多种鼻腔、鼻窦疾病的最佳手术方式，慢性鼻窦炎、鼻息肉、鼻中隔偏曲、肥厚性鼻炎、鼻出血、后鼻孔闭锁以及各种肿瘤均已成为鼻内镜手术的适应证。这一技术还逐渐延伸到眶尖、眶内和颅底某些疾病的手术治疗。除了少数简单短小的手术可以在局部麻醉下完成，大多数鼻内镜手术都需要全身麻醉。麻醉目标包括术野清晰、患者绝对制动、呼吸循环稳定及苏醒平稳。

二、麻醉前评估和准备

鼻部患者的治疗用药中可能包含有收缩鼻黏膜血管的药物如去甲肾上腺素、肾上腺素等，术前评估时需注意其对患者潜在心血管疾病的影响。

鼻息肉、支气管哮喘和对阿司匹林过敏被称为"Samter 三联症"，又称"阿司匹林哮喘"，可见于以鼻息肉就诊的患者。可疑患者应避免在围术期使用非甾体抗炎药。

鼻部患者可能因鼻息肉、鼻中隔偏曲或鼻黏膜水肿而存在一定程度的鼻腔阻塞，可能造成面罩通气困难，诱导时需准备口咽通气道。有些以通气受阻就诊的患者可能是未确诊的睡眠呼吸暂停综合征患者，需考虑通气困难和插管困难的可能性。鼻出血患者如果已行鼻腔填塞，可能也存在面罩通气困难，此外还要考虑血液吞入胃内可能发生反流误吸，要作为饱胃患者处理。鼻咽癌出血的患者还要考虑放疗导致的张口受限、颈部活动受限等因素，需作为困难气道患者处理。

再次手术的患者需要评估前次手术的范围以及颈椎和颅底的损伤，若保护性骨性屏障已被切除，需防止经鼻或经口置入的通气装置进入颅内，造成严重并发症。

鼻部手术结束后常常需要填塞鼻腔，术前应对患者（尤其是小儿）进行宣教，告知术后需要用口呼吸，必要时进行呼吸训练。

三、麻醉管理

大多数鼻部手术可以应用可弯曲喉罩来管理气道，相对于气管插管来说，喉罩的优势在于对气道刺激小、能更好地保护气道免受血液污染、更容易控制血压保证术野清晰及苏醒期更加平稳，但应用的前提是麻醉科医师具有丰富的喉罩使用经验，确保喉罩位置良好。如果麻醉科医师缺乏相关经验或者是预计出血较多、手术时间较长的肿瘤手术，气管插管依然是保护气道安全的最佳选择。经评估可能存在面罩通气困难的患者诱导时使用口咽通气道可能改善通气，如果同时还有张口受限等插管困难的危险因素，则需要详尽的气道管理方案，管芯类和软镜是应对张口受限的插管工具，但需要熟练的操作经验，同时应有备选方案，并应做好紧急环甲膜穿刺或气管切开的准备。有学者认为在声门上方、气管导管周围用湿纱条衬垫有助于防止血液流入气管和食管，如果采用则必须标记和核对，确保在拔管前完全取出衬垫的纱条。

由于鼻部血供丰富,如何减少术中出血和保持清晰的内镜视野是麻醉实施过程中应关注的问题。采用较深的吸入或静脉麻醉、瑞芬太尼持续输注以及必要时使用β受体阻滞剂可以有效控制血压和心率,提供清晰的术野;使用可弯曲喉罩替代气管插管也有助于控制血压。将头部抬高15°以降低静脉压以及局部使用肾上腺素也是减少出血的措施,应注意缩血管药物对循环的影响。鼻部手术有时出血较多,需注意评估和补充血容量;鼻出血的患者术前失血量有时难以评估,必要时需借助于实验室检查。鼻部迷走神经丰富,应注意外科操作刺激迷走神经引起的心率和血压变化。

鼻部手术过程中应注意眼部的保护,避免受压或血液污染。由于突然的体动可能导致手术误伤视神经、大血管、颅底等重要结构,宜使用非去极化肌肉松弛药以确保制动。

四、苏醒期管理

因鼻部手术后常常需要鼻腔填塞止血,加之可能存在较多血性分泌物,因此不推荐深麻醉拔管,而是建议在患者完全清醒、肌张力恢复、咽喉部反射恢复后拔除,要保证患者气道通畅以避免拔管后面罩加压通气影响鼻部手术效果,同时保证患者咽喉部反射恢复能排出血液和分泌物。

麻醉苏醒要力求平稳,避免呛咳、体动、恶心等,以减少创面出血、脑脊液漏等并发症。包括鼻腔局部麻醉和非甾体抗炎药在内的多模式镇痛有助于减轻术后疼痛、减少恶心呕吐,实现苏醒平稳的目标。气管内表面麻醉和静脉注射利多卡因也有利于预防拔管时的呛咳。使用喉罩麻醉时,手术结束后将成人患者放置于半卧位,待患者完全清醒、能主动张口时拔除喉罩,患者可自行吐出口腔内的血液和分泌物;小儿患者可放置头低侧卧位,待拔出喉罩时将口腔分泌物一并带出。

（张明芳）

第四节　喉部手术的麻醉

喉部位居颈前正中,在舌骨下方,上通喉咽,下接气管,后邻食管入口,有呼吸、发声、保护、吞咽等功能。成人常见的喉部病变:声带息肉、小结和囊肿、声带白斑、喉乳头状瘤、喉癌、喉淀粉样变性、声带麻痹、喉狭窄等;小儿常见的喉部疾病有先天性喉蹼、喉软化症、喉囊肿等。部分功能性嗓音外科手术因术中需要患者发声,常常选择局部麻醉;其他大多数喉科手术都需要在全身麻醉下实施。由于病变的位置处于麻醉气道管理的关键区域,共用气道的问题比其他耳鼻咽喉头颈外科手术更为突出。为了尽可能减少插管对外科手术的干扰,气道管理需采用灵活的应对方法,例如常规选择较细的气管导管;操作关键部位时拔除气管导管实施短暂的呼吸暂停;实施声门上或声门下喷射通气以及实施保留自主呼吸的无插管麻醉等。

一、声带手术的麻醉

(一)病情特点

声带手术按照病理学及治疗方法可分为两类:①因声门区病变影响声带振动而需要外科治疗,如声带息肉、声带小结、任克水肿、声带沟和声带蹼等;②各种原因所致的声带运动失调,如声带麻痹、痉挛性发声困难和喉室带性发声困难等。上述手术多在显微镜下用支撑喉镜完成,需提供足够的麻醉深度以减轻心血管反应,同时需要足够的肌松程度以利于放置支撑喉镜,还需要采用各种气道管理技术为外科医师提供足够的操作空间。

(二)麻醉前评估和准备

声门区的病变轻则可能对呼吸影响不大,重则明显影响呼吸和插管,因此术前要详细询问患者是否存在呼吸困难等症状,尤其是清醒时是否有喘鸣及入睡以后是否有憋醒的症状,两者都提示气道明显受累。需要注意的是,较大喉部占位性病变(包括血管瘤、会厌囊肿等)所导致的困难气道往往并不具备一般困难气道的体征,即普通体检未提示困难气道高危因素者也有可能存在通气困难和(或)插管困难。CT、MRI等影像学检查和术前纤维喉镜检查可以为麻醉科医师的气道评估提供有价值的线索。因插管操作和放置支撑喉镜都可能损伤牙齿,因此术前和术后都要仔细检查牙齿是否有松动和缺牙等情况。严重上呼吸道梗阻的患者术前禁用镇静药物。

(三)麻醉管理

术前需与外科医师讨论气道管理方案。大多数患者可以插较细的气管导管以便为手术操作提供足够的空间,重点要关注患者是否存在通气困难和插管困难。如果为困难气道,可以选择清醒插管、吸入七氟烷保留呼吸慢诱导插管或清醒气管切开术等。术中需注意是否有气管导管脱出、过深、被折弯、被分泌物阻塞等。如果细导管仍然妨碍手术视野,则可以采用间断通气方式,即在充分供氧后拔出气管导管,外科医师在无遮挡的视野下快速完成外科操作,期间严密监测血氧饱和度,当低于95%时由外科医师在直视下重新插入气管导管恢复通气。间断通气方法必须在严密监测下进行,并确保再次插管没有困难,此外还需注意出现误吸的可能。其他通气方法还包括采用细导管置入声门下或经支撑喉镜的侧孔进行喷射通气,均可以提供满意的术野。使用喷射通气时应注意:①确保良好的肌肉松弛和气体流出道通畅,避免气压伤;②长时间喷射通气时应警惕二氧化碳蓄积导致的高碳酸血症。有部分喉部手术需要保留自主呼吸并避免插管,如喉软化症患者需要在术中观察喉部的活动来做出诊断并决定手术方式,声带麻痹行自体脂肪注射术的患者需要观察注射后声带的形态来评估手术效果,这类手术的麻醉通常使用全凭静脉麻醉,可以选择丙泊酚复合右美托咪定或丙泊酚复合瑞芬太尼,辅以完善的表面麻醉,可以达到既保证麻醉深度又保留自主呼吸的目标。

放置支撑喉镜暴露声门的刺激较大,需要有足够的麻醉深度和完善的镇痛才能避免剧烈的心血管反应。插管前在声门部位实施完善的表面麻醉可以减少阿片类药物的用量并减少苏醒期呛咳。在放置支撑喉镜过程中,特别是在用力打开口腔暴露病变部位时可能诱发迷走反射导致的心率明显下降甚至心搏骤停,此时应立即通知外科医师松开喉镜停止操作,多数即可缓解,其原因常常与诱导初期麻醉深度不足有关。如果心动过缓持续,可以静脉注射阿托品0.5~1.0 mg,同时加深麻醉。手术过程中需要保持声门张开和声带完全静止,因此需要完善的肌肉松弛,根据手术时间长短可以选择琥珀胆碱、米库氯铵、罗库溴铵等中短效的神经肌肉阻滞剂。

(四)苏醒期管理

应在患者完全清醒、肌张力恢复、咽喉部反射恢复的情况下拔管。声带手术后常见的不适是咽喉部疼痛和呛咳,声门区良好的表面麻醉和非甾类药物的使用可以减少阿片类药物的用量及相关不良反应,提高患者的舒适度。静脉注射利多卡因也可减轻术后呛咳。因声带手术通常时间很短,若使用了非去极化肌肉松弛药,需要使用拮抗剂来逆转肌松作用,同时也需警惕残余肌松给患者带来的不适。

二、喉部二氧化碳激光手术的麻醉

(一)病情和手术特点

常用于喉部手术的激光使用最广泛的是二氧化碳激光。二氧化碳激光可用于表面组织的切割、止血和汽化,常用于声带白斑、声带癌变(早期)、会厌囊肿、喉血管瘤、喉乳头状瘤、喉肉芽肿、喉狭窄等病变的治疗。激光手术最大的隐患在于可能引发气道烧伤并且可能危害手术室工作人员,因此实施激光手术的单位必须有系统的激光安全防护流程,所有可能接触激光的人员(外科、麻醉、护理)均应接受相关培训。

(二)麻醉前评估和准备

喉部激光手术的麻醉前评估和准备要点同上述"声带手术的麻醉"部分,重点是评估患者有无通气困难和(或)插管困难,此外患者常常有多次手术史,需了解既往麻醉手术史。

(三)麻醉管理

喉部激光手术的麻醉除了类似于支撑喉镜下声带手术的麻醉管理要点以外,最重要的是必须重视对激光的防护,外科医师和麻醉科医师应高度警惕激光引发的气道燃烧,并做好应对突发事件的准备。发生激光气道燃烧需具备以下 3 个要素:①能量源,即激光源;②易燃物,即气管导管或敷料;③助燃剂,包括氧、一氧化二氮等。在麻醉诱导和维持过程中,各种预防气道燃烧的措施都可以归结为围绕消除或控制以上 3 个要素展开。

采用抗激光导管可以降低导管燃烧的风险,但只有全金属材质的抗激光导管是完全防燃烧的,一般的抗激光导管内层和套囊部分仍有易燃材料,不能完全避免燃烧。气管导管不能用油性润滑剂润滑,要尽可能深地置入气管内,目的是使套囊远离声门以减少套囊被击穿的风险。气管导管套囊可以注入染色(混合亚甲蓝染料)的生理盐水,使用双套囊抗激光导管时,两个套囊内可以分别容纳大约 8 mL 染色的生理盐水。注入染色液体的原因在于一旦套囊被激光击破,染色液体流出可以立即警示操作者从而第一时间终止手术。使用双套囊目的在于当其中一个套囊被击破以后,另一个套囊还可以起到阻止气体泄漏的作用。激光操作开始前必须确认气管导管套囊不漏气,绝对避免由于漏气造成的导管外高氧环境。采用声门上喷射通气技术或保留自主呼吸技术可以去除气管导管作为易燃物的燃烧风险,但仍然存在含氧气环境、手术纱条等其他助燃因素。

在手术过程中,外科医师和麻醉科医师要共同关注气道燃烧的风险并保持良好的沟通。外科医师要在非连续模式下间断使用中等功率(10~15 W)的激光,把握激光束发射的角度,用湿脑棉片覆盖暴露于视野下的导管、病变周围及激光照射的远端,避免散射光束对周围组织的影响;其次,操作时要密切注视显微镜下的激光照射野,及时发现局部点燃征象并做后续处理,杜绝继续激光发射导致燃爆引发严重的气道烧伤事件等。麻醉科医师要尽可能降低吸入氧浓度至可接受的最低值(至少在30%以下),避免使用包括一氧化二氮在内的助燃气体,严密观察气道压力变化及随时出现套囊被击穿的可能。

一旦发生气道燃烧,应立即采取以下措施("4 个 E"):①Extract(拔除),拔除所有可燃物,包括气管导管、湿脑棉片等(如果患者有困难气道,拔除气管导管会有气道失控的风险,需评估具体情况决定);②Eliminate(清除),清除所有助燃剂,立即断开供氧导管;③Extinguish(灭火),立即在气道内注入生理盐水熄灭余火;④Evaluation(评估),立即在直接喉镜和硬支气管镜下评估上、下呼吸道的损伤情况,如果有明显损伤应重新气管插管,严重病例需行气管切开,并立即请相关专家会诊协助治疗等。

激光还有一些其他危险,需注意防范:偏离的激光可能点燃手术敷料,造成手术室火情;偏离的激光束还可能直接或间接通过金属表面反射损伤医护人员;激光会对患者和手术室工作人员造成眼部损伤,患者的眼睛要用湿纱布覆盖,工作人员要佩戴与所用激光波长相配的特殊眼镜;激光烟雾可以刺激医护人员的呼吸道,带有病原的烟雾还可能造成医护人员感染等。

(四)苏醒期管理

在深麻醉下吸尽咽喉部分泌物,然后缓慢抽尽套囊内的液体,重新注入空气。喉部激光手术后可能出现急性或迟发的呼吸窘迫,应该考虑喉水肿、喉痉挛、吸入性肺炎、肺不张、气胸、纵隔气肿,以及肌肉松弛药残余及麻醉药的蓄积等可能。

三、喉切除术的麻醉

(一)病情和手术特点

喉切除术是喉癌的主要治疗方法,分为全喉切除术和部分喉切除术。全喉切除术切除舌骨和全部喉结构,患者将永久经气管造口呼吸,完全丧失发声功能。近年来主张在完全切除癌肿的前提下尽可能保留或重建喉的功能以提高患者的生存质量,因此各种部分喉切除术被广泛应用于喉癌的治疗。根据切除的部位和范围可分为垂直部分喉切除术、额侧喉部分切除术、扩大垂直部分喉切除术、声门上水平喉部分切除术、水平垂直部分喉切除术、环状软骨上喉部分切除术、喉近全切除术。有时喉切除术会和单侧或双侧颈淋巴结清扫术同时进行,手术创伤较大。喉切除术都需要在全身麻醉下实施。

(二)麻醉前评估和准备

多数患者在喉切除术前经历过支撑喉镜下活检术,需了解有无喉镜暴露和插管困难史,还要了解患者有无放疗史。需认真评估有无喉梗阻及其分级,特别注意有无喘鸣和睡眠憋醒等症状,查看术前纤维喉镜影像可以直观地评估声门狭窄的程度。喉癌患者多数为老年人,常常合并有心肺疾病,如高血压、冠心病、慢性阻塞性肺病等,且有长期的吸烟史及饮酒史,需进行相应的评估和术前准备,尽可能将全身情况调整至最佳状态。由于患者在术后不能发声,需要在术前与患者进行充分的病情沟通,并决定术后交流的方式(可以用写字板、手势等交流),还需要指导患者使用自控镇痛装置。

(三)麻醉管理

根据气道阻塞的症状、肿瘤位置以及影像学资料,由麻醉科医师和耳鼻喉科医师共同决定如何建立气道,是快诱导插管、吸入七氟烷慢诱导插管、清醒插管还是清醒气管切开。梗阻不严重的患者也可以在喉罩麻醉下实施气管切开术。实施快诱导插管时应做好应对困难气道的准备,外科医师应在场并准备好实施紧急气管切开。视频喉镜、可视管芯、探条类工具都有助于插管成功。术中外科医师进行气管切开(部分喉切除术)或断喉(全喉切除术)操作时应使用手术刀片而不是电刀以免引发气道燃烧。麻醉科医师要尽可能降低氧浓度并使套囊远离切口,这是预防气道燃烧以及一旦发生气道燃烧时减轻患者伤害的有效措施。气管切开或断喉以后可以将经口气管导管或喉罩拔除,经气管造口处插入可弯曲导管,需确认导管置入深度以避免单肺通气。术中需密切监测潮气量、气道压力、呼气末二氧化碳等指标,警惕导管滑出、过深、折弯、堵塞等。部分喉切除术后通常将气管导管再更换为带套囊的气管切开套管,此时直接连接麻醉回路即可;全喉切除术后需置入无套囊的金属气管筒,此时可将细气管导管置入筒内行控制呼吸直至自主呼吸恢复后拔除气管导管。

喉癌患者以老年人居多,术前又可能存在进食困难,一般情况较差,术中应加强监测,维护好呼吸、循环、体温及内环境。一般情况下手术出血量不多,是否行有创动脉压监测取决于患者的并发症,但需确保静脉通路通畅,随时应对颈部血管损伤导致的出血等意外。

(四)苏醒期管理

喉切除术对患者身心的创伤都较大,某些术式还需要在术后保持低头含胸体位,因此需要良好的镇痛、镇静、镇吐等措施来帮助患者平稳恢复。采取阿片类药物为主、复合非甾类镇痛药物的多模式镇痛方法可以实现此目标,其中以患者自控镇痛的方式最为常见。手术结束更换气管切开套管或气管筒时在气管内实施完善的表面麻醉可以减轻术后呛咳。

四、小儿喉乳头状瘤手术的麻醉

(一)病情特点

喉乳头状瘤是喉部最常见的良性肿瘤,由人类乳头状瘤病毒引起,好发于 10 岁以下儿童,常为多发性,生长较快,易复发,青春期后有自行消退的倾向。肿瘤多位于声带上方,呈菜花样生长,向喉前庭或声门下腔蔓延,重者可侵犯整个喉部、气管和支气管。手术治疗是喉乳头状瘤主要的治疗方法,二氧化碳激光切除肿瘤曾经是手术治疗的首选方法,但目前耳鼻喉科医师更倾向于使用吸切器切除肿瘤。由于该肿瘤具有生长快、易复发的特点,许多小儿患者在初次手术后通常间隔 1～2 个月即因复发致严重呼吸困难而再次入院手术。

(二)麻醉前评估和准备

术前评估的重点在于了解气道梗阻的程度。喘鸣症状、三凹征都提示有严重的气道梗阻,颈正侧位片、CT 等影像学检查及纤维喉镜均可提示梗阻的程度,但小儿大多不配合检查,这类患儿术前应避免使用镇静剂以免加重呼吸困难。

(三)麻醉管理

大多数患儿都因呼吸困难而入院手术,其中声门部肿瘤占绝大多数,既有面罩通气困难,也有插管困难。比较安全的气道建立方法是采用浓度递增法实施七氟烷吸入慢诱导,始终保留患儿的自主呼吸。一般先将小儿置于坐位,预给氧 5 min 后吸入 1％七氟烷,每 3 次呼吸增加 0.5％的吸入浓度,直至达到需要的麻醉深度(上肢肌力下降、下颌松弛、托下颌时患儿无体动、心率由兴奋期的加快逐渐减慢),然后将小儿置于平卧位,用喉镜暴露声门,在自主呼吸存在的情况下,可以看到气流进出的缝隙随着呼吸一张一合,可帮助判断声门所在位置,采用管芯类探条辅助可以提高插管成功率。当声门下也有肿瘤时,术中需要采用间断通气的方式,方法是短时间拔出气管导管,由外科医师进行声门下的操作,期间严密监测血氧饱和度,当低于 95％时由外科医师在直视下重新插入气管导管恢复通气。此类患儿对阿片类药物比较敏感,宜适当减少用量。如采用激光手术切除喉乳头状瘤,则应遵循激光手术的麻醉处理原则。

(四)苏醒期管理

在深麻醉下吸尽口腔内的分泌物和血液,将患儿置于侧卧位,安静地等待患儿自主呼吸恢复、完全清醒、咽喉部反射恢复后拔管。由于长期气道梗阻,高二氧化碳对呼吸中枢的刺激阈值上调,通常苏醒时间比较长,还需警惕拔管后再次出现呼吸抑制等。

五、硬质支气管镜下气管支气管异物检查和取出术的麻醉

(一)病情和手术特点

气管支气管异物多见于 3 岁以内的婴幼儿,是导致 4 岁以内儿童意外死亡的主要原因。80%以上的气道异物位于一侧支气管内,可引起肺炎、肺不张等病理改变;少数异物位于声门下和气管内,可引起急性上呼吸道梗阻,甚至窒息。吸入的异物以有机类异物多见,最常见的为各种植物种子如花生、瓜子等,其所释放的花生四烯酸等物质会导致气道炎症反应,并随着存留时间延长而加重;其次为无机类异物如大头针、笔帽、玩具配件等由于其形状各异,取出的难度常常难以预料。因外科医师和麻醉科医师需共用一个狭小的气道,手术和麻醉的难度和风险都极大,需要外科、麻醉、护理三方充分沟通和密切合作。

(二)麻醉前评估和准备

除了少数患者有窒息、发绀、意识不清等需要紧急处置以外,大多数患者一般情况比较平稳,应进行详细的麻醉前评估。重点是异物的情况(位置、种类、大小、形状、存留时间)及术前是否有并发症(上呼吸道感染、哮喘)和异物相关的并发症(肺炎、肺不张、肺气肿)。还应关注气道异物的诊断是否明确,如重症肺炎、哮喘、喉炎的患儿被误诊为气道异物行支气管镜手术将给麻醉带来极大的困难和挑战。此外,还需评估外科、麻醉、护理团队的技术经验以及所在医疗机构的设备情况。

(三)麻醉管理

气道异物的麻醉管理中最重要的是术中通气方式的选择,常用的通气方式有控制通气和保留自主呼吸两种,其中控制通气又可分为经支气管镜侧孔通气和手控喷射通气两种。通常术前无明显呼吸窘迫、考虑异物在一侧支气管内时,可以使用神经肌肉阻滞剂来控制呼吸;术前有明显呼吸困难或高度怀疑异物嵌顿在声门下或声门周围时,尽可能保留自主呼吸。此外,对术前有严重的并发症或并发症的患儿,推荐采用保留自主呼吸的通气方式。

采用控制通气方式时,对不能合作的低龄儿童,一般选择七氟烷吸入诱导;对于能够合作的儿童,则可以在建立静脉通路后行丙泊酚常规静脉诱导,术中可以使用芬太尼、瑞芬太尼、丙泊酚、琥珀胆碱、米库氯铵、罗库溴铵等药物来维持镇静、镇痛和肌松。必须强调要维持足够的麻醉深度,浅麻醉会导致体动、喉痉挛、支气管痉挛等并发症。钳取较大异物通过声门时应暂停通气,以免呼出气体受阻而产生过高气道压,造成气压伤、气胸等医源性并发症。术中通气方式如下。①经硬质支气管镜侧孔通气:硬支气管镜有一个侧孔可连接麻醉呼吸回路,术中可实施控制呼吸。该方法的优点是手术视野好、外科操作方便;缺点是置入支气管镜时呼吸暂停,置镜时间过长容易导致低氧血症,此外当支气管镜长时间位于患侧支气管内时,因健侧肺通气不足也会导致低氧血症,低氧时需退出支气管镜待通气和氧合改善以后继续手术。②喷射通气:经鼻或口插入一根细的喷射导管进入气管内,接手动喷射通气设备进行手动喷射通气。该方法的优点是通气不依赖于支气管镜,为耳鼻喉科医师提供了从容的置镜时间,也避免了支气管镜进入患侧时健侧肺通气不足导致的低氧血症;缺点是需要在总气道内置入喷射通气导管,在小儿可能影响支气管镜的置入和操作视野,此外还有气压伤的风险,需控制好驱动压,保证良好的肌肉松弛,并调整好喷射导管的深度不能过深而进入一侧支气管。

保留自主呼吸的麻醉方法既要有足够的麻醉深度以避免喉痉挛、支气管痉挛等并发症,又要保留自主呼吸以避免气道丢失,实施的难度要高于控制呼吸。可以采用右美托咪定复合丙泊酚

方案或瑞芬太尼复合丙泊酚方案。右美托咪定复合丙泊酚方案：右美托咪定负荷量 $1~\mu g/kg$，维持量 $2\sim5~\mu g/(kg \cdot h)$，以及丙泊酚 $100\sim150~\mu g/(kg \cdot min)$ 维持。瑞芬太尼复合丙泊酚方案：瑞芬太尼 $0.05\sim0.14~\mu g/(kg \cdot min)$，根据呼吸频率调整输注速率，以及丙泊酚 $200~\mu g/(kg \cdot min)$ 维持。无论采用哪种方案，都必须在患者耐受麻醉喉镜显露操作后予以 $1\%\sim2\%$ 的利多卡因（$3\sim4~mg/kg$）喷雾完善气管内表面麻醉。需要注意的是实施表面麻醉必须在足够的麻醉深度下完成，否则表面麻醉操作本身很容易引起屏气、喉痉挛等不良事件。

（四）苏醒期管理

采用控制通气方式时，手术结束退出支气管镜以后插入喉罩，将小儿置于侧卧位，停止给药，待自主呼吸恢复，当潮气量、呼吸频率、呼气末二氧化碳等指标达到理想值时拔出喉罩，继续观察至苏醒。采用保留自主呼吸方式时，苏醒相对简单，退出支气管镜以后保持气道通畅（必要时可置入鼻咽通气道）等待患儿苏醒即可。术中发生喉痉挛、支气管痉挛等并发症导致低氧血症和高二氧化碳血症时，有时用喉罩难以改善通气，此时应果断插管，静脉注射右美托咪定 $1\sim2~\mu g/kg$ 有利于患儿耐受气管导管，待通气改善以后再决定是否拔管。支气管镜多次进出声门会导致声门下水肿，表现为拔管后喘鸣、呼吸困难，除氧疗外，可给予激素（如地塞米松 $0.5\sim1.5~mg/kg$），严重者可给予 2.25% 消旋肾上腺素（取 $0.05\sim0.25~mL$ 以生理盐水稀释至 $3~mL$）雾化吸入，症状缓解后还需加强监测，持续观察 $4~h$，以免再次发生水肿。

（张明芳）

第十四章 口腔颌面外科麻醉

第一节 口腔颌面外科手术的麻醉特点

一、口腔颌面外科患者的特点

(一)患者的年龄跨度大

口腔颌面部疾病可发生于任何年龄,患者的年龄跨度大,从出生1周的新生儿到100多岁的超高龄老年人都有。

1.小儿

总体上说,在口腔颌面外科中,小儿多因先天性颅颌面畸形而实施手术。许多先天性口腔颌面畸形如唇裂、颅狭症等都主张在1~2岁实施早期手术,除了改善外形和功能以外,还能获得术后较佳的发育条件。小儿颞下颌关节强直可导致张口困难甚至完全不能张口影响进食,仅能通过磨牙后间隙处塞入小块的软固体食物或吸入流质、半流质食物以维持生存。长此以往将严重影响其生长发育并造成营养不良,往往需要早期手术治疗。小儿各时期的解剖生理特点随年龄增长而不断变化,年龄越小,与成年人之间差别越大。必须注意采用合适的方法和监测手段以尽可能减小手术麻醉的不利影响,维持其生理内环境的稳态。

2.青壮年

青壮年患者以颌面部外伤、炎症治疗以及正颌整复手术居多,气道问题比较突出。近年来,青壮年人群中因阻塞性睡眠呼吸暂停综合征而接受手术治疗的患者也日益增多。这类患者多由于长期间断的低氧及高碳酸血症可引起体循环、肺循环高压,进而引起心脏损害、动脉粥样硬化及血液黏滞度增高。

3.老年

老年患者则以各种肿瘤性疾病为主。因年龄增长,老年人全身各器官的生理功能发生退行性变化甚至出现病理性改变,常伴有高血压、缺血性心脏病、慢性阻塞性肺疾病、水电解质酸碱平衡失调以及体内药物生物转化和排泄能力下降,对手术和麻醉的耐受力显著降低。老年恶性肿瘤患者全身状况很差,加上摄食障碍,常出现消瘦,并伴有贫血、营养不良和低蛋白血症,术前也应尽可能予以改善和纠正。

（二）困难气道十分常见

口腔颌面外科患者中，困难气道十分常见且程度严重。易发生气道困难的常见疾病有先天性口腔颌面畸形、口腔颌面肿瘤、颞下颌关节强直、阻塞性睡眠呼吸暂停综合征、外伤、感染、肿瘤造成口腔颌面畸形或缺损、手术或放疗引起气道附近解剖结构改变、颌颈部肿瘤压迫致气管移位等。其他的如肥胖颈短、颈椎病变、小下颌、门齿前突或松动、高喉头、巨舌等也会给气管插管带来困难，术前应准确预测并选择好合适的诱导方法和插管技术。

（三）口腔颌面畸形与综合征

对于那些同时出现全身各部位多处畸形的，临床上通常采用"综合征"来命名。许多先天性畸形均可有口腔颌面部的表现。其中最常见的是 PierreRobin 综合征和 TreacherCollin 综合征，患者表现为小颌、舌后坠等畸形，患儿出生后即表现出明显的气道问题。Goldenhar 综合征的患者表现为一侧面部发育不良、下颌骨发育不良和颈部脊髓畸形。KlippelFeil 综合征则表现为外耳和眼部畸形包括脊柱融合、颈胸椎侧凸和高腭弓等畸形特征。脊柱融合往往造成颈部后仰严重受限。Apert 综合征除有突眼、眶距增宽、腭裂外，还伴有脑积水、心血管畸形、多囊肾等。由于先天性多发畸形继发的各种病理生理改变将使其病情变得更为复杂。麻醉医师应充分认识到其不仅存在口腔颌面部畸形，而且可能伴有其他重要脏器的畸形以及这些缺陷所引起的严重生理功能紊乱。多方面病因的影响无疑会使麻醉处理的难度大大增加，麻醉医师应针对各类患者不同的解剖、生理、病理特点作综合考虑。

（四）心理问题突出

口腔颌面外科疾病与心理问题密切相关。一方面精神和内分泌因素可诱发口腔颌面肿瘤；另一方面，对于已患肿瘤的患者，在实施肿瘤手术前，也常会因大面积组织切除后可能造成的头面部外观畸形和诸如咀嚼、吞咽、语言、呼吸等生理功能改变，而存在明显的心理障碍。先天性口腔颌面畸形的患者往往因颜面丑陋或生理功能障碍而产生各种心理的异常变化。对已接受了多次手术治疗的患者而言，手术麻醉的痛苦体验与不良回忆则会使其在再次手术前存在极度恐惧甚至拒绝心理。老年患者可因对病情发展和健康状况的过分关注而引起其焦虑、抑郁等情绪改变。因此，对于可能出现的诸多心理问题，麻醉医师应予以高度重视，术前应做好耐心细致的解释工作，与患者及家属建立起良好的医患关系，尽可能地取得他们的合作。不良心理活动的抑制与阻断，无疑对减少麻醉用药量、维持生理状态稳定和减少术后并发症都有着重要意义。

二、口腔颌面外科手术的特点

（一）根治性外科与功能性外科

手术仍是口腔颌面部肿瘤的主要有效治疗手段。根治手术和整复手术相辅相成而存在，只有在完全根治肿瘤后才有必要实施整复手术。总之，应以肿瘤根治手术为主，与整复手术相结合，即使肿瘤得到根治，又能在功能和外形上获得一定程度的恢复。如今，头颈肿瘤外科、整复外科和显微技术的飞速发展，使肿瘤根治术后大面积缺损和功能障碍的修复成为可能，从而可为术后患者生存率和生存质量的同时提高提供前提保障。

对晚期恶性肿瘤、复发癌瘤和多原发癌瘤也应持积极态度，能一次切除者应给予一次切除，不能一次切除者应予以分次切除。另外，对恶性肿瘤的颈淋巴结处理，不应待临床上已查明有癌瘤转移时才进行颈淋巴清扫术以避免降低手术治疗效果。根据不同情况可采用选择性颈淋巴清扫术或治疗性颈清扫术、功能性颈淋巴清扫术或根治性颈清扫术。

(二)综合与序列治疗

目前趋向于在口腔颌面部的肿瘤患者中应用放疗、化疗等其他方法与外科手术合并进行综合治疗,以取得较好的疗效。放疗和化疗可在术前或术后使用。口腔颌面外科中,序列治疗概念的提出是由唇腭裂治疗开始的。无论序列也好,综合也好,都是多学科的排列有序的治疗。它应依托于多学科之间的密切协作,由一个以口腔颌面外科医师为主的协作组来完成,其他有关的还包括麻醉科、耳鼻咽喉科、放射科等医师。

(三)牙颌面畸形与正颌外科

对牙颌面畸形患者的治疗,可通过正颌外科手术矫正其牙颌面畸形,实现重建正常牙颌面三维空间关系和恢复其牙颌正常功能,使其达到和谐、相对满意的容貌。由于正颌手术多经口内途径施行,在狭窄而有较深的部位进行操作、止血困难,软组织切口和骨切开线均要求十分准确,以免损坏众多的重要解剖结构。由于骨切开的创伤部位难以按常规止血,手术后可能会有渗血出现。术后张口困难和口内渗血可使患者在麻醉恢复期内发生上呼吸道梗阻的风险大大增加。对这类患者,麻醉恢复期和术后早期均须加强监测,谨防意外发生。

(四)显微外科技术的广泛应用

显微外科技术已广泛应用于口腔颌面外科的手术中,尤其是小血管吻合游离组织瓣移植手术的成功,使口腔颌面部大面积缺损后施行立即修复成为可能。

显微外科手术具有一定的特殊性,其技术条件要求高、操作精细复杂、手术时间长,手术操作和围术期管理过程中的各环节都会直接影响到手术最终的成败。手术过程中必须使患者保持合适体位并严格制动以利长时间手术的实施。还应保持充足的循环血容量并根据情况给予扩血管和抗凝处理。术后应尽可能使颈部制动,防止血管受压形成血栓、压迫静脉导致回流受阻等。此外,维持正常的体温,对预防吻合小血管痉挛、提高游离组织的成活率也十分重要。在小血管吻合重建血循环游离组织移植手术后,不仅要进行全身循环、呼吸等重要系统的监测,而且应加强对局部移植组织的严密观察和护理。

三、麻醉处理原则

口腔颌面外科手术对麻醉的要求包括安全有效地控制气道、麻醉诱导和维持阶段力求平稳、维持适当的肌肉松弛、苏醒迅速、保证术中及术后镇痛完全。

(张明芳)

第二节　口腔颌面外科手术的麻醉处理

一、麻醉选择

口腔颌面外科手术的常用麻醉方法包括局部区域神经阻滞和全身麻醉。选择麻醉时应以患者能接受,手术无痛、安全,术后恢复迅速为原则,根据患者的年龄、体质、精神状况,手术的部位、范围、时间长短等综合考虑而定。

二、常用麻醉方法

（一）局部麻醉

局部麻醉一般由手术者自行操作。局部麻醉对生理干扰小、易于管理、恢复快，多用于第3磨牙拔除或短小手术。也可以在全身麻醉时复合应用，以减少术中的全身麻醉药用量，缩短麻醉恢复时间。它的缺点在于手术区疼痛感受器的阻滞不易完善。对于精神紧张、焦虑者，可在局部麻醉的基础上，经静脉辅助应用镇静、镇痛药物以完善麻醉效果。

（二）全身麻醉

由于口腔颌面部手术的解剖部位特殊，多数手术时间较长且操作精细，而手术区域又毗邻呼吸道甚至颅底、眼眶、颈部重要的神经血管，术野周围血流丰富，渗血较多。有些复杂的手术还涉及重要组织和器官。因此，气管内插管全身麻醉应是最为理想的麻醉选择。全身麻醉优点在于能完全消除手术的疼痛与不适，解除患者的焦虑感，较好地控制机体反应，并适合于术中使用低温、控制性降压和机械通气等技术，为外科手术提供最理想的手术条件。常用的全身麻醉包括以下几种。

1.氯胺酮基础麻醉

氯胺酮基础麻醉实施相对简单，对药物输注设备要求不高。氯胺酮麻醉对骨骼肌张力的影响小，上呼吸道反射也可维持，术中基本能保持自主呼吸，不产生明显的呼吸功能抑制，不影响对二氧化碳的反应性。给药2 min后可引起呼吸频率减慢，当快速大剂量给药或与阿片类药合用时才产生明显的呼吸抑制。以往被广泛用于小儿麻醉，尤其是短小手术。但氯胺酮可引起呼吸道分泌物增加，还有兴奋心血管中枢的作用，造成血压和心率同时上升。由于缺乏呼吸道保护和有效呼吸支持，这种方法已逐渐淘汰。

2.全凭静脉麻醉

多种静脉麻醉药、麻醉性镇痛药复合非去极化肌肉松弛药是比较理想的全凭静脉麻醉药组合。全凭静脉麻醉不刺激呼吸道，无手术时污染和燃烧爆炸的危险，起效快、麻醉效果确切。气管内插管有助于维持气道通畅，便于清理气道，实施人工通气。静脉麻醉药首选丙泊酚，起效迅速可控性好。麻醉性镇痛药常选芬太尼、舒芬太尼和瑞芬太尼，镇痛作用强大。肌肉松弛药首选中、短效非去极化类，如维库溴铵、罗库溴铵和阿曲库铵等，不仅可有助于呼吸管理，而且能松弛口咽部肌肉以利于手术操作。

3.静吸复合全身麻醉

静吸复合全身麻醉方法多样，如静脉麻醉诱导，吸入麻醉维持；或吸入麻醉诱导，静脉麻醉维持；抑或静吸复合麻醉诱导，静吸复合麻醉维持等。由于静脉麻醉起效快，患者易于接受，而吸入麻醉便于管理，麻醉深度易于控制，故临床普遍采用静脉麻醉诱导，而吸入或静吸复合维持麻醉。常用的吸入麻醉药包括挥发性麻醉药恩氟烷、异氟烷和七氟烷以及非挥发性吸入麻醉药氧化亚氮。

（三）全身麻醉复合外周神经阻滞

口腔颌面部外周神经阻滞可以提供超前及延迟的镇痛。一般在麻醉诱导后、手术开始前是实施神经阻滞的最佳时机。全身麻醉诱导后可行眶下神经阻滞。一旦神经阻滞起效，将减少全身麻醉药物的用量。眶下神经是三叉神经的终末支，支配上唇、下眼睑、两者之间直至鼻旁的皮肤和黏膜的感觉。它从眶下孔穿出，位于颧骨突出部位（鼻外侧的骨性突起）的内侧，所以很容易被阻滞。阻滞成功可麻醉上唇、鼻翼、鼻中隔、下眼睑和面颊的中部。

三、麻醉期间患者的管理

(一)病史和体格检查

麻醉医师在术前必须进行全面的病史采集和体格检查。常规的术前实验室检查包括血常规、尿常规、血生化、肝肾功能、胸部 X 线片和心电图等。麻醉前访视时,应仔细复习病史资料,了解患者是否合并其他的先天性畸形,评估有无气道困难存在、有无呼吸和循环代偿功能减退、有无营养不良和发育不全,是否存在呼吸道感染和严重贫血等。

(二)气道评估

了解有无喉鸣、打鼾、鼻出血史;有无气道附近手术外伤史;有无头颈部放疗史;有无麻醉后发生气道困难史等。检查有无肥胖、鼻腔堵塞、鼻中隔偏曲、门齿前突或松动、颞下颌关节强直、小下颌、颈短粗,检查有无口腔、颌面及颈部病变,气管是否移位等。特殊检查包括张口度、甲颏间距、颈部活动度、Mallampati 试验。Mallampati 试验和 Cormack-Lehane 分级密切相关。

有些综合征伴有颌骨畸形则会明显影响气道的显露。例如,PierreRobin 综合征和 TreacherCollin 综合征,由于患者下颌骨过小,呈小颌畸形,正常情况下行气管插管时暴露气道十分困难,因而对该类患者的麻醉需要做好充分的困难气管插管的思想准备和器械准备,要避免因准备不充分而导致的急症气道出现。

(三)术前准备

1.小儿患者

年龄越小,手术麻醉风险也越大,婴儿施行选择性手术的安全年龄被定为出生前孕龄＋出生后年龄大于 44 周。伴急性上呼吸道感染和严重贫血的患儿,应暂缓手术。检查先天性颌面畸形患儿有无并存的重要脏器畸形及其功能改变。检查先天性唇腭裂患儿有无喂养困难造成营养不良、发育迟缓。

2.中老年患者

中老年患者中对原已有内科并发症的患者,需着重了解其脏器功能损害的严重程度,与内科医师共同制订术前治疗方案,包括控制高血压,改善呼吸功能,治疗心律失常,安置临时起搏器,纠正水、电解质以及酸碱平衡紊乱和营养不良等,以提高患者的手术麻醉耐受力。恶性肿瘤患者全身状况差,加上摄食障碍,常出现消瘦,并伴有贫血、营养不良和低蛋白血症,术前也应尽可能予以改善和纠正。

3.阻塞性睡眠呼吸暂停综合征患者

阻塞性睡眠呼吸暂停综合征患者应注意从病史、症状、体征上给予判断,明确引起上呼吸道阻塞的病因,评估其上呼吸道阻塞程度和肺通气功能状况,检查有无低氧血症和高碳酸血症以及心肺并发症等。遇肥胖患者,麻醉前还应了解其肥胖的严重程度以及在心血管、呼吸和代谢等方面可能出现的异常变化,以能采取合理的麻醉处理手段。

(四)麻醉前用药

麻醉前用药主要包括镇静药和抗胆碱药,一般于麻醉前 30 min 到 1 h 给予。抗胆碱药对于清醒插管尤为重要,干燥的气道能显著提高局麻药的效果。

麻醉前用药应尽力做到个体化,需结合患者的年龄、身体状况、焦虑程度、药物反应及手术麻醉史等作综合考虑。1 岁以内的婴儿在麻醉前无须使用镇静药物,1 岁以上的小儿可视具体情况

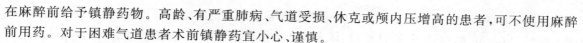

在麻醉前给予镇静药物。高龄、有严重肺病、气道受损、休克或颅内压增高的患者,可不使用麻醉前用药。对于困难气道患者术前镇静药宜小心、谨慎。

(五)插管路径和气管导管

插管路径常根据手术需要而定,如无特殊禁忌原则上应避免妨碍手术操作。颅底、眼眶、鼻部、上颌骨、上颌窦手术宜采用经口插管,口腔内、腮腺区、下颌骨、颈部手术宜采用经鼻插管。相对而言,经鼻插管在口腔颌面外科麻醉中更为普遍,但有鼻出血、鼻甲切割伤、鼻骨骨折以及鼻翼缺血坏死等并发症的报道。

根据不同手术的需要选择合适的气管导管:RAE(Ring Adair Elwyn)导管常被用于口腔颌面及颈部手术中,口插管外露的近端向下弯曲,鼻插管外露的近端向上弯曲,能最大限度地暴露手术野;钢丝螺纹加强型导管弯曲后不变形,用于头位常需变动的手术中,可避免导管发生折叠和阻塞。激光手术导管在制作中添加箔、不锈钢、铝等金属材料,使导管能耐受激光,避免在喉、气管激光手术中发生导管熔化、断裂;喉切除术导管直接经气管造瘘口插入气管,外露的近端向下弯曲,在喉切除手术操作过程中,可将导管近端置于手术野外;气管切开术导管长度较短,直接经气管切口处插入气管,其远端开口呈圆形,可减少气管黏膜的损伤。

(六)插管方式

一般来说,非手术方式插管具有操作简便、成功率高、风险性小、并发症少的优点,常被作为建立气道管理的首选方法。

在口腔颌面外科患者中困难气道的比例高,程度严重,情况复杂。对于严重的困难气道患者往往考虑采用清醒插管,较安全。清醒插管法具有以下优点:①保留自主呼吸,维持肺部有效的气体交换。②气道反射不被抑制,降低了误吸引起窒息的危险。③保持肌肉的紧张性,使气道解剖结构维持在原来位置上,更有利于气管插管操作。④不需要使用吸入麻醉剂和肌肉松弛药,在某些高危患者中可避免这些药物引起的不良反应。清醒插管没有绝对的禁忌证,除非患者不能合作(如儿童、精神迟缓、醉酒及好斗的患者),或者患者对所有局部麻醉药有过敏史。对于不合作或同时患有颅内高压、冠心病、哮喘的患者,则应权衡插管困难与清醒插管的风险,给予全面考虑。

但在某些情况下需施行气管切开术后麻醉,具体情况:①口、鼻、咽部有活动性出血。②会厌及声门部炎症、软组织肿胀或异物阻挡而妨碍显露声门。③出现上呼吸道梗阻无法维持通气。④全面部骨折(上、下颌骨和鼻骨复合骨折)者在手术复位过程中需多次改变气管导管径路。

(七)气管导管固定

在口腔颌面手术中,口内的操作或搬动头部均会引起导管移位,小的移动增加导管和气管黏膜之间的摩擦,增加喉水肿的危险性;大的移位有可能造成手术中导管滑出,或进入一侧支气管内。另一方面,由于气管导管经过手术区域,所以常被手术巾所覆盖,则导管的移位、折叠不易被发现,所以导管固定非常重要。在进行口腔颌面外科手术时意外拔管是手术的真正危险。麻醉医师应充分认识到这种可能性,并保持与外科医师的不断沟通,共同避免意外拔管的发生。

一般经鼻插管比经口插管易于固定。RAE导管和异型导管的特殊弧度能限制气管导管的移动,有利于术中气道管理。为了使导管固定更安全还可用缝线固定导管于鼻翼、口角或门齿上,或使用手术贴膜固定导管于皮肤。

(八)术中监测

麻醉医师必须在使用各种仪器前进行检查。麻醉机功能监测应包括吸入氧浓度、气道压力、呼出气量和呼出气麻醉药物浓度的监测。应持续监测心率、无创动脉压、脉搏氧饱和度、呼气末二氧化碳分压。在某些情况下,麻醉医师可根据需要增加其他的监测项目如测定中心静脉压、有创动脉压、颅内压、肺动脉压、心排血量、体温及其他指标,最好兼有波形及数字显示,尤其要注意动态变化过程及时处理。使用肌肉松弛药时,需监测神经肌肉功能。

(九)远距离麻醉管理

由于手术医师占据了患者的头端位置,而麻醉机远离头部。术中应严密观察有无气管导管或静脉输液管的扭曲、折叠、脱出,以及麻醉呼吸回路的脱落等异常情况。

(十)长时间手术时的躯体保护

对于长时间手术要注意躯体的保护,比如以下几方面。①眼睛的保护:颌面外科手术中,手术牵拉、消毒药水等易导致眼睛损伤。术前涂抹抗生素眼膏并用无菌胶带粘贴上下眼睑,手术操作时提醒医师避免压迫眼球或牵拉眼内容物,可减少眼的损伤、失明的危险。②鼻翼的保护:导管过分向上牵拉或衔接管过重,均会压迫鼻翼,长时间压迫,鼻翼缺血,会导致局部皮肤坏死,瘢痕形成。③外周神经的保护:患者身体过长,手术时双脚腾空于手术床外,易造成腓神经损伤;由于手术床过窄而导致术中上肢下垂或受压,易造成尺神经损伤,尤多见于肥胖患者中;放置体位时上肢过于外展,或俯卧位时垫衬安放不到位,可造成臂丛神经损伤。

(十一)控制性降压

施行控制性降压有利于减少组织的渗血并提供一个干燥的手术野,使组织解剖易于辨认,也适合某些精细操作如血管吻合术的要求,故目前在口腔颌面手术中控制性降压技术的运用非常普遍。由于整个手术时间相对较长,故只需在截骨、肿瘤切除等出血多的步骤时,实行严格的控制性降压,而在血管吻合等显微操作时,可控制血压略低于基础,待血管吻合结束后要立即复压,一方面有助于移植物的血液供应,另一方面也有助于外科医师判断和止血。

降压的前提是血容量充足,这样才不会损害组织器官,通常的做法是在诱导后即利用血浆代用品如羟乙基淀粉、明胶等进行扩容,保证循环血量充足的同时还起到血液稀释的作用。

降压的实施:①可以通过吸入麻醉剂加深麻醉而达到降压的目的。②应用降压药物,常用的如扩血管药(硝普钠、硝酸甘油等)、钙通道阻滞剂(尼卡地平等)、肾上腺受体阻滞剂(艾司洛尔、拉贝洛尔等)。在控制降压时,可尽量使手术部位高于身体其他部位,这样可使手术野的血压降得最低而不影响其他部位灌注。降压的过程中必须进行有创动脉监护。

四、麻醉后患者的处理

(一)拔管术

拔管术在大多数情况下是顺利的,但在有些特殊患者甚至比插管的困难更大。由于术后组织的水肿、颜面部结构的改变以及术后的包扎使得面罩通气变得困难甚至无法通气。并且由于担心会破坏修补后口咽和鼻咽的解剖,通气道或喉罩可能也无法使用。为了确保拔管安全,麻醉医师应首先考虑两个问题。第一,套囊放气后导管周围是否漏气?第二,如果患者在拔管过程中出现气道梗阻,紧急通气包括外科建立气道是否可行?如果以上答案是肯定的则可尝试拔管。

拔管前应准备好困难气道急救车。充分供氧并吸尽患者气道分泌物和胃内容物。拔管前可静脉注射地塞米松并将患者头稍抬高,有可能缓解气道水肿。可以应用少量气管扩张剂和短效β_1受体阻滞剂如艾司洛尔,有助于改善患者呼吸和循环情况。确认患者已完全清醒并且没有残留肌松作用,潮气量和每分通气量基本正常,SpO_2维持95%以上。

只要没有外科特殊禁忌,拔管时可让患者半卧,以增加功能残气量和减少气道梗阻。如果拔管后有舌后坠的可能应先将舌牵出并用缝线固定。拔管前将气管引导管或其他类似导管如高频喷射通气管、气道交换导管或纤维支气管镜等留置于气管导管中。这样,拔管后保留的气管因导管还可引导再次插管。用鼻胃管或光索等作为引导管也可起到相应效果。拔管动作要轻柔,先试将气管导管退至声门上,观察有无气管狭窄或塌陷,然后再将气管导管缓慢拔除。少数患者可能出现短暂的喉水肿或喉痉挛,通过加压供氧,肾上腺素雾化吸入等处理,症状一般都能缓解。如症状持续加重甚至出现呼吸困难应考虑再次插管或气管切开。

(二)急性喉痉挛的处理

喉痉挛为拔管后严重的气道并发症,多见于小儿,处理必须争分夺秒,稍有贻误即可危及患者的生命。应立即吸除声门和会厌附近的分泌物,然后可进行如下处理:①用100%氧进行持续气道正压,同时应注意将下颌托起,以除外机械性梗阻因素,直至喉痉挛消失。②小剂量的丙泊酚(20~50 mg)加深麻醉,直至喉痉挛消失。③如果上述处理无效,可应用短效肌肉松弛药来改善氧合或协助进行气管插管。

(三)术后恶心、呕吐

很多因素均会造成术后恶心、呕吐(post-operative nausea and vomit,PONV),如术前过度的焦虑,麻醉药物的影响、缺氧、低血压,以及术中大量的血液、分泌物刺激咽部或吞入胃内。由于呕吐物可能污染包扎敷料和创面从而增加感染机会。对术后吞咽功能不全的患者,也增加了误吸的机会。因此,控制PONV对口腔颌面部手术显得尤其重要。

对于PONV的高危患者,可采取一些预防措施:①术后清除咽部的分泌物和血液,术后常规胃肠减压。②避免术后低氧和低血压。③预防和治疗可给予三联抗呕吐药,如昂丹司琼、氟哌利多和地塞米松。

(四)术后镇静和镇痛

术后镇静、镇痛可减少患者的躁动,减少头部的移动,避免血管蒂扭曲,游离皮瓣坏死。术后镇静、镇痛还有助于患者对留置气管导管或气管切开的耐受。

用于术后镇静和镇痛的药物包括以下几种。①咪达唑仑:由于此药有多种给药途径,且起效快,对循环和呼吸无特别抑制,所以在临床上用得比较多,单次静脉给药1~2 mg,但反复给药时,需注意其蓄积作用。②丙泊酚,它的最大优点是停药后恢复快而且质量高,易于调控,能起到很好的镇静效果。③芬太尼:是很常用的阿片类镇痛药,一般选择患者自控静脉镇痛的方式给药,既可有效镇痛又可避免用药过量。目前认为4岁以上的小儿,只要有人监护,即可给予自控镇痛。④非甾体类镇痛药:对口腔颌面外科患者可提供有效的镇痛,并有抗炎作用,可经PCIA给药,但在有亚临床肾损害,出凝血时间延长,使用环孢素、甲氨蝶呤等抗肿瘤药治疗的患者中需慎重。

(张明芳)

第三节　口腔颌面外科常见手术的麻醉

一、上颌骨/下颌骨截骨术(正颌术)

颌面部畸形常通过外科手术截去部分上/下颌骨,去骨植骨固定等操作达到矫正的目的。此类手术应选择全身麻醉。

（一）术前评估和准备

1.术前评估

（1）多数正颌手术的患者为年轻健康患者，一般身体状况良好。除非存在特殊情况，通常基本的辅助检查即可。

（2）因需经鼻气管插管，术前应评估患者双侧鼻腔的通畅情况。

（3）尽管选择经鼻气管插管，也应常规预测困难气道。

（4）对于拟行控制性降压的患者，术前应了解有无相应的禁忌证。

（5）特别注意了解有无药物过敏史和特异质反应。

（6）手术时间一般较长、范围较广，术前应充分和患者沟通，做好心理准备。

2.术前用药

（1）对于紧张患者，术前一天晚间睡前给予艾司唑仑，以保障良好的睡眠。

（2）术前应常规给予阿托品 0.5 mg，或东莨菪碱 0.3 mg 肌内注射。

（二）麻醉实施

1.麻醉诱导

必须选择经鼻气管插管，最好使用鼻腔异型气管导管。

（1）快速诱导：快速诱导经鼻气管插管的前提是必须保证能够顺利通过后鼻孔，且在插管不顺利时可以面罩通气。诱导用药可给予丙泊酚、芬太尼、咪哒唑仑、琥珀胆碱。可先将气管导管通过后鼻孔，然后将鼻腔外导管弯曲于面罩内进行快速诱导。也可诱导后，再经鼻放置气管导管。

（2）清醒诱导：通常可在保留患者意识的条件下，顺利完成经鼻气管插管。成功的关键是充分的鼻腔收缩、表面麻醉（鼻腔、口咽腔、气管内）和适度镇静。可用丁卡因和麻黄碱棉条交替填塞鼻腔，并依次表面麻醉口咽腔和气管内黏膜。同时给予适量咪哒唑仑镇静。在此基础上盲探经鼻插入气管导管。如遇插管困难，可借助纤维支气管镜引导完成。插管成功后，依次给予静脉麻醉药和肌肉松弛药完成诱导。

2.麻醉维持和管理

（1）麻醉维持：吸入七氟醚/异氟醚复合氧化亚氮，或丙泊酚复合瑞芬太尼/舒芬太尼（TIVA）维持麻醉均可。也可采取静脉吸入复合麻醉，或先以吸入麻醉为主，手术后期改为静脉麻醉，以减少清醒期躁动发生率。

（2）术中管理：①确保有效的镇痛，特别是在麻醉的前、中期和截骨操作时。②妥善固定气管导管，以免术中导管滑出或与麻醉机接口脱离。③必要时实施下咽填塞，并确保呼吸道的隔离。④可行控制性降压，以减少术中出血。⑤确保有效的静脉通路，放置导尿管，以满足术中输血及补液需求。⑥加强监测，包括循环、呼吸、体温监测。如手术时间冗长或考虑有较大量的出血，应进行有创动、静脉监测。根据情况监测动脉血气和血糖。⑦手术开始后静脉给予地塞米松 10 mg，以减轻组织水肿。

（3）清醒期及术后管理。①正确选择拔管时机：术后待患者完全清醒，咳嗽有力，保护性反射恢复，自主呼吸频率>12 次/分钟，潮气量 10 mL/kg 以上，无明显活动出血和局部组织严重水肿，方可拔除气管导管。手术创伤较大或局部组织水肿严重者，应保留气管导管，送 ICU 进行监护。②在手术室拔管的患者均应送恢复室观察，然后送回普通病房。局部组织水肿可能在术后进一步加重,因此回病房后,要注意监测,保证呼吸道通畅。③手术结束前,要注意将口内填塞物取出,并充分清除口咽部的血液和组织碎片。④术后镇痛:应给予患者适当的术后镇痛,但在缺乏监测的病房,注意麻醉性镇痛药潜在的呼吸抑制的危险。

二、口腔颌面肿瘤手术的麻醉

口腔颌面肿瘤患者重点要了解肿瘤和口腔颌面部、气管的关系,是否影响气管插管和面罩通气及影响程度。

(一)术前评估

(1)肿瘤生长的部位及其大小可能影响患者的张口度,导致气管插管困难。应评估肿瘤的大小及位置、患者的张口度、颈部活动度、肿瘤对气道的影响。

(2)评估肿瘤是否影响托下颌动作,判断面罩通气的效果。

(3)面部巨大肿瘤应评估术中大出血的可能。

(4)口腔内肿物应界定其性质是实性、囊性还是血管瘤,并判断其对气管插管的干扰程度,以及肿瘤组织脱落或出血的可能。

(二)麻醉选择及管理

1.麻醉选择的原则

(1)短小、简单的面部肿瘤可以选择局部麻醉或复合清醒镇静术,肿瘤较大、位置特殊的手术均应选择全身麻醉。

(2)全静脉麻醉或静脉吸入复合麻醉均可满足手术需求。

(3)气道建立途径。无明显困难气道者可选择经口气管插管。

有下列情况者应首选经鼻气管插管:①口腔内较大肿瘤,妨碍经口明视插管。②头后仰明显受限或开口度过小。③经口插管妨碍手术操作。④术后需保留气管插管。

严重气管插管困难或术前存在明显呼吸困难者宜选择气管切开。应选择异型气管导管或加强型导管。

2.麻醉管理

(1)诱导期注意事项:①无困难气道者可选择快速诱导气管插管。②困难气道者应保留自主呼吸,在充分表面麻醉下完成气管插管。③口腔内较大肿瘤,宜首选纤维支气管镜引导下经鼻气管插管。④开口度较小,但口咽解剖正常者可采用视可尼引导气管插管。⑤较大面部肿瘤应警惕面罩通气困难的可能。⑥妥善固定气管导管。⑦控制诱导期心血管不良反应。

(2)术中管理:①加强术中监测,必要时行动、静脉有创监测。②可采取必要手段进行血液保护、减少出血,如控制性降压、局部肾上腺素浸润、头高位15°、血液稀释、自体血回输。③麻醉医师远离患者头部,应密切观察。动态观察气道压力,及时发现可能出现的气管导管打折、受压、脱出等情况。④手术时间较长者要妥善安置患者体位,防止皮肤或神经压伤、损伤。⑤麻醉期间注意体温保护和监测。⑥注意补液,维持血流动力学稳定。

(3)术后管理:①口腔或口内手术,术后可能出现局部组织水肿,待患者完全清醒后拔管,并做好紧急气道处理的准备。②咽喉、口底组织肿胀明显者,或手术创伤较大者应保留气管导管回ICU观察。③注意伤口包扎对通气的影响。④注意观察伤口出血情况。⑤采取必要的静脉术后镇痛,但应防止过度镇静。

三、口腔颌面外伤手术的麻醉

口腔颌面外伤常复合身体其他部位的外伤,此时多需紧急手术。简单的颌面外伤局部麻醉下处理即可,复杂的面部多发骨折需全麻下完成手术。一些面部外伤可能需二期处理,有些手术可能涉及多科、多部位一次完成。

(一)术前评估

(1)首先要详细询问受伤经过,包括有无昏迷史、呕吐误吸等情况。

(2)仔细检查患者,有无复合伤,特别是颅脑、胸、腹重要器官,有无昏迷、大出血、休克等危及生命需紧急处理的情况。

(3)确认有无呼吸困难和气道梗阻,决定是否行气管切开。

(4)详细了解口腔颌面外伤的具体部位、严重程度、是否有活动性出血、拟行的手术术式等。

(5)评估是否存在困难气道,包括困难气管插管和困难面罩通气。特别是张口受限或牙关紧闭、口内软组织肿胀或移位导致的气道梗阻。

(6)所有颌面部外伤,均应警惕伴发的颈椎损伤。

(7)只要时间允许均应做详细的全面检查,包括体格检查、影像学检查和化验检查。必要时请多科会诊,共同评估患者。

(二)麻醉原则

1.气道管理原则

(1)首先注意清除口腔内异物、血液、分泌物、胃内容物。

(2)简单的手术,无气道困难且在不妨碍手术操作前提下,可以按一般诱导方法经口气管插管建立气道。

(3)部分张口受限患者,可在纤维支气管镜或视可尼喉镜引导下完成气管插管。

(4)在不能保证顺利完成气管插管或面部多发骨折无法面罩通气的情况下,不宜快速诱导。

(5)严重开口受限、颈椎损伤、经口插管妨碍手术操作等情况,应首选保留自主呼吸经鼻气管插管,但应注意以下问题:①合并颅底骨折、脑脊液漏者,经鼻插管易引起颅内感染,应视为禁忌。②鼻骨骨折累及鼻中隔者,也不宜采取经鼻插管,以免加重损伤或骨折断端划破气管导管套囊。

(6)部分患者需术前行气管切开,包括全面部骨折,术中需反复移动气管导管、合并严重颅脑损伤、口鼻及咽部有明显活动性出血、咽喉部肿胀妨碍气管插管、上呼吸道梗阻无法维持通气等。

(7)昏迷患者,应迅速在表麻下完成气管插管,然后即刻套囊充气,隔离呼吸道,并吸引误吸入肺的胃内容物及血液。必要时用生理盐水冲洗气道,同时给予激素、抗生素。

(8)妥善固定气管导管。

2.麻醉处理原则

(1)急诊患者,首先紧急处理是止血和保证呼吸道通畅。

(2)在没有把握迅速建立气道的情况下,不应采取快速诱导。

(3)麻醉维持术中可采用静脉或吸入全身麻醉,应选用代谢快、排出迅速的药物,以利于患者术后的早期清醒。

(4)创伤患者可能出现休克或血容量不足,无论诱导期还是维持期均需加强监测,维持血流动力学的稳定。原则上应建立两条静脉通路,同时监测中心静脉压、动脉压、尿量、血气分析,必要时监测凝血功能。根据监测结果选择液体种类。

(5)术中确保气道通畅,动态监测气道压力。

(6)麻醉后管理。①拔除气管导管条件:除达到一般手术拔管条件外,还应强调患者无须刺激,自觉处于清醒状态。同时,要排除活动出血、口咽局部组织的严重水肿、加压包扎等拔管后造成气道梗阻的可能性。②术后局部水肿严重或有复合伤影响保护性反射恢复者,应保留气管导管或行气管切开。③任何情况下拔除气管导管时,均应备好紧急气道抢救装置。④有效的术后镇痛可以减少患者创伤应激反应,有利于术后恢复。但要注意有潜在呼吸抑制的危险。⑤术后应有预防恶心、呕吐的措施,避免呕吐造成的渗血和污染伤口。

四、唇腭裂手术的麻醉

唇裂手术在出生后 3～6 个月实施,腭裂修复术应在 12～18 个月进行。因此行唇腭裂修补术的患儿多数在 5 岁以内,特别是 3 岁以内的更为常见。

(一)术前评估和准备

1.病史方面

(1)术前会诊要仔细了解患儿身体状况,熟悉与年龄相关的解剖生理情况。

(2)先天性唇腭裂的患者,可能并存有其他先天的异常,如合并颅颌面畸形(最常见的 Pierre-Robin 综合征,以小颌、腭裂、舌后坠为主)、先天性心脏病等。因此术前要仔细询问病史和进行体格检查。

(3)唇腭裂常并发慢性鼻溢液,需与上呼吸道感染鉴别。后者应伴有上呼吸道感染的其他症状。

(4)了解有无气道困难,特别是腭裂患儿。

(5)评估患儿的营养发育状况,有无贫血、脱水、感染、电解质紊乱等。血红蛋白低于 90 g/L 或合并有感染者宜推迟手术。

2.术前准备

(1)禁食时间:见表 14-1。

表 14-1　儿童禁食时间

年龄	禁食、禁饮时间(h)	年龄	禁食、禁饮时间(h)
2 岁以上	8	6 个月～1 岁	5～6
1～2 岁	6～8	6 个月以下	4

(2)术前用药。①镇静、安定类药:苯巴比妥 3 mg/kg,或地西泮 0.2 mg/kg。②抗胆碱能药:阿托品0.01～0.02 mg/kg,或东莨菪碱 0.006～0.007 mg/kg。③镇痛药:一般不用。

(二)麻醉选择及管理

1.麻醉方法选择

(1)唇腭裂患儿均应在全身麻醉下完成手术。

(2)除单侧一度唇裂手术可不采用气管内插管外,均应采用气管内插管方式。

2.麻醉实施原则

(1)麻醉诱导。①无困难气道的患儿应直接实施快速诱导,否则应选择保留自主呼吸慢诱导。②静脉快速诱导:适合较易开放静脉的患儿。可直接静脉给药进行诱导,部分配合较差的婴幼儿可先肌内注射氯胺酮行基础麻醉,然后开放静脉实施快速诱导。常用诱导用药为丙泊酚

2～2.5 mg/kg、芬太尼 1～2 μg/kg、琥珀胆碱 1 mg/kg 静脉注射；或氯胺酮 2 mg/kg、维库溴铵 0.08～0.1 mg/kg 静脉注射。然后实施气管插管。③吸入诱导：适合清醒状态下建立静脉通路困难的患儿。七氟烷可快速满意地实施小儿吸入诱导。七氟烷从 5% 开始，每 3 次呼吸增加 0.5%，至 7%，0.5～1 min 患儿入睡，然后开放静脉给予非去极化肌肉松弛药和麻醉性镇痛剂，并进行气管插管。采用高流量肺活量吸入诱导，能获得更快的诱导时间。④慢诱导：适合困难气道小儿。首先让小儿入睡并保留自主呼吸，吸入七氟烷或肌内注射氯胺酮均可。然后对口咽和气管内实施表面麻醉，同时根据情况适当给予咪哒唑仑。最后在自主呼吸下完成气管插管。一旦气管插管完成，即刻给予非去极化肌肉松弛药。

（2）麻醉维持。①吸入七氟烷/异氟烷、氧化亚氮维持麻醉。②微量泵持续静脉输注丙泊酚辅助瑞芬太尼/舒芬太尼维持麻醉。③吸入七氟烷/异氟烷，复合静脉持续泵入丙泊酚维持麻醉。上述 3 种维持方法均可，术中根据情况补充肌肉松弛药。

（3）麻醉管理注意事项。①尽量选择异型气管导管，以方便手术操作。②唇裂手术时，气管导管套囊可不充气，但导管大小应选择合适，且需行下咽纱条填塞。腭裂手术则均需导管套囊充气。③如腭裂患儿诱导时发生呼吸道梗阻，可放置口咽通气道。④采用长时效局部麻醉剂行眶下神经阻滞对于唇裂手术可维持较长时间的镇痛。⑤术中密切注意导管的位置，以防进入支气管或脱出。⑥使用普通开口器时，应注意对气管导管的挤压，术中持续监测气道压力。⑦术中应密切监测患儿的通气情况：气道压、肺通气顺应性、SpO_2、$PETCO_2$。同时监测患儿循环变化，根据失血量、禁食时间及小儿补液原则进行补液。唇裂手术一般仅补充术前丢失和术中维持量即可。⑧术中注意保温，特别是 1 岁以下患者。⑨麻醉后尽早静脉注射地塞米松，以防止口咽黏膜及喉头水肿。

（4）术后管理。①麻醉后患儿没完全清醒前易发生舌后坠，是造成术后上呼吸道梗阻的常见原因，此类患儿常需在舌上用一缝线悬吊在下颌上固定，防止舌后坠的发生。②婴幼儿要严格掌握拔管指征，待患儿清醒、咳嗽、吞咽反射完全恢复后再拔管。③术后镇痛：待患儿完全清醒、呼吸道保护性反射和呼吸功能恢复良好后，可酌情给予少量麻醉性镇痛药，一般不选用芬太尼，可用吗啡和哌替啶肌内注射。

（张　鑫）

第十五章 急诊科麻醉

第一节 急诊手术患者的术前评估与准备

一、术前伤情评估和病情分级

麻醉医师在处理急症患者前需对患者的一般情况和伤情做出全面评估,除了解损伤情况外,更应重视全身情况和重要器官功能状况。

为了对患者的全身情况和麻醉耐受力做出全面的评估,美国麻醉医师学会(ASA)将患者的全身状况进行了分级,这一分级方法已在全世界得到承认和使用。1~2级患者麻醉耐受力良好,麻醉经过一般较平稳;3级患者麻醉存在一定危险性,麻醉前须做好充分准备,对可能发生的并发症要采取有效措施进行预防。4~5级患者危险性极大,麻醉中随时有死亡的危险。急症患者在每级数字前标注"急"或"E"字。

急症患者因发病突然,病情变化迅速,所以用 ASA 分级判断病情尚有一定困难。用创伤患者分级法判断急症患者病情,可能更具有临床价值。创伤分级包括动脉收缩压、脉搏及毛细血管充盈、呼吸频率、呼吸运动、Glasgow 昏迷评分(Glasgowcomascale,GCS)等五项评估标准,总分共16分,评分越低说明创伤越严重,麻醉危险性亦越大。动脉收缩压、脉搏及毛细血管充盈情况主要用来判断患者的循环功能状态。严重失血、休克及心功能低下时,表现为动脉压下降和外周循环障碍。失血、休克时外周血管收缩,动脉舒张压可能变化不显著,不能较敏感地反映循环状态,而收缩压的下降除可反映血容量外,还可反映心肌收缩功能。呼吸频率加快表明有缺氧、二氧化碳蓄积、循环功能低下或呼吸困难。但呼吸频率显著变慢可能是严重缺氧、中枢抑制、颅内高压等危重情况的表现。呼吸运动反常表明有严重上呼吸道梗阻或多根肋骨骨折。Glasgow 昏迷评分是用来表示昏迷深度的评分法,评分越低,说明昏迷越深,脑组织的损伤程度也越重。

自20世纪80年代以来,美国健康服务中心推荐使用急性生理和慢性健康状况评估法(acute physiology and chronic health evaluation,APACHE)。发展至今,APACHE-Ⅱ 和 APACHE-Ⅲ 被广泛用于危重病患者的病情分类和预后的预测。它可对患者病情做出定量评价,分值越高,表示病情越重,预后越差。APACHE-Ⅱ由急性生理学评分(APS)、年龄评分和慢性健康评分(CHS)三部分组成,具体评分标准见相关专业书籍。APACHE-Ⅲ同 APACHE-Ⅱ相比,每一部分的评分细则(或项目)和分值权重都做了较大改进,扩大了急性生理学评分的项目,对中枢神经系统功能的评定未采用传统的 GCS 法,年龄评分和 CHS 进一步细化且分值较APACHE-Ⅱ有较大提高。有研究表明该法比 APACHE-Ⅱ更精确。

二、术前心功能评估

即使发病前心功能正常,急症患者发病后仍有许多因素影响心肌功能。

(1)失血等原因引起的长时间休克会导致心肌缺血,影响心肌收缩力,甚至出现心律失常、心力衰竭或心脏停搏。

(2)创伤时心肌抑制因子的产生,可使心肌收缩力减弱。

(3)腹膜炎、胰腺炎等引起的感染性休克,大量毒素吸收可抑制心肌。

(4)心肌直接受到损伤或挤压、移位。

心功能受损的患者可能表现为低血压、心排血量下降、心率增快、中心静脉压或肺毛细血管楔压增高、少尿、无尿、末梢循环差等。急症患者多同时存在低血容量和微循环功能障碍,上述指标的变化常受到各种因素干扰。此外,以日常活动情况、屏气试验作为判断心功能的指标,对急症患者心功能判断用途不大。急症患者判断心功能最有效方法是监测动脉压、中心静脉压或肺毛细血管楔压、心排血量、尿量、心率和混合静脉血氧饱和度等,以及在此监测基础上进行的输液试验。当患者血压低而中心静脉压或肺毛细血管楔压升高时,表明有心功能不良。输液试验系于 5~10 min 给低血压而中心静脉压或肺毛细血管楔压正常的患者,输入乳酸钠林格液或生理盐水 250 mL,若患者中心静脉压或肺毛细血管楔压上升 0.3~0.5 kPa,血压、心排血量、尿量、心率和混合静脉血氧饱和度不变或进一步恶化,则提示患者有心功能不良。其中肺毛细血管楔压升高代表左心功能不良,中心静脉压升高代表右心功能不良。若动脉压升高,中心静脉压和肺毛细血管楔压变化不大或不变,则表明存在低血容量。

三、失血量估计和血容量补充

创伤、烧伤、急腹症等患者可因失血、失液导致低血容量甚至休克。休克的症状有面色苍白、出汗、躁动或反应迟钝、低血压、心动过速、毛细血管充盈延迟、尿量减少、脉压变小。失血量估计和血容量补充是急症患者术前、术中及术后处理的重点问题之一。创伤失血与受伤部位、损伤程度有关,一个手掌大小的表面性伤口失血可按 500 mL 计,大血管损伤者更甚。大腿、骨盆、胸腔或腹腔创伤,失血量可达 1 000~4 000 mL。血细胞比容或血红蛋白浓度在急性失血时下降并不明显,在肠梗阻、腹膜炎或烧伤等以失液为主的低血容量患者反而会因浓缩而升高。

四、急救设备

(一)呼吸支持设备

1.开放呼吸道用具

开口器、面罩、口咽通气道、喉镜、喉罩、喷雾器、气管导管、食管气管联合导管、管芯、插管钳、牙垫、注射器、吸引器及吸引管。

2.给氧及辅助呼吸用具

氧气、简易呼吸器、麻醉机。

(二)循环支持用具

套管针、中心静脉穿刺器具或静脉切开用品、带电脑输液泵及注射泵加压输血器、除颤仪及各种急救药品。

(三)其他

导尿管、胃管。

五、监测

(一)循环系统监测

除一般监测项目如血压、心电图、脉搏-血氧饱和度(SpO_2)及脉搏以外,急症患者可酌情选用直接动脉测压、中心静脉压、肺动脉压及肺毛细血管楔压、心排血量、体温等监测。

(二)呼吸监测

除呼吸频率、呼吸幅度及呼吸音外,必要时须监测潮气量、分钟通气量、吸入氧浓度、呼气末二氧化碳浓度、呼吸道压力、血气分析。$PETCO_2$ 可反映肺泡气二氧化碳分压,且与 $PaCO_2$ 相关性良好,对于判断通气功能、证实气管导管的位置及通畅程度具有重要意义。

(三)其他监测

有血清电解质如血钾、血钙、血乳酸盐浓度、血细胞比容、血小板计数、出凝血时间、凝血酶原时间、3P 试验等,必要时可行肌松监测和 BIS 监测。

(束云菲)

第二节　急诊手术患者的围术期液体治疗与血液治疗

一、急症手术患者围术期液体治疗

急症手术患者由于失血、创伤或感染等原因表现为严重的血流动力学紊乱及水电解质和酸碱平衡失调,其共同的病理生理改变为有效循环血量减少和微循环障碍,对这类患者及早进行体液治疗至关重要,适当的输液可改善患者循环状况,为手术和麻醉创造良好条件,是决定患者生死存亡的重要治疗措施。

(一)尽快建立静脉通道

静脉通道是急症输液的主要途径,因此麻醉医师必须熟练掌握各种静脉穿刺技术。为了保证输液速度,必须选择内径较大的静脉穿刺针。16G 静脉穿刺针的输液速度为 180 mL/min,14G 穿刺针的输液速度为 270 mL/min,因此对急症大出血的患者应尽量选择 16G 或 14G 的静脉穿刺针,并建立两条或更多的静脉通道。穿刺部位强调首选上肢静脉,原因:①上肢静脉输液便于麻醉医师控制和用药。②液体输入较下肢静脉通畅(下肢静脉遇冷易收缩)。③下肢静脉血流相对慢,静脉炎发生率相对高。④下肢静脉不利于冠心病患者未来可能的冠脉旁路移植(CABG)。对危重患者还需进行中心静脉穿刺置管,中心静脉导管也应选择内径较大的管道

(7Fr 或 14G),不仅可快速输血补液,还可利用中心静脉压测定随时调节输入量和输液速度。目前多采用经皮穿刺锁骨下静脉或颈内静脉插管。

(二)输液剂的选择

急症手术患者大多存在着不同程度的低血容量状态,晶体液仍是液体复苏的第一线用药。最常用的晶体液为乳酸钠林格液、生理盐溶液或林格液。低血容量休克早期,血管壁完整,可通过细胞外液的平衡对不足的血容量进行代偿,导致功能性细胞外液减少。晶体液输入后能迅速补充功能性细胞外液缺乏,而且晶体液扩容使血液稀释,降低血黏度,有利于降低周围血管阻力,改善微循环及增加心排血量,因此提升血压也较全血和胶体液为快。休克液体治疗初期,先按 $30 \text{ mL}/(\text{kg} \cdot \text{h})$ 输入,以后视病情调节。

由于晶体液在血管内停留时间短,大量输入后如不续用胶体液或全血常不易持久维持血压,并容易转移至"第三间隙"导致组织水肿甚至肺水肿。所以要在晶体液补充的基础上适当应用胶体溶液。胶体液中羟乙基淀粉的用量限制在 $1\sim1.5 \text{ L}$,琥珀明胶和尿联明胶可使用至更大剂量。组织创伤或休克后期血管壁受损,通透性增加,大分子胶体也和晶体一样漏出血管壁进入组织间隙,加重第三间隙的体液潴留,使毛细血管-肺泡膜的渗出更加严重,促进肺水肿。不过在应用晶体液的基础上,有限量的给予 $1\sim2 \text{ L}$ 胶体溶液不致加重血管损害。

急症患者由于病情危重,体液变化复杂,输液治疗应在严密的监测下进行。监测项目包括中心静脉压、血压、心率、尿量和凝血状况等。及时了解血细胞比容、动静脉血气分析结果、ACT、血栓弹性描记仪(TEG)。危重患者可借助 Swan-Ganz 导管测定心排血量、PCWP 及氧输送和氧耗。根据监测结果不断调节输液量、输液速度和输液种类,使血流动力学尽量平稳。尤其是对心、肾功能不全和老年、小儿及颅脑和胸科手术等,更应在严密监测下输液,避免过多输液致心力衰竭、肺水肿等并发症。

二、急症手术患者围术期输血、血液成分治疗

(一)急症输血的选择

常规输血应先进行血型鉴定和交叉配血。但在许多紧急情况下没有足够的时间完成所有的配血试验,需采用一些简化的检测程序,紧急输血时,可按下列顺序依次选择血液。

1.血型相同,部分交叉配血的血液

所谓部分交叉通常是指在室温下把供血者红细胞加入患者血清中,离心计算凝集数的方法。经过部分交叉配血,几乎可消除血型不合引起的溶血反应。

2.血型相同,非交叉配血的血液

因为未交叉配血,故 ABO-Rh 血型必须准确无误,不得以患者以往病史或其他医院的记录或患者自诉的血型为依据。由于患者中有 $1/1\,000\sim1/100$ 的人存在其他 ABO-Rh 抗体,所以非交叉配血的输血仍有一定风险。

3.O 型供血者的非交叉配血

如不了解患者的 ABO 血型,可给 O 型红细胞;如不清楚患者的 Rh 血型,最好给 Rh 阴性的血液,特别是青年妇女更应如此。注意只宜给红细胞,以避免抗 A、抗 B 同种抗体问题。

总之,这些简化了的配血程序只是为了紧急情况下保证能及时发血用于抢救,通过这种方式提供一或两个单位的血液后,即应争取时间来鉴定 ABO 血型和 Rh 血型和交叉配血,确保以后发出的血都是经过了血型鉴定和交叉配血的正规配血。

（二）急症输血的适应证和注意事项

1.适应证

急症患者输血的适应证主要是各种原因引起的失血性休克,失血包括术前失血和术中、术后的失血。

一般创伤性失血性休克早期应先输平衡盐液 1 000～2 000 mL,然后根据出血量的多少,再考虑胶体液或全血。如失血小于 20%,仅输晶体液、胶体液或血浆代用品即可;失血量达 20%～50% 则加输浓缩红细胞或全血,使血细胞比容维持在 30%～35%,以利维持最佳供氧能力;失血量达 50%～80% 者须加输 5% 清蛋白溶液;对血容量损失>80% 的患者,除上述各种成分外,还须补充浓缩血小板和新鲜冰冻血浆等。

2.急症输血的特点与注意事项

（1）急症输血患者往往病情危急、输血量大,必须及时迅速建立两条以上大口径的静脉通道。在腹腔脏器及以下部位出血时,应在上肢或颈部静脉建立静脉通道而不用下肢静脉。反之,上肢头颈部受伤时,应选下肢静脉。

（2）在非常紧急的情况下,为了抢救患者生命,可先输入未经交叉配合的 O 型红细胞悬液或 O 型全血 400～600 mL,快速输液在急症科就应开始并急送手术室,以及时有效的恢复循环血量和及时进一步抢救,使全身细胞及器官功能免受灌注不良的严重损害,防止发生多器官功能衰竭。

（3）除监测中心静脉压外,应留置导尿管观察尿量及血细胞比容,如尿量接近正常（40～50 mL/h）,常提示输血输液量已足够;而血细胞比容以维持在 30%～35% 为宜。

大量输血过程中发生出血倾向时,应及时鉴别原因,根据情况输入新鲜血、新鲜冰冻血浆、浓缩血小板、冷沉淀等。

三、休克的扩容治疗

严重创伤、出血或脱水患者,机体损失大量体液、盐类和血液有形成分,如不及时补充,患者即有发生休克的危险。休克最主要的病理生理变化是有效循环血量减少及因血容量减少引起的微循环障碍和组织缺氧。回心血量是心脏前负荷的主要决定因素,失血导致血容量减少并继之引起心脏前负荷减少,结果心排血量减少。这时机体通过增强交感神经系统活性、抗利尿激素和醛固酮分泌以及血浆再灌注（组织间液的水向血管内移动）使心功能曲线向上向左移动,心排血量得以增加。因此休克的治疗主要是恢复正常血容量和改善心功能,由于补充血容量使心脏前负荷增加,心排血量也因此增加。所以扩容治疗的目的就是增加心室前负荷。当 CVP 为 1.2～1.5 kPa 或 PCWP 在 2.0～2.4 kPa（15～18 mmHg）时心排血量可维持在正常范围。

输血、输液是抗休克的主要治疗措施。输全血可补充血细胞和血浆量,是一种理想的治疗方法。但输全血也可带来大量并发症,以致弊大于利,而且输全血对某些病理状态的疗效要比血浆代用品差,故不是十分必要时不输全血。

目前主张成分输血,成分输血是依据患者病情的实际需要,输入有关的血液成分;成分输血具有疗效好、不良反应小、节约血液资源以及便于保存和运输等优点。Seibert 发现,人体血红蛋白降至 6 g 时,才开始出现血流动力学及代谢的失代偿现象。Lundsgard Hanser 指出,急性失血患者的血细胞比容小于 25% 时,才有缺氧的威胁。如患者血细胞比容在 30% 以上,血红蛋白在 100 g/L 以上不必输血,不足的血容量完全可以用晶体液和胶体液补充。只有在急性失血致血细胞比容低于 21% 时,才是输血或浓缩红细胞的指征。成人失血量在 500 mL 以内不需输血,仅输 3 倍量的晶体液即能满足;失血量在 500~1 000 mL 还需补充胶体液,失血量超过 1 000 mL 才需输血;1 000~1 500 mL 失血,输浓缩红细胞可满足要求,失血量超过自身血容量 30% 则需输全血。大量输血时如发生出血倾向,应及时鉴别原因,分别根据情况输入新鲜血、新鲜冰冻血浆、浓缩血小板或冷沉淀。一般输血 4~5 L,可输新鲜冰冻血浆 500 mL,以防止出血倾向。

(束云菲)

第三节　急诊手术的麻醉处理

急症麻醉是临床麻醉的重要组成部分,也是临床麻醉工作中较为困难的问题,麻醉死亡率及并发症均高于择期手术患者。麻醉医师须具有良好的判断力,能做到准确有效的控制疼痛,维持血流动力学稳定,保持各生命器官最适宜的供血和氧耗,确保急症手术的顺利完成。

一、麻醉前用药

对急症患者要重视术前止痛,解除患者精神紧张及恐惧心情,因此均应给予麻醉前用药,但用药应以不使血压下降、不引起呼吸抑制为前提。一般可按常规用药,对病情垂危和昏迷患者,可免用镇静、镇痛药物,但不宜省略抗胆碱药。对休克患者均应以小量、分次静脉给药为原则。

急症饱胃的患者术前给予 H_2 受体拮抗剂,可降低胃液酸度,预防 Mendelson 综合征的发生。甲氧氯普胺作为一种中枢性镇吐药,可抑制延脑的催吐化学感受器而产生镇吐作用,它还能增加食管下段括约肌张力,加速胃排空,减少食物反流。术前用于急腹症患者,有预防呕吐和食物反流作用。

二、麻醉方法选择

选择麻醉方法应以不干扰呼吸、循环代偿功能,不影响复苏,又能符合手术操作要求为原则。常用方法为局部麻醉、神经阻滞麻醉、全身麻醉(表 15-1、表 15-2)。

表 15-1　急症患者区域麻醉的优缺点

优点	缺点
允许精神状态评估继续进行	难以评估外周神经功能
增加血流量	患者容易拒绝
避免气管操作	须要镇静
改善术后精神状态	麻醉起效时间较长
减少失血	不适于多处创伤患者
降低深静脉血栓发生率	难以判断手术操作时间的长短
缓解术后疼痛	
肺部引流较好	
早期活动	

表 15-2　急症患者全身麻醉的优缺点

优点	缺点
起效作用快	影响神经系统检查
维持时间可按需要延长	需行气管操作
允许对多发性创伤进行多部位操作	血流动力学管理更为复杂
患者更容易接受	增加气压伤的可能
便于施行正压通气	

（一）局部麻醉

局部麻醉一般用于耳鼻喉、眼科、口腔科及小范围表浅软组织清创缝合和简单的骨折闭合整复等手术。它对全身干扰少,呕吐误吸可能性小,局麻药中加入少量肾上腺素还可减少手术野渗血,有利于手术操作。中耳手术时采用局部麻醉还可及时识别面神经是否有损伤。但局部麻醉受手术范围、时间和局麻药剂量的限制,对手术范围广、手术时间长、要求患者头部长期固定于特殊体位的手术,不宜选用局部麻醉。重危患者,对应用全麻有顾虑者或病情紧急需立即手术改善症状者,如剖宫产合并胎儿宫内窒息的患者亦可先选用局麻。局麻也用作其他麻醉的辅助麻醉。谵妄和不合作患者应避免单独使用局部麻醉。使用局部麻醉时还需注意局麻药中毒的危险。

（二）神经阻滞麻醉

上臂中部 1/3 以下的损伤,可选用锁骨上、肌间沟或腋入法臂丛神经阻滞。创伤失血并且休克未完全纠正的患者,绝对禁用蛛网膜下腔阻滞或硬膜外阻滞。单纯下肢或腹部损伤、妇产科急症手术等,估计失血量不大,也无任何低血容量表现,经输血输液治疗,血压脉搏稳定者,尚可慎用连续硬膜外阻滞,但必须注意:保证静脉输注通畅;小量分次注射局麻药,尽量控制最小的有效麻醉阻滞范围,局麻药的浓度和剂量必须尽可能减少。行剖宫产的孕妇硬膜外阻滞后,腹肌松弛,子宫直接压迫下腔静脉,使静脉回流量减少,从而导致心排血量减少,血压降低,易发生"仰卧位低血压综合征",需调节体位并控制麻醉阻滞范围来避免它的发生。对休克前期,或休克初步纠正,但仍有明显血压波动,或改变患者体位时仍出现血压下降,或下肢严重创伤使椎管穿刺有困难的患者,不应勉强采用硬膜外阻滞。

（三）全身麻醉

急症手术需行全身麻醉一般有下列情况:严重创伤(如多发骨折、头颈、心脏、躯干损伤等),原发疾病恶化或急性发作(如肝癌破裂出血、动脉瘤破裂出血、宫外孕失血性休克等),患者循环、呼吸不稳定,其他麻醉方法不利于手术操作、不利于患者监护等。但使用时须避免深麻醉,只需维持浅麻醉复合肌肉松弛药即可。对失血性休克患者应在扩容和吸氧下,行气管内插管浅全麻,加肌肉松弛药控制呼吸为原则。

1.麻醉诱导

急症患者多为饱胃,麻醉诱导的关键是首先控制呼吸道,插管时须防止胃内容物反流误吸,可采用清醒插管或静脉诱导插管。若采用静脉诱导插管,须按饱胃原则处理。常采取下列措施。

（1）可放置粗胃管负压吸引,虽不能完全吸净胃内容物,但因胃管刺激有时诱发呕吐,有助于将部分胃内容物吐出。

（2）使用 H_2 组胺受体阻滞药,可降低胃液酸度、减少胃液分泌、减轻酸性胃液误吸综合征的严重程度。

（3）表面麻醉清醒气管插管是保证呼吸通畅、避免误吸的最安全方法。

（4）静脉诱导插管时应结合压迫环状软骨法，防止误吸。

呕吐、误吸不仅发生于麻醉诱导期，麻醉苏醒拔管时也易发生呕吐、误吸。因此，急症手术后，须待患者咳嗽、吞咽反射恢复，呼之能反应后再拔管。如患者手术时间长、病情严重、血流动力学不稳定，须转入重症监护病房监护，待情况稳定后再慎重拔管。

有的急症患者在急症室抢救时已行气管插管，入手术室后应检查气管导管的位置、粗细、通畅度及有无漏气，若不理想应予以更换。

因静脉诱导药物的药理特性、作用方式及优缺点各有不同，不同的急症手术药物选择亦不相同。但总的要求是减少血流动力学改变，避免发生不良反应，力求诱导平稳。

2.麻醉维持

休克与低血容量患者对全麻药的耐量减小，无论吸入、静脉或静吸复合用药，仅需小量就足以维持麻醉，如辅助肌肉松弛药用量可更减少。低浓度恩氟烷或异氟烷对循环影响均较小，可选用。异氟烷使心率增快，心排血量增加，外周血管阻力降低，适用于休克患者。氧化亚氮-氧-镇痛药-肌肉松弛药复合麻醉对循环影响极轻微，但禁用于气胸，皮下、纵隔气肿或气栓等患者。肌肉松弛药可选用对循环影响较小的维库溴铵。氯胺酮可导致颅内压和眼压升高，应慎用于脑外伤和眼外伤的急症患者。

神经安定镇痛麻醉适用于某些危重患者，对血压、脉搏的影响较轻，循环较易维持稳定，但必须在补足血容量的基础上进行。

急症患者的麻醉方法必须掌握多种麻醉药复合的平衡麻醉原则，以尽量减轻机体对麻醉的负担，尤其长时间麻醉时，不宜使用单一的吸入麻醉药，否则麻醉药在组织中过饱和，易导致术后肺部并发症。另外，长时间麻醉中为减少全麻药的用量，可采用全麻联合局麻或阻滞麻醉的方式，以减少药物的不良影响。

（束云菲）

疼 痛 篇

第十六章 临床疼痛基础

第一节 疼痛诊断

疼痛患者的病史采集,除基本信息、病程长短、既往史、个人史和家族史及引起疼痛的原因和诱因等基本信息外,最重要的是要了解疼痛的特征。疼痛的特征包括疼痛部位、疼痛性质、持续时间、伴随症状及加重或缓解因素。

一、病史采集

疼痛是临床上最常见的症状之一,包括疼痛的感觉和疼痛的反应。疼痛的反应,一方面为自主神经反应,如出汗、心率和血压的变化、恶心、呕吐等;另一方面为心理或情绪反应,如恐惧、不安、急躁等。由于疼痛是一种主观感受,因而受主观因素影响较大。因此,临床上对疼痛的定位诊断和病因诊断,要依靠详细地询问病史,获得完整准确的病史资料。疼痛性疾病病史的采集主要有以下几方面。

(一)疼痛的部位

疼痛的部位和病变的部位有密切的关系,对于疼痛的诊断,首先应了解疼痛的部位。多数疼痛性疾病,疼痛的部位就是病变的所在部位,详细了解,反复询问疼痛部位对疼痛的诊断非常重要。对于疼痛的部位患者一般可自己指出或说出,皮肤及皮下组织的损伤、炎症等作用于痛觉感受器,患者很容易准确地指出病变的所在部位,但是,由某些内脏器官疾病所引起疼痛,由于常发生牵涉痛及放射痛等原因,往往表现在远离该器官的某些部位,因此,疼痛部位不一定与该器官的体表投影一致。有时脏器的病变刺激到浆膜腔的壁层时,也可在体表投影部位出现疼痛。如阑尾炎早期在未侵犯腹膜壁层时,可表现为脐周痛或上腹痛,但当刺激到腹膜壁层时,则出现右下腹痛。如心肌梗死时,疼痛可牵涉左臂尺侧直到小指指尖,或左颈、下颌;颈椎病时,因神经根受压,疼痛可放射至单侧或双侧上肢,有时有麻木感;腰椎间盘突出症时,疼痛可放射至单侧或双侧下肢。因此,在诊断疼痛性疾病时,不能仅根据疼痛的部位即确诊,还需结合疾病可能引起放射痛或牵涉痛的特点,并配合其他检查,综合分析,进行判断。

(二)疼痛的性质

疼痛是一种主观感觉,对疼痛性质的表达受多种因素的影响,包括患者的文化素质,疼痛经历,因此患者常对疼痛表述不清,或找不到恰当的词语来形容,但是疼痛的性质对诊断有非常重要的作用,所以应耐心询问。一般把疼痛描述为绞痛、刺痛、钝痛、酸痛、胀痛、烧灼痛、撕裂痛、刀割痛、麻刺痛等,不同脏器疾病引起的疼痛性质各有其特点,但相似的疼痛也可由不同的疾病所引起。例如腹部绞痛多见于空腔脏器的痉挛或梗阻,如肠梗阻、泌尿系统结石梗阻。有些疾病则有不明确或不同性质的疼痛,如心肌梗死有胸骨后闷痛或压榨性疼痛。

(三)疼痛的程度

由于疼痛程度受个体的耐受性、体质、心理特点、精神状态、注意力等多种因素的影响,所以对疼痛程度的描述差异很大。一般把疼痛分为轻度、中度、重度和极重度疼痛。但疼痛的程度缺乏客观性指标,主要由患者陈诉,亦可使用疼痛评价表及各种评分或刺激阈的测定对疼痛程度进行相对量化。

(四)疼痛的发作

疼痛发作的急缓和持续时间因疾病的脏器和性质不同,差别很大。发作急缓可由数秒至数天。每次发作持续时间也长短不同,如心绞痛常突然发生,持续 $5\sim15$ min,心肌梗死发作也比较急,但疼痛常持续数小时或更长时间。三叉神经痛可急骤发作,持续数小时或数天。有些疾病则起病缓慢,如肩周炎、颈椎病等。

(五)疼痛的伴随症状

疼痛性疾病除疼痛症状之外,又同时出现一系列的其他症状,常可提示疾病的原因和性质,这些伴随症状常常是诊断和鉴别诊断的有用依据。如关节疼痛伴有肿胀、晨僵者多为类风湿关节炎;疼痛伴有发热者考虑感染性疾病、风湿热等;丛集性头痛的特征为头痛伴有痛侧流泪,睑结膜充血,鼻塞流涕。

(六)疼痛的诱发因素

许多疼痛性疾病有明显的诱发因素,如功能性疼痛在潮、湿、凉的环境中易发病;神经血管性精神紧张时易发病。许多疼痛的出现或加重也有明显的诱发条件及因素,如咳嗽、大便、憋气时出现向肢体放射性疼痛的病变多来自椎管;韧带损伤及炎症在某种体位时疼痛加重,有时则有明显的压痛点或诱发点。

(七)疼痛的影响因素

疼痛常与季节、时辰、天气、活动、月经、性别、年龄以及职业、工种等有关,了解疼痛与影响因素的关系有助于诊断。

二、一般检查

一般检查包括患者的意识状态、表情、发育、营养、体位、姿势、运动功能、皮肤、淋巴结、血压等。对于疼痛患者应重点注意表情、体位、姿势、肢体关节运动。头痛患者应注意血压。

三、神经系统检查

(一)脑神经检查

与疼痛性疾病关系密切的脑神经主要有以下几种。

1.动眼神经、滑车神经和展神经

检查时应注意两侧眼裂大小是否相等,有无眼睑下垂,两侧眼球有无突出、凹陷、斜视、震颤,观察瞳孔大小、形状、两侧是否相等。瞳孔的对光反射、集合和调节反射是否正常。

2.三叉神经

应注意检查触、痛、温度等感觉功能和咀嚼运动,角膜反射。三叉神经有病变时,可在其支配区出现疼痛或感觉障碍。在受损的眼支的眶上孔、上颌支的上颌孔和下颌支的颏孔可有压痛,并可由此诱发相应神经支分布区疼痛。三叉神经痛常突然发生,为一侧面部的剧痛,可无阳性体征。

3.面神经

观察眼裂、鼻唇沟及口角两侧是否对称。嘱患者皱眉、闭眼、鼓腮、吹口哨等,观察两侧运动功能。判断有无面神经瘫痪并鉴别中枢型和周围型面瘫。

4.舌咽神经、迷走神经

检查腭垂是否居中,两侧软腭的高度是否对称,声音有无嘶哑,吞咽时有无呛咳,咽反射是否敏感。上述检查发生障碍者见于炎症、息肉、肿瘤。

(二)感觉功能检查

检查感觉功能,必须取得患者合作,并充分暴露检查部位。为了避免患者的主观作用或受暗示,应让患者闭眼。要注意左、右两侧及上、下对比。感觉功能检查主要包括以下 3 种。

1.浅感觉检查

痛觉、温度觉和触觉。

2.深感觉检查

振动觉、位置觉。

3.感觉检查

皮肤定位觉、实体辨别觉、图形觉和两点辨别觉。

四、运动系统检查

许多疼痛性疾病与脊柱、关节、肌肉、肌腱及韧带受到损伤或病变有关,所以进行运动系统的检查在疼痛性疾病诊断上十分重要。

五、影像学诊断

影像学检查在疼痛临床诊断与鉴别诊断中占有非常重要的地位,合理选择影像学检查方法并独立阅片有利于作出正确诊断。临床常用的检查方法包括 X 线检查、CT 检查、MRI 检查、ECT 检查、超声检查和医用红外热像图等。

六、实验室检查

在临床疼痛诊断中,实验室检查的项目很多。临床医师应根据疾病的需要,有目的、有选择性地采用。在疼痛诊断过程中,常用的实验室检查包括:血、尿常规,红细胞沉降率,抗链球菌素"O"试验,类风湿因子试验,血尿酸,血清碱性磷酸酶,血清酸性磷酸酶以及 C 反应蛋白的定性及定量试验等。

(孙　兵)

第二节 疼 痛 评 估

恰当的定性评估是治疗疼痛的重要步骤,其主要目的是做出正确的诊断,进而制定针对患者导致疼痛的病因治疗和症状治疗。通过疼痛定性诊断可以确定疼痛的性质、强度、分类、部位和范围等特点,为临床选择疼痛治疗方法提供参考依据。

一、概述

医师在接诊患者时,首先要告知患者进行病史采集的方法和步骤,因为有患者良好的合作和配合是十分必要的。医师在和患者建立良好信任基础上,可以毫不困难地与患者讨论病情和治疗问题,用患者能够理解的语言和词汇解释诊治的计划与过程。为了达到准确的诊断,注意不要用过去定性定量诊断的结果代替目前患者的疼痛情况,因为患者的病情有可能发生了变化。有些患者在进行全面的定性定量诊断后发现,先前的诊治过程存在诊断依据不足、治疗不当的问题,更多资料收集会对治疗方案提供更多的帮助。

在测量疼痛过程中,全面地询问病史和系统的体检是很重要的,对于慢性疼痛患者常常需要进行心理和行为评价,有时需要心理或其他专科医师会诊,共同分析和研究患者的诊断和治疗。影像学检查和化验检查对疼痛患者也是需要重视的,最好是根据病史和体检有针对性地选择必要的影像学检查和实验室检查。为了获得比较客观的诊断疼痛的方法,科学家们做出了许多尝试。如利用呼吸观察因胸腹部疼痛而受限的现象,以测量肺活量的变化作为观察胸腹部手术后伤口疼痛或外伤后疼痛的一项指标,遗憾的是这种指标并不准确。由于疼痛是伤害性刺激作用于机体引起的主观感受,对于疼痛的定性诊断主要依赖患者对疼痛的描述,因此采用适当的词汇表达疼痛的特点是非常重要的,这些特殊的词汇可以帮助医师确定疼痛的性质,提供有助于定性诊断的依据。

二、疼痛性质的描述

为了便于患者准确选择疼痛性质的词汇,将表达疼痛性质的常见词汇进行归纳,患者可以根据疼痛的感受选择相应的词汇用于准确描述。常见描述疼痛性质的词汇有以下种类:胀痛或肿痛、绞痛或刀绞痛、刺痛或针刺痛、酸痛或酸胀痛、酸麻痛、刀割痛或切割样痛、坠痛或坠胀痛、跳痛或搏动样痛、压痛或挤压痛、钻心痛或揪心痛、痉挛痛或揪搐样痛、钝痛、放射痛、游走样痛或转移样痛、灼烧痛或热痛、撕裂痛或撕拉痛、牵涉痛、抽搐痛或抽动痛、锐痛、麻木痛或麻胀痛、痒痛或麻痒痛、电击样痛或过电样痛、沉重样痛、冷痛、饥饿样痛等。以下对常见疼痛性质做具体说明。

(一)锐痛或快痛

刺痛的刺激冲动是经外周神经中的 A_δ 纤维传入中枢的。痛觉主观体验的特点是定位明确,痛觉迅速形成,除去刺激后即刻消失。常引发受刺激的肢体保护性回缩反射,情绪反应不明显。

(二)钝痛或慢痛

钝痛或慢痛多因化学物质刺激痛觉感受器而引起,一般认为此类性质的痛觉信号是经外周神经中的 C 类纤维传入的。其主观体验的特点是定位不明确,往往难以忍受。痛觉的形成缓慢,常常在受刺激 0.5～1.0 s 才出现,而除去刺激后,还要持续几秒钟才能消失。

(三)灼痛

灼痛可反射性地引起同一脊髓节段所支配的横纹肌紧张性强直,并多伴有心血管和呼吸系统的变化,带有强烈的情感色彩。皮肤烧伤、晒伤、局部软组织炎性渗出,也可引起灼痛,一般来说,灼痛多较表浅。

(四)酸痛

酸痛的痛觉导入冲动经外周神经中的 A_δ 和 C 类纤维传入。此类痛觉是由内脏和躯体深部组织受到伤害性刺激后所产生的,尤其是指机体发热或烧伤时源自深部组织的痛感觉。疼痛在刺激后缓慢地发生于广泛部位,数分钟后达最高值,这是由于致痛物质生成缓慢所致。其主观体验的特点是痛觉难以描述,感觉定位差,很难确定痛源部位。痛觉产生时常伴有内脏反应、躯体反应及较强的情绪反应。

(五)跳痛

跳痛常伴动脉压的搏动而短暂加剧,多发生于炎症区、敏感的神经末梢分布区。疼痛性质受所在组织膨胀压力而产生规律性或阵发性痛,疼痛常剧烈难忍。在枕颞部、肩胛区,当神经和血管分布的区域中发生的炎症,也可引起难忍的跳痛。

(六)电击痛

电击痛为神经根性疼痛的一种表现,神经根受刺激时可产生,敏感的神经根受到突出的椎间盘挤压或组织短时间内压力升高,如咳嗽、喷嚏,可引起触电样疼痛。神经根性疼痛对疾病定位具有诊断意义,疼痛区域提示相应节段病灶发生部位。

(七)放射痛

放射痛是指感觉通路的病变引起的受累感觉神经纤维所支配躯体部位的疼痛或不适。即当周围神经干、神经根或中枢神经系统内的感觉通路受某种病变刺激时,疼痛可沿受累的神经向末梢传导,并致远离病变的部位,但在其分布区域内。例如,通过腕管处的正中神经可因邻近组织病变的压迫而发生拇指和示指远端的刺痛;脊神经根因肿瘤、骨刺或椎间盘突出等而受压时,可出现向相应皮节或皮节放射的疼痛。此外,幻肢痛和中枢均属放射痛之列。放射痛不因在放射痛区注射局部麻醉剂而减轻。

(八)牵涉痛

牵涉痛是指当内脏病变时,刺激内脏的痛觉传入纤维引起与其相同或邻近脊髓节段所属的某躯体神经支配区疼痛,甚至为躯体更远隔部位的浅表或深部痛。每一内脏病变时都有一较固定的皮肤牵涉痛区。

三、疼痛的部位、范围和发生过程

疼痛患者在进行症状描述时常常难以描述疼痛的性质,实际的疼痛源部位也经常难以确切表述。这与疼痛本身的致病原因有关,也与患者因疼痛引起的内脏和躯体的反应复杂及常伴有的情绪异常变化对其自身判断力的影响有关。常见对疼痛部位、范围、发生过程的描述词汇有以下种类:弥漫的或弥散的、全身性的(同时有二处疼痛、三处疼痛、四处疼痛、五处及五处以上疼痛)、局部的或局限的、深痛或深部疼痛、浅痛或浅表疼痛、固定的(疼痛部位固定不变的)、不固定的(疼痛部位常常变化的)、持续的或长期的、阵发的或偶发的、间断的或短暂的、瞬时的、反复的或发作性的、定时的或规律的、周期性的、不规律的、急性的或急剧的、慢性的或缓慢的等。以下对常见疼痛的部位、范围或发生过程相关的疼痛描述做具体说明。

(一)局部痛

局部痛是指病变所在部位的局限性疼痛,多为感受器或神经末梢受刺激引起,如体表痛、深部痛和内脏痛等。其中体表痛(如皮炎或皮肤损伤)性质以锐痛即快痛为主;深部痛(如关节痛)和内脏痛性质则多为钝痛或慢痛(也可称延迟痛)。

(二)弥散痛

弥散痛是指当某神经的一个分支受损伤刺激时,疼痛除向该分支远端分布区放射外,尚可扩散至同一神经的近端部分(双向传递作用),甚至可扩散至邻近的其他周围神经或相距较远的脊髓节段的感觉分布区域。例如,当上肢的正中神经或尺神经于腕管内受压损伤时,疼痛不仅向其末梢方向放射,有时可累及整个上肢,甚至弥散到枕部。临床上常表现出影响整个上肢的臂丛神经痛。

四、影响疼痛的因素

(一)加重疼痛的因素

加重疼痛的因素有体位的改变、活动(运动)、劳累、冷或热刺激、异常呼吸、咳嗽、吞咽动作、按压痛部位等。

(二)减轻疼痛的因素

适度按压或按摩、休息、热敷或冷敷、体位制动、应用镇痛药物等。

五、常见疾病疼痛的定性

临床医师可以根据患者对疼痛的描述考虑疼痛的性质,也可以通过对疾病的诊断确定疼痛的性质,进而为进一步的疾病治疗提供佐证。对常见疾病可能出现的疼痛特征、性质描述如下。

(一)风湿性疼痛

风湿性疼痛常被描述为慢性持续性的、折磨人的疼痛、酸胀痛、冷痛、钝痛,也可见刀割样疼痛等。

(二)偏头痛

偏头痛常描述为搏动样疼痛、跳痛等。

(三)三叉神经痛

三叉神经痛常描述为触电样痛、电击样痛、过电样痛等。

(四)周围神经损伤

周围神经损伤可见麻木痛、灼烧痛、热痛、灼痛、放射痛等。

(五)内脏痛

内脏痛常描述为绞痛、刀绞痛、痉挛性痛、揪样痛、钝痛、牵涉痛等。

(六)肌肉的疼痛

肌肉的疼痛多描述为压痛、沉重样痛、有时也描述为痉挛性痛等。

六、疼痛的定量评估

疼痛是一种个人的主观体验,它受文化水平、所处的状态、注意力、社会环境和心理学变量等多因素影响。评估疼痛的方法虽然很多,但没有一种方法能独立完整地描述患者的疼痛感受,告知我们应如何施以治疗。相信患者的主诉是重要的态度,来自患者自己所报告的疼痛是最有效的测量,这也是目前疼痛测量方面的"金标准"。将疼痛量化是非常重要的,它可以使患者在心理上增加积极效应,而且也可为疼痛治疗的有效性提供依据。临床疼痛评估主要考虑 4 个方面的目的:①疼痛的准确评估有利于明确诊断和选择适当的治疗措施;②监测治疗过程中疼痛的波动情况,免去患者作回顾性比较,减少结果的偏差;③评价治疗效果,区分出治疗的特异性作用;④经过对患者疼痛状态的仔细观察,有利于确定疼痛控制因素,也能证实治疗效果。临床常采用一些强度量表和问卷表进行疼痛强度的评估。

(一)视觉模拟评分法

1.视觉模拟评分法

视觉模拟评分法(visual analogue scale,VAS)最早用于心理学中检测人的情绪(如焦虑、抑郁)变化,是用于评价急性或慢性疼痛的一种评估方法。该法比较灵敏,有可比性。具体做法:在纸面划一条 10 cm 的横线,横线的一端为 0,表示无痛;另一端为 10,表示剧痛;中间部分表示不同程度的疼痛。让患者根据自我感觉在横线上划一记号,表示疼痛的程度。轻度疼痛平均值为 2.57 ± 1.04;中度疼痛平均值为 5.18 ± 1.41;重度疼痛平均值为 8.41 ± 1.35。

国内临床上通常采用中华医学会疼痛学会监制的 VAS 卡(图 16-1、图 16-2)。使用时,通常还会采取疼痛测量尺,即将有刻度的一面背向患者,患者根据疼痛的强度滑动标定物至相应的位置,根据标定物的位置可以直接读出疼痛程度指数。临床评定 0 分代表无痛;3 分以下代表有轻微的疼痛,患者能忍受;4 分~6 分代表患者疼痛并影响睡眠,尚能忍受;7 分~10 分代表患者有较强烈的疼痛至疼痛难忍。

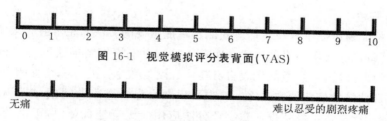

图 16-1 视觉模拟评分表背面(VAS)

图 16-2 视觉模拟评分表正面(VAS)

VAS 简单易行、有效、比较客观且敏感,在表达疼痛强度时,是一种较少受到其他因素影响的测量方法。临床治疗前后使用同样的方法即可对疼痛治疗的效果进行较为客观的评价,广泛用于临床和研究工作中。在患者初次使用 VAS 方法时,因为患者不习惯用这种方法表达疼痛的程度,应用的关键是医务人员对该方法的解释和说明,对患者应充分理解和耐心,根据患者的具体情况,采用贴近患者的语言或词汇进行多角度的解释和说明,特别是选择好两端点的词汇应充分说明,使患者能够充分理解并能正确与自身的疼痛强度相对应,建立起将感受到的疼痛强度用线性图形正确表达出来的概念。然而,在老年人、儿童、精神错乱的患者、服用镇静剂的患者及晚期癌痛患者情绪不好时,一般难以完成 VAS 评价。一般 VAS 方法用于 8 岁以上、能够正确表达自己感受和身体状况的患者。VAS 方法的最大不足是仅对疼痛强度的测量,忽略了疼痛内涵的其他问题评估。

2.改良视觉模拟评分法

有些医师为了便于临床使用,修改了 VAS 方法,将线段延长到 20~50 cm,疼痛的缓解量表常常使用百分比的形式。有些学者将线段划为竖立的形式,如同体温计一样,便于患者的理解,这在儿童中使用得较多(图 16-3)。

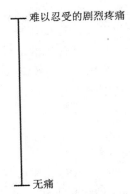

图 16-3　改良视觉模拟评分法

3.疼痛缓解的视觉模拟评分法

VAS 方法还可以用于评价疼痛缓解的情况。在线的一端标上"疼痛无缓解",另一端标上"疼痛完全缓解"。疼痛的缓解评分是初次疼痛评分减去治疗后的评分(图 16-4)。

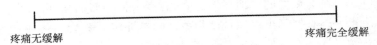

图 16-4　疼痛缓解的视觉模拟评分法

(二)数字评分法

数字评分法是一种用数字直观表达方式测定疼痛强度的方法。患者被要求用数字表达出感受疼痛的强度,可以口述或用书面的形式。医务人员可以根据患者描述的疼痛程度作出数字标记,也可以让患者自己画出一个最能代表自身疼痛程度的数字。此方法在临床上较为常用,是术后患者疼痛程度评估最常使用的方法之一。也可以教会患者或家属使用,用于对比治疗前后疼痛强度的变化,为治疗提供参考依据。数字评分法应用的优点是直观、易于记录与表达、操作可行,尤其适合意识清醒的成年人;但缺点也很明显,过度频繁的疼痛评估不仅需要患者的耐心,而且可导致患者发生过度焦虑和丧失自控能力,甚至出现无助的感觉,因此使其自述的疼痛评分出现不准确甚至夸张情况。另外,对数字概念缺乏的患儿评估也缺乏准确性。临床常用有以下两种数字评分法。

1.11 点数字评分法

此方法要求患者用 0～10 这 11 个点来描述疼痛的强度。0 代表无痛;1～3 代表轻度疼痛(疼痛不影响睡眠);4～6 代表中度疼痛;7～9 代表重度疼痛(不能入睡或者睡眠中痛醒);10 代表剧痛。该表是临床上最简单、最常使用的测量主观疼痛的方法,容易被患者理解而接受,可以口述也可以记录,结果较为可靠。

2.101 点数字评分法

101 点数字评分法与 11 点数字评分法相似,在一根直尺上有 0～100 共 101 个点来描述疼痛的强度。0 表示无痛;100 表示最剧烈的疼痛,由于可供的选择点增多,从而使疼痛的评分更加数据化,主要用于临床科研和镇痛的研究领域。

(三)口述描绘评分法

口述描绘评分法是患者自述评价疼痛强度和变化的一种工具。由医师在问诊时举例灼烧痛、锐利痛和痉挛痛等一些关键词,让患者从中选择来形容自身疼痛,并通过选择数字来进行疼痛程度的测量和评估。评估前应使患者了解检查和评分的方法及意义,以取得更好地配合。口述描绘评分法因为需要医师与患者之间的沟通与回应,因此有利于掌握患者的病情和目前身体状况,更好地帮助对患者的疼痛作出正确评价,一经推出迅速被临床治疗医师与患者接受。

口述描绘评分法包含很多种类,包括 4 级评分、5 级评分、6 级评分、12 级评分和 15 级评分等(表 16-1),这些词通常按从疼痛最轻到最强的顺序排列。最轻程度疼痛的描述常被评估为 0 分,以后每级增加 1 分,以便于定量分析疼痛。

表 16-1　口述描绘评分法评分标准

评分级别	疼痛评分
4 级评分	1 无痛,2 轻度痛,3 中度痛,4 严重痛
5 级评分	1 无痛,2 轻度痛,3 中度痛,4 严重痛,5 剧烈痛
6 级评分	1 无痛,2 轻度痛,3 中度痛,4 严重痛,5 剧烈痛,6 难以忍受的痛
12 级评分	1 不引人注意的痛,2 刚刚注意到的疼痛,3 很弱的痛,4 弱痛,5 轻度痛,6 中度痛,7 强痛,8 剧烈痛,9 很强烈的痛,10 严重痛,11 极剧烈痛,12 难以忍受的痛
15 级评分	1 无痛,2 极弱的痛,3 刚刚注意到的疼痛,4 很弱的痛,5 弱痛,6 轻度痛,7 中度痛,8 不适性痛,9 强痛,10 剧烈痛,11 很强烈的痛,12 很剧烈的痛,13 极剧烈的痛,14 不可忍受的痛,15 难以忍受的痛

(1)应用口述描绘评分法进行疼痛评估的优点:①易于管理和评分;②结果可靠和有效;③评分结果与疼痛的强度密切相关,但与影响疼痛主观因素的相关性差;④对疼痛病情的变化十分敏感;⑤能较好地反映疼痛的多方面特性。

(2)应用口述描绘评分法进行疼痛评估的缺点:①等级的划分常常是取决于患者自身的经验,而非自发的临床疼痛;②在采用不同的口述描绘评分法时,它们的结果难以相互比较;③该方法的次序性度量仅能为疼痛感觉程度提供级别次序,而非疼痛程度变化的数字表达;④对细微的感觉变化不敏感,并且易受情感变化的影响;⑤不同性质疾病对评分结果有影响,如恶性肿瘤患者常倾向于降低疼痛强度的水平;慢性神经性疼痛患者常常使用多个形容词来描绘他们的疼痛感受,如灼烧痛、抽痛、刺痛、痒痛等。

(四)多因素疼痛调查评分法

在疼痛评估中,使用的程度测量方法最重要的是它的有效、可靠、一致和实用性。而疼痛是由感觉、情绪和评价等多种因素构成的,为将这 3 种因素区分开并使其评估更加客观,临床上使用了一些多因素定量调查的方法。

1.麦吉尔疼痛问卷

麦吉尔疼痛问卷(McGill pain questionaire,MPQ)通常用于评估各种疼痛的治疗效果、描述临床疼痛和试验性疼痛间的异同及治疗后疼痛经历的各种复合因素的相对缓解情况等。MPQ不仅仅局限在疼痛强度的单一评估,而是从多方面、多角度评估疼痛问题,已在疼痛研究和临床上应用广泛,我国也引进并汉化。MPQ 在不同的文化程度的人群可以得到相一致的结果,因为疼痛是一种个体体验,MPQ 可以提供一种参考指征。MPQ 有 78 个用来描述各种疼痛的形容词汇,以强度递增的方式排列,分别为感觉类、情感类、评价类和非特异性类四类。它的设计较为精密,重点观察疼痛及其性质、特点、强度、伴随状态和疼痛治疗后患者所经历的各种复合因素及其相互关系。目前对 MPQ 的感觉、情感和评价三组之间的区别的可靠性和有效性仍有争论。所以临床应用中具有一定的局限性。

MPQ 采用调查表形式,表内有 78 个描述疼痛的形容词,分为 20 组,每组 2～6 个词。这些描述疼痛的形容词按强度递增的方式排列,第 1～10 组为感觉类词汇,第 11～15 组为情感类词汇,第 16 组为评价类词汇,第 17～20 组为不分类词汇。从这个调查表中可以得到疼痛的评估指数,评估指数是根据描述语的排序数值,计算所选出的词评分的总和,即可得出疼痛患者的 MPQ 总分。每个组内疼痛最轻的词的排序是 1,下一个词的排序依次为 2 等;现存疼痛的强度,即用 6 级数字评分法评定当时患者总的疼痛强度。无痛为 0 分、轻微的疼痛为 1 分、引起不适感的疼痛为 2 分、具有窘迫感的疼痛为 3 分、严重的疼痛为 4 分、剧烈的疼痛为 5 分。

MPQ 的优点:敏感性强,结果可靠,不仅能顾及疼痛体验的多个方面,而且对疼痛的治疗效果和不同诊断也十分灵敏,所以是目前较为合理的测痛手段。

MPQ 的缺点:①包含一些较难理解的疼痛描绘词汇,要求患者具有相当高的文化教育水平,以准确理解文字的抽象性和复杂性。另外,往往还需要观察者或医师为一些患者做详细的解释工作。②此调查表的观察项目较多,应用较费时,每次约用时 20 min。

2.简式麦吉尔疼痛问卷

由于 MPQ 包括内容多,检测花费时间长且较繁琐,又提出了内容简洁、费时较少的简式麦吉尔疼痛问卷。简式麦吉尔疼痛问卷是由 MPQ 的 15 个代表词组成,11 个为感觉类,4 个为情感类,每个描述语都让患者进行强度等级的排序:0 代表无、1 代表轻度、2 代表中度、3 代表严重。简式麦吉尔疼痛问卷适用于检测时间有限、需要得到的比其他评估方法更多信息的情况。简式麦吉尔疼痛问卷也同样是一种敏感、可靠的疼痛评价方法,其评价结果与 MPQ 具有很高的相关性。简式麦吉尔疼痛问卷对各种疼痛治疗产生的临床变化敏感,对癌痛引起的慢性疼痛也同样有效。

3.简明疼痛量表

简明疼痛量表是美国威斯康星大学神经科疼痛研究小组研制的。当用这个调查量表时,患者对疼痛的强度和干扰活动均要记分。记分参数的等级为 0～10。简明疼痛量表可产生大量的临床资料,作为临床常规应用时应详细划分强度等级。后来研究者又在原量表的基础上简化此量表,加入躯体图便于记录疼痛的部位,产生简明疼痛量表。

(五)行为疼痛测定法

患者在疼痛时通常会表现出一些行为变化,可以间接地反映患者疼痛的程度。通过对疼痛行为测量的研究,产生了大量复杂的观测技术和评分方法,用来评价与疼痛过程相伴的客观行为,给临床提供一些疼痛的客观依据。当与患者的主观自我测量一同使用时,行为测量可以提供疼痛更完整的资料。但是患者对疼痛自我评价和接受过培训的医护人员的评价是很少一致的,即使医师与患者的评价基本一致时,医师的评价疼痛强度也明显低于患者的自我评价。应注意行为测量的方法不能代替患者的自我评价。所以,对疼痛过程最有效的测量方法是患者的自我报告,要相信患者的主诉。行为评估为一种系统化的行为观察。通过观察患者疼痛时的行为,以提供有关患者与功能直接相关的量化数据。方法为应用录像或有关量表观察或自评标准活动(如坐、立、行、卧姿等)中一系列明显的、出现与疼痛直接相关的行为(如痛苦的面部表情、支撑动作、保护性运动、抓擦、叹息等)。这类评定的缺点为操作复杂、耗时较长、指标较为局限等。

行为测定主要用于:①婴儿;②缺乏语言表达能力的儿童;③言语表达能力差的成年人,意识不清、不能进行有目的交流的患者;④需要与患者主观自我评价一同使用时。

行为测定主要观察内容:①患者的躯体行为、求医用药行为;②疼痛造成的功能损害,如使患者的运动和活动减少、保护性体位、睡眠状况、人际关系的破坏等;③疼痛的表情,疼痛患者面部表情扭曲、惊恐和呻吟等。

1.疼痛行为量表

疼痛行为量表是对疼痛引起的行为变化做定量测定的量表。此评分法将 10 种疼痛行为按严重程度和出现时间作三级评分(0、1/2、1),患者的各项行为指标的总积分即为其疼痛行为的得分。PBS 是一种使用简便、可靠、结果可信的疼痛间接评价方法。为提高评价结果的准确性,检测人员需要接受必要的训练,以统一检测标准。

2.儿童疼痛的行为评估

小儿的疼痛评估问题较为困难。因此在临床上通常是通过观察患儿的行为异常、生理改变来判断疼痛情况的。对于 6 岁以上的儿童可以使用视觉模拟尺来达到评估疼痛的目的。但应注意的是,儿童疼痛问题的表象与根因较为复杂和特殊,不能用评估成人疼痛的方法和观点用于儿童疼痛的测量。

(1)行为评估方法:对于新生儿、婴幼儿疼痛的评估,行为评估方法对于急性疼痛的评估有其临床价值。行为评估的方法如下。①哭声:根据哭声的强弱、持续的时间、次数来评估疼痛程度。高调、紧张、无声的、强烈的哭闹具有代表性。②面部表情:代表着婴幼儿对疼痛天生的反应。与疼痛有关的表情包括眉毛凸出、挤眼后闭上、鼻唇沟加深、张嘴、噘嘴、下巴抖动等。③躯体疼痛行为表达:疼痛时婴幼儿肢体的反应包括肢体的踢打、摆动、肢体的紧张、身体僵硬、肢体活动减少等。

(2)面部表情量表:由一组表达不同痛苦程度表情的脸谱组成,可以用来测量 3～12 岁儿童疼痛强度。有效性的研究表明,儿童能够按照正确的顺序将画面进行分类,并且对面部表情的感性认识具有强烈的一致性,其评分与视觉模拟尺的评分方法高度相关。面部表情量表将疼痛强度用 0～10 表示,数字旁有从笑至哭 9 个不同的脸谱。0 为无痛、10 为最痛,让小儿选择与疼痛相当的脸谱(图 16-5)。

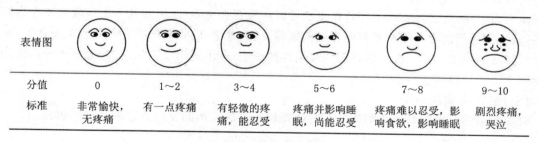

表情图	☺	☺	☹	☹	☹	☹
分值	0	1～2	3～4	5～6	7～8	9～10
标准	非常愉快,无疼痛	有一点疼痛	有轻微的疼痛,能忍受	疼痛并影响睡眠,尚能忍受	疼痛难以忍受,影响食欲,影响睡眠	剧烈疼痛,哭泣

图 16-5 面部表情量表

3.六点行为评分法

六点行为评分法多用于测定头痛或其他类型的疼痛,也用于对疼痛患者的对比性研究。该方法将疼痛分为 6 级:0 级无疼痛;1 级有疼痛但易被忽视;2 级有疼痛,无法忽视,但不干扰正常生活;3 级有疼痛,无法忽视,干扰注意力;4 级有疼痛,无法忽视,所有日常活动均受影响,但能完成基本生理需求如进食和排便等;5 级存在剧烈疼痛,无法忽视,需休息或卧床休息。该方法的特点在于将行为的改变列入了评分范围,患者回答时以疼痛对其行为的影响来表达疼痛强度。患者的回答贴切个人的生活,有一定的客观性,每级定为 1 分,从 0 分(无疼痛)到 5 分(剧烈疼痛,无法从事正常工作和生活),易与患者的描述相关联,便于患者理解。此方法也能用于患者出院后的随访,也适用于慢性疼痛患者日常行为的评定。观察指标主要包括患者的防御动作、揉擦动作、肌肉紧张度、各种痛苦表情、呻吟、叹息等,要求患者采取坐、立、行、躺姿势且同时进行录像,并由经受训练的评分者在观察每一个行为时记录患者的行为类别。该行为评分系统的可靠性和有效性较高,但缺点是指标较为局限。

4.疼痛日记评分法

疼痛日记评分法由患者、患者亲属或护士记录每天固定时间段与疼痛有关的活动。其活动方式为坐位、行走、卧位。在疼痛日记表内注明某时间段内某种活动方式,疼痛强度用 0~10 的数字量级来表示。此方法的特点:①每天记录,所写内容都在医护人员观察之中,比较真实可靠;②可提供连续的动态观察结果,便于比较不同的治疗方法;③方法简单,患者可在家中进行;④便于发现患者的行为与疼痛、疼痛与药物剂量之间的关系。

(六)45 区体表面积评分法

45 区体表面积评分法是将人体表面分成 45 个区域,每个区内标有该区的号码,身体的前面有 22 个区,后面有 23 个区,让患者将自己疼痛的部位在相应的区域图上标出。如果患者用笔涂盖了一个区,则该区记分为 1 分,其余为 0 分。评分标准:①每个区无论大小均定为 1 分,即使只涂盖了一个区的一小部分也是 1 分,总评分反映疼痛区域的数目;②不同颜色的笔表示不同的疼痛强度,无色表示无痛、黄色表示轻度痛、红色表示中度疼痛、黑色表示重度疼痛。所以在测痛前一定要先给受试者讲清此方法的步骤,最后查表计算患者疼痛占体表面积的百分比。通过这些疼痛区可以计算疼痛所占的体表面积百分比,可以得出疼痛范围的体表面积,为临床疼痛的评估提供了更为全面的手段。

体表面积评分法主要优点:①可同时确定患者疼痛的强度、部位、评分和面积较其他测量方法更全面;②方法简单,易于使用和评分,数据也适合采用计算机处理;③体表分区与解剖密切相关,所以特别有助于某些疼痛病理的诊断,在选择手术及介入性治疗方法时也十分有用;④用体表面积的百分比来描述疼痛的范围,其结果较为准确可靠。

体表面积评分法的缺点:①患者在皮肤分区涂盖存在主观性,以致其不能准确反映疼痛的范围和强度;②应用前对一些患者需做详细的解释工作;③老年人常难以正确涂盖皮肤分区;④皮肤疼痛区域的涂盖可受患者情感和疾病长期性的影响;⑤不适用于头痛患者;⑥体表分区评分法不能用于评价精神病理学。

(七)临床疼痛测量法

有些疼痛性疾病需要采用临床常用的物理检查方法来帮助发现并定量测定疼痛。

1.直腿抬高试验

直腿抬高试验又称 Lasegue 试验。患者双下肢伸直仰卧,检查者一手扶住患者膝部使其膝关节伸直,另一手握住踝部并徐徐抬高,直至患者产生下肢放射痛为止,记录下此时下肢与床面的角度,即为直腿抬高角度。一般正常人直腿抬高可达 90°左右而不感觉疼痛,而在某些累及腰神经根或坐骨神经疾病的患者,直腿抬高仅为 20°~30°。经治疗症状减轻或疼痛缓解后,抬腿的高度即可增加。因此抬腿高度可作为一项定量分析疼痛的指标。在此基础上可以进行直腿抬高加强试验,即检查者将患者下肢抬高到最大限度后,放下约 10°左右,在患者不注意时,突然将足背屈,若能引起下肢放射痛即为阳性。

2.屈髋伸膝试验

屈髋伸膝试验又称 Kernig 症。患者仰卧,检查者先将其一侧髋关节尽量屈曲,然后将膝关节由屈曲位逐步伸直,直至出现疼痛,并记录所能伸直的角度。一般正常人可伸直至 45°左右。

3.臂丛神经牵拉试验

臂丛神经牵拉试验又称为 Eton 试验。其目的是观察神经根受到牵拉后有无患侧上肢放射性窜痛。方法是让患者颈部前屈,检查者一手放于头部患侧,另一手握住患侧腕部,呈反方向牵拉,若患肢出现疼痛、麻木则为阳性。若在牵拉的同时使患肢做内旋动作,称为 Eaten 加强试验。

还有许多类似的临床检查方法,如肩关节的活动范围、上肢活动范围、腰椎弯曲范围等物理检查,都可用于测量疼痛不同的程度。

(八)其他疼痛评估方法

1.术后疼痛 Prince-Henry 评分法

Prince-Henry 评分法主要适用于胸腹部大手术后或气管切开插管不能说话的患者,需要在术前训练患者用手势来表达疼痛程度,仅适用于 7 岁以上的患者。具体评分方法:0 分,咳嗽时无疼痛;1 分,咳嗽时才有疼痛发生;2 分,深呼吸时即有疼痛发生;3 分,静息状态下即有疼痛发生,但较轻,可以忍受;4 分,静息状态下即有剧烈疼痛,难以忍受。

2.五指评估法

以大拇指代表剧痛、小指代表无痛、示指代表重度痛、中指代表中度痛、环指代表轻度痛的方法来进行疼痛程度的评估方法。此方法易被患者接受,具有直观性。五指法具有首选率高、评估费时少、准确率高、适用范围广等优点。

总之,临床上用于定量分析疼痛的方法很多,要根据患者的特点和临床需要来选择最适合的方法。疼痛的评估应包括患者病因的评估、疼痛类型的评估、发病部位的评估、重要脏器功能的评估、发病的时间、诱因、疼痛缓解因素的评估、静息和运动时疼痛强度的评估、治疗效果和不良反应评估、治疗费用和患者满意度的评估。除详细询问病史,进行标准和全面的体格检查外还应注意进行实验室检查和影像学检查。进行疼痛的评估应遵循"QUESTT"模式。Q:询问患者;U:使用疼痛评估量表;E:评估行为与生理变化;S:寻求家庭的参与;T:考虑疼痛的原因;T:采取措施并评价效果。

七、疼痛患者的心理治疗

疼痛不仅是一个生理过程,也是一个复杂的心理表现过程。在慢性疼痛中,心理表现尤其突出。因此疼痛治疗时,在治疗器质性疾病的同时,进行心理治疗具有十分重要的意义。心理治疗,也称精神治疗或谈话疗法。应用心理学的原则与方法,通过语言、表情、姿势、行为及周围环境来影响及改变患者原来不健康的认识、情绪及行为等,从而达到改善其心理状态,端正对疾病的认识,解除顾虑,增强战胜疾病的信心,消除或缓解患者现有症状的目的。

(一)健康教育

通过开展专题讲座、知识手册和情绪管理手册发放等形式,进行疼痛相关知识的教育。医护人员应根据患者对疾病知识不同的需求、患者的文化层次、年龄选择适当的内容及教育形式,从而使患者不仅在对疾病的认识上有所提高,而且可以提升就医的依从性。

(二)支持心理疗法

心理支持在整个心理治疗过程中是最基本的。支持心理疗法是一种以支持为主的特殊心理治疗方法。支持心理疗法是心理医师应用心理学的知识和方法,采取劝导、启发、鼓励、支持、同情、说服、消除疑虑、保证等方式,来帮助和指导患者分析认识当前所面临的问题,使其发挥自己最大的潜力和优势,正确面对各种困难和心理压力,以度过心理危机,从而达到治疗目的的一种心理治疗方法。

(三)认知行为疗法

认知行为疗法是目前最有影响力的心理辅导和心理治疗方法之一,广泛应用于多种精神障碍的治疗,包括抑郁和焦虑。其主要目的在于改变患者对自身疼痛的负面认识,增强其自信和自我控制感。而行为疗法的依据是通过一些操作方法来消退、抑制、改变和替代原来的不良行为。认知行为疗法是两者的结合,重点在于改变患者的信仰、期望和应对能力。在治疗过程中,医师可以指导患者如何使用特殊的认知方式控制疼痛,如注意和分散注意、引导想象、自我催眠等,作为对药物治疗的补充。研究已证明了认知行为疗法在提高患者对各种伤害的忍受度中发挥的作用。而这种疗法的临床意义也在疼痛综合征的治疗中得到了证明,其中包括头痛、颞下颌关节紊乱、烧伤清创、术后疼痛、癌性疼痛、腰背痛、四肢疼痛、灼性神经痛、糖尿病性末梢神经痛、非典型性胸骨疼痛、复合局部疼痛综合征、多相式样的慢性疼痛综合征等。

(四)放松治疗

放松治疗是一种通过患者的主动放松来增强对体内自我控制能力的有效方法。适合于各种心理特质的人群,且操作简单。放松方法主要包括呼吸训练、三线放松、渐进性放松、瑜伽、气功等内容。患者有意识地控制自己的心理生理活动,降低交感神经活动,使呼吸心率减慢,血压下降,全身肌肉放松,头脑清醒,身体舒适的感觉。

(五)暗示催眠治疗

催眠治疗有3个基本要素:诱导、治疗性暗示和终止催眠。在开始治疗前,应首先测试患者的暗示性的高低,暗示性高的人催眠容易成功,效果较好。诱导是促使患者从平常的清醒状态变为一种有利于暗示发挥作用的想象性投入状态。分离性感受是使催眠区别于非催眠体验的关键。在疼痛治疗中,催眠激发了患者从意识中分离出痛苦的能力。一旦患者体验到了分离,便可以对他们实施治疗性暗示,即分离疼痛症状。在这一阶段主要进行治疗性沟通。在经历了治疗性暗示后,催眠体验趋于尾声。催眠疗法可以用于多种急、慢性疼痛的治疗。在急性疼痛中,对于正在遭受疼痛折磨、接受术后护理或因疾病和外伤而丧失能力的患者,分离性暗示可以使重度疼痛患者从疼痛及伴随疼痛的不愉快感中解脱出来,并产生高度的舒适感。暗示催眠疗法的主要作用是帮助患者放松,消除紧张焦虑情绪,提高患者的痛阈水平,从而减轻终止疼痛。

(六)集体心理治疗

集体心理治疗是一种为了某些共同目的的将患者集中起来进行心理治疗的方法。具体操作是将一些经过选择的患者安排成一个小组,定期在治疗师的引导启发下进行治疗性聚会,主要讨论疾病及疾病带来的问题。在每个小组成员的积极参与下,利用集体对参与者的相互影响、诱导和帮助,促进各成员对自身存在问题的自我领悟和认识。这种治疗有利于帮助患者谈论及面对害怕和焦虑情绪,帮助患者解决心理冲突,消除精神症状。

(七)减轻有创操作引起疼痛的方法

临床的有些有创操作往往会使患者承受一定程度的痛苦,由此会造成患者对治疗的不配合等现象,恰当运用心理干预方法可以减轻以上问题。首先使用恰当的语言进行操作前的解释,使患者建立疼痛感觉的预知,然后,在操作过程中,使用分散注意力、放松和引导想象等策略可以帮助患者减少治疗过程中产生的疼痛和担忧,引导患者参与治疗的不同阶段。对于儿童患者,根据年龄特点可以采用图文并茂式图片资料或模拟情景式讲故事方式做好操作前宣教,操作过程中主要应通过分散注意力的方式减轻操作引起的痛觉感受,如播放儿童音乐、影片、提供适当玩具、将操作过程演变为游戏等方式。

疼痛是一种感觉,同时又是一种不愉快、不舒适的情绪反应。随着生物医学模式向生物-心理-社会模式的转变,医学界对疼痛的心理学治疗越来越重视,心理学干预也已从个体心理治疗朝着群体治疗和多学科合作治疗的方向迅速发展。在传统的疼痛治疗基础上结合心理学治疗已成为疼痛治疗的趋势所在。因此,掌握疼痛的心理学理论,正确辨识影响疼痛发生的心理学因素,必将有助于临床对急性、慢性疼痛患者的诊断与治疗。

(王 飞)

第三节 治疗疼痛的常用方法

一、全身药物治疗

全身用药治疗简易方便,可经口腔、直肠、肌内或静脉给药,但由于是全身用药,其不良反应也较多。

(一)用药原则

(1)根据慢性疼痛的类型选择药物类型,严重疼痛选用中枢性镇痛药,轻、中度疼痛选用外周镇痛药。

(2)预防性给药:临床上惯用的在疼痛出现后再使用镇痛药的方法并不理想,应该采取定时给药,即以预防为主,而不是疼痛发生后再控制。

(3)所用药物的作用时间应与疼痛周期相对应。

(4)选择适当的给药途径,确保起效迅速,患者安全、舒适。

(5)应详细了解所用药物的药理特性,治疗中不宜随便更换药物,可试先增加剂量,以达满意镇痛,但不要超过最大剂量,确实无效再更换另一种药物。

(6)按符合药代动力学的固定时间间隔给药,以取得最好的治疗效果,避免或减少在用药间歇期出现疼痛。

(7)适当处理药物不良反应或尽量选用不良反应小的药物。

(8)长期疼痛治疗若出现耐药或时效缩短,可随时适当增加剂量。

(9)在慢性疼痛的长期全身用药治疗中,改变剂量应缓慢,以免发生不良撤药反应或药物过量并发症。

(10)在疼痛治疗中不应使用安慰剂。

(二)常用药物

1.非甾体药物(简称 NSAIDs)

非甾体药物包括吡唑酮类(氨基比林、安替比林)、水杨酸类(阿司匹林、二氟尼柳)、乙酸类(吲哚美辛、甲苯酰吡咯乙酸钠、扶他林)、丙酸类(布洛芬、非诺洛芬、萘普生、酮洛酸)、氨茴酸类(甲氯芬那酸、甲芬那酸)对氨基酚衍生物(对乙酰氨基酚)及 COX-Ⅱ选择性抑制剂(罗非昔布)等。该类药物具有中度镇痛作用,对中度的慢性疼痛,如肌肉痛、关节痛、运动痛、神经痛、产后和术后痛、风湿性疼痛的效果较好。

2.中枢性镇痛药

其包括弱阿片类药物和强阿片类药物。常用药物如下。①路盖克:为双氢可待因和对乙酰氨基酚的复合制剂,适用于对作用于外周神经的镇痛药无效的中等强度以上的疼痛。②美施康定:即硫酸吗啡控释片,为强效中枢镇痛药,作用时间维持 12 h,本品对呼吸有抑制作用,长期应用可产生耐受性及成瘾性,主要用于晚期癌症患者的重度疼痛。③多瑞吉:即芬太尼透皮贴剂,为强效阿片类药物,作用持续为 72 h,对呼吸有抑制作用,可出现局部皮肤变态反应,反复使用可产生药物依赖性,多用于治疗慢性顽固性癌痛。

3.甾体类抗炎免疫药

甾体类抗炎免疫药即天然或合成的糖皮质激素类药物,有强大的抗炎作用和一定的免疫抑制作用。用于疼痛治疗能减轻疼痛部位的充血、水肿,阻止炎性介质对组织的刺激,减少炎症引起的局部瘢痕和粘连,从而缓解疼痛。常用药物有醋酸泼尼松、得宝松和康宁克通-A 等。

4.钙代谢调节药

钙代谢调节药如纳米钙为碳酸钙咀嚼片,用于预防和治疗钙缺乏症如骨质疏松、手足搐搦症、佝偻病及妊娠、哺乳期妇女、绝经期妇女钙的补充;阿法迪三为钙吸收调节剂,用于治疗骨质疏松症、肾性骨病、甲旁亢、甲减及佝偻病、骨软化症等。

5.B 族维生素类

维生素是维持机体正常代谢的必要物质,它既参与许多物质的代谢,也是体内许多酶的组成部分。缺乏时易引起疾病。特别是疼痛患者常处于应激状态,使机体对维生素的消耗和需求都相应增多,需及时补充。常用药物有弥可保,即维生素 B_{12} 口服制剂;其他有维生素 B_1、维生素 B_6等,均可用于各种神经性疼痛的辅助治疗。

6.三环类抗抑郁药

阿米替林、百忧解、赛乐特等具有抗组胺作用所致的镇静效果,细胞膜稳定药如苯妥英钠、卡马西平、利多卡因等不仅适用于痛超敏患者锐痛、灼痛、通电样痛的治疗,而且亦可用于慢性神经源性疼痛的综合治疗。

7.中成药制剂

中成药制剂如火把花根,具有抑制病理性免疫反应、抗炎、镇痛作用主要用于强直性脊柱炎、类风湿关节炎、慢性肾炎、脉管炎、系统性红斑狼疮、银屑病等;正清风痛宁,具抗炎、免疫调节、镇痛、释放组胺、镇咳等作用。多用于风湿及类风湿关节炎等;伸筋胶囊,有活血化瘀、舒筋通络、消肿止痛等作用,可用于关节炎、颈椎病、腰椎间盘突出症等疾病的治疗。

二、神经阻滞疗法

常用的药物有局部麻醉药、糖皮质激素和神经破坏药。局麻药具有诊断和治疗作用,注射神经破坏药之前,先给少量局麻药可判断穿刺针的位置是否正确,治疗性神经阻滞则以用时效长的布比卡因和罗哌卡因为好。糖皮质激素对于炎症反应有明显的抑制作用,可改善病变组织的渗出和水肿,从而使疼痛症状减轻。

局麻药中是否加入糖皮质激素的问题,一般认为在有慢性炎症的情况下适量应用有好处,否则无必要。此类药物中,得宝松、泼尼松、康宁克通-A 都是较好的选择,局部注射用,每周一次。周围神经炎局部注射常加用维生素 B_6 或维生素 B_{12}。

神经破坏药多用 80%~100%酒精和 5%~10%酚甘油溶液,可使神经产生退行性变,感觉消失有时运动神经也受累,隔一定时间神经再生,疼痛恢复。常用的阻滞方法有以下几种。

(一)痛点阻滞

用 0.5%~1%利多卡因或 0.125%~0.25%布比卡因等局麻药及醋酸泼尼松 12.5~25 mg,行局部压痛点阻滞,适用于腱鞘炎、肱骨外上髁炎、肩周炎及肋软骨炎等引起的局部疼痛,每周1 次,4~6 次为 1 个疗程。

(二)周围神经阻滞

头颈部、躯干和四肢的疼痛可根据神经分布阻滞相应的神经干及其分支。如三叉神经痛应阻滞三叉神经;胸壁和上腹部的疼痛可阻滞肋间神经;肩周炎作肩胛上神经阻滞;枕部神经痛施行枕神经阻滞;慢性腰背痛和腹壁神经痛可施行椎旁脊神经根阻滞。

(三)交感神经阻滞

交感神经阻滞包括星状神经节、腹腔神经节和腰交感神经节阻滞,主要适应证:①交感神经功能障碍引起的疼痛性疾病,如反射性交感神经营养不良、灼痛等;②由血管痉挛和血运障碍引起的疾病,如雷诺氏病、血栓闭塞性脉管炎、血栓栓塞、肢体缺血性溃疡坏死等;③内脏原因引起的疼痛,如急性胰腺炎、内脏癌痛、肠痉挛、心绞痛等;④躯体疼痛兼有交感神经因素者,如乳癌疼痛,除躯体神经阻滞外,还应合并星状神经节阻滞,膀胱癌和支气管肺癌疼痛应同时阻滞躯体神经和交感神经才能取得良好的镇痛效果。

(1)星状神经节阻滞:星状神经节支配区域包括头面、颈肩、上肢、心脏、大血管、气管、支气管、胸和胸壁。临床上取 C_6 或 C_7 横突基底部为星状神经节阻滞的部位,阻滞成功的标志是注药侧出现霍纳综合征。一般不宜同时进行双侧星状神经节阻滞。

(2)腹腔神经节阻滞:腹腔神经丛支配肝、脾、胆囊、胃、胰腺、肾上腺、输尿管、肾、小肠、升结肠与降结肠等脏器。上述部位的疼痛常采用椎旁径路阻滞腹腔神经丛。阻滞后内脏血管扩张,常有不同程度的血压下降,尤其是老年人和血容量不足者,需特别注意血压的变化。

(3)腰交感神经阻滞:腰交感神经支配膀胱、子宫、卵巢、睾丸、前列腺、横结肠、直肠、下肢和足等。经椎旁入路穿刺,注射局麻药 15~20 mL 可得到满意的镇痛效果,由于穿刺径路与椎间孔和大血管靠近,所以阻滞中应防止误入蛛网膜下腔和血管的可能。

三、针刀疗法

针刀疗法是朱汉章将中医传统疗法与现代手术疗法结合在一起的一种医疗技术。该疗法具有见效快、损伤小、操作简单、患者痛苦小、花钱少等优点,是疼痛临床常用的治疗方法之一。

针刀疗法具有针刺效应,可像针灸针一样用来刺激穴位。因针体较粗,故刺激作用更强。其顶端刀刃锐利,故快速进皮时没有明显痛感,因针体坚韧又有针柄,故运针更容易,但不宜行捻转手法。小针刀又具手术效应。其刀刃可像手术刀一样对病变组织进行不切开皮肤的治疗,如松解粘连组织,切断挛缩肌纤维或筋膜,切碎瘢痕或钙化组织或痛性硬结,切削磨平刺激神经引起疼痛的骨刺。针刀还具有针刺和手术的综合效应,如果在一个患者身上同时存在敏感穴位和病变组织,就需要利用小针刀的针刺效应刺激穴位,并利用其手术效应对病变组织施行手术治疗,使其两种效应综合发挥,受到更好的治疗效果。

其适应证:软组织炎症、滑膜炎、各种腱鞘炎、韧带炎引起的痛、麻和功能障碍,脊柱的某些病变,四肢关节的退行性或损伤性病变,神经卡压综合征,缺血性骨坏死,某些有体表反应点的内脏疾病,骨干骨折的畸形愈合,其他如肌性斜颈、痔疮、血管球瘤等。

其禁忌证:发热,全身感染,施术部位和周围有感染灶,严重内脏疾病发作期,施术部位有难以避开的重要血管、神经或内脏,出血倾向、凝血功能不全,定性、定位诊断不明确者,体质虚弱、高血压、糖尿病、冠心病患者慎用。

四、物理疗法

(一)电疗法

如经皮电刺激,经皮肤用直流电刺激末梢神经对浅层组织的局部性疼痛有相当的止痛作用。对神经损伤、慢性炎症、骨关节和软组织创伤引起的疼痛效果较好。硬膜外置入电极或切开椎板埋入电极刺激脊髓的方法对癌痛有一定效果,成功率接近60%。

(二)光疗法

如激光疗法,疼痛临床中常采用的激光作用方式有两种:①散光照射,即用激光的原光束或聚焦后的光束,多次照射病变部位达到治疗目的;其优点是不损害皮肤、无痛苦、有消炎、消肿、止痛、止痒、抑制渗出、调节神经状态、恢复血管功能、降低变态反应和刺激结缔组织生长等作用。②穴位光针治疗,用激光发出的原光束或聚焦后的光束在经络穴位上照射。各种适于针灸的疾病均可采用此法。其优点是不损害皮肤、无痛、无感染、方法简单。

(三)声疗法

超声疗法、超声药物透入疗法等。

(四)磁疗法

磁疗法是用磁作用于人体来治疗疼痛,分静磁场和动磁场2种。

(五)其他

汽疗、冷冻治疗、射频治疗等。

五、疼痛治疗的组织结构

(一)正确的工作态度

一方面可以利用自己所熟悉掌握的专业知识,特别是镇痛等药物的临床知识和各种神经阻滞方法进行治疗,这是参加疼痛治疗工作有利条件;另一方面面对临床各科可能是复杂病因所致的疼痛疾病或症状的诊断及鉴别诊断,对疼痛医师又是生疏的,医师必须发挥己长弥补不足,虚心学习,加强协作,做好工作。

(二)做好准备工作

结合各医疗单位的具体情况,设置不同规模的门诊和病室,门诊应设有诊察室和治疗室,诊察室设有诊察台、配备必要的诊查用具和诊断仪器,治疗室应准备必要的治疗药品、无菌注射器及各种神经阻滞操作用品,氧气等急救装置,并能进行紫外线消毒。病室应根据医院条件设置若

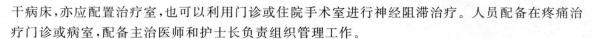

干病床,亦应配置治疗室,也可以利用门诊或住院手术室进行神经阻滞治疗。人员配备在疼痛治疗门诊或病室,配备主治医师和护士长负责组织管理工作。

(三)完善的规章制度

建立门诊和病室进行正常工作的程序和必要的规章制度、技术操作常规、病历记录、查房会诊制度、统计报表等。门诊应固定开诊时间,患者可直接挂号或由其他科转诊,一般经过检查确定诊断并提出治疗方案,遇有疑难病例采取科内或临床科室会诊,明确诊断,防止误诊漏诊,然后选择治疗方法决定疗程,在每个疗程结束后进行复诊或随诊工作。

(四)循序渐进,安全有效

在疼痛治疗工作初创时期必须遵循由简到繁、由易到难,循序渐进,不断提高的原则。在选择有效治疗方法的同时还应注意安全,防止各种并发症及意外的发生。每次治疗前均应核对药物名称剂量,检查急救药物和用品,一旦发生严重并发症能够及时抢救患者,特别是门诊患者治疗后遇有药物反应或可疑并发症应留院观察,以保障患者的安全。

六、疼痛治疗的任务和范围

(一)任务

疼痛诊断治疗学是一门以研究疼痛和临床治疗的学科,在研究疼痛病因、病理生理变化的基础上,不断改进各种治疗疼痛的方法和措施,一方面提高治疗的效果,减少各种并发症的发生,保证患者的安全,同时在有关疼痛的诊断、预后、预防等方面发挥作用。

疼痛诊断治疗学的内容,基本上包括有关疼痛的基础医学和临床各科知识,以及麻醉学科中有关疼痛治疗的内容,还有心理学、康复医学、社会学等方面的基础知识。只有具备这些知识方能做出正确的诊断,决定出相应的治疗方针和采用合适的治疗方法,达到安全、有效解除疼痛的目的,以提高诊断治疗水平。

(二)范围

疼痛治疗学并不包括所有疼痛,如急腹症的疼痛、"警告性头痛"就应列为单纯镇痛治疗的禁忌证。一般认为疼痛治疗的范围主要有以下几个方面:①慢性疼痛性疾病,如腰背痛、颈肩痛、颈椎病、腱鞘炎等;②神经痛与神经炎,如灼痛、三叉神经痛、坐骨神经痛、幻肢痛、带状疱疹后神经痛、周围神经炎等;③自主神经功能障碍引起疼痛,如交感神经营养不良等;④血运不良引起的疼痛,如血栓闭塞性脉管炎、肌肉痉挛性疼痛、雷诺病等;⑤创伤后疼痛,如交通事故后全身痛、手术后疼痛、骨折引起疼痛等;⑥癌性疼痛,包括良、恶性肿瘤引起的疼痛;⑦内脏性疼痛,如急性胰腺炎、泌尿系统与胆系结石、心绞痛等;⑧其他,如头痛和原因不明性疼痛等。

(陈天华)

第十七章 颈部疼痛

第一节 颈 椎 病

颈椎病即颈椎椎间盘组织退行性改变及其继发病理改变累及其周围组织结构（神经根、脊髓、椎动脉、交感神经等），出现相应的临床表现。主要由于颈椎长期劳损、骨质增生、椎间盘脱出、韧带增厚，致使颈椎脊髓、神经根或椎动脉受压，出现一系列功能障碍的临床综合征。表现为颈椎间盘退变本身及其继发性的一系列病理改变，如椎节失稳、松动；髓核突出或脱出；骨赘形成；韧带肥厚和继发的椎管狭窄等。刺激或压迫了邻近的神经根、脊髓、椎动脉及颈部交感神经等组织，引起一系列症状和体征。

一、病因

（一）颈椎的退行性变

颈椎退行性改变是颈椎病发病的主要原因，其中椎间盘的退变尤为重要，是颈椎诸结构退变的首发因素，并由此演变出一系列颈椎病的病理解剖及病理生理改变。

1.椎间盘变性

当椎间盘开始出现变性后，由于形态的改变而失去正常的功能，进而影响或破坏了颈椎运动节段生物力学平衡而产生各相关结构的一系列变化。因此，颈椎间盘的退行性变为颈椎病发生与发展的主要因素。

2.韧带-椎间盘间隙的出现与血肿形成

这一过程对颈椎病的发生与发病至关重要，也是其从颈椎间盘症发展到骨源性颈椎病的病理解剖学基础。事实上，在颈椎病的早期阶段，由于椎间盘的变性，不仅使失水与硬化的髓核逐渐向椎节的后方或前方位移，最后突向韧带下方，以致在使局部压力增高的同时引起韧带连同骨膜与椎体周边皮质骨间的分离，而且椎间盘变性的本身也可造成椎体间关节的松动和异常活动，从而更加使韧带与骨膜的撕裂加剧，以致加速了韧带-椎间盘间隙的形成。

椎间隙后方韧带下分离后所形成的间隙，多因同时伴有局部微血管的撕裂与出血而形成韧带-椎间盘间隙血肿。

3.椎体边缘骨赘形成

随着韧带下间隙的血肿形成,成纤维细胞即开始活跃,并逐渐长入血肿内,进而以肉芽组织取代血肿。随着血肿的机化、骨化和钙盐沉积,最后形成突向椎管或突向椎体前缘的骨赘。

4.颈椎其他部位的退变

颈椎的退变并不局限于椎间盘及相邻近的椎体边缘和钩椎关节,其他部位的退变如下。

(1)小关节:多在椎间盘变性后造成椎体间关节失稳和异常活动后出现变性。

(2)黄韧带:多在前两者退变基础上开始退变。其早期表现为韧带松弛,进而增生、肥厚,并向椎管内突入。后期则可能出现钙化或骨化。

(3)前纵韧带与后纵韧带:退行性变主要表现为韧带本身的纤维增生与硬化,后期则形成钙化或骨化,并与病变椎节相一致。

5.椎管矢状径及容积减小

由于上述许多原因,首先引起椎管内容积缩小,其中以髓核后突、后纵韧带及黄韧带内陷、钩椎关节和小关节松动及增生为主,这些后天继发性因素在引起椎管内容积缩小的同时,也使椎管矢状径减少,从而构成脊髓及脊神经根受刺激或受压的直接原因之一。此时如再有其他局限性致病因素,如髓核脱出、椎节的外伤性位移、骨赘形成及其他占位性因素,均可引起或加重神经受累症状。

(二)发育性颈椎椎管狭窄

近年来已明确颈椎管内径,尤其是矢状径,不仅对颈椎病的发生与发展,而且与颈椎病的诊断、治疗、手术方法选择及预后判定均有着十分密切的关系。有些人颈椎退变严重,骨赘增生明显,但并不发病,其主要原因是颈椎管矢状径较宽,椎管内有较大的代偿间隙。而有些患者颈椎退变并不十分严重,但症状出现早而且比较严重。

(三)慢性劳损

慢性劳损是指超过正常生理活动范围最大限度或局部所能耐受值的各种超限活动。因其有别于明显的外伤或生活、工作中的意外,因此易被忽视,但其对颈椎病的发生、发展、治疗及预后等都有着直接关系,此种劳损的产生与起因主要来自以下3种情况。

1.不良的睡眠体位

不良的睡眠体位因其持续时间长及在大脑处于休息状态下不能及时调整,则必然造成椎旁肌肉、韧带及关节的平衡失调。

2.不当的工作姿势

大量统计资料表明某些工作量不大,强度不高,但处于坐位,尤其是低头工作者的颈椎病发病率很高,包括家务劳动者、办公室人员、打字员、流水线上的装配工等。

3.不适当的体育锻炼

正常的体育锻炼有助于健康,但超过颈部耐量的活动或运动,如以头颈部为负重支撑点的人体倒立或翻筋斗等,尤其在缺乏正确指导的情况下,可加重颈椎的负荷。

(四)颈椎的先天性畸形

在对正常人颈椎进行健康检查或作对比研究性摄片时,常发现颈椎段可有各种异常所见,其中骨骼明显畸形约占5%。但与颈椎病患者对比,后者颈椎的畸形数约为正常人的一倍。

二、病理生理

颈椎活动的幅度和频繁程度大于腰椎,因此更容易发生劳损,使颈椎椎间关节退变速度加快。椎间盘承担负重与屈伸活动双重功能,最先发生退行性改变。椎间盘退变最先表现为髓核脱水,随着髓核水分的减少,越来越多的应力作用在纤维环上,最终出现纤维变性、分离或断裂,强度减弱。髓核可以穿过裂隙向外突出。当髓核凸向外侧,累及椎动脉或交感神经;向后外侧突出则可致颈神经根受压或部分脊髓受压;向后侧突出通常致使脊髓受压导致脊髓病。

随着椎间盘退变的发展,纤维环耐受牵拉与压缩的能力减弱、椎间隙变窄,使前、后纵韧带松弛,而椎间活动度异常,有的出现节段性不稳定。纤维环在椎体边缘的附着处因不断受到牵拉而出现牵拉性骨赘。形成的骨赘可同突出的椎间盘一起对神经根或脊髓构成压迫,并产生临床症状。

三、分型

颈椎病的临床症状较为复杂。主要有颈背疼痛、上肢无力、手指发麻、下肢乏力、行走困难、头晕、恶心、呕吐,甚至视物模糊、心动过速及吞咽困难等。颈椎病的临床症状与病变部位、组织受累程度及个体差异有一定关系。

(一)颈型颈椎病

1.定义

颈型颈椎病也称局部型颈椎病,具有头、肩、颈、臂的疼痛及相应的压痛点,X线检查没有椎间隙狭窄等明显的退行性改变,但可以有颈椎生理曲线的改变,椎体间不稳定及轻度骨质增生等变化。此型在临床上极为常见,是最早期的颈椎病。不少反复落枕的患者即属于此种改变。此型实际上是颈椎病的最初阶段,也是治疗最为有利的时机。

2.病因

本病大多由于风寒、潮湿、枕头不适或卧姿不当、颈肌劳损、头颈部长时间处于单一姿势、姿势不良或过度疲劳等造成颈椎间盘、棘突间关节及肌肉、韧带等劳损所致。有时外伤也起重要作用。在以上因素的作用下,首先导致颈肌的痉挛、劳累或肌力不平衡而出现颈椎生理曲线的改变,造成颈椎关节囊及韧带的松弛,颈椎小关节失稳,此类改变刺激了颈神经根背侧支及副神经而导致发病。

(1)外伤:在颈椎退变、失稳的基础上,头颈部的外伤更易诱发颈椎病的产生与复发。

(2)精神因素:从临床实践中发现,情绪不好往往使颈椎病加重,颈椎间盘突出的症状也更为严重。

(3)年龄因素:随着年龄的增长,人体各部件的磨损也日益增加,颈椎同样会产生各种退行性变化,而椎间盘的退行性变化是颈椎病发生发展中最关键的原因。

(4)工作姿势不当:尤其是长期低头工作者颈椎间盘突出发病率特高。此外,有些不适当的体育锻炼也会增加发病率,如不得法的倒立、翻筋斗等。

(5)慢性劳损:指各种超过正常范围的过度活动带来的损伤,如不良的睡眠、枕头的高度不当或垫的部位不妥,反复落枕者患病率也较高。

3.临床表现

(1)颈部症状:颈部不适感及活动受限,颈部不适感主要有颈部疼痛、颈部酸胀、颈部发僵,活动或者按摩后可好转;晨起、劳累、姿势不正及寒冷刺激后突然加剧;活动颈部有响声;颈部肌肉僵硬;用手按压颈部有疼痛点;按摩颈部有韧带弹响;转动颈部不够灵活等。

(2)肩部症状:双肩发沉;肩部酸痛、胀痛;肩部肌肉痉挛,按压颈部有疼痛,有时疼痛剧烈;劳累、久坐和姿势不当时加重。

（3）背部症状：背部肌肉发紧、发僵，活动后或者按摩后好转；背部有疼痛点，按压明显；劳累和受寒背部不适症状加重。

（4）头部症状：常在劳累后感觉半边头部或者整个头部发紧，头痛，休息后好转。

4.检查

颈部自然伸直时，生理曲度减弱或消失，有的人颈部偏歪，活动正常或轻度受限，颈部肌肉痉挛，有散在压痛点。

（1）颈部触诊检查：患者棘突间及两侧可有压痛，但多较轻，多无放射痛。另外，压头试验和臂丛神经牵拉试验阴性。

（2）X线检查：除颈椎生理曲度变直或消失外，正位片可见相邻钩椎关节间隙不等宽，两侧应力位片上约有1/3患者椎间隙松动。少数患者可看到椎体边缘增生和项韧带钙化等表现，但也有的患者X线片仅有颈椎生理曲线的改变。

5.诊断

根据病因、临床表现及实验室检查即可作出诊断。

6.治疗

颈型颈椎病以非手术疗法为主，各种自我疗法均有效，尤其是自我牵引疗法、颈肩部的物理治疗、按摩和中草药外敷。症状较明显的患者，可用颈围保护，如果选用间断性颈椎牵引则更为有效。

（1）颈部的休息和制动：颈部的休息和制动是颈椎病各种治疗措施包括手术治疗的基础，是其他各种治疗措施所必不可少的关键步骤。颈部的休息和制动可以使颈部因疼痛而痉挛的肌肉得以放松和缓解；减少颈椎负重及其周围组织的张力，增大椎间隙；减少由于颈椎不稳定而引起的颈椎间盘间的异常活动和刺激，从而可减轻局部神经根、椎动脉及交感神经所受到的刺激和压迫。

（2）物理治疗：又称理疗，可以改善局部血液循环、缓解肌肉痉挛、减轻炎症反应、减轻或缓解疼痛。包括高频电疗、离子导入、石蜡疗法、水疗等。但需注意，长期反复使用理疗，可能使肌肉长期充血而出现变性或引起永久性的功能障碍。

（3）颈椎牵引：适用于大多数的颈椎病患者，对早期患者更有效。它可以增加椎间隙和椎间孔的高度，使神经根、脊髓及交感神经所受的刺激得以缓解；可以使扭曲于横突孔间的椎动脉得以伸张；可以牵开被嵌顿的小关节滑膜；可以缓解椎间盘组织向周缘的压力，并有利于已经向外突出的纤维环组织消肿；可以使颈椎生理曲度恢复，有利于小关节功能的恢复。颈椎牵引要达到症状缓解、舒适才好，若牵引不当反而会加重症状，故要注意牵引的角度、重量和牵引的时间。

（4）推拿按摩：能够缓解颈肩肌群的紧张及痉挛，恢复颈椎的活动，松解神经根及软组织的粘连，加宽椎间隙，扩大椎间孔，缓解对神经血管的刺激与压迫，促进局部血液循环。应严格掌握适应证，结合影像学所见，对病情做全面分析，不可盲目施以手法治疗。手法切忌粗暴与过度，力度不宜过大，时间不宜过长。

（5）药物治疗：应用非甾体抗炎药、活血止痛药物及消除神经根水肿的药物有一定的疗效。急性期可辅用小剂量糖皮质激素以增强抗炎、消肿及止痛作用，常用的非甾体抗炎药有布洛芬、吲哚美辛、美洛昔康、双氯芬酸钠和塞来昔布等，活血止痛药物有根痛平和复方三七胶囊等，常用的消除神经根水肿的药物有甘露醇和七叶皂苷钠等。有些患者可辅助应用肌肉松弛药，如氯唑沙宗和盐酸乙哌立松等。对长期疼痛患者，可辅助应用抗抑郁药物如阿米替林和多塞平等。

（6）中药熏蒸疗法：多采用活血化瘀药物加水煮沸后产生蒸汽（40℃～50℃）熏蒸患部，也可将药物碾成粉末,采用自动控温加热器加热来产生蒸汽,以提高药物疗效和安全性,每次 30～60 min,每天 1 次,注意防止烫伤。

(7)痛点注射及神经阻滞治疗:对于颈型颈椎病及其他类型颈椎病颈肩部压痛明显的患者,可用 2% 利多卡因 5 mL、复方倍他米松 1 mL,加生理盐水 14 mL,行痛点、椎旁小关节、横突注射治疗,每周 1 次,2 次为 1 个疗程。可阻断疼痛恶性循环,解除肌肉痉挛,促进无菌性炎症的吸收,治疗效果满意。

(二)神经根型颈椎病

1.定义

神经根型颈椎病在各型颈椎病中发病率最高,占 60%～70%。因单侧或双侧脊神经根受刺激或受压所致,其表现为与脊神经根分布区相一致的感觉障碍、运动障碍及反射障碍,本病较多见,各种有针对性的非手术疗法均有明显的疗效,其中尤以头颈持续(或间断)牵引、颈围制动及纠正不良体位有效。预后大多较好。

2.病因

髓核的突出或脱出,后方小关节的骨质增生或创伤性关节炎,钩椎关节的骨赘形成及相邻的三个关节(椎体间关节、钩椎关节及后方小关节)的松动与移位等均可对脊神经根造成刺激与压迫。此外,根管的狭窄、根袖处的粘连性蛛网膜炎和周围部位的炎症与肿瘤等也可引起与本病相类似的症状。

3.临床表现

(1)颈痛和颈部发僵:常是最早出现的症状。有些患者还有肩部及肩胛骨内侧缘疼痛,这是由于椎间盘退变、突出对受累颈神经根(C_6 和 C_7)后支所支配的纤维环、后纵韧带等刺激,通过发自相同神经根的肩胛背神经引发牵涉性疼痛和肌肉痉挛所致。

(2)根性痛:上肢放射性疼痛或麻木,沿着受累神经根的走行和支配区放射,具有特征性,因此称为根性疼痛。可呈发作性,也可以是持续性的。有时症状的出现与缓解和患者颈部的位置和姿势有明显关系。颈部活动、咳嗽、打喷嚏、用力及深呼吸等,均可以造成症状的加重。

(3)根性肌力障碍:以前根先受压者为明显,早期肌张力增高,但很快即减弱并出现肌萎缩。其受累范围也仅局限于该脊神经根所支配的肌组。在手部以大、小鱼际肌及骨间肌为明显。可有血管运动神经的症状,如手部肿胀、皮肤潮红或者苍白、干燥无汗等。

(4)腱反射改变:即受累脊神经根所参与的反射弧出现异常。早期活跃,而中期、后期则减退或消失,检查时应与对侧相比较。单纯根性受累不应有病理反射,如伴有病理反射,则表示脊髓同时受累。

(5)体征:颈部僵直、活动受限。患侧颈部肌肉紧张,棘突、棘突旁、肩胛骨内侧缘及受累神经根所支配的肌肉有压痛。椎间孔部位出现压痛并伴上肢放射性疼痛或麻木,或者使原有症状加重具有定位意义。压头试验阳性,臂丛神经牵拉试验阳性。

4.检查

因病因不同,X 线片所见各异,一般表现为椎节不稳(梯形变)、颈椎生理曲度消失、椎间孔狭窄及钩椎增生等异常改变中的一种或多种。MRI 检查可显示椎间盘变性和髓核后突,髓核甚至可突向根管、椎管内,且大多偏向患侧。

5.诊断

(1)具有较典型的根性症状:麻木及疼痛等,且其范围与颈脊神经所支配的区域相一致。

(2)压颈试验与臂丛牵拉试验:多为阳性,痛点封闭无显效,但诊断明确者不需要做此试验。

(3)影像学检查:与脊髓受压时情况不同,神经根受到压迫的情况即使是在清晰的 MRI 上也很少能够清楚地显示。所以,在影像学检查中应寻找可能致神经根压迫的因素,如椎间孔的狭窄或侧方型间盘突出等,与体格检查结合对照然后确立诊断。在颈椎斜位片上经常可看到在非症状节段或多个节段的鸟嘴样钩椎关节骨质增生,也有椎间盘突出为致压因素而在非症状节段出现骨质增生的,所以,只有在症状节段出现的骨赘才被认为是参与产生症状的因素。由于上关节突尖端位于神经根最易受到压迫的椎间孔入口及其稍偏内侧,所以上关节突的骨赘常常是最重要的压迫因素。还要注意的是颈椎间盘突出一般不会像腰椎间盘突出那样出现相应椎间隙高度明显下降,正常的椎间隙高度不能排除颈椎间盘突出。CT 是显示骨赘的最佳方法,而 MRI 是显示间盘突出的最佳方法。需要强调的是,对于诊断最有意义的 CT 和 MRI 水平切面应该位于椎间孔入口的水平,也就是在间盘水平稍头侧一点的层面对于诊断最有意义。

6.鉴别诊断

颈脊神经共有 8 对,并支配不同部位,因此当其受累时,视受累部位不同而症状的分布差异较大。在临床上,以 $C_5 \sim C_8$ 脊神经根受累较多,以此为重点对易混淆的疾病鉴别。

本病应与颈椎骨骼实质性病变(结核、肿瘤等),胸廓出口综合征,腕管综合征,尺神经损伤、桡神经损伤和正中神经损伤,肩关节周围炎,网球肘及肱二头肌腱鞘炎等以上肢疼痛为主的疾病相鉴别。有时心绞痛也可表现为左侧上肢剧烈疼痛,临床工作中应注意鉴别。

必须将本病的根性痛与干性痛(主要是桡神经干、尺神经干与正中神经干)和丛性痛(主要指颈丛、臂丛和腋丛)相区别。同时,需将本病的根性肌力障碍与干性及丛性肌萎缩相区别,并应与脊髓病变所引起的肌力改变相区别。必要时可行肌电图或皮质诱发电位等检查以资鉴别。

7.治疗

(1)保守治疗:各种有针对性的非手术疗法均有明显疗效,其中尤以头颈持续(或间断)牵引、颈围制动及纠正不良体位有效。手法按摩也有一定疗效,但应轻柔,切忌操作粗暴,不宜选用推拿。应用非甾体抗炎药、活血止痛药物及消除神经根水肿的药物有一定的疗效。

(2)微创手术治疗:颈椎病经非手术治疗无效,且颈椎间盘突出是引起症状的主要因素的患者,可考虑行颈部椎间盘微创手术治疗,若适应证选择合适,疗效显著,这一点已在临床上得到初步证实。临床常用的微创技术如下。

经皮穿刺技术:经皮穿刺技术是影像监测下切除或溶解退变突出的椎间盘,手术操作简便,创伤小,但仅适用于颈椎间盘轻、中度突出导致的神经根型颈椎病。经皮穿刺技术的最大优点是不进入椎管,不干扰椎管内脊髓与神经根,主要有经皮穿刺颈椎间盘切除术、经皮激光椎间盘减压术、胶原酶腰椎间盘溶解术、臭氧颈椎间盘内注射、射频靶点热凝技术和经皮低温等离子消融术等。上述方法也可联合应用以增加疗效。

显微内镜技术:目前,显微内镜技术被广泛应用于颈椎后路和前路手术。显微内镜前路手术与开放手术相比,明显减少了对颈椎前方组织和气管的剥离与牵拉,手术操作精细,手术创伤更小,明显缩短了患者住院时间。与经皮穿刺技术相比,该技术最大的优点是视野清楚,对于不同部位椎间盘突出、骨质增生、外侧黄韧带局部肥厚及椎间孔狭窄引起的神经根型颈椎病均适用。

(3)手术治疗:以下情况可考虑手术。①经正规非手术疗法 3 个月以上无效,临床表现、影像学所见及神经学定位相一致;②有进行性肌肉萎缩及疼痛剧烈;③虽非手术疗法有效,但由于症状反复发作影响工作、学习和生活。

(三)椎动脉型颈椎病

1.定义

由于颈部交感神经受激惹致椎动脉受累可引起眩晕、视力模糊等综合症状,称为椎动脉型颈椎病、椎动脉压迫综合征、颈性眩晕、椎动脉缺血综合征、椎基底动脉供血不足等,其中大多是由于椎节不稳所致,易经非手术疗法治愈或好转,住院及需手术者较少。本型主要引起眩晕症状。

2.病因

本病是因各种机械性与动力性因素致使椎动脉遭受刺激或压迫,以致血管狭窄、折曲而造成以椎基底动脉供血不足所致。

3.临床表现

(1)颈椎病的一般症状:如颈痛、后枕部痛、颈部活动受限等。如累及脊髓或脊神经根,则出现相应的症状。

(2)椎基底动脉供血不足症状:①偏头痛,以颞部为剧,多呈跳痛或刺痛。②迷路症状,主要为耳鸣、听力减退及耳聋等症状。③前庭症状,主要表现为眩晕。④记忆力减退。⑤视力障碍,出现视力减退、视物模糊、复视、幻视及短暂的失明等。⑥精神症状,以神经衰弱为主要表现,多伴有近事健忘、失眠及多梦现象。⑦发声障碍,主要表现为发声不清、嘶哑及口唇麻木感等,严重者可出现发声困难,甚至影响吞咽。⑧猝倒,即当患者在某一体位头颈转动时,突感头昏、头痛,患者立即抱头,双下肢似失控状发软无力,随即跌(坐)倒在地。

(3)自主神经症状:临床上以胃肠、心血管及呼吸系统症状为多。个别患者可出现瞳孔缩小、眼睑下垂及眼球内陷等。

4.检查

(1)X线检查:主要是颈椎功能位的检查,判定有无椎体节段不稳,可见颈椎生理曲度改变、椎间隙变窄、椎体前后缘骨赘、项韧带钙化、椎体移位等。

(2)数字减影血管造影检查:通过股动脉穿刺与插入导管,注入少量造影剂,以数字减影成像技术获得的清晰的椎动脉图像。

(3)磁共振成像检查:对判定脊髓状态及两侧横突孔有无变异、是否对称、内径有无差异等具有重要意义,尤其是无损伤的椎动脉磁共振血管成像技术,对椎动脉的判定既安全又具有诊断价值。

(4)其他检查:传统的椎动脉造影、CT检查等均可酌情选用。

5.诊断

(1)有椎基底动脉缺血征:以眩晕为主或曾有猝倒病史。

(2)旋颈诱发试验阳性。

(3)X线检查显示椎体间关节失稳或钩椎关节骨质增生。

(4)一般均有较明显的交感神经症状。

(5)除外眼源性和耳源性眩晕。

(6)除外椎动脉第一段(进入第6颈椎横突孔以前的椎动脉)受压所引起的基底动脉供血不足。

(7)排除神经症与颅内肿瘤等。

(8)本病的确诊,尤其是手术前定位;应根据颈椎功能位X线、磁共振血管成像、数字减影血管造影或椎动脉造影检查结果。另外,可通过严格规范地佩戴颈托(在发作频繁时佩戴颈托2~4周,观察症状发作次数和症状是否减轻)进行诊断性治疗(这种诊断性治疗主要是针对动力性因素原因所致的椎动脉型颈椎病)。

6.治疗

非手术疗法可使 80％～90％的患者好转和治愈。轻者可用颈围保护,重者则需采用牵引疗法,一般需卧床持续牵引 3～4 周,再用石膏颈部制动 4～6 周,有效率可达 90％。10％～20％的患者需要做减压性手术,适用于个别久治无效或反复发作影响工作、生活的患者,如伴有脊神经根或脊髓受压,手术率更高。

(四)交感神经型颈椎病

1.定义

由于椎间盘退变和节段性不稳定等因素,从而对颈椎周围的交感神经末梢造成刺激,产生交感神经功能紊乱。交感神经型颈椎病症状繁多,多数表现为交感神经兴奋症状,少数为交感神经抑制症状。由于椎动脉表面富含交感神经纤维,当交感神经功能紊乱时常常累及椎动脉,导致椎动脉的舒缩功能异常。因此交感型颈椎病在出现全身多个系统症状的同时,还常常伴有椎基底动脉供血不足的表现。

2.病因

交感型颈椎病的致病机制,主要由于颈椎存在节段性不稳定,使颈椎周围的交感神经及其末梢受到刺激和压迫,从而产生一系列交感神经功能紊乱的表现。由于交感神经位于椎间盘前方,椎间盘向前突出直接压迫的机会较小,而是以椎体不稳造成的影响更大,尤其在头部前屈和后仰时更为明显。

颈部有三个交感神经节,分别为颈上神经节、颈中神经节和颈下神经节,后二者又被称为颈胸神经节或星状神经节。这些交感神经节在受到刺激或压迫时,可导致交感神经异常兴奋,引起所支配的椎动脉平滑肌收缩,从而出现椎基底动脉供血不足的临床症状。

3.临床表现

交感神经型颈椎病临床检查结果表现为颈部活动多正常、颈椎棘突间或椎旁小关节周围的软组织压痛。有时还可伴有心率、心律、血压等的变化。临床症状繁多,多数表现为交感神经兴奋症状,少数为交感神经抑制症状。主要症状如下。

(1)头部症状:如头晕或眩晕、头痛或偏头痛、头沉、枕部痛、睡眠欠佳、记忆力减退、注意力不易集中等。患者常主诉头脑不清,昏昏沉沉,有的甚至出现记忆力减退;有些患者还伴有恶心,少有呕吐。偶有因头晕而跌倒者。

(2)心血管系统症状:心悸、心律失常、血压变化等。

(3)胃肠道症状:恶心、呕吐、腹泻、消化不良、嗳气及咽部异物感等。

(4)眼部症状:眼胀、干涩、视力变化、视物不清等。

(5)耳部症状:耳鸣、耳堵、听力下降。

(6)面部或某一肢体多汗、无汗、畏寒,有时感觉疼痛、麻木但是又不按神经节段或走行分布。以上症状往往与颈部活动有明显关系,坐位或站立时加重,卧位时减轻或消失。颈部活动多、长时间低头、在电脑前工作时间过长或劳累时明显,休息后好转。

4.诊断

由于交感型颈椎病很少有异常体征,而症状也缺乏特异性,因此其临床诊断比较困难。其诊断依据需要结合以下几个方面:①有相应的症状,缺乏异常体征,寻找椎体不稳的影像学证据,患者应常规行过屈过伸位颈椎 X 线检查;②椎动脉动态超声检查;③排除其他相关疾病;④有些诊断性治疗可能对判断有些帮助,如星状神经节封闭或颈椎高位硬膜外阻滞等。

5.鉴别诊断

(1)耳源性眩晕:由于内耳出现前庭功能障碍,导致眩晕。如梅尼埃病、耳内听动脉栓塞。

(2)眼源性眩晕:屈光不正、青光眼等眼科疾病。

(3)脑源性眩晕:因动脉粥样硬化造成椎基底动脉供血不足、腔隙性脑梗死;脑部肿瘤;脑外伤后遗症等。

(4)血管源性眩晕:椎动脉的 V_1 和 V_3 段狭窄,导致椎基底动脉供血不足;原发性高血压病、冠心病、嗜铬细胞瘤等。

(5)其他原因:糖尿病、过度劳累、长期睡眠不足等。

6.治疗

交感型颈椎病治疗以非手术治疗为主,大多数患者可以经非手术治疗获得缓解和痊愈。治疗方法包括卧床休息、颈椎牵引、颈围制动保护、理疗等。卧床休息、颈围制动保护和颈椎牵引可以缓解颈项肌的痉挛,增大椎间隙,减轻对交感神经的刺激。颈托和围领可限制颈椎过度活动,轻柔的手法按摩和理疗有加速局部炎性水肿消退、松弛肌肉、改善血液循环的作用。对于顽固患者,保守治疗无效者,在交感神经节阻滞或颈椎高位硬膜外阻滞明确诊断后,可以考虑手术治疗。

(五)脊髓型颈椎病

脊髓型颈椎病发病率为 $12\%\sim30\%$,但症状严重,且多以隐性侵袭的形式发展,易误诊为其他疾病而延误治疗时机,因此其在诸型颈椎病中处于重要地位。

1.病因

引起脊髓型颈椎病的原因很多,归纳起来有以下几点。

(1)外伤:颈椎位于头颅和胸椎之间,是人体脊柱活动范围最大的部位,受伤的机会也较多,青少年时颈部外伤是导致中年后发病的重要因素。

(2)颈部的慢性劳损:长期低头工作或姿势不良,引起颈部的肌肉、韧带与关节的劳损,患椎骨关节增生炎性退变,颈椎生理曲度后凸,颈椎失稳、错位,与相应患椎后方骨赘突入椎管内,均可导致脊髓受压发病。

(3)颈椎退行性变:颈椎间盘、椎体、椎间小关节等的退行性改变,是颈椎病发生的主要原因。若颈椎间盘突出物突向椎体后方,则压迫脊髓,造成脊髓型颈椎病。

(4)椎管狭窄:由于颈椎间盘退变,纤维环向椎管内膨出,椎体后缘骨质增生突向椎管内,导致椎管狭窄。同时,椎间隙发生变窄时,黄韧带松弛、颈椎骨关节错位、失稳,可发生代偿性韧带增厚及骨质增生,加重颈椎管狭窄的发生。

(5)髓内血液循环受阻:脊髓型颈椎病在病理生理变化中,如果引起的椎管狭窄改变到一定程度时,脊髓可受到压迫性损害,压迫应力耐受较弱的髓中心部灰质及侧索等部位,使髓内血液循环受阻,受压部位发生血管扩张,甚至断裂。局部病变组织血氧供应减少,可出现神经细胞萎缩坏死,空胞变性及出血等。

(6)生物运动力学的影响:颈椎椎管狭窄导致的脊髓型颈椎病,在不明确诊断之前,若颈椎伸屈过度时,可引起其继发性的病理变化。

2.分型

(1)脊髓单侧受压:当脊髓单侧受压时,可以出现典型或非典型的布朗-塞卡尔综合征。表现为病变水平以下同侧肢体肌张力增加、肌力减弱、腱反射亢进、浅反射减弱,并出现病理反射,重者可以引出髌痉挛或踝痉挛。另外还有触觉及深感觉的障碍。对侧以感觉障碍为主,即有温度觉及痛觉障碍。而障碍的分布与病变水平不相符合。由于对侧的运动束及本体感觉束尚属正常,所以该侧的运动功能正常。

(2)脊髓双侧受压:早期的症状以感觉障碍为主或以运动障碍为主;晚期表现为不同程度的上运动神经元或神经束损害的不全痉挛性瘫痪,如活动不利,步行不稳,卧床不起,呼吸困难,四肢肌张力增加,肌力减弱,腱反射亢进,浅反射减弱或消失,病理反射阳性。患者有胸、腰部束带感,感觉改变平面与病变水平往往不相符合。有时左、右两侧感觉障碍的平面与程度不相符合。有的感觉障碍平面呈多节段性分布。严重的患者可有括约肌功能障碍。

(3)脊髓与神经根混合型:除脊髓束受累的症状和体征以外,也有颈神经根的症状,如颈、肩痛,上肢麻木或跳痛,肌肉萎缩,肱二头肌或肱三头肌反射减弱,手指感觉减退。

(4)交感神经脊髓混合型:有脊髓束症状,同时有交感神经受刺激的症状。

(5)椎动脉脊髓混合型:有脊髓束症状合并有椎动脉受刺激的症状。

3.临床表现

一般来说,临床表现为早期双侧或单侧下肢麻木、疼痛、僵硬发抖、无力、颤抖、行走困难,继而双侧上肢发麻、疼痛、握力减弱、容易失落物品。上述症状加重时,可有便秘、排尿困难、尿潴留、尿失禁症状、卧床不起,也可并发头昏、眼花、吞咽困难,面部出汗异常等交感神经症状。

(1)锥体束征:脊髓型颈椎病的主要特点,其产生机制是由于致压物对锥体束(皮质脊髓束)的直接压迫或局部血供减少所致,临床上多先从下肢无力双腿发紧(如缚绑腿)及抬步沉重感等开始,渐而出现足踏棉花、抬步打漂、跛行、易跪倒(或跌倒)、足尖不能离地、步态拙笨及束胸感等症状。检查时可发现反射亢进、踝阵挛、髌阵挛及肌肉萎缩等典型的锥体束症状,腹壁反射及提睾反射大多减退或消失,手部持物易坠落(表示锥体束深部已受累)最后呈现为痉挛性瘫痪。锥体束在髓内的排列顺序从内及外依序为颈、上肢、胸、腰、下肢及骶部的神经纤维,视其受累的部位不同可分为中央型(上肢型)、周围型(下肢型)、前中央血管型(四肢型)三种类型。

(2)肢体麻木:主要是由于脊髓丘脑束同时受累所致,该束纤维排列顺序与前者相似,自内向外为颈、上肢、胸、腰、下肢和骶部的神经纤维。因此其出现症状的部位及分型与前者相一致。在脊髓丘脑束内的痛、温觉纤维与触觉纤维分布不同因而受压迫的程度也有所差异,即痛、温觉障碍明显,而触觉可能完全正常。

(3)反射障碍:①生理反射异常,视病变波及脊髓的节段不同,各生理反射出现相应的改变,包括上肢的肱二头肌反射、肱三头肌反射和桡骨骨膜反射及下肢的膝跳反射和跟腱反射,多为亢进或活跃。此外,腹壁反射、提睾反射和肛门反射可减弱或消失。②出现病理反射,以霍夫曼征及掌颏反射出现的阳性率为最高,病程后期,踝阵挛、髌阵挛及巴宾斯基征等均可出现。

(4)自主神经症状:临床上并非少见,可涉及全身各系统,其中以胃肠道、心血管及泌尿系统为多见,许多患者是在减压术后症状获得改善时,才感觉到可能是颈椎病所致,可见术前如不详细询问常常难以发现。

(5)排便、排尿功能障碍:多在后期出现,起初以尿急,膀胱排空不良,尿频及便秘为多见,渐而引起尿潴留或大小便失禁。

4.影像学检查

(1)X线检查及动力性侧位片。

（2）磁共振成像：一幅脊髓及其周围组织的纵向剖面解剖图，可使局部的病变一目了然，所以每个患者均应争取选用，这不仅对颈椎病的诊断、分型至关重要，也为手术的决定、手术部位的判定及手术方式的选择等都具有重要意义。

（3）其他：CT 检查、脊髓造影等对本型的诊断均有作用，可酌情选择。

5.诊断

出现颈脊髓损害的临床表现；影像学显示颈椎退行性改变、颈椎管狭窄，并证实存在脊髓压迫；除外进行性肌萎缩性脊髓侧索硬化症、脊髓肿瘤、脊髓损伤、继发性粘连性蛛网膜炎、多发性末梢神经炎。

6.鉴别诊断

脊髓型颈椎病有部分患者的症状容易和神经根型颈椎病、神经科疾病或内科疾病相混淆。

7.治疗

脊髓型颈椎病，致残率高，病程延长明显影响手术疗效，发生外伤后易造成急性脊髓损伤，因此一旦确诊，应当尽早手术治疗。

（六）食管压迫型颈椎病

1.定义

食管压迫型颈椎病又称吞咽困难型颈椎病，主要由于椎间盘退变继发前纵韧带及骨膜下撕裂、出血、机化钙化及骨赘形成所致。此种骨赘体积大小不一，以中、小者为多，矢状径多小于5 mm，在临床上相对少见，易被误诊或漏诊。

2.病因

（1）骨赘过大：如骨赘过大（超过 1.5 cm 者）并超过椎体前间隙及食管本身所承受的缓冲与代偿能力时则可出现食管受压症状。

（2）骨赘生成迅速：如外伤等因素致使椎体前缘骨赘迅速形成，使局部平衡失调而出现症状。

（3）食管异常：临床上可遇到长为 4～5 mm 的骨赘即表现吞咽障碍症状的患者，这主要是由于食管本身可能有炎症存在（或食管周围炎）。

（4）解剖部位特点：症状出现与否及出现早晚、程度轻重等与食管的节段有密切关系。在环状软骨（相当于第 6 颈椎处）与隔膜部的食管较为固定，因此较小的骨赘即可引起症状。

（5）体位影响：当颈椎处于仰位时由于食管同时被拉紧因而食物通过障碍。

3.临床表现

（1）吞咽障碍：早期主要为吞咽硬质食物时有困难感及食后胸骨后的异常感（灼烧、刺痛等），进而影响吞咽软食与流质饮食，其吞咽障碍的程度：①轻度为早期症状，表现为仰颈时吞咽困难，屈颈时则消失。②中度指可吞咽软食或流质饮食。③重者仅可进食水汤。

（2）其他颈椎病症状：单纯的食管压迫型颈椎病患者少见，约 80% 的患者伴有脊髓受压、脊神经根受压或椎动脉受压症状。因此应对其进行全面检查。

4.影像学检查

（1）X 线检查：显示椎体前缘有骨赘形成，典型患者呈鸟嘴状，其好发部位以 C_5～C_6 椎节最多，其次为 C_6～C_7 椎节及 C_4～C_5 椎节，约半数患者其食管受压范围可达 2 个椎间隙。

（2）钡餐检查：在钡餐吞服透视下（或摄片），可清晰地显示食管狭窄的部位与程度，食管的狭窄程度除与骨赘的大小成正比外，还与颈椎的体位有关。当屈颈时，食管处于松弛状态，钡剂容易通过，轻型者甚至不显示狭窄，但仰颈时，由于食管处于紧张与被拉长状态，致使钡剂通过障碍程度加剧。

（3）MRI 与 CT 检查：均可显示椎节局部的病理改变，包括椎节前、后骨赘生成情况及对食管的影响等。

5.诊断

（1）吞咽困难：早期惧怕吞咽较干燥的食物，颈前屈时症状较轻，仰伸时加重。

（2）影像学检查：X 线检查及钡餐检查等，均可显示椎节前方有骨赘形成，并压迫食管引起痉挛与狭窄征，必要时可行 MRI 等检查。

6.鉴别诊断

（1）食管炎：原发性少见，多由于吞咽时被鱼刺、肉骨等刺伤所致，因此易与因椎体前缘骨赘压迫者相鉴别。可在拍摄颈椎 X 线检查时吞服钡剂以判定食管受阻原因。

（2）食管癌：发病缓慢，以老年人多见，因而易与食管压迫型颈椎病相混淆。行 X 线钡餐检查及纤维食管镜检查易于确诊。

7.治疗

（1）以保守疗法为主：颈部制动、控制饮食（给予软食或流质饮食）及各种对症疗法。

（2）伴有其他类型颈椎病需手术治疗者：可在术中一并切除椎间隙前方骨赘。

（3）单纯型经保守疗法无效者，可考虑行手术切除。

（孙　兵）

第二节　颈椎间盘突出症

颈椎间盘突出症指颈部椎间盘因急性或反复轻微损伤使其纤维环破损、髓核膨出压迫颈神经根和脊髓而引起一系列症状者。其中包括髓核的膨隆、突出及脱出，均表示颈椎病的不同阶段。但是在临床上常可遇到突发性颈椎间盘突出症，大多数是以瘫痪为首发症状。

一、病因

颈椎间盘突出症的发病与颈部损伤和椎间盘发生退行性变有关。

二、临床表现

本病多为急性发病，少数患者也可慢性发病。初起，大多起于轻微劳损，甚至睡醒时伸懒腰而发病，也常见于外伤情况下。其临床表现主要视受压迫的组织而定。根据影像学上突出位置的不同，本病可分为以下 3 种类型：中央型、侧方型及旁中央型。

（一）中央型

以颈髓受压为主要表现。以前认为此型突出较少见，随着诊断技术的发展，特别是磁共振成像的出现，中央型颈椎间盘突出症已不再少见。因脊髓受压，可出现四肢不完全性或完全性瘫痪及大小便异常，与此同时，四肢腱反射呈现亢进。病理反射征可显示阳性，并按突出平面不同而出现感觉减退或消失。

(二)侧方型

以根性痛为主。主要症状为颈痛、活动受限,疼痛可放射至肩部或枕部,一侧上肢有疼痛和麻木感。在发作间歇期,患者可以毫无症状。查体时发现头颈部常处于僵直位,活动受限。下颈椎棘突及肩胛部可有压痛。如头向后并侧向患侧,头顶加压即可引起颈肩痛,并向手部放射。牵拉患侧上肢可引起疼痛。感觉障碍因椎间盘突出平面不同而表现各异。

(三)旁中央型

除有侧方型症状和体征外,还有不同程度单侧脊髓受压症状,即布朗-塞卡尔综合征。常因发生剧烈的根性疼痛而掩盖了脊髓压迫症。

三、检查

(一)X线检查

常规拍摄颈椎正侧位及动力位 X 线检查。颈椎生理前凸减小或消失;受累椎间隙变窄,可有退行性改变。在年轻患者或急性外伤性突出者,其椎间隙可无异常发现,但在颈椎动力性侧位片上可见受累节段不稳,并出现较为明显的梯形变(假性半脱位)。

(二)CT检查

CT 检查对本病的诊断有一定帮助。近年来,不少学者主张采用脊髓造影＋CT 检查诊断颈椎间盘突出症,认为该方法对诊断侧方型颈椎间盘突出的价值明显大于 MRI 检查,但也有人认为,高清晰度、高分辨率的磁共振成像技术,将更有利于患者。

(三)MRI检查

MRI 检查对颈椎间盘突出症的诊断具有重要价值。其准确率明显高于 CT 检查和脊髓造影。

在磁共振成像图片上可直接观察到椎间盘向后突入椎管内,椎间盘突出成分与残余髓核的信号强度基本一致。在中央型颈椎间盘突出的患者,可见突出椎间盘明显压迫颈髓,使局部变扁或出现凹陷,受压部位的颈髓信号异常。在侧方型颈椎间盘突出者,可见突出的椎间盘使颈髓侧方受压变形,信号强度改变,神经根部消失或向后移位。

四、诊断

根据本病的病史特点、临床表现及影像学检查结果,对颈椎间盘突出症的诊断多无困难。

五、治疗

本病以非手术疗法为主,若出现脊髓压迫症状,则应尽早行手术治疗。

(一)非手术疗法

非手术疗法为本病的基本疗法,不仅适用于轻型患者,而且也是手术疗法的术前准备与术后康复的保障。主要包括以下内容。

1.颈椎牵引

可采取坐位或卧位,用四头带牵引。在牵引过程中如有不良或不适反应,应暂停牵引。牵引疗法主要适用于侧方型颈椎间盘突出症。对中央型颈椎间盘突出症也可选用,但在牵引过程中,如果锥体束症状加重,应及早手术。此外,在牵引过程中,切忌使头颈过度前屈,此种体位有可能会加重后突的髓核对脊髓前中央动脉的压迫,使病情恶化。在牵引的全过程中,应密切观察病情变化,并随时调整力线和重量等。

2.围颈保护

用一般的简易围颈保护即可限制颈部过度活动,并能增加颈部的支撑作用和减轻椎间隙内的压力。重症型而又需要起床活动的患者,可选用带牵引的颈围支具。对颈部牵引后症状缓解及手术后恢复期的患者,也需用颈围保护,有利于病情恢复。

3.理疗和按摩

在常用的理疗方法中,蜡疗和醋离子透入法疗效较好,对轻型患者可以选用。在选择按摩疗法时应注意,手法推拿虽对一部分患者有效,但如操作不当,或病理改变特殊,反而可能加重症状,甚至引起瘫痪,因此,选用时一定要慎重。

4.药物治疗

可适当应用抗炎、镇痛药物,如双氯芬酸、双氯芬酸钠、米索前列醇等,对缓解病情有一定作用。此外,复方丹参制剂具有活血化瘀作用,也可服用,对症状明显者,可选择静脉滴注方式,比口服更为有效。

(二)微创手术治疗

颈部椎间盘微创手术治疗,若适应证选择合适,疗效显著,这一点已在临床上得到初步证实。

1.经皮穿刺颈椎间盘微创手术

经皮穿刺技术是影像监测下切除或溶解退变突出的椎间盘,手术操作简便,创伤小,但仅适用于颈椎间盘轻、中度突出导致的神经根型颈椎病。经皮穿刺技术的最大优点是不进入椎管,不干扰椎管内脊髓与神经根,其方法有以下几种。

(1)经皮穿刺颈椎间盘切除术:在 X 射线 C 形臂机引导下,局麻后用细导针经颈部皮肤血管鞘旁安全间隙穿刺,进入椎间盘,再将套管扩展器套入导针,拔出导针,用带有吸引器的环锯反复旋转切割髓核组织,使颈椎间盘内的压力降低,减轻或消除椎间盘突出或膨出所致的窦椎神经刺激或神经根、脊髓压迫,以达到治愈或减轻症状的目的。

(2)经皮激光椎间盘减压术:有效率为 $70\% \sim 94\%$。与传统的手术方式相比具有创伤小、恢复快、不干扰椎管内结构、不影响颈椎的稳定性、并发症低、操作简单等优点。

(3)胶原酶融盘术:用于颈椎间盘突出症的治疗,若适应证选择合适,穿刺准确到达突出物部位,疗效显著。胶原酶硬膜外腔注射禁忌证为骨性椎管狭窄、后纵韧带钙化、黄韧带下陷压迫神经根/脊髓;脊髓变性、空洞;严重过敏体质;心、肝、肾等重要脏器功能不全,以及妊娠妇女、精神不正常者。实验证明,在后纵韧带及纤维环完整情况下胶原酶难以进入椎间盘内,因而破裂型颈椎间盘突出症是胶原酶外溶解术的最佳适应证。常用的穿刺方法有椎间孔后入路法和硬膜囊侧后方入路法和硬膜外间隙前间隙置管注入法。

(4)臭氧颈椎间盘内注射:利用臭氧的强氧化性,氧化髓核蛋白多糖,破坏髓核细胞来达到使突出的髓核回缩,神经根压迫缓解的目的。另外,臭氧通过拮抗炎症反应中释放的免疫因子、炎性介质,减轻神经根水肿及粘连,达到抗炎的目的。臭氧可抑制无髓损伤感受器纤维,激活机体中的抗损伤系统,并通过刺激抑制性中间神经元释放脑啡肽而起镇痛作用。臭氧溶盘术是目前最安全的微创治疗,具有操作简单、损伤小、感染机会少的特点。用于治疗颈椎病,若适应证选择好,疗效显著。

(5)射频靶点热凝技术:与切吸、激光、等离子等微创技术不同的是,射频靶点热凝技术直接作用于突出髓核的关键部位,起到直接减压的作用,避免了因损伤正常髓核组织所导致的椎间隙变窄,椎体失稳等一系列并发症。射频靶点热凝技术的温热效应,对脊髓变性、神经根水肿、椎管内炎症、纤维环修复起到良好的治疗作用。

（6）经皮低温等离子消融术：应用等离子体消融技术，将热凝与消融相结合以去除部分髓核，利用低温等离子体技术实时气化椎间盘的部分髓核组织，达到减少髓核体积的目的，然后再利用精确的热皱缩技术将刀头接触到的髓核组织加热至 70 ℃，使髓核的总体积缩小，降低椎间盘内的压力，以达到减压治疗目的。

2.显微内镜技术

颈椎显微内镜手术采用冷光源照明，分辨精度高，且内镜成像具有放大作用，有利于手术者在避免损伤硬脊膜和神经等重要组织的同时彻底切除致压物。目前，显微内镜技术被广泛应用于颈椎后路和前路手术。显微内镜前路手术与开放手术相比，明显减少了对颈椎前方组织和气管的剥离与牵拉，手术操作精细，手术创伤更小，明显缩短了患者住院时间。但对于神经根型颈椎病患者伴颈椎间隙狭窄时，椎间隙撑开显露较困难，影响减压操作，且术中使用枪状钳和磨钻去除椎体后缘骨赘时，由于只能观察到二维图像，缺乏操作空间的立体感，增加了脊髓损伤危险。钩椎关节增生伴椎间孔狭窄时，在有限的工作通道内难以充分减压神经根，椎间隙撑开困难也会影响椎间孔扩大。而后路手术切口小，不需要切除椎旁肌肉，避免了开放手术引起的轴性症状，对于前路减压困难的患者，也可通过行椎板切除、扩大椎管等操作间接减压改善症状。

与经皮穿刺技术相比，该技术最大的优点是视野清楚，对于不同部位椎间盘突出、骨质增生、外侧黄韧带局部肥厚及椎间孔狭窄引起的神经根型颈椎病均适用。前路内镜手术还可通过椎间融合消除颈椎不稳，植入物可为自体骨、人工骨等。

（三）手术疗法

若非手术治疗无效时或疼痛严重和肌肉瘫痪症状加重，则应及时行颈椎前路手术治疗，行椎间盘切除，减除脊髓压迫并行椎间融合术或人工椎间盘置换术。

（孙　兵）

第三节　颈椎小关节紊乱综合征

颈椎小关节紊乱综合征，也称为小关节滑膜嵌顿，多由于轻度的急性颈扭伤，使滑膜嵌入小关节之间，造成小关节交锁或脱位，使脊椎活动受限。伤后立即发生异乎寻常的剧痛，使患者无法忍受。患者往往屈身侧卧，肌肉紧张，不敢动，生怕别人触碰或搬动，脊柱任何的活动、咳嗽、振动都会使疼痛加重。滑膜上端的肿胀可刺激位于椎间孔内的神经根，产生放射性疼痛。

一、病因

由于颈椎的关节突较低，关节囊较松弛，横突之间又缺乏横突韧带，其稳定性较差。当颈部肌肉扭伤或受到风寒侵袭发生痉挛，睡觉时枕头过高或在放松肌肉的情况下突然翻身，工作中姿势不良，颈部慢性劳损，舞台表演或游泳时做头部快速转动等特技动作时，均可使颈椎小关节超出正常的活动范围，导致颈椎小关节发生移位、错动，同时伴有椎体一定程度的旋转性移位，使上关节突、下关节突所组成的椎间孔的横径、纵径皆减小，导致颈椎平衡失调，颈椎失稳。颈椎小关节紊乱症较易复发，从而影响颈椎的稳定性，长期反复发作者可促使颈椎的退行性改变，加速颈椎病的发展。

二、临床表现

起病较急,颈项强直,疼痛,活动受限,有的患者可出现头昏、视物不清、眼震、面部麻木等头颈综合征。病变颈椎棘突的一侧隆起或偏歪,椎旁有压痛点。

三、诊断

(1)有长期低头工作的劳损史或有颈部过度前屈,过度扭转的外伤史。

(2)颈部有酸痛不适感,项韧带及两侧有压痛点。

(3)触诊可有颈椎侧弯。

(4)颈部活动受限僵硬、颈后部有固定压痛点,颈部活动时有小关节弹响声,颈部可触及条索状、结节状、粘连增厚点。

(5)X线检查显示生理曲度变直,颈椎前凸减少或消失或反屈线,椎间隙后缘增宽,椎体可侧方移位。X线侧位片显示双边影。

四、治疗

(一)颈部制动

颈部制动可以使颈部因疼痛而痉挛的肌肉得以放松和缓解,减少颈椎负重及其周围组织的张力,增大椎间隙。

(二)物理治疗

理疗可以改善局部血液循环、缓解肌肉痉挛、减轻炎症反应、减轻或缓解疼痛。

(三)颈椎牵引

颈椎牵引可以增加椎间隙和椎间孔的高度,使神经根、脊髓及交感神经所受的刺激得以缓解。可以牵开被嵌顿的小关节滑膜。可以使颈椎生理曲度恢复,有利于小关节功能的恢复。

(四)推拿整复

推拿整复能够缓解颈肩肌群的紧张及痉挛,恢复颈椎的活动,松解神经根及软组织的粘连,加宽椎间隙、扩大椎间孔,缓解对神经血管的刺激与压迫,促进局部血液循环。

(五)药物治疗

应用非甾体抗炎药、活血止痛药物及消除神经根水肿的药物有一定的疗效。急性期可辅用小剂量糖皮质激素以增强抗炎、消肿及止痛作用。

(六)小关节阻滞疗法

小关节阻滞疗法既有诊断作用,同时又可起到止痛、缓解局部肌肉痉挛等治疗性作用,无论是急性加重期还是慢性期,都是缓解疼痛的有效手段。

(七)脊神经后内侧支射频热凝术

脊神经后内侧支射频热凝术适用于诊断明确,神经阻滞试验阳性,保守治疗无效,关节内注射疗法无效的患者。

(八)内镜下脊神经后内侧支切断术

内镜下脊神经后内侧支切断术的适应证为诊断明确,神经阻滞试验阳性,保守治疗无效,疼痛顽固发作,影响患者工作和生活的患者。

(孙　兵)

第四节　后颈部肌筋膜综合征

后颈部肌筋膜综合征又称颈肌筋膜炎,颈肌筋膜疼痛综合征。是由多种因素导致颈部筋膜肌肉内的血管收缩、缺血、微循环障碍、渗出、水肿而形成的非特异性的无菌性炎症。

一、病因

(一)急性创伤史

患者曾经在劳动或活动中发生急性颈部软组织创伤,未及时治疗或治疗不彻底,留下隐患而形成激痛点。

(二)慢性劳损

本病好发于长期伏案低头工作者,如会计、作家、检验员、电脑程序员、打字员等。因长时间案头工作,较少活动,长期处于单一的特定姿势,肩部持续性负重,过度劳累,逐渐形成慢性劳损。

(三)诱因

除了创伤史和慢性劳损基本因素外,下列诱因常被忽略。

1.机械性压力

如身体结构不健全,包括颈椎生理曲度异常、小关节错位、不正常的咬合习惯、肌力不平衡等导致肌肉长期受到压迫。

2.系统因素

营养不均衡、铁钙钾等矿物质不足、神经内分泌功能不全、代谢异常、睡眠质量不良等。

3.心理因素

如抑郁、强迫症、慢性焦虑状态。

4.环境因素

寒冷潮湿也是诱因。盛夏贪凉,露卧当风;或剧烈活动后,迫不及待地吹风、淋浴;或长期从事水下、野外作业;或冒雨涉水,处所阴暗潮湿;或气候变化无常,冷热交错,不慎衣着等;遭受风寒湿邪的侵袭,严重影响肌肉筋膜的营养和代谢。

二、临床表现

主要表现为颈部肌肉慢性疼痛,晨起或天气变化及受凉后症状加重,活动后则疼痛减轻,常反复发作。急性发作时,局部肌肉痉挛、颈项僵直、活动受限。

(1)疼痛区域内有激痛点,按压激痛点可出现传导痛,有时可放射至肩臂部、上背部及头部,是引起颈肩部疼痛的常见病。

(2)可与上呼吸道感染伴发。如遭遇天气变化,寒冷潮湿、身体过度劳累及精神紧张等因素的刺激就可能加重。易被漏诊或过度检查治疗。

(3)体格检查时可摸到明显的痛点、痛性结节、索状物、肌肉痉挛或者肌肉无力。一般只需辅以拍片或红外热像检查,就能初步诊断病情。

三、诊断

病变主要在筋膜,表现为胶原纤维增生、增厚和纤维化,胶原呈透明、玻璃样变或均质化,血管周围有灶性淋巴细胞、组织细胞和浆细胞浸润,数量不等的嗜酸性粒细胞浸润,可见血管扩张和增生。筋膜中增生的胶原组织可伸向皮下脂肪小叶间隔内,将部分脂肪小叶包裹在硬化损害内。还可波及下面的肌肉,发生浅表肌肉的炎症变化,肌束间血管周围有淋巴细胞、浆细胞和嗜酸性粒细胞浸润。少数患者真皮也可有上述的轻度病变,表皮正常,少数可有轻度萎缩和基底层色素细胞增多。

本病诊断主要依据临床症状和体征。具体诊断标准如下,其中前四项有助于临床诊断,后四项确定临床诊断。

(1)疼痛发作史及相关病因。

(2)疼痛的放散性分布。

(3)颈椎活动受限。

(4)受累肌肉轻度无力。

(5)激痛点局部压痛。

(6)含激痛点的肌肉出现肌紧张并可触及肌紧张带。

(7)用力加压激痛点可引起局部肌收缩反应。

(8)持续机械性刺激痛点再现放射痛。

四、辅助检查

(1)X线片或红外热像检查,就能初步诊断病情。

(2)血常规:红细胞和血小板计数可轻度减少,部分患者嗜酸性粒细胞增高。

(3)约半数患者红细胞沉降率增快。若并发血液学障碍,则可见相应的血细胞异常及骨髓异常。

(4)超声影像检查可显示肌肉的厚度较正常侧增大、肌筋膜的回声增强、肌肉增厚伴回声减弱、肌肉增厚伴肌肉明显变形及肌肉变薄回声增强等。

(5)皮肤电位测定可发现激痛点呈高电位特性。

五、治疗

治疗方法很多,也都有效。主要是解除激痛点,去除基本原因及诱因。

(一)药物治疗

服用舒筋活血类中药和维生素 E、维生素 B_1 等,对原发性肌筋膜炎疗效较好。非甾体抗炎药也有一定疗效。

(二)痛点注射

标记局部压痛点,用利多卡因和复方倍他米松行痛点阻滞。

(三)物理疗法

物理疗法如高频电疗可改善局部血液循环、缓解肌肉痉挛、减轻炎症反应、减轻或缓解疼痛。

(四)小针刀疗法

物理疗法通过分离切断粘连的纤维组织和筋膜硬结达到治疗的目的,疗效较好。

（五）银质针疗法

银质针材质为银，具有较好的导热性能，本疗法主要通过消除无菌性炎症反应，增加血供，松解肌肉痉挛，从而达到长期缓解疼痛的目的。

（孙　兵）

第五节　前斜角肌综合征

前斜角肌位于颈椎外侧的深部，起于 $C_3 \sim C_6$ 横突的前结节，止于第一肋骨内缘斜角肌结节。前斜角肌综合征是指各种原因引起前斜角肌水肿、增生、痉挛并上提第一肋，导致斜角肌间隙狭窄，卡压穿行其间的臂丛神经及锁骨下动静脉而引起相应临床症状的疾病。

一、病因

本病与神经血管束通过斜角肌构成的三角间隙有关。①先天性畸形前中斜角肌融合成为一块，因此臂丛必须劈开前、中斜角肌的纤维穿过。②前斜角肌肥大可以是原发的，也可以是继发于臂丛受刺激而引起的前斜角肌痉挛。③前斜角肌的附着点靠外造成三角间隙的狭窄。以上3 种情况均可使神经血管束受压产生斜角肌综合征。

二、临床表现

前斜角肌症状群发生于中年人，女性多于男性，它是胸廓出口综合征的一种类型，由于臂丛神经和锁骨下动静脉在胸廓出口受发生痉挛、肥厚、变性的前斜角肌所压迫，其受压部位多在横跨第一肋处，常为臂丛下干及锁骨下动静脉受压，临床上表现因受压部位不同而不同。

（一）锁骨下动脉受压

锁骨下动脉受压疼痛为缺血性跳痛，起病可以是骤然的，伴有酸痛与不适。开始于颈部放射到手与手指，以麻木及麻刺感明显，疼痛的部位没有明确的界限。颈椎的活动可使疼痛加重，颈部伸直时使斜角肌间隙变小因而加重疼痛，颈部屈曲能使斜角肌间隙加大，疼痛可得以缓解。牵引患肢使肩胛下降则可使症状加重。

（二）臂丛神经受压

臂丛神经受压发生于长期的病变，臂丛的下干受压，为锐性疼痛并向前臂内侧及 4、5 手指放射，手内肌肌力减退。

（三）锁骨下动脉与臂丛神经同时受压

这种情况与颈肋的症状相同。患者常用手支撑头部，使其向患侧倾斜，借此缓解前斜角肌的张力。在锁骨上窝可扪及前斜角肌紧张、压痛。压迫肌肉引出重压痛与放射痛，颈部伸直加重疼痛。有时手部出现过敏与寒凉、运动障碍及反射消失。

三、影像学检查

（一）X 线检查

可以利用 X 线片排除颈胸椎的畸形，如颈肋或第一肋骨的异常。

（二）血管摄影检查

对本病的诊断有价值，用此方法还可以将锁骨下动脉的压迫进行定位。

（三）CT 检查

CT 检查可见由于肌细胞肥大引起横断面面积增大。肌纤维增生可导致局部密度增大，CT值增大。当与周围组织粘连使得 CT 片示前斜角肌与周围组织界限不清。

四、诊断与鉴别诊断

（一）诊断标准

（1）颈臂疼痛、麻木、酸胀无力、畏凉、感觉异常、活动不利等病史。

（2）感觉障碍以前臂内侧及环小指明显，斜角肌间隙压痛明显，并向上肢放射，可伴有患肢肌力减弱、肌萎缩、腱反射减弱或未引出。

（3）5 项症状激发试验（肩关节过度外展综合征、斜角肌压迫试验、上臂缺血试验、肋锁挤压试验及锁骨上叩击试验）的 3 项或 3 项以上阳性。

（4）颈椎正侧位 X 线检查未见颈肋、胸肋异常、第 7 颈椎横突过长等先天畸形。

（二）鉴别诊断

前斜角肌综合征属于臂丛性上肢疼痛和血管障碍范畴，需与以下疾病进行鉴别。

1.神经根型颈椎病

疼痛性质属根性神经痛，为闪电样放射，并与神经根分布一致，压痛点多在患侧颈关节突，X 线显示椎骨质增生，椎体关节错位。颈椎病和前斜角肌综合征都会有臂丛牵拉试验阳性，颈椎病的疼痛多与头部位置相关，而后者多与上肢位置变化相关联。

2.胸小肌综合征

令患者做胸肌收缩或上肢过度外展，做患肢抗阻力内收检查，可出现症状，脉搏减弱或消失。改变肩臂位置后，症状减轻，压痛点在喙突部位。臂丛牵拉试验阴性。

3.颈肋

通过 X 线检查可见明显的颈肋存在。

4.肋锁综合征

在锁骨上窝摸不到痉挛的斜角肌。

五、治疗

（一）推拿按摩

推拿按摩有一定疗效。

（二）注射治疗

用局部麻醉药直接注射到前斜角肌内症状立即缓解，有时可得到永久的治愈。

（三）手术治疗

如果保守治疗无效，症状又不能忍受时则应采取手术治疗，采用改良斜角肌切断术，即在手术中不仅切断前中斜角肌，同时切断小斜角肌。对患肢发冷、发白者进行锁骨下动脉的外膜剥除及下干神经外膜松解，动脉外膜剥除长度为 2～3 cm。

（孙　兵）

第六节　肋骨-锁骨综合征

肋锁综合征是通过第一肋骨和锁骨之间的臂丛神经、锁骨下动脉受压而引起的综合征。

一、病因

(1)第一肋骨畸形,正常的第一肋骨向前向下,但在变异的情况下第一肋骨呈水平位或者较高,会压迫其上的神经血管束。

(2)颈胸段的脊柱侧弯或先天性的半椎体畸形,可以使胸廓上口扭转,第一肋骨向上。

(3)锁骨与第一肋骨骨折,愈合后出现大量骨痂或错位愈合、肋锁间隙减小,甚至锁骨粉碎性骨折后折片错位刺伤神经或血管。

(4)锁骨下肌肥大,压迫神经血管。

二、临床表现

发病可以是缓慢的,也可以急性发作。

(一)神经受压

颈肩部疼痛与不适感,同侧上肢有放射性麻木、麻刺感,特别表现在前臂和手的内侧。

(二)血管受压

手感间歇性疼痛、肿胀、发凉,皮肤干燥、发绀,桡动脉搏动减弱。检查时将患者的肩关节向后推,并使患者颈部过伸,则可使麻木及麻刺感加重,也可使上胸部与上肢的静脉回流受阻,致该处的静脉充血,有时桡动脉因受压脉搏变弱或消失。屈颈与上肢放低可使症状缓解,本病很少发生运动方面的障碍。

三、辅助检查

除了一些特殊实验,如过度外展实验、锁骨上叩击试验、肋锁挤压试验及斜角肌压迫实验,还可进行肌电图和体感诱发电位检查。必要时需进行 X 线检查,以明确压迫的位置。

四、诊断与鉴别诊断

患该症者多为肩部经常负重或使肩部向下和向后方牵拽姿态的职业劳动者。检查时当向下压迫患侧肩部或将上肢向后方伸展时,可诱发或加剧手臂疼痛、麻木,同时出现桡动脉搏动减弱或消失等神经、血管受压症状,则应考虑本综合征;触诊时可发现左、右肋锁骨间隙不等,患侧狭小;X 线检查显示胸出口排列异常,左右不对称,形成一侧狭小。

该症应与斜角肌综合征鉴别,其主要区别点:后者表现为前斜角肌强直,头转向健侧时症状加剧,如施行前斜角肌局部阻滞后症状消失。

五、治疗

(一)非手术疗法

首选非手术疗法。可通过理疗等局部治疗方法改善症状,重要的是应避免患者肩部负重。

不要做背肌强化运动，以免因背部肌肉强烈收缩而将锁骨用力拽向后方。也可穿紧身胸衣、支架等辅助措施。

（二）手术治疗

保守治疗无效且症状严重的患者则需手术治疗，手术方法为经腋窝第一肋骨切除术。

第一肋骨切除术可以解除肋锁间隙压迫及松解斜角肌间隙，并可解除第一肋骨对臂丛下束的阻挡，易于切断胸小肌腱，而不致产生畸形，因此是目前治疗胸廓出口综合征使用最广泛的手术。第一肋骨必须基本上完全切除，只可留下肋骨头部不超过 2 cm，否则其残端仍可造成压迫。

（陈天华）

第七节　颈肋综合征

颈肋是人类退化不完全的先天性发育畸形，发病率为 0.5%～1%，多发生在第七颈椎。颈肋中有神经血管受压症状者不足 10%，临床容易和神经根型颈椎病混淆，引起漏诊，多见在 40 岁左右才出现症状。因其引起的症状较复杂，故又称颈肋综合征，一般认为是胸廓出口综合征的最常见原因之一。

一、病因

颈肋是来自第 7 颈椎的畸形肋骨，可为双侧性，其远端由纤维带与第 1 肋骨相连。颈肋的存在将使臂丛和锁骨下动脉顶起，缩小胸廓出口，增加血管神经的牵张而发生临床症状。若同时有肩胛带下垂、高位胸骨、第 1 肋骨高位症状更为明显。有颈肋者并非都有症状。

二、临床表现

（一）症状

（1）好发于 40 岁以后的女性，右侧多于左侧。

（2）颈部不适、颈肩痛，同时放射到肘关节、前臂尺侧、手的 4 指及 5 指，疼痛伴有麻木，白天疼痛厉害，休息后可缓解。抬高上肢时疼痛消失或减轻，向下牵拉上肢则疼痛加剧。

（3）抬肘工作容易疲劳，手无力、不自觉地丢落持物。

（4）手与指出现反复肿胀、寒冷、苍白、发绀或麻木刺痛，为血管受累表现。极严重者可发生手指间的坏疽。有时出现交感神经症状与血管症状不易区别。

（二）体征

（1）患者颈部基底压痛，颈椎活动受限。

（2）在患者颈肋部加压能引出局部压痛及放射痛。

（3）在患者锁骨上区偶可触及饱满的搏动并能触及一个有压痛的肿物；在锁骨下动脉处可听到杂音。患者手发凉、桡动脉搏动弱甚至消失。皮肤光亮、指甲碎裂或指间发生溃疡。严重者出现运动症状，患手无力、肌萎缩和手内在肌的颤动。

（4）尺神经受压时第 4、第 5 指感觉过敏并有骨间肌、小鱼际肌与拇内收肌萎缩。患者正中神经受影响表现为鱼际肌萎缩，有时二头肌、三头肌与桡骨膜反射等减低。

三、影像学检查

影像学检查主要是 X 线检查：0.5％～1.0％的人群出现颈肋，其中约半数人为双侧。女性较多见，颈肋为第 7 颈椎两侧或一侧有肋骨长出。有时可出现臂丛神经受压的症状。摄片时包括整个颈椎或整个胸椎。颈肋常较细短，有时可与横突相互融合，其边缘不太整齐，但颈肋也可形如正常的第 1 肋，如为两侧劲肋，两侧的长短、粗细常不对称。

四、诊断

根据病因、临床表现及实验室检查即可作出诊断。

五、治疗

（一）保守疗法

对于大多数患者保守治疗可以解除疼痛，包括锻炼肩部肌肉使肩部抬高，改变患者的工作与睡眠的习惯使肩部不下垂。按摩治疗有的也能使症状减轻。

（二）神经阻滞疗法

可在局部即颈肋与第一肋骨或胸骨连接处行神经阻滞或行星状神经节阻滞术。

（三）手术疗法

锁骨上切口，在锁骨上窝做一个 6～8 cm 横切口，开始于胸锁关节的上外侧，自此向上向后，在皮肤切口下方切断颈阔肌，同时找出胸锁乳突肌的锁骨止端并切断，在前斜角肌的前方找到颈外静脉与肩胛横动脉、颈横动脉，分别将其结扎。将肩胛舌骨肌切断，在前斜角肌的前方可找到斜行向下的膈神经。将它游离并向内侧牵开，分离前斜角肌的前后缘，在它的附着点处切断，避免损伤锁骨下静脉。此静脉位于前斜角肌的前下方。在前斜角肌的后方有锁骨下动脉与臂丛。注意将前斜角肌切断能否缓解对这些组织的压力，细心观察处于中斜角肌内侧的神经血管束的纤维筋腱束压迫这些组织、斜角肌畸形方面，探查颈肋或第 7 颈横突过大等。颈肋通过前、中斜角肌间隙，臂丛最下的神经根与锁骨下动脉跨越颈肋时被压成弓状。

手术的目的是解除神经与血管的压迫。对颈肋要小心地游离，切除其一部分或全部。切除全部纤维束，如发现中斜角肌夹紧臂丛，则应切除足够的肌肉解除压迫。术后关闭伤口放置橡皮条引流，24 h 后取出引流条，1 周后拆线。

（王付建）

第八节　颈神经根炎

颈神经根炎为各种原因所致颈神经根的炎性或变性病变的总称，急性或亚急性起病，疼痛剧烈，且以剧烈神经根性疼痛为主要症状，其疼痛沿神经放射至肩、臂及手指，并可伴有触电样串麻感，为颈神经根急性水肿，多见于伏案工作或长期低头劳作的青壮年。

一、概述

颈神经自脊髓发出，共 8 对，上七对颈神经在相应椎骨的上方穿过椎间孔出椎管，第八对颈神经穿过第七颈椎与第一胸椎间的椎间孔出椎管。

每对颈神经都是由相应节段的前、后根在椎间孔内合并而成。颈神经的前根是运动性的,颈神经的后根是感觉性的。每个颈神经因由前、后根合成,都含有运动纤维和感觉纤维,所以脊神经都是混合性神经。脊神经出椎间孔后,分为前、后两支,每支也都是混合性的。

二、病因

颈神经根炎的病因繁多,硬膜内、外段神经根炎的病因也不尽相同。膜内段神经根炎常由感染、中毒、营养代谢障碍等引起;膜外段神经根炎常因局部受凉、受潮(引起神经营养的血管痉挛、缺血、水肿)、肌肉及横突外伤和炎症等引起。膜内脊神经根炎的病变常较广泛且多为双侧性;膜外段者病变常较局限,多为单侧性。

三、临床表现

颈神经根炎起病以急性和亚急性多见,常表现为一侧或两侧肩臂部的疼痛、麻木、无力,疼痛常沿上肢外侧或内侧远端放射,咳嗽、用力及解便时加重。上述症状常在受寒、劳累后明显,温热和休息后减轻。检查可发现在受累神经根支配区域内的感觉过敏(早期)、减退或消失(后期),肱二头肌和肱三头肌腱反射减弱或消失,上肢肌肉可有轻度萎缩,相应的颈椎旁可有压痛。膜内段脊神经根炎的急性期可有脑脊液蛋白、细胞的轻度增高。

四、诊断与鉴别诊断

根据明显的肩臂部神经根性疼痛及相应的神经体征,常可作出诊断。为查明病因除详细询问有关病史外,应进行肝功能检查、红细胞沉降率、血糖、脑脊液化验及肌电图、脊柱 X 线摄片。必要时还需行脊髓造影,CT 扫描等检查。并注意与下列疾病鉴别。

(一)颈椎病

颈椎病的症状与颈神经根炎较相似。但一般多见于中老年人,可有眩晕或脊髓受累表现。叩击头顶或自头顶向颈部加压时,可引起上肢疼痛加重。颈髓 X 线摄片或 CT 检查可见颈椎骨质增生、椎间孔狭窄或骨赘伸入其内、椎间盘变性等改变。颈椎牵引等治疗可使症状减轻。

(二)颈段脊髓肿瘤

颈段脊髓肿瘤起病缓慢,进行性加重,早期体征常较局限,根性症状更为突出,腰椎穿刺可显示蛛网膜下腔梗阻,脑脊液蛋白定量增高,细胞数常正常。脊髓造影见病变部位造影剂流通受阻及充盈缺损。

(三)臂丛神经炎

臂丛神经炎多见于成年人,呈急性或亚急性起病。疼痛部位常在一侧的锁骨上窝或肩部,逐渐扩展至同侧上臂、前臂及手部、尺侧较甚。臂丛神经干(锁骨上窝处)有压痛,牵拉上肢时可诱发或加重疼痛。

(四)胸廓出口综合征

胸廓出口综合征主要由颈肋,前中斜角肌病变及肋骨或锁骨畸形,局部肿块压迫等引起。表现为上肢神经和血管的受压症状。神经受压出现患肢的放射性疼痛。锁骨下动脉受压出现手部皮肤苍白、发凉,甚至有雷诺现象。患肢过伸及外展时,桡动脉搏动减弱甚至消失。

五、治疗

主要在于消除病因、改善神经营养代谢及促进神经功能的恢复。①病因治疗包括控制各种感染及糖尿病等。②药物治疗可选用泼尼松 30 mg/d 或地塞米松 1.5 mg/d,疗程长短视病情而定,一般 3~4 周为 1 个疗程,同时使用 B 族维生素、辅酶 Q10、胞磷胆碱等药物,以促进神经修复及功能的改善,也可使用地巴唑、加兰他敏、碘化钾等,以改善循环促进炎症吸收。疼痛明显者,可使用卡马西平或苯妥英钠等治疗。③理疗局部热敷、按摩等均有一定疗效。④颈神经阻滞治疗。

(陈天华)

第九节　痉挛性斜颈

痉挛性斜颈是一种以颈肌扭转或阵挛性倾斜为特征的锥体外系器质性疾病。以颈部肌肉不自主收缩导致头颈部运动和姿势异常为特征。病因尚不明确,多成年起病,慢性病程,女性多于男性。

一、流行病学

痉挛性斜颈是临床上最常见的局灶性肌张力障碍,其患病率在不同研究略有差异。女性多于男性,男、女性比例为 1：(1.4~1.9),平均发病年龄男性为 39.2 岁,女性为 42.9 岁,以散发患者居多。由于普通医师对该病认识及诊断水平的差异,痉挛性斜颈往往误诊为颈部神经根病、颞下颌关节综合征、关节炎、帕金森病、精神疾病等,估计实际患病率要远远高于上述数字,为报道的 2~4 倍。

二、病因

病因尚不明确,患者可能有家族史,少数继发于脑炎、多发性硬化、一氧化碳中毒后,但大多无明显病因。对其致病原因,有中枢性及外周性两种推测。中枢性病因可能是额顶部皮质萎缩、中脑被盖部损害或由间质核到丘脑系统或基底核等处病变所引起。也有人认为与递质有关,5-羟色胺浓度降低可引起头颈部旋转,儿茶酚胺浓度降低则可引起头颈强直性偏斜等。周围性病因可能是微血管对副神经的压迫,即副神经受血管长期压迫产生局部脱髓鞘变,使离心和向心纤维之间产生短路,致异常冲动积累而产生头部肌肉收缩。

三、临床表现

(一)症状

1.颈部肌肉不自主收缩

痉挛性斜颈主要表现为颈部肌肉不自主收缩,导致头颈部出现运动增多和姿势异常。在疾病早期,患者多主诉间断的颈部"推、拉"感或头部不自主扭转,症状逐渐加重;晚期则表现为头颈部持续性不自主运动或明显姿势异常。临床表现及病程个体差异较大,多数患者起病后症状呈进行性加重,以病程前 5 年加重最为明显,之后保持相对稳定。10%~20%未经治疗的斜颈患者可自发部分或完全缓解,但症状多在之后数月或数年内复发并持续存在。

2.颈肌疼痛

颈肌疼痛在痉挛性斜颈较为常见。疼痛既可作为颈部姿势异常的伴随症状出现,也可作为斜颈的前驱症状,在颈部姿势异常前出现。疼痛通常累及颈肩区域,持续或间断性,可放射至受累肌肉对侧。患者可主诉颈肩部疲劳感、放射痛、牵拉痛、酸痛等。斜颈疼痛的发生机制尚不明确,多数学者认为与肌肉过度收缩相关,肉毒毒素注射后疼痛可以明显缓解。

3.特征表现

多种因素可加重或缓解斜颈的症状,通常精神压力、疲劳、紧张、应激可加重症状,而放松、睡眠、"感觉诡计"可使症状减轻。存在"感觉诡计"是斜颈的临床特征之一,即用手或物品碰触头面部、颈部等相应部位可使斜颈减轻的现象。有患者甚至发现仅通过想象"感觉诡计"而无具体动作也可缓解症状。常见作用部位包括下颌、颊部、额头、枕部等,可位于颈部偏斜方向的同侧或对侧。"感觉诡计"在病程早期作用较明显,但随着病情进展,其作用逐渐减退。

4.其他

约20%的患者病程中可出现颈部以外肌肉受累,如合并存在口下颌肌张力障碍、眼睑痉挛、书写痉挛、全身型肌张力障碍,发病年龄越小,病情进展出现颈外肌肉受累的可能性越大。1/3患者合并姿势性震颤(肌张力障碍性震颤)。

(二)分型

痉挛性斜颈根据临床表现可分为4型,具体内容如下。

(1)旋转型头绕身体纵轴不自主向一侧做痉挛性或阵挛性旋转。根据头与纵轴有无倾斜,可以分为三种亚型,水平旋转、后仰旋转和前屈旋转。旋转型是本病最常见的一种。此外根据肌肉收缩的情况,又可分为颈肌痉挛和阵挛两种。前者患者头部持久强直地旋向一侧,后者则呈频频来回旋动。

(2)后仰型患者头部痉挛性或阵挛性后仰,面部朝天。

(3)前屈型患者头部向胸前做痉挛性或阵挛性前屈。

(4)侧倾型患者头部偏离纵轴向左或右侧转,重症患者的耳、颞部可与肩膀逼近或贴紧,并常伴同侧肩膀上抬现象。多数痉挛性斜颈患者临床表现为多种类型异常姿势的组合。临床上相似的异常姿势可以是不同肌肉与其拮抗肌不同程度收缩组合的结果,多数患者肌电图所示异常活动范围比临床表现广泛而复杂。受累肌肉可发生肥大。30%继发颈椎关节病、颈神经根病。部分患者继发的软组织和骨骼改变也是姿势异常的附加原因。

四、检查

(一)查体

颈部肌肉有痉挛,特别是协同肌有同步痉挛现象。通过患者重复斜颈的动作,可以初步判断受累的肌肉范围,斜颈所属类型。我们将斜颈分为旋转型、前屈型、后仰型、侧屈型和混合型。

(二)辅助检查

肌电图显示主要和次要痉挛的肌肉,颈部 CT 可以显示受累肌肉及肥大程度,个别患者脑CT 有异常。绝大多数患者各器官功能正常,没有发现与斜颈相关的病理变化。

五、诊断

本病由于具有其特征性的临床表现,诊断较容易,主要表现:头颈不正、颈部肌肉紧张甚至局部隆起、头被迫偏斜、难以活动。有的患者可以矫正片刻,但无法持久,又恢复原状。重者肩部上抬,影响上肢,面部肌肉的扯动等。情绪紧张时,劳累时症状加重,安静和初醒时症状轻,入睡后症状消失。

六、鉴别诊断

(一)癔症性斜颈

癔症性斜颈有致病的精神因素,发作突然,头部及颈部活动变化多端,无一定规律,经暗示后症状可随情绪稳定而缓解。

(二)继发性神经性斜颈

颈椎肿瘤、损伤、骨关节炎、颈椎结核等可导致本病。颈椎间盘突出、枕大神经炎等,因颈部神经及肌肉受刺激,导致强直性斜颈。一侧半规管受刺激引起的迷路性斜颈、先天性眼肌平衡障碍引起的眼性斜颈、先天性颈椎畸形引起的骨性斜颈、先天性胸锁乳突肌挛缩及小脑第四脑室肿瘤早期所引起的斜颈等,均无阵挛作为鉴别,需进一步检查发病原因。

七、治疗

痉挛性斜颈发病机制与遗传易感性及皮层可塑性应答过程异常有关,目前尚无根治方法。A 型肉毒毒素注射治疗是目前治疗痉挛性斜颈的首选,综合口服药物、康复理疗手段,必要时采用脑深部电刺激治疗,可明显改善痉挛性斜颈的预后,提高劳动能力及生活质量。随着病因、发病机制的深入研究,将会带来对痉挛性斜颈更丰富、更全面的新认识,从而拓展新的治疗领域。

(一)口服药物

抗胆碱能药物、抗多巴胺能药物、多巴胺受体激动剂、γ-氨基丁酸能激动剂、苯二氮䓬类、抗癫痫药物等可用于痉挛性斜颈的治疗。有研究显示,在疾病早期给予小剂量地西泮、巴氯芬、抗胆碱能药物可部分改善痉挛性斜颈症状。一般而言,口服药物改善症状的作用程度有限或持续时间短暂,疗效欠佳。

(二)肉毒毒素注射

A 型肉毒毒素用于治疗痉挛性斜颈具有起效快、作用时间长、有效率高、局部不良反应轻微、重复治疗效果良好等优点,是目前治疗痉挛性斜颈的首选方法。

多数研究显示,A 型肉毒毒素治疗斜颈的有效率达 95%,注射后 1 周左右起效,疗效维持3～6 个月,症状复发可重复注射维持疗效,可显著提高患者的生活质量。部分患者在单次治疗后可获数年,甚至 10 余年的症状缓解。

常见不良反应有吞咽困难、颈部无力和注射部位疼痛,少见不良反应包括头晕、口干、流感样综合征、全身无力和发声困难等。

少数对 A 型肉毒毒素产生抗体、治疗效果减退的患者,可使用 B 型肉毒毒素注射治疗。研究显示 2 种肉毒毒素治疗痉挛性斜颈疗效相当,但 A 型肉毒毒素不良反应(吞咽困难等)的发生率更低,作用持续时间更久。通过肌电图引导选择靶肌内注射有助于提高痉挛性斜颈的疗效。重复注射间期应不短于 3 个月以免增加抗体形成的风险。肉毒素注射可与肌肉松弛药等口服药物、心理治疗、物理康复治疗和外科手术联合应用,以最大限度地改善运动功能、提高生活质量。

(三)手术治疗

痉挛性斜颈的手术治疗包括选择性周围神经切断术、痉挛肌肉切除术、脑深部电刺激术等。

1.选择性周围神经切断术

选择性周围神经切断术在手术治疗痉挛性斜颈中应用较多,方法为选择性切断支配痉挛肌肉的神经,使该肌肉去除神经支配,从而缓解肌肉紧张。据报道,该手术可使约88%的患者显著缓解症状,主要不良反应为去除神经支配区域的感觉丧失、麻木,神经源性疼痛和吞咽困难。由于研究中受试者随访时间、疗效评估方法及手术方式差异较大,有效性有待评估。

2.痉挛肌肉切除术

选择性的痉挛肌肉离断可部分改善斜颈症状,但术后复发率高,加之局部解剖发生变化,瘢痕组织形成,会对下一步治疗造成一定困难。

3.脑深部电刺激术

脑深部电刺激是近年来治疗肌张力障碍的一个热点,可有效治疗全身型肌张力障碍和头颈部肌张力障碍,主要适用于药物治疗反应不佳或肉毒素注射无效者。据报道,脑深部电刺激治疗痉挛性斜颈长期有效,疾病严重程度、致残程度及疼痛均有明显减轻。

（孙　兵）

第十八章 肩 部 疼 痛

第一节 肩关节周围炎

肩关节周围炎简称肩周炎,也称漏肩风、凝肩、冻结肩,在我国肩周炎被定义为肩关节周围肌肉、韧带、肌腱、滑囊、关节囊等软组织的损伤及退变而引起的关节囊和关节周围软组织的一种慢性无菌性的炎症,导致关节内外粘连,从而影响肩关节的活动。

美国肩肘外科医师学会定义肩周炎是一类引起盂肱关节僵硬的粘连性关节囊炎,表现为肩关节周围疼痛,肩关节各个方向主动和被动活动度降低,影像学检查除骨量减少外无明显异常的疾病。

一、好发人群

在我国肩周炎多发生于 50 岁左右的中年人,因此也称"五十肩",而患者多以女性为主。

二、局部解剖

肩关节由肱骨头与肩胛骨的关节盂构成,又叫盂肱关节、肩肱关节,是典型的球窝关节。关节囊薄而松弛,囊内有肱二头肌通过,囊外喙肱韧带、喙肩韧带及肌腱加强其稳固性。因肱骨头较大呈球形,关节盂浅而小,仅包绕肱骨头 1/3,关节囊薄而松弛,可做屈和伸,收和展,旋内和旋外运动及环转运动。

肩关节正常运动范围:前屈 0～180°,后伸 0～60°,外展 0～180°,内旋 0～180°,外旋 0～90°,肩关节是人体运动范围最大而又最灵活的关节,又是全身大关节中结构最不稳定的关节,这也是其易发生疾病的主要原因。

三、病因与病理

(一)病因

1.肩关节周围软组织退行性改变

肩关节本身的疾病尤其是局部软组织退行性改变,可由于疼痛限制肩关节运动造成肩周炎。

常导致肩周炎的软组织退行性疾病是肌腱炎、腱鞘炎、撞击综合征和肩峰下损害,这些疾病可因为进一步形成肌腱、肩袖、滑囊、关节囊的粘连、挛缩等病理改变而导致肩周炎的发生。

2.肩关节创伤和肩部活动减少

肩关节的活动减少,尤其是上肢长期靠在身旁,垂于体侧,是肩周炎重要的诱发因素。肩部或上臂骨折后长时间不适当制动可造成肩周炎,有时甚至因为前臂、腕部骨折后应用颈腕吊带悬吊或是胸部石膏固定等原因减少了肩关节的活动可造成肩周炎。

3.肩关节周围韧带和肌腱等的长期劳损

部分肩周炎患者发生于手工作业、伏案久坐等具有不良姿势的职业,而且过度胸椎后突驼背的患者明显容易患肩周炎。这可能由于长期的不良姿势或姿势失调造成了肩胛骨的倾斜,肩峰和肱骨也因不正常的应力而发生位置改变,逐渐形成肩袖损伤,潜在地导致肩周炎。

4.肩外疾病

(1)颈椎源性:由于颈椎病引起的肩周炎,特点为先有颈椎病的体征和症状,而后再发生肩周炎。

(2)冠心病:冠心病引起的心绞痛,疼痛主要位于胸骨后部,常可放射到肩、上肢或背部,左肩及左上肢尤为多见。可引起肌肉痉挛,肩关节运动受限,诱发肩周炎。

(3)糖尿病:肩周炎和糖尿病的关系已引起广泛关注。许多研究报道冻结肩在糖尿病患者中多发并且更严重。普通人群中冻结肩的发病率为 $2.3\%\sim5\%$,而在糖尿病人群中增至 $10.8\%\sim36\%$。特发性冻结肩被认为 1 年左右可自愈,而糖尿病性冻结肩更顽固。其他内分泌性疾病,如甲状腺功能亢进或低下,肾上腺功能低下等也可诱发冻结肩的发生。

(4)年龄因素:许多原发性的肩周炎患者主要见于 50 岁左右的女性,该类患者肩部无创伤病史,体检无明显其他疾病,但患者肩部疼痛明显疼痛,进行性的活动障碍,是否与女性患者绝经前后有关,有待于进一步研究。

(5)其他因素:与精神心理因素、体内有感染病灶、内分泌紊乱及自身免疫反应有关。

(二)病理

肩关节病理过程可分为凝结期、冻结期和解冻期。

1.凝结期

凝结期主要表现为肩关节囊下皱褶相互粘连、消失,肱二头肌长头腱与腱鞘间有轻度粘连。病情逐渐加重,出现关节囊严重挛缩、关节周围软组织受累、滑囊充血、水肿、增厚、组织弹性降低,即进入冻结期。

2.冻结期

冻结期喙肱韧带、冈上肌、冈下肌、肩胛下肌发生挛缩,同时伴发肱二头肌长头腱炎,使关节活动明显受限。

3.解冻期

一般冻结期经 6~12 个月或经局部抗炎之后炎症逐渐减轻、消退、疼痛消失、肩关节活动恢复,称为解冻期。

四、临床表现

肩关节周围炎多起病缓慢,无明显诱因或者是继发肩部损伤、其他因素导致的肩部慢性疼痛致使不敢活动肩关节,逐渐发展为肌肉粘连,肩关节活动障碍。其主要临床症状和体征如下。

(一)疼痛

多为慢性疼痛,并且逐渐加重。疼痛的性质主要为钝痛,部位深邃,按压时反而减轻,当气候变化或劳累时,患者的疼痛加重,并可放射至肩胛及上肢,当肩部偶然受到碰撞或牵拉时,则可引起撕裂样剧痛。夜间疼痛加重、有时夜不能眠,患者多呈自卫姿势以保护患肢免受碰撞。

(二)活动受限

肩关节向各方向活动均可受限,以外展、上举、内旋、外旋更为明显。随着病情进展,由于长期不敢活动引起关节囊及肩周软组织的粘连,肌力逐渐下降,加上喙肱韧带固定于缩短的内旋位等因素,使肩关节各方向的主动和被动活动均受限,特别是梳头、穿衣、洗脸、叉腰等动作均难以完成,严重时肘关节功能也可受影响,屈肘时手不能摸到同侧肩部,尤其是手臂后伸时不能完成屈肘动作。

(三)压痛点

多数患者在肩关节周围可触到明显的压痛点,压痛点多在肱二头肌长头肌腱沟处、肩峰下滑囊、喙突、冈上肌附着点等处。

(四)肌肉痉挛与萎缩

三角肌、冈上肌等肩周围肌肉早期可出现痉挛,晚期可发生失用性肌萎缩,出现肩峰突起,上举不便,后伸不能等典型症状,此时疼痛症状反而减轻。

五、体格检查

观察三角肌和冈上肌有无失用性萎缩,触诊肩关节周围是否存在明显压痛点,肩关节的外展、外旋和内旋等活动度,特别是外展和外旋,主、被动均受限。检查肩外展、外旋和内旋肌力,肩周炎时肌力降低不明显,但常由于活动度的限制而影响评估。

六、辅助检查

(一)X 线检查

大多无明显异常,少数可见肌腱钙化影像,骨质疏松或者是骨质增生等。

(二)MRI 检查

部分肩周炎患者在 MRI 上可出现两个典型征象:腋隐窝处关节囊增厚并水肿、喙肱韧带处纤维组织增生。

应用 MRI 检查不但可以排除骨和软组织的肿瘤、肩袖等肌腱的撕裂伤,还可以进一步明确其病理病变所在,使治疗更有针对性。但部分肩周炎患者肩部 MRI 未见异常,并且 MRI 表现与肩周炎的临床表现有不一致的情况,因此 MRI 检查只是有助于诊断肩周炎。

(三)实验室检查

实验室检查对于诊断冻结肩没有意义,但是有助于鉴别继发性冻结肩,可行血常规、红细胞沉降率、C 反应蛋白、血糖和甲状腺功能等检查。

七、诊断依据

根据详尽的病史和临床症状及体格检查大多可以诊断。肩关节 X 线检查大多无明显异常,另外需行颈椎正侧位片、颈椎 CT 或者是颈椎 MRI 排除颈椎病变。

八、鉴别诊断

(一)颈椎病

肩周炎常与颈椎病同时存在,因此在诊断肩周炎的同时,需行颈椎 X 线检查、颈椎 CT 或者是颈椎 MRI 排除颈椎病,如果同时诊断的需在治疗时兼顾颈椎病,常能收到满意的治疗效果。颈椎病临床疼痛表现如下。

(1)以颈项肩背部疼痛不适为主,上肢上举抬高疼痛反而减轻,牵拉下垂时疼痛加重,疼痛为神经根型,多伴有放射性的手指麻木及疼痛。

(2)疼痛性质常为麻痛、灼痛、放射性痛,多向手部放射,无肩关节活动障碍。

(3)在颈项部有压痛,如椎旁肌在枕骨附着处,斜方肌、冈上肌、冈下肌、提肩胛肌、菱形肌等处有压痛点,而在肩部无压痛点。

(二)钙化性肌腱炎

钙化性肌腱炎的部位不同,表现不同。

1.冈下肌腱钙化

钙化性肌腱炎表现为外旋正常,而内旋受限,常常需要 Y 位片观察。

2.冈上肌腱钙化

冈上肌腱钙化表现外展、前屈受限,而外旋正常。

3.肩胛下肌腱钙化

肩胛下肌腱钙化表现常与冻结肩类似,活动范围全面下降,尤其外旋,而且由于重叠,平片很难看到钙化。但患者常急性发作,前方隆起且内收受限显著,与冻结肩有别,应进一步拍 CT 或 MRI 鉴别。

(三)肩关节韧带样纤维瘤

肩关节韧带样纤维瘤是鉴别的难点,表现活动度全面下降,疼痛及平片阴性,化验正常。其特点是:病史很长,常发生在年轻人,肩关节周围肌肉,尤其肩胛下肌可见压痛质硬的肿物。

(四)肩袖损伤

肩袖损伤常由疲劳、外伤或运动撞击肩袖引起。肩袖损伤因为与冻结肩都是 50 岁以后的常见病,都表现为疼痛、夜间痛、抬肩痛或困难而常常混淆,当然二者可以同时存在。而肩袖巨大撕裂,因关节囊挛缩,也可以出现活动范围的下降,给诊断带来一定的困难。

(1)肩袖损伤急性期过后如无粘连,不做主动运动时一般不会疼痛,活动到受限角度后,帮做被动运动可达到正常角度。

(2)肩袖部分损伤时,患者仍能外展上臂,但有 60°～120°疼痛弧。转肩时多有响声,大结节有压痛、有碎响,改良的肩峰撞击诱发试验阳性。

(3)X 线检查肩峰硬化,部分肩袖损伤患者肩峰前外侧缘及大结节处有明显骨质增生。MRI 可帮助确定肌腱损伤的损伤部位和严重程度,尤其是磁共振血管成像可以清晰地显示肩袖的部分撕裂,对诊断具有较高的价值。B 超检查可见无回声或者缺损,肩峰下积液。

(五)肺上沟瘤

肺上沟瘤又称潘科斯特综合征,属肺癌中一种特殊的恶性肿瘤,但无明显的肺部症状。其发病缓慢,多发生于男性、45 岁以上、嗜烟(≥400 支/年),称之为三大高危因素。

诊断肺上沟瘤行影像学检查具有重要的价值,胸部及下颈椎、第 1～3 肋骨 X 线和 CT 检查常显示阳性,但在初期可能无异常所见或仅有肺尖部外侧模糊阴影,待病变发展至一定阶段时,影像检查明显可见肺尖团块阴影及第1~3肋骨或椎骨溶骨性破坏。

在临床鉴别此征有以下3个特征。①持续性、顽固性臂丛神经痛:表现为一侧颈、肩、臂、手剧烈的灼烧样疼痛,尤以腋窝部为重,致使患者上臂不敢靠近胸壁,不能触摸表皮,影响睡眠及日常生活。②肌肉萎缩:病程稍长者,很快就会出现肩胛部、臂部、手部明显的肌肉萎缩。③霍纳征:一旦星状神经节被侵及,则出现同侧面部、上肢皮温升高、发汗异常、眼睑下垂等现象。

九、治疗

肩周炎治疗的主要目的是止痛、解除肌肉痉挛及恢复肩关节的功能。对症治疗的同时,应积极寻找肩周炎的病因并加以治疗,积极锻炼,才能收到良好的效果。

(一)非手术治疗

1.一般治疗

注意休息,尤其是患肢的休息与保暖,避免病情加重。另外可服用镇静药物,如布洛芬、双氯芬酸钠、曲马多、地西泮、阿普唑仑等。

2.小针刀治疗

小针刀治疗肩周炎主要原理是切割瘢痕、松解粘连、切开钙化、解除挛缩的作用。运用针刀对软组织病变部位分别进行疏通剥离粘连组织,切割松解老化纤维,消除局部血管神经卡压,改变病变组织的应力关系,促进局部循环,使肩关节的动态平衡得到恢复。

常用的针刀治疗方法主要是标记喙突外侧压痛点、肱二头肌长头肌腱压痛点、肩峰下压痛点、小圆肌起点处压痛点、冈下肌压痛点。于压痛点局麻后对喙肱韧带、肱二头肌长头肌腱、肩峰下滑囊、小圆肌、冈下肌松解。对松解粘连、缓解痉挛、僵硬常能收到立竿见影的疗效。

3.定点注射联合关节松动术治疗

在患者肩关节处的肱二头肌肌腱沟、大圆肌、肩峰下滑囊和明显压痛处注射2%盐酸利多卡因、灭菌注用水、复方丹参注射液组成的药液,剂量分别为2 mL、3 mL、5 mL。每一部位注射2 mL混合药液,6 d治疗1次,5次为1个疗程,定点注射完毕后于第二天行关节松动术治疗。

关节松动术手法是运用轻推、按压、滚动、揉、拿捏等手法作用于肩前、肩后和肩外侧,根据患者疼痛程度和关节活动度决定手法运用的方向和力度,解除肌腱粘连,帮助功能活动恢复。

4.神经阻滞治疗

肩关节主要受腋神经和肩胛上神经支配,另外在肩关节周围分布丰富的自主神经纤维。神经阻滞可以阻断疼痛的恶性循环,解除疼痛;改善局部血运,促进组织新陈代谢;缓解纤维、结缔组织的粘连和消除炎性反应,早期阻断病理改变,从而收到明显的效果。临床治疗中常常针对性地单独或复合采用以下几种神经阻滞术。

(1)肩胛上神经阻滞:治疗肩周炎首选的阻滞术,尤其适用于肩部广泛疼痛的患者。当穿刺取得向同侧肩部及上肢放射性异感时,则穿刺部位正确。于局部注入利多卡因、维生素B_{12}、地塞米松的混合液。有效的患者于注药数分钟后,肩部、上臂出现温暖感,僵硬、疼痛消失,肩关节活动范围增大。每周治疗2~3次,5次为1个疗程。

(2)腋神经阻滞:尤其适合于肩关节后下部、三角肌肌腹有深在、弥漫性压痛的患者,穿刺准确时可引出腋窝后外侧、三角肌深部有明显胀感,当注药时胀感加剧并向周围扩散。在此处注入利多卡因、维生素B_{12}、地塞米松的混合液。每周2~3次,5次为1个疗程。

（3）肩关节周围痛点注射：准确地定位并进行局部阻滞，是决定疗效优劣的重要一环。因此，在阻滞前应在患肢外展、旋内、旋后等不同姿势，反复详细寻找痛点。痛点定位准确后，选择其中压痛最明显之几个点或全部痛点（一般5～7个点）用7号针头穿刺，找出准确的注药点（针刺局部出现胀痛、向周围扩散）后，每点注入混合液2 mL，注药时患者注药点胀感越明显效果越好。早期患者每天阻滞1次或每周2～3次。

（4）星状神经节阻滞：对病情顽固者或因外伤性颈部综合征而引起的一侧肩关节周围炎患者，施行星状神经节阻滞术效果明显。早期实施该阻滞术可以预防反射性交感神经营养不良症的发生从而能避免或减少发展成肩凝症。另外，也可以阻滞支配肩部的C_4神经。

（二）肩关节松解治疗

1.麻醉下手法松解

对于已发展为冻结期的患者，肩关节活动严重受限时，可在麻醉状态下（肌间沟臂丛阻滞或静脉麻醉下），通过手法松解关节周围的粘连组织，以恢复肩关节活动度。常用的肩关节松解手法如下。

（1）前屈位的松解：患者仰卧位，医者站于患侧，用手托住患臂肘部，保持屈曲肘关节约90°，贴紧患肩耳侧，徐徐上举，平稳用力，将患臂压下至与床枕平，此时可闻及撕布或咔嚓之声。关键：屈曲患肘上举时，必须紧贴耳侧，以防止肩关节脱位，用力要均匀柔软，一步到位，避免暴力手法对局部软组织的损害。

（2）外展位的松解：将患肩分别在外展45°位和90°位，按上举位粘连松解操作步骤进行。关键：用手托在患肘上5 cm处，轻轻压下，使其前臂和床在同一平面上。

（3）后伸位的松解：患者取侧卧位，手心向内，医者一手扶住患肩，一手使患肘屈曲向后上胸腰背，此时手心向外，屈肘使其手指达到对侧肩胛背部。如有粘连或错位，可闻及响声。

手法松解有骨折、关节脱位、肩袖损伤、臂丛神经损伤、关节周围软组织损伤等并发症，所以松解时应动作适中，避免暴力松解，松解成功后应适当的局部休息，但绝对的制动又会造成新的粘连，应防止再次粘连。

2.手术松解

手术松解包括开放手术和关节镜微创手术。随着近年来关节镜微创外科技术和设备的进步，关节镜下松解逐渐成为治疗"肩周炎"关节僵硬的重要手段，甚至门诊手术即可完成。

肩周炎关节镜下松解术主要包括切除肩袖间隙处的炎症滑膜，松解盂肱上韧带、喙肱韧带和前方关节囊，松解肩胛下肌腱，分离肩下方关节囊，术后对于缓解肩周炎疼痛和恢复关节活动度具有明显疗效。关节镜下松解术对于注重生活质量、希望缩短自然愈合时程或保守治疗无效的肩周炎患者，是一种良好的治疗手段。

（三）功能锻炼

进行上述治疗的同时，不应忽视功能恢复锻炼。当患者初诊时，就应指导患者预防肩部肌肉萎缩以防发展至冻结期。一旦肩关节功能受到限制时，就应在神经阻滞后，疼痛消失时开始进行抗重力锻炼，以恢复盂肱关节的活动。

1.爬墙锻炼

患者面对墙壁，用双手或患手沿墙壁徐缓地向上爬动，使上肢尽量高举，然后缓慢向下回到原处，反复进行。

2.体后拉手

患者双手向后反背,用健手拉住患肢腕部,渐渐向上拉动抬起,反复进行。

3.外旋锻炼

患者背靠墙而立,双手握拳屈肘,做上臂外旋动作,尽量使脊背靠近墙壁,反复进行。

4.摇膀子

患者弓箭步,一手叉腰,另一手握空拳靠近腰部,做前后环转摇动,幅度由小到大,动作由慢到快。

（蔡武胜）

第二节　肩峰下滑囊炎

肩峰下滑囊炎指肩部的急慢性损伤,刺激肩峰下滑囊,使滑囊壁发生充血、水肿、渗出、增生、肥厚、粘连等无菌炎症反应,从而引起肩部疼痛和活动受限为主的一种病症。肩峰下滑囊是所有滑囊中发病最多的滑囊,是引起肩关节周围炎的重要原因之一。

一、好发人群

该病多见于 30～40 岁的中年男性,从事肩部经常负重职业的人更容易患病且右侧常见,可能与大部分人习惯右肩负重有关。

二、局部解剖

肩峰下滑囊位于三角肌筋膜深层与肱骨大结节之间,有许多突起,以突入肩峰下的最明显。肩峰下滑囊附着于冈上肌的底部较小,游离缘大,做适合肩部的活动,该滑囊作用于肩肱关节,减少磨损,不易于损伤。

在活动过程中,当肩关节超外展时,其大部分进入肩峰下,自然下垂时则大部分存在于三角肌之下。其上为肩峰,与喙突靠牢,其底为冈上肌,其下和各短小肌腱及肱骨大结节相连。若发生了病变,首先冈上肌常互为影响,病变并存,同时出现肩关节紊乱。

三、病因病理

大多继发于肩关节软组织损伤和退行性变,以滑液囊底部的冈上肌腱的损伤、炎症、钙盐沉积为最常见。肩峰下滑液囊在肩峰和肱骨头之间,长期摩擦致损。滑膜充血、水肿,形成滑液囊积液,日久滑膜增生、囊壁增厚、滑液分泌减少、组织粘连。偶见急性感染、外伤引起。

四、临床表现

疼痛、运动受限、局限性压痛是肩峰下滑囊炎的主要症状,根据发病之急缓及病程长短,临床上可分为三期。

(一)急性期

患者常有肩部负重史或者急性损伤,以突发疼痛起病,为难以忍受的剧痛,常夜不能寐,需服用止痛药物才能入睡。疼痛的部位以肩峰处最剧烈,也向肩胛部、上臂、拇指侧放射。

肩关节前后活动尚可,但外展和旋转时由于挤压滑囊,会使疼痛加剧,患者常使肩关节处于内收和内旋位。剧烈疼痛一般持续 10～14 d。急性期由于滑囊肿胀,有时可见肩关节前部肿胀明显,三角肌前后缘处向外突呈哑铃形,局部压痛剧烈,睡眠时患肩不能触压。

(二)亚急性期

发病相对缓慢,肩部疼痛稍轻,常能忍受。此期的滑囊炎,避免肩部受凉、过度负重,可能经过几个月而自然治愈,少数可移行为肩周炎。

(三)慢性期

患者偶有疼痛,疼痛较轻,常无肌肉僵硬和运动受限,经过数年症状自然消失。该期患者如肩部过度活动或外伤等机械刺激可突然使症状加重而转为急性期。

五、体格检查

患者就诊时肩部常处于内收内旋位,肩峰下压痛为本病的主要体征。压痛点可在肩峰下、大结节等处,常可随肱骨的旋转而移位。当滑囊肿胀和积液时,也可在肩关节区域或三角肌范围内部有压痛。晚期由于活动减少,会有三角肌萎缩。

六、辅助检查

(一)X 线检查

早期无特殊变化,病情较久者出现冈上肌钙化阴影。

(二)肩关节 MRI 检查

可协助诊断,并与其他肩周疾病相鉴别。实验室检查无特殊。

七、诊断依据

该病根据病史、临床表现、体格检查及辅助检查多可诊断。

八、鉴别诊断

(一)肩周炎

肩周炎的疼痛多为钝痛,按压时反而减轻,活动可各个方向受限,压痛点多在肱二头肌长头肌腱沟处、肩峰下滑囊、喙突、冈上肌附着点等处。X 线检查多无异常。

(二)肩关节结核

肩关节结核表现为局部酸痛,常伴有潮热盗汗,肩部肌肉萎缩明显,活动功能多方向受限,红细胞沉降率快,X 线示骨质破坏,关节腔变窄。

(三)冈上肌腱炎

冈上肌腱炎表现为肩峰下疼痛,但有典型的疼痛弧征。

九、治疗

(一)非手术治疗

该病经适当休息、避免过度活动常能自然治愈。其主要治疗目的在于解除疼痛及预防肩关节的功能运动障碍。

1.休息

急性期悬吊患肢,避免活动劳累,持续1周左右。

2.局部冲洗

急性期一般由于滑囊内压力过大及炎症刺激导致局部疼痛,可用粗针行局部穿刺生理盐水冲洗滑囊,如滑囊内有钙盐沉积物时,早期为乳针状物可能被吸出或被冲洗出来,经穿刺抽吸、冲洗后,囊内张力解除,可使疼痛立即减轻。穿刺冲洗后注入5 mg地塞米松减轻局部炎症反应效果会更好。

3.药物治疗

服用消炎镇痛药如布洛芬、塞来昔布,能够缓解疼痛。

4.手法治疗

手法治疗适用于亚急性期或慢性期。用旋肩的手法使该滑液囊在肩峰、三角肌与肱骨头之间进行间接按摩,促进炎症吸收与粘连的松解。

5.超短波治疗

超短波治疗采用高频电流,短时间的微热量刺激。可改善血液循环,促进组织修复和调节功能等作用,增加炎性水肿的吸收。

6.神经阻滞疗法

神经阻滞方法有局部浸润、肩胛上神经阻滞、臂丛神经阻滞、椎旁阻滞、椎间孔阻滞和颈、胸部交感神经阻滞等,神经阻滞药物应用2%利多卡因、生理盐水、激素的混合液。其主要原理是糖皮质激素有抗炎、消除细胞间质水肿、减少渗出、减少致痛物质产生,从而减轻疼痛,防止粘连。局部麻醉药利多卡因对局部有麻醉作用,能阻断疼痛的恶性循环,减轻疼痛。阻滞方法可根据疼痛的范围、程度单独或配合进行。

(1)局部浸润注射:适用于疼痛局限的患者,常在局部注射的同时,回吸抽出滑囊内液体,达到囊内减压或冲洗出滑囊内的钙质沉积物,局部浸润不仅可立即缓解疼痛,注入的地塞米松能抑制炎症反应,预防局部粘连。

(2)肩胛上神经阻滞:为首选的神经阻滞方法。该阻滞方法对于肩部疼痛作用广泛,可完全解除疼痛。

(3)颈胸交感神经节阻滞:星状神经节阻滞对治疗急性期患者效果显著。常常阻滞2~3次即可奏效。交感神经节阻滞可促进局部血液循环、切断病理性反射,对肩关节周围疾病,尤其是对该病有明显的治疗作用。即使是阻滞肩胛上神经后,也可同时施行交感神经阻滞。因为躯干和交感神经同时阻滞,能发挥更完善的作用。

(4)臂丛神经阻滞、椎间盘阻滞、椎间孔阻滞:仅仅是在肩胛上神经阻滞范围不够,疼痛范围较广泛、治疗效果不佳的情况下使用。

7.小针刀治疗

少数不能自愈的慢性患者,肩关节运动障碍严重时,可采用小针刀治疗,一般效果明显。

(二)手术治疗

非手术治疗无效,疾病严重影响工作或生活的患者,可考虑手术治疗。

1.手术方法

手术方法包括滑液囊切除术或关节镜下肩峰下滑囊切除术、钙化灶清除术,对于肩外展受影响的可行肩峰切除术。

2.关节镜下肩峰下滑囊切除术

单纯肩峰下滑囊炎可行关节镜下肩峰下滑囊切除术,手术一般在全麻下进行,关节镜下切除滑囊后用射频修平创面及止血。术后1周内,患肢持续性悬吊固定。

3.关节镜手术优点

关节镜手术优点有出血较少,可减少肩关节周边组织粘连。其次,清除病发灶,清除了可以渗出炎性介质的毛细血管,有效阻止了肩峰撞击及慢性肩袖损伤的核心始动因素,并且远期疗效明显。

(孙 兵)

第三节 肱二头肌长头肌腱炎

由于肩外伤或长期过度活动,使肱二头肌长头肌的肌腱与腱鞘的摩擦增加,造成腱鞘滑膜层急性水肿或慢性损伤性炎症,使腱鞘管壁增厚、鞘腔变窄,从而导致肌腱在腱鞘内的滑动功能发生障碍而出现的临床症状,称为肱二头肌长头肌腱炎或腱鞘炎。

一、好发人群

患者多见于举重、投掷、体操、排球等肩部活动多、负担重、有急性损伤的病史。慢性发作患者多见于40岁以上的中老年人。

二、局部解剖

肱二头肌长头肌起于肩胛骨的盂上粗隆,经结节间沟出关节囊,在结节间沟内被腱滑液囊包裹,后者与肩关节囊相连,是肩关节滑膜向外突出形成。该肌腱在肱骨结节间沟内滑动是被动的,即当肩关节内收、内旋及后伸时肌腱滑向上方,而外展、外旋、屈曲时肌腱滑向下方。

三、病因病理

(一)外伤

经常用力做肩关节的外展外旋活动和长期从事举重、提重、投掷等动作的运动员,使肱二头肌长头肌腱在结节间沟内反复地受到摩擦、牵拉、挤压等损伤刺激,使肌腱和腱鞘发生充血渗出、水肿、增厚、粘连等损伤性炎性反应。如病程迁延日久,肌腱发生变性,失去光泽,变粗糙,变黄,腱鞘增厚,腱内积液不能迅速吸收,产生纤维性渗出而使肌腱和腱鞘发生粘连,形成狭窄性腱鞘炎。

(二)退行性变

随着年龄的增大,尤其是40岁以上的中老年人,肌肉、骨骼组织逐渐发生退变,使结节间沟槽内粗糙、变窄,肌腱腱鞘弹性、光泽减退、变粗增厚等改变,从而影响肌腱在鞘内的滑动,加剧肌腱与腱鞘之间的摩擦,逐渐导致肌腱腱鞘炎的发生。

四、临床表现

大多数呈慢性发病过程,有肩部劳损病史。患者起初感到肩部有不适及酸胀感,之后肩部出现疼痛,逐渐加重,夜间疼痛严重,疼痛可向三角肌下放射。急性期不能取患侧卧位,穿、脱衣服困难。疼痛部位多在肩前部或整个肩部,活动时疼痛加重,尤其以肩关节外展外旋位作肘关节伸屈活动时则疼痛更为明显。随着疼痛的加重和时间的迁延,逐渐肩关节活动功能障碍,病程日久可见肩部肌肉萎缩。

五、体格检查

患者就诊时肩关节多呈内收内旋位,肩关节活动受限,活动时疼痛,尤其上肢做外展、上举并向后作反弓动作或外展外旋位作肘关节伸屈活动时,疼痛加剧。结节间沟处有明显压痛,同时在肩外展外旋位作肘关节伸屈活动时,在结节间沟处有摩擦感,可触到增厚、变硬的肌腱和腱鞘。部分患者上肢外展90°位,沿肢体纵轴方向做旋转活动时,可听到响声。若用手指压迫结节间沟处则响声不再出现,为狭窄性腱鞘炎的典型体征。

(一)肱二头肌抗阻力测试

在前臂旋后位抗阻力屈肘时,在结节间沟处出现疼痛,是诊断肱二头肌长头肌腱炎的主要依据。

(二)肩关节内旋试验

让患者主动作肩极度内旋活动,即在屈肘位,前臂置于背后,引起肩痛者为阳性,提示肱二头肌长头腱鞘炎。

六、辅助检查

X线检查常无明显异常,偶见结节间沟有肌腱或腱鞘的钙化影、结节间沟变浅、狭窄、沟底或侧面有骨刺形成。

七、诊断依据

该病根据病史、临床表现、体格检查、X线检查多可诊断。

八、治疗

(一)非手术治疗

1.休息

肘关节屈曲90°,三角巾悬吊患肢,使肌腱松弛,制动促进愈合。

2.药物治疗

口服非甾体抗炎药或者外敷膏药均能减轻疼痛,促进康复。

3.局部理疗或热敷

局部理疗或热敷有助于缓解疼痛,并有助于炎症的消退。

4.手法治疗

手法治疗改善局部血供,促进功能恢复。

(1)患者坐位,医师站立于患者患侧后方(以右侧为例),首先用手法放松患侧肩部及上臂部肌肉,然后医师用右手握住患者右腕部,以左手示指、中指、环指用力按压结节间沟处之肱二头肌长头腱,拇指置于肩背部,患侧肘关节伸直位,同时医师用右手活动患者肩部作环转运动。

(2)双手放于肩部一前一后,做旋转揉法。

(3)双手一前一后从肩部向上臂与前臂做揉法及擦法。

5.神经阻滞治疗

在结节间沟压痛最明显处,注入激素与局麻药的混合液。

(二)手术治疗

手术疗法适于个别顽固肱二头肌长头肌腱炎的患者。疼痛严重、关节活动明显受限,经半年以上非手术治疗无效者,可考虑手术治疗。目前常用的开放性手术治疗肱二头肌长头肌腱炎时处理长头肌腱的方法如下。

1.Lippmann 法

长头肌腱在关节外的部分予以切断,并把鞘内断头缝合,牢固固定在结节间沟之内。

2.Hitchcock 法

同样长头肌腱起始部分切断,骨嵴部纵形劈开,并向前翻转,与长头肌腱缝合处理,在骨性管道内固定肌腱。胸大肌上部切开减少张力,可减少肱二头肌腱活动中发生的反复刺激。

3.Depalrna 法

将肱二头肌长头腱起点切断牵拉至关节外,喙突作小骨槽开口,并把长头肌腱固定在喙突上,必须保持长头腱适度的张力,另外长头肌腱近端与肱二头肌短头及喙肱肌联合肌腱共同缝合,同时把胸大肌行纵形切开处理,使肱二头肌长头腱得到有效的减张。

以上 Lippmann 法及 Hitchcock 法固定肱二头肌长头肌腱后,通常在数月后发生肌腱固定部位的隐痛,甚至发生再次粘连可能,而 Depalrna 法术后患者一般肱二头肌的肌力会发生不同程度的下降。

开放性手术由于手术切口大,组织损伤较大,术后的疼痛较难控制,因此患者对术后早期的功能锻炼依从性不佳,间接影响了手术的治疗效果。

(王付建)

第四节 肩袖损伤综合征

肩袖损伤综合征指的是当肩外伤、骨质增生导致肩袖损伤或发生退行性变时,肌腱会发生水肿和炎性改变,甚至产生断裂,从而在肩关节外展活动时肩峰与肩袖肌腱发生摩擦,导致肩关节的疼痛、力弱及活动受限。

一、局部解剖

肩袖是附着于肱骨结节的冈上肌、冈下肌、小圆肌和附着在肱骨小结节上的肩胛下肌构成的袖口状组织,包裹于肱骨上方肩峰、肩锁关节、喙肩韧带构成的喙肩弓,两者之间为肩峰下滑囊。

肩袖在肩关节运动中起支持、稳定肩肱关节的作用,并使之成为运动的轴心和支点维持上臂各种姿势及完成各种运动功能。

二、病因病理

对肩袖损伤的病因有血运学说、退变学说、撞击学说及创伤学说4种主要论点。

(一)血运学说

最早描述的"危险区"位于冈上肌腱远端1 cm内,这一无血管区域是肩袖撕裂最常发生的部位。尸体标本的灌注研究都证实了危险区的存在,即滑囊面血供比关节面侧好,与关节面撕裂高于滑囊面侧相一致。冈上肌的撕裂发生率远高于冈下肌腱。

(二)退变学说

肌腱退变的组织病理表现:肩袖内细胞变形、坏死、钙盐沉积、纤维蛋白样增厚、玻璃样变性、部分肌纤维断裂和胶原波浪状形态消失,小动脉增殖肌腱内软骨样细胞出现。

肌腱止点变性降低了肌腱的张力,成为肩袖断裂的重要原因,肌腱的退化变性、肌腱的部分断裂及完全性断裂在老年患者中是常见病因。

(三)撞击学说

撞击学说认为95%的肩袖断裂是由于撞击征引起。冈上肌腱在肩峰与大结节之间通过,肱二头肌长头腱位于冈上肌深面,越过肱骨头上方止于顶部或肩盂上粗隆。肩关节运动时,冈上肌腱和肱二头肌长头腱在喙肩弓下往复移动。肩峰及肩峰下结构的退变或发育异常,或者因动力原因引起的盂肱关节不稳定,均可导致冈上肌腱、肱二头肌长头腱及肩峰下肌腱的撞击性损伤。早期为滑囊病变,中晚期出现肌腱的退化和断裂。但一些临床研究表明,肩袖撕裂的患者中有相当一部分是单纯由于损伤或肌腱退化所致,而存在肩峰下撞击的解剖异常的患者也并非都会发生肩袖破裂。因此,肩峰下撞击征是肩袖损伤的一个重要病因但不是唯一的因素。

(四)创伤学说

多数人认为创伤是引起肩袖损伤的重要病因。劳动作业损伤、运动损伤及交通事故都是肩袖创伤的常见原因。

创伤可根据致伤暴力大小而分为重度暴力创伤与反复的微小创伤,反复的微小创伤在致病过程中更重要。日常反复的微小损伤可造成肌腱内肌纤维的微断裂,这种微断裂若无足够的时间修复将进一步发展为部分或全层肌腱撕裂。这种病理过程在从事投掷运动的职业运动员中较为常见。

急性损伤常见的暴力作用形式:①上臂受暴力直接牵拉,致冈上肌腱损伤。②上臂受外力作用突然极度内收,使冈上肌腱受到过度牵拉。③腋部在关节盂下方受到自下向上的对冲性损伤,使冈上肌腱受到相对牵拉,并在喙肩穹下受到冲击而致伤。④来自肩部外上方的直接暴力对肱骨上端产生向下的冲击力,使肩袖受到牵拉而发生损伤。此外,较少见的损伤有锐器刺伤及火器伤等。

三、临床表现

(1)急性损伤、重复性或累积性损伤史。

(2)疼痛与压痛:常见部位是肩前方痛,位于三角肌前方及外侧。急性期疼痛剧烈,慢性期呈自发性钝痛。在肩部活动后或增加负荷后症状加重。被动外旋肩关节也使疼痛加重。夜间症状加重是常见的临床表现之一。压痛多见于肱骨大结节近侧或肩峰下间隙部位。

(3)功能障碍:肩袖大型断裂的患者主动肩上举及外展功能均受限。外展与前举范围均小于

45°,但被动活动范围无明显受限。

(4)肌肉萎缩:病史超过 3 周的患者,肩周肌肉有不同程度的萎缩,以三角肌、冈上肌及冈下肌较常见。

(5)关节继发性挛缩:病程超过 3 个月的患者,肩关节活动范围有程度不同的受限,以外展、外旋及上举受限较明显。

四、体格检查

(一)肩坠落试验

被动抬高患臂至上举 90°～120°,撤除支持,患臂不能自主支撑而发生臂坠落和疼痛即为阳性。

(二)撞击试验

向下压迫肩峰,同时被动上举患臂,如在肩峰下间隙出现疼痛或伴有上举不能时为阳性。

(三)疼痛弧征

患臂上举 60°～120°时出现肩前方或肩峰下区疼痛时即为阳性,对肩袖挫伤和部分撕裂有一定诊断意义。

(四)盂肱关节内摩擦音

盂肱关节内摩擦音即盂肱关节在主动运动或被动活动中出现摩擦声或轧砾音,常由肩袖断端的瘢痕组织引起。

五、辅助检查

(一)X 线检查

常规摄肩关节正位、内旋、外旋及轴位片。常规 X 线检查显示肩袖损伤者肱骨头上移和肱骨大结节畸形,其阳性率为 78%,特异性为 98%。X 线片对肩袖损伤无直接诊断价值,只有助于排除其他病变作为鉴别诊断的依据。

(二)肩关节造影检查

多数学者认为肩关节造影是诊断肩袖损伤的经典方法,包括单对比剂和双重对比剂造影。对全肩袖撕裂,肩袖关节面部分撕裂,肩袖间隙分裂和冻结肩均有较高的诊断价值,准确率可达 100%。

肩关节造影能提供肩袖的厚度、撕裂的大小、位置和残端退变情况,可了解关节软骨退变情况,对肩袖完全撕裂的诊断敏感性和特异性均非常高。但肩关节造影需在 X 线透视引导下穿刺进入关节腔,这不但有放射性伤害,而且容易因穿刺者的技术因素而误诊。

(三)超声检查

1.优点

(1)无创性,可动态观察,可重复性,诊断全层撕裂准确率高,能发现冈上肌以外的其他肩袖撕裂。

(2)操作方便,省时,费用低。

(3)能同时对肱二头肌长头疾病作出诊断。

(4)对肩袖撕裂术后随访有独特的价值。

2.缺点

诊断标准不易掌握,诊断的准确率与个人的操作技术和经验有很大的相关性。

(四)MRI 检查

MRI 是目前临床上诊断肩袖损伤较为常用的方法,它完全无创、软组织分辨率高、能多平面成像并直观地观察肩袖肌腱及其损伤情况等优点。检查包括轴位、冠状斜位和矢状斜位。

常规 MRI 与肩关节造影相结合既可直观地观察肌腱的形态和信号,又能够比较准确地评价肩袖损伤情况,MRI 肩关节造影诊断肩袖撕裂的准确率达 100%,具有较高的敏感性、特异性和准确性,可作为诊断肩袖病变的首选方法。

(五)关节镜检查

目前,关节镜作为一种治疗手段的同时也被认为是诊断肩袖部分撕裂的金标准。但是,由于是侵入性检查,技术要求高且费用较高,并不能作为常规检查手段普及。

六、诊断依据

诊断该病主要依靠病史、临床表现、体征及辅助检查。

七、鉴别诊断

随着 MRI、彩超的广泛运用及临床上关节镜微创技术的开展,肩袖损伤一般容易确诊。但一些特殊的患者易与其他疾病混淆,临床需注意鉴别。

(一)肩周炎

肩周炎患者一般 50 岁左右,肩关节被动活动差,肩周压痛点广泛,X 线检查显示肩关节间隙窄,骨质疏松,而肩袖损伤一般被动活动尚可,压痛点仅限于冈上肌及冈下肌止点。

(二)颈椎病

颈椎病压痛一般从颈部到胸部,呈放射,颈部影像检查有异常,而肩袖损伤压痛在冈上肌止点,疼痛仅限三角肌附近,肩关节影像检查有异常。

(三)四边孔综合征

四边孔综合征压痛主要在四边孔,肌肉萎缩只有三角肌,其他肌肉不受累,胸外侧皮肤感觉障碍,而肩袖损伤压痛点在大结节,肌肉萎缩主要是冈上肌和冈下肌。

(四)肱二头肌长头腱炎

四边孔综合征压痛点主要在二头肌间沟,虽也会出现疼痛弧,但是不典型,主要是上肢后背时疼痛较甚,二头肌间沟阻滞可立即见效,而肩袖损伤压痛点在大结节,有典型疼痛,疼痛多在上举外旋时,大结节部位阻滞可立即使疼痛减轻。MRI 可帮助鉴别诊断。

八、治疗

根据肩袖损伤大小分为四种类型:直径小于 10 mm 为小撕裂,10～30 mm 为大撕裂,大于50 mm 为巨大撕裂。原则上肩袖撕裂伤的手术治疗分为开放手术和关节镜手术。非大撕裂,特别是伤后小于 3 个月的患者多偏向于非手术治疗。

(一)非手术治疗

1.休息制动

患肢休息,可三角巾悬吊 3 周,同时局部施以物理疗法,以消除肿胀及止痛。

2.药物治疗

药物治疗包括口服中药、非甾体抗炎药或者一些外用药物。

3.肩峰下滑囊局部注射治疗

对疼痛剧烈者可采用1％利多卡因加糖皮质激素做肩峰下滑囊或盂肱关节腔内注射,疼痛缓解之后即开始做肩关节功能康复训练,一般不超过 3 次。

4.牵引治疗

肩关节零位皮牵引治疗。即在上肢处于外展及前上举各155°位做皮肤牵引,持续时间 3 周。

牵引的同时做床旁物理治疗,2 周后,每天间断解除牵引 2～3 次,做肩、肘部功能练习,防止关节僵硬。也可在卧床牵引 1 周后改用零位肩人字石膏或零位支具固定,以便于下地活动。

零位牵引有助于肩袖肌腱在低张力下得到修复和愈合,在去除牵引之后也有利于利用肢体重力促进盂肱关节功能的康复。

(二)手术治疗

肩袖损伤手术治疗的主要目的是恢复肩袖止点结构,保持关节运动时的机械稳定,从而减轻疼痛等症状,改善关节活动度,恢复肩关节功能。

1.手术指征

(1)肩袖撕裂超过 1 cm 的急性损伤。

(2)肩袖全层撕裂的年轻患者,这类患者如果早期不行手术修复,撕裂损伤会越来越严重,并导致肌肉萎缩或脂肪浸润影响手术治疗及术后疗效。

(3)非手术治疗无效或效果不理想时,可通过手术修复肩袖及清除病变组织。除此之外,在选择治疗方式时还应考虑患者的症状持续时间、夜间痛、外伤史、肌肉萎缩、脂肪浸润和日常活动限制情况等因素,具体问题具体分析,对患者应进行个体化的治疗。

2.手术方法

(1)开放手术:大的(30～50 mm)肩袖撕裂和巨大的(＞50 mm)肩袖撕裂,由于冈上肌腔回缩粘连,滑膜瘢痕化,应开放手术修复。手术方式如下。①单纯肩袖修补术:用于小的撕裂,且不伴有其他病理改变及撞击征者,此种情况临床较少见。②McLuahing 法:目前常用的方法之一。是在肱骨大结节上方处使肌腱与骨固定或以肩袖残端埋入解剖颈骨槽内并固定。临床上多为那些撕裂较大,且已挛缩的患者,本法可使肌腱近端与骨的接触部位接近于正常肩袖止点部位的结构。③肩袖手术同时行肩峰成形术:用于伴有撞击综合征者,包括切除喙肩韧带、增厚的肩峰下滑囊、肩峰前下部分,直至臂在上举外展时不发生撞击为止。肩峰下减压、肩袖修补、肩峰成形术的联合应用是治疗肩袖损伤最常用的方法。对于无法修复的广泛肩袖撕裂,可采用减压和清创手术。

此外,随着人工关节的改进,在长期严重的肩袖损伤并发肩袖关节病中,进行全肩关节置换也是一种有效的治疗方法。

(2)关节镜下手术:适用于肩袖撕裂在 10～30 mm 的破损(即小中度撕裂)。对长期保守治疗无效,其他检查方法不易确诊的患者,关节镜具有独特的诊治价值。与传统切开手术相比,关节镜下修补肩袖损伤的优点:①对盂肱关节腔进行全方位检查,对病变原因、病理变化作出较全面、客观、准确的评估。②可以同时治疗关节内并存的损伤与病变。③避免了三角肌的剥离,软组织损伤较小。④术后疼痛较轻,可以更早地进行功能锻炼。

手术方式:肩峰下减压成形术和肩袖修补术、肩关节病灶清除、单纯肩关节镜下清创术。

(3)关节镜与开放手术相结合:在关节镜下清理和肩峰成形术结合小切口肩袖修复术,可达到两者优势互补的目的。

关节镜下可清楚地直观冈上肌腱滑囊面和关节腔面肩袖浅层磨损和全层损伤的情况,了解肩袖断裂的范围、大小和形态,并能清晰地显示肩关节内的其他病变,进一步明确诊断,而开放手术则能解决关节镜下难于处理的病变。将二者相结合可以最大限度地保留三角肌在肩峰的附着点,手术创伤小、视野广、对关节内干扰少,有利于术后早期功能的练习和康复。

(王付建)

第五节　胸廓出口综合征

胸廓出口综合征是锁骨下动脉、静脉和臂丛神经在胸廓上口受压迫而产生的一系列症状。

一、好发人群

可发生于 15～60 岁的人群,以 20～40 岁的女性最常见,可能与女性颈肋的发生率较男性高、女性的肌力较弱、肩胛带下垂较男性多等因素有关。

二、局部解剖

臂丛神经在以下部位最易受压:斜角肌间隙、肋锁间隙、胸小肌后间隙。

(1)胸廓出口上界为锁骨,下界为第一肋骨,前方为肋锁韧带,后方为中斜角肌。上述肋锁间隙又被前斜角肌分为前后两个部分,锁骨下静脉位于前斜角肌的前方与锁骨下肌之间,锁骨下动脉及臂丛神经则位于前斜角肌后方与中斜角肌之间。

(2)锁骨下动脉自主动脉弓发出后,呈弓形跨越第一肋骨,穿过斜角肌间隙,进入肋锁间隙。锁骨下静脉并不通过斜角肌间隙,而是自前斜角肌的前方越过,注入颈静脉。

(3)臂丛神经由 C_5 至 T_1 神经根前支组成,各神经根出椎间孔后向外下走行,于锁骨下动脉的后上方穿过斜角肌间隙。C_5、C_6 神经根组成臂丛神经的上干,C_7 神经根单独组成中干,C_8、T_1 神经根组成臂丛神经的下干,其中下干直接跨越第一肋骨,各干分为前后两股共同走行于肋锁间隙内,向外下通过此间隙后,进入胸小肌后面的胸小肌后间隙,再进入腋部。

上述解剖部位的任何先天性或者是后天因素所造成的异常,均可直接或间接地压迫锁骨下血管及臂丛神经,产生临床症状。

三、病因病理

(1)异常骨质压迫神经和(或)血管,如颈肋、第 7 颈椎横突过长、第 1 肋骨或锁骨两叉畸形、外生骨疣、外伤导致的锁骨或第 1 肋骨骨折、肱骨头脱位等情况。

(2)软组织因素:异常纤维束带、前中斜角肌的先天性或后天性改变。

四、临床表现

因神经、血管或两者是否受压及其程度不同而表现各异。关于胸廓出口综合征的临床表现可分为两类,神经型胸廓出口综合征和血管型胸廓出口综合征。在少数胸廓出口综合征患者神经和血管可同时受损。

（一）神经型胸廓出口综合征

神经源性症状主要由压迫臂丛神经引起，较血管受压的症状常见。神经型胸廓出口综合征分为臂丛上干型、臂丛下干型、全臂丛型三类，其中下干型占总人数的 80%～90%。

神经型胸廓出口综合征患者的主要临床表现为神经干支配区的感觉及运动异常。感觉首先受累，表现为疼痛和麻木感。随后出现运动神经异常，表现为进行性肌力减退及肌肉萎缩。

1.臂丛下干型

臂丛下干型主要表现为患侧上肢酸痛及无力、畏寒、手部麻木，患侧肌力较正常稍差，前臂内侧皮肤针刺痛觉减退，也存在大小鱼肌萎缩的可能。

2.臂丛上干型

臂丛上干型主要表现为颈肩部的不适，主动肩外展及屈肘无力，被动肩外展及屈肘正常，上臂外侧针刺感觉减退。

3.全臂丛型

全臂丛型除包括颈、肩、手部感觉及运动异常外，还可伴同侧头皮、面部的感觉障碍，甚至嗅觉、味觉的改变。

（二）血管型胸廓出口综合征

血管型胸廓出口综合征可分为动脉型胸廓出口综合征和静脉型胸廓出口综合征两大类，分别与锁骨下动脉受压和锁骨下静脉受压相对应。

1.动脉型胸廓出口综合征

动脉型胸廓出口综合征症状包括上肢和手部皮肤冷、疼痛、无力或易于疲劳，疼痛的性质呈弥漫性。部分患者出现雷诺现象，常为单侧。因上肢过度外展、头部旋转和手提重物引起，不同于雷诺病的双侧和对称的发作。

胸廓出口综合征的患者对冷敏感，突然感到一个或几个手指冷和发白，慢慢变为发绀和持续麻木感。血管受压症状是动脉永久性血栓形成的前驱症状。动脉闭塞常发生在锁骨下动脉，手指表现为持续发冷、发绀、发白。在肩胛区扪及明显的动脉搏动，提示锁骨下动脉有狭窄后的扩张或动脉瘤形成。

2.静脉型胸廓出口综合征

静脉型胸廓出口综合征主要表现为臂部疼痛、疲劳，伴肢体肿胀、发绀和水肿，可出现肩周前胸侧支静脉扩张。可见腋静脉张力中等程度增高，在静脉走行中可见网状结构。侧支循环建立后，逐渐消退，侧支循环不能充分代偿时，症状可以重复出现。

五、体格检查

（一）上肢外展试验

上肢外展 90°、135°和 180°，手外旋、颈取伸展位。使锁骨下神经血管紧束压在胸小肌止点下方和锁骨与第 1 肋骨间隙处，可感到颈肩部和上肢疼痛或疼痛加剧。桡动脉搏动减弱或消失，血压下降 2.0 kPa（15 mmHg），锁骨下动脉区听到收缩期杂音。

（二）深呼吸试验

让患者深吸气，头后仰并将下颌转向患侧，继而再转向健侧，若桡动脉减弱或消失为阳性。若同时在锁骨上窝听到血管杂音，手部发凉、苍白，则提示前斜角肌有异常，压迫了锁骨下动脉和臂丛，临床上称之为前斜角肌综合征。若在下颌转动前即有脉搏改变，则提示为颈肋综合征。

六、辅助检查

(一)尺神经传导速度测定

分别测定胸廓出口、肘部、前臂处尺神经传导速度。正常胸廓出口为 72 m/s,肘部 55 m/s,前臂 59 m/s。胸廓出口综合征患者的胸廓出口尺神经传导速度减少为 32~65 m/s,平均为 53 m/s。

(二)彩色多普勒超声检查和光电流量计检测

作为估计胸廓出口综合征的血管受压检查方法,并非特异性检查方法,可排除血管疾病。根据术前和术后血流情况,估计手术疗效。

(三)选择性血管造影

用于严重动静脉受压合并动脉瘤、粥样斑块、栓塞和静脉血栓形成,以明确病变性质和排除其他血管病变。

七、诊断依据

根据病史、临床表现、胸部和颈椎 X 线片和尺神经传导速度测定,一般可以明确诊断。

八、鉴别诊断

应与神经根型和脊髓型颈椎病、脊髓空洞症、下运动神经元病变、颈椎损伤、上肢神经损伤和神经嵌压综合征等血管疾病相鉴别,还应与心、肺、纵隔等疾病相鉴别。疑有心绞痛时需做心电图和选择性冠状动脉造影术。

九、治疗

(一)非手术治疗

一般情况下首先选择非手术治疗,主要是康复锻炼与物理治疗,其目标是增加胸廓出口处的空间,恢复颈肩部肌肉的平衡。

1.生活指导

对患者进行疾病说明以消除患者的不安和避免做使症状恶化的动作(如持重或上肢上举等)。纠正患者的不良姿势(如避免长时间的伏案工作,用橡皮带悬吊患肢等),不良姿势的改善可使肋锁间隙扩大及臂丛神经松弛。

2.肩带肌肉锻炼

肩带肌肉可分为两个大组。第一组肌肉群由上提肩带时打开胸廓出口和肋锁间隙的肌肉组成(如斜方肌的上部和胸锁乳突肌)。第二组则由关闭胸廓出口的肌肉组成(如斜方肌下部和斜角肌)。治疗方案包括增强打开胸廓出口肌肉的力量,牵伸延长闭合胸廓出口的肌肉的长度。

3.理疗

锁骨上窝采用透热疗法或碘离子透入。

4.局部注射

在左或右锁骨上窝压痛区肌内注射 2% 利多卡因 5 mL 加地塞米松 5 mg,每周 1 次,3~5 次为 1 个疗程。局部肌肉有劳损者效果明显。

5.药物治疗

口服吲哚美辛、双氯芬酸钠等止痛药物。

(二)手术治疗

胸廓出口综合征患者无法忍受保守治疗或者是保守治疗失败,则可进行手术治疗。

1.手术方式

如颈肋切除、第1肋切除、前中斜角肌切除、斜角肌切除合并肋骨切除等。手术路径有经腋、锁骨上、锁骨下、经胸或联合切口等。多数研究发现手术切除第一肋骨是手术的关键。

2.注意事项

手术治疗的患者应注意并发症的预防和治疗伤口血肿、淋巴漏、气胸、膈神经损伤、臂丛神经损伤等。

（孙　兵）

第十九章　胸部疼痛

第一节　胸椎间盘突出症

一、定义

胸椎间盘突出症指由于外伤或慢性劳损等原因导致胸椎间盘突出,出现疼痛、感觉减退和运动障碍等临床表现的疾病。

二、流行病学与好发人群

与颈腰段相比,由于胸椎间盘较小,胸椎的运动又受到肋骨和胸骨的限制,所以胸椎间盘突出远较腰、颈椎间盘突出少见,仅占所有椎间盘突出症的 0.3%～0.8%。

80% 患者的发病年龄在 40 岁～60 岁,男、女性别比例为 1.5∶1。

三、病因病理

胸椎间盘突出大多由胸椎退行性改变和脊柱受损伤所致。

(一)胸椎退行性改变

退变是胸椎间盘突出症的发病基础。胸椎退行性变与年龄有关,且多见于中年以后,但本病的发病率并不与年龄成正比。

脊柱椎间盘是人体中最早开始退行性变的器官之一,其退变从早期即表现为间盘变性、间隙变窄、节段不稳、韧带松弛、髓核突出、骨质增生及周围软组织钙化等一系列的病理过程。

(二)脊柱损伤

创伤因素包括脊柱的扭转运动或搬重物等,据统计,50% 的胸椎间盘突出症与创伤关系密切。

在胸椎退行性改变情况下,如果再遇外伤甚至轻微的外伤,即可诱发本病。因此本病有时也可发生在年纪较轻、椎间盘退行性变并不十分明显的患者。至于明显外伤情况下所致发生的胸椎间盘破裂、髓核突出,也与其本身退变有关。根据统计资料,胸椎间盘突出症在下胸椎的发生率最高,也表明椎节退变的作用。

四、发病机制

胸椎间盘突出症和发生在腰椎的情况一样,当纤维环急性损伤时,屈曲和扭转负荷的结合力可致后部的髓核突出。胸椎间盘突出产生疼痛麻木等症状的机制可为血管因素、机械因素或两者合并。胸段脊髓(特别是 $T_4 \sim T_9$ 节段)血供薄弱,代偿功能差,尤其是腹侧受压后易发生损伤产生症状。

五、局部解剖

胸椎独特的解剖特点和其承受上方体重的特殊性决定了胸椎椎间的活动度比颈椎和腰椎节段都要小。胸椎节段运动的稳定性依靠胸廓的夹板样效应。

小关节突关节的方向是胸椎运动的主要决定因素。胸椎的主要运动是小幅度扭转,加上胸廓的夹板样效应及胸椎间盘高度较腰椎间盘低的特点就可解释为什么胸椎间盘突出的发病率比腰椎间盘突出低。

六、临床表现

本病的临床表现取决于突出位置、大小、病程、血管受累程度和椎管大小等因素。疼痛常为首发症状。除疼痛外,胸椎间盘突出常引起受累平面以下明显的感觉减退和运动障碍。突出严重的患者有大便、小便和性功能障碍。

(一)疼痛

疼痛是最常见的首发症状。可为背部钝痛、胸腹部束带感,也可为单侧或双侧胸腹部或下肢放射性疼痛,疼痛部位与间盘突出的位置有关。上胸段椎间盘突出表现为颈和上肢疼痛,类似颈椎间盘突出。中胸段间盘突出的疼痛常放射至胸部或腹部,易与心绞痛或腹部疾病混淆。下胸段间盘突出可引起腹股沟处疼痛,类似输尿管结石或肾脏疾病。最低位胸椎间盘突出可影响马尾,造成下肢疼痛。咳嗽、打喷嚏、屈颈可使之加重。

(二)感觉障碍

麻木是常见的首发症状,60%的患者主诉有运动和感觉障碍。可表现为下肢麻木、无力、行走困难。站立时踩棉花感。下肢肌张力增高,腱反射亢进,病理反射阳性,痉挛步态,严重时发展到截瘫。

(三)肌力减退和括约肌功能障碍

据统计,患者就诊时 30%患者主诉有排尿功能障碍,其中 18%同时伴有二便功能障碍。

七、分型

胸椎间盘突出按突出部位可分为中央型、外侧型和旁中央型。

中央型以脊髓受压所致的感觉、运动障碍为主;外侧型以神经根受累引起的疼痛为主,也可因根动脉受压而出现脊髓症状;旁中央型介于二者之间,除神经根症状外,也可出现半侧脊髓损害征象。

八、体格检查

发病早期往往缺乏阳性体征,可仅表现为轻微的感觉障碍。

随着病情的发展，一旦出现脊髓压迫症状，则表现为典型的上运动神经元损害表现：肢体无力、发紧、动作不灵。症状先从双下肢开始，以后波及双上肢，且以下肢为重。肢体力弱，肌张力增高，步履困难，呈痉挛性剪刀步态，腱反射亢进，病理反射阳性。

当旁中央型突出较大时可导致布朗-塞卡综合征。布朗-塞卡综合征指由于外部的压迫和脊髓内部的病变等原因引起的脊髓病损，导致病损平面以下同侧肢体上运动神经元瘫，深感觉消失，精细触觉障碍，血管舒缩功能障碍，对侧肢体痛温觉消失，双侧触觉保留的临床综合征，主要发生于颈椎。由此引起的运动障碍可影响患者行走，感觉障碍则使患者容易造成损伤，尤其是皮肤感觉障碍可导致皮肤烫伤等损伤，严重影响日常生活，造成患者的残疾。

九、影像学检查

(一)胸椎 X 线检查
胸椎 X 线检查常可见椎间隙狭窄及间盘组织钙化。

(二)脊髓造影检查
脊髓造影的确诊率为 56%~95%。可准确地显示脊髓压迫的情况，但缺点在于需要多节段地进行横断扫描且为有创性检查。

(三)CT 检查
诊断椎间盘突出的标准是间盘组织向后超过椎体后面，局部脊髓受压或移位。脊髓造影后 CT 扫描对诊断本病很有意义，它不仅能确定有无间盘突出，还有助于判断突出组织是否穿透硬脊膜。CT 的缺点是不能扫描全部胸椎，因而只能依靠临床或其他检查初步定位检查后再施行。

(四)MRI 检查
MRI 检查的优势在于该检查本身无创，其矢状面和横断面图像可更加精确地进行定位和评估脊髓受压的程度。此外，MRI 检查还有助于发现多发的椎间盘突出而不需要进行多节段横断扫描，且有助于与其他一些神经源性肿瘤相鉴别。

十、诊断依据

对存在下列情况的患者应考虑患有胸椎间盘突出症的可能：①胸腹束带感者。②肋间神经痛样症状者。③反复发作胸腰背疼痛不适者。④大小便及性功能障碍者。⑤进行性双下肢麻木无力者。⑥存在下肢锥体束征而颈部无不适者。实际上，对于胸椎间盘突出症而言，适当行 CT 或 MRI 检查，结合症状、体征很容易作出诊断，关键在于诊断意识和思维程序。

十一、鉴别诊断

患者就诊时主诉涉及面较广且缺乏特异性，所以应从脊柱源性疾病和非脊柱源性疾病角度进行全面评估。可发生不典型的根性放射性疼痛，如 T_{11}、T_{12} 椎间盘突出可产生腹股沟及睾丸疼痛。易与髋部及肾疾病相混淆。中胸段胸椎间盘突出症可表现为胸痛或腹痛。T_1、T_2 椎间盘突出可引起颈痛、上肢痛及霍纳综合征，也需与颈椎病相鉴别。与本病有类似首发症状的其他一些神经性疾病包括肌萎缩侧索硬化、多发性硬化、横贯性脊髓炎、脊髓肿瘤及动静脉畸形等。易与本病症状相混淆的非脊柱源性疾病包括胆囊炎、动脉瘤、腹膜后肿瘤及其他腹部或胸腔疾病。

十二、治疗

(一)保守治疗

对于无严重神经损害和长束体征的患者,可以采用保守治疗。具体措施包括卧床休息、限制脊柱的屈伸活动、佩戴支具等。同时配合应用物控制疼痛症状。其他治疗还包括姿势训练、背肌功能练习、宣传工作等。

(二)针刀治疗

患者侧卧于治疗床上,头部垫枕,先进行体表定位。以胸骨上缘确定胸椎位置,相应胸椎横突延长线的体表投影点向后 1 cm 处为进针点。常规消毒,铺毛巾。进针部位行体表局部麻醉后,以压痛椎间孔、胸椎横突尖间、体表进针点三点一线,C 臂 CT 透视下斜向前内下方徐徐进针,穿过斜方肌、肩胛提肌等,进针至胸椎横突尖,如遇骨性阻挡则后退,避开横突,再向椎间孔方向进针约 2 cm,当再次出现骨性抵抗时则穿刺到椎体,透视下调整小针刀方向,当针下出现软组织的弹性抵抗时说明到达椎间盘,穿刺减压。并透视下调整小针刀方向,当针下出现落空感时说明到达椎间孔,此时应避免损伤神经根,于椎间孔内行粘连剥离操作。当针下再次出现落空感时说明到达椎管,则应及时回针。针刀的入路与作用部位。当后退针与横突水平时,椎间孔局部压痛减轻或消失为治疗有效。

(三)微创手术

1.椎间盘穿刺

穿刺路径:$T_4 \sim T_5$ 以上椎间盘的穿刺因受到上肢及肩关节的影响而无满意的穿刺路径,对 $T_{11} \sim T_{12}$、$T_{12} \sim L_1$ 椎间盘穿刺易刺伤膈肌。$T_5 \sim T_6$ 及 $T_{10} \sim T_{11}$ 椎间盘右侧的穿刺部位均无肋间后动脉和肋间后静脉跨越,肋间后动脉及肋间后静脉均在椎体中部附近跨越脊柱右侧。$T_5 \sim T_6$ 及 $T_{10} \sim T_{11}$ 椎间盘右侧的主要神经结构包括胸交感干及胸交感神经节、内脏大神经和内脏小神经。

2.射频靶点热凝术及低温等离子技术

射频靶点热凝术及低温等离子技术是近年开展的治疗脊柱间盘突出的有效方法之一,尤以治疗颈、腰椎间盘突出症为重,可谓物理学与介入治疗学的完美结合。低温等离子的机制是通过能量使电极周围组织形成等离子场,形成大量高度离子化微粒,这些离子携带的能量切断组织中分子间的连带从而形成孔道使髓核内的压力减低,使椎间盘突出部分有效回缩,从而解除突出椎间盘对周围组织的压迫。

3.臭氧盘内注射治疗

臭氧盘内注射治疗椎间盘突出症具有创伤小、不破坏脊柱稳定性、效果好、安全性高等优点,目前已广泛应用于颈和腰椎间盘突出症的治疗,但极少用于胸椎间盘突出症的治疗。可能与胸椎的特殊解剖结构有关。由于胸椎间盘紧邻胸腔,如果从后外侧椎间孔穿刺进入椎间盘,极易误入胸腔造成气胸。同时由于胸椎管较狭小,内有脊髓容纳,因此也不可能像腰椎间盘那样从小关节内缘的侧隐窝进入椎间盘。在 CT 引导下,可以清楚地看到胸椎间盘与胸腔及周围组织的毗邻结构,结果显示在胸椎间盘层面上胸椎小关节外侧与肋头关节内侧之间有一间隙,可以远离胸腔而顺利到达椎间盘中央。在盘内注入臭氧可以氧化髓核中的蛋白多糖、破坏髓核细胞,使突出的椎间盘脱水萎缩而达到神经根减压的目的。同时臭氧还具有抗炎、抑制髓核组织对神经根的免疫反应、镇痛等作用。

(四)手术治疗

胸椎间盘突出症一旦发病,脊髓压迫症状多呈进行性发展,而且多伴有马尾神经损害,因此致残率较高,诊断一经确立,多需要手术治疗。本病的手术治疗指征包括临床上以脊髓损害症状为主要表现者和保守治疗无效者。鉴于胸段脊髓特有的解剖学特点,该节段的手术风险较大。因此选择合适的手术入路以尽可能地减少对脊髓和神经根的牵拉刺激显得格外重要。

(蔡武胜)

第二节 胸椎压缩性骨折

一、定义

由于骨质疏松及外伤等原因,造成胸椎椎体压缩骨折,导致胸背部、肋间、腹部疼痛及下肢无力的一类疾病。

二、流行病学与好发人群

多发生于老年人,女性大于男性。

男性中下部胸椎多见,以 T_{10}、T_{11} 较高。女性中部胸椎多见,以 T_7 占优,其次为 T_{10}、T_{11}。

三、病因病理

(一)骨质疏松

骨质在 40 岁以后的男、女性均以每年 0.3% 的速率下降 10% 左右,女性绝经后这种下降以 10 倍速率增长。因此,骨质疏松是导致胸椎压缩性骨折的主要原因。老年人中,特别是女性绝经期后骨质疏松较为常见。其特点:老年人骨组织表现为骨皮质变薄,骨松质的骨小梁变细变小,骨密度减少,骨质变脆易折。在轻微外力作用下即可发生胸椎压缩性骨折。男性 60～69 岁组是骨折发生的高危群体。女性经期、孕乳期、围绝经期的存在,使激素水平起伏跌宕。而男性除更年期外,性激素水平一生平稳,所以骨质疏松在更年期后 10～15 年会迅速发生。而男性随年龄的进一步增大,机体的代偿作用使性激素维持在较低水平,所以男性 60～69 岁组骨质疏松和压缩性骨折发生率较高。

由于胸腰段解剖的特点,胸腰段骨折占脊柱骨折 50% 以上,为脊柱骨折中最常见的部位,多由间接外力作用引起脊柱过度前屈,致使椎体之间挤压而造成骨折。

(二)外伤

骨质疏松的老人,椎体的防卫能力差。随着年龄增大,椎间盘老化,失去弹性,丧失了应有缓冲压力的作用,一旦遭受外力损伤,如跌倒后臀部着地,上面的压力、下面的冲力联合作用极易造成胸椎压缩性骨折。

四、临床表现

上腹部、季肋区疼痛。表现为急性起病,以胸腹部交界区闪电样疼痛为主诉,闪电样疼痛自腰背部向前胸腹部放射,多于坐起或躺下时诱发,深吸气或咳嗽时也可诱发,以致不敢深呼吸及挺直腰部,患者卧床时往往采取蜷缩体位,以减少发作。范围广,定位不清,常在卧位翻身、由卧位转坐位、起立或转身等体位变动时疼痛加剧,一般可以忍受,有的影响进食和睡眠,伴腹胀、便秘,但无畏寒、发热、黄疸及心慌、呼吸困难、腹泻、黑便、恶心等症状。

五、体格检查

腹部平软,触摸皮肤时有的患者立即感到疼痛,但深压痛不明显,无反跳痛,墨菲征阴性。双肾区无叩击痛,轻压脊柱疼痛不明显,重压时有轻度疼痛,四肢活动自如。

六、影像学检查

胸部 X 线片:直立侧位胸部 X 线片的胸椎前、中、后缘的高度记为 A、B、P 及前后缘高度之比(A/P),中后缘高度之比(B/P)。制订以下标准:A/P 和 B/P<0.88 为压缩性骨折。A/P<0.88为楔形骨折,B/P<0.88 为双凹形骨折,A/P 和 B/P 均<0.88 为混合型骨折。

七、诊断依据

对存在下列情况的患者应考虑患有胸椎压缩性骨折的可能:①符合骨质疏松诊断。②有外伤史。③临床表现为腰背部疼痛,活动受限,严重者可见后凸畸形。④专科检查发现脊柱正常的生理曲度变浅或消失,局部压痛,叩击痛阳性,腰部活动不利或受限,直腿抬高试验阴性,双下肢肌力、浅感觉及运动正常。⑤影像学检查(X线、CT、MRI)表现有明确胸腰椎椎体骨折。

八、鉴别诊断

对于急性腹痛就诊的老年患者尤其是老年女性,应详细询问其病史,仔细查体,不仅考虑腹腔内因素,同时想到有腹腔外因素可能,避免误诊漏诊。特别是对于老年患者疼痛发生突然与以往不同,与腹腔内脏病变的特有病征也不符合,相应皮肤区有感觉异常,需询问患者近来是否有过轻微外伤史,并做脊柱相关检查。

九、治疗方法

(一)抗骨质疏松药物治疗

骨质疏松症是一种慢性全身骨骼代谢障碍的疾病,患者多发于老年人及绝经期后的妇女。骨质疏松症患者的临床表现四肢乏力,腰背部疼痛或不适、骨折等。患者的腰背酸痛及腰膝酸软等症状,与骨质疏松有关。治疗骨质疏松症的目的是通过抑制骨吸收,促进骨形成,达到缓解疼痛,改善生存质量及防止骨折的发生。治疗椎体压缩骨折的必要条件是采用有效药物治疗骨质疏松症。在骨质疏松性椎体压缩骨折的早期,因为必要的卧床和局部的制动,致使骨吸收增强并进一步加大骨量的降低,所以此时宜选用抑制骨吸收的药物治疗。针对骨质疏松的药物需具备增加骨密度及骨强度的功效,从而达到预防或降低再骨折的风险。骨质疏松症的治疗是一种综合的治疗方法,目前国内外正在积极研究各种药物治疗方法;除了药物治疗外,还包括合理膳食、体育锻炼及养成良好的习惯,避免各种危险因素。

(二)神经阻滞治疗

神经后支阻滞治疗:将上关节突与横突根部的交界处作为脊神经后内侧支阻滞的靶点,也是目前 X 线引导下脊神经后内侧支阻滞的通行做法。应该明确的是,由于此处距椎间孔很近,因此药液有进入椎间孔阻滞脊神经前支的危险,这在无水乙醇毁损时尤应注意。

(三)微创手术治疗

1.建立工作通道

常规消毒麻醉,进针点选在之前定位好的体表标记点外上缘(右侧为 2 点钟位置,左侧为 10 点钟位置),用手术刀在进针点的地方切一长 1 cm 纵形切口,用穿刺针沿椎弓根进行穿刺,当穿刺针穿入骨质后,行 C 臂 CT 透视,通过调整进针方向,使透视侧位时,穿刺针刚好穿透椎弓根,正位透视时针尖不能超过椎弓根投影的内侧缘(避免损伤脊髓神经),随后将穿刺针再次深入,直至针尖达到椎体中央,拔出针芯,将导针沿着原穿刺针的通道插入,再次透视直至见导针达到理想位置,然后沿着导针的方向将导管插入,起到扩张通道的目的,再次透视根据医师的临床经验确定工作通道的合理性,通道前端不能过深,即靠近病椎后缘即可。

2.球囊工作

扩张工作通道至伤椎中央,并用骨水泥推杆摩擦骨髓道,平整光滑的平面以便于球囊进出(防止将球囊弄破),取出推杆,插入带有压力指示表的球囊,将球囊送入病椎,使球囊扩张,透视见压缩的病椎被撑开,逐渐形成一密闭的空腔,直至手术操作者认为病椎高度恢复理想后,取出球囊。

3.骨水泥灌注

首先将骨水泥的粉剂和液剂按一定比例混合调配,待混合液呈现拉丝状,手术操作者在 C 臂 CT 的透视监测下,沿工作通道缓慢将骨水泥推入伤椎,在此过程中,除了监测骨水泥在病变椎体内的弥散情况外,如若有骨水泥渗漏必须立即停止操作。以手术者的临床经验判断骨水泥的用量在 3.0 mL 左右,C 臂 CT 透视下待医师认为达到了骨水泥理想用量后,停止骨水泥的注射,并旋转骨水泥推入器,防止部分骨水泥置留在工作通道内,形成尾影,影响临床判断。当骨水泥完全干硬后,拔出穿刺针,生理盐水、活力碘逐次消毒伤口,缝合伤口,无菌纱布包扎。

十、康复锻炼

目前对于骨质疏松的治疗方法很多,保守治疗主要是卧床休息、牵引复位、腰背肌功能锻炼等相关疗法。其中五点支撑法对核心肌群的锻炼起到了至关重要的作用,核心肌群指的是位于腹部前后环绕着身躯,负责维护脊椎稳定的重要肌肉群,腹横肌、骨盆底肌群及下背肌这一区域。而核心肌群训练课程具备了稳定性、可动性和联动性的特点。

五点支撑法:患者仰卧位,屈膝屈髋,以头、双侧肘部、双足为支撑点,缓慢将腰部抬高,尽量使腹部抬平,保持 3~10 s 缓慢收回腰部,一升一落为 1 个。治疗分为 3 个阶段:入院后 3 d 至 1 周循序渐进地进行锻炼,每次 5~10 个,分早、中、晚进行;1~2 周,每次 10~20 个,分早、中、晚进行;2~4 周,每次 20~30 个,分早、中、晚进行。治疗期间所行锻炼不设上限,以患者不疲劳为度,积极鼓励患者在承受范围内尽可能多进行锻炼。患者首次行五点支撑法锻炼时,主治医师要亲自监督,认为患者功能锻炼动作做到位后,告知患者、家属并坚持监督患者功能锻炼(尽可能实现患者的依从性),动作要轻缓,切忌幅度大、速度快。

(蔡武胜)

第三节 肋软骨炎

一、定义

肋软骨炎包括无菌性肋软骨炎和细菌感染性肋软骨炎。临床中最常见（占95%以上）的是非特异性肋软骨炎，是肋软骨的非特异性、非化脓性炎症，为肋软骨与胸骨交界处不明原因发生的非化脓性肋软骨炎性病变。表现为肋软骨的局限性疼痛伴肿胀，多位于第2肋骨至第3肋骨，以一侧发病较多见，病程长短不一，数月至数年不等，时轻时重，反复发作，本病发病机制尚不明确，一般认为与慢性损伤病毒感染有关。发病后期肋软骨出现增生。感染性肋软骨炎又称化脓性肋软骨炎，是一种较少见的外科感染。

二、流行病学

多发于25~35岁成年人，女性居多，男、女性比例达1:9。老年人也有发病。

三、病因

（一）非特异性肋软骨炎

目前被公认的发病机制是先有上呼吸道感染引起反复的咳嗽发作造成骨关节面和韧带的微小创伤而引起疼痛性肿胀，除咳嗽外其他因素只要能引起微小创伤，均能诱发本病，如劳损、慢性损伤、局部的创伤、邻近部位的感染（肺部的炎症等）、全身病感染等。

（二）感染性肋软骨炎

原发性感染较为少见，一般经血运途径而感染，其致病菌常为结核分枝杆菌、伤寒沙门杆菌等，胸部外科手术后感染引起的软骨炎较为多见，其致病菌主要为化脓性细菌和真菌。

四、临床表现

肋软骨炎确诊主要根据病史和典型体征，在排除肋骨其他疾病后即可作出明确诊断，但如果对本病未引起足够重视，则极易误诊为胸壁肿瘤或肋骨肿瘤。大部分患者可自愈或经保守治疗治愈。疼痛难忍，心理负担重，肋软骨肿大明显，保守治疗3~6个月效果不佳者转化为慢性。

（一）非特异性肋软骨炎

患病初期患者感到胸痛，数日后受累肋软骨部位出现肿胀隆起、钝痛或锐痛的肿块，发生部位多在胸骨旁第2肋软骨至第4肋软骨，以第2肋软骨最常见，偶尔也可发生于肋弓。本病多侵犯单根肋骨，偶见多根或左右两侧肋骨同时受累。局部压痛明显，疼痛剧烈地向后背肩胛部或侧肩、上臂、腋窝处放射，深呼吸、咳嗽、活动加剧。由于病灶在乳房内上方，同侧的乳房也有牵涉性疼痛，女性患者误以为乳房疼痛而就诊。病程可持续几小时或几天，但可复发，常在数月内自愈，个别可持续数年。

（二）感染性肋软骨炎

局部皮肤会出现红肿热痛，以胸痛为主，程度轻重不等，患者因胸痛不敢深呼吸、咳嗽，易引起肺部感染,软组织坏死可形成脓肿,脓肿溃破可形成窦道。患者往往有明显的全身性感染症状。

五、影像学检查

(一)X线检查

非特异性肋软骨炎胸部X线检查不能发现病变征象,但有助于排除胸内病变、胸壁结核、肋骨骨髓炎。感染性肋软骨炎胸部X线片可显示局部软组织肿胀及骨质破坏,还可排除局限性脓胸,X线碘油窦道造影还可显示病变的范围。

(二)B超检查

B超可显示肋软骨肿胀及双侧对比观察肿胀变化等。

(三)CT检查

CT检查发现病变部位,能很好地显示软骨肿胀及骨化等。

(四)MRI检查

MRI能够显示骨、软骨、滑膜及骨髓的活动性炎性改变,特异性和敏感性较高。

(五)实验室检查

血常规、血磷、血钙、红细胞沉降率、碱性磷酸酶等。

六、诊断依据

本病多见于女性,起病前无任何不适,通常于第2肋软骨处逐渐发生有痛性隆起多伴有下列特征:①一个以上胸肋关节处有痛性包块(突起的肋软骨),表面光滑,皮肤正常,局部有压痛,咳嗽,上肢活动或转身时疼痛加剧。②包块不是单纯的关节隆起,而是向四周扩大,即使不予治疗,也能自行消失。③除外了其他疾病所致局部包块或炎症,多为一侧性并多为左侧受累,两侧者极少,多为第2肋软骨,低于第4肋者极少。④对糖皮质激素的治疗反应极好,用药后可见包块很快消失。⑤病程长短不一,但整个病程中无发热、白细胞计数增多或红细胞沉降率增快等全身反应。

七、鉴别诊断

遇有疑难时行X线检查,因肋软骨不能显影,但可排除胸内病变、肋骨结核或骨髓炎等,组织活检可除外一些类似包块的患者,如结核、转移癌、创伤性主动脉瘤、白血病、多发性骨髓瘤等。

八、治疗

(一)非特异性肋软骨炎

肋软骨炎一般只做对症治疗,如服用镇痛药、热敷、理疗或局部封闭。全身或局部应用糖皮质激素也有助于减轻症状。急性期可服用红霉素、盐酸吗啉胍。也可选用激素,如泼尼松或地塞米松。

痛点局部注射治疗:局部注射消炎止疼药(含糖皮质激素、局麻药)3~5 mL可以明显减轻炎症、减轻疼痛。一般一周一次,根据患者症状减轻情况,2~4次为1个疗程。

长期药物治疗而疼痛未能缓解,影响患者情绪、工作或不能排除局部恶性肿瘤者,可考虑施行肋软骨切除术。

(二)感染性肋软骨炎

先行保守治疗,采用针对性抗生素有效控制感染,对症镇痛。本病即使不予治疗,多在3个月内自行痊愈,一般不留后遗症,预后良好,但有个别复发者,一旦复发,即当重新使用激素治疗,从理论上来说本病不是外科治疗和放疗的适应证,但有个别患者长期应用各种治疗无效,且症状较重或不能排除肿瘤可能时,可将肋软骨切除。但细菌感染性肋软骨炎,经血运途径感染,继发性较多,当机体抵抗力下降时,化脓性细菌和真菌等条件致病菌可致肋软骨感染,应手术彻底清除病变肋软骨。术前应行伤口分泌物培养加药敏试验,并滴注引流,使创面分泌物减至最低水平。手术广泛切除感染和坏死的肋软骨及相连的健康肋软骨,残端用健康肋软骨骨膜包埋,肋弓、剑突、胸骨的受累部位也要彻底切除达正常组织。

九、康复

由于本病的发生可能与上呼吸道感染有关。因此,做好预防首先要避免上呼吸道感染。经常开窗通气,使室内空气新鲜。少去公共场所,多参加体育活动,增强自身的抵抗力。必要时注射流感疫苗。日常注意保暖,防止受寒。身体出汗时不宜立即脱衣,以免着凉。衣着松软、干燥,避免潮湿。注意劳逸结合,切勿过于劳累。劳动操作时,增强防护意识,搬运重物姿势要正确,不要用力过猛,预防胸肋软骨、韧带的损伤。多吃蔬菜、水果,多食增强免疫作用的食物,如牛奶、鸡蛋、鱼类等,忌食辣椒等辛辣刺激的食物及含大量动物脂肪的食品,戒烟,不喝烈性酒。

(陈天华)

第四节 肋间神经痛

肋间神经痛是指因肋间神经损害而产生的一个或多个肋间神经支配区的疼痛症状,是胸部疼痛中最常见和最重要的疾病。表现为阵发性或持续性疼痛,多在胸部或腹部呈带状分布。其病因分为原发性和继发性两种。临床所见多为继发性肋间神经痛,原发性肋间神经痛极少,其病因不明。继发性肋间神经痛可根据病变损害部位分为根性和干性肋间神经痛两类。根性神经痛病变累及胸部脊神经根,干性神经痛病变只是累及肋间神经。

一、病因

胸神经有12对,从相应胸段脊髓发出,出椎间孔后分为前支、后支、脊膜返支和灰白交通支。后支支配脊背部皮肤感觉和椎旁肌群的运动。胸神经前11对的前支进入肋间,位于肋间内、外侧肌之间,肋间动脉之下,称为肋间神经。第12对胸神经前支位于第12肋下,被称为肋下神经。胸神经从椎间孔分出的前支进入肋间后受到损害而引起的疼痛,是狭义的肋间神经痛;广义上讲只要病变涉及胸神经并引发了包含肋间神经疼痛在内的疼痛症状,都应称为肋间神经痛。在肋间神经从脊髓发出、向前走行的过程中,附近组织或器官的损伤病变都可以引起继发性肋间神经痛。常见原因有以下几项。

(一)胸椎病变

胸椎侧弯畸形、胸椎椎间盘突出症、胸椎骨质增生、老年性脊柱骨性关节炎、强直性脊柱炎、胸椎结核、胸肋关节错位等。

(二)胸部软组织损伤压迫刺激

肋间部软组织的纤维织炎、脊椎周围组织病变刺激、神经周围瘢痕压迫。

(三)手术创伤

胸壁与胸内器官手术,如肋骨骨折复位、乳腺癌切除术、肺癌切除术等,均可损伤肋间神经。

(四)感染或非感染炎症

感染性胸神经根炎、胸段脊膜炎、带状疱疹病毒引起的肋间神经炎等。

(五)肿瘤

椎管内外、肺、纵隔等部位原发性或转移性肿瘤,特别是髓外瘤,常压迫神经根产生肋间神经痛症状。椎管内原发肿瘤以胸段最常见,首发症状多为沿肋间神经分布的根性神经痛。癌症患者中出现脊髓压迫的总体发生率为 $3\%\sim5\%$,其中胸段脊髓受压接近 70%,从而表现为根性肋间神经痛症状。

(六)物理或化学性损害

酒精中毒,对神经有害性药物如氯丙嗪、青霉素等直接注射神经上,意外触电和放射性损伤(X 线、镭、钴照射)等。

二、发病机制

原发性肋间神经痛为原因不明的肋间神经炎症引起,临床少见。继发性肋间神经痛源于胸神经根自身发生病变,或受外伤损害、肿瘤侵蚀和胸椎椎间盘突出压迫等因素影响。进而脊髓和肋间神经都产生一系列电生理改变,致使伤害感受性神经末梢的敏感性增强。

(一)神经细胞病理变化

神经纤维遭到断伤等损害后,无论是位于脊神经节内的感觉细胞还是位于脊髓前角的运动细胞,都将发生一系列病理变化。特别是损伤平面邻近细胞体时,病理变化更明显。伤后数小时内细胞体的病理变化开始发生,细胞体增大、变圆,尼氏小体裂解,染色质溶解,核糖核酸合成蛋白增多为轴突再生创造物质条件,而神经递质功能所需的物质合成减少。神经胞膜的电生理特性发生改变,神经元兴奋性增高,异位自发性节律放电增加。这些主动性异常电信号在神经系统内传导、放大,形成慢性疼痛的病理生理过程。表现为皮肤、肌肉和骨骼等组织对机械、物理、化学和代谢等刺激异常敏感,出现自发性疼痛。

(二)神经纤维病理变化

神经损伤后,损伤远端神经纤维以瓦勒(Waler)变性为主,即施万细胞增殖,轴突和髓鞘崩解,碎屑被施万细胞吞噬溶解,形成神经内膜空管。这一过程在 $1\sim3$ 个月完成。这一空管对吻接后的轴突生长起引导作用。近侧断端的轴突在细胞体提供的营养物质滋养下,轴芽再生,修复后轴芽在远端神经内膜管选择性引导作用下,长入空管直至神经终器。如果神经未吻接或吻合不好,再生的轴芽生长受阻,则在鞘膜内卷曲成团形成神经瘤。神经瘤多在 1 个月后形成,触之坚硬,压之麻痛。

三、临床表现

(一)症状

疼痛区域自背部胸椎开始,沿肋间神经走向前胸部或腹部,呈半环形带状。疼痛可为呼吸动作所诱发,为阵发性或持续性针刺样、电击样疼痛。发作时常伴有病变神经区域肌肉痉挛。咳嗽、打喷嚏或脊柱活动时疼痛加重。疼痛剧烈时可向患侧腰背放射。长期严重疼痛患者多伴有食欲减退、活动受限和失眠抑郁等症状。疼痛大多局限于一侧单个肋间。但某些感染性胸神经根炎或胸段脊膜炎等,可累及双侧多支肋间神经。

肋间神经炎引起的疼痛,其性质为刺痛或烧灼样,脊柱旁、腋中线可有明显压痛。肿瘤引发的肋间神经痛,疼痛多持续存在,间歇性加重,伴有明显的局部肿瘤症状。神经根受压和炎性刺激引起的肋间神经痛,如感染和中毒性神经根炎,胸肋关节畸形压迫刺激肋间神经,疼痛常为刺痛,可放射至肩部。

肋间神经痛比较常见的原因是发生于肋间神经分布区域的带状疱疹,以中胸段最多见。按肋间神经分布排列呈带状,同时伴有一个或几个邻近肋间神经分布区的神经痛。发病时多有低热、疲倦、食欲缺乏等前驱症状,继而皮肤局部出现感觉过敏、烧灼感。疼痛发生至疱疹出现可达1~3周,有些患者也可不出现疱疹,应注意正确诊断。

(二)体征

体格检查可见沿肋间神经支配区域的相应皮肤呈束带状感觉过敏或减退。相应肋骨边缘压痛,特别是肋间神经穿出椎间孔处、胸侧壁和前胸部更加明显。相应节段的胸椎棘突、棘间和棘突旁也可有压痛。叩击棘突可引发向胸腹部放射的电击样疼痛。继发性肋间神经痛的患者可表现出原发病变的相应症状和体征,如原发性或肿瘤转移所致者,可有脊椎骨破坏和恶病质等症状。

四、辅助检查

肋间神经痛的诊断主要依据临床症状和体征,而影像学和实验室检查主要用来确诊原发疾病和进行鉴别诊断。X线检查有较大的诊断价值,胸椎正侧位平片可以显示胸椎和肋骨改变,对于胸椎结核、胸椎癌转移以及肋骨病变等有确切的诊断价值。CT和MRI对椎管内病变有更好的诊断作用。特别适合于X线平片无改变,但根性痛症状显著的患者,可以确诊胸椎间盘突出、胸椎脊髓瘤等椎管内病变。

五、诊断

依据患者典型的肋间神经痛症状,即自胸背部沿肋间神经走行方向向胸腹部放射样、刀割样疼痛,肋间神经分布区域皮肤感觉过敏或减退,应考虑为肋间神经痛。进一步进行相应的体格检查,如患部的胸椎叩击痛,棘突、棘突旁、肋间隙或胸壁有压痛可证实。

但肋间神经痛还是其他一些疾病的主要临床表现之一,因此必须确定原发性疾病,才可明确诊断进行治疗。在排除胸椎等部位引起肋间神经疼痛的其他病变,并查不出任何阳性神经体征,则可以明确诊断为原发性肋间神经痛。

六、鉴别诊断

肋间神经痛的致病原因很多,在诊断时应根据病史、体征和影像学资料进行鉴别诊断,以确定原发病。同时应与心绞痛、胸膜炎、心肌炎、肝脏胰腺疾病等相鉴别。

(一)胸椎结核

早期胸椎结核患者有些以肋间神经痛为首发症状,且就诊时脊柱并无疼痛症状,临床上易造成误诊。胸椎结核引发沿肋间神经走向的胸、背部疼痛,活动或咳嗽疼痛加重,但疾病早期无乏力、盗汗、消瘦、午后潮热等典型结核中毒症状。进行细致的体格检查可以发现大多数脊柱结核患者都有明确的局部叩痛、压痛和颠簸痛。结合实验室检查和脊柱 X 片,可以明确诊断。

(二)肋骨尖端综合征

第 8、第 9、第 10 肋骨前端固定不牢,缺乏纤维组织附着,在胸部受挤压性外伤时,可使肋骨前端放射较大幅度移动。刺激肋骨下缘肋间神经而引起季肋部的持续性刺痛、灼痛,向背部放射,随呼吸运动加剧。检查第 8、第 9、第 10 肋骨前端有压痛及移动性。

(三)肋骨骨纤维异常增殖症

肋骨骨纤维异常增殖症又称骨纤维性结构不良、骨纤维瘤或纤维性骨瘤,是比较常见的一种肋骨良性肿瘤,病变处正常骨质为增生的纤维组织代替。一般无症状,但可因病变压迫肋间神经引起胸痛或不适。患处肋骨膨大,皮质变薄,边缘呈波浪形或锯齿状。多位于肋骨的后段或中段,可累及一根或数根肋骨。肋骨骨纤维异常增殖症在 X 线片与 CT 上的表现为囊状膨胀性骨质破坏、磨玻璃样改变、丝瓜络样改变和不规则钙化。

(四)脊髓肿瘤

脊髓肿瘤中约 1/2 原发于胸髓部,原发性肿瘤以良性者居多,但因位于椎管内,四周为骨性组织,故极易造成脊髓的压迫障碍,胸椎脊神经疼痛是胸部脊髓肿瘤最早期多见的症状,常因咳嗽和身体活动而诱发。夜间可因突发剧烈疼痛而从睡梦中痛醒。在疼痛诊疗中,如遇多次施行各种神经阻滞疗法,疼痛仍然顽固存在,而且病情逐渐恶化者,应首先考虑脊髓肿瘤。

七、治疗

原发性肋间神经痛主要是对症治疗,而继发性肋间神经痛,首先应明确诊断,在对病因治疗的同时,进行对症治疗。

(一)药物治疗

1.抗癫痫药

卡马西平、加巴喷丁和普瑞巴林等对肋间神经痛都有止痛效果。加巴喷丁对以感觉异常和自发性疼痛为特征的神经病变(如带状疱疹后神经痛),以及主要以自发性灼痛为特征的神经病变(如糖尿病性周围神经痛)止痛效果较好。

2.抗忧郁药

三环类抗抑郁药较常用,如阿米替林。效果不佳时可与吩噻嗪类药物或氟奋乃静合用。文拉法新是一种新型没有抗胆碱能和抗组胺作用的抗忧郁药,具有类似三环类抗忧郁药(TCA)的止痛作用,但不良反应较大。选择性 5-羟色胺再摄取抑制剂,如帕罗西汀和氟西汀也是有效的抗忧郁药,但其治疗神经病理性疼痛时效果不如三环类抗忧郁药好。在长期应用此类药物时应注意其对肝、肾和血液系统的损伤。

3.其他药物

抗癫痫和抗抑郁药物是肋间神经痛最常使用,也是最有效的药物。此外其他药物,如作用于钠离子通道的利多卡因和美西律,对病理性疼痛也具有类似抗癫痫药样的止痛作用。但美西律不宜用于二度和三度房室传导阻滞的患者,其胃肠道不良反应发生率高(如腹泻和恶心)。对于治疗效果不理想的患者,还可以加用阿片类和非阿片类镇痛药,但其疗效不确切。

除上述药物外还有其他辅助用药,无论如何在使用药物治疗肋间神经痛时,药物剂量宜从小剂量开始,根据疗效和不良反应逐渐加量。

(二)物理治疗

经皮电神经刺激(TENS、SSP、HANS、TEHNS)及局部理疗均有一定止痛效果。对于原发性和继发性肋间神经痛 TENS 有很好的止痛效果,尤其是带状疱疹后神经痛。紫外线、超声波、超短波和微波等疗效未得到广泛认可。

(三)神经阻滞治疗

疼痛剧烈或慢性顽固性疼痛患者,采用神经阻滞治疗非常有效。较为简便的方法是选择肋间神经阻滞,后路阻滞最好,中路、前路对神经注射点远端痛区有效。胸椎旁脊神经根阻滞效果确切,且对根性肋间神经痛也有明显疗效。

1.痛点阻滞疗法

明确定位局部压痛点,对病变肋间神经分布区施行局部病灶注射。注射要点:选用 5 cm 长、22G 针头,在痛点注入 0.5%利多卡因和糖皮质激素复合镇痛液 3～5 mL,1～2 周 1 次,2～3 次为 1 个疗程,临床观察效果满意。

2.肋间神经阻滞治疗

肋间神经阻滞治疗是沿肋间神经走行的任何部位都可进行阻滞治疗,但常用的阻滞部位是肋角和腋后线。在肋角处做阻滞,除胸神经背支外全部肋间神经分布区均被阻滞。在腋后线阻滞,则自阻滞点后的肋间神经,包括相应侧皮神经和前皮神经分布区均出现阻滞效果。如果阻滞部位超过腋前线则只能阻滞前皮神经分布区。

(1)定位:肋间神经阻滞可在该神经的不同部位实施。一般应按手术或疼痛治疗的范围确定阻滞的部位。因肋间神经皮支有重叠分布,故阻滞范围应超过镇痛区域 1～2 个节段。常用的阻滞部位及优点有以下急性。①肋角处:通常取后正中线旁开 7～8 cm,骶棘肌外侧的肋角处。在其侧方肋间内膜变为肋间内肌。在肋角处肋骨和肋间隙较宽,间隙较大,一般不致穿透胸膜,因此在这里穿刺更容易,但不能阻滞胸神经后皮支及交感神经交通支。而椎旁神经阻滞可以同时阻滞这两个神经。②腋后线处:在此处做肋间神经阻滞能阻滞外侧皮支和前皮支,但不能阻滞后侧皮支。③腋前线处:在此处可阻滞肋间神经的前皮支,故适用于腋前线前面胸骨骨折的疼痛治疗。④肋骨远端:在肋骨神经末梢端阻滞,可消除胸前肋区局部的疼痛。

(2)操作要点:肋间神经阻滞患者取患侧向上侧卧位,患侧上臂抬高至头,使肩胛骨高举,或俯卧位双下肢下垂置于床外。从胸 12 肋向上,或从颈部向下,或以两侧肩胛下角连线(为 $T_{7～8}$ 间隙)来确定欲阻滞阶段的神经。所确定神经阻滞穿刺点应沿腋后线和肋角之间常规消毒后,术者左手用拇指、示指固定进针点。用 3.5 cm 长,6、7 号短针于拇、示指间,沿肋骨下缘向头侧约 20°方向先刺及肋骨,标记深度。再将软组织和针尖向肋缘下推,并保持针尖与肋骨接触。当术者感觉针尖离开肋骨下缘后,再向前进针 2～3 mm 将针尖刺入肋骨下沟,有时可出现向腹侧放射性异感。仔细回吸无血、无气,注入 3～5 mL 局麻药。

(3)注意事项:肋间神经阻滞的效果多较满意。疗效欠佳的原因有以下几个方面。①注药表浅:从后肋骨至胸膜的平均距离 8 mm,因此针头滑过肋下缘 2～3 mm 是安全的。防止注射部位过浅不能接触肋间神经。②操作错误:正确的操作方法是向下推移皮肤,使针头滑过肋缘后向头端倾斜 15°～20°,保持针头直接朝向肋间沟,此处肋间隙最窄。如沿针长轴拔针向尾端斜进,药物将注射到肋间隙表面,而不能浸润肋间神经。③防止药物进入血管:由于肋间血管神经束位于肋骨下方,因此穿刺时应先将针触及肋骨下 1/4 部骨面,然后将针尖滑至肋骨下方软组织,控制进针深度,针尖达到肋骨下缘下方即应抽吸,要避免针尖进入胸腔或肋间血管内。

3.胸椎旁神经阻滞疗法

患者俯卧或患侧在上侧卧,确认并做好体表骨性标记,如棘突、横突及相应的肋骨。在棘突旁 3～4 cm 处进针穿刺。垂直进针触及骨质找到横突近端,在穿刺针皮肤外 1 cm 处进行标记。然后退针到皮下,将针尖向上向内 25°缓慢进针,往往会有一阻力减低点,表示已到椎间孔附近,不要超过标记点。回吸无血、脑脊液或气体,即可进行注射。

除外单次椎神经阻滞治疗,还可根据病情行椎旁连续神经阻滞治疗。可使用普通的硬膜外穿刺针,置入硬膜外导管。如果使用专用的连续外周阻滞穿刺针与导管,效果会更好。传统的椎旁连续神经阻滞入路与单次相同。影像学指导下,会进一步提高成功率,减少并发症。

最近国外进行了经肋间行胸椎旁连续神经阻滞的研究。首先确定需要阻滞范围中间的肋骨,在距离脊柱中线旁 8 cm 处进行标记。按照肋间神经阻滞方法,用 5 号针头注入 1%利多卡因局部麻醉,刺入穿刺针确认到达肋骨的深度。换用 16 号硬膜外穿刺针,按照先前进针的角度与深度刺入,抵达肋骨后滑过肋骨下缘,进针 5～6 cm,注入 0.5%罗哌卡因 5 mL,然后置入聚酰胺导管,加皮肤到肋间的距离导管深度为 8 cm,使导管前端正好抵达椎旁。通过造影显示,注入的药液以导管前端为中心沿椎旁上下扩散,范围与注入的药量相关。这种方法镇痛效果与传统的椎旁阻滞相似,但风险与并发症更少。

4.硬膜外腔阻滞

对于难以辨别根性或末梢性肋间神经痛者,硬膜外腔阻滞是一种安全有效的阻滞治疗方法。对于慢性顽固性肋间神经痛患者,可保留硬膜外导管进行连续或定期注药。为避免硬膜外腔感染和导管滑脱,可从穿刺点(最好采用椎旁入路)做一皮下隧道,将硬膜外导管从椎管经皮下在前腹壁引出,妥善缝合固定。硬膜外导管外口通过连接管与输液泵相连持续注入药物或以肝素帽封闭并以无菌敷料保护,每次注药时打开并再次妥善保护。采用这种方法,可以避免反复硬膜外腔穿刺,并保留导管数周至数月,国外曾有研究报道最长保留 3 年以上。

(四)神经毁损治疗

1.肋间神经射频热凝毁损

自椎间孔穿出后,肋间神经最重要的分支是外侧皮支,它在腋中线前面自肋间神经分出,穿过外层肋间肌和前锯肌,再分出前、后皮支。因此在进行肋间神经毁损治疗时,应在腋后线或其后侧近神经根处进行,否则容易遗漏外侧皮支,不能彻底止痛。

操作方法与单次肋间神经阻滞相似,进针点在腋后线或其后部位。用记号笔确定穿刺部位后,常规皮肤消毒,铺无菌单,戴无菌手套后,手持 3.5 cm 长,7 号短针在标记点做皮肤和皮下利多卡因浸润麻醉。另一手拇指、示指固定进针点,穿刺针于拇、示指间进入,沿肋骨下缘向头侧约 20°方向先刺至肋骨,标记进针深度指导射频针的进针深度和方向。然后用射频针刺入,针尖首先触及肋骨,稍提起射频针沿肋骨下缘滑过,再刺入 2～3 mm,根据射频治疗仪的阻抗值,再通过感觉刺激和运动刺激确定针尖已经达到毁损肋间神经的合适位置后,仔细回吸无血、无气后注入 1%利多卡因 2 mL,观察患者疼痛消失,进行热凝毁损。退针后用创可贴粘敷。

对于病情轻、病程短的患者,初次可以采用脉冲射频进行治疗,部分患者可以达到有效止痛。这种方法可以保留患者皮肤的所有感觉与运动功能,更易于为患者接受。

2.肋间神经化学毁损治疗

对剧烈顽固的带状疱疹后肋间神经痛,或胸椎转移癌引起的肋间神经痛等,可对相应神经根或神经干进行永久性化学破坏,止痛效果非常满意。通常用无水乙醇或 6％～10％酚甘油。先用神经刺激器确定穿刺针针尖触及或贴近肋间神经,然后注射利多卡因进行试验性阻滞,在判断阻滞效果良好且无明显并发症后,每支肋间神经注射无水乙醇或酚甘油 1～2 mL。退针后用创可贴粘敷。部分患者注射后出现局部肿胀疼痛,采用间断用冰袋冷敷症状很快消失。

3.胸椎神经节毁损治疗

对于肿瘤转移到胸壁,侵犯肋间神经导致的胸壁剧烈疼痛,行胸椎背根神经节毁损治疗可有效地控制胸壁疼痛。治疗时患者侧卧,患侧向上,确定疼痛部位,在相应的胸椎棘突旁1.5～2 cm处做出穿刺标记。无菌手术条件下用 7 号针垂直刺入并用利多卡因逐层浸润麻醉,触及胸椎椎板或横突后,标记穿刺深度。换射频针或神经刺激定位针,沿原进针方向与深度刺入,针刺到达胸椎椎板或横突后,调整进针方向使针尖在横突下滑过 1～1.5 cm。回吸无血、无空气、无脑脊液后,进行神经刺激定位。该过程最好在影像学指导下完成,还可注射碘海醇 1 mL 造影。确认针尖位置准确无误后,每部位注入 0.33％多柔比星 1～1.5 mL 总量不超过 15 mg,注射后同体位侧卧 4～6 h。

4.椎管内神经毁损治疗

硬膜外腔注药治疗对带状疱疹患者具有满意的止痛效果,并能缩短病程,但对于带状疱疹后神经痛其效果不确切。国内有人采用无水乙醇硬膜外腔注射治疗带状疱疹后神经痛,有效率达92％。但这类药物有很强的腐蚀性和刺激性,应用不当易造成组织毁损反而会导致痛或运动障碍,故临床上不作为首选治疗方法。

除硬膜外腔外,还可将无水乙醇或酚甘油注入蛛网膜下腔,也可以取得比较确切的疗效。注入的部位和药量以疼痛区域之神经节段为依据,可同时穿刺 2～3 枚针至蛛网膜下腔,并各自注入 99％乙醇 0.3～0.5 mL,一般认为其止痛效果可持续 3～6 个月,其后可能再发。

（五）外科治疗

对于射频热凝神经毁损或化学神经毁损效果不佳者,可行病损区肋间神经、脊神经根、交感神经和脊髓前外侧索切断术。由于脊神经根切断对带状疱疹后神经痛和晚期癌痛的长期缓解率分别为 29％和 47％;对原发性肋间神经痛和不能根治的肿瘤引起的肋间神经痛,常需多节段神经节切断才能得到缓解,但因基础疾病和疼痛部位不同效果差别很大。因而不首先推荐施行肋间神经外科手术治疗。

（王付建）

第五节　胸背肌筋膜疼痛综合征

胸背肌筋膜疼痛综合征是由于胸部肌肉和筋膜的急性损伤、反复牵拉劳损和胸椎退行性病变等原因所引起肌筋膜疼痛。在各种致病原因的作用下,胸背肌筋膜纤维结缔组织水肿、血管痉挛及肌纤维收缩,大量致痛物质生成,刺激肌肉筋膜的痛觉感受器引起疼痛,形成粘连。本病多见于中老年女性。胸背肌筋膜综合征按照疼痛部位可分为胸大肌综合征、背阔肌综合征、前锯肌综合征、菱形肌综合征和肋间肌筋膜综合征等。

一、病因

病因较多,最常见原因是胸背部损伤,其次是受寒。胸背部扭伤、挫伤之后,肌肉和筋膜受损产生无菌性炎性疼痛,如损伤后治疗不彻底,会产生肌肉筋膜粘连,并形成疼痛扳机点。一些人无明显外伤史,但特定工作体位和长期不合理用力可导致胸背部超负荷运动,也会造成组织水肿、粘连,继而产生与急性损伤后相似的疼痛和扳机点。疲劳后受寒,如睡潮湿地、淋雨、风吹等,体表血管强烈收缩,深部血管反射性扩张,组织液从血管渗出,若寒冷刺激时间较长,或反复发生后未及时治疗,则渗出液积蓄可导致肌肉筋膜粘连。

二、临床表现

(一)症状

本病多见于中老年人,女性患者约是男性的 3 倍。疼痛主要发生于胸背部,较局限,有时伴有牵涉性疼痛。躯体运动受限,偶有自主神经功能障碍。受累肌肉包括竖脊肌、斜方肌、冈上肌等。斜方肌肌筋膜综合征可引起颈部牵涉痛,冈上肌肌筋膜综合征则引起肩部牵涉痛。大多数患者发病前有受伤、劳累或动作不协调病史。疼痛是本病的主要症状,常为隐痛、酸痛或胀痛。急性者发病急骤,疼痛剧烈而伴有肌肉痉挛,活动受限。咳嗽时可发现局部胀痛,疼痛多限于局部,也可向臀部及大腿后部放射,但不过膝。疼痛持续数周或数月可自愈或转为慢性疼痛。慢性者起病隐袭,疼痛时轻时重,多为晨起严重,活动后减轻,过度劳累后再加重,久坐久立后改换体位时加重。气候改变、劳累可诱发或加重疼痛症状。

(二)体征

查体可见脊柱侧弯,相应的肌肉痉挛、疼痛、活动受限。可触及局部皮肤和皮下组织增厚,扪及条索、痛性结节和压痛点。压迫痛性结节,特别是肌肉中的痛性结节,可引起局部疼痛并放散至其他部位。用 0.5% 利多卡因痛点注射则疼痛消失,该注射点称为扳机点。扳机点直径约为 1 cm,常位于斜方肌、前锯肌等处,扳机点引起的放散痛一般不按神经节段分布。

三、诊断

与健侧对比患侧胸背部疼痛部位可触及扳机点,扳机点注射小剂量局麻药疼痛消失。X 线与血清学检查无异常。通过患者的症状、体征、影像学检查和试验性扳机点阻滞可以明确诊断。

四、鉴别诊断

由于胸背部疼痛病因较多,应注意鉴别诊断。脊柱结核虽然较少见,但临床上早期常误诊为肌筋膜综合征,应特别注意。脊柱结核的疼痛为持续性、进行性加重,无缓解期,疼痛的重点在脊柱,较深,有叩击痛。肌强直使局部脊柱不能屈伸活动,晚期可有成角畸形及腰大肌脓肿。X 线可见椎间隙狭窄,骨破坏及椎旁脓肿阴影。小关节紊乱有时可诱发肌筋膜疼痛综合征,临床上难以区分。X 线斜位片可了解小关节的结构状态,这种紊乱所产生的不适随劳动加重,而不随气候改变而改变,压痛点亦在深处,局部肌肉无条索状感,痛点注射局麻药多不能缓解,借此可助鉴别。

五、治疗

(一)一般治疗

休息、局部按摩、热敷以放松肌肉,适当活动,变换躯体姿势。

(二)药物治疗

急性期口服非甾体抗炎药,急性期疼痛严重时,也可用泼尼松 5 mg,每天 3 次,但不可长期应用,待症状缓解后立即按要求逐渐停药。对有肌肉痉挛或因疼痛而影响睡眠者,可加用安定 5～10 mg,睡前服用。外用药物对肌筋膜综合征也有效果,可选用红花油、止痛透骨膏、热敷散等涂擦或敷贴。

(三)物理治疗

物理治疗能促进局部血液循环,缓解肌肉痉挛,是治疗胸背肌肉筋膜炎非常有效的治疗方法。常用热疗、电疗、超声波和离子导入等进行治疗。

(四)局部神经阻滞

在病变早期于疼痛部位注射 0.5%～1% 利多卡因和 1 mL 复方倍他米松药液合剂 5 mL,每1～2 周一次,若病变部位粘连较重,可加用透明质酸酶,并于触痛点向四周呈扇形注射。操作中应避免穿刺过深导致气胸。

(五)其他治疗

针刀、刀中刀、肌肉止点指法治疗、心理治疗也可收到一定效果。

（陈天华）

第二十章　腰腿部疼痛

第一节　腰椎间盘突出症

腰椎间盘突出症指由于腰椎间盘中的髓核、纤维环及软骨板(尤其是髓核)发生不同程度的退行性改变或在外力因素的作用下,导致椎间盘的纤维环破裂,髓核组织从破裂处突出或脱出到后方或椎管内,刺激或压迫相邻脊神经根、脊髓、马尾神经,产生腰部疼痛、下肢麻木疼痛、大小便功能障碍等一系列临床症状的疾病。腰椎间盘突出症以 $L_4 \sim L_5$、$L_5 \sim S_1$ 发病率最高,占 90%。

一、流行病学

腰椎间盘突出症常见于 30~55 岁的青壮年。60%的患者有腰扭伤史。多数患者既往有腰痛史。特殊职业如长期负重工作(建筑工人)、久坐工作(驾驶员)、弯腰工作(煤矿工人)等有易患该病倾向。

二、病因与病理

(一)病因

一般认为腰椎间盘突出症主要是在椎间盘退变的基础上发生的,而外伤则常为发病的重要诱因。在日常生活中,腰椎间盘反复承受挤压、屈曲和扭转等负荷,容易在受应力作用最大处(纤维环的后部)由里向外产生裂隙,这种变化不断积累,纤维环的包容能力逐渐薄弱。在此基础上,当发生一次较大的外伤或反复多次轻度外伤,可促使椎间盘的压力急性增加,退变和积累性损伤的纤维环进一步破裂,已变性的髓核组织由纤维环软弱处或破裂处突出。纤维环本身损伤,可刺激窦椎神经引起腰痛。突出物压迫脊神经根和马尾神经,可引起下肢放射痛和马尾神经刺激症状。

(二)病理

腰椎间盘突出症的病理变化过程可分为三个阶段。

1.突出前期

突出前期髓核因退变和损伤可变成碎块状物或呈瘢痕样结缔组织,变性的纤维环可因反复损伤而变薄或产生裂隙。患者主要表现为腰部不适或疼痛。

2.椎间盘突出期

外伤或反复的正常活动导致椎间盘压力增高,髓核从薄弱或破裂处突出。突出物刺激或压迫脊神经根,导致下肢放射性疼痛,压迫马尾神经,导致大小便障碍。在急性期,受压神经根常可发生急性创伤性炎症,轻微刺激就可引起剧痛。根据髓核突出的病理形态不同,又常分为3种类型。①隆起型:纤维环内层部分破裂,表层完整,髓核从薄弱处向外膨隆,整个突出物表面光整。②破裂型:纤维环各层完全破裂,退变和破碎的髓核经裂口处突出,突出物不规则,病程长者常与周围组织粘连。③游离型:纤维环各层完全破裂,破碎的髓核经裂口处突出,游离于后纵韧带之下或穿破或绕过后纵韧带进入硬膜外隙。游离的髓核块有时甚至可远离病变间隙到达上或下一个椎间隙。若游离髓核块较大,常可造成广泛的神经根和马尾神经卡压损伤。

3.突出晚期

腰椎间盘突出症病程较长的患者,椎间盘及邻近结构可发生继发性病理改变,如椎间盘突出物纤维化或钙化、黄韧带钙化、椎间关节退变与增生、继发性椎管狭窄、神经根和马尾神经损伤等。

三、分型

腰椎间盘突出症的分型方法很多,如根据临床症状和体征,可分为典型和非典型;根据椎间盘突出的可还纳与否,可分为可还纳型和不可还纳型;根据突出的方向和部位,可分为前突出、侧方突出、后方突出、全盘四周膨出、椎体内突出和极外侧型。其中,以后方突出中的旁侧型和中央型最为多见,占99%以上。现着重介绍此两型。

(一)旁侧型

髓核突出位于椎间盘的后外侧即后纵韧带的外侧缘,突出可为一侧或两侧(一侧居多),突出物压迫神经根引起放射性下肢痛。根据突出物与神经根的关系,此型又可分为根肩型、根腋型和根前型。

1.根肩型

突出物位于神经根的外前侧,将神经向后内侧挤压。临床表现为根性放射痛,脊柱弯向健侧,凸向患侧。

2.根腋型

突出物位于神经根的内前方,将神经根向后外方挤压。临床为根性放射痛,脊柱多弯向患侧,凸向健侧。

3.根前型

突出物位于神经根前方,将神经根向后方挤压。临床表现严重的根性放射痛,脊柱生理前凸消失,前后活动受限,多无侧弯畸形。

(二)中央型

髓核从椎间盘后方中央突出,压迫神经根和通过硬脊膜压迫马尾神经,引起神经根和马尾神经损伤的症状和体征。以旁中央型为多,正中央型较少。

1.旁中央型

突出物位于椎间盘后方中央偏于一侧,主要压迫一侧神经根或马尾神经,也可两侧同时受压,但常以一侧偏重。

2.正中央型

髓核突出位于椎间盘后方正中,一般突出范围较大或髓核和纤维环碎块脱出位于后纵韧带下、进入硬膜外间隙,甚至突入硬膜囊内,使双侧神经根和马尾神经广泛受压。临床表现为大小便功能障碍和鞍区感觉障碍,严重者可致瘫痪。

四、局部解剖

(一)腰椎

人体有五个腰椎,每一个腰椎均由前方的椎体和后方的附件组成。腰椎椎体较大,椎板内缘成弓形,椎弓与椎体后缘围成椎孔,上下椎孔相连,形成椎管,内有脊髓和神经通过。腰椎棘突呈板状水平伸向后方,相邻棘突间间隙宽,关节突关节面呈矢状位。

侧隐窝:腰椎体后侧面的骨性隐窝。其前界为腰椎体后侧面,后界为上关节突前面及椎弓板与椎弓根连接处,外界为椎弓根内侧面,内界入口为上关节突前缘平面,向下外续于椎间孔。腰神经根走行于侧隐窝内段的长度为 4~6 mm。

椎间孔:为侧隐窝外侧的骨性管道,由四壁二口组成,上壁为上位椎弓根的下缘,下壁为下位椎弓根的上缘,下壁内缘前后走行的嵴线为椎间孔和侧隐窝的分界线,前壁由上位椎体后缘、椎间盘后缘及下位椎体后缘三部分组成,后壁为关节突关节和关节囊前方的黄韧带。内口朝向侧隐窝,外口朝向脊柱外侧面。

(二)腰椎间盘

每两个相邻椎体之间的联合部分就是椎间盘。它由纤维环和髓核两部分组成。髓核位于椎间盘的中央稍偏后的位置,是一种富含水分、呈胶冻状的弹性蛋白。在髓核周围是纤维环,由多层纤维软骨组成,呈同心圆排列,软骨的纤维有斜形和环形,与椎体表面的透明软骨密接。胎儿期椎间盘内有血管,出生后逐渐闭锁消失,除周围部外无血管。退变、负重、剧烈运动和外伤均可引起纤维环破裂,使髓核或纤维环或二者同时膨出,形成椎间盘突出症。一般情况下,椎间盘由于姿势、负重原因,向前或向外侧一定程度膨出,视为生理现象,向后外侧膨出方可视为异常。

由于椎间盘前方有宽的前纵韧带,后方有窄细而坚韧的后纵韧带加强,后外侧为薄弱区且对向椎间孔,而髓核居中央偏后位,所以髓核易于向后外侧方向突出,压迫从此处发出或行经的脊神经根。

(三)腰脊神经

脊神经共 31 对,每对脊神经连于一个脊髓节段,每对脊神经借前根连于脊髓前外侧沟,借后根连于脊髓后外侧沟。前根、后根均由许多根丝构成,前根属运动性而后根属感觉性,二者在椎间孔处合成一条脊神经,它既含感觉纤维又含运动纤维。脊神经后根在椎间孔附近呈椭圆形的膨大,称脊神经节,其中含假单极的感觉神经元,其中枢突构成了脊神经后根。

5 对腰神经干都经同序数椎骨下方的椎间孔穿出,由于椎管比脊髓长,各部椎体高度和椎间盘厚度不同,所以脊神经前根、后根在椎管内走行的方向和长度都各异。而腰骶神经根较长,近似垂直下行,构成了马尾。在椎间孔处,脊神经前方为椎体及椎间盘,后方为关节突关节和黄韧带,上方为上位椎弓的椎下切迹,下方为下位椎弓的椎上切迹。因此椎间盘突出,椎骨骨折,骨质或韧带增生都会累及脊神经,出现感觉和运动障碍。另外,伴脊神经穿过椎间孔的还有脊髓的动脉,静脉和脊神经的脊膜支。

在混合性的脊神经中含有四种纤维成分。①躯体感觉纤维:来自脊神经节中的假单极神经元,中枢突构成脊神经后根进入脊髓,周围突进入脊神经分布于皮肤,骨骼肌,肌腱和关节,将皮肤浅感觉和肌、腱、关节的深感觉冲动传入中枢。②内脏传入纤维:来自脊神经节的假单极神经元,中枢突构成后根进入脊髓,周围突分布于内脏、心血管和腺体,将这些结构的感觉传入中枢。③躯体运动纤维:发自脊髓前角,分布于骨骼肌,支配其随意运动。④内脏运动纤维:发自胸腰段脊髓侧角或骶副交感核,分布于内脏、心血管和腺体,支配心肌、平滑肌的运动,控制腺体的分泌。

脊神经干很短,出椎间孔后立即分四支,即前支、后支、脊膜支和交通支。①脊膜支:也称窦椎神经。每条脊膜支都接受来自邻近灰交通支或来自胸交感神经的分支,然后再经椎间孔返入椎管,分为横支、升支和降支分布于脊髓被膜、血管壁、骨膜、韧带、椎间盘等处。②交通支:连于脊神经与交感干之间的细支。其中发自脊神经连于交感干的为白交通支,由有髓纤维构成而命名。而发自交感干连于脊神经的称为灰交通支,由无髓纤维构成故得名。③前支:粗大,为混合性,分布于躯干前外侧四肢的肌肉和皮肤。人类胸神经前支保持原有的节段性走行和分布,其余各部脊神经前分支分别交织成丛,形成 4 个脊神经丛,即颈丛、臂丛、腰丛和骶丛。由各丛再发出分支分布。④后支:混合性,较细,经相邻椎骨横突之间或骶后孔向后走行,除骶神经外,一般脊神经后支绕上关节突外侧向后行至相邻横突之间再分为内侧支和外侧支,然后分成肌支分布于项、背、腰骶部深层肌;皮支分布于枕、项、背、腰、骶、臀部的皮肤。

五、临床表现

腰椎间盘突出症的典型症状是腰痛伴单侧或双侧下肢放射痛。中央型椎间盘突出症患者在腹压急增时(如打喷嚏、咳嗽、解大便、搬重物等),可能发生马尾神经损伤症状。

(一)腰痛

疼痛部位在下腰部和腰骶部,位置较深。疼痛可在久坐、久立后加重,卧床休息后减轻。当椎间盘突出突然发作时,可发生急性腰痛,肌肉痉挛,伴有坐骨神经痛和腰椎各种活动受限,疼痛持续时间较长。

(二)坐骨神经痛

大多数患者为先腰痛后腿痛,部分患者为腰腿痛同时出现。疼痛的特点:①下肢痛沿神经根分布区放射,如 $L_{3/4}$ 间盘突出,常压迫 L_4 脊神经,出现大腿外侧或小腿前内侧放射痛。$L_{4/5}$ 间盘突出,压迫 L_5 脊神经,疼痛多放射至小腿外侧、足背、大脚趾。L_5/S_1 间盘突出,压迫 S_1 脊神经,多放射至小腿后侧、足底或足背外侧。②疼痛与腹压、活动、体位有明显关系,一切使脑脊液压力和腹压增高的动作都可使疼痛加剧。如咳嗽、打喷嚏、大便用力、低头弯腰等。③疼痛一般于活动或劳累后加剧,休息后减轻。为缓解疼痛,患者常采取特殊体位,如屈髋屈膝位。

(三)腰椎姿势异常

当椎间盘向后侧、外侧突出,刺激、压迫双侧(或一侧)神经根时,脊柱会保护性地采取一定的弯度,以避开椎间盘对神经的压迫。此时视诊患者,可见腰椎侧凸、侧后凸、双肩不等高、骨盆不等高等异常姿势。

(四)麻木与感觉异常

当突出的椎间盘刺激了本体感觉和触觉纤维,可出现肢体麻木与感觉异常。麻木部位一般按受累神经区域皮节分布。患者往往感觉患肢怕冷、畏寒,夏日也穿长裤。

(五)马尾神经损伤症状

多出现于急性中央型椎间盘突出者。常见诱因包括搬重物、用力咳嗽、打喷嚏或被实施腰椎重力牵引、暴力手法"复位"。患者突然感到腰骶部剧痛、双下肢无力、会阴区麻木、排便排尿无力或失禁等括约肌障碍症状。男性可出现功能性阳痿,女性可出现尿潴留或假性尿失禁。

六、体格检查

(一)腰椎侧凸

腰椎侧凸是一种为减轻疼痛的姿势性代偿畸形。健康脊柱直立时后面观为:从枕骨结节向下画一垂线,所有棘突均在此垂线上,且此线通过肛门沟。当腰椎间盘突出时,视髓核突出的部位与神经根之间的关系不同而表现为脊柱弯向健侧或弯向患侧,如突出物位于神经根的外侧,脊柱弯向健侧凸向患侧,可使突出物向外移动,远离原内侧受压脊神经根,脊神经根张力减低,疼痛减轻。突出物位于神经根的内侧,脊柱弯向患侧凸向健侧,可使突出物向内移动,远离原外侧受压脊神经根,脊神经根张力减低,疼痛减轻。部分多年椎间盘突出患者,突出椎间盘钙化固定,脊柱侧弯方向可与上述情况相反。

(二)腰部活动受限

大部分患者都有不同程度的腰部活动受限,急性期尤为明显。其中前屈受限最明显,因前屈位时,椎体前方压力增高,将进一步促使髓核向后移位,加重对神经根的刺激压迫。

(三)压痛、叩痛及骶棘肌痉挛

压痛及叩痛的部位基本上与病变的椎间隙相一致,80%～90%的患者呈阳性。叩痛常以腰椎棘突、棘间处为明显,是叩击振动传递至病变间盘所致。在病变间隙的患侧常有深压痛。疼痛可沿坐骨神经分布区向下肢放散。这是由于深压痛刺激了骶棘肌中受累神经的背根神经纤维产生感应痛所致。1/3患者有腰部骶棘肌痉挛。

(四)跛行

腰椎间盘突出症的患者常可出现跛行,即行走时身体常向前或一侧倾斜,严重者需扶拐甚至不能下地。

(五)神经功能损害

突出物压迫神经根或马尾神经,导致相应神经损害的症状和体征,出现相应神经根支配区的肌肉萎缩,肌力减退;感觉过敏、减退和消失;反射减弱或消失。

1.感觉障碍

根据受累脊神经根的部位不同而出现该神经支配区感觉异常。阳性率达80%。早期多表现为皮肤感觉过敏,渐而出现麻木、刺痛及感觉减退。因受累神经根以单节单侧为多,所以感觉障碍范围较小,但如果马尾神经受累(中央型及中央旁型者),则感觉障碍范围较广泛。$L_{3/4}$椎间盘突出患者常压迫L_4神经,出现大腿前外侧、小腿前内侧感觉减退,膝反射减弱或消失。$L_{4/5}$椎间盘突出患者常压迫L_5神经,出现大腿后外侧、小腿外侧、足背感觉减退。L_5/S_1椎间盘突出患者常压迫S_1神经,出现大腿后侧、小腿后侧、足底感觉减退。较严重的中央型腰椎间盘突出患者还可出现鞍区感觉减退或消失。

2.肌力下降

70%～75%的患者出现相应神经根支配的肌肉萎缩,肌力减退。$L_{3/4}$椎间盘突出患者,常压迫L_4神经,出现股四头肌萎缩、伸膝无力。$L_{4/5}$椎间盘突出患者,常压迫L_5神经,出现踝背伸力下降、伸蹬趾和伸第二趾肌力减弱。L_5/S_1椎间盘突出患者,常压迫S_1神经,出现伸第3、第4、第5趾肌力减退或足跖屈无力。较严重的中央型腰椎间盘突出患者还可导致括约肌无力和性功能障碍,尿频、尿急、排尿控制困难,男性患者可有阳痿。

3.反射改变

反射改变为本病的典型体征之一。反射改变对受累神经的定位意义较大。$L_{3/4}$椎间盘突出患者常压迫L_4神经,可出现膝跳反射障碍,早期表现为活跃,之后迅速变为反射减退。$L_{4/5}$椎间盘突出患者常压迫L_5神经,对反射多无影响。L_5/S_1椎间盘突出患者常压迫S_1神经,出现跟腱反射减弱或消失。

(六)仰卧挺腹试验

患者仰卧,双上肢置于身旁,以枕部及两足为着力点,做抬臀挺腹动作使臀部和腰背部离开床面,出现腰痛或下肢放射痛即为阳性,提示腰椎间盘突出。若疼痛不明显,可在此动作下嘱患者咳嗽或深吸气后腹部用力鼓气 30 s,出现下肢放射性疼痛也为阳性。

(七)直腿抬高试验

患者取仰卧位,检查者一手置于患者膝关节上方保持膝关节伸直,另一手握患者患侧踝关节上方并将下肢慢慢抬高,抬高 70°以内出现下肢放射痛(方向由上向下)即阳性。常见于腰椎间盘突出症、坐骨神经痛、腰骶神经根炎等。腰椎间盘突出症患者该试验阳性率可达 87%,原理是椎间盘突出时神经根受到卡压,限制了其在椎管内的移动,做直腿抬高动作时牵拉受压的神经根而产生疼痛。注意与腘绳肌和腘窝关节囊病变造成的牵拉痛鉴别,同时该试验阴性不能排除腰椎间盘突出症及椎管狭窄的存在。直腿抬高加强试验:将患肢抬高到一定程度而出现坐骨神经痛。然后降低患肢使疼痛症状消失,此时被动背伸踝关节,当又出现坐骨神经痛时为阳性。健肢抬高试验:当健侧下肢直腿抬高时,出现患侧坐骨神经痛的症状即为阳性。此种情况多表明椎间盘突出为"腋下型"突出。

(八)股神经牵拉试验

患者俯卧位,检查者一手固定骨盆,另一手握患侧小腿下端,强力从后侧抬高大腿(膝关节可以伸直或屈曲),如出现患侧大腿前侧放射痛,即为阳性。常见于高位椎间盘突出症(如 $L_{2/3}$ 和 $L_{3/4}$)的患者,部分 $L_{4/5}$ 间盘突出的患者,该试验也为阳性。

(九)屈颈试验

患者取仰卧位,双下肢伸直,检查者轻轻托起患者颈部,慢慢将颈椎前屈使下颏贴近前胸,出现颈腰疼痛者为阳性。

(十)巴宾斯基征

患者仰卧位,双下肢伸直,检查者一手握患者踝部,另一手持钝头竹签(或棉签杆部),沿足跟-足底外侧-小趾掌趾关节-踇趾掌趾关节方向划动,正常(阴性)表现为足趾向掌面屈曲。阳性表现为踇趾缓缓背伸,其他四趾呈扇形展开,见于锥体束病损时,失去了对脑干和脊髓的抑制功能而释放出的踝和趾背伸的反射作用。

七、影像学检查

(一)X 线检查

一般常规拍腰椎正侧位片,可以直观整体地了解脊柱形态。正位片常见轻度侧弯、生理曲度减少或消失、椎间隙左右侧宽度不一致。侧位片可以观察病变的椎间隙是否狭窄,形态是前窄后宽还是前后宽度一致。怀疑有腰椎弓峡部不连者加拍双侧斜位片,怀疑脊柱不稳的加拍过伸过屈位片。X 线检查的意义还包括排除其他疾病,如结核、肿瘤、脊柱滑脱、脊柱阴性裂等。

(二)腰椎管造影术

目前常用的非离子碘造影剂可以很好地充盈于蛛网膜下腔,通过正、侧、斜位 X 线检查,直观地了解到任何对硬膜和神经根的压迫。

(三)腰椎间盘造影

腰椎间盘造影对椎间盘源性腰痛的诊断与评估具有重要意义。在破碎和退变的椎间盘内注入造影剂,即可看到造影剂外溢的影像,同时可以在注射过程中进行疼痛诱发试验。若注射造影剂可诱发出患者以往相同的腰痛,即为阳性,提示腰椎间盘源性腰痛。

(四)CT 检查

CT 检查对腰椎间盘突出症诊断正确率高达 92%,因此已作为临床常规检查方法。CT 检查分辨率高,对骨性与非骨性结构区分明显、准确率高。能清晰显示椎间盘突出物的部位、大小、形态、神经根及硬膜囊的受压情况。尤其擅长显示椎板及黄韧带肥厚、钙化;小关节增生肥大、关节内聚;后纵韧带钙化;椎管及侧隐窝狭窄等。

1.椎间盘膨隆

椎间盘膨隆表现为局部椎体后缘对称性、均匀、一致的轻度弧形向后的软组织密度影,边缘光滑,突出缘与纤维环后缘呈钝角相交。

2.椎间盘突出

椎间盘突出表现为局部突出于椎体后缘的弧形软组织密度影,边缘光滑,突出缘与纤维环后缘呈钝角相交。若椎间盘向后突出,可见硬膜外脂肪受压、移位甚至消失,硬膜前缘受压内凹。明显突出时,可使硬膜囊变扁、闭塞,脊髓受压移位,局部椎管变窄。若向侧后方突出,可使侧隐窝前后径缩短,压迫相应的神经根鞘,使之向后移位。

3.椎间盘脱出

椎间盘突出表现为脱出缘模糊、不规则,椎间盘脱出缘与纤维环后缘呈锐角相交,脱出物压迫相应部位的神经根及硬脊膜囊,使硬膜囊受压变形、神经根移位。

4.游离型椎间盘突出

游离型椎间盘突出表现为突入椎管内的髓核形成游离碎片,而相应椎间盘后缘可显示正常或稍突出,游离碎片密度较高,常位于相应椎间盘上或下几个层面的椎管内,压迫该部位硬脊膜和神经根。变性的椎间盘内可见气体影或钙化。

(五)光学相干断层扫描检查

腰椎管造影后再做 CT 断层扫描,能提高诊断的准确性,尤其是对侧隐窝和神经根袖受压情况的了解,具有单纯 CT 检查无法替代的优势。

(六)MRI 检查

MRI 对椎间盘突出的诊断有重要意义,可以观察病变椎间盘突出形态及其与脊髓的关系,也可更好地对脊髓神经根、马尾神经和椎间盘退变、脱水情况进行显影。但该项检查的假阳性率较高。

1.椎间盘膨隆

椎间盘膨隆表现为椎体后缘的光滑弧形影,膨出于椎体后缘,对神经根和脊髓压迫不明显,相应椎体有不同程度变形。

2.椎间盘突出

矢状面上可见突出椎间盘呈半球状、舌状向后方或侧方伸出,其组织的信号强度呈现与该变性椎间盘相等的信号强度。横断面可见变性的椎间盘局限突出于椎体后缘,呈三角形或半球形,边缘规则或不规则。

3.椎间盘脱出

当髓核突破后纵韧带形成游离碎片时,矢状面可显示病变椎间盘及相邻椎体层面上或下椎管内游离椎间盘突出,同时显示硬膜外脂肪、神经根及脊髓受压情况,如硬膜囊外脂肪移位、消失,神经根鞘受压向背侧移位,硬膜囊变形,脊髓组织明显受压等。另外,X 线检查、腰椎穿刺、脑脊液检查、肌电图、超声检查等对腰椎间盘突出症的诊断有指导意义。

八、诊断依据

患者有腰部外伤、劳损病史,伴有腰痛及下肢放射痛,腹压增加时疼痛加重,下肢受累神经支配区有感觉过敏或迟钝,直腿抬高或加强试验阳性,膝、跟腱反射减弱,CT 或 MRI 检查可显示相应椎间盘突出。

九、治疗

(一)非手术疗法

非手术疗法的目的以稳定病情和缓解疼痛为主。主要适用于初次发作且病程较短、休息后症状可自行缓解、无马尾神经及腰神经卡压征象的患者。

1.卧床休息

卧位有利于减轻腰椎负荷,休息有利于炎症消退、肌肉松弛。仰卧位可以腰下垫薄枕,侧卧位可取屈髋屈膝位。

2.牵引及手法治疗

牵引的疗效取决于椎间盘突出的程度及与神经根的关系,同时要掌握好牵引力的大小、方向及持续时间。手法治疗包括推拿、按摩、整复手法,可缓解肌肉痉挛,改变突出髓核与神经的相对位置关系,可减轻对神经根的压迫缓解症状。整复时需要掌握好力的大小、方向、支点和轴心。

3.理疗

应用天然物理因子,如日光疗法、空气浴疗法、森林疗法、海水浴疗法、气候疗法等。也可以应用人工物理因子,如声疗、电疗、冷疗、热疗、磁疗、光疗、水疗。治疗原理多为通过对局部产生直接作用或间接作用,调整人体血液循环,改善营养代谢,提高免疫功能,调节神经系统功能,达到促进组织修复、改善病情的目的。

4.药物治疗

轻度疼痛可应用非甾体抗炎药,可以减轻神经根的炎性反应,达到缓解疼痛的目的,应注意不能大量或长期使用,同时注意观察胃肠道损害及肝肾毒性不良反应。中度疼痛可选用曲马多类药物。曲马多是一种人工合成的中枢性镇痛药,对中枢神经系统内的阿片受体亲和力弱,通过抑制中枢内单胺能神经递质的重摄取、激活脊髓内胆碱能系统发挥镇痛作用。曲马多还可以抑制神经元对去甲肾上腺素的再摄取,增加神经元外 5-羟色胺的浓度产生镇痛效应。一般口服剂量为每次 50~100 mg,每 12 h 服药 1 次,每天总量不超过 400 mg。

5.银质针疗法

银质针是由 80% 白银制成,具有多种功效。①消除局部炎症反应。②增加血液循环。③松解肌肉痉挛。研究表明,银质针远比一般金属传导热能快得多,针尾加热 100 ℃时体内针体温度可达 45 ℃,可以直接将热能作用到病变部位,促进血液循环。治疗后病变组织血流量可增加 50%～150%,能够消除肌附着处的无菌性炎症,使肌肉痉挛自然消失,达到减轻疼痛的目的。布针方案:髂后上棘内侧缘与髂嵴后 1/3 肌附着处,沿骨盆、髂嵴缘弧形布针 2 行,针距为 1.0～1.5 cm,每行约为 4 枚针,L_3～S_1 棘突旁椎板处及骶骨背面沿棘突旁 1.0～2.0 cm 直线布针 2 行,针距为 1.0～1.5 cm,每行约为 4 枚垂直进针。布针完毕在尾端衔接银质针导热寻检仪,加热 30 min 后拔针,针孔消毒后以无菌敷料粘贴。

6.神经阻滞

神经阻滞采用硬膜外阻滞、侧隐窝阻滞和置入导管连续阻滞法,将药物输送到发炎神经根周围,直接减轻神经根的炎性反应。

侧隐窝阻滞:疼痛科的特色治疗方法。适用于椎间盘突出、脊神经根炎。

侧隐窝阻滞定位法:根据 CT 扫描确定椎间盘突出的层面,结合 X 线检查确定进针点。一般 $L_{4/5}$ 椎间盘突出层面偏上者及 $L_{4/5}$ 以上间隙椎间盘突出者,采用椎板外切迹或小关节间隙入路。$L_{4/5}$ 椎间盘突出层面偏下及 L_5/S_1 椎间盘突出者,采用小关节内侧缘入路或小关节间隙入路。

小关节内侧缘入路:最为常用。①根据患者腰椎正位 X 线检查及 CT、MRI 影像,测量出突出椎间盘所对应小关节内侧缘到后正中线的距离(确定纵线及进针矢状面),找出小关节内侧缘最宽处与棘突棘间的水平对应关系(确定横线及进针水平面)。②在患者体表标记纵线和横线,两线交点(即为小关节内侧缘体表投影处)为进针点。③常规消毒铺巾,连接监护,一般从后正中线向患侧旁开 1 cm 左右,用 7 号 8 cm 长穿刺针,经进针点向外斜 5°左右进针,深入 3～5 cm,针触到骨质为小关节,测量深度,退针到皮下。④再垂直进针达原深度,找到小关节内侧缘并触到黄韧带。⑤接 2 mL 注射器(内含 0.9%生理盐水 2 mL)边进针边加压,一旦阻力消除,针尖便进入硬膜外侧隐窝。⑥回吸无脑脊液和血液后,使用 5 mL 注射器(内含 0.5%利多卡因 5 mL),快速注入药物时,患者如感到患侧腰及下肢酸胀感或放射痛,则进一步证明针尖位置无误。使用 10 mL 注射器(内含消炎镇痛液 5～10 mL),缓慢注入药物,患者会感到患侧腰及下肢酸胀感或放射痛,拔针,贴敷贴。部分穿刺困难患者可在 X 线或 CT 影像引导下操作。

消炎镇痛液配制:①复方倍他米松注射液 1 mL(7 mg×1 支)。②2%利多卡因注射液 5 mL(100 mg×1 支)。③0.9%氯化钠注射液 10 mL×1 支。每周 1 次,2～4 次为 1 个疗程。消炎镇痛液可起到活血、解痉、抗炎、消除神经根水肿、止痛、抑制粘连、促进神经恢复作用。术前备急救装置,如气管插管用具、氧气、麻醉机、急救药品等。侧隐窝阻滞应严格遵循无菌操作要求。注药后观察 30 min,无异常方可离开。

(二)微创手术

目前常见的腰椎间盘突出症微创手术方法:传统的神经阻滞术(包括侧隐窝阻滞术和外周神经阻滞等)、经皮腰椎间盘髓核胶原酶溶盘术、经皮腰椎间盘激光髓核汽化减压术、经皮腰椎间盘射频消融髓核成形术、经皮腰椎等离子间盘消融术、经皮腰椎间盘臭氧消融术、腰椎间盘椎间孔镜下间盘摘除术等。

(三)手术治疗

传统手术治疗方法:经后路行开窗、扩大开窗、半椎板或全椎板切除,显露椎管内结构,摘除突出的椎间盘,解除神经根的压迫。

十、康复锻炼

防治腰椎间盘突出症的体育锻炼有很多,主要包括腰椎、骨盆、腰背部肌肉、腹部肌肉、下肢肌肉、平衡力六方面的锻炼,锻炼目的是增加脊柱骨盆的柔韧度和平衡性,增加腰腹部及下肢肌肉的力量和反应速度。从而形成一个灵活平衡的腰部整体,适应和调整腰部面对的压力和活动,使腰部保持良好的活动度、肌力、协调性与稳定性。其中"小燕飞"操和"五点支撑"操是最基本的。

"小燕飞"操:俯卧位,以腹部为支撑点,缓缓用力,将头和躯干后仰、双上肢伸直举起、双下肢伸直举起,整个身体绷紧向背部翘起,像张开的弓一样。保持这个姿势3～5 s,再缓慢放松。循环做10～15个,完成一次锻炼。这种方法可以锻炼腰背部肌肉,紧实的肌肉可以更好地保护骨骼及关节免受伤害。

"五点支撑"操:仰卧位,屈膝90°,以头,双肘,双脚后跟着床,尽力挺胸挺腹3～5 s,再缓慢放松。这种方法可以锻炼腰背部肌肉并调整骨盆平衡。

（蔡武胜）

第二节 腰椎管狭窄症

腰椎管狭窄症是指由于退变或外伤等原因,腰椎的骨性结构(椎体、椎板、小关节)或软组织(黄韧带、椎间盘等)发生形态与组织结构变化,导致中央椎管、侧隐窝、神经孔狭窄,使神经根或马尾神经受到刺激或压迫,引起一系列临床症状的疾病。

一、流行病学与好发人群

腰椎管狭窄症是老年人中的常见多发病。多发生于60岁以上人群。

二、病因与病理

(一)常见病因

常见原因包括退行性、先天性、医源性、外伤性、椎弓峡部裂、腰椎滑脱、代谢及内分泌疾病、感染性疾病、肿瘤、软骨疾病等,临床上以退行性腰椎管狭窄为主。退变多始于椎间盘。椎间盘退变、突出,压迫神经根、硬膜囊、马尾等,导致椎间隙、侧隐窝、椎间孔狭窄。椎间隙变窄导致椎间不稳、小关节负荷增大,使小关节增生肥大,加之黄韧带褶皱、肥厚,多因素作用导致椎管狭窄,引起一系列临床症状。

在老年患者中,脊柱经受常年的轴向负重和旋转牵拉,导致相关椎间盘退变、关节突肥大、黄韧带增厚及骨赘形成。这种神经解剖的结构改变致使椎管、神经根管和椎间孔的狭窄。狭窄的椎管直接压迫神经根或马尾神经,增大椎管内脑脊液压力,引起硬蛛网膜肥大粘连,致使血管丛充血,继而微循环受阻或动静脉瘘吻合形成,出现缺血性神经根炎。这些血管神经的病理机制最后导致了下腰痛和间歇性跛行等症状。

(二)病因分类

1.发育性椎管狭窄

发育性椎管狭窄即原发性椎管狭窄,临床少见。主要病因:①先天性小椎管。②软骨发育不全。③先天性推弓峡部不连或滑脱。④先天性脊柱裂。

465

2.退变性椎管狭窄

退变性椎管狭窄即继发性椎管狭窄,临床最为多见。致病原因:①椎间盘突出,椎间盘脱出,髓核游离,黄初带肥厚等导致的软组织退变性狭窄。②椎板肥厚,骨质增生,椎体滑脱等导致的骨性退变狭窄。

3.医源性椎管狭窄

医源性椎管狭窄的致病原因:①手术创伤后,在修复过程中形成瘢痕组织。②手术破坏了脊柱的正常生物力学结构,导致脊柱失稳,引起椎体滑脱。③椎板切除,后方无骨质阻挡,软组织突入椎管。④手术遗留在椎管内碎骨块等。

4.其他

外伤导致的腰椎骨折或脱位、脊柱侧弯畸形、腰椎结核、脊柱肿瘤等也可以导致椎管狭窄。

三、局部解剖

黄韧带肥厚是腰椎管狭窄症的主要病因之一。黄韧带为连结相邻两椎弓板间的韧带,又称"弓状韧带"。为黄色弹性结缔组织膜,坚韧而富有弹性,围成椎管的后外侧壁,正常厚度为 $0.2\sim$ $0.3~cm$。有限制脊柱过度前屈,维持脊柱直立姿势的作用。

由于退变和外伤等原因,黄韧带逐渐失去正常柔软并能折叠的特性,变为坚硬而肥厚的纤维。当肥厚的黄韧带前突时,可压迫硬膜囊及其内容脊髓、马尾,同时相邻的椎弓板也往往增厚,导致出现类似腰椎间盘突出症的临床症状。这种情况发生在 $L_{4/5}$ 椎间盘水平面时往往症状最为明显,原因是 $L_{4/5}$ 椎间孔较小而通过的 L_5 神经根较粗大,当黄韧带过度增厚时,该神经根极易受到压迫。

根据解剖类型可将腰椎管狭窄分为中央型、侧方型和神经根管型。①中央型腰椎管狭窄指由于椎间盘突出或黄韧带肥厚、上位椎体的下关节突增生所致狭窄。②侧方型腰椎管狭窄指由于关节突增生或黄韧带肥厚所致硬膜囊外缘和椎弓根内缘之间区域的狭窄。③神经根管型腰椎管狭窄指退变后破碎脱出的椎间盘、先天性椎弓根变短或峡部不连等因素引起的神经根管狭窄。

四、临床表现

退变性腰椎管狭窄症主要表现为腰痛、下肢放射痛、下肢麻木无力及间歇性跛行等。

(一)腰痛

腰部酸胀痛一般在行走或者站立时表现出来,而在坐位或卧位时会减轻或消失。原因可能是行走、站立的状态下,出现黄韧带增厚或形成褶皱、椎间盘膨出加重、椎体滑脱、小关节错位、背部脂肪垫形态改变等情况,导致椎管腔狭窄加重和神经根受压。

(二)下肢放射痛

下肢出现沿脊神经分布区走向的放射性疼痛。久立或行走后加重,坐位或卧位后减轻。

(三)下肢麻木无力

下肢麻木、沉重、行走无力。久立或行走后加重,坐位或卧位后减轻。

(四)间歇性跛行

间歇性跛行是腰椎管狭窄症患者的主要症状。表现为行走一段时间后,出现腰痛和下肢疼痛、麻木、无力等表现,且随步行距离增加而加重,一旦坐下或躺下休息后,症状迅速缓解,再次行走上述情况重复发生。

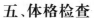

五、体格检查

（一）直腿抬高试验

直腿抬高试验阳性或阴性。

（二）下肢腱反射

下肢腱反射减弱，多以跟腱反射减弱为主，膝腱反射可正常。

六、影像学检查

影像资料是诊断腰椎管狭窄症的重要依据。腰椎正侧位及动力位 X 线、CT、CT 脊髓造影、MRI 检查均有诊断意义。退行性腰椎管狭窄症影像学上可见黄韧带肥厚、小关节肥大内聚、椎板增厚，椎间盘膨出或突出，终板后缘骨赘形成、侧隐窝狭窄等表现。

（一）X 线检查

可观察腰椎退行性改变情况，评价腰椎不稳及滑脱。

（二）CT 检查

CT 检查可以较为准确地评估腰椎管狭窄的状况，观察病变节段单侧或双侧的侧隐窝狭窄、关节突增生内聚、椎间盘突出情况。但是其评判软组织病变的能力明显欠缺。一般将中央椎管横截面积小于 $75~\mathrm{mm^2}$ 作为界定椎管绝对狭窄的指标。

（三）CT 脊髓造影检查

CT 脊髓造影可以清晰地呈现腰椎管的相关解剖构造，甚至被认为是评估术前病情极其可靠的影像资料，但是 CT 脊髓造影是一种有创检查。

（四）MRI 检查

MRI 可以更加完美地呈现椎间盘退变、硬脊膜受压等软组织状况，但老年患者往往因为身体原因安装起搏器和其他金属植入物，严重制约了 MRI 的临床应用功效。

七、诊断依据

参照卫健委全科医学培训中心制定的《腰痛防治指南》所提供的诊断标准：①有慢性腰痛史，部分患者有外伤史。②长期反复发作的腰腿痛和间歇性跛行。③腰部后伸受限及疼痛。④下肢症状多为双侧，以步行时明显。⑤直腿抬高试验为阳性或阴性。⑥下肢腱反射减弱，多以跟腱反射减弱为主，膝腱反射可正常。⑦腰部 X 线检查：可明确显示椎管矢状径较正常人狭小，其绝对值多小于 15 mm。⑧CT 或脊髓造影显示腰椎管横截面积＜100 $\mathrm{mm^2}$，神经根管窝＜4 mm。椎管造影可显示典型的"蜂腰状"缺损。

经过鉴别诊断，在排除其他相关疾病的情况下，符合①＋②、⑦、⑧中的一项，另外辅以③～⑥中至少一项，即可诊断为腰椎管狭窄症。

八、治疗方法

（一）保守治疗

腰椎管狭窄导致功能丧失的进展较缓慢，罕见危及患者生命，部分患者的症状经过一段时间后可不再发展甚至有所改善，这为保守治疗提供了支持。对于轻度椎管狭窄，症状较轻，对日常生活、工作影响不重的患者，应先采取保守治疗。

退行性腰椎管狭窄症采取保守治疗的目的是缓解疼痛症状及部分恢复功能。目前主要的保守治疗方法有牵引、按摩、理疗、针灸、腰背肌肉功能锻炼、腰骶部支具、药物治疗等。

1.神经阻滞治疗

神经阻滞治疗一般选用硬膜外阻滞,可以消除急性炎症,减轻疼痛和跛行症状,但一般达不到长期缓解。可以根据病情、患者椎管结构、操作条件等选择硬膜外入路,如后正中、侧隐窝、骶管阻滞等。

骶管阻滞:经骶裂孔入路可将药物直接注入骶管进行阻滞,也可置管到硬膜外间隙行下腰段阻滞。

神经阻滞药物常规选用局部麻醉药(如利多卡因、罗哌卡因)和类固醇激素(曲安奈德、复方倍他米松)类药物。

2.针刀治疗

针刀治疗可以用于治疗腰椎管狭窄症,尤其是软组织原因为主的椎管狭窄。一方面,小针刀"以针代刀",在腰部病变组织处剥离、松解,减轻局部炎症区域压力。另一方面,小针刀"以刃代针",发挥针刺作用,因其针具粗,刺激大,针感强,所以针刺镇痛的效果较为明显。具体操作:①定位;②消毒局麻;③针刀松解;④伤口贴敷贴。

以 $L_{4/5}$ 间隙椎管狭窄为例。①进行 L_4 椎板下缘黄韧带的切割,进针点选在 L_4 棘突下缘两侧,针刃刀刃纵行与脊柱平行,沿 L_4 棘突尖下缘一侧快速透皮后,缓慢进入,寻找到 L_4 椎板下缘,然后针刀旋转 $90°$,使针刀刀刃与脊柱垂直,沿着椎板下缘横行连续切断 L_4 椎板一侧下缘黄韧带,手下有落空感即止。对侧 L_4 椎板下缘黄韧带的切割方法同上。②进行 L_5 椎板上缘黄韧带的切割,进针点选在 L_5 棘突下缘两侧,针刀刀刃纵行与脊柱平行,沿 L_5 棘突尖上缘一侧快速透皮后,缓慢进入,寻找到 L_5 椎板上缘,然后针刀旋转 $90°$,使针刀刀刃与脊柱垂直,沿着椎板上缘横行连续切断 L_5 椎板一侧上缘黄韧带,手下有落空感即止。对侧 L_5 椎板上缘黄韧带的切割方法同上。

(二)手术治疗

手术适应证:①经系统保守治疗无效。②自觉症状持续加重,严重影响患者日常生活和工作。③神经压迫明显,伴有严重腰背痛。④明显的神经根痛或明显神经功能缺失。⑤出现马尾神经损害症状,如大小便失禁。⑥外伤导致腰椎骨折。⑦进行性腰椎滑脱、侧弯伴相应的临床症状和体征。

手术禁忌证:①腰椎局部有感染。②化脓性脊柱炎。③血糖过高、凝血功能障碍、严重肝肾功能异常。④合并严重的内科疾病,身体条件差,不能耐受手术等。

手术是治疗腰椎管狭窄症的有效方法之一,临床常用手术治疗如下。

1.全椎板切除术

全椎板切除术最早用于椎管内肿瘤治疗。术中切除责任节段椎板两侧关节突的全部内侧缘,完全解除硬膜的受压因素。

2.半椎板切除术

半椎板切除术就是通过切除一半的椎板及突入椎管的黄韧带、椎间盘等,并对神经根管及侧隐窝减压。适用于腰椎一侧神经根管、侧隐窝狭窄及单侧关节突肥大,而对侧上述结构正常者。

3.椎板间开窗减压术

随着脊柱外科手术的不断发展,很多学者越来越重视维持脊柱稳定性的重要性。椎板间开窗减压术保留了棘突、棘上韧带、棘间韧带,不破坏脊柱的稳定性,是目前临床应用较为广泛的一种术式。

（蔡武胜）

第三节 股骨头坏死

股骨头坏死是由于股骨头血供中断或骨细胞变性,导致相关活力成分(骨细胞、骨髓造血细胞及脂肪细胞)死亡及随后的修复,继而导致股骨头结构改变、股骨头塌陷,造成髋关节疼痛及功能障碍的一种疾病。

一、流行病学

常见于20～50岁的中青年。60%以上的患者为双侧病变。男女比例为4：1。

二、病因与病理

股骨头坏死的主要诱因有创伤、激素、酗酒、凝血障碍和血管解剖畸形等。

(一)创伤性股骨头坏死

创伤是造成股骨头坏死的主要因素。如外力撞击可引起股骨颈骨折、髋关节脱位、髋关节扭挫伤等。但创伤性股骨头缺血坏死发生与否、范围大小,主要取决于血管破坏程度和侧支循环的代偿能力。

(二)激素性股骨头坏死

长时间大剂量使用激素引起骨坏死已成为学者的共识,而小剂量使用激素引起骨坏死可能与个体的凝血机制障碍等相关。

风湿、类风湿、气管炎、哮喘、颈肩腰腿痛、糖尿病、皮肤疾病等患者,需要长期服用激素类药物,而大剂量使用激素可引起股骨头坏死。激素性股骨头坏死的机制如下。

(1)影响内源性因子的合成,如影响炎性介质血管细胞黏附因子-1、血管收缩因子、血管性血友病因子、纤溶酶原激活物抑制因子等合成,抑制抗凝血因子、凝血酶调节素和胶原合成等,使血管内皮功能发生障碍,血栓形成,股骨头血流下降导致缺血坏死。

(2)激素引起脂肪代谢障碍,脂肪栓子使骨内压增高,造成血管阻塞,组织缺血。

(3)外源性激素抑制血管新生,影响骨组织修复从而促进缺血性坏死。

(4)激素诱导的成骨细胞和骨细胞的凋亡,延长破骨细胞的寿命,破坏骨细胞机械感觉通讯网络,影响骨组织修复从而导致缺血性坏死。

(5)激素诱导的内皮细胞的凋亡,使血管内皮功能发生障碍,血栓形成,股骨头血流下降导致缺血坏死。内皮细胞凋亡影响骨组织修复从而导致缺血性坏死。

(三)酒精性股骨头坏死

酗酒可引起股骨头坏死,甚至多发性骨坏死。成年人的成骨细胞来自骨髓间充质干细胞。大量研究数据表明,成骨细胞和成脂肪细胞均有着共同的多能骨髓间充质干细胞,而成脂肪细胞和成骨细胞之间是相互作用的关系,即成脂细胞分化越来越多的同时,成骨细胞的形成则越来越少。酒精诱导骨髓间充质干细胞大量分化为脂肪细胞,股骨头髓内脂肪细胞大量增殖,脂肪细胞肥大,使相对密闭的骨髓内压力明显增高,微小血管受压变细,血流受阻、瘀滞、局部缺血,导致股骨头内微循环障碍,大量骨细胞缺血缺氧而死亡,同时其成骨能力的下降、无足够的成骨细胞用于修复坏死骨,最终发生股骨头坏死。

除以上因素外,还有骨质疏松、骨结核、气压性、放射性、血液病性疾病。在以上诸多因素中,以局部创伤、滥用激素药、过量饮酒引起的股骨头坏死多见。其共同的核心问题是由各种原因引起的股骨头的血液循环障碍,而导致骨细胞缺血、变性、坏死。

三、临床表现

(一)疼痛

股骨头坏死最先出现的自觉症状就是疼痛,疼痛的部位是髋关节周围、大腿前侧直至膝部。

1.早期

早期表现为起步痛,即刚刚迈步就感觉到隐痛、钝痛、间歇痛。活动多了疼痛加重,休息可以缓解或减轻。但也有呈持续性疼痛的,不管是劳累还是休息,甚至躺在床上也痛。

2.晚期

股骨头塌陷、碎裂、变形,可造成髋关节半脱位。此时疼痛与髋关节活动、负重有直接关系。行走、活动时关节内因骨性摩擦而疼痛,静止时股骨头与髋臼之间不发生摩擦,疼痛减轻。

(二)关节僵硬与活动受限

早期 X 线检查虽然没有明显的形态异常改变,但是髋关节已有不同程度的功能受限,如患者患侧髋关节外展、外旋受限,下蹲不到位等。晚期患髋关节屈伸不利、下蹲困难、不能久站、行走鸭子步。

(三)跛行

患者表现为进行性短缩性跛行。由于髋痛及股骨头塌陷,往往出现间歇性跛行,儿童患者更为明显。晚期出现髋关节半脱位,短缩性跛行更加明显。

根据临床表现分期。①Ⅰ期:髋膝关节进行性疼痛,髋关节活动轻度受限。②Ⅱ期:髋关节疼痛为主,外展、内旋轻度受限。③Ⅲ期:髋膝疼痛加重,负重耐力下降,跛行。④Ⅳ期:髋关节活动受限,严重者行走困难或丧失劳动能力。

四、体格检查

(一)髋关节活动度

髋关节为多轴性关节,能做屈伸、收展、旋转及环转运动。屈曲:130°～140°;后伸:10°～30°;内收:20°～30°;外展:45°～60°;内旋:30°～45°;外旋:40°～50°。股骨头坏死的患者多出现外展、外旋或内旋活动受限。患肢可缩短,肌肉萎缩,甚至有半脱位体征。

(二)腹股沟中点压痛

腹股沟中点下方的压痛多见于股骨头的病变,如股骨头缺血性坏死等。局部深压痛。

(三)"4"字试验

患者仰卧位,健肢伸直,患侧髋与膝屈曲,大腿外展、外旋将小腿置于健侧大腿上,形成一个"4"字,一手固定骨盆,另一手下压患肢,出现疼痛为阳性。见于骶髂关节及髋关节内部有病变或内收肌有痉挛。

(四)大腿滚动实验

患者仰卧,双下肢伸直,检查者以手掌轻搓大腿,使大腿间内外旋转滚动。股骨头坏死患者可引起肌肉痉挛,运动受限、疼痛,并见该侧腹肌收缩,即为阳性。

(五)足跟叩击试验

患者仰卧,两下肢伸直。检查者一手将患肢抬起,另一手以拳击其足跟。叩击力量沿下肢轴向冲击至股骨头和髋臼,原有病变部分受力后引发疼痛。若髋关节处疼痛为阳性,提示髋关节(髋臼、股骨头)病变。

五、影像学检查

(一)X线检查

通过X线检查可清楚观察到股骨头形态的变化。

1.Ⅰ期

股骨头形态正常,无畸形变化。软骨、骨小梁结构稍模糊或呈斑点状骨质疏松。

2.Ⅱ期

股骨头关节面正常。软骨下囊性变,骨组织有破坏与疏松交织现象,也可见软骨区半月形透亮区,称为"新月征"。

3.Ⅲ期

软骨下微型骨折,部分骨小梁连续性中断,股骨头外上方负重区塌陷变平或软骨下有碎骨片。

4.Ⅳ期

股骨头扁平塌陷畸形,边缘出现骨质增生,关节间隙狭窄,呈骨关节炎改变。

(二)数字减影血管造影检查

见旋股内外侧动脉及闭孔动脉变细,部分截断,股骨头染色较淡。

(三)多层螺旋CT检查

多层螺旋CT是临床诊断缺血性股骨头坏死的常用手段,通过多层螺旋CT可清楚地观察到骨小梁的变化,当发生缺血性股骨头坏死时,CT横断图像上正常的星芒会遭到破坏或消失。但多层螺旋CT对早期的水肿、渗出及关节囊积液难以发现。这就导致了多层螺旋CT对早期的缺血性股骨头坏死的诊断符合率较低。

(1)Ⅰ期:可见斑片状骨疏松或正常。

(2)Ⅱ期:可见骨小梁呈星芒状结构变形或增粗,局部可见囊状透亮区及硬化区。

(3)Ⅲ期:可见局部塌陷,骨皮质有断裂。

(4)Ⅳ期:可见股骨头变形、塌陷,边缘出现骨质增生,关节间隙狭窄。

(四)磁共振成像

磁共振成像能直接反映病变初期的骨髓水肿及血窦扩张等形态变化,在诊断早期缺血性股骨头坏死中,对软组织分辨能力较强,在对病灶的定位及定性方面更加优于多层螺旋CT。多层螺旋CT与MRI均可对Ⅱ期及以上缺血性股骨头坏死做出明确诊断,但对于Ⅰ期缺血性股骨头坏死患者,MRI诊断更具有优越性。Ⅰ期:T_1WI像可见局部斑点状或线条状异常信号。Ⅱ期:T_1WI像可见股骨头前上部边缘出现条状、楔形或弧状的高、低、混杂信号。Ⅲ期:T_1WI图像表现为带状的低信号,同时伴有高、中信号,也可见骨皮质塌陷。

六、诊断依据

由中华医学会骨科分会显微修复学组及中国修复重建外科专业委员会骨缺损及骨坏死学组制定的诊断标准如下。

(1)临床症状、体征和病史以腹股沟、臀部和大腿部位为主的关节痛,偶尔伴有膝关节疼痛,髋关节内旋活动受限,常有髋部外伤史、类固醇激素应用史、酗酒史及潜水员等职业史。

(2)MRI 的 T_1WI 显示带状低信号或 T_2WI 显示双线征。

(3)X 线检查改变常见硬化、囊变及新月征等表象。

(4)CT 扫描改变硬化带包绕坏死骨、修复骨或软骨下骨断裂。

(5)核素骨扫描初期呈灌注缺损(冷区),坏死修复期示热区中有冷区即"面包圈样"改变。

(6)骨活检显示骨小梁的骨细胞空陷窝多于 50%,且累及邻近多根骨小梁,骨髓坏死。

符合两条或两条以上标准即可确诊。除(1)外,其余中符合一条即可诊断。

七、鉴别诊断

对具有类似临床症状、X 线改变或 MRI 改变的患者,应作出鉴别。

(一)中、晚期髋关节骨关节炎

当关节间隙变窄,出现软骨下囊性变时可能会混淆,但其 CT 表现为硬化并有囊性变,MRI改变以低信号为主,可据此鉴别。

(二)强直性脊柱炎累及髋关节

强直性脊柱炎累及髋关节常见于青少年男性,多为双侧骶髂关节受累,其特点多为人白细胞抗原 B_{27} 阳性,股骨头保持圆形,但关节间隙变窄、消失甚至融合,易鉴别。部分患者长期应用类固醇激素可合并股骨头缺血性坏死,股骨头可出现塌陷但往往不重。

(三)类风湿关节炎

类风湿关节炎多见于女性,股骨头保持圆形,但关节间隙变窄、消失。常见股骨头关节面及髋臼骨侵蚀,易鉴别。

(四)股骨头内软骨母细胞瘤

MRI 可见 T_2WI 呈片状高信号,CT 扫描呈不规则的溶骨破坏。

(五)暂时性骨质疏松症

暂时性骨质疏松症可见于中青年,属暂时性疼痛性骨髓水肿。X 线检查显示股骨头、颈甚至转子部骨量减少。MRI 可见 T_1WI 均匀低信号,T_2WI 高信号,范围可至股骨颈及转子部,无带状低信号。病灶可在 3～12 个月消散。

八、治疗方法

(一)保守治疗

适用于Ⅰ、Ⅱ期患者,治疗方法包括制动、中药治疗、高压氧治疗、介入治疗等。通过治疗原发病、活血化瘀、减少负重等方法促进病变股骨头的康复。

1.保护性负重

使用支架、扶拐、助行器等保护行走可有效减少疼痛,但不提倡使用轮椅。

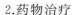

2.药物治疗

应用血管扩张药物、增强骨质药物等均有一定疗效。活血化瘀药可抑制血小板的释放、降低血管通透性从而减轻血管的炎性反应,同时使血管平滑肌的痉挛得到解除,降低全血和血浆黏度及血细胞比容,减少血浆纤维蛋白原的产生。抗骨质疏松药阿仑膦酸钠,通过抑制破骨细胞活性,治疗和预防糖皮质激素引起的骨质疏松。

3.物理治疗

物理治疗包括体外震波、高频电场、高压氧、磁疗等,对缓解疼痛和促进骨修复有益。

4.高压氧治疗

高压氧治疗是将患者置于超过常压的密闭的特殊环境中,吸高浓度的氧气进行疾病治疗的一种方法。高压氧治疗作用机制:可以增加动脉血氧分压,增加毛细血管氧气弥散距离,增加骨折区域氧气供应,提高局部氧分压,纠正缺氧状态,恢复局部组织的有氧代谢。增强成骨细胞、破骨细胞、成纤维细胞、内皮细胞的增殖、分裂,加速肉芽组织、纤维组织、结缔组织的增生,加速骨组织的生长,加速坏死骨组织的修复及骨折的愈合。增强吞噬细胞吞噬细菌和坏死组织的能力,增强抗感染和清除病灶的能力。

5.介入疗法

股骨头滋养动脉主要有旋股内动脉、旋股外动脉、闭孔动脉和圆韧带动脉,以前两者供血为主。股骨头缺血性坏死是各种原因所致供养股骨头血管受损,血供减少及股骨头内压力增高,血管床受压狭小或闭塞,导致局部血液循环障碍,反复的骨内缺血缺氧可直接引起细胞坏死,且可继发髓内高压,加重血液循环障碍,最终造成股骨头坏死。

经股动脉将导管插入患侧的靶血管内,将右旋糖酐-40注入股骨头供血动脉,起到溶栓扩血管抗凝的效果,有效改善股骨头血液循环,促进侧支循环建立,符合改善微循环治疗原则。

(二)手术治疗

1.钻孔减压

钻孔减压适合于早期塌陷前的患者。有人将骨坏死称之为骨内高压症,于是便有了钻孔减压的疗法,该疗法目前是股骨头塌陷前较为普遍采用的方法,有效率为80%。

2.全髋关节置换

全髋关节置换为股骨头坏死晚期治疗的金标准。虽然早期诊断和个体化选择治疗可望使更多的股骨头坏死患者在相当长时间保留自身关节。但是保存的关节必须是无痛且有基本功能(屈曲≥90°,有一定内收、外展及旋转,无畸形)。如关节疼痛重或者功能不佳,则应及时选择人工关节置换。现代人工关节置换只要选择恰当,20年内的优良率还是很高的。并发症包括术后疼痛、活动受限、髋臼磨穿、假体断裂、假体感染、脂肪栓塞、肺栓塞等。

3.血管移植

带血管移植是将附近血管束在一起,植入坏死区,现已少用。带血管蒂骨瓣移植是将股方肌股瓣或旋髂内动脉骨瓣,移植到骨坏死区,创伤较大。此外,随着各种治疗方法的不断改进,骨髓间充质干细胞疗法、成骨因子及组织工程骨的研究等成为治疗股骨头坏死的研究热点,有望在股骨头坏死患者的治疗上取得突破。

九、预防与康复

(一)髋部自我保护

走路时注意脚下小心摔跤,特别在冬季冰雪地行走时要注意防滑摔倒。在体育运动之前,要充分做好髋部的准备活动,感觉身体发热、四肢灵活为度。在扛重物、背重物时,要避免髋部扭伤,尽量不要干过重的活。髋部受伤后应及时治疗,不可在病伤未愈情况下,过多行走,以免反复损伤髋关节。

(二)生活习惯

少吃辣椒,不过量饮酒,注意增加钙的摄入量,食用新鲜蔬菜和水果,多晒太阳,防止负重,经常活动等对股骨头坏死均有预防作用。应改掉长期酗酒的不良习惯或戒酒,脱离致病因素的接触环境,清除酒精的化学毒性,防止组织吸收。

(三)激素应用

在治疗某些疾病上,特别是一些疼痛性疾病时尽量不用或少用激素类药物。因为相关疾病必须应用激素时,要掌握短期适量的原则,并配合血管扩张药、维生素 D、钙通道阻滞剂等,切勿不听医嘱自作主张,滥用激素类药物。

(四)职业因素

深水潜水员、高空飞行员、高压工作环境中的人员应注意劳动,保护及改善工作条件,确定已经患病者应改变工种并及时就医。

(五)功能锻炼

应保守治疗及外科治疗术后卧床期即开始功能锻炼。

1.卧位抬腿法

仰卧,抬患腿,屈髋屈膝 90°,动作反复。每天 200 次,分 3~4 次进行。

2.坐位分合法

坐在椅子上,双手扶膝,双脚与肩等宽,左腿向左,右腿向右同时充分外展,内收。每天 300 次,分 3~4 次进行。

3.立位抬腿法

手扶固定物,身体保持竖直,抬患腿,使身体与大腿成直角,屈髋屈膝 90°,动作反复。每天 300 次,分 3~4 次进行。

(蔡武胜)

第四节　膝骨关节炎

膝骨关节炎是指由于膝关节软骨变性、骨质增生而引起的一种慢性骨关节疾病,主要表现为关节疼痛和活动不灵活,X 线检查表现为关节间隙变窄,软骨下骨质致密,骨小梁断裂,有硬化和囊性变。又称为膝关节增生性关节炎、退行性关节炎及骨性关节病等。

一、流行病学

据流行病学调查显示,我国膝骨关节炎的发病率约为 9.6%,约有 1.3 亿人口忍受着膝骨关节炎带来的痛苦。该病的致残率为 53%。

(一)年龄

膝骨关节炎的发病率随着年龄的增加明显增加。据文献报道,年龄低于 45 岁的人群中,其

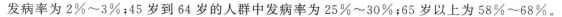

发病率为 2％～3％；45 岁到 64 岁的人群中发病率为 25％～30％；65 岁以上为 58％～68％。

(二)性别

女性多于男性。大于 50 岁人群中，女性患骨性关节炎的风险约为同龄男性的 1.45 倍。

(三)体重

肥胖的人膝关节骨性关节炎的发病率较高。

(四)职业

需要长时间跪、蹲姿势工作的人及从事竞技性非常强的篮球、足球、赛跑等体育运动的人群发病率较高。

二、病因

(一)退行性改变

年龄是所有原发性膝骨关节炎最明显的危险因素之一。①随着年龄的增长，膝关节囊萎缩、变性和纤维化，关节变得僵硬而不灵活。②滑液分泌异常，引起软骨细胞营养不足，软骨内水分的含量下降，软骨的主要成分黏多糖也减少，关节软骨缺乏弹性，则容易受到磨损而破碎。③供应关节的血流进行性减少，炎性物质及代谢产物不易被带走。④负重分布改变，之前不负重或负重少的区域承受较重的重力，生物力学发生改变。为了适应膝关节承受力的需要，关节软骨边缘有骨质增生，即老年人的骨性关节炎的发生。

(二)雌激素缺乏

老年女性骨关节炎的发病率要高于老年男性，且发病率在停经后有急剧升高、病情迅速发展的趋势，提示女性骨性关节炎可能与雌激素缺乏有关。

(三)肥胖

肥胖是导致膝骨关节炎的主要危险因素之一。肥胖不仅明显增加膝关节的负重，也可引起姿势步态的改变。受负重力线的影响，大多数肥胖患者膝关节呈现内翻畸形，导致膝关节内侧发生关节软骨的明显退变。

(四)冲击负荷

关节软骨对剪切力有较强的耐受性，但对反复性的冲击负荷耐受性较差。人在行走时膝关节所承受的反复冲击负荷应力是人体重的 4～5 倍，下蹲时为体重的 10 倍左右。另外，意外的冲击负荷，如踩空楼梯等，在肌肉松弛的状态下膝关节遭受的冲击更为严重。

(五)创伤

膝关节内骨折、脱位、半月板或韧带损伤皆可造成膝关节的不稳定，是继发性膝关节骨性关节炎的原因。

(六)炎症

膝关节化脓性关节炎及结核、类风湿关节炎等，即使炎症消退，关节软骨面也受到不同程度的损害，多继发骨性关节炎。

三、病理

病理特点为关节软骨变性破坏、软骨下骨硬化或囊性变、关节边缘骨质增生、滑膜增生、关节囊挛缩、韧带松弛或挛缩、肌肉萎缩无力。

（一）关节软骨改变

（1）由于营养物质在基质内渗透扩散受阻，代谢废物蓄积导致软骨细胞死亡。

（2）基质逐渐溶解，透明软骨局部发生软化、糜烂。

（3）软骨表面出现不光滑、无光泽，可见龟裂。

（4）在重力摩擦下，软骨将会被撞击或消失。

（5）最后，增厚的高密度软骨下骨的裸露粗糙面成为关节面。

（二）软骨下骨改变

（1）中央部位软骨下骨发生硬化。骨小梁数量增加，密度增加，间距变小，骨小梁方向与关节表面更垂直，呈"象牙样"改变。

（2）外围部位软骨下骨质发生囊性变。软骨下囊泡多发生在骨质疏松区，骨小梁逐渐消失，骨髓呈纤维黏液样物质，囊腔内有死骨、软骨碎片和无定形物。

（三）骨赘形成

在软骨的边缘或肌腱附着处，通过软骨化骨形成骨赘，又称骨质增生。骨质增生是人体生理性代偿功能，也是人体为适应应力的变化而产生的一种防御性反应。它可以使失去稳定性的骨关节得以加强，也可造成对周围神经及血管的压迫。

（四）软组织改变

关节囊及周围肌肉可产生纤维变性和增厚。周围肌肉因疼痛产生保护性痉挛。

四、局部解剖

膝关节由以下部分构成：①骨性结构；②关节周围肌肉肌腱结构；③关节外的韧带结构；④关节内的半月板和交叉韧带。这些结构保持关节连接及静力与动力稳定性。其中任何一种结构受到损伤，都会影响关节的稳定和功能。

（一）骨性结构

1.股骨下端

股骨下端为向两侧和前后扩展形成的内、外侧股骨髁，中间以髁间窝相隔，前面两个髁向前变平，并与前方连合，形成一矢状位浅凹，即髌面。在股骨髁后面呈圆形并相互平行，前后径较横径为大。股骨髁侧面观前面大后面小，横面形成约 20° 前后向的倾角。外侧髁前后径较内侧髁长，突向前面，其前后轴线接近垂直方向，但内侧髁的长轴斜向内下，与矢状面约成 22° 的夹角。此结构决定了股骨外侧髁仅有伸屈活动，而内侧髁除有伸屈活动外，还有展收和旋转活动。膝屈伸范围最大，其他活动小，只能在屈伸过程中伴随其他方向活动。屈膝时产生展收或旋转，展收活动的范围随屈膝度而增加。旋转活动当膝关节于屈曲 90° 位时，可达 30°～50°。纵向分合与横向活动很少。屈膝时可有少侧向移动。极度伸膝时伴有胫骨外旋，膝关节的运动轴不固定，随着关节的屈或伸而向后或向前移动。在股骨两髁中间有深凹的髁间凹，前交叉韧带附着于外侧髁内侧面的后部，而后交叉韧带则附着于内侧髁外侧面的前部。

2.胫骨上端

胫骨上端为宽厚的内、外侧胫骨髁，也称为胫骨平台，分别与股骨内外髁相连。内侧平台较大，冠状位与矢状位均呈凹形，外侧平台矢状位呈凸形或平坦，冠状面上呈凹形。髁部关节面与胫骨干也不垂直，而向后倾斜 3°～7°。胫骨两髁关节面与股骨两髁也不完全相称，而借助于其间的半月板相连接，增加两者匹配程度和接触面积。胫骨两髁之间有髁间隆起，由内、外侧两个结

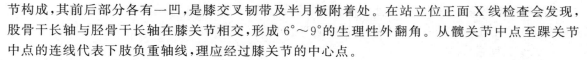

节构成,其前后部分各有一凹,是膝交叉韧带及半月板附着处。在站立位正面 X 线检查会发现,股骨干长轴与胫骨干长轴在膝关节相交,形成 6°～9°的生理性外翻角。从髋关节中点至踝关节中点的连线代表下肢负重轴线,理应经过膝关节的中心点。

3.髌骨

髌骨为体内最大的籽骨,其前面粗糙,被股四头肌腱膜包围,呈三角形,供股四头肌和髌腱附着,后面全为软骨覆盖,中间有一纵行嵴分成内、外两部分与股骨两髁关节面相适应,构成髌股关节。髌骨的功能有保护股四头肌和髌骨列线、增强股四头肌伸膝力及增加膝关节旋转度等。

(二)肌肉肌腱

关节外的肌肉肌腱是支持和影响膝关节功能的重要动力结构。

1.股四头肌

股四头肌附着在髌骨的近端,为伸膝装置。

2.后方的腓肠肌

腓肠肌止于股骨内、侧髁的后面,主要功能为屈膝。

3.内侧的"鹅足"

"鹅足"是缝匠肌、股薄肌和半腱肌联合腱,止于胫骨内侧面的近端,能防止胫骨外旋,对抗外翻应力。

4.外侧的股二头肌

股二头肌具有强大的屈膝和外旋胫骨功能,能防止胫骨在股骨上向前脱位。

5.髂胫束

髂胫束后 1/3 近端止于股骨外上髁,远端止于胫骨结节的外侧。屈膝时,髂胫束和股二头肌保持平行,均为膝外侧稳定结构。

6.腘肌

腘肌有三个头,分别起于胫骨外侧髁、腓骨小头和外侧半月板后角。前两起点组成斜的 Y 形韧带的臂,称弓状韧带,是一个主要的胫骨内旋肌,也能防止股骨在胫骨上向前脱位。后关节囊内侧由半膜肌附着点之一向外上返折部分所加强,称腘斜韧带。

(三)关节囊

膝关节周围肌肉的腱性扩张部分形成较薄而松弛的纤维性关节囊。

(1)最内层的滑膜囊形成许多隐窝,这些隐窝往往是关节内游离体滞留部位。

(2)膝关节腔可分为前大后小两部分,后者隐蔽,手术较难达到。

(3)髌韧带后方有脂肪垫,位于滑膜与纤维性关节囊之间。脂肪垫肥大或损伤时,可引起症状,髌下滑膜襞或翼状滑膜韧带发生异常时,屈膝位挤压在髌股关节面引起疼痛。

(四)韧带

膝关节内侧、外侧各有强大的支持结构,分别为内侧副韧带和外侧副韧带。

1.内侧副韧带

内侧副韧带呈扁平的三角形纤维结构,其基底向前,尖端向后。内侧副韧带、半膜肌、鹅足及后关节囊的腘斜韧带部分为内侧关节囊外的稳定结构。

2.外侧副韧带

外侧副韧带为长约 5 cm 的圆索结构,上端附着于股骨外上髁,下端止于腓骨小头前下方,股二头肌腱位于外侧副韧带后方浅层,附着于腓骨头后上方。由于外侧副韧带也偏于膝关节的后方,膝屈曲位时侧副韧带松弛,胫骨可稍有旋转活动。膝伸直至30°开始紧张,变得稳定,完全伸直时最紧张,可防止小腿旋转、内收、外展及过度伸直。

3.膝交叉韧带

膝交叉韧带位于股骨髁部凹内,是关节内滑膜外结构,分为前、后两条。

(1)前交叉韧带起于胫骨上端髁间隆起的前部偏外凹陷处及外侧半月板前角,向上后外呈扇形止于股骨外侧髁内侧面的后部。

(2)后交叉韧带起于胫骨上端髁间隆起的后部,下端起点延伸到胫骨上端的后面,在胫骨平台下方约0.5 cm处,向上前内方延伸。膝交叉韧带主要功能是维持在各个方位的稳定性,前交叉韧带能防止胫骨在股骨上向前移位或股骨向后移位,同时防止膝关节过度伸直限制内旋、外旋和内翻、外翻活动。后交叉韧带能防止胫骨向后移位,限制过伸、旋转及侧方活动。

五、临床表现

(一)关节不适

本病发病缓慢,多见于中老年肥胖女性,往往有劳累史。早期没有明显的症状,只感不适或膝部怕冷。一般常表现为关节的僵硬不适感,活动后好转。当坐起立行时觉得膝部酸痛不适,走了一时症状消失。遇剧烈活动可出现急性炎症表现,休息及对症治疗后缓解。

(二)关节疼痛

关节疼痛是本病患者就医常见的主诉。早期症状为上下楼梯时的疼痛,尤其下楼时明显,呈单侧或双侧交替出现。疼痛性质为阵发性隐痛,程度为轻度或中度。休息时好转,活动后加重,劳累及夜间疼痛更为剧烈。疾病逐渐发展会出现活动不能缓解疼痛,上下楼梯、下蹲、站起都困难,需手在膝盖上撑住才行。

(三)关节肿胀

早期为关节周围的局限性肿胀,随病情进展可有关节弥漫性肿胀、滑囊增厚或伴关节积液。后期可在关节周围触及骨赘。

(四)关节活动弹响

由于滑膜与关节囊有病变而增厚,活动时会有响声和摩擦音,如果是关节内有游离体形成,可影响关节活动,并不时有膝关节交锁现象,到最后出现膝关节畸形。

(五)关节僵硬

关节僵硬表现为晨僵,活动后缓解,气压低或湿度大时加重,常几至十几分钟,一般少于半小时。

六、体格检查

(一)膝关节肿胀

膝关节肿胀多由炎症、外伤等引起,轻度肿胀时,表现为两侧膝眼消失,肿胀严重则波及髌上囊甚至整个膝周肿大。浮髌试验:患者伸直膝关节,使股四头肌放松,检查者一手挤压髌上囊,另一手示指轻压髌骨,如有浮动感觉,即能感到髌骨碰撞股骨髁,放松后则髌骨又浮起,则为阳性。多见于关节腔积血或积液。

(二)膝关节畸形

正常的膝关节有5°~10°的生理外翻角,如果超过15°,则为膝外翻畸形,单侧膝外翻称"K"形腿,双侧膝外翻称"X"形腿。若正常生理外翻角消失或者成反方向,则形成小腿内翻畸形,双侧内翻则称"O"形腿。

(三)膝关节的活动度

伸膝运动正常为0°,青少年或女性有5°~10°过伸。屈膝运动正常可达140°。膝关节完全伸直后无侧屈和旋转运动。当屈曲90°时,内、外旋转运动可达20°。

(四)股四头肌肌力

临床上在对膝骨关节炎患者进行查体时,很多患者都有股四头肌肌力减弱的现象。股四头肌无力大都是因为患者为了减轻疼痛,减少了膝关节活动而导致肌肉的失用性萎缩。

(五)压痛点

内外侧膝眼、内外侧副韧带、内外侧关节缝、胫骨粗隆、腓骨小头、髌下脂肪垫、股四头肌止点、腓肠肌起点、股二头肌止点、半腱半膜肌止点、腘肌、比目鱼肌起点都可以发生炎症,出现压痛。具体定位应根据解剖走行及患者具体情况。

七、实验室检查

血常规、蛋白电泳、免疫复合物、血清补体等一般在正常范围。类风湿因子及抗核抗体阴性。伴有滑膜炎者C反应蛋白和红细胞沉降率可轻度升高。可有关节积液,关节液透明、淡黄色、黏稠度正常或略降低,黏蛋白凝固良好。

八、影像学检查

X线表现:①非对称性关节间隙变窄。②软骨下骨硬化或囊性变。③关节边缘增生和骨赘形成。④可伴不同程度的关节积液。⑤部分关节内可见游离体。⑥关节变形及半脱位。

九、诊断依据

美国风湿病学会制定的膝骨关节炎诊断标准:①年龄>50岁。②晨僵<30 min。③关节活动时有骨响声。④膝检查示骨性肥大。⑤有骨压痛。⑥无明显滑膜升温。⑦红细胞沉降率<40 mm/h。⑧类风湿因子<1∶40。⑨滑膜液有骨关节炎征象。

膝关节疼痛患者有上述9项中的5项及5项以上者可以诊断膝关节炎。

十、鉴别诊断

(一)膝关节半月板损伤

膝关节半月板损伤有外伤史,伤后关节疼痛、肿胀,有弹响和交锁现象,膝内外间隙压痛。慢性期股四头肌萎缩,以股四头肌内侧尤明显。麦氏征和研磨试验阳性。

(二)髌下脂肪垫损伤

髌下脂肪垫损伤有外伤、劳损或膝部受凉病史。膝关节疼痛,膝过伸位疼痛加重,髌下脂肪垫压痛明显,膝过伸试验阳性,髌腱松弛压痛试验阳性。X线膝侧位片,可见脂肪垫支架的纹理增粗,少数可见脂肪垫钙化阴影。

(三)髌骨软化症

膝关节活动量越大,疼痛越明显,且有过伸痛,行走无力。膝前侧、下端、内侧、外侧及腘窝均有压痛,按压髌骨时伸膝,可触及摩擦感及疼痛。髌骨研磨试验阳性。

（四）膝关节侧副韧带损伤

在韧带损伤部位有固定压痛,常在韧带的上下附着点或中部。膝关节呈半屈曲位,活动关节受限。侧方挤压试验阳性。

十一、治疗方法

（一）物理治疗

目的是减轻疼痛、改善功能、使患者认识疾病的性质和预后。

（二）药物治疗

药物治疗可分为局部药物治疗和全身药物治疗。①局部药物治疗:可选用非甾体抗炎药的外用制剂,如乳胶剂、膏剂、贴剂、擦剂等。②全身药物治疗:对乙酰氨基酚等。注意用药前风险评估,关注潜在内科疾病风险,根据患者个体情况剂量个体化,尽量使用最低有效剂量,避免过量用药及同类药物重复或叠加使用,用药3个月根据病情检查血、大便潜血及肝肾功能。

（三）关节腔注射透明质酸钠

关节腔注射透明质酸钠时一般选取外侧膝眼入路。一周一次,每次每侧膝盖注入透明质酸钠1.5～2.5 mL,4～5次为1个疗程。

（四）膝周痛点阻滞

关节周围发炎部位注射消炎镇痛液。其中糖皮质激素不主张关节腔内注射,也反对多次反复使用,一般每年最多不超过3次。常见阻滞部位:内外侧膝眼、内外侧副韧带、内外侧关节缝、胫骨粗隆、腓骨小头、髌下脂肪垫、股四头肌止点、腓肠肌起点、股二头肌止点、半腱半膜肌止点、腘肌、比目鱼肌起点。

（五）银质针治疗

选用合适长度的银质针,对股骨内上髁的诸肌附着处进行松解剥离。针对每个进针点,做内上髁中央部的直刺或斜刺,向内上髁前下方和后下方边缘,包括内收肌结节在内的软组织附着处的骨膜下刺。

（六）膝关节镜下探查并清理术

关节镜下清理术和游离体摘除术。适用于症状时间短,关节力线排列正常,中度症状的骨关节炎。

（七）人工膝关节置换术

人工膝关节置换术适用于持续中重度疼痛,活动受限,X线证实关节损坏明显者,原发性骨关节炎年龄较大的患者。通过手术将已磨损破坏的关节面切除,植入人工关节。膝关节置换有发生下肢血栓和肺栓塞的可能。

十二、康复锻炼

（一）改变不良生活方式

控制体重,常吃富含维生素C的水果蔬菜,进行适当的户外运动和锻炼,避免剧烈运动。当膝关节出现疼痛、僵硬时应尽量减少或停止运动,女性尽量不穿高跟鞋,减少登山等活动,当出现膝关节损伤应及时治疗等。在日常生活中骨关节炎患者应注重膝关节的保护,穿鞋要舒适,少爬楼梯,避免蹲下或者跪下取物,避免坐低的凳子睡低的床,控制体重,防止肥胖等。

（二）增强肌力

膝骨关节炎患者进行功能锻炼时,首先推荐肌肉的等长锻炼,以股四头肌锻炼为主,以患肢膝关节为主。

膝关节周围有许多肌肉附着,在这些肌肉中最重要的稳定膝关节的肌肉是股四头肌。股四头肌是下肢主要的重力拮抗肌,对减轻屈膝、行走、跑动时膝关节的负荷起重要作用,如果股四头肌力量较弱,会导致膝关节的负荷加大,导致膝关节的损伤。

需要强调的是进行功能训练时应循序渐进、坚持、科学、注重个体化和适度的原则,一般以患者在训练后有下肢肌肉轻度酸感而不影响次日的锻炼为度。动作要慢,以将关节伸展到最大但不痛为度。

（三）适合的运动

游泳、水中步行、散步、骑脚踏车、仰卧直腿抬高、平地行走、卧位蹬自行车(模仿动作)运动等。

（四）不适合的运动

反复蹲起、爬山、爬楼梯、打太极拳等运动。

（蔡武胜）

第五节　半月板损伤

半月板损伤是指运动或退变引起的膝关节半月板磨损、撕裂、脱位等,造成关节疼痛、肿胀、活动时弹响、功能障碍等临床症状。

一、解剖

半月板位于股骨两髁与胫骨平台之间,为纤维软骨。其中大多数为Ⅰ型胶原纤维。内侧2/3为横向纤维及环状纤维,外周1/3主要为环状纤维构成。中心部(半月板深层)胶原纤维不规则走行。半月板分内、外侧两个。内侧半月板两端间距较大,呈"C"形,边缘与关节囊及内侧副韧带深层相连。外侧半月板呈"O"形,中后1/3处有腘肌腱将半月板和关节囊隔开,形成一个间隙,外侧半月板与外侧副韧带是分开的。半月板的作用:减少摩擦和振动,使压力均匀分布。半月板外周约1/3有血供,称为红区,该部位如发生小撕裂可自愈,与此相对的自由缘则无血供,称作白区,营养主要来自滑液,仅在与胫骨髁边缘处接连的周边,能从滑膜得到血液供应。因此,其游离缘一旦破裂(即半月板损伤),很难自行修复。

在膝关节屈伸运动时,半月板固定于胫骨上,并随其一同在股骨上运动,伸直时向前移动,屈曲时向后移动。在膝关节旋转运动时,半月板固定于股骨上,并随其一同在胫骨上运动,一侧向前移动,一侧向后移动。

二、病因

半月板损伤必备的四因素:膝的半屈,内收或外展,挤压,旋转。

膝关节完全伸直时,内外侧副韧带处于紧张状态,关节稳定。当足部稳定,膝关节呈半屈位时,半月板后移,此时若突然将膝关节伸直同时做旋转活动,半月板受到外力的挤压和研磨,可发生破裂。生活中,挑、抬重物或骑自行车匆忙下车站立不稳之际,在激烈的足球、篮球等运动中,运动员拼抢时,都可能发生。长期从事蹲位或半蹲位工作,如汽车修理工,反复蹲下起立,半月板磨损严重,也会损伤。我国多为外侧半月板损伤,因为中国人外侧盘状半月板多,易受损破裂。

三、损伤类型

(一)边缘型

破裂位于内侧半月板边缘,可分为前、中、后三个位置。严重的边缘型破裂呈周边完全破裂,仅由前、后角部相连,破裂的腰部向膝中央滑移,并导致关节锁固。伸膝位时疼痛显著。

(二)前角型

破裂位于前角部。有的仅为裂口,有的呈破裂部向后翻卷并增厚,有的前角连接部断裂。疼痛位于膝前。

(三)后角型

破裂位于后角部。可呈裂口或裂口蜷缩和后角连接纤维断裂。过度屈膝位时疼痛明显。疼痛多在偏后方内侧。

(四)横型

内侧半月板腰部横行破裂。破裂的部位,数目及深度各异。疼痛多位于膝内侧。偶有关节交锁现象。

(五)桶柄型

内侧半月板纵行破裂。裂口大小各异,有的呈横裂。破裂口增厚明显,股骨髁滑膜损伤广泛。患膝常有膝关节交锁。

(六)内缘型

半月板内缘损伤,并可呈粉碎样损害。偶有游离骨片进入关节腔。伸屈膝运动经常受到影响。股骨髁关节面损害明显。有时膝关节交锁。

(七)水平劈裂型

胫股关节间强力旋转,以致内侧半月板上下两层水平间分离。患膝可表现隐痛、不稳或有滑落感。

(八)纵裂型

内侧半月板纵行破裂。可在前或后角部断裂,游离部进入膝内。成为膝痛和伸屈阻挡的主要因素。

(九)松弛型

内侧半月板在关节囊附着部松弛。膝部伸屈旋转时有不稳的滑落感。在胫股关节间挤向膝中央时,内侧关节囊可陷入关节间隙内。

四、临床表现

(一)急性期

大部分患者有外伤史。受伤后关节剧痛,不能自动伸直,不能负重行走。疼痛往往发生在运动中的某种体位,体位改变后疼痛即可能消失。疼痛部位在两侧关节间隙。可以行走但是缺乏力量,上下楼梯时尤为明显,而且伴有疼痛或不适。关节肿胀,有积血。休息2～3周,肿胀渐消,关节功能逐渐恢复,但可再次出现膝部疼痛和肿胀,比首发轻。

（二）慢性期

膝关节隐痛，时轻时重，经过休息及一般消肿止痛治疗，症状减轻，但关节间隙仍然疼痛，特别是当关节伸屈到某个位置时尤其明显。走路，尤其是上下楼梯，感到下肢无力，常打软腿，影响工作和生活。若不及时治疗，表现为大腿肌肉萎缩，周径变细。行走时突然出现关节交锁，膝关节活动时，在稍屈位突然感到有异物卡在关节内，锁住关节，不能屈伸且伴疼痛。经自行活动或牵拉下肢，听到弹响声后解锁，关节又能伸屈自如。

五、体格检查

很多体格检查方法均能对半月板损伤提供诊断依据，如回旋挤压试验、研磨试验、交锁征、膝关节伸屈试验等。

（一）回旋挤压试验

患者仰卧位，尽量屈髋屈膝成锐角。检查者一手放在其膝部，触摸关节间隙，另一手握其踝部，将其髋与膝由被动屈曲而逐渐伸直，同时使其小腿外展外旋，再使小腿内收内旋。如果在某一固定角度触到或听到响声并伴有疼痛，即为阳性，多见于半月板损伤。

（二）研磨提拉试验

患者俯卧位，屈膝 90°。检查者双手握住踝部，使膝关节在不同角度研磨加压膝关节，同时做外展外旋或内收内旋活动，如出现膝关节疼痛和弹响为阳性，说明有半月板损伤。

（三）交锁征试验

患者取坐位或仰卧位，屈伸膝关节数次，若突然关节出现疼痛并不能屈伸，但慢慢旋膝以后，又复能主动屈伸，为阳性，说明半月板损伤。

（四）膝关节伸屈试验

患者侧卧位，患肢离开床面，并做膝关节伸屈活动，利用小腿的重力挤压内、外侧半月板，如出现响声或疼痛，为阳性。提示半月板损伤。

（五）关节间隙压痛试验

膝关节内外侧间隙处的压痛是半月板损伤的重要诊断依据。

六、影像学检查

（一）X 线检查

半月板是软骨结构，所以常规 X 线检查是不显影的，可向关节内注入无毒的造影剂或气体，充满半月板以外的间隙，使半月板显示出来，看有没有破坏的迹象。

（二）MRI 检查

诊断半月板损伤的首选检查方法。据统计其诊断准确度为 $92\% \sim 95\%$，敏感度为 $80\% \sim 90\%$。

MRI 对于半月板损伤的诊断优点：①半月板整体血供较少，边缘无血供，因此在 MRI 序列中均呈现均匀一致的低信号表现。当半月板出现变性或者撕裂后，在 MRI 中的表现即为信号不均或出现高信号。②低磁场 MRI 扫描仪 SE 序列 T_1WI 图像较清晰，伪影及信号丢失量较少，而 T_2WI 图像的液体信号与半月板信号对比强烈，可清晰显示关节内部结构变化，对于判断半月板损伤程度较为敏感，特异性较高。③MRI 对肌腱、肌肉、韧带及软骨面等都有很高的分辨率及敏感度，MRI 检查可以观察矢状位、冠状位及横断面等不同平面，从而证实损伤的确切位置。

(三)膝关节镜检查

关节镜可以作为膝关节内损伤的金标准,比如半月板损伤、交叉韧带损伤等。但关节镜检查毕竟是有创检查,存在一定的风险和并发症,所以在膝关节半月板损伤的检查中不能得到广泛应用和认可。

七、治疗

(一)卧床休息

局部用消肿止痛的中药外敷。若关节内积血较多,应在严格无菌条件下穿刺抽血,加压包扎,并用长腿石膏托制动。

(二)药物治疗

药物治疗主要应用消炎镇痛药物如双氯芬酸等,此类药物适合于大多数患者,但少数患者有胃肠道反应等不良反应,如恶心、呕吐、胃痛、腹泻等,有消化道溃疡的患者慎用或禁用。

(三)关节腔灌注

向关节腔内注入透明质酸钠 2.5 mL,每周 1 次,5 次为 1 个疗程。

(四)手术治疗

由于膝关节半月板游离缘缺乏充足的血供,导致损伤后无法自行修复,所以严重损伤或保守无效的患者应选择合理的手术方式,修复损伤的膝关节半月板。需要注意的是,手术本身也是一种创伤,少数人术后膝关节功能会出现一定程度的受限。

膝关节镜手术可以根据半月板损伤的类型及程度给予相应的治疗。①对血运较好的半月板损伤,可以在关节镜下进行缝合,保留半月板可以减慢膝关节退行性改变。②对于半月板损伤严重不能修复者,关节镜指导下部分切除,保留相对稳定的部分,同样可以缓解膝关节退行性改变。③对于损伤严重必须行半月板全部切除者,可行半月板损伤移植术,以维持膝关节较好的稳定性。

八、康复

(一)日常生活

注意自我保护,防止意外损伤发生。如上下公车或上下楼的时候,不要过于匆忙,可借助扶手稳定身体后再迈步走。有久坐久立职业姿势的人,最好每隔一段时间变换劳动的姿势和适当休息。

(二)体育运动

注意运动姿势和运动强度外,更要注意运动保护(如佩戴运动护具),防止运动损伤。一旦发生损伤,参加体育运动至少要在一年半以后。

(蔡武胜)

第六节　膝内外侧副韧带损伤

膝关节内、外侧副韧带损伤是由于膝关节内、外侧副韧带拉伤、断裂,引起膝关节内、外侧不稳定及疼痛,并影响膝关节功能的一种疾病。

一、分类

因受外伤机制和外力大小的不同,内、外侧副韧带损伤可分为拉伤、部分断裂和完全断裂,同时其损伤又可分为单一韧带损伤(如单纯内、外侧副韧带损伤)、多根韧带损伤(如内侧副韧带断裂合并前后交叉韧带断裂等)、膝关节复合损伤(如韧带损伤合并半月板损伤、关节囊撕裂、骨折等)。

韧带损伤按严重程度可分为三度。①Ⅰ度损伤:有少量韧带纤维的撕裂,伴局部压痛,但无关节失稳。②Ⅱ度损伤:有更多韧带纤维的断裂,伴有功能丧失和关节反应,并有轻到中度的关节失稳。③Ⅲ度损伤:为韧带的完全破裂,并因此产生显著的关节失稳。Ⅰ度、Ⅱ度和Ⅲ度损伤分别被称为轻、中和重度损伤。

二、临床表现

患者有膝关节外翻损伤病史,即屈膝时小腿受到外展外旋的暴力,这是膝关节韧带损伤中最常见的受伤机制。

(一)膝关节内侧副韧带损伤

膝关节内侧副韧带损伤表现为膝关节内侧疼痛、肿胀、小腿外翻时加重,如小部分撕裂,则疼痛、肿胀、瘀斑和功能受限不明显,而完全断裂则可见膝关节内侧肿痛、瘀斑明显,外翻疼痛伴膝关节失稳,关节功能受限严重。

(二)膝关节外侧副韧带损伤

膝关节外侧副韧带损伤常发生于止点处,多伴有腓骨小头撕脱骨折。膝外侧局限性疼痛明显,局部可有肿胀、压痛,关节功能受限。

三、体格检查

(一)应力试验

1.侧方应力试验

患者仰卧位,患腿伸直,检查者一手扶膝侧面,另一手握住踝部,然后使小腿做被动的内收或外展动作。如果出现疼痛,则为阳性;如果明显松动者,可能为侧副韧带完全断裂。

2.外展(外翻)应力试验

患者仰卧,以检查左膝为例。检查者站在患者左侧,先检查对侧正常的肢体以确定患者韧带正常紧张度。外展肢体使其离开检查台边缘,屈膝近30°。右手放在膝关节的外侧面,左手托住踝部,施加外翻应力,观察膝关节屈曲至30°时的稳定性。再将膝置于完全伸直位,同样施加外翻应力。检查时用力均匀、柔和,以免造成疼痛,也可防止韧带损伤加重。

3.内收(内翻)应力试验

患者仰卧于检查台上,以检查左膝为例。检查者站于患者左侧,先检查对侧正常的肢体以确定患者正常紧张度。检查时,左手放置于膝关节内侧,右手托住踝关节并用力内收,以感觉外侧副韧带的松紧程度。

(二)研磨提拉试验

患者俯卧,屈膝90°,检查者一手按住患者大腿下端,另一手握住踝部提起小腿,并作外展、外旋或内收、内旋活动,若出现膝外或内侧疼痛,则为研磨提拉试验阳性,说明有副韧带损伤。

四、影像学检查

(一)X线检查

一般情况下,X线检查未见异常征象,应行应力位片检查。如伴有撕脱性骨折时,X线检查可以显示因韧带牵拉而造成撕脱骨折块。内外翻应力位像在伸膝0°位摄片时,可以观察关节间隙的变化,需与健侧对比。

(二)MRI检查

MRI是无创性的有效检查方法,可通过观察韧带的形状、信号及连续性的变化而进行诊断和鉴别诊断。

五、鉴别诊断

(一)膝关节半月板损伤

膝关节半月板损伤和侧副韧带损伤在受伤姿势及早期临床表现基本相同,两者容易混淆或者同时损伤,应注意鉴别诊断。

半月板受伤早期均可伴有侧翻应力时疼痛,但应力方向与发生疼痛部位与侧副韧带不同,并且关节无明显松动。急性期过后,膝关节半月板损伤出现负重时疼痛,活动伴弹响、交锁。而侧副韧带损伤则表现在行走、负重时失稳,内、外翻试验为阳性。膝关节磁共振可以明确鉴别。

(二)膝关节交叉韧带损伤

膝关节交叉韧带损伤时,也表现为关节肿痛、松动、活动受限。但交叉韧带受伤后,膝关节局部无压痛、瘀斑,抽屉试验及拉赫曼试验为阳性,而侧副韧带损伤,可出现肿胀、瘀斑、局部压痛明显,内、外翻应力试验为阳性。膝关节磁共振可以明确鉴别。

(三)腓总神经损伤

如果有足下垂及小腿外侧皮肤浅感觉减退或消失时,说明有腓总神经损伤。

六、治疗

(一)物理治疗

1.侧副韧带拉伤

侧副韧带拉伤后即刻冷敷,加压包扎。2天后理疗,在医师指导下开始进行功能训练。一般两周可愈。

2.侧副韧带部分断裂损伤

侧副韧带部分断裂损伤后即刻冷敷加压包扎,一般不需手术治疗。伸直位制动3~4周。伤后2 d开始理疗和肌力练习。

(二)痛点阻滞

应用消炎止痛液,在侧副韧带拉伤局部压痛明显处进行注射治疗。内侧副韧带损伤多选取股骨内上髁、胫骨内侧面上端及韧带走行区内明显压痛点。外侧副韧带损伤多选取股骨外上髁、腓骨小头及韧带走行区内明显压痛点。一般每点注入3 mL,依据患者恢复情况,2~5次为1个疗程。

(三)手术治疗

适用于受伤早期未进行良好固定,后期出现关节松动者。

1.内侧副韧带完全断裂

新鲜断裂一般一经诊断即行手术修补,手术应同时治疗合并损伤,如半月板撕裂、交叉韧带损伤等。中上段断裂,可用石膏制动 6～8 周。下端断裂,因有浅层足部肌腱的卡压,必须手术复位缝合。陈旧性断裂,有关节不稳者应手术治疗。完全断裂者建议早期手术治疗。

2.外侧副韧带断裂

新鲜断裂应及时手术缝合。陈旧断裂多无不稳症状,若有不稳可用股二头肌腱修补。完全断裂者建议早期手术治疗。

七、康复

伤后各期均需注意股四头肌的锻炼。早期以踝关节背伸、环转和直腿抬高为主,后期可进行单足站立、蹲马步等锻炼。同时进行屈伸功能锻炼,按固定及术后要求进行锻炼,疼痛严重者可在镇痛下协助进行屈伸锻炼。

（蔡武胜）

第七节 髌下脂肪垫炎

髌下脂肪垫炎指髌下脂肪垫损伤或劳损,造成髌韧带周围肿痛、下蹲痛及上下阶梯痛的一种疾病。

一、流行病学

髌下脂肪垫炎多见于女性,经常下蹲、步行者和登山运动员居多。急性常见于足球和跳远运动员的膝关节突然过伸和扭转损伤。慢性多见于老年女性。

二、解剖

髌下脂肪垫位于髌骨下面、髌韧带的深面与关节囊之间的特殊脂肪组织填充于髌骨、股骨和胫骨之间。具有衬垫和润滑作用,起到缓冲骨膜摩擦和加强关节稳定性的作用。

三、病因

(一)急性损伤

急性损伤如摔倒、跌倒等。膝关节突然猛烈地过伸或旋转,脂肪垫来不及上移,而被嵌夹于股、胫关节面之间,引起急性嵌顿性损伤。

(二)慢性劳损

若股四头肌力量较弱,肌肉收缩时脂肪垫向上移动不够,在膝关节屈、伸活动时,脂肪垫可受到股胫关节面的挤压。反复的夹挤动作,则造成慢性劳损,如运动员、三轮工人、搬运工人等。也可继发于腰、臀部及膝部其他组织损伤,造成膝部动力平衡失调。此外,关节炎症和膝反张畸形等也是髌下脂肪垫炎症和损伤的原因。

四、病理

髌下脂肪垫具有衬垫和润滑关节的作用,防止关节面的摩擦。当脂肪垫受到某种因素刺激造成急性损伤、慢性损伤均可产生无菌性炎症,而致疼痛、水肿、出血、渗出、增生、肥大、硬化,脂肪垫与髌韧带之间的纤维组织变性、粘连、机化、失去弹性,使伸膝活动受到限制。

五、临床表现

患者自觉膝前部疼痛或酸痛,当膝关节过伸时,髌腱深面及两侧疼痛加剧。因此,患者不敢伸直膝关节行走。有时疼痛可向后放散到腘窝、小腿及踝部。患者有肌肉无力的表现,晨起时膝关节发僵、无力。关节活动一般无明显障碍,踢腿、跳跃、跑步及劳累后症状加重,休息后症状减轻,充分伸膝时疼痛加重,稍微屈膝减轻,穿半高跟鞋减轻,当脂肪垫嵌入股胫关节面之间时,则产生交锁,疼痛加剧,休息后可缓解。膝关节屈髌韧带周围肿痛,下蹲痛、上下阶梯痛,重者下蹲困难。严重患者,膝关节不能伸直,足尖外撇,足底外侧着地或跛行,与健侧相比脂肪垫肥厚,双膝眼饱满。

六、体格检查

(一)髌腱两侧肿胀
膝伸直或屈曲时受限,膝过伸试验阳性。

(二)髌尖粗面压痛点检查
检查者先用左手的1~2指端按压住髌骨的上缘,推向下方,使髌尖向前翘起;再用右手拇指的掌面向上,指尖针对髌骨下端后方的髌尖粗面,包括髌骨的下1/2段边缘,由后向前和由下向上作横行的滑动按压可查得压痛点。

(三)髌腱松弛压痛试验
患者仰卧,患膝伸直放松。检查者一手拇指在髌腱处用力按压,则出现疼痛。而后,嘱患者用力收缩股四头肌,使髌腱紧张,检查者再用同等力量按压髌腱,若压痛减轻或消失,则为阳性。

(四)膝过伸试验
患者仰卧位,患膝伸直放松。检查者一手掌压髌骨,另一手托握足跟向上扳,将膝关节过伸,若髌腱两侧疼痛,则为阳性。

(五)伸膝挤压试验
患者仰卧位,伤膝伸直放松。检查者双手拇指压住髌腱两侧膝眼处,余指托握小腿后侧,嘱患者先将膝关节屈曲、再用力伸直,若膝前部疼痛,则为阳性。

七、影像学检查

X线检查一般为阴性,有时可见髌下脂肪垫三角阴影模糊或密度高或形态增大,有时可见钙化点。

八、诊断

髌下脂肪垫炎的诊断依据:①有膝关节急、慢性损伤史。②髌韧带周围肿痛。下蹲痛,上下阶梯痛,重者下蹲困难。③髌腱两侧肿胀,膝伸直或屈曲时受限膝过伸试验阳性。④进行髌尖粗面压痛点检查。⑤X线检查一般为阴性。

九、治疗

(一)手法

手法治疗包括拿髌法(反复提拿髌骨上和股四头肌肌腱处)、推髌法(叠掌反复向四周推挤髌骨)、弹髌法(反复提弹髌骨)、护髌法(反复按揉髌骨四周组织)、运髌法(反复屈伸膝关节,使髌骨上下滑动)、拍膝法(用虚掌拍打髌骨和髌周组织)。

(二)膝脂肪垫痛点注射

患者仰卧伸膝位,常规消毒、铺无菌洞巾、戴无菌手套。医师一手按压髌骨上缘,使髌尖(髌骨下缘)向前翘起,另一手持注射器从髌骨下缘向髌骨粗面刺入,针尖抵达脂肪垫炎症区,患者会感到明显酸痛。局部脂肪垫内注射消炎镇痛液3~5 mL,拔针贴敷贴。间隔一周可以再次注射,一般2~4次可达到明显消炎止痛效果。

(三)银质针疗法

银质针疗法具有消除炎症反应、增加局部血供、松解肌肉痉挛的功效。根据操作部位及患者胖瘦程度不同,选用长度不一的银质针,常用的为13 cm、15 cm银质针,直径为1.1 mm,选择患膝前下方、髌骨下1/2段即髌尖粗面的边缘附着处为进针点,用甲紫标记16~20个成弧形分布的进针点,针距1~15 cm沿上述标定部位针刺布针,沿髌骨下缘的进针点自髌骨前下方向后上方斜刺,沿髌下脂肪垫髌间粗面为中心刺入形成密集型扇面围刺,治疗结束后拔出银质针,用无菌纱布按压针眼片刻后针眼用碘伏消毒,治疗结束患者苏醒,每隔10 d治疗1次,最多治疗2次。

(四)针刀松解

采用针刀对病变的髌下脂肪垫进行松解,改善局部血供,局部微循环血流量增加,改进代谢,促进致痛物质代谢,从而消除无菌性炎症。传统入路(髌韧带前侧入路):患者仰卧位,屈膝关节,使足掌平稳放于治疗床上。在髌骨前下缘,髌韧带中点处用甲紫做标记,常规消毒、铺无菌洞巾、戴无菌手套,在标记处进针刀,刀口线方向与髌韧带纵轴平行刺入,针体与髌韧带冠状面垂直,与水平面平行,与矢状面平行,深度达到髌韧带后方,关节囊前方。做切开剥离,然后将针刀提至髌韧带与脂肪垫之间,针体沿刀口线垂直方向倾斜,与髌韧带冠状面呈15°,在髌腱与脂肪垫之间行扇形通透剥离,将髌腱与脂肪垫分离,然后提针刀向反方向分离髌腱与脂肪垫。注意不可穿透关节腔,出针刀,敷创可贴。髌韧带内外侧(相当于内外膝眼处)入路:刀口线方向与髌韧带纵轴平行刺入,针体与髌韧带冠状面平行,与水平面平行,与矢状面垂直,深度达到髌韧带后方,关节囊前方。行扇形通透剥离,出针刀,敷创可贴。

(五)手术疗法

病程长超过半年,疼痛严重,不缓解的患者,经非手术疗法无效,可考虑手术摘除脂肪垫。

十、康复

适当休息,减少行走和其他膝部活动。平时可试将鞋跟垫高或穿半高跟鞋,以减少患肢膝关节的过伸活动,避免膝关节伸直,预防膝反张,防止本病发生。

(孙 兵)

第八节　滑膜皱襞综合征

膝关节滑膜皱襞综合征是指膝关节滑膜皱襞反复受到损伤或刺激,继而变性、增生,引起的一系列膝关节不稳、弹响、疼痛等膝关节内病变。

一、病因病理

多数患者有膝关节创伤史。包括暴力不严重,未伤及半月板、韧带的直接钝挫伤和反复大运动量训练造成的滑膜皱襞慢性损伤,后者以髌内侧滑膜皱襞损伤最为常见。

在某些情况下如外伤、反复屈伸、过度使用和慢性劳损等导致滑膜皱襞充血水肿、增厚变硬、纤维化,形成无弹性的纤维束状组织,紧如弓弦,在膝关节屈曲时反复摩擦、撞击股骨内髁及滑车关节软骨,继发机械性滑膜炎(炎症和进行性纤维化)和髌股关节应力机制改变,随后导致关节软骨损伤、退变和骨关节炎发生,从而产生一系列临床症状如疼痛、弹响和功能障碍等。

二、解剖

膝关节滑膜皱襞是关节滑膜在关节囊内层局部返褶形成的纤细、富血管的线样结构,是胚胎发育的残留组织。根据其部位分为髌上、髌下、髌内侧及髌外侧滑膜皱襞。滑膜皱襞的功能尚不完全清楚,可能有助于关节润滑。

三、临床表现

膝关节滑膜皱襞综合征主要表现为膝关节内侧疼痛、打软腿、假性交锁及关节内弹响。下蹲和上下楼梯时较剧烈。关节活动常引起低沉的弹响声。可有股四头肌萎缩。

四、体格检查

体格检查发现股骨内髁前方压痛,可触及痛性条索,髌骨摩擦感。

五、影像检查

(一)X线检查

X线检查常无阳性表现,采用髌骨轴位、关节内旋20°内侧切线位、关节屈曲和伸直80°~90°侧位,关节腔空气造影可见滑膜皱襞。

(二)关节镜检查

镜下可见滑膜皱襞增厚、颜色苍白、弹性较差。

六、诊断

主要诊断指标包括以下临床体征及MRI检查。

(一)内侧滑膜皱襞嵌夹征

伸膝位,向内侧持续推移髌骨,而后逐渐屈曲膝关节,在屈膝45°时产生髌骨内侧的明显疼痛,进一步屈曲膝关节则产生弹响感,而后疼痛缓解,此为内侧滑膜皱襞嵌夹征阳性。

(二)髌内侧滑膜皱襞挤压试验

伸膝位,用大拇指持续挤压髌骨关节内下方时产生持续明显疼痛感,而当膝关节逐渐屈曲至90°时疼痛消失或明显缓解,此为髌内侧滑膜皱襞挤压试验阳性。患膝可与对侧膝关节做比较。

(三)MRI检查

MRI检查提示有髌内侧滑膜皱襞增生,伴关节腔积液时尤为明显。上述三项主要诊断指标中有任何二项或三项阳性者,即可明确诊断。

七、鉴别诊断

(一)髌骨软化症

髌骨软化症通常表现为膝前痛,上下楼梯、蹲起时痛,髌骨研磨试验阳性,髌骨压痛明显,可以有髌内侧痛,但体检时不会有痛性条索或压迫股内髁,膝关节屈伸也呈阳性。

(二)内侧半月板损伤

交锁常发生于立位,并且要解除交锁,患者常需反方向多次运动。压痛点均在内侧膝眼和内侧关节间隙,其位置在医师仔细检查时能够明确。当膝内侧压痛时,麦氏征于外侧不呈阳性。

(三)关节内游离体

当膝关节内有游离体时,膝痛通常为发作性。一些患者在出现交锁的同时,在膝关节表面可触及"肿物",而缓解期无任何表现。体检时可以在髌内侧发现压痛,但不同时间反复做压迫股内髁膝关节屈伸试验,可发现病变并不固定于髌内侧。

八、治疗

早期发现的滑膜皱襞综合征,可先行非手术治疗。尤其是年轻而运动多的患者,停止运动并按照滑膜炎进行治疗后往往可以痊愈。但因其滑膜皱襞仍存在,一旦再做大运动量活动后,仍有可能再出现症状。

(一)药物治疗

活血化瘀、消炎镇痛药物。

(二)阻滞治疗

痛点阻滞可以直接阻断痛觉神经传导通路,改善局部血液循环,促进炎性水肿的消散和吸收。

1.体位

患者仰卧位,膝下垫枕。

2.进针点

内侧膝眼和内侧关节间隙。压痛明显处标记为进针点。

3.注射

经穿刺点用5号球后针头连接5 mL注射器快速进皮直达胀痛最明显处,回抽无血无液,注入消炎镇痛液 2～3 mL,拔针,贴敷贴。注射部位 3 d 内不要沾水及热疗。每周 1 次,根据患者恢复情况,以减轻 80%～90%疼痛为疗效目标。2～5 次为 1 个疗程。

(三)手术治疗

对已增厚且失去弹性的皱襞,症状持续较长时间的患者,则应行全滑膜皱襞切除术。在关节镜观察下,用电刨消除内侧皱襞及外周受累的滑膜,也可做前内侧切口,切除髌内侧嵌入的滑膜皱襞,疗效多满意。

九、康复

行股四头肌和腘绳肌功能锻炼,可防止肌肉萎缩。

(陈天华)

第二十一章 神经病理性疼痛

第一节 中枢性疼痛

一般认为,中枢性疼痛是指原发于中枢神经系统的疾病所引起的疼痛,累及的主要部位是脊髓-丘脑通路或后索内侧丘系,其发作常延迟于诱发因素之后。国际疼痛研究会特别强调其原因是中枢神经系统内的原发过程。

一、病因学和流行病学

中枢性疼痛是与中枢神经系统病变有关的疼痛,是一种最令人难以忍受、最顽固、最难治疗的疼痛,属于神经病理性疼痛的范畴,其原发病变在脑内或脊髓。

(一)中枢神经系统病变

中枢神经系统病变(如血管性疾病、损伤和脱髓鞘性疾病)可导致中枢性疼痛。由血管性疾病引起的最典型的中枢性疼痛是丘脑性疼痛,因多发生在脑卒中后,又被称为中枢性脑卒中后疼痛综合征,通常继发于丘脑纹状体动脉或丘脑膝状体动脉供血区的脑梗死。脑卒中后中枢性疼痛的发生率<5%,其中50%为丘脑卒中,其余50%为其他部位的脑卒中。因为疼痛通常延迟发生,所以当患者开始从卒中造成的运动损害中康复时,疼痛才开始出现。在卒中后中枢性疼痛患者中,多达15%的患者诉在遭受损害后的第1年没有产生疼痛。

脑内其他器质性病变(如脑肿瘤、脑脓肿、脑外伤等)也可导致中枢性疼痛。如果只是由于颅内压增高或脑膜、血管等结构受牵连而引起的疼痛不应视为中枢性疼痛。当上述病变引起定位不准的、非寻常的疼痛时(如肩臂痛或类似坐骨神经痛)时,可认为是中枢性疼痛,但发生率较低。发生在顶叶的癫痫,患者有可能发作性感觉异常、腹痛或肢体灼烧样疼痛,也应视为中枢性疼痛。

(二)脊髓损伤

脊髓损伤后也可引起中枢性疼痛,该型疼痛发生在脊髓损伤平面以下,皮肤感觉消失或减弱的区域出现的表现形式多样的疼痛,是脊髓损伤后顽固性并发症。据统计,每年有200万的脊髓损伤患者,但并不是所有的脊髓损伤患者都会发生中枢性疼痛,其发生率报道不一,国内文献报道相差比较大,介于11%~94%,国外学者提出发生率在35%~40%。脊髓损伤后中枢性疼痛可发生于脊髓损伤1个月后的任何时期,可自发性发生,也可以由皮肤刺激诱发。

脊髓动脉血栓形成、多发性硬化、脊髓痨等其他病变累及脊髓或脑干内的感觉神经结构时,也可出现性质和丘脑性疼痛相似的中枢性疼痛。截肢后或臂丛神经根撕脱性损伤后出现的幻肢痛,尽管有明确的中枢机制,但仍不能视为中枢性疼痛。

(三)其他

可导致中枢性疼痛的常见病因:多发性硬化症、中枢神经系统肿瘤或脓肿、炎症性损害(如病毒性脊髓炎、梅毒等)、帕金森病等。

二、病理生理学机制

中枢性疼痛的机制与外周伤害性疼痛的机制明显不同。一般外周组织病变和损伤所造成伤害性刺激经上行传导束到感觉皮层,都会产生及时的定位准确的疼痛感,因果关系较为明确。在中枢神经系统内沿脊髓、脑干、丘脑到皮层的传导通路上几乎任何部位的病理性损害都有产生中枢性疼痛的可能,但即使上述相同结构的同一种病理性损害,却只有部分患者出现中枢性疼痛,即因果关系不十分明确。因此不能用伤害性冲动传入模型及疼痛的闸门机制解释中枢性疼痛。目前中枢性疼痛机制尚不明确,推测产生中枢性疼痛的机制可能有以下几方面。

(一)大脑

大脑是接受、整合和处理信息的主体,大脑所储存的信息是不断被传入冲动所调整。即使在无正常信息出入时,大脑也在不断地、主动地调整和整合已有的传入信息,并形成较持久的印迹。同样,大脑也对传入的疼痛信息进行整合和记忆。有理由推测,这一活动不是在初级感觉投射皮区内进行,而是在与之相邻的区域及皮层下结构中共同形成。临床研究表明在中枢神经传导通路完全阻断(如脊髓断裂)的情况下,大脑仍能感受到类似来自远端肢体伤害性刺激所引起的疼痛,这种疼痛感觉往往延迟于损伤之后,并持久存在。

(二)丘脑

丘脑是将来自脊髓和脑干的各种感觉信息向大脑皮质传递的中继站。丘脑在向大脑皮质传递伤害性刺激的同时,还有一定的识别疼痛的能力,并对疼痛信息进行初步整理、记忆和储存。当丘脑的感觉神经核因缺血、缺氧而导致正常生理活动发生改变时,这些储存在丘脑的疼痛信息就会失控地不断提供给大脑而产生疼痛感。疼痛具有"经验"属性,每个患者在脑卒中前受伤害性刺激的经历不同,对疼痛的"体验"也不同,因此推测脑卒中(特别是丘脑卒中)后产生的中枢性疼痛的巨大个体差异与此有关。丘脑具有与外周解剖相对应区域,当神经核自发地或异常地产生"伤害性"冲动时,则疼痛发生在该神经核内的与外周组织器官定位区相对应的部位,常见于对侧肢体。

(三)脊髓后角胶状质

脊髓后角胶状质是痛觉信息处理的主要初级部位,新脊髓丘脑束系统传递快痛,而旧脊髓丘脑束系统传递慢痛,后者与脊髓损伤后出现的中枢性疼痛密切相关,因其既传递慢痛信息,又传递非痛信息(机械刺激和温热刺激二者均属于非伤害性刺激),痛觉能被非伤害性刺激所易化或抑制。当脊髓损伤后,后者对痛觉信息的调控功能发生改变,在没有伤害性刺激传入的情况下,非伤害性刺激(机械压迫或温热刺激)也可产生明显的痛觉体验,即非痛信息对痛信息的易化作用。

（四）边缘系统

边缘系统参与疼痛的情绪反应。疼痛可以引起明显不愉快的情绪反应。痛信息经由脑干网状结构、中脑中央灰质、下丘脑，再至边缘前脑结构，包括额叶皮质在内，形成复杂的往返联系大回路。这些回路在痛情感、痛经验及痛行为方面起重要作用。

三、临床表现

中枢性疼痛患者在原发性中枢神经系统病变的基础（如运动功能障碍、感觉异常、反射异常）上疼痛症状较为突出，成为制约患者功能的重要问题，严重降低患者的生存质量。

（一）疼痛

1.疼痛的部位

中枢性疼痛可分布于全身、偏身或下半身，也可仅累及一只手或侧面部。若涉及较广泛的疼痛区域，患者多能清楚地描述。中枢神经系统病损的部位决定了其疼痛的分布区域。其常见的疼痛部位如下。

（1）脑卒中：躯体的一侧（或除外面部）、一侧的上肢或下肢、一侧肢体与另一侧的面部。

（2）脊髓损伤：颈以下躯体、躯体下半部或一侧下肢。

（3）多发性硬化症：躯体下半部、单或双侧下肢、单侧的上肢和下肢、三叉神经痛。

（4）脊髓空洞症：单侧肢体与胸部、一侧上肢、一侧胸部、躯体上半部和一侧下肢。

2.疼痛的性质与强度

（1）疼痛通常发生于原发病损之后，如丘脑卒中后 1 周或数周疼痛症状才开始出现，有的潜伏期长达数月。

（2）大多数自发的中枢性疼痛为持续性疼痛，性质较为固定，与外周神经系统损害所致的非传入性疼痛类似，常表现为持续性钝痛、麻刺样痛、灼烧样痛或束带紧箍样痛，有时可有短暂刀割样或电击样急性发作。

（3）外界刺激对疼痛也有重要影响，如皮肤刺激、噪声或强光等刺激及身体活动（体位改变，不使劲地走动）和内在刺激（膀胱胀满）都可使疼痛加重。

（4）伴随疼痛的情感色彩较重，随着情绪波动，疼痛程度明显起伏。

（二）感觉异常

1.躯体感觉异常

中枢性疼痛患者的躯体感觉异常既作为诊断标准，又是对患者障碍起作用的症状。常规的临床检查法只是提供粗略的定性估计，而定量感觉试验能够验证患者感觉的轻微改变。

2.感觉减退

中枢性疼痛患者对刺激的敏感性降低，阈值升高和阈值丧失常见于中枢性疼痛。

3.感觉过敏

感觉过敏表示对于正常引起疼痛的刺激反应性增高。如这种高敏性是伤害性刺激引起的，则是痛觉过敏。痛觉过敏和痛觉倒错是触物感痛的特殊形式。触物感痛是一种不愉快的异常感觉，可以是自发的或诱发的，常常由触物和冷刺激所诱发，而且有时非常疼痛。感觉倒错是由通畅不引起疼痛的刺激所引起的疼痛。此外还有感觉异常、感觉迟钝、麻木、放射、反应潜伏期延长等。

(三)心理学改变

中枢性疼痛患者常有中枢神经系统疾病且多为慢性,在许多患者中导致引起严重的障碍。对有实质性损伤或长期遭受疼痛的折磨,可有情绪、智力和行为的改变。个性败坏或有抑郁和神经质的倾向。

四、评估

因疼痛是患者个人的主观感受,难以用客观指标来衡量。因此,没有有效的客观评价疼痛的方法。目前常用的疼痛评估法多采取患者描述或问卷量表调查的方式,这些评价方式同样适用于中枢性疼痛。临床上多采用较为简便实用的方法,如视觉模拟评分、麦吉尔疼痛问卷、六点行为评分法及疼痛整合评分法等。

五、诊断

根据疼痛综合征的病史和患者对疼痛的描述常常可以作出诊断。中枢性疼痛的特征为混合性的疼痛感觉,最突出的是持续不断的灼烧样感觉,与灼烧样感觉混合在一起的是冷感和针刺感,任何轻触都可加重这种持续不变的灼烧样感觉。经典的三联症:固定位置的灼烧样疼痛、对冷刺激异常的感觉及接触可加重疼痛。

中枢性疼痛特别委员会提出诊断检查方案如下。

(一)病史

(1)疼痛:是否主要的、基本的主诉。

(2)神经病学致残的实质。基本诊断:如卒中、肿瘤等;致残部位:如左半身麻痹。

(3)神经症状和体征发病时间。

(4)疼痛始发时间。

(5)疼痛特点。①部位:用图表示疼痛区域,表浅(皮肤),和(或)深层(肌层、内脏),放散或转移。②强度:用 VAS 法标出从 1 至 10 分数,最常见的是最大强度和最小强度。③时间:稳定、不变、间歇性,起伏几分钟、几小时、几天、几周,阵发性(射穿痛、痉挛性疼痛)。④性质:温度性(烧灼痛、冰冻痛)、机械性(压榨性、夹痛),化学性(刺痛),其他(持续隐痛)。⑤加重疼痛的因素:寒冷、情绪等。⑥减轻疼痛的因素:休息、药物等。

(6)除疼痛之外的神经症状。①运动:局部麻痹、共济失调、不随意运动。②感觉:感觉减退、感觉过敏、感觉异常、触物感痛、麻木、反应过度。③其他:说话、视觉、认知、精神状态。

(二)体检

1.神经疾病

有必要检查 CT、MRI、单光子发射计算机体层摄影、正电子发射体层摄影、脑脊液检查等项目及神经生理检查。

2.感觉检查

感觉检查最好用皮节感觉图,表示所列的感觉检查是否正常,感觉阈值增加或减少,感觉异常或触物感痛情况。

(三)诊断标准

(1)存在中枢神经系统病。其病变和功能障碍部位在于神经轴的任何水平上,从脊髓背角灰质和三叉神经脊束核到大脑皮质或占据上行通路和脑干或皮质交接处。

（2）发病以后开始疼痛，可即刻出现也可延迟几年出现。疼痛可能是持续性、间歇性、阵发性或可能以痛觉过敏的形式存在，比如痛觉超敏或痛觉过敏。

（3）疼痛实质可以是任何性质的，包括一般的疼痛。在同样部位或不同区域，可体验到一种以上性质的疼痛。

（4）疼痛可占身体的大部分（半身痛、身体 1/4 痛、下半身痛），也可局限于身体的一个小区域，例如一侧臂或面部。

（5）疼痛的强度或高或低，触物、冷、突然激动等各种内、外刺激可诱发疼痛或增加疼痛。

（6）有躯体感觉异常，采用定量感觉试验证实其存在。但少数患者虽用定量法也不能显示这种异常。对温度、疼痛的异常敏感性为主的中枢性疼痛，提示脊髓丘脑束受障碍。触觉、振动觉、运动觉异常也常见，但并非必发的。感觉过敏，例如痛觉过敏、超敏是常见的，但并不是所有患者都有。大多数中枢性疼痛患者有感觉异常、触物感痛。

（7）心理、精神的失调，可以存在也可以不存在。大多数患者是正常的。

（8）非感觉神经症状和体征，可以存在或不存在，因此，中枢性疼痛和运动失调之间无关系。

（9）疼痛不应当是精神源性。

（10）某些中枢性疼痛的诊断，应根据临床体征和诊断标准来确定，借助实验室检查，表示此类疼痛并不是伤害感受性或起源于周围神经。

六、治疗

由于中枢性疼痛与原发病损并非简单的因果关系，它可由各种不同的输入信息所引发、调节和控制，因此，治疗应采取综合方法。原则上，在采取综合治疗措施的前提下，从最简便最易见效的方法开始，较复杂的或毁损性的治疗放在最后。

（一）原发病治疗

中枢性缺血性病变往往经扩张血管、降低血液黏度等改善脑供血治疗后，一些患者的中枢性疼痛症状常有缓解。多发性硬化症或急性脊髓炎经系统性内科治疗后，疼痛症状也会明显缓解或消失。

（二）心理治疗

心理因素在中枢性疼痛中所发挥的重要作用已受到广泛重视。应综合考虑患者的社会、家庭背景、文化程度及心理因素，给予患者心理上及精神上的支持治疗，必要时配合放松疗法、生理反馈疗法、催眠疗法及药物（主要为抗抑郁药）治疗，可有效地改善患者精神状态、减轻疼痛症状。

（三）药物治疗

1. 抗抑郁药

抗抑郁药是治疗中枢性疼痛的一线药物，不仅有助于控制患者疼痛症状，还能帮助患者改善抑郁及失眠等问题，常选用三环类抗抑郁药。最常用的是阿米替林，其作用机制主要是阻断了去甲肾上腺素和 5-羟色胺的重摄取，增强了下行抑制，并有拮抗 N-甲基-D-天冬氨酸受体和阻断钠离子通道的作用，从而降低了神经元的兴奋性。用法：一般从 10～25 mg 开始，睡前服用，2～5 d 增加到 25～50 mg，一周后增加到 50～75 mg（在能耐受的前提下）。前几周内可能效果不明显，因此不能过早停药。若用药 75 mg 持续 2 月后疼痛只有部分减轻，可谨慎增加至 100 mg。常见的不良反应有体重增加、无力、疲劳、嗜睡、头昏、口干、视物不清、便秘及肌震颤等。去甲替林效果同阿米替林。其他抗抑郁药还有氯丙咪嗪、盐酸帕罗西汀等，但由于缺乏大量的临床研究，长期效果还不清楚。

2.抗癫痫药

中枢性疼痛从分子水平研究主要有几方面：①谷氨酸受体亚型表达增多，特别是 N-甲基-D-天冬氨酸受体。②Y-氨基丁酸抑制减少。③钙离子进入细胞增多。④钠离子通道表达增加。常用的药物有利必通、加巴喷丁、普瑞巴林及卡马西平。

（1）利必通能抑制钠离子通道，稳定细胞膜，防止异常放电，稳定突触前膜，从而阻止兴奋性神经递质，尤其是谷氨酸释放，抑制电压依赖性钙离子通道，是近年来在中枢性疼痛治疗方面研究较多的抗癫痫药。用法：第 1 周到第 2 周为 25 mg/d，3～4 周为 50 mg/d，5～6 周为 100 mg/d，7～8 周为 200 mg/d，患者多能够耐受少量暂时性不良反应，如头痛、疲倦、皮疹、恶心、头晕、嗜睡和失眠。

（2）加巴喷丁用法：300 mg/d，每周增加 300 mg，常用维持剂量 300～1 200 mg，每天 3 次，不良反应包括嗜睡、眩晕、步态不稳、疲劳感等。这些不良反应常见于用药早期。只要从小剂量开始，缓慢地增加剂量，多数人能够耐受。

（3）普瑞巴林用法：75～150 mg/d，每周增加 20～150 mg，常用维持剂量为 150～300 mg，每天 2 次。常见不良反应有嗜睡、眩晕和口干，通常是轻到中度。

（4）卡马西平用法：100 mg/d，每周增加 100～200 mg，维持剂量 200～400 mg，每天 3 次。由于镇痛作用有剂量依赖性，对那些不良反应敏感的患者很难达到有效的血药浓度，因此其临床应用常受到限制。

3.局部麻醉药

系统使用利多卡因可以阻断钠离子通道，抑制异常放电而不阻断正常的神经传导，有较多的安慰剂对照试验表明通过其可减轻中枢性疼痛。利多卡因一般用法为 1～5 mg/kg，静脉滴注，能显著减轻中枢性疼痛。不良反应有嗜睡、轻度头晕、恶心、感觉异常、震颤等。美西律化学结构与利多卡因类似，可口服，用法为 150 mg，口服，每天 2 次，不良反应有轻度恶心、头晕、震颤等，但较利多卡因少。

4.中枢性镇痛药

阿片受体激动剂可与阿片受体结合，激活脑内"抗痛系统"，从而阻断痛觉传导，产生中枢性镇痛作用。使用吗啡、羟考酮、美沙酮、左啡诺治疗神经性疼痛后发现阿片受体激动剂能减少20～30％的中枢性疼痛。但目前尚没有比较统一的用法。常见的不良反应有恶心呕吐、嗜睡、头晕、便秘等。曲马多可以抑制去甲肾上腺素和 5-羟色胺的重摄取，还可以与中枢神经系统的弱阿片受体结合，长期使用很少发生耐药和成瘾，可能是一种较好的选择。但用于治疗中枢性疼痛还缺乏一定的研究，可以参照治疗糖尿病性周围神经病变的用法：250 mg/d，最大剂量 400 mg/d。

5.抗惊厥药

鞘内注射巴氯芬 50～100 μg 可显著缓解部分中枢性疼痛患者的自发痛、痛觉超敏及痛觉过敏，持续 24 h。而口服巴氯芬 30～60 mg/d 无效。一项对照研究显示，丙泊酚在镇静剂量下可缓解中枢性疼痛患者的自发痛和诱发痛。丙泊酚 0.3 mg/kg 可短期内控制疼痛。

（四）物理治疗

对于主要表现为单个肢体疼痛或疼痛区域较为局限的中枢性疼痛患者，可在疼痛部位采用可产生舒适震颤感的经皮电刺激神经疗法或调制中频电疗法，有一定的镇痛作用。将此疗法与放松疗法、心理暗示结合起来,可提高痛阈,减轻疼痛反应。物理因子对中枢性疼痛作用机制可能是减少或消除能引起疼痛的感觉系统内细胞的自发性激动,干扰已受到伤害性刺激影响的感觉系统的信息传入,增加正常的抑制性机制的活动,影响大脑皮质对感觉信息的分析,以较强的可接受的感觉刺激来抑制异常感觉"兴奋灶"。因物理因子没有药物常见的不良反应和成瘾性,应作为首选治疗措施。

1.经皮神经电刺激

经皮神经电刺激是一种非侵入性的治疗方法,通过疼痛部位处皮肤将特定的低频脉冲电流输入人体以治疗疼痛的方法,机制可能为已知电针低频刺激兴奋粗纤维传入神经纤维,在初级传入纤维与脊髓胶状质神经元形成的突触,能诱发长时程抑制,进而关闭疼痛的传入闸门。而且经皮神经电刺激可以激活脑内的内源性吗啡多肽能神经元,引起内源性吗啡样多肽释放而产生镇痛效果。经皮神经电刺激为一种非侵入性治疗方法,安全、适应范围广,可以用于部分疼痛范围较为局限的中枢性疼痛,如卒中后中枢性疼痛、脊髓损伤性疼痛等,临床研究证实经皮神经电刺激对中枢性疼痛持续有效。

2.脊髓刺激术

脊髓刺激术可以明显减少脊髓后角释放兴奋性氨基酸,增加其释放抑制性神经递质 γ-氨基丁酸,治疗外周神经源性疼痛疗效十分确定,治疗脊髓损伤后疼痛也有成功的患者报道,但它的效果尚不十分满意且长期效果很难确切评估。

3.脑深部电刺激

脑深部电刺激用于治疗顽固性疼痛已有半个世纪的历史,其刺激靶区主要有隔区、尾状核、丘脑腹后外侧核、背内侧核、中央中核、室管周围和脑室周围灰质等,其中对室管周围和脑室周围刺激研究较多。

4.重复经颅磁刺激

经颅磁刺激是一种非侵入性脑部刺激技术,通过解剖学特点、功能磁共振及立体成像技术定位出磁刺激的靶区,将磁线圈固定于患者头部,给予线圈间断性通电,使之产生一个垂直于线圈平面的磁场,而磁场通过头皮、颅骨至头皮下 2 cm 左右的脑组织,在大脑运动皮层功能区的神经组织产生环形电流,使神经元细胞去极化。

5.经颅直流电刺激

经颅直流电刺激是将微弱直流电流通过头皮电极通入大脑皮质,调节皮层兴奋性和自发神经活动的一种非侵入性脑部刺激技术,目前经颅直流电刺激已用于治疗脊髓损伤性疼痛、脑卒中后中枢性疼痛、多发性硬化性疼痛等。可有效改善中枢性疼痛症状,疼痛缓解程度达60%且抑郁程度、生活质量均有不同程度改善。目前尚缺乏回顾性分析研究其长期治疗效果。

(五)手术治疗

手术治疗采用不同的外科性损伤来缓解疼痛,但由于整个神经轴(从脊髓至大脑皮质)的任何水平部位均可出现损害。所以没有一种手术方法能保证取得成功。

止痛手术的基本原理是在疼痛传导通路的某个环节阻断传导,也可降低相关神经核团、大脑皮质的异常兴奋,对疼痛的调节和形成进行干扰或抑制,从而达到缓解或消除疼痛的作用。神经外科止痛手术有脊髓前外侧束切断术、脊髓前联合切开术、丘脑核团毁损术、扣带回切开术、额叶皮质切除术和额叶下纤维束切断术等多种手术方式,均曾不同程度地应用于临床,但由于长期疗效和并发症的问题,这些手术方式在国际上已逐渐减少开展,国内开展的例数也不多。近年来国际上报道较多,日益得到重视和肯定的神经外科止痛手术主要有以下几种。

1.脊髓背根入髓区切开术

脊髓背根入髓区切开术通过毁损脊髓背角的灰质板层,破坏痛觉传导的二级神经元(背角神经元),同时可以部分破坏脊髓丘脑束和脊髓网状束,减少疼痛冲动上传,从而消除疼痛。脊髓背根入髓区切开术能够有效治疗脊髓损伤后疼痛,止痛效果足够强大和持久,长期有效率均超过80%。脊髓背根入髓区切开术在国外应用较多,成为治疗脊髓损伤后疼痛的首选手术方式,但国内开展还不广泛,目前仅有个别较大的功能神经外科中心在临床实际中应用脊髓背根入髓区切开术。

2.立体定向中脑联合扣带回毁损术

随着神经影像学、立体定向技术和微电极记录技术的发展,脑内靶点定位的精确度极大提高,中脑毁损术的准确性和安全性得到很大改善,并发症显著降低,因而受到学者们的重视。中脑的脊髓丘脑束和三叉丘束,分别是躯体和头面部的痛觉传导到达丘脑之前,在脑内走行最集中的部位,可以用较小的毁损灶比较完全地阻断痛觉传导。扣带回在解剖上联系着纹状体、前丘脑、海马、边缘系统和额叶皮质等结构,对控制精神状态和情绪反应有重要作用。扣带回毁损术后,患者焦虑、抑郁、强迫等症状得到改善,疼痛也会明显减轻。但是,单纯毁损一侧中脑或双侧扣带回前部的长期疗效并不稳定,而联合毁损中脑和双侧扣带回前部的长期止痛效果较为满意。一般认为,疼痛存在躯体感觉和情感反应两个主要通路,毁损一侧中脑的传导束能够阻断对侧躯体感觉通路,而毁损双侧扣带回前部能够阻断情绪反应通路,如果联合毁损中脑和双侧扣带回前部,就可以同时阻断上述两个通路,因而获得更加确切和持久的止痛效果。

(王付建)

第二节　三叉神经痛

一、概述

三叉神经痛在病因上通常可分为原发性和继发性两种。原发性三叉神经痛病因尚不明确。继发性又称症状性,是指由三叉神经本身或邻近组织的病变而引起疼痛的发生,同时伴有神经系统体征,其病因多种多样,有血管性病变、肿瘤性病变、颅骨的畸形及多发性硬化等。而原发性三叉神经痛在临床上更为常见,通常所说的三叉神经痛即指原发性三叉神经痛。

原发性三叉神经痛是一种临床上常见的、顽固的、异常痛苦的疼痛性疾病。有些患者反复发作数十年不得治愈。本病的主要特点是在三叉神经分布区内出现阵发性剧痛,患者往往难以忍受,严重影响生活和工作。本病诊断较容易,但治疗棘手,是多学科临床研究的热点问题之一。

二、解剖基础

头面部的疼痛传导通路由以下几个环节构成。①第一级神经元:位于半月神经节,周围突随三叉神经分支分布于头面部皮肤及眼口鼻腔黏膜,中枢突上传入脑桥的第二级神经元。②第二级神经元:位于三叉神经脊束核(司痛、温觉),经丘系交叉到对侧脑桥被盖腹侧,传入第三级神经元,形成三叉丘系。③第三级神经元:位于丘脑腹后内侧核,经内囊后肢沿丘脑中央辐射到达中央后回下部的感觉中枢。

三叉神经自半月神经节发出,三大分支分别为眼神经、上颌神经和下颌神经。

(一)眼神经

眼神经是最小的一个分支,属于感觉神经。从半月神经节前上内侧分出,向前穿经海绵窦外侧壁,经眶上裂入眶,入眶前分为额神经、泪腺神经和鼻睫神经。眼神经还有与动眼神经、滑车神经和展神经等感觉纤维的交通支。额神经入眶后前行经上睑提肌和骨膜间分为眶上神经和滑车上神经。分布于额部、上眼睑头皮前部的皮肤,眶上神经纤维末梢可延伸至颅顶部。眼神经最内侧的分支是鼻睫神经,出眶后发出睫长神经、滑车下神经,终支是筛前神经。睫长神经自鼻睫神经发出,从视神经的内、外侧入眼球,包含鼻孔开大肌的交感纤维、虹膜的感觉纤维。筛前神经穿过筛前孔到颅窝,分布于硬脑膜后穿筛板入鼻腔。

(二)上颌神经

上颌神经由半月神经节前部经圆孔出颅,入翼腭窝,穿眶下裂入眶,终支为眶下神经。上颌神经在翼腭窝内发出数支神经分支,有翼腭神经、颧神经、眶下神经和牙槽神经后支。与颜面部疼痛相关的上颌神经分支:①下睑支(分布于下睑的皮肤及黏膜);②鼻外支(分布于鼻外侧皮肤);③鼻内支(分布于前庭皮肤);④上唇支(分布于上唇及附近颊部皮肤和黏膜)。上颌神经最大的终支为眶下神经。

(三)下颌神经

下颌神经后股主要是感觉神经纤维,包括属于感觉的舌神经、耳颞神经和只含一小束运动纤维的下牙槽神经。舌神经走终支分布于舌黏膜深层,支配舌体的前 2/3 黏膜感觉。下行时与面神经的鼓索神经分支相交通。下牙槽神经为下颌神经后股最大的一支,在下颌骨的内侧面进入下颌骨管,向前分出分支到犬牙、切牙、下磨牙和前磨牙。在出颏孔前分为两支:一支为颏神经出颏孔,另一支仍在下颌管中前行,称为切牙支,形成下牙丛和较小的下唇支,支配下唇部的感觉。颏神经末梢分布于下唇及相应的口角至中线的牙龈。耳颞神经分出耳支和颞支,分布于颞区和头皮的外侧皮肤,走行中也发出小分支到下颌关节、外耳道、鼓膜、耳屏、耳郭上部和颞下颌关节、腮腺及顶部的皮肤。此外还有分支支配汗腺分泌、小血管运动和腮腺分泌功能。

三、发病机制

原发性三叉神经痛病因尚不明确,关于其发病机制存在以下几种假说。

(一)血管压迫假说

三叉神经的中枢轴突受血管压迫,特别是神经根入脑桥处受压迫被推断为大多数三叉神经痛患者可能的病因。神经脱髓鞘可能改变了三叉神经的电活动。血管压迫并发神经脱髓鞘或神经损伤几乎见于所有需手术的患者。当血管(大多数是动脉,偶尔是静脉)由神经处分离或去除微血管压迫,患者的阵发性疼痛几乎立即消失。磁共振成像研究术前血管神经关系,显示需外科手术患者血管和三叉神经有接触的比例很高。同时研究显示无症状的对照组中有 6%～32% 的神经血管有接触。

(二)结构损伤假说

结构损伤导致的病理过程涉及疼痛时的功能、生化、形态水平变化。研究神经痛涉及鞘磷脂和免疫细胞,其病理生理作用是直接通过神经信号起作用或通过炎症介质或生长因子间接起作用。但是,对于三叉神经痛来讲,其在神经元和非神经细胞的病理生理改变还未完全阐明。

(三)三叉神经节病变假说

最近由 Rappaport 和 Devor 提出的三叉神经节病变假说包括癫痫活动、回路环、神经元间联系及中枢联系的改变等,几乎能用以阐述三叉神经痛所有的临床特性。他们假设血管压迫产生三叉神经根损坏,导致一小部分三叉神经节神经元过度兴奋,以此作为燃烧点,引起更多的神经节受累。

(四)受体异常假说

松扎大鼠下牙槽神经模型造成慢性窄缩性神经损伤,会导致大鼠一系列行为异常,表现为其三叉神经感觉异常或感觉迟钝和机械性痛觉过敏。这种痛觉过敏持续至术后 60 d。该疼痛模型已被广泛用于三叉神经痛的研究。

在上述模型上,巴氯芬对机械刺激引起的过度反应有对抗作用,能部分减轻痛觉过敏,但其剂量已超过其能避免运动协调障碍的剂量。巴氯芬抗痛觉过敏的作用能被 CGP35348 完全拮抗,故其完全是通过 GABAB 受体起作用的。

实验证据表明激动 α_2 肾上腺受体能使三叉神经节神经元超极化,产生抑制性作用。另外,证实 α_2 肾上腺受体的 mRNA 信号在单一三叉神经节的神经元细胞内表达。在没有神经损伤的情况下,无论是在三叉神经元细胞胞体或是初级传入终末,激动 α_2 肾上腺受体在三叉神经系统会对伤害性传递有抑制作用。

有研究报道显示,腹腔内急性注射 5-HT_{1A} 受体的激动剂 F13640 和 F13714,在三叉神经下牙槽神经松扎模型中能产生显著的镇痛作用。提示 5-HT_{1A} 受体的激动剂可能在三叉神经痛的机制中起作用。

(五)炎性介质改变假说

有报道称,IL-6 和 NGF 与三叉神经损伤后的机械性痛觉过敏有关,因此,IL-6 和 NGF 的释放可能部分参与从损伤的三叉神经处异位释放。

四、临床表现

三叉神经痛患者主要表现为在三叉神经分布区内反复发作的阵发性剧烈疼痛。主要见于中老年人。女性略多于男性。疼痛大多为单侧,以面部三叉神经一支或几支分布区内、骤然发生的闪电式剧烈面部疼痛为特征,患者常描述成撕裂样、触电样、闪电样、针刺样、刀割样或烧灼样剧痛。以三叉神经第 2 支、第 3 支发病率最高。疼痛以面颊、上颌、下颌、唇部或舌部最明显。在上唇外侧、鼻翼、颊部、舌尖等处稍加触动即可诱发,故称"扳机点"。三叉神经痛的发作常无预兆,疼痛历时数秒至数分钟。突发突止,间歇期完全无痛。重者发作时在床上翻滚,并有自杀倾向。每次发作时间由几秒钟到几分钟不等。一般神经系统检查无阳性体征。

五、诊断依据

三叉神经痛的诊断一般不难。诊断主要依据患者的临床表现,一般不需要特殊的辅助检查,当怀疑为继发性三叉神经痛时,应有针对性地进行相关辅助检查如颅脑 CT、MRI 等。三叉神经痛的主要诊断要点如下。

(1)发痛部位为三叉神经或其某一分支或某几分支的分布区(图 21-1)。

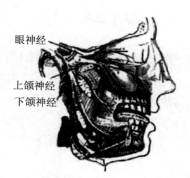

眼神经

上颌神经
下颌神经

图 21-1 三叉神经三大分支

（2）多为突然发作的阵发性剧烈疼痛，不发作时绝大部分患者完全无痛，仅极少数重症患者仍有轻度疼痛。

（3）大多数患者有明确的"扳机点"，即触发点，刺激这些部位可引起疼痛发作，但发作刚过去有短暂不应期，即短期内再刺激"扳机点"可暂不引起发作。

（4）95％以上的三叉神经痛患者为一侧发病。

（5）疼痛发作时不合并恶心、呕吐等伴随症状。

（6）一般抗炎镇痛药完全无效。

（7）迁延不愈，病程冗长。

六、鉴别诊断

虽然三叉神经痛的诊断并不难，但误诊仍时有发生。本病应注意与下列疾病相鉴别。

（一）三叉神经支炎

属于继发性三叉神经痛，此病多发生于眶上神经分布区，也为持续性剧痛，发作后数天，部分患者额部出现带状疱疹。少数患者可累及眼神经主支而发生角膜炎与溃疡。病原体是一种病毒。此病有自限性，大多在 1～3 周自行痊愈。消炎镇痛药物、维生素或局部外用双氯芬酸软骨、注射糖皮质激素溶液等治疗皆有效。

（二）牙源性三叉神经痛

属继发性三叉神经痛，临床常可遇到将本病误诊为牙痛的，应详细检查牙部有无病变。牙源性三叉神经痛的阵发性不明显，但仍有明显的"扳机点"；牙痛无"扳机点"。另外，牙痛的发作与食物冷热关系很大。

（三）鼻旁窦炎或肿瘤

上颌窦、颌窦、筛窦疾病患者均可引起头面部疼痛。鉴别时应特别注意：鼻腔检查，注意两侧是否通畅，细查各鼻窦的投影点有无压痛；鼻腔有无分泌黏液或脓液；疼痛的发作性是否明显；上额窦癌患侧面部可有肿胀；上颌窦及额窦的透光检查阳性；影像学检查有助于明确诊断。

（四）半月神经节附近的肿瘤

发生于半月神经节和小脑脑桥角处的肿瘤并不罕见，如听神经瘤、胆脂瘤、血管瘤、脑膜瘤或皮样囊肿等，这些肿瘤引起的疼痛一般并不十分严重，不像三叉神经痛那样剧痛发作，而是轻中度持续性疼痛。另外，可同时伴有外展神经麻痹、面神经麻痹、耳鸣、眩晕、听力减退、三叉神经支感觉减退，以及颅内压增高的症状，如头痛、呕吐和视盘水肿等。颅底 X 线检查，岩骨尖区或内耳道区有骨质破坏。CT、X线造影检查有助于诊断。

(五)膝状神经节痛

膝状神经节在发出鼓索神经之前,发出岩大浅神经,以副交感神经纤维支配泪腺,刺激泪腺分泌。中间神经主要刺激舌前2/3的味觉及耳鼓膜和外耳道后壁的皮肤黏膜感觉,也有部分纤维刺激颌下腺、舌下腺及口、鼻腔黏液腺的分泌。膝状神经节神经痛为阵发性,但发作时痛在耳内深部,向其附近的眼、颊、鼻、唇等多处放射,并在外耳道后壁有"扳机点"。这些患者多并发面神经麻痹或面部抽搐,并有时在软腭、扁桃体窝及外耳道等处发生疱疹并导致味觉丧失。

(六)舌咽神经痛

疼痛也为阵发性,大多在吞咽时诱发。疼痛从扁桃体区及舌根部起,向外耳道、耳前、耳后、耳郭或患侧面部放射。发作时患者多习惯用手压迫下颌角下方。舌根背面外侧及扁桃体处可有"扳机点",颈处皮肤则无"扳机点"。吞咽动作、说话及转头、大笑均可诱发剧痛,吞咽酸、苦食品时尤甚。发作时易出现心动过缓或眩晕。患病年龄多在35～65岁。该病较为少见,发病率约为三叉神经痛的1%。以1%丁卡因液涂布咽后壁或扁桃体区的"扳机点"可停止疼痛发作。此外,三叉神经痛发作部位在舌尖及舌缘也可作为鉴别点。

(七)偏头痛

偏头痛是周期性发作、轻重不同的单侧头痛,有时也表现为前额部头痛。此病发作前多有先兆,如同侧眼看到闪光或视力减退,甚至一过性同侧偏盲。头痛发作时间可持续数小时至数天不等。发作多有一定的时间规律。难以确诊时可试验性口服麦角胺治疗有助于鉴别。

七、治疗

由于三叉神经痛的病因和病理改变至今还不清楚,因此治疗的目的应是长期镇痛。镇痛的方法多种多样,可分为无创和有创两类治疗方法。无创治疗方法包括药物治疗、中医中药、针灸疗法、物理治疗等,适用于病程短、疼痛较轻的患者,也可作为有创治疗方法的补充治疗方法。有创治疗方法主要包括注射疗法、射频热凝疗法和手术疗法。临床常见治疗方法如下。

(一)药物疗法

1.卡马西平

卡马西平别名痛惊宁、叉癫宁、酰胺咪嗪,为咪嗪类抗癫痫药,也为传统抗三叉神经痛药。口服,开始每天2次,以后可每天3次。每天0.2～0.6 g,分2～3次服用,每天极量1.2 g。其不良反应有头晕、嗜睡、厌食、失眠、皮疹、肝功能损害等。此药可与0.1 g苯妥英钠同服。

2.苯妥英钠

苯妥英钠别名大仑丁,为白色粉末,无臭,味微苦。易溶于水,几乎不溶于乙醚或氯仿,在空气中易潮解。本品为乙内酰脲类抗癫痫大发作和抗精神运动性发作药,对大脑皮质运动区具有高度选择性抑制作用。除可用于三叉神经痛外,也可用于抗高血压、抗心律失常及维持和预防癫痫发作。用于三叉神经痛,口服,每次100～200 mg,每天2～3次;用于心律失常,每次100～200 mg,每天2～3次;用于高血压,每次100 mg,每天3次;防止癫痫大发作和精神运动性发作,每次50～100 mg,每天3次。

(二)三叉神经痛注射疗法

三叉神经周围支阻滞是治疗三叉神经痛的常用方法。注射部位主要是三叉神经分支通过的骨性孔道,如眶上孔(眶上切迹)、眶下孔、下齿槽孔、颏孔、翼腭孔等。所用药物包括局部麻醉药、

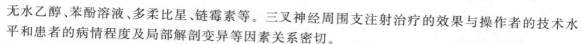

无水乙醇、苯酚溶液、多柔比星、链霉素等。三叉神经周围支注射治疗的效果与操作者的技术水平和患者的病情程度及局部解剖变异等因素关系密切。

1.眶上神经阻滞术

（1）穿刺操作方法：患者取仰卧位，在眶上眉毛外，眼眶上缘中、内 1/3 交界或离正中线 2.5～3 cm 处扪及切迹或用棉签触压眶缘找到放射性痛点的位置，皮肤消毒及局部麻醉后，采用 5 号针头自切迹或压痛点垂直刺入皮肤直达骨面，若无放电样感，则调整针头方向在附近寻找，出现放射痛时注药则效果较好。

（2）常用药物：常用 1%～2% 普鲁卡因或 1% 利多卡因及神经阻滞合剂等。神经破坏药则可选用 95% 乙醇、无水乙醇或苯酚制剂。

（3）适应证：适用于三叉神经第 1 支痛局限于眶上神经分布区者。单纯局部麻醉药阻滞也可用于治疗前额部带状疱疹后遗神经痛和头痛。

（4）并发症：注药后常有上眼睑水肿，多在数天内消退。故注射前应先与患者详细说明。注射乙醇后，少数患者残留局部疼痛可达 2 周，严重者可局部注射利多卡因数次以缓解。

2.眶下神经阻滞术

（1）穿刺操作方法：患者仰卧，头取中立位。局部皮肤消毒后，操作者戴无菌手套，先在眶下缘正下方 1 cm、距鼻中线 3 cm 处扪及眶下孔。或采用连线定位方法：由眼外眦到上唇中点连一直线，再由正视前上方时瞳孔中点向同侧口角连一直线，两线的交叉点即为眶下孔的体表投影点。自眶下孔标志的内下方，约位于鼻翼旁 1 cm 处以 5 号细短针头刺入皮肤，同时用另一只手的示指压住眶下缘，以防针尖滑向上方而伤及眼球。然后使针尖向上、后、外方向倾斜穿刺，直达眶下孔附近骨面，以针尖在周围轻轻试探并寻找眶下孔。当针尖滑入骨孔时可有落空感，患者随即出现放射样疼痛。然后使针尖与外、上、后方成 40°～45° 时沿眶下孔缓慢深入约 5 mm，回吸试验无血，先注入 1% 利多卡因 0.5～1 mL，待眶下神经分布区出现麻木后，再缓慢注射 95% 乙醇或无水乙醇 0.5～1 mL 或其他药物。

（2）适应证：适用于三叉神经第 2 支痛局限于眶下神经分布区者。

3.后上齿槽神经阻滞术

（1）后上齿槽孔的解剖：上颌骨的后侧即颞下面的最突出部分为上颌结节，后上齿槽孔即位于此结节上。该孔是后上齿槽神经进入上颌骨而达臼齿的必经之路，多数为单孔，少数变异为 2～3 个，个别者也可缺少。

（2）穿刺操作方法：患者取仰卧位，头部转向健侧。穿刺点在颧骨下缘与齿槽嵴夹角处，即相当于过眼眶外缘的垂线与颧骨下缘的交点。局部消毒后，先用手指将附近皮肤向前下方拉紧（有利于下一步进针时针尖朝内侧倾斜），继之以 5 号针头自穿刺点稍向后、上、内方刺入直达齿槽嵴的后侧骨面，然后紧贴骨面缓慢深入 2～2.5 cm，即达后上齿槽孔附近，一般情况下很少出现放电样疼痛。回抽试验无血，先注入 1% 利多卡因 2 mL，待臼齿出现麻木感后，再注射 95% 乙醇或无水乙醇 1 mL 或其他药物。

后上齿槽神经阻滞还可经口腔入路穿刺。患者取仰卧位，局部消毒后，用 10 cm 长、中部弯曲成约 150° 的针头，在第 2～3 臼齿间隙上的黏膜皱襞处以 45° 向后上方刺入，并紧贴骨面深入至 2.5～3 cm 即达上颌结节。有人认为此法较容易发生感染，在采用乙醇进行阻滞时应注意。

（3）适应证：适用于三叉神经第 2 支痛局限于后上齿槽神经分布区患者。

（4）并发症：乙醇阻滞后易发生局部肿胀、轻微血肿，可自行消退。

4.上颌神经阻滞术

（1）上颌神经的解剖和定位：上颌神经主干经圆孔穿出颅腔至翼腭窝，并在此处开始发出分支。由于圆孔穿刺非常困难，而且可发生严重并发症，故上颌神经阻滞一般在翼腭窝处穿刺。翼腭窝位于颅底下面、眼眶后方、颞下窝内侧，内有上颌神经、蝶腭神经节、上颌内动静脉及填充其间的脂肪组织。此窝为宽 0.3～0.4 cm、深约 1 cm 的裂隙，呈漏斗状，尖端朝下。其前壁由上颌骨后面内缘与腭骨眶突构成，经此处的眶下裂向前与眼眶相通；后壁为蝶骨翼突及大翼，上端由圆孔向后通颅腔，另有翼管与破裂孔相通；内壁为腭骨垂直板，经上面的蝶腭孔向内通向鼻腔；外侧为空隙，即翼上颌裂，经此处向外通向颞下窝；顶盖由蝶骨体和大翼根部构成；而翼腭窝的下端则缩窄为翼腭管，向下经腭大孔和腭小孔与口腔相通。上颌神经位于翼腭窝的上部深处，蝶腭神经节位于神经干下方约 2 mm 处。

翼腭窝外侧开口称翼颌裂，又称镰状裂，上宽下窄，长约 1.5 cm，最宽处约 0.5 cm。此裂距离颧弓的颧颞缝（相当于颧弓中点）下缘约 4 cm。

腭大孔位于硬腭后部，上颌骨齿槽突与腭骨之间，在末位臼齿的内侧，即生有第 3 臼齿者，在该齿内侧，否则在第二臼齿内侧。该孔距硬腭后缘约 0.5 cm，距腭正中缝和上臼齿齿槽缘距离大致相等。由腭大孔经翼腭管至圆孔的距离约 3 cm，翼腭管的长度为 0.8～2 cm。最窄处横径仅 1.5～3 mm，其轴向近于矢状位，与上臼齿咬合面约成 135°。

（2）穿刺操作方法：常用方法有以下 3 种。

侧入路：患者仰卧，头转向健侧。穿刺点定于颧弓下缘中点的乙状切迹处，约为眼眶外缘与外耳道连线中点的下方。以 7 号长 8 cm 的针头自该点垂直刺入，进针深度 4 cm 左右即可触及骨面，为蝶骨翼突外侧板，标记进针深度，然后退针 2 cm，稍调整方向朝前方重新刺入，直至针尖滑过翼外骨板前缘，再继续进针 0.5 cm 即进入翼腭窝。不可过深，以免刺入鼻腔或眶下裂。若出现上颌部放射性疼痛，立即固定针头，并使针斜面向上，回抽无血，注入 1% 利多卡因 1 mL。待上颌部麻木又无眼肌麻痹后，再注射 95% 乙醇或无水乙醇 0.5～1 mL，或用其他药物。

前侧入路：体位同上。穿刺点定于颧骨下缘最低点，即经眼眶外缘的垂线与颧骨下缘交点。以 7 号长 8 cm 的针头自该点皮肤向后、上、内方刺入。从侧面看，针头应朝向颧弓下缘中点，并且应紧贴上颌骨的骨面渐向内方深入。进针约 2 cm 即达上颌结节，然后继续沿骨面进针，大约至 4 cm 后即可出现落空感而滑入翼腭窝。有时可因进针的角度偏外触及翼突外板基底部而受阻，应退针少许，并调整方向使针尖稍偏内侧重新进针，直至滑过翼突前缘。然后继续深入 0.5 cm 即可触及神经而出现放电样疼痛，由此处至皮肤的距离一般不超过 5 cm。注药方法和剂量与侧入路相同。注意穿刺针不可刺入过深，以免刺入眼眶内引起眼外肌麻痹，甚至影响视神经导致失明。

经口腔腭大孔穿刺法：患者取坐位，头向后仰，尽量张口。穿刺点在腭大孔稍前方。腭大孔位于末位臼齿（第 3 或第 2）内侧的硬腭上，如从该臼齿舌面向腭正中缝虚拟划一垂线，则中、外 1/3 交界处即为腭大孔。若上臼齿脱落，则可靠硬腭的后缘确定腭大孔的前后位置，该孔多在硬腭后缘前方 0.5 cm 处。口腔黏膜消毒和局部麻醉后，采用长细针头（事先在距离针尖 4 cm 处弯成约 135° 的钝角）自腭大孔的稍前方由前下向后上方穿刺，若遇骨面受阻，则用针头在附近试探进针，直至针尖经腭大孔落空滑入翼腭管内。在翼腭管内继续缓慢进针 2.5～3 cm，可出现放电样疼痛，即表明已达翼腭窝并触及上颌神经。注药方法和剂量同上。

遇有翼腭管弯曲或异常可导致穿刺失败。此外,尚可因局部感染导致硬腭黏膜溃疡,应严格无菌操作,治疗后 3 d 内口服抗生素以预防感染。

5.颏神经阻滞

(1)操作方法:患者仰卧,头转向健侧。扪及颏孔的位置并标记。皮肤消毒和局部麻醉后,由标记点的后外上方并与皮肤成 45°向前下方穿刺直达骨面,可刺入颏孔并出现放电样疼痛。否则可略退针,用针尖在附近骨面寻找颏孔,直至进入孔内,针尖可进入颏孔内 0.5～1 cm,回吸无血,先注入 1%利多卡因 1 mL,观察数分钟出现下唇和颏部的皮肤感觉减退后,缓慢注射 95%乙醇或无水乙醇 0.5～1 mL 或其他药物。注射药物时,应用手指压紧颏孔周围软组织,以防止乙醇流到孔外,损伤周围组织引起疼痛。

(2)适应证:适用于原发性三叉神经第 3 支痛,主要痛区及触发点位于颏部、下唇及其附近黏膜者。

6.下齿槽神经阻滞

(1)具体操作方法有以下两种。①口外法:患者仰卧,肩下垫薄枕,头转向健侧并略向后仰。穿刺点定于下颌骨下缘稍下偏内,下颌角前方 1.5～2 cm 处。左手示指紧贴下颌骨后缘(右侧穿刺指尖朝上,左侧则朝下),以指示进针方向。右手持针由穿刺点刺入皮肤达下颌骨内侧面,与左手示指平行并沿骨面向上缓慢进针 3.5～4 cm,出现放电样疼痛,则表示已达下颌孔。回吸无血,即可注入 1%利多卡因 1～2 mL,待下颌部麻木后,再注入 95%乙醇或无水乙醇 0.5～1 mL。②口内法:患者坐位,头后仰并尽量张口。在臼齿的后方可见一尖端朝上、面向前内方的臼齿后三角。其外斜边为下颌前缘,较锐利,在第三臼齿外侧;其内斜边则为下颌支另一骨缘,较圆钝,在臼齿之后,向后即为较平坦的下颌支内侧面。穿刺点取臼齿咬合面的上 1 cm 的内斜边处(如为牙脱落者,则可选上、下齿槽缘间线中点水平的内斜边处)。自穿刺点黏膜由前内向后外方进针直达骨膜,如未遇到骨质,则表示针头过于偏向内侧。最后,将针头紧贴下颌支的内侧骨面、与下臼齿咬合面平行方向缓慢进针 1.5～2 cm,待出现颏部放射痛,即表示已触及下齿槽神经。注药方法及剂量同上。

(2)适应证:适用于原发性三叉神经第 3 支痛,其主要痛区和触发点位于下臼齿、颏部及其附近黏膜,或经颏神经阻滞失败或无效者;下齿槽神经分布区的继发性疼痛,如癌痛、带状疱疹后遗痛等;下颌部口腔科治疗操作的局部麻醉。

(3)并发症:偶尔有反射性下颌挛缩,不需特殊处理,可自行缓解。

7.下颌神经阻滞

在颅底卵圆孔附近阻滞下颌神经,可使该神经分布区感觉丧失。针尖可不进入卵圆孔内,但有时乙醇能在神经支内向上扩散,进入半月神经节,由此也可获得半月神经节阻滞的长期镇痛效果。

(1)卵圆孔的解剖和定位:卵圆孔位于蝶骨大翼后部,多在蝶骨翼突外板后缘的后侧或后内侧,少数位于其后外侧。国内一组颅骨卵圆孔及其周围结构的观察与测量结果表明,卵圆孔的长径为 4～13 mm(左侧平均为 6.4 mm,右侧为 6.6 mm),其中 6～8 mm 者约占 80%。卵圆孔的短径为 1～7.5 mm,平均为 3.2 mm,3～4 mm 者占 86%,小于 2 mm 者仅占 2.8%。卵圆孔为圆形或近圆形者占 6.8%。卵圆孔与翼突外板后缘根部延长线一致者占 48.4%。卵圆孔外口向前外倾斜者占 94.2%,向后内倾斜者占 5.8%(可致穿刺困难)。卵圆孔与棘孔合二为一者占 1.8%,与颞岩裂相合者 1.9%。有 6 例三者合并为一。卵圆孔的后外侧为棘孔,脑膜中动脉经此孔进入颅腔,其内侧有咽鼓管及破裂孔,后者为颈内动脉进颅腔的通道。

(2)操作方法:单纯在卵圆孔处阻滞下颌神经时,穿刺点可取颧弓下缘中点,即相当于眼眶外缘与外耳道间距离的中点。患者仰卧,头转向健侧。以 7 号长 8 cm 穿刺针自穿刺点垂直刺入皮肤,并缓慢进针约 4 cm(不超过 5 cm),触及骨面即为翼突外板根部,此深度即为由穿刺点至卵圆孔的距离,标记此深度。然后退针至皮下,调整方向使针尖向后(向耳侧)以 15°～20°并略微向上重新刺入同样的深度或略深,遇有向下颌或舌部放射痛,即表明已达卵圆孔并触及下颌神经。

(3)适应证:三叉神经第 3 支痛,或颏神经及下齿槽神经阻滞无效者;三叉神经第 3 支分布区的头痛、带状疱疹后神经痛等;下颌部口腔科操作的局部麻醉处理。

(三)半月神经节阻滞

采用半月神经节阻滞治疗三叉神经痛目前已在国内外应用,注射的药物包括乙醇、甘油、苯酚甘油等。多年来,这一注射疗法已被证明能有效治愈三叉神经痛。但因其注射技术难以掌握,而且治疗效果随着各人的技术不同而大有出入。国内有报道,镇痛期超过 1 年者达 87%。而国外文献报道,治愈率相差悬殊,有的高于 98%,有的则低于 40%。由于药物扩散的可控性较差,近来已倾向于采用更易于精确控制的影像引导下射频热凝术。

1.穿刺入路的选择

半月神经节阻滞的穿刺途径有侧入路法和前入路法。侧入路法的重要标志为下颌切迹,此切迹的后方为下颌骨髁状突,前方为下颌骨喙突,穿刺进针点是在喙突后方,当半张开口时髁状突约向下移位 1 cm,此位置可使侧入路法易于成功。前入路法的主要标志为正视位的瞳孔及颧弓中点,颧弓中点相当于颞骨的颧结节的前方,穿刺进针点是在喙突前方,正对第 2 白齿处。近来随着医疗影像设备的普及,卵圆孔穿刺操作多在 C 臂 X 线机、CT 扫描、DSA 成像引导下进行。

2.术前准备

(1)注射前需要向家属详细交代治疗方法、预期效果和可能发生的并发症等问题,取得患者知情同意及必要的配合。

(2)治疗前患者要清洗头面部、理发、剃胡须。

(3)全面进行体格检查,了解全身脏器功能状况,尤其注意眼耳情况、血压、心电图、出血时间和凝血时间。

(4)应安排有足够的治疗时间(一般约为 2 h),不能匆忙进行。

(5)备好各种用具及药品,包括 5 mL 及 1 mL 注射器,无菌手套,2.5%碘酒,乙醇棉球,无菌巾与纱布,长为 10～14 cm 的 7 号(或 23 号)穿刺针各一支(带有针芯),2%利多卡因等有关治疗用药及无水乙醇,7 号注射针头,并检查急救药品和相关设备是否齐全、有效。

3.穿刺操作方法

(1)体位:患者仰卧,头取中立位,双眼正视上方。

(2)定位:常用即体表划线法和影像定位法。体表划线法:我们在实践中总结出双线定位法,即经患侧眼眶外缘的纵轴平行线与经口裂的水平延长线,二线交点即为穿刺进针点。影像定位法:在 C 臂 X 线机透视下显示卵圆孔,将 C 臂图像增强器向患侧倾斜 15°～20°,向足端倾斜 30°～45°,依据患者头部位置、脸型、有无牙齿及咬合情况具体调节倾斜角度,直至清晰显示卵圆孔,影像投照位置约在患侧上颌窦与下颌骨之间、患侧下颌切迹与上齿根部连线上。

(3)穿刺:接心电、脉搏氧饱和度监测及吸氧管后,常规消毒铺巾,用长约 10 cm、外有绝缘套的射频穿刺针经定点穿刺。划线法可经另两条线调整进针的方向,即定点与瞳孔中点连线及定点与颞下颌关节结节连线,前者矫正进针的内外方向,后者矫正进针的前后方向。复制疼痛后,再细微调节针尖位置,直至进针骨质阻挡感消失,即进入卵圆孔,进针深度为 5~7 cm。若针尖触及自卵圆孔出颅的下颌神经,患者可述下唇部疼痛。可凭感觉沿骨面继续试探进针,滑入卵圆孔并触及下颌神经,患者可有下颌部的放射性疼痛。最后将针尖再推进 0.3~0.5 cm,上颌部出现剧痛即表明进入半月神经节内。影像穿刺法是在射频穿刺针影像引导下进行穿刺,针尖直对卵圆孔。

(4)到位:如果穿刺针尖的位置合适,则轻微活动针体,患侧面部的患支分布区即有电击样的疼痛麻木等不适反应和感受。可再经影像进一步证实,侧位透视显示针尖在蝶鞍斜坡与颞骨岩部形成的夹角内,具体位置因毁损靶神经不同而异。第三支射频针尖进卵圆孔的位置应偏向后外侧,深度应距斜坡约 0.5 cm;第二支毁损针尖进卵圆孔的位置应在正中,深度应刚好抵在斜坡上;第一支针尖进卵圆孔的位置应偏向前内侧,应略超过斜坡。然后经电刺激进一步定位穿刺针尖是否处于准确位置。同时毁损第二支和第三支时,针尖位置同第二支,但选用常裸露端的射频针,单支毁损用短裸露端的射频针。

(5)电刺激:将中性电极(无关电极)连接于患侧肩部或上肢,将刺激电极插入射频针内。施加电刺激,根据放射性疼痛定位反应,确定射频针尖穿刺进入卵圆孔的位置是否正确。先施以 0.5~1 mA 的高频电刺激。如果穿刺针尖的位置合适,则患侧面部的患支分布区可有电击样的疼痛麻木等不适反应和感受。如果位置不准确,须反复调整进针深度和方向,再给予电刺激,直至患侧面部出现相应的反应和感受。一般电刺激强度逐渐加大,所需的强度越低,说明穿刺针尖的位置越准确,治疗效果越好。如果超过 2 mA 仍无反应,说明穿刺针的针尖偏离神经组织,应重新调整穿刺针的位置。直至正侧位透视显示针尖位置合适。

(6)射频热凝:经方波电刺激校对穿刺针的位置准确无误后,可开始热凝。原则上应从短时间低热开始,逐步缓慢加温,以减轻患者的痛苦。温度在 60 ℃以下不容易使神经纤维发生蛋白变性,达不到治疗目的。而温度超过 85 ℃以上时,可损伤神经周围组织而产生严重的并发症。可先加热到 60 ℃维持 1 min,然后再酌情加热至 70 ℃、80 ℃和 85 ℃。为防止并发症,温度最高不超过 90 ℃。每次升温后,维持 0.5~1 min,同时不断用针刺及棉絮擦拭皮肤,测试患支分布区的痛觉和触觉,直至痛觉消失,同时保留触觉为止。一般患者的最终加热温度在 70 ℃~80 ℃,最终加热温度持续为 120~180 s。本方法需取得患者配合。治疗前应讲清楚,在局部麻醉下施行此种治疗具有一定的痛苦,必须取得患者的理解和配合,并注意从 60 ℃开始缓慢升温,避免突然高温所引起的剧烈疼痛。患者不能耐受升温时的疼痛时,可给予丙泊酚静脉麻醉后再行射频热凝治疗,可直接升温至 85 ℃,热凝 120~180 s。同时毁损第一、第三支或全部第一、第二、第三支时针尖进卵圆孔的位置应偏向内侧,深度应先略超过斜坡,射频热凝 120~180 s 后退至斜坡以下,再行射频热凝 120~180 s。

(7)术后处理:操作完毕,拔出穿刺针,按压穿刺点 2~3 min,以无菌敷贴覆盖穿刺点,并以冷水或冰水外敷穿刺部位,以防止局部出血及肿胀。患者术中应用广谱抗生素预防感染,术后常规应用脱水药治疗 3 d。同时密切观察并发症情况。

4.适应证

(1)本注射疗法适用于一切较严重而顽固的三叉神经痛患者,尤其是具有开颅手术禁忌的老年和体弱及慢性病患者。

(2)三叉神经痛同时累及第 2、3 支,1、2 支或全部 3 支,并经各周围支阻滞无效者。

（3）面部的晚期癌痛。

（3）面部带状疱疹后神经痛。

5.并发症

半月神经节阻滞可能引起多种并发症,而且有时非常严重。大多由于穿刺方向不准或进针过深损伤附近的血管和脑神经,或乙醇剂量较大并流入蛛网膜下间隙引起损害。

（1）阻滞范围内感觉丧失或异常:2%～5%的患者在治疗后可出现感觉异常和不同程度的"麻木性痛苦",大多为乙醇注射过量引起。部分患者在治疗后可出现麻、针刺、冰冷、虫爬、奇痒等异常痛苦的感觉。这些患者若还保留触觉和感觉,可再次重复半月神经节乙醇注射,使感觉完全消失。

（2）眩晕综合征:是比较常见的并发症,约占半月神经节阻滞患者的1/4。多在注射利多卡因或乙醇后0.5～1 min出现。在30 min内消失,有的可持续数天。一般不需特殊处理。

（3）咀嚼困难:三叉神经运动根受累所致。患者表现为同侧咀嚼无力,牙齿咬合不紧,易发生颞下颌关节脱位,另有的患者可出现张口困难。经数天或数月后可自行恢复。

（4）其他脑神经损害:药物损伤第Ⅶ对脑神经引起同侧面神经麻痹。而第Ⅲ、Ⅳ、Ⅵ对脑神经受累时,则出现上睑下垂、复视及瞳孔散大等。

（5）同侧失明及角膜病变:失明是最严重的并发症。也有少数人在治疗后发生角膜炎和角膜溃疡。主要是由于针尖进入卵圆孔过深或乙醇剂量较大损伤邻近的视神经所致。

（四）射频热凝疗法

射频热凝疗法是一种微创伤性神经毁损疗法,其利用可控温度作用于神经节、神经干和神经分支等部位,使其蛋白质凝固变性,从而阻断神经冲动的传导。目前,射频热凝疗法在临床疼痛治疗领域发展很快,已广泛应用于治疗三叉神经痛及其他多种神经病理性疼痛。与三叉神经半月神经节乙醇阻滞术相比,热凝术可控性好,治疗效果良好,年老体弱者也可以良好耐受,因而依从性好。并发症较少,目前尚无死亡等严重并发症报道。虽然复发率较高,但由于操作方便,能重复实施,可最终达到长期镇痛的目的。

1.穿刺入路

采取前入路法穿刺,在C臂X线透视或CT扫描引导下进行。

2.操作方法

（1）穿刺卵圆孔:患者仰卧,头取中立位,双眼正视前方。穿刺采用前入路法,定点方法同上。局部消毒后在穿刺点局部进行浸润麻醉。先将中性电极（无关电极）连接于患侧下肢。用特制的长约10 cm、外有绝缘套的射频穿刺针进行穿刺,直至到达卵圆孔。穿刺均在影像引导下进行。

（2）电刺激确认射频穿刺针针尖的位置:根据放射性疼痛反应,确定穿刺到达卵圆孔后,尚需用脉冲电刺激判定射频穿刺针针尖的位置是否正确。先将刺激电极插入射频针内,然后施以0.5～1 mA的高频电刺激。如果穿刺针尖的位置合适,则患侧面部的患支分布区可有电击样的疼痛麻木等不适反应和感受。如果位置不准,须反复调整进针深度和方向,再给予电刺激,直至患侧面部出现相应的反应和感受。一般电刺激强度逐渐加大,所需的强度越低,说明穿刺针尖的位置越准确,治疗效果越好。如果超过2 mA仍无反应,说明穿刺针的针尖偏离神经组织,应重新调整穿刺针的位置。直至正侧位透视显示针尖位置合适。

（3）温控热凝:经方波电刺激校对穿刺针的位置准确无误后,可开始加热。原则上应从短时间低热开始,逐步缓慢加温,以减轻患者的痛苦。温度在 60 ℃ 以下不容易使神经纤维发生蛋白变性,达不到治疗目的。而温度超过 85 ℃ 以上时,可损伤神经周围组织而产生严重的并发症。可先加热到 60 ℃ 维持 1 min,然后再酌情加热至 70 ℃、80 ℃ 和 85 ℃。为防止并发症,温度最高不超过 90 ℃。每次升温后,维持 0.5～1 min,同时不断用针刺及棉絮擦拭皮肤,测试患支分布区的痛觉和触觉,直至痛觉消失,同时保留触觉为止。一般患者的最终加热温度在 70 ℃～80 ℃,最终加热温度持续 2 min 左右。

3.适应证

三叉神经第 1、第 2、第 3 支痛患者;面部晚期癌痛患者。

4.不良反应及并发症

(1)操作中疼痛:本方法需取得患者配合。治疗前应讲清楚,在局部麻醉下施行此种治疗具有一定的痛苦,必须取得患者的理解和配合,并注意从 60 ℃ 开始缓慢升温,避免突然高温所引起的剧烈疼痛。

(2)手术后反应:有些患者治疗后可出现一过性头痛、头晕、恶心甚至呕吐,数小时内可自行缓解;有的患者在治疗结束后 1～2 周毁损神经支配区有串跳感,有的可持续很长时间;或在治疗后 1～2 周仍有疼痛,但较原发疼痛程度低,可自愈,不必急于近期再次行射频热凝术。

(3)颅内出血:半月神经节内侧邻近海绵窦和颈内动脉,穿刺损伤易致出血,严重可形成颅内血肿。

(4)其他脑神经损害:如面部轻瘫等。

(5)颅内感染:严格无菌操作可有效防止颅内继发感染。尤其需要注意防止穿刺针穿破颊黏膜将细菌带入颅内。

(6)带状疱疹:可在手术后数天出现在毁损神经所支配皮区,较常见于眶上神经分布区,其机制尚不清楚。局部可涂喷阿昔洛韦软膏或可的松软膏,数天即可愈合。

(7)角膜炎:角膜反射消失是半月神经节热凝术的一个较为严重的并发症,严重者可形成麻痹性角膜炎和角膜溃疡,最终可致失明。治疗操作过程中应注意适度控制射频热凝的温度和时间,并随时观察角膜反射的变化。一旦发生角膜反射消失,应嘱患者戴墨镜,并涂抹眼膏保护角膜,防止角膜炎和角膜溃疡。角膜反射消失后常需数月才能逐渐恢复。

(8)面部感觉障碍:大多数患者治疗后可遗留不同程度的面部皮肤感觉障碍。Menzel 报道 315 例患者中,半月神经节射频热凝治疗后约 93.1% 的患者面部遗留不同程度的麻木感或烧灼感。有学者报道 325 例患者中,治疗后面部均有轻度麻木感,少数患者有蚁行感,经过一段时间均可明显缓解。在治疗前,应向患者及家属详细说明治疗达到的目的、实施方法和可能产生的不良反应及并发症。

(五)微球囊压迫疗法

微球囊压迫法是近年来治疗三叉神经痛的新技术。采用气管插管下全身麻醉,在 X 线透视引导下进行半月神经节穿刺。以 14 号套管针经面部皮肤穿刺。到位后,拔出针芯,将 Fog-arty 微球囊放入半月神经节。用注射器接球囊外的导管接头,注入 1～2 mL 造影剂,使球囊膨胀,形成约 1 cm×1.5 cm 的鸭梨形,并维持数分钟。压迫结束后抽出造影剂,使膨胀的球囊复原。拔出球囊与穿刺针,压迫穿刺点止血。有报道 120 例患者中,手术后即刻成功率为 93%,1 例手术后成功,但半年后复发并再次治疗有效,远期效果尚有待进一步观察。

(六)手术治疗三叉神经痛

目前常用于治疗三叉神经痛的手术:周围神经撕脱术、经颅中窝三叉神经感觉根切断术、三叉神经脊束切断术、三叉神经根减压术和颅后窝三叉神经根微血管减压术等。应用较多的为周围神经撕脱术和微血管减压术。

1.周围神经撕脱术

有学者等研究发现,原发性三叉神经痛患者三叉神经周围分支的病变比主干更严重。周围分支表现纤维肿胀、增粗、髓鞘疏松改变、神经周围纤维结缔组织增生压迫神经和滋养血管病变等;而主干病变则表现为严重而普遍的空泡变性、纤维松解、断裂和脱髓鞘改变。由于三叉神经痛多发生在中老年,供养三叉神经的动脉多发生硬化、缺血,故可致神经纤维营养代谢异常而发生变性。外周神经分支周围纤维组织增生对血管的压迫致使血供进一步恶化,加重神经变性,终致神经纤维脱髓鞘而发生"短路串线"现象。这一发现不仅明确了三叉神经痛患者主干及神经根切断术后复发的原因,而且为周围神经撕脱术的应用提供了理论依据。手术时,应尽可能撕脱至近心端正常段,以减少手术后复发。

2.微血管减压术

众多临床资料表明血管压迫三叉神经是原发性三叉神经痛的原因之一。微血管减压术治疗三叉神经痛已为越来越多的学者所采用。临床实践表明,微血管减压术治疗原发性三叉神经痛的效果是确切的。手术采用2%的利多卡因浸润麻醉或全身麻醉。沿标记线作切口,依次切开皮肤、皮下组织、肌肉及骨膜,以骨膜剥离子逐层分离,然后以颅骨钻开一直径约2 cm的骨窗。在手术显微镜下轻轻向后上方牵开小脑,向前沿小脑幕在岩静脉与第Ⅶ、Ⅷ对脑神经间剪开桥池蛛网膜,将微型脑压板放入达三叉神经根部,自神经出脑桥处向远端探查血管压迫情况。将压迫在三叉神经根部的血管用显微剥离子轻轻分开,并在神经与血管之间夹放一块自体小肌片。若在不同的方向及部位有多条血管压迫时,应分别夹放数块小肌片或取一块较大肌片,将该段受血管压迫的神经包绕以与血管隔开。此时嘱患者自己用手撞击扳机点及做平时易诱发疼痛的动作,若无疼痛则达到减压目的。仔细观察确无活动性出血后逐层缝合关闭切口。

(王付建)

第三节　舌咽神经痛

一、概述

舌咽神经痛是一种局限于舌咽神经分布区的发作性剧烈疼痛。也分为原发性和继发性舌咽神经痛两类。可与三叉神经痛相伴发。

二、解剖基础

舌咽神经或第Ⅸ对脑神经系混合性神经,内含运动、感觉和副交感神经纤维。与迷走神经、副神经一起经颈静脉孔穿出颅腔。舌咽神经主干自颅底向下通过颈动脉和静脉之间、茎突及其附着肌内侧,并绕茎突咽肌下缘弯向前行而达舌咽部。

三、发病机制

（一）继发性舌咽神经痛

继发性舌咽神经痛多见于茎突过长或茎突综合征。只有耳深部剧痛，但咽部不痛者称为耳痛性舌咽神经痛，极少见。也可见于颈静脉孔区、颅底、鼻咽部、扁桃体等的肿瘤，局部蛛网膜炎或动脉瘤。

（二）原发性舌咽神经痛

原发性舌咽神经痛病因及发病机制尚未明了，可能为神经脱髓鞘病变引起舌咽神经的传入冲动与迷走神经之间发生"短路"的结果。近年来因显微血管外科的发展，临床上发现有些患者舌咽神经受椎动脉或小脑后下动脉的压迫。

四、临床表现

舌咽神经痛是以舌咽部、耳深部的短暂发作性剧烈疼痛为主要特征的一种疾病。临床极少见，其发生率与三叉神经痛相比约为1：88。发病多见于35岁以后，男性相对多见。

疼痛性质与三叉神经痛相似，主要表现为吞咽时短暂性刀割样、烧灼样或钻刺样剧痛。疼痛位于扁桃体、舌根、咽、耳道深部等处，可因吞咽、讲话、咳嗽、打呵欠等诱发，每次发作仅数秒至1～2 min，从舌侧或舌根部向同侧耳深部放射。骤然发作并停止。停止发作时无任何症状。有的可伴咽喉痉挛、心律失常、低血压性晕厥等。检查时无异常所见，偶于同侧下颌角后有压痛，或舌后对苦味感觉过敏；各种味觉刺激均感觉为苦味。有的患者在咽后壁、舌根、扁桃体窝处可有疼痛触发点。舌咽神经痛的主要特征为用4％丁卡因喷涂于舌侧可使疼痛减轻或消失。

五、诊断依据

（1）扁桃体、舌根、咽、耳道深部等处的短暂发作性剧烈疼痛。

（2）中年男性多见，常因吞咽、谈话、咳嗽而诱发。

（3）检查时无异常所见，偶于同侧下颌角后有压痛，或舌后对苦味感觉过敏。有的患者在咽后壁、舌根、扁桃体窝处可有疼痛触发点。

（4）以4％丁卡因喷涂于舌根可使疼痛减轻或消失为其主要特征。

六、鉴别诊断

（一）三叉神经痛

三叉神经第Ⅲ支痛易与舌咽神经痛混淆。但三叉神经痛时，疼痛部位在舌前部而非舌根，通常累及下颌神经的分布区，不向外耳道放射，疼痛触发点在下唇、颊部或舌尖等处。必要时可做可卡因试验或用普鲁卡因局部封闭三叉神经第Ⅲ支，进行鉴别。

（二）喉上神经痛

喉上神经为迷走神经的分支。该神经疼痛可单独存在，也可与舌咽神经痛伴发。疼痛发作常起自一侧喉部，该处常有显著压痛，如在该区行局部麻醉，往往疼痛暂获缓解，可以鉴别。

（三）中间神经痛

一侧耳部剧痛，发作时间较长，常伴外耳道或耳郭疱疹，有时可引起周围性面瘫。个别不典型者仅表现为耳痛，与单纯表现为耳痛的舌咽神经痛不易区别。有人认为，对这种患者行手术治疗时除切断舌咽神经根外,还需同时切断中间神经根,以确保治疗效果。

(四)继发性舌咽神经痛

疼痛常为持续性,有阵发性加重,无触发点。检查中可见患侧有某种舌咽神经功能障碍(如舌咽部感觉和舌后部味觉减退、咽反射迟钝、软腭运动无力等)或其他阳性神经体征,以及有局部病变发现(如鼻咽部肿瘤),必要时可做特殊辅助检查,如头颅 CT 扫描、摄颅底或颅骨 X 线片等。

七、治疗

(一)药物治疗

治疗三叉神经痛的药物均可用于本病。1%丁卡因或 1%潘妥卡因直接涂抹咽部、舌根部扳机点处或表麻喷雾可获得短时间的镇痛作用。用 0.5~1 mg 阿托品静脉注射或颠茄酊 5 mg 口服可以预防心动过缓、心脏停搏、晕厥、抽搐等。

(二)舌咽神经阻滞

经药物治疗效果不佳或症状严重者,可考虑行药物神经注射治疗,如用利多卡因、无水乙醇、酚甘油、东莨菪碱、维生素 B_{12} 等。可经咽部入路和颈部入路两种方法,将穿刺针置入舌咽神经周围,注入药物损毁或营养神经,以减轻症状。

1.颈部入路阻滞疗法

颈部入路时需经侧颈部进针到颈静脉孔附近,该部位舌咽神经与迷走神经、副神经伴行,注入药物时易同时阻滞或损伤这些神经,故操作应谨慎。

2.咽部入路阻滞疗法

咽部入路阻滞疗法适用于各类患者,对扁桃体和舌根部有扳机点的原发性舌咽神经痛患者及不能耐受手术的患者尤为适用。

(1)从舌咽弓的外侧下方进针向扁桃体下极的后外侧刺入 1~1.5 cm,注药阻滞舌咽神经扁桃体支。

(2)从舌腭弓附近的舌外侧表面进针向舌根部刺入,注药阻滞舌咽神经的舌支。注入神经破坏剂前可先注入 2%的利多卡因 1 mL,以确定注射的准确性并可减轻酚甘油引起的疼痛。该方法简便,便于掌握,技术要求较低,适于门诊治疗,不良反应包括穿刺时损伤血管而出血、注射后病变复发等,对复发者可考虑行再次注射。

(三)舌咽神经射频电凝

由于该方法不可避免地影响舌咽神经的运动根,故限制了它的应用,仅适用于颅底部癌肿、病侧声带功能已丧失者。

(四)手术治疗

手术从颅内切断患侧舌咽神经及迷走神经最高的 1~2 根神经纤维。须严格掌握适应证。

(1)舌咽神经和迷走神经上部根丛切断术:采用颅后窝一侧切口。

(2)面、舌咽和迷走神经束切断术:采用枕下部中线切口,切除枕骨大孔后缘和寰椎后弓,在第二颈神经后根的中点水平切断该神经束。

(3)微血管减压术:颅后窝一侧切口,解除小脑后下动脉或椎动脉对舌咽神经的压迫。

(陈天华)

第四节　带状疱疹后遗痛

一、概述

带状疱疹后遗痛(PHN)是带状疱疹最常见的并发症,是老年人中最常引起疼痛的一种疾病。PHN 的定义为在带状疱疹的特征性的急性出疹期后疼痛仍存在于受累的神经区域,主要表现为自发痛和痛觉超敏(触诱发痛)。目前常将自疱疹出现持续 1 个月后疼痛仍持续存在称为PHN。因为在 1 个月后疼痛有逐渐消失的趋势,故一些学者在研究时选择疼痛超过带状疱疹出现后 2~3 个月甚至 6 个月。

二、流行病学

PHN 的发病率(疼痛自带状疱疹出现持续 1 个月以上)在 9％到 14％不等。有人对 100 例带状疱疹患者进行了 3 个月、5 个月和 1 年的跟踪研究,发现仅 3 个患者出现了持续的严重的疼痛。尽管 PHN 的发病率很低,且随着时间可逐渐改善,其发病率和严重性(以时间来衡量)与年龄有着直接的关系。在 60 岁以上约 50％的患者、在 70 岁以上近 75％的患者在疱疹出现 1 个月以上发生 PHN。

三、发病机制

PHN 的病理改变表现为神经元和相应神经纤维炎性浸润、沃勒变性、出血性坏死及神经脱髓鞘改变。尸体解剖发现,背根神经节呈卫星状态、淋巴细胞浸润和节细胞退行性变、局部软脑膜炎、节段性脊髓炎等。在中枢神经系统也可发生类似变化。Watson 首次描述了 PHN 患者可表现出特异的脊髓后角萎缩。

(一)触诱发痛

目前关于触诱发痛的机制存在两种观点。第一种观点是感觉传入神经纤维传导阻滞引起神经系统重塑。PHN 患者可伴有一级传入感觉神经元的坏死,可引起其中枢端突触末梢的变性,导致脊髓神经元失去这些突触,形成感觉传入纤维传导阻滞,并使非伤害感受的大神经传入纤维有机会和中枢疼痛传导神经元间形成新的突触,从而导致异常性疼痛。第二种观点是感觉传入小纤维(包括伤害感受器)的活性增高、异常放电引起中枢的过度兴奋。Rowbotham 等采用感觉定量测量,除发现 PHN 患者有感觉缺失外,还发现触觉异常性疼痛的程度与感觉缺失量成反比,即与传入感觉纤维(包括伤害感受器在内)的残存量成正比,因此他们认为:这些感觉传入纤维受到轻度损伤后仍然存活,并与中枢保持着相对完整性,而且活性增强,过度放电。当大量的这种神经电冲动传入中枢神经系统,就会造成中枢神经系统敏感化,继而小的、无痛性的机械刺激就可以引起异常疼痛。

(二)自发性疼痛

LoHlbaN 等发现采用背根切除术去除人和动物的一级传入突触后,可引起去传入阻滞,使脊髓神经元细胞产生自发性的癫痫样放电,从而引起自发疼痛。推测背根的损伤导致脊髓神经元(尤其是抑制性中间神经元)的坏死、胶质细胞增生、瘢痕形成或其他结构和生化改变,造成剩余神经元的敏化现象,出现自发性癫痫样放电,从而产生自发性疼痛。SehonJ 等发现水痘-带状疱疹病毒感染的感觉神经元细胞能自发放电,并经免疫荧光证实有病毒复制,而对照的非感染的感觉神经元细胞却无自发放电活动。原因可能是病毒的复制诱发了感觉神经元间兴奋性突触的形成,而且已证明这种突触是一种电偶联,而非化学性突触。因此自发性疼痛也可能是病毒在背根神经节神经元内复制所引发的异常的神经电冲动造成的。

四、临床表现和诊断

(一)临床表现

(1)急性带状疱疹临床治愈后患区仍存在持续或发作性剧烈疼痛,受累的皮肤常出现发红、发绀或褐色。在此消退后,常有苍白色的瘢痕。有时病程较长的病例也无瘢痕而有非常严重的疼痛。

(2)患区常有感觉减退或感觉缺失,而皮肤常有痛觉超敏(触诱发痛),即轻轻触摸皮肤即可产生剧烈难以忍受的疼痛;并有痛觉过敏,即对伤害性刺激的疼痛感觉增强。

(3)疼痛性质:可出现两种类型的疼痛:一种是持续的灼烧样疼痛,另一种是阵发性刀割样疼痛。两种都可是自发出现及在轻触皮肤时出现。用力按压皮肤常可减轻疼痛,而轻触皮肤常不可忍受。

(4)感觉异常:一些患者常描述有不可忍受的发痒、蚁行感或感觉迟钝。这些感觉也可由机械性的活动、温度改变和情绪低落所诱发。

(5)由于对剧烈疼痛的恐惧,患者的心理负担沉重,情绪低落,甚至对生活失去信心和有自杀倾向。

(6)查体时常发现在瘢痕区域甚至瘢痕区域周围的皮肤对针刺、温度或触摸的感觉丧失。但与之相矛盾的是,以拇指和示指轻擦或牵拉皮肤可出现皮肤感觉过敏。

(二)诊断要点

(1)急性带状疱疹临床治愈后疼痛持续超过 1 个月或既往有急性带状疱疹病史。

(2)有明显的按神经支配区域分布的感觉、痛觉、触觉异常,局部可有色素改变。

(3)疼痛的性质为自发性刀割样或闪电样发作性疼痛或持续性烧灼样疼痛、紧束样疼痛。

(4)患区内有明显的神经损伤后遗症状,如痒、紧束感、蚁行感、抽动或其他不适感。

(5)患者心理负担沉重,情绪抑郁,甚至对生活失去信心,有自杀倾向。

五、治疗

带状疱疹后遗神经痛的治疗及效果非常复杂和多变,到目前仍然没有任何一种方法能够缓解一些非常顽固的带状疱疹后遗神经痛,只有采用合理的综合治疗方法,才能有效缓解患者的剧烈疼痛,改善患者的生存质量。

(一)药物治疗

药物治疗是基本、常用的方法。选择用药应根据具体患者的病情特点,合理搭配,联合用药,以减少不良反应,并依据治疗反应及时调整给药方案。

1.局部药物治疗

(1)利多卡因贴剂:5%利多卡因贴剂能相对快速地缓解疼痛,且其全身吸收少,不需增加剂量,无严格的禁忌证和相互作用。Rowbotham 等对 PHN 患者局部用利多卡因,发现其可使 PHN 患者有中度以上的疼痛缓解。Davies 等综述了 5%利多卡因贴剂用于治疗疱疹疼痛的疗效认为:5%利多卡因贴剂能够有效地缓解带状疱疹后遗痛尤其是痛觉超敏,且具有较少的全身不良反应和其他药物的相互作用。因其良好的安全性和有效性已经成为治疗带状疱疹后遗痛的一线药物。

(2)辣椒碱制剂:辣椒碱的化学名称为香草壬酰胺,是由茄科植物辣椒的成熟果实中提取的天然生物碱,与初级神经末梢细胞膜上的香草醛受体结合,拮抗神经肽 P 物质,影响神经 P 物质的合成、释放和储藏,影响疼痛刺激的传递。此外,辣椒碱尚有促进局部血液循环作用,改善外周神经的组织代谢和营养供给,从而减轻局部的病理反应。辣椒碱在治疗 PHN 中尤为重要,因为 C 纤维通过释放 P 物质,从而引起了神经源性炎症和化学性疼痛,因此,辣椒碱通过抑制 P 物质的产生而抑制神经源性炎症和减轻化学性疼痛,此外,在大剂量时辣椒碱还可使这些神经元脱敏。临床研究也证实了辣椒碱较安慰剂可暂时地减轻 PHN 的疼痛。

2.抗抑郁药

目前被用于治疗 PHN 的抗抑郁药主要包括三环类抗抑郁药和新型的抗抑郁药。三环类抗抑郁药可分为仲胺和叔胺类。仲胺类是相对选择地抑制去甲肾上腺素再摄取,药物主要是去甲替林和地昔帕明。叔胺类是通过对去甲肾上腺素和 5-羟色胺平衡的抑制,常用的为阿米替林和丙咪嗪,它们有抗胆碱的不良反应。新型的抗抑郁药也是通过对去甲肾上腺素和 5-羟色胺平衡的抑制,但无典型的三环类药物的抗胆碱的不良反应,主要包括文拉法辛和度洛西汀。研究显示对去甲肾上腺素和 5-羟色胺都有作用的抗抑郁药似乎对 PHN 的效果更好。阿米替林仍是治疗 PHN 最有效的药物。研究表明三环类抗抑郁药的镇痛作用并不依赖于它们的抗抑郁作用,它们的有效剂量也小于治疗抑郁时的剂量。

Hempenstall 等对抗抑郁药治疗 PHN 的系统性回顾性研究发现,对于三环类抗抑郁药,其不良反应较轻微,主要是头晕、镇静和抗胆碱作用(口干、便秘),且其更容易出现在上调剂量时。地昔帕明还有出现左束支传导阻滞的报道。

3.抗癫痫药/抗惊厥药

抗癫痫药能够增加抑制性神经递质,减少兴奋性神经递质,调节阳离子通道的传导,目前最常用于治疗 PHN 的抗癫痫药主要是加巴喷丁和普利巴林。

加巴喷丁是最早用于神经源性疼痛的抗癫痫药,它在结构上类似 GABA,是一种参与疼痛调节和传导的神经递质,其确切作用机制尚未明确。目前认为主要是结合到电压门控 Ca^{2+} 通道的 α_2^8 亚单位,从而抑制脊髓背角神经元谷氨酸的释放而发挥作用。加巴喷丁不在肝代谢,未发现与其他药物之间有相互作用,因此被认为是一种相当安全的药物。其镇痛效果呈剂量依赖性。Rowbotham 在一项历时 8 周的多中心、随机、双盲研究中,对 229 例带状疱疹后遗痛患者进行治疗,结果显示加巴喷丁治疗带状疱疹后遗痛有效。患者加巴喷丁最大量达 3 600 mg/d,疼痛评分(11 分 Likert 标度)明显下降(从 6.3 下降到 4.2)($P<0.001$)(而对照组从 6.5 下降到 6.0),睡眠质量得到改善,第二次疼痛评分也明显降低($P<0.001$)。大多数患者对加巴喷丁耐受,常见不良反应有嗜睡、眩晕、共济失调、水肿。

普瑞巴林是最近在中国获准上市的新药,性质与加巴喷丁相似,治疗带状疱疹后遗痛效果优于加巴喷丁,血药浓度较快达到目标水平,而不良反应较少。其确切机制尚不明确,应该与加巴喷丁类似。

4.镇痛药

中枢性镇痛药如曲马朵,可用于治疗轻中度的PHN。一项随机对照研究证实口服曲马朵控释片(平均滴定剂量275.5 mg/d)对PHN有明显的疗效。

对于重度疼痛的患者,可使用麻醉性镇痛药。有人推荐在需要时可每6小时予以30～60 mg可待因。在控制PHN时,一些研究显示阿片类药物如羟考酮和吗啡,与安慰剂比较可明显地减轻疼痛,不良反应主要包括恶心、便秘、镇静和食欲下降。

5.NMDA受体拮抗剂

NMDA是一种涉及中枢和外周疼痛通路有关的复杂性受体,可维持神经元的兴奋性,对神经损伤后疼痛的发生和维持有促进作用。氯氨酮可部分阻滞NMDA受体,对PHN起到止痛效果,但它可能产生比较严重的不良反应,如疲劳、眩晕等;右美沙芬有止痛作用,但小剂量产生的止痛作用不能持久;美沙酮既可阻滞NMDA受体,也有阿片样止痛作用,是一种具有潜在治疗价值的药物。

6.其他药物

(1)糖皮质激素:早期小剂量应用糖皮质激素可减少PHN的发生,但对病程较长者疗效欠佳,且糖皮质激素的禁忌证和不良反应较多。

(2)利多卡因:被提倡用于治疗许多类型的慢性神经源性疼痛,包括带状疱疹后遗痛,报道结果令人兴奋。然而,还缺乏口服抗心律失常药治疗带状疱疹后神经痛的疗效的权威性研究。

(3)神经妥乐平:可通过激活疼痛的下行抑制系统、抑制缓激肽的游离等达到止痛效果,还可通过扩张外周血管,加速神经损伤修复。赵华等的研究发现神经妥乐平10.8 U/d使带状疱疹后遗神经痛明显改善,并具有快速起效、长时间止痛作用。

(二)神经阻滞治疗

1.脊神经阻滞

神经根受累是带状疱疹后神经痛的一个典型特点,在早期使用感觉神经阻滞减轻疼痛。神经阻滞主要用于带状疱疹后神经痛的诊断和预后的判断,尤其是在神经毁损前作为判断预后的方法。

2.交感神经阻滞

交感神经阻滞可减轻疼痛,尽管效果是暂时的,可能在短于2个月的神经痛患者中获得较好疗效。星状神经节和三叉神经干的阻滞常用于治疗三叉神经带状疱疹。

3.硬膜外阻滞

硬膜外注入皮质醇对各种腰骶PHN有效。硬膜外阻滞可用于治疗颈5节段以下的带状疱疹。

(三)神经毁损治疗

对于PHN患者,神经毁损主要是针对周围神经、脊神经、脊神经后根和半月神经节及交感神经节,常在预测性阻滞显示有效时才进行神经毁损。常用的毁损方法可分为物理性和化学性毁损。

1.化学性毁损

化学性毁损包括50%的乙醇、95%的乙醇和6%的苯酚。应用乙醇发生神经炎的可能性高于苯酚,这与穿刺针位置不正确或药物泄漏在感觉神经周围有关。作用的时间可从几天到几年,通常为2～6个月。

2.物理性毁损

目前国外使用最为广泛的一种物理毁损方法是射频毁损,通过电流致神经纤维治疗性热损伤,破坏神经纤维而阻断神经冲动的传导。很多作者认为射频毁损比化学性神经毁损要优越,因为后者的扩散不易预测,阻滞范围不易控制,射频损伤面积较小,易于控制。脉冲射频的射频针尖的温度控制在 38 ℃～42 ℃,不仅避免了高温对神经的热损伤,而且不影响神经信号的传导,具有微创、镇痛迅速、疗效确切、不良反应少等其他传统治疗方法无法比拟的优点,为疼痛治疗开辟了广阔的应用前景。射频毁损不仅可用于外周神经,还可用于脊髓中的传导束,如脊髓丘脑束及大脑中的一些核团来治疗某些顽固性疼痛。

(四)物理治疗

1.微波治疗

微波具有增加局部血液循环,加速新陈代谢,降低感觉神经兴奋性的作用,从而减轻患者疼痛。

2.激光治疗

常用氦-氖亚激光治疗,早期应用低能量激光照射可预防 PHN 的发生。氦-氖亚激光可增强机体细胞和体液免疫功能,激活单核巨噬细胞系统,增强白细胞吞噬功能,具有抗炎消肿等作用;使激肽、5-HT 等致炎致痛物质活性降低,激活内源性咖啡样抗痛物质,整合中枢神经的痛觉信号起到镇痛作用。

物理治疗无痛苦,方法简便,患者顺应性强。

(五)神经调控治疗

(1)经皮神经电刺激用小波宽、低强度电刺激,兴奋大的有髓的初级传入神经纤维(A 纤维),在脊髓背角激活抑制环路,减少 C 纤维的伤害感受性冲动的传导。对 PHN 有一定的疗效。

(2)脊髓电刺激(SCS)对 PHN 也有一定的疗效。若疼痛位于肢体,疗效较好;若疼痛位于躯干,疗效较差。

(3)运动皮层刺激可用于治疗颜面部 PHN,有效率为 60%～70%。

(4)中枢靶控输注系统植入术对 PHN 也有一定的疗效,尤其是随着可乐定、罗哌卡因等对神经源性疼痛有效的药物的使用,该治疗在 PHN 中的应用将有更广阔的前景。

(六)心理治疗

PHN 患者均可伴有不同程度的心理障碍,如焦虑、紧张、抑郁、异常人格特性甚至自杀倾向,而这些心理障碍又会在不同程度上加重患者的疼痛,只有进行有效的心理治疗,才能减轻患者疼痛。心理治疗方法包括认知行为治疗、松弛治疗、操作行为治疗、生物反馈治疗。对于疼痛所导致的复杂性心理问题,近年来许多临床研究表明:认知行为治疗对慢性疼痛有较好的治疗效果。

认知行为疗法的目的不仅局限于减轻患者的疼痛,同时通过改变患者对自己、对人或对事的看法来改变疼痛造成的心理问题,提高患者的生命质量。

目前临床常用的认知行为疗法的技能训练主要有解决问题、放松练习、注意力训练等。

1.解决问题

让患者把生活中的各种问题按急缓程度排序:家庭、职业、人际关系、娱乐、经济状况、身体健康。这样患者就会意识到疼痛只是生命中需要解决的一个问题而不是生命的决定因素,从而降低患者对疼痛的恐惧和焦虑,增强了康复信心。

2.放松练习

这是一种通过自我调整训练,由身体放松而引起整个身心放松,从而消除紧张的行为训练技术。要求患者交替收缩或放松自己的骨骼肌,同时体验自身肌肉的紧张和松弛程度,以及有意识地去感受四肢和躯体的松紧、轻重、冷暖的程度,从而取得放松的效果。目前,放松疗法种类繁多,学习放松术的途径也不是唯一的,要根据不同患者的不同需要选择一种更行之有效的放松疗法。

3.注意力训练

对刺激的注意程度同样是影响疼痛的重要因素。当注意力高度集中于某事时,意识对疼痛的警觉减少,疼痛也随之降低。因此注意力转移可以减轻疼痛。首先,告诉患者:人可以在某一段时间把注意力集中在某一特定事件上(可以举"选择电视频道"的例子;我们一次只能关注一个频道,注意力好比遥控器)。当患者能够很好地控制注意力时,接下来就要指导患者进行注意力转移训练:想象自己处于一个美丽安静的环境中或鼓励其描述过去的成功经历,并与患者一同分享成功的快乐,分散其对于疼痛的关注从而减轻疼痛。

六、预防

带状疱疹后遗神经痛的治疗到目前为止不甚满意,患者异常痛苦,目前许多学者将目光投向对带状疱疹后遗神经痛的预防。

目前值得肯定的是早期应用抗病毒药物可抑制病毒控制炎症的发展,缩短疗程,降低 PHN 的发病。常用药物包括阿昔洛韦、万乃洛韦和泛昔洛韦。阿昔洛韦能降低新皮损的形成,加速旧皮损的愈合,并且多数研究表明其有益于降低 PHN 的发生率。新近更多的荟萃分析证明阿昔洛韦能够显著缓解带状疱疹急性期疼痛。万乃洛韦和泛昔洛韦也有相似的研究,均证实能够加速皮损的愈合,明显减轻带状疱急性痛,能够减少 PHN 的发生率,缩短 PHN 的病程。抗病毒药物原则应在皮疹出现的 72 h 内给药,在前驱期或皮疹出现 48 h 内给药效果更佳。也有研究认为早期应用抗病毒药物能降低疱疹急性期疼痛、缩短疱疹急性期,但并不能预防疱疹。

此外,还有研究显示 VZV 疫苗对 PHN 有一定的预防作用。Oxman 等研究认为 Oka/Merck 疫苗不但能够减少疱疹急性期症状,而且还能显著降低 PHN 的发生,提示疫苗可能预防 PHN 的发生。另外,急性带状疱疹康复期患者的血清抗体可有效抑制 VZV 的增殖,缓解病情,并可能降低 PHN 的发生。

(陈天华)

第五节 幻 肢 痛

人体解剖学的完整性是进行正常神经系统功能活动和各项生理活动功能的重要基础和前提。如果我们身体某部分由于意外或特殊原因丢失,必然会导致部分周围神经的严重损毁或切断,这时虽然外周神经系统的完整性被破坏,但是人体仍然会程度不同地存在一种对丢失肢体和神经的知觉,他们会在很长时间内述说对于丢失肢体的感觉和不同程度的疼痛。这是人类在几个世纪前就已经观察到的现象,但是这种现象早期并未引起医学界的重视,直到 19 世纪后期有研究资料向人们系统介绍手术截肢后对于丢失肢体的形象描述、特殊感觉和疼痛等现象才逐渐唤起医学界的关注和重视。

一、概述

（一）幻肢

幻肢是患者对已被切除的肢体仍然存在某种形式和程度的感觉现象。有人认为幻肢是一种自然现象，临床上患者对于幻肢的体验可能会有比较大的差异性，部分患者对于已被切除的肢体或身体部分有非常清晰或准确的描述，甚至时时刻刻感觉到仍然存在；而部分患者的这种感觉或描述可能比较模糊不清。对于幻肢和幻肢感觉，大部分文献并没有划出明确的界线，但是有人觉得它们是不同的概念。例如，幻肢是患者对于已被切除的肢体或身体部分仍然具有实际肢体样的感觉或体验；幻肢感觉是患者关于丢失肢体的各种异常感觉或体验。

（二）幻肢痛

根据综合资料报道，临床上许多截肢患者会产生幻肢痛，特别是手术前四肢就有严重疼痛的患者。有人形容幻肢痛是医学上最悲惨的现象之一。实际上，幻肢痛是截肢的患者主观感觉已被切除的肢体仍然存在并伴随有不同程度、不同性质疼痛的幻觉现象的总称。临床上患者许多的困扰其实主要来自幻肢痛，不仅疼痛的程度有很大的差异，疼痛的性质也有很多种形式。患者常描述为烧灼痛、跳痛、刺痛、钻孔样痛、挤压痛，也可能是隐痛。部分患者幻肢痛会逐渐减轻或自行痊愈，但是有时部分患者会演变成慢性、持续性疼痛，而且会越来越严重。

（三）截肢前疼痛和残肢痛

患者在截肢前已经存在的疼痛虽然不同于幻肢痛，但是与幻肢痛的发生、发展及程度有关，如果截肢前已经存在疼痛，他们容易在截肢后发生幻肢痛；如果截肢前存在程度严重的疼痛，则发生幻肢痛的频率可能更高。其中超过一半患者的幻肢痛可能在疼痛部位、疼痛程度、疼痛性质和影响因素等方面与截肢前已经存在的疼痛经历相似。残肢痛也不同于幻肢痛，它是指局限在截肢部位的疼痛，主要与局部瘢痕组织、神经损伤和循环障碍有关，但是常常和幻肢痛症状混合在一起又相互关联，临床上有时要注意区别。

二、病因和发病率

尽管许多年来研究人员在努力寻找有关幻肢痛的确切病因，根据目前的研究结果来看仍然不能完全确定，但是人们相信手术创伤、缺血或炎症和神经系统（包括中枢神经、外周神经和交感神经）产生的继发性异常改变可能是其最主要的病因。然而，患者在截肢前已经存在的疼痛和患者本身的心理状况也与幻肢痛的发展及预后有一定的关系。近年来，许多研究资料比较集中于神经系统损伤后的变化研究，特别是中枢神经系统的异常变化方面。

根据有关幻肢痛的发病率统计资料综合分析看，临床上大约 50％ 以上的截肢患者会伴有幻肢痛，但是各家报道数据差异比较大，最低为 2％，而最高可达 97％，平均发生率约为 70％（大多数资料报道在 60％～90％ 范围），其中 5％～10％ 的患者出现严重的幻肢痛。其疼痛性质主要为跳痛、刺痛、钻孔样痛、挤压痛、灼痛、拧痛。有的患者伴随有头痛、背痛等其他部位的疼痛。疼痛多为发作性疼痛，阵发性加重。

三、临床表现

幻肢和幻肢痛是患者接受截肢手术后陆续产生的一种体会和经历过程，部分患者可能只经历幻肢的过程,在短期内逐步从躯体和心理、情绪上恢复到正常人状态或正常生活过程,而不一定发生幻肢痛;但是许多患者在经历幻肢感觉后或幻肢感觉同时可能发生幻肢痛,这种经历会或长或短时间内,甚至有可能终身伴随患者。

(一)幻肢现象

一般说先天性肢体缺失或婴幼儿早期肢体缺失的患者较少发生幻肢现象。但是成年人则明显不同,在接受截肢手术后,患者从心理上难以接受业已存在的事实,而且大部分患者短期内无法摆脱截肢所带来的心理上的创伤。因为截肢不仅使患者丧失了完整的自我,而且外形上与正常人有了明显的差异,同时对于本人而言,可以造成生活和工作的不便,时常需要家人或社会的照顾和关心,这些因素都会使得患者手术前后的心理状态、日常行为或生活、社会关系发生根本的变化。患者通常都会体验到各种各样的幻肢感觉,例如皮肤的麻木、冷热感觉、针刺样感觉、被压迫感觉和痒等;同时截肢手术后许多患者会有对于被截肢体的形状、长度和位置的感觉,所以资料提出幻肢现象在临床上有非常明显的特征,称为"真实的有形感觉"现象。另外有大约一半患者体验过被截肢体的运动感觉,运动的形式可以是自发性、伴随性或随意性等。

(二)疼痛

虽然幻肢痛是一种截肢手术后比较常见的临床现象,但是由于目前仍然缺乏系统、全面的研究资料报道,所以大多数临床医师并不十分清楚幻肢痛的性质、规律、程度和伴随症状。

1.疼痛类型和性质

幻肢痛在临床上常常可以表现为所有类型的疼痛,有些是持续性疼痛或间断性疼痛,也可能是突然发作性剧烈疼痛或阵发性疼痛。大部分幻肢痛的性质呈现为烧灼痛、紧缩样痛、跳痛、刺痛、钻孔样痛、挤压痛或拧痛等。大约 1/4 的主要经历烧灼性疼痛、跳痛的患者会特别觉得他们的手或脚有一种被置于火焰上近距离炙烤的现象。另外,约 1/3 患者感觉疼痛的同时会主诉非常异样的位置感,如手或脚有难以克服的痛性扭曲感、痛性痉挛、强直或松弛感觉。部分患者可能伴随有头痛、背痛等其他部位疼痛。

2.疼痛程度和伴随症状

幻肢痛的疼痛程度可能因人而异,但是临床上一般差异都比较大。部分患者可能仅仅是局部激惹或不适感觉,部分患者却出现剧烈疼痛难以忍受的感觉,这类疼痛常常伴随有感觉异常,由于剧烈疼痛,患者的日常生活、休息、社会活动、睡眠等都会受到明显影响。另外,幻肢痛患者常常出现不能集中注意力、情绪低落、睡眠障碍,也会出现不同程度的心理、行为异常变化。

3."触发带"现象

临床上能够发现截肢后不同程度刺激患者体表的某些区域可能诱发幻肢感或幻肢痛,有人称这些特定的区域为"触发带"。这是一个非常值得讨论的现象。一些上肢高位截肢并伴有幻肢感者在双侧面部、颈部、上胸部和上背部可发现多组触发带。如果在触发带加以痛刺激,往往可以引起幻肢痛。截肢后幻肢痛越明显的人,能引起幻肢痛的触发带的数目就越多。虽然触发带的大小可能出现动态改变,但似乎始终与幻肢间有一定的对应关系。如果中枢不同水平持续接受来自损伤神经纤维和体表触发带的伤害性刺激,就可能形成固定的体表触发带现象。

四、诊断与鉴别诊断

一般说来,超过 50% 的患者在手术后一周出现疼痛,但是也有少数患者会在数月或数年后发作,如果根据患者有截肢手术的病史和临床表现,幻肢痛的诊断并不是非常困难。

（1）在临床上有时要重点注意区别截肢手术前就已经存在的疼痛手术后持续存在、残肢痛和幻肢痛的差异。临床上我们常常发现截肢前患者已经存在不同程度肢体疼痛，深入了解这些疼痛很有必要，因为他们往往在手术后发生幻肢痛的可能性非常大。而且手术后许多患者幻肢痛的部位、程度、性质和影响因素等可能与截肢前的疼痛相似。只有通过仔细询问以往病史，认真查阅病历资料记录，才能作出比较准确的鉴别诊断。

（2）手术后残肢痛也是一种比较常见的疼痛类型，残肢痛与幻肢痛明显的不同点在于大多数的疼痛局限在截肢部位，主要的原因可能是局部瘢痕组织、神经损伤和循环障碍，如果把这些致痛因素去除后，残肢痛往往可以明显减轻。另外手术后残肢痛很少出现触发带现象。

（3）在部分患者也可能几种类型的疼痛常常混合在一起，又相互关联，临床上可能比较难以作出准确的诊断。在这种情况下就要借助其他兄弟学科的知识来帮助分析，通过多学科医师的联合会诊往往能够提供许多诊断思路。

（4）红外热图辅助诊断技术是一种新的成像手段，它通过采集人体自然辐射出的热能，经过专业软件处理，形成人体独特的"热"影像，属于无损伤、无痛苦、无污染的绿色检查项目。红外热像仪实质是一种全身温度分布扫描仪，能精确地探测出人体全身各个部位的任何热平衡的改变，精确度为 $0.05\ ℃\sim0.1\ ℃$，是可以用来帮助诊断疾病、研究人体生理病理现象的一门新技术。能够给予神经损伤疼痛临床诊疗提供非常直观和客观的证据。

周围神经系统损伤后会发生一系列支配区域的异常变化，其中血管系统反应最为敏感。不论残肢痛或幻肢痛在临床上都属于慢性、顽固性疼痛疾病，患者的身体在周围神经系统损伤后会发生许多异常改变，但是目前大多数的临床检查技术并不会出现明显的阳性结果，而使用红外线热图检查则可能常常会发现异常变化，可以即刻显示患肢、残肢区域是高温变化或是低温变化，为指导临床治疗方向或监测、评估治疗效果提供客观依据。

五、幻肢痛的治疗

幻肢痛的临床治疗可能是慢性、顽固性疼痛疾病中比较棘手的问题之一，由于我们目前还不可能对一个病因学、病理生理学改变都没有弄清楚的疾病制订出一个行之有效的治疗方案，所以就决定了幻肢痛的临床治疗只能在不断摸索中前进。但是根据外周神经系统损伤和中枢神经系统敏化过程在幻肢痛形成和发展中的重要作用，近年来，疼痛科已经逐步把临床治疗的重点放在神经功能紊乱调整、控制神经源性炎症和神经损伤后的修复过程，并且已经取得了一定的成效。

（一）药物治疗

由于目前没有任何一种特效药可以有效治疗幻肢痛，所以临床上如何根据患者的具体情况辨证施治具有十分重要的意义，多种药物之组合成为药物治疗的原则。目前临床上常用的有抗忧郁药、非甾体抗炎药、抗痉挛药、离子通道阻滞剂、NMDA 受体拮抗药、局部麻醉药等。

1.抗抑郁药

常用的三环抗抑郁药物长期以来广泛应用于治疗一些特殊类型的慢性神经源性疼痛，它们主要通过抑制神经突触部位的5-羟色胺和去甲肾上腺素的再摄取作用，从而影响一些中枢神经系统递质的传递而产生抗抑郁作用和特殊的镇痛效能。临床主要的不良反应是由于中枢及外周抗胆碱作用引起，部分患者偶有口干、头昏、心悸、多汗和兴奋等；同时应注意心血管系统和精神方面的不良反应，如心动过速、直立性低血压失眠或嗜睡等，特别是老年人及伴有重要脏器功能降低的患者。临床口服使用应该从小剂量（如阿米替林 12.5 mg）开始，以后逐渐增加剂量，以使药物发挥最大疗效而使不良反应降至最低。目前国内临床常用的有阿米替林、丙米嗪、多塞平、帕罗西汀等，成人可以从 25 mg/d 起，老年人从 10 mg/d 起，每晚睡前顿服。若效果不明显，且无不良反应，每数天可增加 10～25 mg，在复合其他药物时达到 150 mg/d 即可维持剂量，经过分析如果必要的话再调整用量，避免盲目加量。近来文献报告博乐欣有效且不良反应较少。

2.抗痉挛药(抗惊厥、癫痫药)

抗痉挛药常用的药物有卡马西平(每片 0.1 g，成人 1～2 片/次，2～3 次/天)、苯妥英钠(每片 0.1 g，成人 1～2 片/次，2～3 次/天)、奥卡西平(300 mg，每天 1 次)、拉莫三嗪(25 mg，每天 2 次)、氨己烯酸(500 mg，每天 2 次)、唑尼沙胺(100 mg，每天 1 次)、氯硝西泮(2 mg，每天 3 次)，对自发性闪电样(电击样)或刀割样疼痛有效。近年来，国内外较为广泛应用的是加巴喷丁和普瑞巴林。

美国 FDA 批准加巴喷丁作为治疗癫痫的辅助药物，其后发现在神经性疼痛的治疗中效果明确。加巴喷丁目前成为治疗神经源性疼痛的一线药物。其特点是水溶性味苦的白色晶体，同 GABA 结构相似具有环己烷环；口服后在小肠通过弥散和易化运输方式吸收。加巴喷丁的分布容积为 0.6～0.8 L/kg，消除半衰期在 4.8～8.7 h。口服单次剂量加巴喷丁 300 mg，3 h 后加巴喷丁的血浆峰浓度为 2.7～2.99 mg/L，脑脊液浓度是血浆浓度的 20%，脑组织浓度为血浆的 80%。加巴喷丁不经肝、肾代谢，经尿以原形排出，故不会诱导或抑制肝微粒体酶。文献报道可明显缓解糖尿病性末梢神经痛或带状疱疹神经痛。此药用于幻肢痛报道资料不多，国内已自产此药为 100 mg 口服剂，此药不良反应少、安全性相对高，每天服量可达 3 600 mg。我们在临床使用过程中发现部分患者有消化系统不良反应，应该加强进一步临床观察。

目前对加巴喷丁的确切作用机制仍不完全清楚，可能存在多种作用途径：①对 GABA 介导的神经通路系统的抑制(这样减少了兴奋性传入信号)而发挥中枢神经系统作用(有效作用部位在脊髓和大脑水平)。②通过增加神经末梢释放 GABA、增加谷氨酸脱羧酶活性，或降低 GABA 的降解，发挥 GA-BA 能作用。③对 NMDA 受体的拮抗作用。④中枢神经系统钙通道的拮抗作用和对外周神经的抑制作用：$\alpha_2\delta$ 结合亚单位是电压门控钙通道亚单位，密集分布于大脑皮质、脊髓背角浅层、小脑、海马；研究显示加巴喷丁结合 $\alpha_2\delta$ 亚单位产生镇痛作用，大鼠坐骨神经结扎的疼痛模型中，脊髓背角 $\alpha_2\delta$ 亚单位与加巴喷丁结合增加，而且证实加巴喷丁的抗疼痛效力与它和 $\alpha_2\delta$ 亚单位相结合的程度成正比。

加巴喷丁临床应用剂量与不良反应：开始剂量 300 mg，3 次/天。如果仍未达到效果，剂量可逐渐增加。一般 900～1 200 mg/d 效果明显；达到 1 800～3 600 mg/d，患者也可以较好耐受，国外已有报道 4 200 mg/d 的剂量。加巴喷丁常见不良反应有嗜睡(15.2%)、眩晕(10.9%)、无力(6.0%)，最严重是惊厥(0.9%)。与传统的抗惊厥药物(如卡马西平、苯妥英钠和丙戊酸)比较，加巴喷丁不良反应明显小。但是，如果长期应用本类药物会引起肝、肾、胃肠道及造血系统功能异常，应给予足够的重视。另外，真正适合国人的有效剂量也需要逐步探讨，我们主张在密切监测下应用或交替使用。

普瑞巴林：普瑞巴林胶囊是由辉瑞制药有限公司生产，已经在国内上市的主要治疗带状疱疹神经痛药物，和 $\alpha_2\delta$ 亚单位相结合的程度更高。普瑞巴林胶囊是新型 γ-氨基丁酸(GABA)受体激动剂，是神经递质 GABA 的一种类似物。可抑制中枢神经系统电压依赖性钙通道的 $\alpha_2\delta$ 亚基，减少钙离子内流，随之减少谷氨酸盐、去甲肾上腺素、P 物质等兴奋性神经递质的释放，降低神经系统兴奋性从而有效控制神经性疼痛。普瑞巴林也可能通过调节钙通道功能而减少一些神经递质的钙依赖性释放。

目前批准临床上以治疗疱疹后神经痛为主,推荐剂量为每次 75 mg 或 150 mg,每天 2 次;由于本品主要经肾排泄清除,肾功能减退的患者应调整剂量。不良反应主要为头晕、嗜睡、共济失调、意识模糊、乏力、思维异常、视物模糊、运动失调、口干、水肿等。

3.离子通道阻滞剂

许多资料介绍使用一些抗心律失常药用于慢性神经疼痛治疗,由于周围神经受损后其兴奋性增加,自发性发放冲动异常增加是引起中枢敏感性改变和产生慢性顽固性疼痛的主要原因和物质基础。受损伤或被病毒侵袭的神经组织,由于钠通道敏感,导致神经纤维持续性兴奋性增加。所以通过阻滞钠通道,可抑制神经组织的兴奋性而镇痛。口服药物有美西律(50~200 mg,每天 3 次)。此外,资料报道电压依赖型钠通道阻滞药美西律和托吡酯可能对慢性神经性疼痛治疗有帮助。心动过缓、房室传导阻滞及严重心、肝、肾功能不全者禁用。

4.局部麻醉药

局部麻醉药利多卡因多年来已经用于慢性疼痛的治疗,其作用原理基本同美西律,通过阻滞钠通道,降低或抑制末梢神经组织的兴奋性发挥作用。因此可以用来治疗幻肢痛,临床上使用剂量:2 mg/kg,1~2 h 静脉缓慢滴注,可以明显缓解疼痛。

5.非甾体抗炎药

非甾体抗炎药是目前疼痛诊疗中应用最广的药物,其消炎镇痛效果确切,作用机制是通过非选择性抑制环氧化酶活性,从而阻断了前列腺素的合成,达到清热、消炎、镇痛的功效,但同时伴随胃肠道溃疡、出血,以及血小板功能障碍和肾功能损害等不良反应。近年来已开发出环氧化酶 2 抑制剂,在保证消炎镇痛效能的基础上较大程度降低非甾体抗炎药的不良反应。对于病程半年内的患者临床上常常配合常规剂量的非甾体抗炎药复合其他类型的镇痛药作为首选,在无效果的状况下撤换,不提倡增加剂量,以免出现不良反应。

6.NMDA 受体拮抗药

氯胺酮、右美沙芬、美金刚、金刚烷胺等为 NMDA 受体拮抗药,主要机制可能是阻断中枢性兴奋性谷氨酸受体的作用,因而降低了因伤害性刺激而继发产生的中枢性敏感化作用而镇痛,同时可抑制感觉纤维的过度兴奋状态。例如氯胺酮的使用方法:0.3 mg/kg,先静脉注射半量后,余下的量在 20 min 内静脉滴注。

7.促进神经损伤修复药物

(1)糖皮质激素:糖皮质激素是一把双刃剑。虽然多年来在临床使用上存在不同的观点,但是不能否认糖皮质激素类一直是许多早期神经损伤和慢性疼痛治疗中的常用药物之一。《麻醉与镇痛》杂志曾发表了 Mehio 医师等在美国全国范围内进行的有关硬膜外注射类固醇药物(ESI)的专题调查充分说明了这一点。在美国全国范围内进行的专题调查共有 106 个疼痛中心参与(其中大学医院疼痛中心 70 家,私立医院疼痛中心 36 家),结果表明目前还没有形成 ESI 操作规范化模式。在临床早期神经损伤和慢性疼痛治疗过程中应该强调结合患者、疾病本身的情况做出具体分析,科学、合理地应用,并且及时追踪疗效和不良反应。如果单纯因为担心激素有明显的不良反应,对于该用的患者而不用,或者因为在治疗中未能合理掌握适应证作为常规药物使用的现象均应该避免。在临床上要求掌握适应证,急性期或短期小剂量应用,特别是要控制长效制剂的超剂量、超时效等不合理使用现象。

(2)维生素:维生素是一类维持机体正常代谢和功能所必需的低分子有机化合物,大多数维生素是某些酶的辅酶的组成部分。临床上主要用于补充疗法，以预防和治疗维生素缺乏症，在临床疼痛治疗中可起辅助（或协同）其他主线药物作用。维生素分为脂溶性和水溶性两大类。脂溶性维生素易溶于有机溶剂而不溶于水，贮存在肝中，体内贮量大而排出很慢，长期大量应用易造成蓄积中毒。临床镇痛治疗中常用的 B 族维生素属于水溶性维生素，在体内分布于细胞外液，从尿中排出，体内贮存少，临床常用的有维生素 B_1、B_6、B_{12}。

维生素 B_1：在体内与焦磷酸结合成转羧酶，参与糖代谢中丙酮酸和 α-酮戊二酸的氧化脱羧反应，是糖类代谢所必需。缺乏时氧化受阻形成丙酮酸、乳酸堆积，并影响机体能量供应。

维生素 B_6：在体内与 ATP 经酶作用，在红细胞内转化为具有生理活性的吡多醇、磷酸吡哆醛，参与细胞色素的合成。作为辅酶参与蛋白质、碳水化合物、脂肪的各种代谢作用，还参与色氨酸转化，将烟酸转化为 5-羟色胺。脑内的 γ-氨基丁酸由谷氨酸脱羧而成，有调节大脑兴奋性的作用，故缺乏维生素 B_6 的患者，可导致不安、应激性增加、抽搐等中枢兴奋状态。与维生素 B_{12} 合用，可促进维生素 B_{12} 的吸收，这可能与维生素 B_6 促进内因子分泌有关。还能防治恶心、呕吐，可能与促进氨基酸的代谢、降低血中氨基酸浓度、减轻对催吐化学感受区的刺激作用有关。对维持细胞免疫功能有一定作用。将本品 $25\sim50$ mg 与利多卡因或丁哌卡因混合制备，用于硬膜外阻滞治疗，对神经可起到直接营养作用。

维生素 B_{12}：是一种含钴的红色化合物，需转化为甲基钴胺和辅酶 B_{12} 后才具有活性，B_{12} 作为辅酶参与体内许多生化代谢反应，具有广泛的生理作用，能促进甲基丙二酸变成琥珀酸，从而对神经髓鞘中脂蛋白的形成、保护中枢和外周的有髓神经纤维的功能完整性起重要作用。维生素 B_{12} 缺乏时可引起脑、脊髓和外周神经变性，脂酸代谢障碍。Spies 等首先把维生素 B_2 作为一种特异性药物来治疗恶性贫血，以后发展至今有 4 种：氰钴胺、羟钴胺、腺苷钴胺和甲钴胺。有研究报道维生素 B_{12} 对交感神经有麻醉性阻滞作用，可解除血管痉挛，增加局部血流，从而阻断疼痛的恶性循环，产生止痛作用，对神经亲和力强，有修复神经髓鞘、促进再生作用，用于硬膜外腔阻滞治疗，以直接营养作用于神经，提高疗效。甲钴胺是新近常用的 B_1，又称弥可保，属于辅酶型 B_{12}，其作用机制为促进核酸和蛋白质合成、促进髓鞘的主要成分磷脂的合成，达到修复损伤神经作用，临床上可以缓解麻木与疼痛，另外，可参与血红素合成改善贫血。糖衣片 500 μg，口服 3 次/天，注射液一安瓿 500 μg，周围神经病变每周 3 次肌内注射或静脉注射。

（3）神经妥乐平或恩再适：该药是基于"炎症是机体局部防御反应过程"这一理论由日本脏器制药株式会社开发研制出来的，在日本有半个多世纪的临床应用历史，其成分是将牛痘病毒疫苗接种到家兔的皮肤组织，从其炎性组织中提炼而成的一种非蛋白小分子生物活性物质。其药理作用包括神经修复和营养作用、镇痛作用、改善冷感及麻木等神经症状、调节免疫作用等。片剂为每片内含牛痘疫苗接种后的家兔炎症皮肤提取物 4.0 个单位，通常成人每天 $2\sim4$ 片，分早晚两次口服，另外可根据年龄和症状酌量增减。针剂可用于局部注药，如肌内注射或硬膜外腔、椎间孔等处。不良反应有嗜睡、恶心呕吐、皮疹、头昏头痛等，无需特殊处理，可自行恢复，严重者停药即可。

（二）神经功能调节和促进神经损伤修复治疗

神经功能调节和促进神经损伤修复治疗是幻肢痛患者现代治疗的新思路之一。近年来基于外源性电生理刺激治疗发展产生的一种全新治疗概念逐渐引起临床医师的关注，即神经调控治疗。基于这种概念派生的治疗方法逐渐在临床疼痛诊疗工作中发出光芒，已经有部分幻肢痛患者受益颇多。其最大优点在于通过电刺激神经系统达到调整或调控神经系统功能作用而非毁损之作用。属于这种治疗方法范畴的包括经皮神经电刺激和经皮穴位神经刺激技术、脉冲射频、三氧介入治疗，以及脊髓电刺激、微电流电极等新技术、方法。

1.经皮神经电刺激和经皮穴位神经刺激技术

经皮神经电刺激技术实际上是刺激末梢神经，其优点在于无不良反应和并发症、简单、可重复应用、起效迅速。而经皮穴位神经刺激仪是韩济生院士基于针刺镇痛原理研究的结晶，治疗波形使用疏密波（DD波，2/100赫兹），刺激强度以患者能忍受为准，电流强度范围为5～20 mA，目前在我国许多医院使用经皮穴位神经刺激仪治疗某些类型的神经损伤引起的慢性痛。该法使用简便，可以在医师指导下自行治疗，许多患者能够取得较好的缓解疼痛效果。

2.脉冲射频

国内射频用于神经性疼痛的治疗已经有半个多世纪历史，但是早期射频用于疼痛是对三叉神经痛或腰骶痛的治疗，温度控制在70 ℃左右，主要是针对三叉神经感觉支或腰神经后支，临床上容易造成神经根的损伤。脉冲射频的概念是Sluijter提出的，Munglani使用脉冲射频在脊神经根和背根神经节处进行脉冲射频治疗4例顽固性神经性疼痛患者，取得了90%以上的疼痛缓解效果，随访7个月疗效仍然保持。之后，英国伦敦的高斯医师在国内讲学时具体介绍了脉冲射频新技术的临床应用。与传统的射频方法相比，脉冲射频的主要优点在于射频发放为脉冲形式，其控制电压<45 V，可控制温度<42 ℃，而根据目前的研究表明温度<45 ℃以下时不会损伤神经纤维，所以如果使用此项技术用于镇痛过程，我们不必担心会损伤神经根，因而它的使用范围将比现有的射频治疗更安全。脉冲射频的最大优点在于电磁刺激神经元有调整作用而非毁损作用。目前在临床上除了应用于顽固性手术后神经损伤疼痛、疱疹后神经损伤疼痛和三叉神经疼痛等的治疗外，用于幻肢痛患者的疼痛和其他伴随症状的治疗，能够取得肯定的疗效。治疗使用参数：温度为40 ℃～42 ℃，治疗时间为60～120秒/次，连续治疗2次。

脉冲射频治疗的主要特点：①属于微创治疗且不损伤神经，可选择性强；②治疗安全系数相对较高；③可重复治疗，并发症少；④要求定位操作准确。

3.脊髓电刺激技术

对于常规的方法不能控制的幻肢痛和其他症状，可以尝试使用脊髓电刺激技术（SCS）治疗。根据目前所使用的疼痛治疗方法的原理，总体可以分为两大类：①通过抑制神经功能或生理活动达到缓解疼痛的目的；②通过刺激神经功能或活动达到缓解疼痛的目的。SCS作用机制属于后者。SCS理论起初由Shealy提出并且成功用于临床，后来许多学者对其具体应用方法、可能作用机制和途径、病理生理过程、临床治疗适应证、疗效和并发症等方面进行了陆续的研究和探讨，目前在美、欧地区已经在临床应用。根据资料介绍，到目前为止，世界上每年有5万例左右疼痛患者接受SCS治疗，总有效率达到80%左右。

根据RSA会议SCS专题介绍，SCS在美、欧地区进入临床治疗后，其费用比较昂贵，早期在美国可能高达数万美元。Kumar报道104例FBS患者中60例接受SCS治疗，在为期5年的跟踪期内，一般费用是2.9万～3.8万美元/年。目前在美国SCS应用的临床医学领域主要是背部手术失败综合征患者，而在欧洲地区用于周围缺血性疼痛患者为主。

脊髓电刺激是将一种特殊的电极植入硬膜外腔内，进行硬膜外电刺激。对于脊髓损伤后疼痛或神经病源性疼痛效果很好。脊髓电刺激系统由三部分组成：①神经刺激器发放电脉冲；②电极传递电脉冲至脊髓；③导线连接电极和神经刺激器。

有关SCS镇痛作用机制仍然还在探讨中。目前认为可能与下列学说有关：①闸门控制理论;②脊髓-丘脑通路传导阻断理论;③脊髓上痛觉调控神经元系统激活理论;④交感神经系统相关中枢性抑制理论;⑤中枢递质系统平衡改变理论。

脊髓电刺激技术具体操作方法如下。

(1)术前疼痛评估和 SCS 镇痛知识宣教。

(2)脊髓节段评估。

(3)定位、穿刺、植入电极。

(4)完成测试:一般需要连续 4~7 d 的体外测试。

(5)正式植入:测试期间疼痛缓解 50% 以上。

(6)刺激频率:5~500 Hz;电压:0.3~1.5 V;波宽:0.1~1.0 ms。

并发症:电极移位;感染:5%;神经损伤;异物感或疼痛。

4.三氧介入治疗

三氧治疗在神经系统相关疼痛疾病中显示出与其他治疗不同的优越性。临床上通过交感神经系统和周围神经系统介入治疗发现,低浓度(20~30 $\mu g/L$)三氧有益于治疗神经损伤,可以促进神经功能活动的恢复过程。虽然目前的机制还需要进一步研究证明,推测三氧治疗慢性神经性疼痛的原理可能主要涉及以下几个方面。①灭活炎性介质;②解除神经根粘连,改善局部氧气、血液供应;③抗炎和免疫系统作用;④直接的镇痛作用。

CT 监测下介入治疗表明低浓度(<30 $\mu g/L$)三氧治疗解除神经根粘连效果明显,配合消除或缓解神经源性炎症治疗能够在周围神经损伤疼痛疾病中(如幻肢痛、疱疹后神经痛、椎间盘手术后神经损伤疼痛等)得到肯定的临床治疗效果,而且安全系数高,没有发生明显的不良反应。特别对于顽固性幻肢痛患者实施包括脊神经根或交感神经系统治疗后能够有效控制疼痛程度和频率。有时少部分患者治疗后会出现症状"反跳",可预防或对症处理。

5.微电流电极治疗

微电流电极治疗使用 2.7 V、直流电、25 μA 电流,微电流电极持续释放的电流能够激发受损伤细胞的自我调节、损伤修复过程,重建血氧供应,促进局部的新陈代谢活动而发挥治疗作用,属于电生理刺激治疗范围,可以用来配合治疗周围神经系统损伤后顽固性疼痛的治疗。使用过程简单、方便、安全。

(三)神经阻滞和椎管内治疗

1.交感神经阻滞、躯体神经阻滞

为了减少或阻断幻肢痛患者伤害性冲动的传入,早期应用交感神经和(或)躯体神经阻滞能够有效缓解自发性和触发性疼痛,减少体表触发带现象。主要通过使用局部麻醉药以暂时阻断其介导的疼痛和神经纤维的过度活动,阻滞的原则是反复使用局部麻醉药,尤其是通过反复阻滞,疼痛逐渐减轻者,应该持续进行治疗。如果没有明显的炎性病变应该提倡以局部麻醉药为主的原则,注射药物的目的仅在于暂时或在一定期间降低交感神经张力及外周神经传导功能,以解除其所支配区域的血管痉挛、疼痛或调节区域神经功能活动等。

(1)交感神经阻滞:临床上常用:星状神经节阻滞、胸交感神经链或腰交感神经链阻滞、椎旁神经根和神经丛注药等。治疗频率一般为 1~2 次/周,5 次为 1 个疗程。如果临床上使用局部麻醉药阻滞后,疼痛症状只是临时改善时,可以配合使用神经破坏性药物,进行交感神经化学毁损术或交感神经射频治疗术,但是要严格掌握适应证,仔细向患者解释可能出现的问题和疗效。使用化学毁损术时,用无水酒精引起术后神经炎之发生率较高,故一般建议用苯酚或酚甘油。

（2）躯体神经阻滞：因幻肢痛常常可以表现为 SMP（交感神经维持性痛）及 SIP（交感神经无关性痛）两部分症状，所以除了可以进行交感神经阻滞（或毁损）治疗外，躯体神经阻滞也常为治疗不可少的一环。如臂丛神经阻滞、腰丛神经阻滞、硬膜外神经阻滞、椎旁神经阻滞，均可根据病情合理选择使用。因幻肢痛多涉及上下肢，而肢体神经多为感觉与运动混合神经，故不宜作毁损术，现随着脉冲射频的引进，选择适当的神经根或后根神经节作脉冲射频治疗是比较合理的治疗方法，但长期疗效尚有待临床验证。另外，临床上也应该慎重使用包括无水乙醇、酚类破坏性阻滞术来达到缓解疼痛的治疗目的，在神经已经受到损伤的情况下，实施"再损伤治疗"必须要慎重、有依据。

2.椎管内注药治疗

（1）硬膜外腔是介于黄韧带或硬脊膜之间的潜在间隙，它充满了结缔组织、血管网、神经根和脂肪。经硬膜外腔注入局部麻醉药，阻滞了相应传入神经和疼痛刺激信号的传导，也阻断了传出神经的传导，抑制或消除了机体因疼痛刺激而引起的由交感神经系统产生的应激反应，同时也抑制或阻断了下丘脑-垂体-肾上腺轴的反射，所以在此途径给药既可发挥镇痛作用，也可阻断机体由交感神经系统产生的应激反应。椎管内注药能够有效调整神经系统的功能紊乱状态，尤其是急性损伤期患者早期使用有益于疼痛的缓解和病情的发展或预后，临床上往往能够取得较好的效果，目前硬膜外腔注药以持续给药方式、埋藏式硬膜外腔注药泵较为合理。较低的成本使得埋藏植入泵尤其适合于需要长期治疗的患者。

（2）蛛网膜下腔埋藏式注药泵系统：经过多年的临床实践后，蛛网膜下腔内吗啡持续输注治疗已经是治疗一些顽固性疼痛的有效方法。它的使用使许多顽固性疼痛患者摆脱了剧烈疼痛的困扰，明显改善患者的生存质量，特别是一些晚期肿瘤患者可以平静地走过了最后一段人生。对于其他治疗方法不能有效控制疼痛的顽固性幻肢痛患者也可以使用。目前价格相对昂贵。

蛛网膜下腔内药物输注系统由 2 个部分组成：植入患者脊髓蛛网膜下腔的导管，以及植入患者腹部皮下的药物输注泵。

（四）外科手术切断神经技术

神经切除术、神经根切除术、背根区域毁损、脊髓切除术和丘脑切除术均可以暂时性消除疼痛。神经切断技术原理是设想永久性神经阻滞，但有时手术后会诱发更严重的疼痛或产生其他类型的特殊疼痛，应该严格掌握适应证。

（五）心理治疗

长期以来，幻肢痛患者伴有显著的心理、情绪异常变化是众所周知的现象，特别是随着疼痛加重或功能障碍的出现，患者的心理负担明显加重。但是心理治疗的重要性在临床上并没有得到足够的理解和关注。实际上，就像很多的神经性疼痛一样，幻肢痛患者的心理状态与其疼痛有密切的关系，所以有些专家曾经建议应该将幻肢痛命名为一种心理源性痛症。

所谓的心理治疗，从广义上来说，包括患者所处的环境和生活条件的改善、周围人的语言作用、特殊布置和医师所实施的专门心理治疗技术等。狭义的心理治疗则指专科医师对患者所实施的心理治疗技术和措施。从临床看，幻肢痛患者均会伴有不同程度的心理障碍，如焦虑、紧张、抑郁、异常人格特性等，辅以相应有效的心理治疗会取得较满意的效果。

1.暗示

暗示治疗是疼痛诊疗中常用的方法，有时效果非常显著，对于幻肢痛患者，能增进和改善患者的心理、行为和机体的生理功能，起到辅助治疗的作用。临床常用：①支持性暗示治疗；②解释性暗示治疗。其中临床运用过程中二者缺一不可,支持性暗示可以重新树立患者对日常生活的信心和勇气,解释性暗示则帮助患者正确面对现实,重新认识自己的疾病并且能够主动配合医师的治疗。

2.行为疗法

行为疗法又称为矫正疗法。该法认为患者的症状,即异常的行为和生理功能是个体在其过去生活经历中,通过条件反射固定下来的,对此医师专门设计特殊的治疗程序来消除或纠正患者的异常的行为或生理功能。常用有系统脱敏、厌恶疗法、行为塑性法及自我调整法等。对于幻肢痛患者,特别是病史较长的患者,应注重临床治疗和自我调整的有机结合。

3.生物反馈

借助于仪器使患者能知道自己身体内部正在发生的功能变化并进行调控的方法,以达到改善机体内器官、系统的功能状态,矫正应激时不适宜反应而有利于身心健康。

4.松静疗法、催眠

总之,熟悉并掌握心理治疗,注重幻肢痛患者的异常心理、情绪变化,根据个体不同分别实施相应的心理治疗在幻肢痛的治疗过程中有特殊的地位,临床上切忌单纯使用镇痛药物或神阻滞治疗而忽视心理治疗,同时应该建立长期的随访制度和资料总结分析。

六、预后和发展

由于我们还没有完全弄清楚幻肢痛的发生、发展过程,因此目前幻肢痛的预后仍然是不可预测的。少数幻肢痛患者的疼痛周期可能比较短暂,常常在数月后逐渐缓解;也有部分患者的疼痛会在1年左右消失;但是大部分患者的疼痛往往持续数年、十年以上,甚至数十年。许多因素会影响幻肢痛患者的临床过程,如疲劳、失眠、焦虑或抑郁情绪、残肢的冷或热刺激、天气变化等都会使患者的疼痛加重。此外,即使是一些其他日常动作如打哈欠、排小便或大便,也会改变疼痛的程度。

根据目前对于幻肢痛的发生、发展的基础研究和人们在临床治疗实践中不断加深认识的过程来看,仍然无法达到非常满意的病情控制和持续、平稳的疼痛缓解目的,在幻肢痛患者满意治疗的道路上仍然还有相当长的路要走。但是神经功能调节治疗和促进神经损伤修复治疗新思路给幻肢痛治疗带来了希望和曙光。对于同一例幻肢痛患者会在不同的发展阶段在临床上表现出非常复杂、多变的症状和对于临床各种治疗会产生不同的反应和疗效加强理解,以及外周神经损伤后继发性变化、交感神经系统又发生了怎样改变等问题,均值得进行深入、持久的探讨。

(蔡武胜)

参 考 文 献

[1] 王宏月,周爱淳,杨海慧.临床麻醉技术应用[M].武汉:湖北科学技术出版社,2021.

[2] 张燕岭.临床麻醉学精要[M].武汉:湖北科学技术出版社,2021.

[3] 武广想.临床麻醉基础与麻醉要点[M].延吉:延边大学出版社,2023.

[4] 张冬梅.麻醉与疼痛[M].长春:吉林科学技术出版社,2022.

[5] 陈兴涛.实用麻醉技术与应用[M].上海:上海交通大学出版社,2023.

[6] 王朝晖,李慎占,穆玉强,等.麻醉应用与疼痛治疗[M].上海:上海科学普及出版社,2023.

[7] 朱清华.实用临床麻醉与疼痛治疗[M].哈尔滨:黑龙江科学技术出版社,2022.

[8] 任辉杰.临床外科疾病手术与麻醉[M].天津:天津科学技术出版社,2022.

[9] 王建立.医学麻醉技术与手术麻醉实践[M].北京:中国纺织出版社,2022.

[10] 何巍,逯家宇,陈枝.临床外科与麻醉[M].汕头:汕头大学出版社,2022.

[11] 谭相舰.麻醉学基础与实践[M].沈阳:辽宁科学技术出版社,2022.

[12] 谭明韬.临床麻醉技术与实用[M].长春:吉林科学技术出版社,2022.

[13] 陈奇,王冬,褚立梅,等.现代临床麻醉学[M].上海:上海科学技术文献出版社,2022.

[14] 张春海,王家磊,高建国,等.临床麻醉与疼痛诊治[M].哈尔滨:黑龙江科学技术出版社,2022.

[15] 蔺建国.临床手术麻醉理论与实践[M].上海:上海交通大学出版社,2023.

[16] 耿直.临床外科疾病诊疗与麻醉[M].长春:吉林科学技术出版社,2023.

[17] 张义伟,鞠吉峰,孔庆玲.现代麻醉学的临床应用[M].武汉:湖北科学技术出版社,2023.

[18] 赫赤,宗晓菲,王昭安.现代麻醉与临床实践[M].北京:中国纺织出版社,2021.

[19] 高丽,袁炳林,赵越.现代手术麻醉与治疗方法[M].北京:中国纺织出版社,2023.

[20] 邵延峰,张曦,毛永林.实用临床麻醉学与疼痛控制[M].上海:上海交通大学出版社,2023.

[21] 朱广勇.外科常见病手术治疗与麻醉[M].青岛:中国海洋大学出版社,2023.

[22] 张抗抗.现代麻醉基础与临床实践[M].昆明:云南科技出版社,2021.

[23] 孙君隽,刘幸清,解小丽.新编麻醉技术与临床实践[M].郑州:河南大学出版社,2021.

[24] 陆瑞斌,何洹,洪顺垣,等.实用临床麻醉技术与新进展[M].天津:天津科学技术出版社,2022.

［25］张飞蛾.现代疼痛治疗与麻醉新进展［M］.郑州：河南大学出版社,2021.

［26］方强.实用临床麻醉学［M］.天津：天津科学技术出版社,2023.

［27］程瑶.临床麻醉与镇痛［M］.哈尔滨：黑龙江科学技术出版社,2023.

［28］曾庆繁.精编临床麻醉学［M］.哈尔滨：黑龙江科学技术出版社,2023.

［29］钱莹.临床麻醉研究与实践［M］.武汉：湖北科学技术出版社,2022.

［30］贾庆山,马桂芬,高建国,等.现代麻醉技术与疼痛治疗［M］.哈尔滨：黑龙江科学技术出版社,2022.

［31］郝震,牟伟才,袁强,等.实用麻醉诊断处理［M］.北京：科学技术文献出版社,2022.

［32］赵波.常见手术麻醉基础与实践［M］.上海：上海交通大学出版社,2023.

［33］徐少群,王帅,刘直星,等.现代临床麻醉技术与疼痛治疗［M］.北京：中国纺织出版社,2022.

［34］郑晖,石景辉.临床麻醉案例解析［M］.北京：人民卫生出版社,2021.

［35］吕春雨.外科疾病手术与麻醉管理［M］.上海：上海科学技术文献出版社,2023.

［36］宋丽芳.不同麻醉方式对手术患者术后疼痛管理的比较研究［J］.中文科技期刊数据库（文摘版）医药卫生,2024(6):187-190.

［37］李奕铮,林函,蒋毅,等.镇痛指数在全身麻醉腹腔镜阑尾切除手术中评估疼痛的有效性［J］.上海医学,2023,46(3):144-148.

［38］杨晓帆,张力为.非气管插管麻醉在胸外科手术中的应用研究［J］.临床医学进展,2024,14(3):1980-1985.

［39］吴美华,赵建勇,郑君丽.肛肠外科手术不同麻醉的效果与并发症相关分析［J］.浙江创伤外科,2023,28(4):635-638.

［40］邵强,王瑛,芮鹏飞,等.可视喉镜配合纤维支气管镜引导双腔支气管插管在胸外科手术麻醉中的应用［J］.医学理论与实践,2024,37(9):1505-1507.